中国中医科学院
中医优势病种研究
（一）

王永炎　曹洪欣　主编

中国中医药出版社

·北京·

图书在版编目（CIP）数据

中国中医科学院中医优势病种研究（一）/王永炎，曹
洪欣主编．—北京：中国中医药出版社，2011.10（2012.8 重印）
ISBN 978 - 7 - 5132 - 0510 - 8

Ⅰ.①中⋯　Ⅱ.①王⋯②曹⋯　Ⅲ.①中国医药学—研究
Ⅳ.①R2

中国版本图书馆 CIP 数据核字（2011）第 116842 号

中 国 中 医 药 出 版 社 出 版
北京市朝阳区北三环东路 28 号易亨大厦 16 层
邮政编码　100013
传真　010 64405750
三河双峰印刷有限公司印刷
各地新华书店经销

*

开本 880×1230 毫米　1/16　印张 29.75　字数 856 千字
2011 年 10 月第 1 版　2012 年 8 月第 2 次印刷
书　号　ISBN 978 - 7 - 5132 - 0510 - 8

*

定价 69.00 元
网址　www.cptcm.com

《中国中医科学院中医优势病种研究（一）》

编　委　会

主　编

王永炎　曹洪欣

副主编

范吉平　梁菊生　王　阶　刘成源　朱亚春　陈珞珈　唐旭东　翁维良

编　委（按姓氏笔画排序）

丁品胜　马　堃　王　阶　王永炎　王师菡　王俊慧　王　萍　王　影
王燕平　支英杰　孔　伟　占永立　白　桦　白文静　冯兴华　边永君
吕文良　朱立国　朱亚春　危剑安　庄曾渊　刘　锋　刘　静（西苑医院）
刘　静（望京医院）　刘瓦利　刘成源　刘红梅　刘志顺　刘秀芹　许　云
孙卫东　严　京　李　星　李　涛　李方洁　李光荣　李同侠　李国勤
李跃华　杨　靖　杨永升　杨宇飞　花宝金　吴　洁　吴冠男　何名江
何海军　余仁欢　宋春鑫　张　宁　张兰凤　张亚强　张启明　张洪美
张培彤　张燕萍　陈　枫　陈卫衡　陈珞珈　林　兰　林洪生　苗　阳
苗　青　范吉平　周尚昆　周彩云　房定亚　赵　勇　赵瑞华　段常春
饶向荣　姚乃礼　秦　虹　袁　盈　聂莉芳　倪　青　徐建龙　徐海蓉
翁维良　袁敬柏　高景华　高铸烨　高健生　郭小玉　唐今扬　唐由之
唐旭东（西苑医院血液科）　　唐旭东（西苑医院院长）　曹洪欣　崔秀仁
麻　柔　梁菊生　温建民　程　伟　谢京红　谢雁鸣　薛赛琴　魏　戌
魏军平

编委会办公室

朱亚春（兼主任）　马　堃　段常春

前　言

中医学是中华民族研究人体生命过程以及维护健康、抵御疾病的科学，是我国自主创新的优势领域，为中华民族繁衍昌盛做出了重要贡献。中医学之所以历数千年而不衰，至今在国际上越来越被重视，是由中医理论与实践的先进性所决定的。中医理论与实践的先进性决定了中医的优势和特色，因此，不断丰富完善中医理论，提高中医防病治病能力是发展中医的关键。中医理论来源于临床实践，指导着临床实践，发展于临床实践。提高中医防病治病能力既是满足人民不断增长的医疗保健实际需求的有效途径，又是发展中医的战略选择。

为提高中医临床能力，创新符合中医特点的临床科研方法，促进中医优势与特色的发挥，作为中国中医科学院三大工程之一的"仲景工程"的一部分，在 2005 年启动了中医优势病种临床研究专项。在充分论证、实地调研考察的基础上，到 2008 年先后分 3 批开展了 103 项中医优势病种临床研究项目，国家财政专项资助与我院医疗机构投入共 2060 余万元，全面开展了发挥中医优势、体现以人为本、创新研究方法及提高临床疗效的研究工作。

中医优势病种是指中医治疗具有优势的疾病或疾病的某一阶段，包括三个方面，一是西医学目前尚无有效治法或可靠疗效，而中医有较好临床基础和较为突出的临床治疗效果，能充分体现中医辨证论治优势的病种；二是西医学治法或药物毒副作用较大，容易诱发药源性或医源性疾病，而中医治疗无上述弊端的病种；三是目前西医尚无良策的疑难病或重大疾病，中医在该疾病某个方面或环节显示出明显治疗优势的病种。

此项研究以提高中医疗效为目标，突出临床研究，建立符合中医学特点的临床研究方法，形成中医临床诊疗规范或中医临床疗效评价方法，把造就高水平临床研究队伍与促进示范性中医临床基地建设结合起来。同时，立足我院，面向中医行业，引领中医临床研究，发挥带头示范作用，建立院内外医疗机构交流合作和临床研究平台，使中医药在和谐社会建设与医疗保健事业发展中发挥更大作用。

主要研究内容包括中医诊疗方法与技术、中医诊疗方案、中医疗效评价方法、中医"治未病"方法（或技术）等，研究周期均为3年。在管理机制、运行机制等方面进行了有益的探索，出台了《中国中医科学院中医优势病种临床研究项目管理办法（试行）》，成立项目专家委员会，全过程参与《项目指南》设计论证以及项目的筛选、调整、执行和监督，为临床科研人员提供临床研究方法学、质量控制和质量保证等方面的技术指导。成立质量控制小组，引入第三方质控机制，独立检查和审核项目原始研究资料，项目组设立质量监控专员，对研究全过程进行质量控制和监察，对所有研究数据、记录、报告和病例报告表等进行检查、核对，确保了临床研究的质量和水平。

按照《中国中医科学院中医优势病种临床研究项目管理办法（试行）》要求，2009年8月对首批完成研究的38个项目进行总结验收。按照得分≥90分者为优秀统计，总优秀率达50%。通过3年的研究，首批项目中有22项（54%）中标国家"十一五"支撑计划、国家自然科学基金项目、国家中医药管理局行业专项、国家中医药管理局临床研究项目和首发基金项目，实现了滚动发展和持续推进；进行优势病种研究相配套的专科、专病门诊建设，带动了服务能力和水平的明显提高；培养了一批临床研究人才，发表或出版了275篇（部）临床研究论文或专著；制订或完善了一批诊疗技术规范。

回顾中医优势病种临床研究过程，我们主要有六个方面体会。

彰显学科优势：立项项目中，心血管、肿瘤、血液病、老年病、糖尿病、肛肠、骨伤科、眼科等优势病种，均是集我院几代中医专家的经验，在国内外中医学界具有较高的知名度，临床疗效好、具有显著中医药特色优势的病种，也是我院在全国具有领先学术地位的优势领域，具有很好的代表性。同时，在病种研究方面，积极发挥院属医院各自的特色优势，实行优势互补，以优势病种研究为纽带，建立相互交流合作的渠道和平台，彰显我院50年来几代人共同努力形成的临床治疗优势。

突出临床特色：以人为本的临床研究是中医学诊疗疾病的特色，该项目紧紧围绕临床研究而发挥中医诊疗优势，干预方法上尽可能只中不西或能中不西，注重"病证结合，方证对应"，在提高中医药疗效上下足工夫，使中医优势病种研究成为体现中国中医科学院优势和中医优势的结合点，开辟一条发挥中医药治疗特色优势的有效途径，也是突出中医临床研究的有益尝试。

促进基地建设：通过项目实施把专科（专病）建设与临床研究基地建设有机地结合，优势病种研究和专科（专病）建设是临床研究基地建设的基础，而重点病种的防治水平又是临床研究基地建设的突破口。我院立项的103个项目中，有52项（51%）来自专科（专病）建设科室，通过优势病种项目的实施，学科优势、专科优势和中医优势逐步凸显，促进了我院临床能力的提高。近5年来，全院门诊量年递增在10%以上，出院患者数年递增约8%，病床周转次数逐年提高，平均住院日逐年下降。

培养科研人才：优势病种临床研究的目的之一是以项目为切入点，培养和造就一批中医临床研究人才，建设一支高水平的临床研究队伍。通过优势病种项目的实施，中青年学术骨干主持项目超过60%，有力地促进了临床研究人才的成长，临床人才梯队结构更加合理，为中医临床研究基地建设和专科（专病）建设奠定了人才基础。

创新管理模式：优势病种项目研究是临床研究，是以患者为核心，由科研管理向服务研究管理过渡，通过科学设计和符合中医学规律的临床研究，进行科学治疗和科学总结的过程。实施优势病种临床研究项目，不仅有利于提高临床疗效，而且促进了医院与研究所、科室与研究室、医疗与科研地紧密结合，为研究型医院的建设提供了有益的探索。

引领示范作用：临床研究是中医理论创新的源泉，又是中医诊疗模式的优势。我院启动优势病种临床研究项目后，全行业陆续开展"十一五"支撑项目、国家中医药管理局临床研究项目、首发基金项目（部分）等大规模、高层次的临床研究。这些大项目中，我院作为牵头单位的课题和我院二、三批部分研究项目，协作单位已经扩展到全国。我院以项目为纽带，构建合作研究平台，开展技术协作、指导和推广，发挥了中医临床研究的引领和示范作用。

为进一步推动中医优势病种临床研究和中医临床研究基地建设的工作，扩大我院学术影响，在中国中医科学院建院55周年之际，我们编撰了《中医优势病种临床研究》。本书编辑过程中，得到了各级领导的大力支持，得到了我院各医疗机构、课题组和全院专家、学者的鼎力帮助，借此机会，谨对他们表示崇高的敬意和衷心的感谢！

系统开展中医优势病种临床研究在中国中医科学院是第一次，在全国也是首次。但与全面提高中医临床能力还有很大的差距，在研究中也面临诸多问题，作为国家级的公益性中医药科研机构，我们有信心、有决心、有能力全面推进这项工作，为促进中医药继承创新、全面提高中医防病治病能力，做出新的更大的贡献。

中国中医科学院　王永炎　曹洪欣

二〇一〇年十一月

目 录
CONTENTS

中晚期原发非小细胞肺癌中医临床疗效评价方法的前瞻性研究

第一部分 基本信息

项目名称：中晚期原发非小细胞肺癌中医临床疗效评价方法的前瞻性研究项目

项目编号：CACMS05Y0018

项目性质：中医诊疗技术（中医诊疗方法）

项目负责人：林洪生

项目组长单位：中国中医科学院广安门医院

项目完成人：董海涛　关念波　贺用和　侯　炜　花宝金　李道睿　刘　浩
　　　　　　　刘　硕　林　飞　卢雯平　石闻光　熊　露　闫洪飞　杨宗艳
　　　　　　　于明薇　张培彤　张培宇　赵　炜　周雍明

项目起止时间：2005 年 11 月至 2009 年 6 月

第二部分 摘要

一、研究目的

比较中医及西医两种疗效评价方法在中晚期非小细胞肺癌应用中的差异和特点。

应用中、西医两种疗效评价方法评价肺瘤平膏联合化疗治疗中晚期非小细胞肺癌的疗效，比较其差异和特点。

二、研究方法

比较中医及西医两种疗效评价方法在中晚期非小细胞肺癌应用中的差异和特点的研究。

三个分中心（中国中医科学院广安门医院、卫生部中日友好医院、北京中医药大学东直门医院）共纳入中国中医科学院广安门医院肿瘤科有明确病理诊断的Ⅲb～Ⅳ期非小细胞肺癌住院患者 200 例，并随机分为 2 组。中药组 104 例采用中药注射剂联合辨证论治汤剂治疗，化疗组 96 例采用国际通用的化疗方案治疗，疗程均为 6 周。以包含临床症状、瘤体、卡式评分、体重、免疫功能评价的"中医治疗中晚期肺癌患者临床受益（疗效）评定标准"和WHO实体瘤疗效评价标准同步进行疗效观察。

应用中、西医两种疗效评价方法评价肺瘤平膏联合化疗治疗中晚期非小细胞肺癌疗效的研究。

共纳入中晚期非小细胞肺癌患者135例，分为2组包括单纯化疗组67例，采用国际通用的化疗方案治疗（2周期），疗程6周，化疗+肺瘤平膏组68例采用国际通用的化疗方案（2周期）治疗同时合并服用肺瘤平膏，疗程6周。以包含临床症状、瘤体、卡式评分、体重、免疫功能评价的"中医治疗中晚期肺癌患者临床受益（疗效）评定标准"和WHO实体瘤疗效评价标准同步进行疗效观察。

三、研究结果

1. 比较中医及西医两种疗效评价方法在中晚期非小细胞肺癌应用中的差异和特点的研究

（1）研究的完成状况

自2004年12月至2007年3月，共入组215例患者，其中15例脱失。200例患者完成既定研究观察，其中中药组104例，化疗组96例。

（2）中药组和化疗组临床症状改善情况的对比（见表1）

表1　　　　　中药组和化疗组间临床症状改善情况的对比（例数）

组　别	例数	显效	有效	无效	X^2_{CMH}	P
中药组	104	18	43	43	4.66	0.031
化疗组	96	10	32	54		

注：在改善临床症状方面，中药组优于化疗组，并有统计学意义上的差距（$P < 0.05$）。

（3）对比中药组和化疗组患者瘤体的治疗效果（见表2）

表2　　　　　中药组与化疗组间瘤体疗效的对比（例数）

组　别	例数	完全缓解	部分缓解	无变化	进展	Z	P
中药组	104	0	2	81	21	39.30	0.000
化疗组	96	1	18	42	35		

注：根据WHO实体瘤疗效评价标准，化疗组疗效优于中药组，有统计学意义上的差别（$P < 0.01$）。

（4）治疗前后中药组与化疗组患者KPS评分变化的对比（见表3）

表3　　　　治疗前后中药组与化疗组患者KPS评分变化的对比（例数）

组　别	例数	显效	有效	无效	X^2_{CMH}	P
中药组	104	5	17	82	2.16	0.142
化疗组	96	3	9	84		

注：治疗前后中药组与化疗组患者KPS评分变化的对比，二组间没有统计学意义的差别（$P > 0.05$）。

（5）治疗前后中药组与化疗组患者体重变化的对比（见表4）

表4　　　　治疗前后中药组与化疗组患者间体重变化的对比（例数）

组　别	例数	显效	有效	无效	X^2_{CMH}	P
中药组	104	28	14	62	12.97	0.000
化疗组	96	9	8	79		

（6）治疗前后中药组与化疗组患者间免疫功能变化的对比（见表5）

表5 治疗前后中药组与化疗组患者间免疫功能变化的对比（例数）

组 别	例数	显效	有效	无效	X^2_{CMH}	P
中药组	104	60	8	36	0.16	0.686
化疗组	96	52	9	35		

注：治疗前后中药组与化疗组患者间免疫功能变化的对比无统计学意义（P＞0.05）。

（7）"中医治疗中晚期肺癌患者临床受益（疗效）评定标准"对两组中晚期患者治疗效果的评价（见表6）

表6 "中医治疗中晚期肺癌患者临床受益（疗效）评定标准"对两组中晚期肺癌患者治疗效果的评价（例数）

组 别	例数	显著受益	受益	未受益	X^2_{CMH}	P
中药组	104	10	44	50	3.84	0.050
化疗组	96	6	30	60		

注：用"中医治疗中晚期肺癌患者临床受益（疗效）评定标准"进行疗效评价，中药组的治疗效果比化疗组好，但P＝0.05，虽然两组间没有统计学意义的差异，却有非常强的具备差异的倾向。

（8）中药组与化疗组患者间中位生存时间和1年生存率的比较（见表7，图1）

表7 中药组与化疗组患者间中位生存时间和1年生存率的比较

组 别	中位生存时间（天）	95% CI	1年生存率（%）	Z	P
中药组	639.0	(498.0，732.0)	72.12	5.19	0.0228
化疗组	477.0	(258.0，581.0)	53.15		

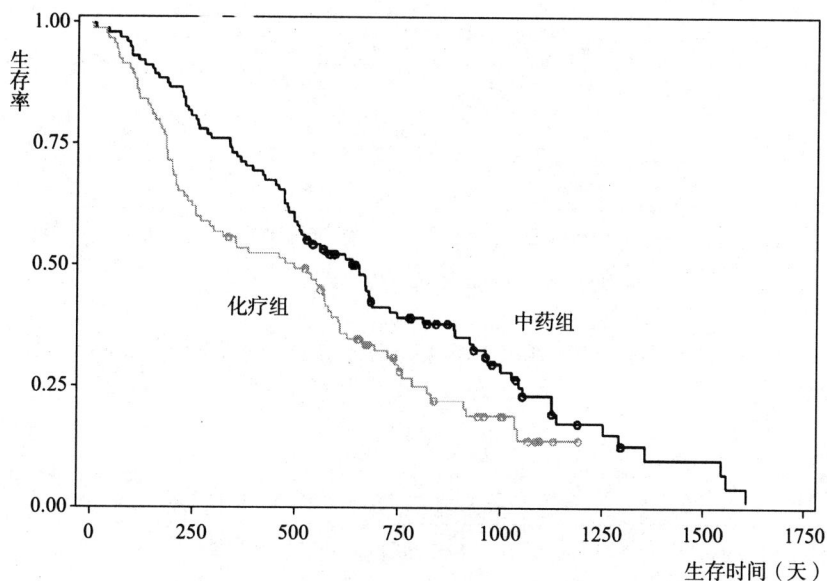

图1 中药组与化疗组患者中位生存时间和1年生存率的比较图

中药组患者中位生存期与化疗组患者相比显示了生存优势，具有统计学意义（P＜0.05）。

2. 应用中、西医两种疗效评价方法评价肺瘤平膏联合化疗治疗中晚期非小细胞肺癌疗效的研究

（1）试验完成情况

共纳入病例 135 例，脱落 16 例。符合方案集共 119 例（单纯化疗组 56 例、化疗 + 肺瘤平膏组 63 例）。两组脱落率比较无统计学意义。

（2）单纯化疗组与化疗 + 肺瘤平膏组两组患者临床症状疗效的比较（见表 8）

表 8　　　　单纯化疗组与化疗 + 肺瘤平膏组两组患者临床症状疗效的比较（例）

组　别	例数	显效	有效	无效	P
单纯化疗组	56	4	7	45	0.035
化疗 + 肺瘤平膏组	63	7	17	39	

注：化疗 + 肺瘤平膏组在改善临床症状方面优于单纯化疗组，两组比较差异有统计学意义（P < 0.05）。

（3）两组实体瘤体疗效比较（见表 9）

表 9　　　　单纯化疗组与化疗 + 肺瘤平膏组两组患者实体瘤疗效比较（例）

组　别	例数	完全缓解	部分缓解	无变化	进展	P
单纯化疗组	56	0	11	24	21	0.102
化疗 + 肺瘤平膏组	63	1	19	26	17	

注：按西医肿瘤疗效评价方法，单纯化疗组与化疗 + 肺瘤平膏组两组患者在缩小瘤体疗效方面无统计学意义（P > 0.05）。

（4）单纯化疗组与化疗 + 肺瘤平膏组两组患者治疗前后 KPS 评分比较（见表 10）

表 10　　　　单纯化疗组与化疗 + 肺瘤平膏组两组患者 KPS 评分疗效比较（例）

组　别	例数	显效	有效	无效	P
单纯化疗组	56	0	6	50	0.560
化疗 + 肺瘤平膏组	63	0	9	54	

注：单纯化疗组与化疗 + 肺瘤平膏组两组患者在 KPS 评分方面比较差异无统计学意义（P > 0.05）。

（5）单纯化疗组与化疗 + 肺瘤平膏组两组患者治疗前后体重的比较（见表 11）

表 11　　　　单纯化疗组与化疗 + 肺瘤平膏组两组患者体重疗效比较（例）

组　别	例数	显效	有效	无效	P
单纯化疗组	56	9	5	42	0.687
化疗 + 肺瘤平膏组	63	8	6	49	

注：单纯化疗组与化疗 + 肺瘤平膏组两组患者在体重疗效方面比较差异无统计学意义（P > 0.05）。

（6）单纯化疗组与化疗 + 肺瘤平膏组两组患者治疗前后免疫功能比较（见表 12）

表 12　　　　单纯化疗组与化疗 + 肺瘤平膏组两组患者免疫功能疗效比较（例）

组　别	例数	显效	有效	无效	P
单纯化疗组	56	13	3	40	0.039
化疗 + 肺瘤平膏组	63	24	6	33	

注：化疗 + 肺瘤平膏组在改善患者免疫功能降低方面疗效优于单纯化疗组（P < 0.05）。

（7）采用"中医治疗中晚期肺癌患者近期临床受益（疗效）评定标准"对两组患者进行疗效评价（见表13）

表13　　　　单纯化疗组与化疗＋肺瘤平膏组两组患者用"中医治疗中晚期肺癌患者
近期临床受益（疗效）评定标准"评价疗效比较（例）

组　别	例数	明显受益	受益	不受益	P
单纯化疗组	56	2	7	47	0.029
化疗＋肺瘤平膏组	63	6	15	42	

注：化疗＋肺瘤平膏组总疗效优于单纯化疗组，比较有统计学意义（P<0.05）。

（8）安全性分析（见表14）

表14　　　　　　单纯化疗组与化疗＋肺瘤平膏组两组患者毒性反应比较

	P		P		P
血红蛋白	0.340	白细胞	0.043*	粒细胞	0.025*
血小板	0.307	出血	0.486	胆红素	0.093
谷丙转氨酶	0.905	口腔	0.891	恶心呕吐	0.012
腹泻	0.853	尿素氮	–	肌酐	–
蛋白尿	–	血尿	–	肺部症状	0.024*
发热	0.491	过敏	0.181	皮肤	
头发	0.530	感染	0.585	心功能	0.803
节律	0.137	心包炎	0.132	神志	–
周围神经	0.738	便秘	0.001**	疼痛	0.615

注：＊表示P<0.05，＊＊表示P<0.01，－表示两组统计量相同。
化疗＋肺瘤平膏组能够改善化疗引起的白细胞、粒细胞降低、减少肺部症状（P<0.05），并能显著改善便秘症状（P<0.01）。在化疗引起的其他毒性反应方面无明显作用（P>0.05）。

（9）单纯化疗组与化疗＋肺瘤平膏组两组患者中位生存期和1年生存率的比较（见表15，图2）

表15　　　　单纯化疗组与化疗＋肺瘤平膏组两组患者中位生存期和1年生存率比较

	中位生存期（天）	95%CI	一年生存率（%）	P
单纯化疗组	484.0	(402.9，565.1)	57.14	0.741
化疗＋肺瘤平膏组	522.0	(456.8，587.2)	69.84	

四、总结

比较中医及西医两种疗效评价方法在中晚期非小细胞肺癌应用中的差异和特点的研究。如果按照WHO实体瘤疗效评价标准进行评价，化疗组患者的疗效明显优于中药组（Z=39.3，P=0.00）；但按照"中医治疗中晚期肺癌患者临床受益（疗效）评定标准"进行评价，中药组疗效就优于化疗组，两组比较差异虽无统计学意义（$X^2_{CMH}=3.84$，P=0.05），但却有极强的出现统计学意义的趋势；上述两种评价方法得出的结论存在差异。"中医治疗中晚期肺癌患者临床受益（疗效）评定标准"与WHO实体瘤疗效评价标准相比更能反映中医药治疗肿瘤的特色与优势，中医治疗肿瘤临床受益评定标准的建立具有极大的必要性，并有进一步研究的价值。

按照WHO实体瘤疗效评价标准评价，单

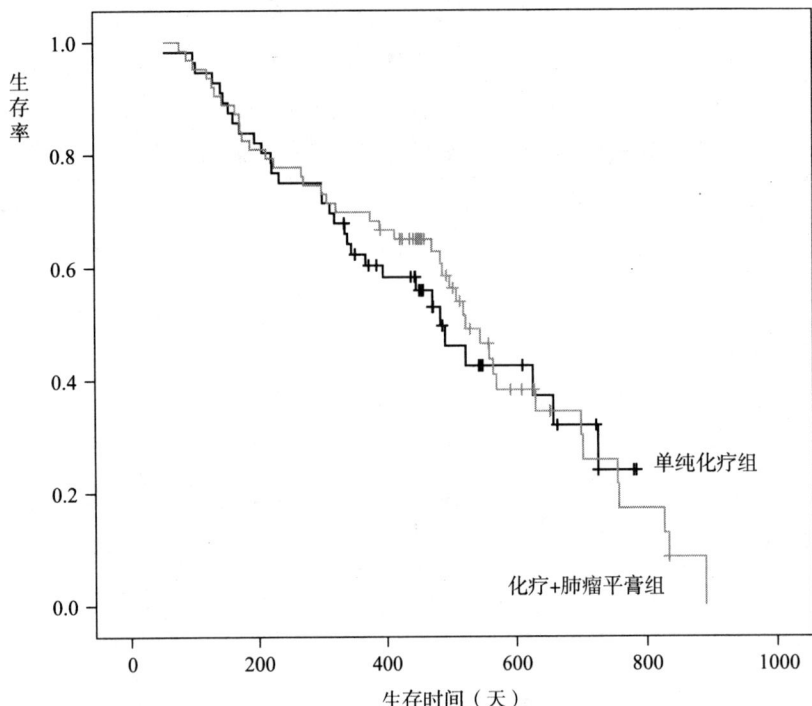

图 2　两组生存曲线图

单纯化疗组与化疗＋肺瘤平膏组两组患者中位生存期和 1 年生存率的比较无统计学意义（P＞0.05）。

纯化疗组与化疗＋肺瘤平膏组两组患者疗效无差异；按照"中医治疗中晚期肺癌患者临床受益（疗效）评定标准"评价，化疗＋肺瘤平膏组疗效优于单纯化疗组（P＜0.05）。上述两种评价方法结论存在差异。化疗＋肺瘤平能够改善化疗引起的白细胞、粒细胞降低、减少肺部症状（P＜0.05），并能显著改善便秘症状（P＜0.01）。"中医治疗中晚期肺癌患者临床受益（疗效）评定标准"与 WHO 实体瘤疗效评价标准相比更能反映中医药治疗肿瘤的特色与优势，益气养阴、活血解毒中药——肺瘤平膏在治疗中晚期非小细胞肺癌方面具有增效减毒作用。

第三部分　研究内容

一、研究现状

就肺癌治疗而言，小细胞肺癌是对化、放疗敏感的肿瘤，经强烈的化疗和放疗，部分患者可达完全缓解，但复发率很高。虽经各种努力，局限期小细胞肺癌的 5 年生存率可达 33%，广泛期小细胞肺癌的 5 年生存率仅在 1% 以内，总体的 5 年生存率低于 10%。而非小细胞肺癌，除能手术的其中小部分患者获得长期生存外，大部分患者迄今仍然缺乏有效的治疗方法，Ⅲb 期和Ⅳ期非小细胞肺癌患者的 5 年生存率分别仅达 3%～7% 和 1%。且由于放、化疗对机体免疫功能的沉重打击，很多患者的生存质量迅速下降，病情进展较快。面对大量的Ⅲ～Ⅳ期中晚期肺癌患者，现代医学仍缺乏有效的治疗方法。据不完全统计，这些肺癌患者的半数以上转向中医药治疗，其中的绝大部分为难治或复发患者。此时，企图采用任何治疗手段达到瘤灶消失的目的已不可能，杀灭瘤灶已不是治疗的主要目的。多年的临床实践证明，中医药在稳定瘤灶、调节机体功能、提高免疫能力、改善临床症状、增加食欲、减轻放化疗毒副作用、延长带瘤生存时间等方面确有独特疗效，且确实有很多患者在治疗中受益。但令人遗憾的是，这些治疗效果较难用现代医学的肿瘤疗效评价标准来衡量。

西医治疗肿瘤的疗效评定标准主要以瘤体大小变化的直接和间接测量（即完全缓解、部分缓解、稳定及进展）、特定生化指标及肿瘤标志物的测定、KPS 评分来评价患者的近期疗效，远期疗效则依靠显效时间、复发时间、生存时间、生存率等进行测评。这类标准作为金标准，便于学术交流。但是，这种标准对症状和各种体征（包括中医证候）改善的意义重视不够，缺乏对患者综合生活能力及生活质量的评定。因此，这类标准不能显示中医药治疗肿瘤的特点和优势，对晚期肿瘤及术后复发转移患者的治疗评价也有很大的局限。

目前，我国应用中医药治疗肿瘤的疗效标准尚未完全确立。其疗效评价的主要方法：一是借用上述西医学的肿瘤疗效标准，依据影像学测定瘤体大小、观察生存时间，但这显然不能满足中医疗效评价的实际需要；二是以中医症状为主，将中医症状改善作为疗效判定指标。但这种割裂的标准实际上也不能完全反映出中医治疗肿瘤的特点及优势，既缺乏可操作的标准化、客观化的测量标准，也难以为广大的西医肿瘤学者所接受，自然限制了它的推广和应用。

近年来国内外学者认识到，一个抗肿瘤药物的疗效评价不应只注重瘤体的缩小，还需与症状的改善、生存质量的提高、生存期的延长等效应综合起来进行评价才更为客观合理。近期美国 FDA 批准的新药 gemcitabine（健择）就是以"临床受益反应"，即疼痛改善、生存质量提高、体重增加为治疗胰腺癌的疗效评价方法，这说明西医肿瘤学者也逐渐重视了药物的综合疗效。

中医认为肺癌是全身性疾病的局部反应，主要通过辨证论治调节人体内在环境的平衡，从而产生治疗效果。西医治疗可能使瘤体在短时间内明显缩小，但肿瘤很快复发或增大，生存质量迅速下降，生存期无明显延长甚至缩短。中医药治疗肺癌则有作用，且和缓持久，虽然近期有效率低、瘤体缩小或不明显或较缓慢，但自觉症状改善明显，生活质量较好，瘤体的远期稳定率较高，又无明显毒副作用，使生存期延长。因此，中医药治疗肺癌疗效的评价目标是使患者如何获得最大益处，即在满意的生活质量和较长的生存时间基础上取得最大限度的肿瘤缓解率，而不是单纯强调瘤体缩小、消退及无瘤生存时间。总体而言，"带瘤生存"和生活质量的提高是中医药治疗中晚期肺癌疗效有别于西医治疗的显著特征。

最近二三年来，许多中医肿瘤专家除了以传统的临床症状改善、肿瘤病灶变化、生存期延长，以及利用现代医学某些生化指标反映中晚期肺癌的临床效果外，也采用了 Karnofsky 或美国东部地区肿瘤协作组（ECOG）等反映患者活动状态的指标来评价其治疗效果。更有人拟利用国外有关癌症患者生命质量（QOL）的评估量表加入中医学的四诊内容，对中晚期肿瘤患者进行中西医结合治疗疗效评价。但据我们的检索和调查显示，此类研究大多还停留在理论探索阶段，少数进入临床阶段的研究并非大样本、多中心的前瞻性随机对照研究，甚至个别中医疗效标准的研究者将国内外的繁琐生活质量量表加以改良或照搬，这虽然增加了评价的客观性，却导致临床观察过程和疗效评价过程过于复杂，不适合在临床推广使用。

二、研究目的

如何使制定的中医药治疗中晚期肺癌疗效标准既为中西医肿瘤专家接受，又符合中医临床疗效特点及现代医学的要求而与世界接轨，做到既简单明了，又便捷易控，便于推广，是制订新疗效标准的一个原则，也是我们面临的一个必须解决的难题。

为了客观说明和评价中医药治疗中晚期肺癌的疗效，多年来我们通过大量的临床研究，不断摸索、逐渐完善"中医药治疗肺癌的近期疗效（临床受益）评定标准"。本研究使用新拟订疗效标准以症状、瘤体和生存质量的改变为主要评价指标，并增加了免疫功能和体重指标，同时注重了远期疗效的观察。

肺瘤平膏是中国中医科学院首席研究员，广安门医院肿瘤科朴炳奎教授根据 20 年临床经验总结，在肺瘤平一号基础上改进的经验方剂，主要由生黄芪、沙参、三七、桃仁等组成，功能益气养阴、活血解毒，主治气阴两虚、瘀毒内阻证的肺癌患者，主要用于防治肺癌术后的复发转移及中晚期肺癌的治疗，在临床上取得了十分理想的效果。我们在对"中医治疗中晚期肺癌的近期疗效（临床受益）评定标准"进行前瞻性研究的同时，也拟通过此项符合GCP和DME科研设计的试验体系进一步深入评价肺瘤平二号治疗非小细胞肺癌有效制剂的疗效和作用特点，进一步体现、巩固和扩大原发非小细胞肺癌治疗方面的优势地位。

三、研究内容

1. 按照新设计的"中医治疗中晚期肺癌的近期疗效（临床受益）评定标准"和西医传统的、国际通用实体瘤疗效评定标准同时评判使用肺瘤平二号为主的，注射榄香烯注射液、康莱特注射液、复方苦参注射液及艾迪注射液的中药组对Ⅲb及Ⅳ期非小细胞肺癌带瘤患者的近期疗效及远期疗效（包括疾病无进展生存期、中位生存期、总生存期）的差异和特点。

2. 按照新设计的"中医治疗中晚期肺癌的近期疗效（临床受益）评定标准"（详见附件一）和西医传统的、国际通用实体瘤疗效评定标准同时评判目前通用的治疗非小细胞肺癌化学治疗方案NP、TP GP或TXT单药方案对Ⅲb及Ⅳ期非小细胞肺癌带瘤患者的近期疗效及远期疗效（包括疾病无进展生存期、中位生存期、总生存期）的差异和特点。

3. 将新设计的"中医治疗中晚期肺癌近期疗效（临床受益）评定标准"和西医传统的、国际通用实体瘤疗效评定标准同时评判肺瘤平膏加化疗组中晚期肺癌患者疗效的差异和特点。

4. 根据以上诸项对比结果说明新拟订疗效评定标准的优点和缺点，并进一步修正，以利今后进一步的推广和应用。

5. 进一步深入评价肺瘤平膏的疗效和作用特点，进一步体现、巩固和扩大原发非小细胞肺癌治疗方面的优势地位。

四、研究方法

1. 总体设计

采用前瞻性、平行对照、分层区组随机的临床试验设计方法。整个试验方案在中国中医科学院广安门医院肿瘤科住院患者中完成。

2. 样本含量

根据课题要求和中国中医科学院专家委员会专家审评建议，拟以180例作为该试验样本含量。考虑不超过20%的退出率，总的例数确定为206例。中药组、化疗组、化疗加肺瘤平膏组例数相等。

3. 随机分组

密闭信封法。采用整体分层区组随机化方法，按病期（Ⅲb、Ⅳ期）进行分层，令多个区组内含6名受试者。借助SAS统计软件PROC PLAN过程语句，给定种子数，产生206例受试者接受处理（中药组、化疗组、化疗加肺瘤平膏组）的随机安排，即列出流水号为001～206所对应的治疗分配（即整体随机编码表）。随机信件由专人按密闭信封法的规定负责发放、拆阅和登记。

4. 对照方法

中药组患者选用中国中医科学院广安门医院首席研究员、著名肿瘤专家朴炳奎教授研制的，具有益气养阴、活血解毒作用，治疗非小细胞肺癌具有良好效果的院内制剂肺瘤平膏，以及榄香烯注射液、康莱特注射液、复方苦参注射液及艾迪注射液。化疗组采用NP、TP、GP或TXT单药方案化疗。化疗加肺瘤平膏组采用NP、TP、GP或TXT单药方案化疗，配合肺瘤平膏使用。所选中药及化疗方案均为当今最为流行，且具较好疗效的治疗肺癌方法。无论是中药还是化疗用药期间，各患者均给予中药汤剂服用。

5. 统计处理

采用第三方独立统计学处理评价判定试验观察结果。

五、主要结果概要

1. 入选及完成情况

本研究共入组206例（中药组71例、单纯化疗组67例、化疗＋肺瘤平膏组68例），其中安全集SS共206例（中药组71例、单纯化疗组67例、化疗＋肺瘤平膏组68例），占入组病例的100.0%。全分析集FAS共206例（中药组71例、单纯化疗组67例、化疗＋肺瘤平膏组68例），占入组病例的100.0%。试验期间脱落21例（中药组5例、单纯化疗组11例、化疗＋肺瘤平膏组5例），脱落率为10.19%。符合方案集PPS共185例（中药组66例、单纯化疗组56例、化疗+肺瘤平膏组63例），占入组病例的89.81%。中药组、化疗组脱落情况比较及单纯化疗组、化疗+肺瘤平膏组脱落情况比较差异无统计学意义（P＞0.05）。（见表16～18）

表16　　　　　　　　分析数据集构成

	SS	FAS	PPS
中药组（A）	71	71	66
单纯化疗组（B）	67	67	56
化疗+肺瘤平膏组（C）	68	68	63
合　计	206	206	185

表17　　　　　脱落情况比较（中药组/化疗组）

	中药组	化疗组	统计量	P
脱落比较			0.709（校正卡方）	0.400
N（Missing）	71	135		
未脱落（%）	66（92.96）	119（88.15）		
脱落（%）	5（7.04）	16（11.85）		

表18　　　脱落情况比较（单纯化疗组、化疗+肺瘤平膏组）

	单纯化疗组	化疗+肺瘤平膏组	统计量	P
脱落比较			1.858（校正卡方）	0.173
N（Missing）	67	68		
未脱落（%）	56（83.58）	63（92.65）		
脱落（%）	11（16.42）	5（7.35）		

2. 基线情况分析

（1）中药组、化疗组基线情况（见表19）

表19　中药组、化疗组基线情况比较

指　标	P	指　标	P
一般资料			
性别	0.917	年龄	0.008
身高	0.659	体重	0.317
收缩压	0.760	舒张压	0.477
静息心率	0.031	体温	0.198
肿瘤部位及性质			
肿瘤部位	0.536	病理分型	0.337
分期	0.185		
试验室检查			
白细胞	0.200	粒细胞	0.040

续表

指　标	P	指　标	P
血小板	0.643	胆红素	0.051
碱性磷酸酶	0.202	谷丙转氨酶	0.501
尿素氮	0.168	肌酐	相同
心电图	0.562	尿常规	0.049
便常规	相同	血红蛋白	0.023
既往治疗情况			
手术	0.228	放疗	0.545
化疗	0.715	靶向治疗	0.369

如表19所示，在入组患者一般资料中，中药组年龄显著高于化疗组（P＜0.01），中药组静息心率高于化疗组（P＜0.05）。其原因为：

本研究化疗组与中药组为非随机对照，老龄患者或一般情况较差患者在中药组中分布多于化疗组，符合临床常规。在入组患者试验室检查中，中药组患者血红蛋白、粒细胞低于化疗组（$P < 0.05$），中药组尿常规异常者多于化疗组（$P < 0.05$），分析其原因为：患者可能因上述指标异常而不适合化疗，因而实验室检查异常患者在中药组出现较多也属正常现象。中药组和化疗组肿瘤部位及性质、既往治疗情况及一般资料、实验室检查等其他各项指标均无统计学意义。

（2）单纯化疗组、化疗＋肺瘤平膏组基线情况（见表20）

表20　单纯化疗组、化疗＋肺瘤平膏组基线情况比较

指标	P	指标	P
一般资料			
性别	0.765	年龄	0.841
身高	0.959	体重	0.935
收缩压	0.901	舒张压	0.212
静息心率	0.697	体温	0.302
肿瘤部位及性质			
肿瘤部位	0.512	病理分型	0.638
分期	0.242		
实验室检查			
白细胞	0.659	粒细胞	0.153
血小板	0.314	胆红素	相同
碱性磷酸酶	0.564	谷丙转氨酶	0.976
尿素氮	相同	肌酐	相同
心电图	0.338	尿常规	0.366
便常规	相同	血红蛋白	0.163
既往治疗情况			
手术	0.157	放疗	0.268
化疗	0.928	靶向治疗	1.000

如表20所示，单纯化疗组和化疗＋肺瘤平膏组基线（一般资料、肿瘤部位及性质、实验室检查、既往治疗情况）各项指标均无统计学意义。

（3）疗效指标疗前分析

①中药组、化疗组疗效指标疗前分析（见表21）

表21　中药组、化疗组疗效指标基线情况比较

指标	FAS P	PPS P
症状积分	0.001	0.005
卡式评分	0.001	0.002
体重	0.317	0.600
CD_3	0.258	0.318
CD_4	0.763	0.756
CD_8	0.055	0.060
CD_4/CD_8	0.327	0.279
NK	0.575	0.467

如表21所示，中药组患者症状积分显著高于化疗组（$P < 0.01$），中药组患者卡式评分显著低于化疗组（$P < 0.01$）。其原因为：症状积分一般与患者疾病严重程度相关，卡式评分反映患者身体一般情况，患者可能因一般情况较差不能耐受化疗而选择中药治疗，因此两组症状积分和卡式评分出现上述差异属正常现象。

②单纯化疗组、化疗＋肺瘤平膏组疗效指标疗前分析（见表22）

如表22所示，单纯化疗组、化疗＋肺瘤平膏组疗效指标基线情况无统计学意义（$P > 0.05$）。

（4）疗效分析

①中药组、化疗组症状积分疗效分析（见表23）

表22　单纯化疗组、化疗＋肺瘤平膏组疗效指标基线情况比较

指标	FAS P 值	PPS P 值
症状积分	0.774	0.543
卡式评分	0.111	0.244
体重	0.935	0.641
CD_3	0.351	0.347
CD_4	0.449	0.662

指　标	FAS P 值	PPS P 值
CD_8	0.416	0.390
CD_4/CD_8	0.708	0.887
NK	0.071	0.083

表 23　　　　　　　　　　中药组、化疗组症状积分疗效分析

疗　效	FAS		PPS	
	中药组	化疗组	中药组	化疗组
N（Missing）	71（5）	135（14）	66（0）	119（0）
显效（%）	10（15.15）	11（9.09）	10（15.15）	11（9.24）
有效（%）	23（34.85）	24（19.84）	23（34.85）	24（20.17）
无效（%）	33（50.00）	86（71.07）	33（50.00）	84（70.59）
P	0.006		0.007	

　　如表 23 所示，中药组在改善症状方面显著优于化疗组，二者比较有统计学意义（P<0.01）。

②中药组、化疗组瘤体变化疗效分析（见表 24）

表 24　　　　　　　　　　中药组、化疗组瘤体变化疗效分析

疗　效	FAS		PPS	
	中药组	化疗组	中药组	化疗组
N（Missing）	71（5）	135（11）	66（0）	119（0）
完全缓解（%）	0（0.00）	1（0.81）	0（0.00）	1（0.84）
部分缓解（%）	1（1.52）	30（24.19）	1（1.52）	30（25.21）
无变化（%）	44（66.67）	54（43.55）	44（66.67）	50（42.02）
进展（%）	21（31.82）	39（31.45）	21（31.82）	38（31.93）
P	0.041		0.040	

　　如表 24 所示，按瘤体即西医肿瘤疗效评价方法，化疗组在缩小瘤体疗效方面优于中药组，二者比较有统计学意义（P<0.05）。

③中药组、化疗组卡式评分疗效分析（见表 25）

表 25　　　　　　　　　　中药组、化疗组卡式评分疗效分析

疗　效	FAS		PPS	
	中药组	化疗组	中药组	化疗组
N（Missing）	71（5）	135（13）	66（0）	119（0）
显效（%）	0（0.00）	0（0.00）	0（0.00）	0（0.00）
有效（%）	14（21.21）	15（12.30）	14（21.21）	15（12.60）
无效（%）	52（78.79）	107（87.70）	52（78.79）	104（87.40）
P	0.107		0.124	

如表 25 所示，化疗组和中药组在卡式评分疗效方面无统计学意义（P＞0.05），说明两种治疗方法均无法在短期内改变患者卡式评分。

④中药组、化疗组体重评分疗效分析（见表 26）

表 26　　　　　中药组、化疗组体重评分疗效分析

疗　效	FAS		PPS	
	中药组	化疗组	中药组	化疗组
N（Missing）	71（5）	135（13）	66（0）	119（0）
显效（%）	24（36.36）	19（15.57）	24（36.36）	17（14.29）
有效（%）	10（15.15）	11（9.02）	10（15.15）	11（9.24）
无效（%）	32（48.49）	92（75.41）	32（48.49）	91（76.47）
P	0.000		0.000	

如表 26 所示，中药组在稳定患者体重方面作用优于化疗组，二者差异极显著（P＜0.01）。

⑤中药组、化疗组免疫功能疗效分析（见表 27）

表 27　　　　　中药组、化疗组免疫功能疗效分析

疗　效	FAS		PPS	
	中药组	化疗组	中药组	化疗组
N（Missing）	71（5）	135（16）	66（0）	119（0）
显效（%）	30（45.45）	37（31.09）	30（45.45）	37（31.09）
有效（%）	7（10.61）	9（7.56）	7（10.61）	9（7.56）
无效（%）	29（43.94）	73（61.34）	29（43.94）	73（61.34）
P	0.026		0.026	

如表 27 所示，中药组在改善患者免疫功能方面作用优于化疗组，二者比较有统计学意义（P＜0.05）。

⑥单纯化疗组、化疗＋肺瘤平膏组症状积分疗效分析（见表 28）

表 28　　　单纯化疗组、化疗＋肺瘤平膏组症状积分疗效分析

指　标	FAS		PPS	
	单纯化疗组	化疗＋肺瘤平膏组	单纯化疗组	化疗＋肺瘤平膏组
N（Missing）	67（11）	68（3）	56（0）	63（0）
显效（%）	4（7.14）	7（10.77）	4（7.14）	7（11.11）
有效（%）	7（12.50）	17（26.15）	7（12.50）	17（26.98）
无效（%）	45（80.36）	41（63.08）	45（80.36）	39（61.91）
P	0.046		0.035	

如表 28 所示，化疗＋肺瘤平膏组在改善临床症状方面优于单纯化疗组，二者比较有统计学意义（P＜0.05）。

⑦单纯化疗组、化疗＋肺瘤平膏组瘤体变化疗效分析（见表 29）

表29	单纯化疗组、化疗＋肺瘤平膏组瘤体变化疗效分析			
评 价	FAS		PPS	
	单纯化疗组	化疗＋肺瘤平膏组	单纯化疗组	化疗＋肺瘤平膏组
N（Missing）	67（8）	68（3）	56（0）	63（0）
CR（%）	0（0.00）	1（1.54）	0（0.00）	1（1.59）
PR（%）	11（6.78）	19（29.23）	11（19.64）	19（30.16）
SD（%）	26（54.24）	28（43.08）	24（42.86）	26（41.27）
PD（%）	22（38.98）	17（26.15）	21（37.50）	17（26.98）
P	0.082		0.102	

如表29所示，按瘤体即西医肿瘤疗效评价方法，单纯化疗组和化疗＋肺瘤平膏组在缩小瘤体疗效方面无统计学意义（P＞0.05）。

⑧单纯化疗组、化疗＋肺瘤平膏组卡式评分疗效分析（见表30）

表30	单纯化疗组、化疗＋肺瘤平膏组卡式评分疗效分析			
疗 效	FAS		PPS	
	单纯化疗组	化疗＋肺瘤平膏组	单纯化疗组	化疗＋肺瘤平膏组
N（Missing）	67（10）	68（3）	56（0）	63（0）
显效（%）	0（0.00）	0（0.00）	0（0.00）	0（0.00）
有效（%）	6（10.53）	9（13.85）	6（10.71）	9（14.29）
无效（%）	51（89.47）	56（86.15）	50（89.29）	54（85.71）
P	0.579		0.560	

如表30所示，单纯化疗组和化疗＋肺瘤平膏组在卡式评分疗效方面无统计学意义（P＞0.05），说明两种治疗方法均无法在短期内改变患者卡式评分。

⑨单纯化疗组、化疗＋肺瘤平膏组体重评分疗效分析（见表31）

表31	单纯化疗组、化疗＋肺瘤平膏组体重评分疗效分析			
疗 效	FAS		PPS	
	单纯化疗组	化疗＋肺瘤平膏组	单纯化疗组	化疗＋肺瘤平膏组
N（Missing）	67（10）	68（3）	56（0）	63（0）
显效（%）	10（17.55）	9（13.85）	9（16.07）	8（12.70）
有效（%）	5（8.77）	6（9.23）	5（8.93）	6（9.52）
无效（%）	42（73.68）	50（76.92）	42（75.00）	49（77.78）
P	0.645		0.687	

如表31所示，单纯化疗组和化疗＋肺瘤平膏组治疗对体重的影响无统计学意义（P＞0.05）。

⑩单纯化疗组、化疗＋肺瘤平膏组免疫功能疗效分析（见表32）

表32 单纯化疗组、化疗＋肺瘤平膏组免疫功能疗效分析

疗 效	FAS		PPS	
	单纯化疗组	化疗＋肺瘤平膏组	单纯化疗组	化疗＋肺瘤平膏组
N（Missing）	67（11）	68（5）	56（0）	63（0）
显效（%）	13（23.21）	24（38.10）	13（23.21）	24（38.10）
有效（%）	3（5.36）	6（9.52）	3（5.36）	6（9.52）
无效（%）	40（71.43）	33（52.38）	40（71.43）	33（52.38）
P	0.039		0.039	

如表32所示，化疗＋肺瘤平膏组在改善患者免疫功能方面作用优于单纯化疗组，二者比较有统计学意义（P＜0.05）。

（5）用"中医治疗中晚期肺癌患者近期临床受益（疗效）评定标准"进行的疗效评价

①单纯化疗组、化疗＋肺瘤平膏组疗效分析（见表33）

表33 单纯化疗组、化疗＋肺瘤平膏组疗效分析

疗 效	FAS		PPS	
	单纯化疗组	化疗＋肺瘤平膏组	单纯化疗组	化疗＋肺瘤平膏组
N（Missing）	71（5）	135（16）	66（0）	119（0）
明显受益（%）	4（6.06）	8（6.72）	4（6.06）	8（6.72）
受益（%）	23（34.85）	22（18.49）	23（34.85）	22（18.49）
不受益（%）	39（59.09）	89（74.79）	39（59.09）	89（74.79）
P	0.044		0.044	

如表33所示，用"中医治疗中晚期肺癌患者近期临床受益（疗效）评定标准"进行的疗效评价，中药组优于化疗组，二者比较有统计学意义（P＜0.05）。

②单纯化疗组、化疗＋肺瘤平膏组疗效分析（见表34）

表34 单纯化疗组、化疗＋肺瘤平膏组疗效分析

疗 效	FAS		PPS	
	单纯化疗组	化疗＋肺瘤平膏组	单纯化疗组	化疗＋肺瘤平膏组
N（Missing）	67（11）	68（5）	56（0）	63（0）
明显受益（%）	2（3.57）	6（9.52）	2（3.57）	6（9.52）
受益（%）	7（12.50）	15（23.81）	7（12.50）	15（23.81）
不受益（%）	47（83.93）	42（66.67）	47（83.93）	42（66.67）
P	0.029		0.029	

如表34所示，用"中医治疗中晚期肺癌患者近期临床受益（疗效）评定标准"进行的疗效评价，化疗＋肺瘤平膏组优于单纯化疗组，二者比较有统计学意义（P＜0.05）。

（6）总体疗效分析（见表35）

表35 总体疗效分析

	中药组/化疗组	单纯化疗组/化疗＋肺瘤平膏组
症状积分	中药组优于化疗组（P＜0.01）	化疗＋肺瘤平膏组优于单纯化疗组（P＜0.05）
瘤体	化疗组优于中药组（P＜0.05）	两组无差异（P＞0.05）

	中药组/化疗组	单纯化疗组/化疗 + 肺瘤平膏组
卡式评分	两组无差异（P > 0.05）	两组无差异（P > 0.05）
体重	中药组优于化疗组（P < 0.01）	两组无差异（P > 0.05）
免疫功能	中药组优于化疗组（P < 0.05）	化疗 + 肺瘤平膏组优于单纯化疗组（P < 0.05）
中医疗效	中药组优于化疗组（P < 0.05）	化疗 + 肺瘤平膏组优于单纯化疗组（P < 0.05）

如表 35 所示，中医方法评价疗效与传统的实体瘤评价方法得出的结论存在差异，这是本课题近期疗效观察得出的重要结论。综合上述所有疗效指标，说明传统的西医评价方法不能反映中医药在改善症状、提高体重、改善免疫功能等方面的优势，中医药治疗肿瘤临床受益评定标准的建立具有极大的必要性，并有进一步研究的价值。

（7）安全性分析（见表 14）

如表 14 所示，治疗引起的急性亚急性毒性分度分析中，化疗 + 肺瘤平膏组与单纯化疗组在白细胞、粒细胞、恶心呕吐、肺部症状、便秘指标方面存在差异，说明在化疗期间使用肺瘤平膏具有改善化疗所引起的白细胞、粒细胞减少（P < 0.05），减轻恶心呕吐（P < 0.05），减少呼吸系统症状（P < 0.05），改善便秘（P < 0.01）的作用，两组其他指标比较均无差异。

（8）远期疗效分析（见表 15，图 2）

如表 15，图 2 所示，单纯化疗组和化疗 + 肺瘤平膏组患者中位生存期无差异。

两组患者的中位生存期和一年生存率均明显高于当前国内外西医医院临床实验报道水平，产生此结果的原因可能与中医医院病源特点有关。目前，中医肿瘤科收治的患者以复治者居多，大部分已经做过手术及放化疗等常规西医治疗，病情反复或进展后寻求中医药治疗，也就是说这个患者群在到中医肿瘤科就诊前就已经获得了一定的生存期。

第四部分　研究结论、成果及优势评价（也包括卫生经济学评价）

一、研究结论及成果

本课题结果已达到预期研究目标，主要成果是进一步完善了"中医治疗中晚期肺癌患者近期临床受益（疗效）评定标准"，并验证其可行性。"中医治疗中晚期肺癌患者近期临床受益（疗效）评定标准"内容如下：

1. 症状（S）

（1）判定指标

中医症状根据临床观察分为四级：无症状（0）；轻度（1）；中度（2）；重度（3）。治疗前后根据症状出现情况记录。肺癌主要症状的分级情况如下（见表 36）。

表 36　肺癌主要症状的分级情况表

	无症状（0）	轻度（1）	中度（2）	重度（3）
咳嗽	无	偶咳	间断咳嗽	咳嗽频繁
咯血	无	痰中有血丝	痰中带血	咯鲜血
发热	无	<38.5℃	<39.5℃	≥39.5℃
疼痛	无	偶有疼痛	时有发作	经常发作，需服药缓解
气短	无	稍感气短	动则气短	气短明显，不动也喘
乏力	无	可坚持体力劳动	勉强坚持日常工作	不能坚持日常工作

	无症状（0）	轻度（1）	中度（2）	重度（3）
厌食	无	食量较正常稍少	食量较正常少1/2	食量较正常少1/2以上
失眠	无	睡眠较正常稍少	睡眠较正常减少1/3	睡眠较正常减少1/3以上

（2）评价方法

治疗前和治疗后症状分数分别相加，总计积分情况比较（治疗前症状积分/治疗后症状积分）。

S_{SR}（显效）：症状消失，或症状积分减少≥2/3。

S_R（有效）：症状减轻，积分减少≥1/3，不足2/3。

S_{NR}（无效）：症状无减轻，或减轻不足1/3。

2. 瘤体（T）

根据治疗前后 CT、MRI 和 X 线片测量瘤体大小进行比较。

（1）判定指标

参照国际通用实体瘤疗效标准进行评判，内容包括 CR、PR、MR、SD、PD。

（2）评价方法

T_{SR}（有效）：CR＋PR。

T_{SD}（稳定）：SD。

T_{PD}（进展）：PD。

3. 生存质量（K）

（1）判定标准

采用 Karnofsky 评分方法，治疗前后进行生存质量评定。

（2）评价方法

K_{SR}（显效）：治疗后比治疗前提高≥20分。

K_R（有效）：治疗后比治疗前提高≥10分。

K_{NR}（无效）：治疗后比治疗前无提高或下降。

4. 体重（G）

（1）判定指标

治疗前后均测体重2次（连续2天），取平均值。

（2）评价方法

G_{SR}（显效）：疗后较疗前体重增加≥1.5kg。

G_R（有效）：疗后较疗前体重增加≥1kg。

G_{NR}（无效）：疗后较疗前体重增加不足

1kg、无增加或下降。

5. 免疫功能（I）

（1）判定指标

治疗前后均行 NK 细胞、T 细胞亚群活性或 IL－2 的检测，并进行疗前及疗后的比较。

（2）评价方法

I_{SR}（显效）：疗前较疗后提高≥15% 或由异常恢复正常。

I_R（有效）：疗后较疗前提高≥10%。

I_{NR}（无效）：疗后较疗前无提高甚至下降。

二、疗效评定

中医药治疗肿瘤，一般以 28 天为 1 个疗程，根据治疗前后检查结果评定疗效。为了区别于 WHO 对瘤体疗效评定（有效 RR、稳定 SD 及进展 PD），将中医药疗效定为明显受益，受益和不受益。

明显受益：S_{SR}、T_{SR}、T_R

　　　　　K、G、I 中一项或一项以上为 SR，或三项均为 R。

受益：（1）S_{SR}、T_R

　　　　　K、G、I 中有两项为 R 或 NR。

　　　（2）S_R、T_R

　　　　　K、G、I 均为 R 或 NR。

不受益：未达上述指标。

三、技术、方法的创新分析

通过借鉴大样本、随机对照的前瞻性研究方法，同时使用我们拟订的"中医治疗中晚期肺癌的近期疗效（临床受益）评定标准"和传统的通用实体瘤疗效评判标准同时评定对比中药加肺瘤平二号组、西药化疗组及化疗加肺瘤平二号组患者的疗效特点和差异，以及远期疗效的观察，初步建立一个既能为中西医肿瘤专家共同接受，又符合中医疗效特点及现代医学的要求；既简单明了，又便捷易控，便于临床推广。客观评价中晚期肺癌近期疗效的方法是我们的创新点，有助于说明中晚期肺癌患者出现更好远期疗效的真正原因。

根据调查和检索的结果显示，既往的研究无论从研究规模、样本数量、试验方法、试验设计、试验控制的严格程度上尚无类似研究。

四、效益评估（所取得的直接效益和间接效益，以及成果转化、推广应用前景）

随着人类疾病谱和现代医学模式的转变，中医药正在世界范围内被逐步得到重视，已逐渐成为新的经济增长点。世界范围内对中医药产品的需求，越来越强烈地要求对中医药临床疗效做出客观、科学、系统的评价。然而，目前中医药临床研究的质量尚存在诸多问题，如缺乏严谨合理的设计和严格的操作规范、缺乏严格的质量控制标准、随机对照试验资料极少、盲法应用较少、全部病例无临床结局评价，对不良反应及随访资料的收集欠缺等疗效难以评定。在临床疗效评价这一环节中，中医药未能很好地适应现代医学模式的转变和疾病谱的变化，自觉不自觉地照搬西医过去生物医学模式的疗效评价方法和标准，从单侧面、单生物学因素着手，缺少科学、系统地反映中医药个体诊疗特色和复合干预策略的疗效评价方法，严重影响了中医药新产品、新技术、新疗法的质量及其可信度，也无法将中医药存在的临床疗效和特色客观地显现出来。因此，建立在严谨、科学基础上的中医药临床评价研究，是中医药临床研究发展之重心，是中医药走向世界、更广泛地为人类健康服务且与国际接轨的必经之路，是中医药开发研究最快捷的途径。

中医治疗属于整体治疗，其疗效也是整体的，不能单纯以局部瘤体的变化程度作为判定依据。大量的临床及实验研究显示，中医药在肿瘤治疗中的疗效与以杀伤为目的的西医疗法疗效不同。其治疗作用可概括为以下几方面：①中医药治疗能够明显改善肿瘤患者的症状，稳定病灶，增强体质，提高患者对治疗的耐受性，顺利接受各种治疗；②提高患者免疫功能；③增效减毒，与放化疗结合治疗可明显减少其毒副反应发生率；④治疗并发症，如缓解癌性发热、减轻癌性疼痛等；⑤延长部分患者生存期；⑥其他如调节机体功能，改善患者的心理状态等。

目前采用中医药治疗的恶性肿瘤患者，绝大多数是中晚期患者，在治疗的短期内或相当长一段时间内往往看不到瘤体的明显缩小，而主要看到临床症状的改善和生命质量的提高，即客观改善不是十分明显，主观改善得以提高。如果采用西医的疗效标准，不仅不能客观地反映中医药疗效特点，甚至还会产生一些误解，认为中医药的效果不好。从临床和基础实验中人们已认识到中医药治疗恶性肿瘤是多途径、多层次的综合作用，带瘤生存和生活质量的提高是其疗效特点。因此，要客观评价中医药疗效，就有必要在现有肿瘤疗效评价标准的基础上研究出既能体现中医药疗效特点，又适应现代医学要求和发展趋势的标准，从而更全面科学地评价临床疗效和生存质量。

本课题的主要研究目标是形成及进一步检验"中医治疗中晚期肺癌的近期疗效（临床受益）评定标准"。

新疗效评价方法的形成必然经历专家意见→标准制订→临床实验验证→标准修订→临床实验再验证→标准再修订→推广运用过程。本课题处于"临床实验再验证"环节。

近年来，广安门医院肿瘤科在肿瘤中医治疗和科研领域一直处于领先地位，本课题核心方法由我科多位著名临床专家于2000年提出，由"2003年首都医学创新发展科研基金课题"进行第一步临床实验检验，研究结论证实中医方法评价疗效与传统的实体瘤评价方法得出的结论存在差异，且远期疗效可能与"中医治疗中晚期肺癌患者近期临床受益（疗效）评定标准"存在更强的相关性，初步说明建立中医治疗肿瘤临床受益评定标准的必要性，以及"中医治疗中晚期肺癌患者近期临床受益（疗效）评定标准"的可行性和进一步研究的价值。

本研究依据前期结果对方法欠合理之处做出了调整，对临床课题的研究方案进行了优化，增加既往治疗基线情况研究，首次将新的中医疗效评价标准与RECIST标准作比较，紧密联系国际通用标准和最新治疗指南进展，并首次用新的中医疗效评价标准评价一种化疗辅助用药疗效，为将来用于新药临床观察奠定基础，扩大了该标准的应用范围。

本研究结论不仅验证了前一临床课题的主要结论，同时进一步证实了"中医治疗中晚期肺癌患者近期临床受益（疗效）评定标准"的可行性，为今后在更大范围内推广使用奠定了坚实的研究基础。

五、人才培养情况

本课题在总负责人林洪生主任领导下，设有课题联系人张培彤主任、四病区监察员（主任及副主任医师）、临床研究者（全科主治、住院医师及研究生）、质控员（科研秘书），形成了合理的研究梯队。

在课题实施过程中，全科动员，不仅再次检验了主要负责人员管理临床课题的能力，更提高了住院医师参与完成临床研究的水平，也为研究生参与临床课题提供了机会。

六、论文、专著情况（数量与水平）

发表论文3篇。

1. 张培彤，林洪金，于明薇，等．应用中、西医两种疗效评价方法评价肺瘤平膏联合化疗治疗中晚期非小细胞肺癌的疗效．中医杂志（发表中）．
2. 张培彤，于明薇，杨宗艳，等．中晚期非小细胞肺癌中西医疗效评价方法比较研究．中国中西医结合杂志，2010，30（7）：702.
3. Zhang Peitong, Yu Mingwei, Yang Zongyan, et al. A Comparative Study on the Methods of TCM and Western Medicine Therapeutic Evaluation of Advanced Non-small Cell Lung Cancer. 参加香港"The 9th Meeting of the Consortium for Globalization of Chinese Medicine"，并做大会发言．

参考文献

[1] 周际昌．实用肿瘤内科学（第2版）．北京：人民卫生出版社，2003.
[2] 中华人民共和国卫生部医政司．中国常见恶性肿瘤诊治规范第六分册（第2版）．北京：首都医科大学、中国协和医科大学联合出版社，1991.
[3] 林洪生，李树奇，朴炳奎．中医治疗晚期肺癌的疗效评价方法．中国肿瘤，2000，9（8）：354.
[4] 张培彤．中医肿瘤临床评价标准的探讨．中国肿瘤，1999，8（10）：453.

附　中医治疗中晚期肺癌患者近期临床受益（疗效）评定标准

一、症状（S）

1. 判定指标

中医症状根据临床观察分为四级：无症状（0）；轻度（1）；中度（2）；重度（3）。治疗前后根据症状出现情况记录。肺癌主要症状的分级情况如下：

	无症状（0）	轻度（1）	中度（2）	重度（3）
咳嗽	无	偶咳	间断咳嗽	咳嗽频繁
咯血	无	痰中有血丝痰中带血	咯鲜血	
发热	无	<38.5℃	<39.5℃	≥39.5℃
疼痛	无	偶有疼痛	时有发作	经常发作，需服药缓解
气短	无	稍感气短	动则气短	气短明显，不动也喘
乏力	无	可坚持体力劳动	勉强坚持日常工作	不能坚持日常工作
厌食	无	食量较正常稍少	食量较正常少1/2	食量较正常少1/2以上
失眠	无	睡眠较正常稍少	睡眠较正常减少1/3	睡眠较正常减少1/3以上

2. 评价方法

治疗前和治疗后症状分数分别相加总计积分情况比较（治疗前症状积分/治疗后症状积分）。

S_{SR}（显效）：症状消失，或症状积分减少≥2/3。

S_R（有效）：症状减轻，积分减少≥1/3，不足2/3。

S_{NR}（无效）：症状无减轻，或减轻不足1/3。

二、瘤体（T）

根据治疗前后 CT、MRI 和 X 线片测量瘤体大小进行比较。

1. 判定指标

参照国际通用实体瘤疗效标准进行评判，内容包括 CR、PR、MR、SD、PD。

2. 评价方法

T_{SR}（有效）：CR＋PR

T_{SD}（稳定）：SD

T_{PD}（进展）：PD

三、生存质量（K）

1. 判定标准

采用 Karnofsky 评分方法，治疗前后进行生存质量评定。

2. 评价方法

K_{SR}（显效）：治疗后比治疗前提高≥20 分。

K_R（有效）：治疗后比治疗前提高≥10 分。

K_{NR}（无效）：治疗后比治疗前无提高或下降。

四、体重（G）

1. 判定指标

治疗前后均测体重 2 次（连续 2 天），取平均值。

2. 评价方法

G_{SR}（显效）：疗后较疗前体重增加≥1.5kg。

G_R（有效）：疗后较疗前体重增加≥1kg。

G_{NR}（无效）：疗后较疗前体重增加不足 1kg，无增加或下降。

五、免疫功能（I）

1. 判定指标

治疗前后均行 NK 细胞、T 细胞亚群活性或 IL－2 的检测，并进行疗前及疗后的比较。

2. 评价方法

I_{SR}（显效）：疗前较疗后提高≥15% 或由异常恢复正常。

I_R（有效）：疗后较疗前提高≥10%。

I_{NR}（无效）：疗后较疗前无提高甚至下降。

六、疗效评定

中医中药治疗肿瘤，一般以 28 天为 1 个疗程，根据治疗前后检查结果评定疗效。为了区别于 WHO 对瘤体疗效评定（有效 RR、稳定 SD 及进展 PD），将中医药疗效定为明显受益，受益和不受益。

明显受益：S_{SR}、T_{SR}、T_R

　　　　　K、G、I 中一项或一项以上为 SR，或三项均为 R。

受益：（1）S_{SR}、T_R

　　　　　K、G、I 中有两项为 R 或 NR

　　　（2）S_R、T_R

　　　　　K、G、I 均为 R 或 NR

不受益：未达上述指标。

结直肠癌中医诊疗规范化研究

第一部分　基本信息

项目名称： 结直肠癌中医诊疗规范化研究

项目编号： CACMS05Y0011

项目性质： 中医诊疗技术

项目负责人： 杨宇飞

项目组长单位： 中国中医科学院西苑医院

项目完成人： 杨宇飞　吴　煜　许　云　郭中宁　朱尧武　曹文兰　吴显文　廖　娟　项春燕　郭　全　刘　涛　贾小强　葛建忠

项目起止时间： 2005 年 8 月至 2009 年 8 月

第二部分　摘　要

结直肠癌已经成为威胁全世界人民健康的主要恶性肿瘤之一。中医药治疗已经成为结直肠癌综合治疗的重要组成部分。随着循证医学在国际医药学领域内的迅速发展，标志着临床医学从传统的经验医学阶段进入到遵循最佳临床科学研究证据的现代医学阶段，促使我们需要更加紧迫地对中医药治疗结直肠癌进行严谨的科学研究，提供中医辨证论治结直肠癌的客观科学证据。为此，我们围绕着结直肠癌的中医药疗效系统评价、中医辨证规律文献及临床研究、中医药疗效的临床研究及评价标准等方面，对结直肠癌的治疗展开系列研究。我们的研究结果证实，中医药干预治疗可以减少肿瘤的复发转移，延缓中位复发转移时间，延长生存期，提高生活质量，改善临床症状，并在以上研究的基础上逐步形成了结直肠癌中医综合治疗规范方案。

第三部分 文献研究与回顾性研究

一、文献研究——中医药治疗结直肠癌的系统评价

目前，对于中医药治疗结直肠癌的大规模临床随机对照试验（Randomized Controlled Trial RCT）尚未开展，更未见到有关此方面的系统评价，因此我们收集关于中医药治疗结直肠癌患者的 RCT 研究，按照国际循证医学中心 Cochrane 协作网的系统评价方法评价结直肠癌根治术后或晚期结直肠癌，应用单纯中医药治疗或结合放化疗能否提高临床疗效。

1. 注册号：DWU054

（1）资料与方法

现有已完成的、正在进行的、已发表和未发表的有关中医药防治结直肠癌术后复发转移的随机对照试验或半随机对照试验为研究对象。采用电子检索和手工检索，或与有关作者联系相结合，收集未发表的文献。按照 Cochrane 肠癌协作组制定的检索策略，由两名研究人员进行背对背检索，提取相关的数据资料，并对每个纳入的试验进行质量评估。应用 Revman5.0 软件对所纳入研究进行分析。

（2）结果

共检索出 4499 条文献可能与该课题相关，通过阅读标题和摘要选出 249 篇，删除明显不符合纳入研究的文章，寻找原文下载和查找原文杂志共 104 篇。排除重复、属于非临床试验或研究目的与本系统评价不符 84 篇，剩余 20 篇，排除包括Ⅳ期结直肠癌的研究或没有终点指标 4 篇。将可能适合系统评价的 16 篇文献，落实其叙述的随机方法、盲法和随访情况，进一步筛选文献，确定纳入文献质量。通过与作者电话联系，排除没有主要测量指标 1 篇，随机方法不正确或没有按照设计方案实施者 6 篇。有 8 个随机试验 1 个半随机试验（包括 715 人）被纳入系统评价。文献均来源于中国，其中有 2 篇也以英文摘要形式发表在外文数据库中。2 篇没有公开发表属于学位论文。

在提高生存率方面，治疗组应用健脾消瘤汤/脾肾方/益气调腑汤/长必安胶囊/莲花解毒抗癌汤治疗患者均高于对照组，但只有莲花解毒汤的 5 年生存率有统计学意义（OR = 2.62，95% CI1.05～6.53，P = 0.04），其他药物显示出具有比对照组生存率升高的趋势。在降低复发转移率方面，治疗组应用健脾消瘤汤/益气调腑汤/长必安胶囊/莲花解毒抗癌汤/天马胶囊/祛邪胶囊治疗患者均低于对照组，健脾消瘤汤显示在 3 年复发转移率有统计学意义（OR = 0.21，95% CI 0.05～0.91，P = 0.04），其他药物较对照组低但无统计学意义。上述药物在提高生活质量，增强免疫力，降低放、化疗引起的不良反应（如恶心、呕吐、脱发、白细胞下降）等方面与对照组相比都有统计学意义。

（3）讨论与结论

中药制剂可能对Ⅰ、Ⅱ、Ⅲ期结直肠癌根治术后，提高生存率、降低复发转移率等具有一定疗效，并且可以提高生活质量，增强免疫力，降低放、化疗不良反应（如恶心、呕吐、脱发、白细胞下降等）等。但由于文献质量较低，并不能最终得出可靠结论，应做进一步临床试验，以证实其降低复发转移、提高生存率的疗效。

2. 注册号：DWU055

（1）资料与方法

现有已完成的、正在进行的、已发表和未发表的有关中医药治疗晚期结直肠癌的随机对照试验或半随机对照试验为研究对象。采用电子检索和手工检索，或与有关作者联系相结合，收集未发表的文献。按照 Cochrane 肠癌协作组制定的检索策略，由两名研究人员进行背对背检索，提取相关的数据资料，并对每个纳入的试验进行质量评估。应用 revman5.0 软件对所纳入研究进行分析。

（2）结果

在 9 个数据库中检索出 4903 篇文献。通过阅读题目和摘要，选出 22 个已完成的临床试

验，经过研究小组讨论，最终录入 16 篇（包括 931 人），纳入的 16 个试验均在中国完成。结果提示：尽管纳入的研究在方法学上存在不足，且尚未发现多中心、大样本、高质量的 RCT 试验，但这里的证据显示中西医结合治疗在提高晚期结直肠癌的客观缓解率方面可能具有优势。由于纳入系统评价的随机对照试验方法学质量较低、预后因素分布不均及存在发表偏倚的可能，加之没有一种治疗方案得到重复验证，故对中西医结合治疗晚期结直肠癌的疗效还不能得出肯定的结论，我们尚不能推荐某种疗法。

（3）讨论与结论

随着中医治疗晚期结直肠癌研究的不断深入开展，一些新研究将对在盲法、分配隐藏方案、检验效能等方面的不足逐渐弥补，以上结论在作为临床决策分析的参考时，还需要不断更新和有效评价。尽管我们已经完成了众多的有关中医药治疗进展期结直肠癌的研究工作，但由于方法学质量的低下，只有少数研究被纳入系统评价，说明某些中医研究者对方法学方面的重视不够，提高研究的方法学质量是未来临床研究的当务之急。

二、回顾性研究——813 例结直肠癌根治术后复发转移的临床分析

本研究主要通过在北京市 5 家医院回顾性调查结直肠癌患者的流行病学特征，并通过 Cox 多因素回归分析，探讨影响 Ⅱ、Ⅲ 期结直肠癌根治术后患者复发转移的因素。

1. 资料与方法

本回顾性临床研究以 Ⅱ、Ⅲ 期结直肠癌根治术后的患者（手术时间在 2002 年 1 月～2007 年 3 月）为研究对象，病例临床资料来源于北京地区三级甲等医院，分别是：中国中医科学院西苑医院，卫生部中日友好医院，中国中医科学院广安门医院，中国医学科学院中国协和医科大学肿瘤医院和北京大学肿瘤医院。总共纳入 813 例，其中有 475 例随访到，338 例失访，总应答率为 58.42%。在所随访到的 475 例中有 10 例在术后半年内即发生复发转移，这些患者术前未做全身检查，为排除 Ⅳ 期因素的干扰将其排除。采用绝对数（频数）与相对数（率、比）进行一般基线资料的分析，采用 Cox 多因素回归进行复发转移分析。

2. 结果

男性 456 例，女性 357 例。按年龄分成老年（年龄 ≥ 65 岁）和非老年（年龄 < 65 岁）两组，结果显示两组发病部位有差别（$X^2 = 6.442$，$P = 0.011 < 0.05$）。3 例（15～24 岁），21 例（25～34 岁），68 例（35～44 岁），158 例（45～54 岁），188 例（55～64 岁），267 例（65～74 岁），101 例（75～84 岁），7 例（≥ 85 岁）。多因素 Cox 回归分析表明，性别、年龄、肿瘤发生部位、组织分化类型、肠梗阻、淋巴结清扫少于 12 个等因素对该组患者结直肠癌术后复发转移无影响。TNM 分期、脉管癌栓侵犯和 FOLFOX 方案 + 中药治疗对结直肠癌的转移与否的影响有统计学意义。"TNM 分期"和"脉管癌栓侵犯"是危险因素，"FOLFOX 方案 + 中药治疗"是保护因素。

3. 讨论与结论

男性结直肠癌构成比例高于女性。随着年龄的增加，患者数也逐渐增多，至 65～75 岁达到最高峰。老年组以结肠癌多见，非老年组以直肠癌多见。临床分期为 Ⅲ 期，或有"脉管癌栓侵犯"者复发转移的可能性较大；对于 Ⅱ、Ⅲ 期结直肠癌根治术后患者，进行联合辨证论治中药汤剂在内的 FOLFOX 方案的治疗将会使患者更加获益。

三、专家组对研究病种的论证概述

辨证论治是中医治疗的核心和疗效的关键，而辨证分型是辨证论治的基础，是疗效评价的前提。但目前结直肠癌的辨证分型尚未标准化，存在量化指标不统一及辨证标准不适用于临床实践等问题。我们从循证医学的角度探讨和研究结直肠癌中医辨证论治的科学性和客观性，在广泛分析文献的基础上，通过设立问卷，在全国范围内开展专家咨询，并进行大样本的临床调查研究，经过严格的数据统计分析，从效度、信度及反应度加以评价。结果：

1. 关于结直肠癌中医辨证分型的现代文献共检索 4184 篇，其中符合入选标准的共 24 篇，对入选文献进行研究后发现，文献中较一致地认为湿热瘀毒、气血两虚、脾肾阳虚、脾虚湿滞、肝肾阴虚为常见证型。

2. 结直肠癌中医辨证规律向全国中医肿瘤界60名专家进行问卷调查，发现目前普遍认为结直肠癌的发生与三脏二腑关系最为密切，三脏为脾、肺、肝，二腑为结直肠、胃；在单证证型中，普遍认为脾气亏虚是结直肠癌术后的基本证型，在虚证中血虚和脾阳虚是最常见的证型，实证中以瘀血、湿热最为常见；多数专家认为湿热下注、瘀毒内结、湿毒内结等实证仍为结直肠癌常见的证型。以单证证型模式对结直肠癌根治术后病例进行调查，发现结直肠癌根治术后的患者多表现为虚证或虚实夹杂证，虚证者多表现为气虚证及阴虚证，实证者多以气滞证为主。

四、老专家经验的挖掘、整理、继承概述

在临床实践中，我们提出了以温通法治疗肿瘤和以健脾开胃法作为扶正之本的治疗思路，在施奠邦等名老中医指导下开发研制出祛邪胶囊应用于结直肠癌的中医治疗。祛邪胶囊方中以巴豆为君药，同时重用大辛大热吴茱萸、干姜、官桂、川乌，重在温通；并投以半夏、橘红等燥湿化痰、行气活血、健脾消食之品。全方攻补兼施，以攻为主，共奏消癥化积、解毒散结之功。

此方的理论依据是《灵枢·百病始生》"寒邪留而不去，传舍于肠胃之外，募原之间，留著于脉，稽留不去，息而成积""汁沫与抟，则合并凝聚不得散而积成矣""湿气不行，凝血蕴里而不散，津液涩渗，著而不去，而积皆成矣"。故治积以寒湿为病因，凝血津液著络为性质，治法以《素问·至真要大论》"寒淫于内，治以甘热，佐以苦辛，以咸泻之，以辛润之，以苦坚之；湿淫于内，治以苦热，佐以酸淡，以苦燥之，以淡泄之"为宗旨及丸药缓消络中坚积之意。

本方以巴豆为君药。巴豆性辛热；有大毒，《本经》谓："破瘕癥结聚、坚积，留饮、痰癖，大腹水胀，荡涤五脏六腑，开通闭塞，利水谷道，去恶肉。"《汤液本草》谓："若急治为水谷道路之剂，去皮心膜油，生用；若缓治为消坚磨积之剂，炒去烟令紫黑，研用。"《本草通玄》谓："巴豆性热，脏病多寒者宜之。

东垣治五积属脏者多用巴豆。"说明自秦汉以后，医家根据中医理论，对巴豆用于治积之主药是很明确的，对巴豆的作用特点也有深刻的认识。川乌为乌头之母根，性辛热，味苦、有大毒，较之附子则短于温阳而长于通络散寒。《本经》谓"破癥坚积聚血瘕"，在本方中合巴豆以辛苦热之性以治寒湿所成之积。吴茱萸、干姜、官桂、沉香温脾肾而助通经络以消积，黄连清经热，半夏、橘红等理气化痰、活血化瘀，以消经中之滞，人参大补元气，扶助五脏之气，共为臣佐之药。本方立意与去病因，消络积，除经滞，泻腑实，补脏虚的治疗原则是相对应的。

五、中医诊疗规范概述

1. 中医辨证分型标准

（1）早中期结直肠癌

根据卫生部1997年"中药新药治疗结直肠癌的临床研究指导原则"，结合文献分析及对全国各地73位肿瘤专家问卷调查总结，并结合我们已进行的结直肠癌流行病学调查，最终确定常见证型为本虚五型，包括肝脾不调、脾虚气滞、脾肾阳虚、肝肾阴虚、气血两虚；标实二型：痰湿瘀滞、余毒未清。每位患者均为本虚标实、虚实夹杂证，均应在辨本虚证基础上，加用治标之药物。

①本虚

a. 肝脾不调证

主证：胁胀作痛，腹胀食少，情绪抑郁，便溏不爽，或腹痛软便，泻后痛减，脉弦缓。

b. 脾虚气滞证

主证：胃脘、胁肋胀满疼痛，嗳气，呃逆，吞酸，情绪抑郁，不欲食，苔薄黄，脉弦。

c. 脾肾阳虚证

主证：畏冷肢冷，面色㿠白，腰酸，腹部冷痛，久泻久痢，或完谷不化，或浮肿少尿，舌淡胖苔白滑，脉沉迟无力。

d. 肝肾阴虚证

主证：眩晕耳鸣，急躁易怒，头重脚轻，腰酸痛，多梦遗精，舌红少苔，脉弦细数。

e. 气血两虚证

主证：神疲乏力，气短懒言，面色淡白或萎黄，头晕目眩，唇甲色淡，心悸失眠，大便

不成形或有脱肛下坠，舌淡，脉弱。

②标实

术后Ⅱ、Ⅲ期患者多表现为本虚之证，虽然均为无瘤患者，但其体内残存的肿瘤细胞即可认为是该患者的标实表现。根据我们的临床调研及对全国专家的问卷调查，大家共识的实邪主要包括痰、瘀、毒等，为研究统一性的需要，我们建议将痰、瘀、毒诸证归为标实证进行论治。

a. 痰湿瘀滞证

主证：胸闷脘痞，或头身困重，或大便黏滞，或口中黏痰，舌淡紫或有斑点，苔滑腻，脉滑。或口唇黯紫，或舌有瘀斑，或脉涩，或痛处固定。

b. 余毒内伏证

根治术后患者除本虚各证外，均可认为其伴有余毒未清，均可在辨证论治基础上酌加清热解毒药。

（2）晚期结直肠癌

①脾胃亏虚证

主证：便溏，大便规律改变，食少纳呆，神疲乏力，少气懒言，气短，腹胀，肠鸣，面色㿠白，畏寒肢冷，舌淡白，少津，齿痕，脉无力。

②湿热蕴结证

主证：大便黏滞不爽，里急后重，腹痛，口腻，舌暗红，苔黄、厚腻，脉细。

③肝肾阴虚证

主证：大便干结，腰膝酸软，夜尿，失眠，口干咽燥，烦躁易怒，头昏耳鸣，口苦，胁肋胀痛，五心烦热，脉细数，舌红少苔。

特异症状：夜尿，腰膝酸软。

主要症状：头晕耳鸣，口苦，胁肋胀痛，大便干结，舌红少苔。

次要症状：失眠，五心烦热，脉细数等。

④气虚血瘀证

主证：手足麻木，面色萎黄，肌肤甲错，乏力，舌淡紫、瘀斑，脉沉。

2. 治疗总则

根据本病发展的不同阶段（病理分期），采取相应的突出中医特色和疗效的治疗措施，即单纯中医综合治疗或与西医常规治疗相结合的方法治疗结直肠癌，使其疗效优于单纯西医常规治疗。

中医综合治疗概念是由我科首先提出并得到中西医肿瘤界认可，是肿瘤综合治疗的重要组成部分。在肿瘤治疗全过程中，以中医理论为指导，辨证论治与辨病论治相结合，与西医常规治疗方法有机结合，有计划地合理地应用现有各种中医综合治疗方法，最大限度地发挥中医整体治疗优势，以期提高放疗和化疗的敏感性，最大限度地降低毒副作用，减少肿瘤转移和复发，改善晚期肿瘤患者的生活质量，延长带瘤生存期。

中医综合治疗方法：指根据辨证论治原则选择中药汤剂，每日 1 剂分两次服用。加用 1 ~ 2 种静点扶正或祛邪抗肿瘤中药制剂，加用 1 ~ 2 种口服扶正或祛邪中成药，加用其他辅助治疗手段，如中医音乐疗法、中医食疗、针灸、气功、外治法等。

西医常规治疗方法：指根据国际最新临床指引，早中期患者采用根治手术，用或不用辅助化疗，用或不用辅助放疗。晚期患者，根据患者意愿和经济状况，KPS ≥ 60 则采用化疗加或不加放射治疗；加或不加靶向治疗，KPS < 60 则采用中医综合治疗和最佳支持治疗。西医常规治疗按照 2008 年 NCCN 临床指引进行。

3. 治疗目标

（1）总体治疗目标

① 围手术期（手术前后 1 个月）

提高生活质量，减少住院天数及手术并发症。

② 围放、化疗治疗期（术后 2 ~ 7 个月）

提高生活质量，减毒增效、增加放疗和化疗的顺利通过率。

③ 康复期（术后半年 ~ 5 年）

提高生活质量，减少转移复发率，提高根治率。

④ 姑息治疗期间（出现复发转移后或发病时即为不可手术治疗的Ⅳ期至死亡的时期）

提高生活质量，延长带瘤生存期。

（2）具体治疗目标

① 远期治疗目标

Ⅰ、Ⅱ、Ⅲ期结直肠癌疗效高于国际最好水平，使Ⅰ、Ⅱ、Ⅲ期结直肠癌 5 年复发转移率低于 15%。

Ⅳ期 KPS≥60 分的患者，中位生存期争取大于 17 ~ 26 个月。

② 近期治疗目标

a. 围手术期治疗目标

提高生活质量，使患者尽早排气通便、恢复食欲及增加体重。

b. 围放、化疗期间治疗目标

消化道反应 < Ⅰ°。

骨髓抑制 < Ⅱ°。

体重减轻 < 2kg。

c. 住院期间治疗目标

1 ~ 2 周内减轻患者主观症状评分。

4. 中医治疗方法

（1）减少转移复发的辨病用药

在辨证论治基础上加用清热解毒抗肿瘤中药，如白花蛇舌草、半枝莲、白英、藤梨根、土茯苓、苦参、蛇莓、马齿苋、山豆根、白头翁、八月札、蛇莓、蛇六谷等。

每次在辨证论治处方基础上加用 2 ~ 3 种上述药物，半月后更换另外 2 ~ 3 种，服用时间不可大于 3 ~ 6 个月，以防止中药肝肾毒性或中药的多药耐药性产生。

（2）早中期结直肠癌辨证用药

① 本虚

a. 肝脾不调证

治法：疏肝健脾。

方药：逍遥丸加减。

b. 脾虚气滞证

治法：疏肝和胃。

方药：香砂六君子丸加减。

c. 脾肾阳虚证

治法：温补脾肾。

方药：四神丸加减。

d. 肝肾阴虚证

治法：滋补肝肾。

方药：六味地黄汤加减。

e. 气血两虚证

治法：益气养血。

方药：八珍汤加减。

② 标实

术后Ⅱ、Ⅲ期患者多表现为本虚之证，虽然均为无瘤患者，但其体内残存的肿瘤细胞即可认为是该患者的标实表现，因此每一个患者

均应在辨证论治本虚证的基础上酌情加祛邪药物治疗。

a. 痰湿瘀滞证

治法：清利湿热，清热解毒。

方药：苦参，土茯苓，山慈菇，猫爪草加减。

b. 余毒内伏证

治法：清热解毒。

方药：蛇舌草，半枝莲，漏芦，藤梨根，白英，半边莲等。

（3）晚期结直肠癌辨证用药

① 脾胃亏虚证

治法：益气健脾，行气化痰。

方药：香砂六君子汤加减。

② 湿热蕴结证

治法：清里泄热，化湿和中。

方药：葛根芩连汤合白头翁汤加减。

③ 肝肾阴虚证

治法：滋阴补肝肾。

方药：六味地黄汤加减。

④ 气虚血瘀证

治法：活血化瘀，行气止痛。

方药：血府逐瘀汤加减。

（4）静脉使用中成药

① 榄香烯注射液；② 华蟾素注射液；③ 生脉注射液；④ 复方苦参注射液；⑤ 艾迪注射液；⑥ 参附注射液。

（5）口服中成药

① 华蟾素片；② 平消胶囊；③ 安替可胶囊；④ 贞芪扶正胶囊；⑤ 西黄丸；⑥ 复方斑蝥胶囊；⑦ 金龙胶囊；⑧ 西黄胶囊；⑨ 健脾益肾颗粒；⑩ 小金胶囊。

5. 中医分阶段治疗方案

（1）早中期结直肠癌中医治疗（Ⅰ、Ⅱ、Ⅲ期）

① 围手术期中医治疗方案

中医综合治疗（汤药 + 口服中成药 + 静点中成药 + 针灸 + 食疗 + 音乐疗法）联合化疗。

a. 整体治疗

围手术期根据患者体质和临床证候辨证用药，调节气血阴阳，为手术创造良好条件。常用方剂包括六君子汤、八珍汤、六味地黄丸、右归丸等。也可应用中成药口服，如口服贞芪

扶正胶囊、祛邪胶囊等；静点生脉注射液或参附注射液等。

b. 防治术后小便不利或癃闭

结直肠癌术后部分患者会出现小便不利或癃闭，术后可应用中医综合治疗进行防治。如口服八正散、热淋通胶囊等；也可配合针灸，取三阴交（双侧）、至阴（双侧）、阴陵泉（双侧）等穴位。

c. 防治术后肠梗阻

结直肠癌术后早期（术后3～8天）可根据病情应用理气汤（经验方）加减，经胃管间断、少量注入。我们对于术后3天尚未排气的患者，应用新斯的明注射液，取足三里（双侧）穴位封闭，每侧0.125mg，多能获效；如患者出现腹胀、腹痛、恶心呕吐、大便不通等肠梗阻症状，可应用通腑汤（经验方）加减，经胃管间断注入。

d. 防治术后便秘

术后大便不畅甚至便秘是结直肠癌术后常见的临床症状，可据病情辨证用药。大便质软而不畅或困难者，可应用畅舒汤（经验方）加减；如大便质硬，排便困难者，可应用通腑汤（经验方）加减或口服通秘胶囊。

②围化疗期中医治疗方案

中医综合治疗（汤药＋口服中成药＋静点中成药＋针灸＋食疗＋音乐疗法）联合化疗。

第1～8天：采用辨病论治，证属化疗药物引起脾胃气虚、胃气上逆者，治以健脾和胃止呕之法。自拟六君连苏汤。

第9～14天：采用辨病论治，证属化疗期间引起骨髓抑制，证属脾肾两虚，治以脾肾双补之法。自拟芪君补菀汤。

③围放疗期阶段

a. 湿热证

主证：腹痛、下痢脓血，肛门灼热，泻而不爽。苔黄腻，脉滑数。

治法：清热导滞，调气行血。

方药：芍药汤合白头翁汤加减。

b. 寒湿凝滞证

主证：痢下白多赤少，或为纯白冻，伴腹痛、里急后重，苔白腻，舌质淡，脉滑或濡。

治法：温化寒湿。

方药：胃苓汤加减。

c. 脾胃虚弱型

主证：大便时溏时泻，水谷不化兼有黏液，稍进油腻之物则大便次数增多，面色萎黄，肢倦乏力，舌质淡，苔白，脉细弱。

治法：健脾益胃。

方药：参苓白术散加减。

d. 肾阳虚衰证

主证：五更泻、腹痛、肠鸣，便急，泻后则安，形寒肢冷，腰膝酸软，舌质淡，苔白，脉沉细。

治法：温肾固肠。

方药：四神丸加减。

（2）晚期结直肠癌中医治疗（Ⅳ期）

①KPS评分大于60分者治疗方案

中医综合治疗（汤药＋口服中成药＋静点中药＋针灸＋食疗＋音乐疗法）联合化疗/靶向治疗/放疗。

中医综合治疗每年4～6次住院治疗，每个周期21～30天，在治疗基础上评价疗效。不住院期间应门诊治疗，只接受中药汤剂和中成药治疗。

a. 化疗期间辅助中药治疗：同围化疗期中医治疗。

b. 卡培他滨化疗期间相关性手足综合征治疗：同围化疗期中医治疗。

c. 化疗期间出现的恶心、呕吐、呃逆及白细胞下降：同围化疗期中医治疗。

②KPS评分小于60分者治疗方案

中医综合治疗（汤药＋口服中成药＋静点中药＋针灸＋食疗＋音乐疗法）。

中医综合治疗每年4～6次住院治疗，每个周期21～30天，在治疗基础上评价疗效。不住院期间应门诊治疗，只接受中药汤剂和中成药治疗。

（3）康复阶段中医治疗治疗方案

中医综合治疗——辨证论治中药汤剂，每日1剂分两次服用；加用1～2种静点扶正或祛邪抗肿瘤中药制剂；加用1～2种口服扶正或祛邪中成药；加用其他辅助治疗手段，如音乐疗法、食疗、针灸、气功、外治法等。每年4～6个中医综合治疗周期。

第四部分 临床研究

一、结直肠癌中医辨证规律的研究与评价

目前，由于缺少统一、规范化的结直肠癌辨证标准，从而影响了结直肠癌中医药治疗的疗效评价。因此，亟待我们运用客观科学的方法对结直肠癌中医辨证规律进行研究。采用数据统计和多因素分析方法，结合临床实践，对结直肠癌患者中医辨证规律进行客观总结，以提供中医辨证论治结直肠癌的客观科学的证据。

1. 资料与方法

本研究时间自 2005 年 12 月至 2008 年 12 月，首先对结直肠癌中医辨证分型的现代文献进行了研究，同时通过问卷调查形式访问全国各地 60 名知名中医肿瘤专家进行结直肠癌中医辨证规律的专家观点调查，最后运用大样本、多中心、横断面、前瞻性的临床流行病学调查方法对北京、上海、新疆三地 413 例结直肠癌病例，其中包括 252 例根治术后早中期结直肠癌和 161 例晚期结直肠癌进行调查。调查内容包括：患者一般资料、肿瘤分期、肿瘤病理学分级、既往治疗、症状、体征、中医单证证型及临床症状。运用 EPIdata3.1 进行数据库的建立及管理，并采用二次录入的方式进行审核。统计方法主要采用频数分析、聚类分析、因子分析和相关分析等多因素分析方法，结合临床实践，对结直肠癌患者辨证规律进行客观总结和分析。

2. 结果

以单证证型模式对根治术后结直肠癌病例进行调查，发现结直肠癌根治术后的患者多表现为虚证或虚实夹杂证。虚证者多表现为气虚证及阴虚证，实证者多以气滞证为主。根据临床调查和数据统计结果，初步制订了根治术后结直肠癌和晚期结直肠癌中医辨证分型诊断标准。根治术后结直肠癌 5 大证型，分别为：心脾两虚证、脾气亏虚证、肝郁肾虚证、阴血亏虚证及阴虚痰瘀证；晚期结直肠癌 4 大证型，分别为：肝肾阴虚证、脾气亏虚证、湿热内蕴证、气虚血瘀证，并确定相应的主、次证。通过对以上证型的进一步分析发现，随着 TNM 分期的增加，病情具有由腑至脏，由表入里的趋势；TNM 分期越晚的患者，其实证表现就越明显；虚证患者的 KPS 评分较虚实夹杂证患者低；年龄越大的患者，越容易表现为虚证；年龄越小的患者，越容易表现为虚实夹杂证。

3. 讨论与结论

通过数据统计的结果与中医理论相结合，我们发现结直肠癌中医证候分布确有其规律，中医证候是客观存在的。前瞻性的临床调查与多因素数理分析相结合是进行结直肠癌术后患者辨证规律客观化研究的一种有效方法，值得推广和进一步深入研究，我们将进一步对结直肠癌的中医辨证规律进行动态观察及相关客观指标的研究。

二、中西医结合治疗对 222 例 II、III 期结直肠癌根治术后复发转移影响的前瞻性队列研究

1. 资料与方法

本研究属前瞻性队列研究，所收集 222 例患者的手术时间为 2000 年 2 月至 2006 年 3 月。该组患者术后均行西医常规治疗。随访时间从 2000 年 5 月开始到 2007 年 6 月结束，按是否采用系统的中医综合治疗方案分为西医组和中医综合治疗组。其中，西苑医院肿瘤科患者中，符合纳入标准的 107 例结直肠癌患者为中医综合治疗组。同期收集 115 例北京军区总医院肿瘤科及外科的结直肠癌未加中医综合治疗患者为西医组。中医综合治疗组：经常规西医治疗后加用中医辨证论治汤剂，并口服华蟾素片、祛邪胶囊、平消胶囊中的一种，每半年交替使用，至少 1 年。中医辨证论治汤剂可用四君子汤、柴胡疏肝散或八珍汤等。西医常规治疗组：对于 II 期高危或 III 期采用 NCCN 国际标准放化疗方案。来自北京军区总医院 104 例患者只接

受西医常规治疗（注：对于偶尔或间断应用中药的患者，仍视为西医组）。以上两组患者每3～6个月随访1次，如出现复发转移者则剔除，否则一直随访至第5年以统计结果。

2. 结果

在中医综合治疗组中有98、98、77、64和47例患者分别达到1、2、3、4和5年的随访；在西医常规治疗组中有104、104、97、81和55例患者分别达到1、2、3、4和5年的随访，所有患者的5年随访结果将在2011年获得。中医综合治疗组有9例脱落，脱落原因为中断应用中药和未定期复查体检者5例，电话号码更改未联系上者4例；西医常规治疗组有11例脱落病例，原因为患者未按期复查6例，电话有误或号码更改未联系上者5例，总失访率为9.01%（20/222）。在中医综合治疗组中，1、2、3、4、5年复发转移率分别为0（0/98）、2.04%（2/98）、11.69%（9/77）、14.06%（9/64）和21.28%（10/47）；西医组为4.80%

（5/104）、16.35%（17/104）、21.65%（21/97）、25.93%（21/81）和38.18%（21/55），两组比较2年复发转移率差异有显著性（$X^2 = 12.117$，$P = 0.000$）。应用中医干预中位复发转移时间平均后推10.5个月。

3. 讨论与结论

应用 Kaplan-Meier 分析两组的复发转移时间，单位为月，由图1所显示，时序检验的统计量为10.36，P值为0.001（$P < 0.05$），说明两曲线的缓解率不同，中医综合治疗组曲线始终在对照组的曲线之上，说明中医综合治疗可以延迟患者的复发转移时间。（见图1）

多因素 Cox 回归分析：对治疗方法、性别、年龄、肿瘤发生部位、类型及分期等因素进行 Cox 回归分析，进行回归方程各参数的估计。因变量为"复发转移时间"。结果发现，与结直肠癌预后（复发、转移）有密切关系的因素有两个：①是否应用中医药干预；②结直肠癌的分期。

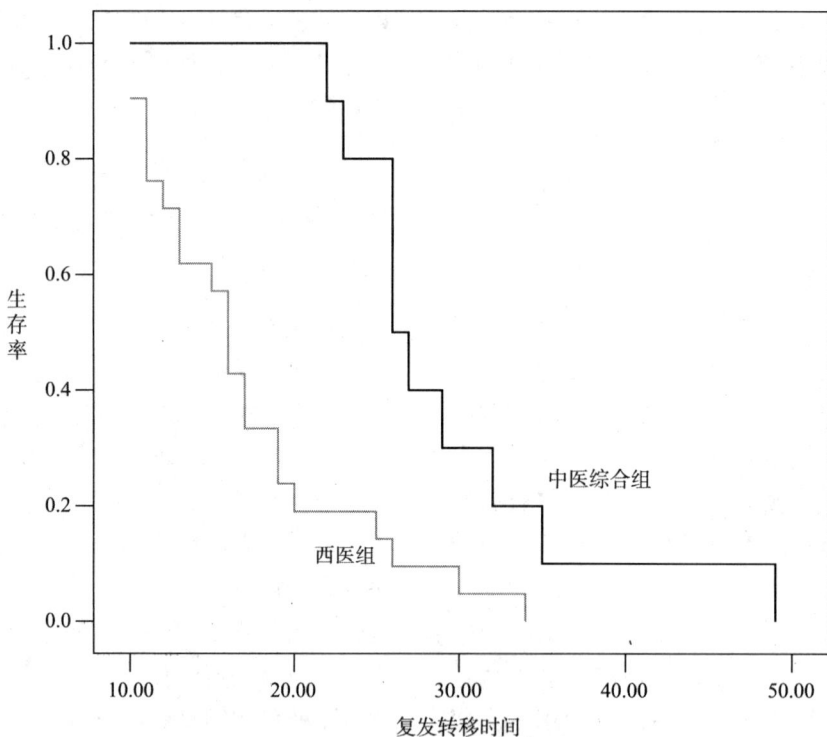

图1 两组复发转移时间 Kaplan-Meier 分析图

三、中医药治疗晚期结直肠癌中位生存期和生活质量的随机对照研究

1. 资料与方法

治疗病例来源于2003年4～11月我院门诊、住院的晚期结直肠癌患者。共纳入40例，应用计算机列出随机表（产生于 SAS6.12proc plan seed = 200300301）分为常规治疗组（对照组）和常规治疗加祛邪胶囊组（治疗组）各20例，按随机号码随机入组。治疗组：采

用西医常规（营养支持、化疗和对症）治疗加祛邪胶囊；对照组：采用西医常规治疗。化疗方案包括 FOLFOX、FOLFRI，单药希罗达 $2.5g/m^2$，第 $1 \sim 14$ 天，每 21 天 1 疗程。两组均选择应用华蟾素注射液、参附注射液、榄香烯注射液、康来特注射液等中药制剂。祛邪胶囊是我们经过对古代治疗积聚方剂的整理研究后发掘研制而成，具有通阳温下、解毒散结的功效。祛邪胶囊药物组成包括巴豆15g、吴茱萸30g、干姜30g、官桂30g、川乌30g、半夏24g、橘红24g等，由中国中医科学院西苑医院制剂科加工生产，每粒 0.4g，每次 0.05g/kg，每天 2 次口服，连服 20 天，停用 10 天，30 天为 1 个疗程。化疗患者在化疗周期结束后或间歇期应用祛邪胶囊。3 个疗程结束后评价疗效。

2. 结果

治疗组和对照组的病死率分别为 11.1%（2/18）和 42.1%（8/19）；中位生存期分别为 17 个月和 13 个月；生存时间分别为 22.63 ± 7.34 个月和 19.76 ± 8.28 个月；中位无疾病进展期（TTP），分别为 17.76 ± 5.62 个月和 12.68 ± 9.26 个月，经统计分析均有统计学意义（$P < 0.05$）。中医症状积分、生存质量及 KPS 评分治疗组治疗前分别为：15.59 ± 3.78、54.06 ± 3.96、64.71 ± 6.24，治疗后分别为：10.53 ± 5.57、58.65 ± 4.03、69.41 ± 4.29，治疗前后比较差异均有统计学意义（$P < 0.05$）；对照组分别为 16.11 ± 3.99、54.06 ± 4.39 及 64.44 ± 5.11；治疗后分别为 19.61 ± 7.78、50.17 ± 8.26、60.00 ± 9.70，治疗前后生活质量及 KPS 评分比较差异有统计学意义（$P < 0.05$），但趋势是向差的方向。

3. 讨论与结论

晚期结直肠癌患者加用祛邪胶囊，能减少病死率，延长生存期、中位生存期和中位无疾病进展期，提高生活质量，改善临床症状。

四、祛邪胶囊减少结直肠癌术后复发转移的临床随机双盲对照研究

1. 资料与方法

本研究自 2005 年 8 月至 2006 年 10 月，严格按照 RCT 要求采用前瞻性、随机、双盲、对照研究方案，选取根治术后Ⅱ、Ⅲ期结直肠癌患者 48 例，随后剔除 2 例，失访 2 例，可评价患者 44 例。其中包括Ⅱ期 28 例，治疗组 15 例、对照组 13 例；Ⅲ期 16 例，治疗组 8 例、对照组 8 例。两组患者均在常规术后辅助治疗结束后及开始干预措施，治疗组给予祛邪胶囊，对照组给予安慰剂胶囊，共 6 个月，分别对复发转移率、中位复发转移时间、临床症状、KPS 评分、免疫功能以及祛邪胶囊的安全性进行观察。

2. 结果

随访至 2007 年 4 月，治疗组 1、2、3 年复发转移率分别为 0、0 和 50.00%，对照组 1、2、3 年复发转移率分别为 9.52%、18.18% 和 50.00%，经统计学分析无显著统计学意义（$P > 0.05$）；治疗组复发转移时间平均为 31.500 ± 7.778 个月，对照组复发转移平均时间为 19.000 ± 13.856 个月，两者相比无统计学意义（$P = 0.3425$，$t = 1.125$）；治疗组治疗前后临床症状（$P = 0.018$，$t = 2.462$）、KPS 评分（$P = 0.0235$，$t = 2.355$）均有显著改善；治疗组 CD_4 绝对值（$P = 0.0275$，$t = 2.336$）、B 细胞百分比（$P = 0.0055$，$t = 3.029$）和绝对值（$P = 0.0054$，$t = 3.036$）在治疗前后均有显著统计学意义；治疗后治疗组 CD_4 绝对值（$P = 0.0409$，$t = 2.167$）、B 细胞百分比（$P = 0.0335$，$t = 2.262$）、B 细胞绝对值（$P = 0.0087$，$t = 2.865$）与对照组相比有显著统计学意义，其他值治疗后虽较治疗前有所提高，但无统计学意义。观察其安全性时，未发现有不可耐受的毒副作用。

第五部分　研究结论、成果及优势评价（也包括卫生经济学评价）

一、中医或中西医结合优势分析及评价

目前对于结直肠癌的治疗大多采用综合治疗，即有机结合化疗、放疗、手术治疗、靶向治疗、生物治疗及中医治疗。中医药配合化疗、手术及生物治疗有可能取得更长的生存期和更好的生存质量，通过中医药治疗而得到长期带瘤生存者也属常见。通过研究中医，挖掘中医治疗的深刻内涵，结合现代研究结果，提高肿瘤的治疗效果，已成为我们国家的一大治疗特色。近10年来，我们一直致力于中医药治疗结直肠癌的临床流行病学调查、系统评价与临床研究工作。在对既往中医治疗文献的整理和大量的临床实践中，发现中医药在结直肠癌的治疗中有着不可替代的优势和长处。

我们在 Cochrane 网注册的两个系统评价 Herbal medicine for relapse and metastasis of post-operative colorectal cancer（注册号：DWU054）和 Herbal Medicine for advanced colorectal carcinoma（注册号：DWU055）的初步结果显示：中医药可以减轻化疗中的毒副作用，协同化疗可能降低复发转移率，提高远期生存率，提高生存质量和免疫力，中西医结合治疗在提高晚期结直肠癌患者的客观缓解率方面可能具有优势。但由于目前的中医药防止结直肠癌术后复发转移的临床研究较少且方法学质量不高，因此本系统评价对中医药防止结直肠癌术后复发转移的确切疗效及安全性尚不能得到肯定的结论，仍需进行更多大样本、高质量的随机对照试验予以验证。

随着循证医学在国际医药学领域内的迅速发展，已成为医学界的主流思潮，发达国家数理分析和系统评价工作在临床医学科研中发挥着重要的作用，这标志着临床医学从传统的经验医学阶段进入到遵循最佳临床科学研究证据的现代医学阶段，促使我们需要更加紧迫地对中医药治疗结直肠癌进行严谨的科学研究，提

供中医辨证论治结直肠癌的客观科学的证据。为此，我们围绕结直肠癌的中医辨证规律、中医临床疗效、中医疗效评价标准多方面、多层次、多角度入手，对中医药治疗结直肠癌展开了系列研究。

在结直肠癌辨证规律方面，我们在广泛分析文献的基础上，通过设立问卷，在全国范围内开展专家咨询，并进行大样本的临床调查研究，经过严格的数理统计分析，从效度、信度及反应度加以评价，初步制订了根治术后结直肠癌和晚期结直肠癌中医辨证分型诊断标准，暂定根治术后结直肠癌5大证型分别为：心脾两虚证、脾气亏虚证、肝郁肾虚证、阴血亏虚证、阴虚痰瘀证；晚期结直肠癌4大证型分别为：肝肾阴虚证、脾气亏虚证、湿热内蕴证、气虚血瘀证，并确定相应的主、次证。

在中医疗效论证方面，我们从结直肠癌根治术后及晚期结直肠癌两方面进行了不同的队列研究及严格的随机双盲对照试验，结果证实了Ⅱ、Ⅲ期结直肠癌西医常规治疗后长期加用中医综合治疗，可以减少肿瘤的复发转移，延缓中位复发转移时间；晚期结直肠癌患者中西医结合治疗，能减少病死率，延长生存期、中位生存期和中位无疾病进展期，提高生活质量，改善临床症状。

二、技术、方法的创新分析

1. 中医药干预结直肠癌临床疗效的数理分析和综合评价

采用国际公认的循证医学及临床流行病学方法，应用国际 Cochrane 协作中心肠癌组提供的系统评价软件对收集到的国内外应用中医药治疗结直肠癌的文献资料根据纳入和排除标准进行严格筛选，对合格的研究纳入 Meta 分析，对定量综合的结果进行系统评价，得出中医药在各期结直肠癌应用中有无抗转移复发或延长生存期作用的结论。

2. 结直肠癌中医证型的现代文献分析

查询所有有关结直肠癌中医辨证的文献，

采用频数和排序分析、聚类分析、因子分析和多维尺度分析等统计方法对筛选的文献中关于结直肠癌的病因病机、中医证候、治则、方药进行统计分析，以总结探讨其证治规律。

鉴于文献中结直肠癌的辨证以复证为主，造成证名纷繁杂乱，很难统一。同时还会影响主要证候与次要证候的判别，如"肝郁脾虚证"，很难区别患者是以"肝郁"为主，或以"脾虚"为主，还是"肝郁""脾虚"并重，从而给治疗带来一定的盲目性。单证（即基本证候）模式可以弥补这些缺陷，可以为建立统一的辨证分型标准奠定良好的基础。

3. 结直肠癌中医辨证规律的研究

以结直肠癌根治术后复发、转移及其他结直肠癌带瘤患者为研究对象，制订"结直肠癌临床证候调查表"，采用流行病学调查方案，详细记录患者的一般情况、结直肠癌疾病资料、临床症状、体征，建立结直肠癌证候数据库，分别采用两种研究方法。

其一，运用在前述研究基础上制订的结直肠癌单证辨证标准，专人辨证，研究结直肠癌的辨证分布特征，揭示结直肠癌的证候变化规律。相对而言，这是一种传统的研究方法。

其二，采用频数和排序分析、聚类分析、因子分析和多维尺度分析等数理方法，建立结直肠癌辨证的数学模型，评价其客观性。并与前述结果比较分析，试图建立一种新的探讨结直肠癌证型模式的方法。

4. 中医药治疗晚期结直肠癌的临床研究

以晚期结直肠癌为研究对象，通过前瞻性随机对照试验，观察中医药治疗晚期结直肠癌的临床疗效，并观察患者生存质量及生存期。

5. 中医药干预减少结直肠癌术后复发转移的临床研究

对Ⅱ、Ⅲ期结直肠癌西医常规治疗包括手术和化放疗后是否接受中医药治疗进行长期随访观察，判断中医药治疗对患者生活质量及肿瘤复发转移的影响，总结出中医药疗效评价的关键因素。

6. 结直肠癌治疗规范的建立

通过对西苑医院现有病历资料的回顾性研究，发现中医治疗结直肠癌的诊病思路、辨证要点、分型方法、治疗特色及用药规律等。

制订"结直肠癌辨证专家调查表"，通过面谈或信函访问知名的中医肿瘤专家，对专家观点进行分类、归纳、综合分析，得出中医辨证专家体系。

结直肠癌中医单病种治疗规范的建立和评价是本项目研究的重点，是使用系统方法建立起来的对结直肠癌临床治疗过程的描述，它将帮助医生正确选择治疗方案，以让患者能得到最适当的医疗照顾。我们通过对结直肠癌的中医治疗方法进行系统评价，采用随机效应模型来实现，并采用专家意见和一致性方法进行确立。

三、人才培养情况

培养博士后1名，博士研究生2名，硕士研究生10名，其中毕业博士2名，毕业硕士8名，在读2名。先后派遣2名博士后及1名博士赴挪威国家补充替代医学中心（NAFKAM）进行短期研习进修。

四、论文、专著情况

在国内核心期刊发表学术论文17篇，主编人民卫生出版社科普丛书2套。在Cochrane网注册的两个系统评价已完成review阶段，即将发表。

1. Yang Yufei, Ge Jianzhong, Wu Yu, et al. Cohort Study on Effect of Combined Treatment of Traditional Chinese Medicine and Western Medicine on the Relapse and Metastasis of 222 Patients with Stage Ⅱ and Ⅲ Colorectal Cancer after Radical Operation. Chinese journal of integrative medicine, 2008, 14（4）: 251 – 256.

2. 葛建忠，杨宇飞，许云，等. 中西医结合治疗222例老年、非老年结直肠癌根治术后复发转移的临床分析. 中国老年学杂志，2009，29（1）: 73 – 76.

3. Liao Juan, YANG Yufei, WANG Weiwu, et al. Analysis of Effect of TCM Five Elements Music Therapy Intervention on Improving Quality of Life for Advanced Cancer Patients. Canadian Integrative Cancer Therapies Association（CICTA），2008，2（2）: 33 – 39.

4. Yang Yufei, Ge Jianzhong, Wu Yu, et al.

Series Study on Combined Ther-apy of Traditional Chinese Medicine With Conventional therapy in Reducing the Relapse and Metastasis of Stage Ⅱ & Ⅲ Colorectal Cancer Based on Conventional Western Medicine Therapy. International Journal of Integrative Oncology, 2008, 2 (2).

5. 杨宇飞, 许云. 老年结直肠癌中西医内科的研究现状. 中国中西医结合杂志, 2008, 10: 876 - 878.

6. 杨宇飞, 陈崚新, 许云. 祛邪胶囊对晚期结直肠癌患者生存期和生活质量的随机双盲对照研究. 中国中西医结合杂志, 2008, 28 (2): 111 - 114.

7. 杨宇飞, 许云, 吴煜, 等. 祛邪胶囊减少大肠癌术后复发转移的临床随机双盲对照研究. 中国中西医结合杂志 2007, 27 (10): 879 - 882.

8. 杨宇飞, 吴煜, 许云. 大肠癌中医临床研究方法学探讨. 中国肿瘤, 2006, 06: 354 - 355.

9. 王建彬, 杨宇飞, 于河, 等. 中医药多中心前瞻性队列研究的监查. 世界科学技术 (中医药现代化), 2009, 2: 304 - 307.

10. 王建彬, 杨宇飞. 定性研究在中医药防治肿瘤研究中的应用. 北京中医药大学学报, 2009, 5: 296 - 298.

11. 丁晓洁, 杨宇飞, 葛建忠, 等. 肿瘤疾病中信息管理的应用与发展概况. 世界科学技术 (中医药现代化), 2009, 1: 96 - 100.

12. 葛建忠, 杨宇飞, 许云, 等. 中西医结合治疗老年结直肠癌根治术后复发转移的临床分析. 中国老年学杂志, 2009, 1: 73 - 76.

13. 许云, 杨宇飞. 大肠癌手术后中西医结合治疗研究进展. 中国中西医结合杂志, 2008, 2: 182 - 186.

14. 郭中宁, 杨宇飞, 赵楠, 等. 肿瘤患者食疗行为相关问卷调查的探索. 世界科学技术 (中医药现代化), 2008, 4: 131 - 135.

15. 项春雁, 郭全, 廖娟, 等. 中医五行音乐结合音乐电针疗法对恶性肿瘤患者抑郁状态的影响. 中华护理杂志, 2006, 11: 969 - 972.

16. 雒琳, 杨宇飞, 李培红, 等. 中药扶正胶囊和祛邪胶囊减少Ⅱ、Ⅲ期大肠癌术后复发转移的队列研究. 中国中西医结合杂志, 2006, 8: 677 - 680.

17. 梁碧颜, 吴煜, 雒琳, 等. 中医药防治大肠癌术后复发转移前瞻性队列研究. 中国中医药信息杂志, 2008, 11: 12 - 14.

18. 杨宇飞. 专家帮您解读肿瘤系列丛书. 北京: 人民卫生出版社, 2007.

19. 杨宇飞. 肿瘤防治新知识系列——肿瘤患者中医治疗之"道". 北京: 人民卫生出版社, 2009.

五、存在的问题与解决办法

1. 中医治疗难点分析

有研究表明, 在治疗结直肠癌中, 目前以综合治疗为主要治疗方法, 临床治疗仍存在很多盲点。

早中期结直肠癌治疗仍以手术切除为主, 尽管根治术后的部分患者需要接受化或放疗等, 但5年生存率50年来一直徘徊在30% ~ 55%之间, 临床上多见1~3年复发转移者, 而5年以上复发和转移者罕见, 故以5年无病生存率作为根治率。如何提高根治率, 是临床治疗难点。在西医常规治疗基础上加用中医综合治疗, 能否提高治愈率, 我们通过"中医综合治疗减少Ⅱ、Ⅲ期结直肠癌常规西医治疗后复发转移的队列研究"回答了这一问题。

晚期结直肠癌不能治愈, 目前国际最好化疗水平中位生存期26个月, 部分肝转移又不能再次切除转移灶的患者和部分放疗不敏感或化疗多药耐药患者的, 中位生存期短, 这些患者生活质量低下、如何在提高生活质量的前提下延长带瘤生存期仍然是临床治疗中的难题。中西医结合治疗能否解决这一难题是目前亟待验证的临床课题。我们通过"中医药治疗对晚期结直肠癌患者中位生存期和生活质量的影响"回答了这一问题。

对于结直肠癌高危人群的人群监控和早期预防, 在国内仍属空白。缺少研究平台, 缺少国家大力度政策的扶持，亟需国家层面组织力量研究，以赶上或接近国际水平。

中医疗效标准急需客观化，亟需国家层面大课题支持，需要多中心前瞻性研究，需要西医一流肿瘤专科医院的参与验证与国际认可。

2. 拟解决的办法

为了进一步发挥中医药在防治结直肠癌中的作用，并使其得到认可，本研究拟提出如下措施和思路：

开展综合治疗抗转移复发，立体化全方位调治，积极开展国际合作。

倡导中医综合治疗模式，积极联合国际优秀的医疗机构，共同合作，力求用规范的临床试验方法，科学证实中医的治疗效果，推进中医药治疗结直肠癌工作。

早在1997年我们即在国内率先提出"中医综合治疗"模式并付诸实践，同年开展音乐和饮食疗法。中医综合治疗手段包括口服辨证论治汤药和口服中成药（扶正祛邪两类）、静脉点滴中药制剂（扶正祛邪两类）加上中医饮食和音乐疗法、中医足浴及针灸等辅助治疗手段，构成综合治疗模式。多年实践已进一步证明，中医综合治疗无论对延长生存期、提高生存质量，还是对术后防止复发转移均具有重要意义和实用价值。

目前，已基本形成"以患者为核心的个体化综合诊疗护体系"。该体系包括：①每个患者都能接受严格规范的诊断、治疗及护理程序（按我们制订的诊疗规范及临床路径施行）；②每个患者都能够参照国际肿瘤临床指引、患者意愿、家庭经济状况制订中医综合治疗方案，并能做到知情同意；③每个患者入院后都有远期、近期及化疗后严格质量控制目标；④每个患者都能接受中医综合治疗；⑤早中期患者术后放化疗后进行长期中医治疗，以5年不转移复发为目标；⑥晚期患者以中位生存期延长和生活质量改善为目标。

积极对高危人群及患病人群进行监控。完善中医防治结直肠癌的信息平台建设，开展具有中医特色的三级预防体系。

探索基于临床实践的中医临床研究方法，建立和优化中医药治疗结直肠癌的临床诊疗方案，建立中医药防治结直肠癌的疗效评价体系，加强对于目前临床决策的前瞻性分析，努力形成一套科学而行之有效并易于推广的临床诊疗体系。

完善信息采集、分析、挖掘平台建设，应用现代信息技术、流行病学研究、循证医学等方法，探索开展结直肠癌辨证规律、中医药抗结直肠癌转移复发、中医药改善晚期结直肠癌患者生存质量等研究；建立中医药防治结直肠癌特色疗法资料库，继续探索和筛选中医药特色手段，进行规范化临床论证，建立操作规程，初步形成中医药防治结直肠癌的综合特色防治模式，为进一步推广做好准备。

建立并完善中医综合治疗概念和中医综合治疗疗效评价标准，寻求多中心验证和推广。

参考文献

[1] 祝伟星，王启俊，李玲，等. 北京城区1993～1997年恶性肿瘤发病率分析. 肿瘤防治杂志，2003，10（8）：785.

[2] Tappenden P, Chilcott J, Eggington S, et al. Option appraisal of population-based colorectal cancer screening programmes in England. Gut, 2007, (56): 677.

[3] NCCN, colon cancer, Clinical Practice Guidelines in Oncology v. 1. 2007. and NCCN, rectal cancer, Clinical Practice Guidelines in Oncology v. 2. 2007.

[4] 杨宇飞，雒琳. 中药扶正和祛邪胶囊减少Ⅱ、Ⅲ期结直肠癌术后复发转移的前瞻队列研究. 中国中西医结合杂志，2006，26（8）：677.

[5] 杨宇飞，邬冬华. 癌症恶病质患者84例生存期、生活质量与中医辨证论治关系的回顾性调查. 中国临床康复，2004，8（2）：286.

[6] http://www.uihealthcare.com/depts/cancercenter/patients/oncdatareg.html

[7] 北京地区结直肠肿瘤普查协作组. 序贯粪隐血结直肠肿瘤筛检方案应用价值的再探讨. 中华消化杂志，2002，22（7）：395.

[8] Vakil N, Zanten SV, Kahrilas P, et al. The Montreal Definition and classification of gastroesophageal reflux disease: a global evidence-based consensus. Am J Gastroenterol, 2006, 101: 1900.

[9] 郑树，蔡善荣，张苏展. 重视结直肠癌高危人群的筛查. 中华消化杂志，2006，26（6）：362.

[10] 项春雁，郭全，廖娟，等. 中医五行音乐结合音乐电针疗法对恶性肿瘤患者抑郁状态的影响. 中华护理杂志，2006，41（11）：969.

2型糖尿病三型辨证规范与疗效评价指标体系的研究

第一部分　基本信息

项目名称：2型糖尿病三型辨证规范与疗效评价指标体系的研究

项目编号：CACMS05Y0026

项目性质：中医诊疗技术

项目负责人：林　兰

项目组长单位：中国中医科学院广安门医院

项目完成人：白　煜　陈思兰　陈世波　邓　岚　冯春鹏　郭小舟　龚燕冰
　　　　　　　姜兆顺　李鸣镝　林　兰　倪　青　苏诚炼　庞健丽　苏　浩
　　　　　　　王　斌　王洪武　魏军平　肖月星　闫秀峰　张润云

项目起止时间：2005年11月至2009年8月

第二部分　摘　要

优势病种项目"2型糖尿病三型辨证规范与疗效评价指标的研究"以2型糖尿病作为研究对象，以中医"三型辨证"规范化和疗效评价方法为研究内容，进行系统的文献研究、回顾性住院病历研究、前瞻性辨证规范研究、临床验证及评价指标研究。

一、文献研究

系统整理了2型糖尿病"三型辨证"的理论基础、临床应用和中医辨证在糖尿病的地位，规范了证候和症状名词术语，为进一步进行病历调研奠定了基础。

二、住院病历回顾性调研

对近5年3247例糖尿病患者住院病历进行调查。根据主题分析及评价需求，构建2型糖尿病数据库，应用数据挖掘技术总结、提炼并形成阴虚热盛、气阴两虚、阴阳两虚3个基本证型及其症状的基本元素和具有代表性的中药单味药物构成的三个基本方剂"清润方（阴虚热盛型)"、"滋益方(气阴两虚型)"和"双调方(阴阳两虚型)",为证候前瞻性研究和临床验证观察提供了依据。

三、前瞻性证候规范化研究

以上述文献研究和病历调研为依据,建立前瞻性病历观察表,共收集 350 例 2 型糖尿病前瞻性辨证规范研究病例,研究 2 型糖尿病"三型辨证"的本证、兼证的辨证规范,归纳辨证规律。

四、临床观察验证研究

采用随机交叉对照试验方法,对"清润方(阴虚热盛型)"、"滋益方(气阴两虚型)"和"双调方(阴阳两虚型)"进行系统的临床观察验证研究,共纳入 246 例。阐明中医"三型辨证"治疗糖尿病的主要优势是:

①对客观指标而言,可以显著降低空腹血糖和餐后 2 小时血糖,以及糖化血红蛋白,改善血脂代谢(总有效率)。

②就主观指标分析,能显著改善临床症状(单症状有效率均大于 60.0%)。

③模糊综合疗效评价法证实,服用西药联合中药方剂其综合疗效优于单用西药。

五、评价指标和疗效评价方法

通过临床研究,形成评价指标体系和评价方法。客观指标评价引入西医"2 型糖尿病治疗的控制目标"作为评价依据,主观评价方面主要采用单症状评价方法和模糊数学评价方法,提出了综合疗效评价的概念和基本方法。

第三部分 文献研究与回顾性研究

一、文献研究

1. 资料与方法

通过文献的系统分析,探讨中医治疗糖尿病证候规范及临床疗效评价方法,并总结目前中医辨证论治糖尿病进展。

2. 研究结果

根据 502 篇文献中 23139 例的调研分析及 1500 例临床流行病学的调查报告,认为糖尿病相对较常见的 6 个证型依次为气阴两虚证(约占 50%)、阴虚热盛证(约占 23%)、肝肾阴虚证(约占 10%)、阴阳两虚证(约占 7%)、湿热内蕴证(约占 6%)、血瘀脉络证(约占 4%),前 4 个为本证证型,后 2 个为兼证证型。阴虚基本贯穿于糖尿病的始终,故阴虚或气阴两虚是本病"本虚"的主要因素,而"标实"主要表现在兼证,如燥热、瘀血、湿热等。

许多医家根据自己多年的临床经验,将糖尿病分为不同证型,其中以阴虚燥热、气阴两虚、阴阳两虚、气虚血瘀为主,临床辨治取得较好疗效。

根据阴阳气血辨治,将本病分为阴虚、血瘀、阴阳两虚、气阴两虚四种证型。阴虚证以一贯煎为主方。血瘀证以抗自身免疫 I 号(木香、当归、益母草、赤白芍、川芎)为主方。阴阳两虚证以桂附八味丸为主方。其中以气阴两虚证最为常见,治疗宜益气养阴兼以活血,火旺则降火,主药选用三对降糖药物即黄芪配生地,苍术配玄参,丹参配葛根。根据气血津液辨治,按气血津液辨证分为气机失调、气郁津滞、气虚津亏三种证型。气机失调证治疗以逍遥散加减。气郁津滞证治疗以行气解郁,布津润燥。气虚液亏证治疗以益气补虚,养阴增液。气衰血瘀证治疗以补气生血,活血化瘀。根据阴阳气血津液辨治,将本病分为阴虚内热证,气阴不足、湿邪阻滞证,气阴双亏、瘀血阻络证,阴阳失调、痰瘀交阻证。阴虚内热证予以三才汤,气阴不足、湿邪阻滞证予以二妙散加味,气阴双亏、瘀血阻络证血府逐瘀汤加味,阴阳失调、痰瘀交阻证予以二仙汤加味。

脏腑辨证中,病变脏腑有轻重主次之分,进而就有了以一脏为主,涉及它脏的诸多观点。如从肝辨治、从脾辨治、从肾辨治、从心辨治、从肝脾肾辨治等。

根据脏腑阴阳气血津液辨证分型，将糖尿病根据阴阳气血津液分为阴虚热盛、气阴两虚、阴阳两虚三种证型，并根据病性病位，分为若干亚型。

①阴虚热盛型

根据其病性病位不同分为肺胃热盛、心胃火旺、心火亢盛、肝阳偏亢。

②气阴两虚型

根据其病性病位不同分为心肺两虚、心脾两虚、心肾两虚、心肝两虚、肺气阴两虚。

③阴阳两虚型

根据病性病位不同分为肾阴阳两虚、脾肾阳虚、脾胃阳虚、心肾阳虚、心阳虚弱。

临床分期论治，将糖尿病按早、中、晚分为三期，糖尿病是以脏腑气血阴阳虚损为本。早期以阴虚热盛为本，湿留血黏为标，治以养阴清热、健脾燥湿、凉血活血；消渴病中期，阴虚及气，以气阴两虚为本，阴血凝滞为其标，治疗以益气养阴、行气活血化瘀；后期以阴阳两虚为本，血瘀痰湿并存为标。治疗当在阴阳并补的基础上，添加破瘀通络散结之品。

糖尿病病理机制发展的一般规律为阴虚燥热→气阴两虚→阴阳两虚，而肝气郁结、肝胆湿热是现代生活演变出的两个新的证型。将糖尿病分为肺热津伤型、胃火炽盛型、肝胆湿热型、肝气郁结型、气阴两虚型、肾阴亏虚型、阴阳两虚型、瘀血阻滞型等八型。治疗肺热津伤型予以消渴方加减，胃火炽盛型予以玉女煎化裁，肝胆湿热型予以龙胆泻肝汤加减，肝气郁结型予以疏肝解郁汤，气阴两虚型予以自拟益气养阴汤，肾阴亏虚型予以六味地黄汤加减，阴阳两虚型予以金匮肾气丸加减，瘀血阻滞型予以补阳还五汤加减。

在糖尿病气阴两虚阶段，宜据病因结合病位进一步分为脾肾两虚型、肝肾两虚型、心脾两虚型、心肺两虚型和脾胃两虚型进行辨证论治。脾肾两虚型，治以健脾补肾，方选参芪地黄汤加减、补中益气汤加减；肝肾两虚型治以滋补肝肾，方选四物汤合当归补血汤加减；心脾两虚型，方选归脾汤加减；心肺两虚型，方选玉屏风散合生脉散加减；阴虚热盛明显者，方选当归六黄汤加减；脾胃两虚型方选参苓白术散加减，且谈到气阴两虚证时常继发湿浊、瘀血，应注重脾肾的治疗，在补气阴的同时注重健脾补肾。

关于糖尿病证候的演变，传统认为是随着病程的增长，多数患者证型变化为津伤燥热→阴精亏虚→气阴两伤→阴阳两伤。

3. 讨论

目前在糖尿病的辨证治疗方面，多为各医家根据自己心得辨证分型、随证施治，大多能取得满意疗效。在此基础上，又有趋于一致的认识，即阴虚为本病的根本病机。由于各个医家对糖尿病的认识理解不同、知识领域不同，从而导致糖尿病的中医辨证标准各异，尚未形成统一客观的分期、分型标准，致使相关文献之间缺乏可比性，操作上难以重复，严重影响学术交流。建议采用统一的临床分期、分型以及临床疗效判定标准，在分期的基础上进行糖尿病的证候学研究以及与西医指标的相关性研究，力求得出让人信服的结论。关于糖尿病中医证候演变的研究已取得了一定的进展，较为统一的认识是糖尿病随着病程的延长，呈现出阴虚热盛→气阴两虚→阴阳两虚逐步发展的规律。糖尿病的中医治疗多在辨证论治的基础上，予以滋阴清热、益气养阴、调补阴阳、活血化瘀等方法治疗。

第四部分　2型糖尿病三型辨证疗效评价的研究

一、资料与方法

1. 目的

评价中医药干预2型糖尿病的疗效，并通过中医药干预2型糖尿病，形成中医药对2型糖尿病的规范化疗效评价体系。

2. 方法

（1）病例来源及分组

本课题的患者来自中国中医科学院广安门医院内分泌科门诊及住院患者共200例。按照研究步骤分为筛选期、导入期和观察治疗期。将符合纳入标准的患者，随机按1∶3比例分为西药组和中西药组，中西药组根据辨证论治原则，将患者分为清润方组、滋益方组、双调方组。

（2）病历选择和纳入标准

观察期间要求整个观察过程中，患者必须继续控制饮食，保持相对稳定的运动量，保持受试者 FBG≤13.9mmol/L，当发现 FBG 和 HbA1c 不达标时，在排除各种影响因素后，酌情调整降糖西药的用量；控制血压在＜140/90mmHg，如血压过高或过低，可酌情调整降压药。

（3）主要观察指标

疗效性指标主要观察中医症状、血糖（空腹血糖、餐后 2h 血糖）、糖化血红蛋白（HbA1c）、血脂（TC、TG、HDL－C、LDL－C）。根据并发症筛查或病情检测选做：胰岛细胞抗体或真胰岛素或胰岛功能、尿微量白蛋白（UAER）、眼底荧光、心电图、超声心动、肌电图等。安全性指标主要观察肝功能（ALT、AST）、肾功能（BUN、SCr）等。

（4）治疗方案

①研究组 1：清润方，1 袋/次，2 次/日，口服，温开水送服。

②研究组 2：滋益方，1 袋/次，2 次/日，口服，温开水送服。

③研究组 3：双调方，1 袋/次，2 次/日，口服，温开水送服。

辨证随证加减：

阴虚热盛型：口渴甚加石斛，牙龈肿痛加石膏、竹叶；心悸失眠，小便短赤加麦冬、柏子仁；急躁易怒，头晕目眩，面红目赤加决明子。

气阴两虚型：心前区疼痛加蒲黄、五灵脂、丹参；视物模糊加枸杞子、菊花；自汗、盗汗加浮小麦；腹胀加砂仁、檀香、炒莱菔子。

阴阳两虚型：畏寒加制附子；四肢凉加桂枝；肢痛加姜黄。

所用中药均由深圳市三九现代中药有限公司提供。降糖西药应按照常规选药原则取舍，根据常规方法决定用量用法。以上所选药物均为同批号标准配方颗粒，由深圳市三九现代中药有限公司提供，并有严格的药品保存、药品清点和回收制度。在观察期间，所有合并用药情况（包括降脂药、降压药、心血管用药）都应记录在 CRF 表中，包括适应症、每日剂量和服用时间。

（5）疗效和安全评价方法

安全评估对患者进行总结分析。其他安全参数，如患者退出，临床不良事件，生命体征，心电图及实验室检查值均要进行总结分析。疗效评价采用的主要疗效评价标准为 1999 年亚洲－西太平洋地区 2 型糖尿病政策组《2 型糖尿病治疗的控制目标》。糖尿病中医症状疗效评价方法，采用症状改善标准，先用公式计算某项症状的差值（某项症状治疗前量化值—治疗后量化值），再计算组间各项症状量化变量合并的标准差。

（6）统计方法

对不良事件进行描述性统计，计算其频数、百分比及95%可信区间。用非参数统计方法比较治疗前后症状积分的改变。计数资料用卡方检验、计量资料用 F 检验、t 检验或秩和检验、等级资料用秩和检验。

（7）伦理学要求

研究开始前方案递交医院伦理委员会讨论，经批准后组织实施。确定受试者和试验药物后，同意进入试验者则签署知情同意书。

二、研究结果

1. 空腹血糖变化

中西药组与西药组比较，治疗 4 周、8 周与治疗前比较（P＞0.05），两组无统计学意义；按证候分层后，各组治疗 4 周、8 周、12 周与治疗前比较，P 值均小于 0.001，具有显著统计学意义，说明四组对降低空腹血糖的疗效肯定，且起效较快。清润方组在治疗 4 周、8 周、12 周后降低空腹血糖均优于其他组，说明阴虚热盛组病情轻缓，胰岛功能处于代偿阶段，两组间比较具有显著统计学意义。按证候分层后，各组空腹血糖水平，经秩和检验，Z＝12.22，P＝0.007（P＜0.05），各组间比较具有显著统计学意义，双调方对降低空腹血糖疗效较其他组好。治疗 8 周后，中西药组与西药组空腹血糖水平理想及良好控制较治疗前增加，中西药组为76.9%、西药组为49.5%，经秩和检验，Z = - 6.59，P = 0.000（P < 0.001），两组间比较具有极显著统计学意义，说明中西药组降低空腹血糖的疗效优于西药组。按证候分层后，各组空腹血糖水平，经秩和检验，Z = 17.86，P = 0.000（P < 0.001），各组间比较具有极显著统计学意义，双调方对降低空腹血糖疗效较其他组好。治疗12周后，中西药组与西药组空腹血糖水平理想及良好控制较治疗前增加，中西药组为76.9%、西药组为48.5%，经秩和检验，Z = - 5.05，P = 0.000（P < 0.001），两组间比较具有极显著统计学意义。按证候分层后，各组空腹血糖水平理想及良好控制较治疗前增加，清润方为75.0%、滋益方为77.4%、双调方为77.6%、西药组为49.52%，经秩和检验，Z = 29.1，P = 0.001（P < 0.05），各组比较具有显著统计学意义，说明滋益方与双调方具有较好地降低空腹血糖的疗效。

2. 餐后血糖变化情况

中西药组与西药组比较（P > 0.05），两组餐后血糖比较无统计学意义。按证候分层后，各组在治疗12周与治疗前比较，P值均小于0.001，具有显著统计学意义，说明各组对降低餐后血糖是有效的。双调方降低餐后血糖在治疗4周及8周与治疗前比较（P > 0.05），无统计学意义，说明治疗4周及8周血糖下降不明显，但在治疗12周与治疗前比较，P值均小于0.001，具有显著统计学意义，说明双调方在降低餐后血糖过程中逐渐发挥作用。按证候分层

后，中西药组与西药组餐后血糖控制水平，经秩和检验，Z = 2.26，P = 0.52（P > 0.05），两组间比较无统计学意义。治疗4周后，餐后血糖控制水平，经秩和检验，Z = - 2.56，P = 0.011（P < 0.05），两组间比较具有显著统计学意义。按证候分层后，各组餐后血糖控制水平，经秩和检验，Z = 8.70，P = 0.034（P < 0.05），各组比较具有显著统计学意义，清润方对降低餐后血糖疗效较其他组好。治疗8周后，中西药组与西药组餐后血糖控制水平，经秩和检验，Z = - 3.89，P = 0.000（P < 0.001），两组间比较具有极显著统计学意义。按证候分层后，各组餐后血糖控制水平，经秩和检验，Z = 17.18，P = 0.001（P < 0.05），各组间比较具有显著统计学意义，清润方对降低餐后血糖疗效较其他组好。治疗12周后，中西药组与西药组餐后血糖理想及良好控制较治疗前增加，中西药组为52.5%、西药组为26.2%，经秩和检验，Z = - 5.05，P = 0.000（P < 0.001），两组间比较具有极显著统计学意义，中西药组对降低餐后血糖的疗效优于西药组。按证候分层后，各组餐后血糖理想及良好控制较治疗前增加，清润方为52.7%、滋益方为52.5%、双调方为49.3%、西药组为26.2%，经秩和检验，Z = 38.96，P = 0.000（P < 0.05），各组间比较具有显著统计学意义，清润方、滋益方对降低餐后血糖的疗效较其他组好。

3. 糖化血红蛋白变化（见表1、表2）

表1　各时段糖化血红蛋白变化情况

组别		总例数	时点	例数	中位数	均值 ± 标准差	与治疗前差值	Z	P
中西药组	清润方	44	治疗前	37	8.8	9.39 ±2.43	2.26 ±2.23	- 4.84	0.000
			12周	25	6.6	6.8 ±1.06^{abc}			
	滋益方	107	治疗前	96	7.65	8.23 ±2.13	1.47 ±2.05	- 5.40	0.000
			12周	61	6.4	6.52 ±0.89			
	双调方	49	治疗前	42	7.0	7.58 ±1.62	1.09 ±1.33	- 3.44	0.001
			12周	36	6.4	6.37 ±0.78			
	合并	200	治疗前	175	7.8	8.73 ±5.89	1.5 ±1.93d	- 10.4	0.000
			12周	122	6.0	6.09 ±0.95			
西药组		66	治疗前	60	7.5	8.2 ±2.171	1.32 ±2.08	- 3.98	0.000
			12周	53	6.7	6.87 ±0.88			

注：组间比较 P = 0.001（P < 0.05）；清润方组与滋益方组比较，a 表示 P < 0.05；清润方组与双调方组比较，b 表示 P < 0.05；清润方组与西药组比较，c 表示 P < 0.05；中西药组与西药组比较，d 表示 P > 0.05。

表2　　　　　　　　　　　　　　　糖化血红蛋白疗效分析

时 点	组 别		理想	良好	差	合计
治疗前	中西药组	清润方	2（15.4%）	4（10.8%）	31（83.8%）	37
		滋益方	27（28.0%）	20（21.0%）	49（51.0%）	96
		双调方	12（28.6%）	11（26.2%）	19（45.2%）	42
		合计	41（23.4%）	35（20.0%）	99（56.6%）	175
	西药组		9（15.0%）	17（28.3%）	34（56.7%）	60
治疗后12周	中西药组	清润方	12（30.7%）	7（17.9%）	20（51.3%）	39
		滋益方	36（59.0%）	15（24.6%）	10（16.4%）	61
		双调方	20（55.6%）	14（38.9%）	2（5.6%）	44
		合计	68（55.7%）	36（29.5%）	18（14.8%）	122
	西药组		20（37.7%）	21（39.6%）	12（22.6%）	53

从上表中可以看出，中西药组与西药组比较（P>0.05），说明两组间糖化血红蛋白比较无统计学意义。按证候分层后，各组治疗12周后与治疗前比较，均为P<0.001，具有极显著统计学意义，说明各组对降低糖化血红蛋白的疗效肯定，且起效较快，清润方组降低糖化血红蛋白的疗效优于其他组，说明清润方降低糖化血红蛋白起效快，疗效好，且阴虚热盛证病情轻，胰岛功能处于代偿期。

治疗前的糖化血红蛋白控制水平，中西药组与西药组比较，经秩和检验，Z = −0.48，P = 0.63（P>0.05），说明两组间比较无统计学意义。按证候分层后，各组糖化血红蛋白控制水平，经秩和检验，Z = 15.50，P = 0.001（P<0.05），各组间比较有显著统计学意义，说明治疗前清润方组降低糖化血红蛋白的疗效差于其他组。治疗12周后，中西药组与西药组糖化血红蛋白理想及良好控制较治疗前增加，中西药组为41.6%、西药组为34.1%，经秩和检验，Z = −2.17，P = 0.03，P<0.05，两组间比较具有显著统计学意义，中西药组优于西药组。按证候分层后，各组糖化血红蛋白理想及良好控制较治疗前增加，清润方为32.5%、滋益方为34.6%、双调方为49.6%、西药组为34.1%，经秩和检验，Z = 17.76，P = 0.001，P<0.05，各组间比较具有显著统计学意义，双调方组对降低糖化血红蛋白的疗效较其他组好。

4. 血脂变化

经治疗，中西药组与西药组比较（P>0.05），说明两组间比较无统计学意义。按证候分层后，除滋益方组 TG 比治疗前有所改善外，其他组血脂均无明显变化，TG、TC 组间比较（P>0.05），说明两组间比较无统计学意义，说明各组对血脂均无明显改善作用。治疗前，中西药组与西药组 TG 控制水平，经秩和检验，Z = −1.33，P = 0.185（P>0.05），两组间比较无统计学意义。按证候分层后，各组 TG 控制水平，经秩和检验，Z = 5.49，P = 0.139（P>0.05），各组间比较无统计学意义，说明治疗前各组 TG 水平相当。治疗12周后，中西药组与西药组的 TG 理想及良好控制较治疗前增加，中西药组为17.2%、西药组为10.8%，经秩和检验，Z = −2.47，P = 0.014（P<0.05），两组间比较具有显著统计学意义，说明中西药组对 TG 理想及良好控制优于西药组。按证候分层后，各组 TG 理想及良好控制较治疗前增加，清润方为31.8%、滋益方为25.2%、双调方为0%、西药组为10.8%，经秩和检验，Z = 7.39，P = 0.06（P>0.05），各组间比较无统计学意义。治疗前，中西药组与西药组 TC 控制水平，经秩和检验，Z = −2.17，P = 0.6（P>0.05），说明两组间比较无统计学意义。按证候分层后，各组 TC 控制水平，经秩和检验，Z = 7.4，P = 0.6（P>0.05），两组间比较无统计学意义，说明治疗前各组 TC 水平相当。治疗12周后，中西药组与西药组的 TC 理想及良好控制较治疗前增加，中西药组为7.3%、西药组为17.5%，经秩和检验，

$Z = -1.77$，$P = 0.077$（$P > 0.05$），两组间比较具有显著统计学意义，说明对 TG 理想及良好控制西药组优于中西药组。按证候分层后，各组 TC 理想及良好控制较治疗前增加，清润方为 16.5%、滋益方为 7.9%、双调方为 0.3%、西药组为 17.5%，经秩和检验，$Z = 3.47$，$P = 0.324$（$P > 0.05$），各组间比较无统计学意义，

说明各组对 TC 的疗效相当。

5. 中医证候指标分析

在中医症状总积分的变化中，中西药组与西药组治疗前后症状均有明显改善，说明在症状改善方面中西药组明显优于西药组。按证候分层后，清润方、滋益方、双调方三组治疗前后症状均有明显改善。（见表3、4）

表3 中医症状总积分变化表

时点	组 别		例数	均值 ± 标准差	与治疗前差值	Z	P
治疗前	中西药组	清润方	44	25.36 ± 12.83			
		滋益方	107	28.62 ± 11.73			
		双调方	49	24.16 ± 12.56			
		合 计	200	27.4 ± 11.56			
	对照组		66	27.85 ± 9.71			
治疗后4周	中西药组	清润方	44	18.52 ± 10.55	6.84 ± 6.48	−2.85	0.004
		滋益方	107	21.12 ± 9.69	7.69 ± 6.53	−4.55	0.000
		双调方	49	17.96 ± 10.5	6.20 ± 5.94	−2.44	0.015
		合 计	200	19.78 ± 10.12	7.14 ± 6.38[a]	−6.32	0.000
	西药组		66	66	3.88 ± 2.96[b]	−2.33	0.019
治疗后8周	中西药组	清润方	44	13.09 ± 7.75	12.27 ± 12.27	−4.79	0.000
		滋益方	107	15.46 ± 7.99	13.29 ± 8.31	−8.15	0.000
		双调方	49	13.98 ± 9.33	10.19 ± 12.39	−3.69	0.000
		合 计	200	14.72 ± 8.18	12.3 ± 10.39[a]	−10.75	0.000
	西药组		66	21.86 ± 7.45	5.98 ± 4.23[b]	−3.67	0.000
治疗后12周	中西药组	清润方	44	7.84 ± 5.48	18.97 ± 8.34	−6.30	0.000
		滋益方	107	10.29 ± 5.96	18.6 ± 9.32	−10.8	0.000
		双调方	49	9.06 ± 6.14	15.53 ± 8.26	−5.97	0.000
		合 计	200	9.45 ± 5.95	17.85 ± 8.92[a]	−14.7	0.000
	西药组		66	21.15 ± 7.07	6.69 ± 4.88[b]	−4.06	0.000

注：中西药组与西药组比较，a 表示 $P < 0.001$；按证候分层后，四组组间比较，b 表示 $P < 0.001$。

表4 中医证候疗效分析

时 点	组 别		显著改变	有改变	无效	合计
治疗后4周	中西药组	清润方	0（0%）	11（25.0%）	33（75.0%）	44
		滋益方	6（5.6%）	17（15.9%）	84（78.5%）	107
		双调方	0（0%）	8（16.3%）	41（83.7%）	49
		合 计	6（3.0%）	36（18.0%）	158（79.0%）	200
	西药组		0（0%）	5（7.6%）	61（92.4%）	66

时 点	组 别		显著改变	有改变	无效	合计
治疗后 8 周	中西药组	清润方	2（4.5%）	20（45.5%）	22（50.0%）	44
		滋益方	13（12.1%）	45（42.1%）	49（45.8%）	107
		双调方	9（18.4%）	6（12.2%）	34（69.4%）	49
		合 计	24（12.0%）	71（35.5%）	105（52.5%）	200
	西药组		2（3.0%）	6（9.1%）	58（87.9%）	66
治疗后 12 周	中西药组	清润方	10（22.7%）	23（52.3%）	11（25.0%）	44
		滋益方	33（30.8%）	55（51.4%）	19（17.8%）	107
		双调方	10（20.4%）	22（44.9%）	17（34.7%）	49
		合 计	53（26.5%）	100（50.0%）	47（23.5%）	200
	西药组		2（3.0%）	11（16.7%）	53（80.3%）	66

治疗 4 周后，中西药组与西药组的中医症状积分改变，经秩和检验，$Z = -0.211$，$P = 0.833$（$P > 0.05$），两组间比较无统计学意义。按证候分层后，各组中医症状积分改变经秩和检验，$Z = 7.58$，$P = 0.055$（$P > 0.05$），两组间比较无统计学意义，说明治疗初期各组的疗效相当。治疗 8 周后，中西药组与西药组的中医症状积分改变，经秩和检验，$Z = -4.99$，$P = 0.000$（$P < 0.001$），两组间比较具有极显著统计学意义。按证候分层后，各组中医症状积分改变经秩和检验，$Z = 31.58$，$P = 0.000$（$P < 0.001$），各组间比较具有极显著统计学意义，说明滋益方组改善症状的疗效较其他组好。治疗 12 周后，中西药组与西药组关于症状显著改变和有改变的百分比，中西药组为 76.5%、西药组为 19.7%，经秩和检验，$Z = -7.82$，$P = 0.000$（$P < 0.001$），两组间比较具有极显著统计学意义，说明中西药组优于西药组。按证候分层后，各组症状显著改变和有改变的百分比，清润方为 75%、滋益方为 82.2%、双调方为 65.3%、西药组为 19.7%，经秩和检验，$Z = 65.96$，$P = 0.000$（$P < 0.001$），各组间比较有极显著统计学意义，说明滋益方组对改善症状的疗效优于其他组。

治疗 4 周后，清润方组治疗前后症状减轻明显的包括便干、头晕、心烦易怒、乏力、腹胀；滋益方组症状减轻明显的包括腹胀、舌有瘀血或舌有瘀斑、善太息、多尿、头痛；双调方组症状减轻明显的包括胸闷、头痛、尿黄、泄泻。治疗 8 周后较 4 周清润方组症状减轻明显的包括口渴烦渴、多尿、尿黄、乏力、筋弱无力；滋益方组症状减轻明显的包括口渴烦渴、尿黄、乏力、头晕、筋弱无力；双调方组症状减轻明显的包括乏力、肢体麻痛、性情急躁、急躁易怒、双目干涩。治疗 12 周后较 8 周清润方组症状减轻明显的包括口渴烦渴、畏热多饮、尿黄、多尿、筋弱无力、双目干涩、便干；滋益方组症状减轻明显的包括口渴烦渴、乏力、筋弱无力、多尿、头晕、双目干涩；双调方组症状减轻明显的包括乏力、口渴烦渴、头晕、多尿、形寒肢冷。治疗 12 周后较治疗前清润方组症状减轻明显的包括口渴烦渴、便干、多尿、尿黄、筋弱无力、乏力；滋益方组症状减轻明显的包括口渴烦渴、乏力、筋弱无力、善太息、心烦易怒、双目干涩、腹胀；双调方组症状减轻明显的包括乏力、多尿、头晕、头痛、形寒肢冷、肢体麻痛、口渴烦渴。

由此说明，清润方对改善口渴烦渴、便干、多尿、尿黄、筋弱无力、乏力等症状疗效较好，而与这些症状对应的证型为阴虚热盛型，且正是清润方主治的证型。滋益方对改善口渴烦渴、乏力、筋弱无力、善太息、心烦易怒、双目干涩、腹胀等症状疗效较好，而与这些症状对应的证型为气阴两虚型，且正是滋益方主治的证型。双调方对改善乏力、多尿、头晕、头痛、形寒肢冷、肢体麻痛、口渴烦渴等症状疗效较好，而与这些症状对应的证型为阴阳两虚型，且正是双调方主治的证型。

6. 应用模糊综合疗效评价法评价 2 型糖尿病的综合疗效建立指标集合 U 及评价集合 V

将理想、良好、差归为一类指标，即疗效指标。选择其中的症状积分、空腹血糖、餐后血糖、糖化血红蛋白、TG、TC、HDL、LDL、BP、BMI 十项指标作为考察指标，观察中医治疗 2 型糖尿病的疗效，由此建立指标集合：

U = ｛空腹血糖、餐后血糖、糖化血红蛋白、

TG、TC、HDL、LDL、BP、BMI、症状积分｝

对于每一个指标，可以按照疗效结果分为理想、良好、差三个等级，疗效的评定标准参照上述的综合疗效判断标准，由此建立评价集合：

V = ｛理想、良好、差｝

根据上述疗效评价标准总结出中西药组和西药组各种资料的频数情况。（见表 5，图 1）

表 5　　　　　　　　　　各资料根据疗效评价指标的频数

指　标	组　别	理想	比例（%）	良好	比例（%）	差	比例（%）
空腹血糖	西药组.	1	1.4	31	47.1	34	51.5
	中西药组	42	21.1	111	55.8	46	23.1
餐后血糖	西药组	7	12.7	20	36.4	28	50.9
	中西药组	76	50.3	46	30.5	29	19.2
糖化血红蛋白	西药组	20	37.7	21	39.6	12	22.7
	中西药组	68	55.7	36	29.5	18	14.8
TG	西药组	15	33.3	16	35.6	14	31.1
	中西药组	45	50.0	31	34.4	14	15.6
TC	西药组	3	6.7	27	60.0	15	33.3
	中西药组	16	18.2	51	60.0	21	23.8
HDL	西药组	42	93.3	3	6.7	0	0
	中西药组	76	92.7	2	2.4	4	4.9
LDL	西药组	0	0	14	31.1	31	68.9
	中西药组	9	10.0	38	42.2	43	47.8
BP	西药组	19	28.8	35	53.0	12	18.2
	中西药组	80	40.0	87	43.5	33	16.5
BMI	西药组	27	40.9	10	15.2	29	43.9
	中西药组	84	42.0	39	19.5	77	38.5
症状积分	西药组	2	3.0	11	16.7	53	80.3
	中西药组	53	26.5	100	50.0	47	23.5

$$
R_{中西药组} = \begin{bmatrix}
0.211 & 0.558 & 0.231 \\
0.503 & 0.305 & 0.192 \\
0.557 & 0.295 & 0.148 \\
0.50 & 0.344 & 0.156 \\
0.182 & 0.60 & 0.238 \\
0.927 & 0.024 & 0.048 \\
0.10 & 0.422 & 0.478 \\
0.40 & 0.435 & 0.165 \\
0.42 & 0.195 & 0.385 \\
0.265 & 0.50 & 0.235
\end{bmatrix}
\qquad
R_{西药组} = \begin{bmatrix}
0.015 & 0.471 & 0.515 \\
0.127 & 0.558 & 0.231 \\
0.377 & 0.396 & 0.227 \\
0.333 & 0.356 & 0.311 \\
0.067 & 0.60 & 0.333 \\
0.933 & 0.067 & 0 \\
0 & 0.311 & 0.689 \\
0.288 & 0.53 & 0.182 \\
0.409 & 0.152 & 0.439 \\
0.03 & 0.167 & 0.803
\end{bmatrix}
$$

图 1　根据统计资料的频数分配建立模糊矩阵图

考虑到患者的空腹血糖、餐后血糖、糖化血红蛋白、TG、TC、HDL、LDL、BP、BMI、症状积分十项指标对 2 型糖尿病患者的影响不完全相同，故依据有关专家意见，得出评判因素的权重集为

$A = （0.2，0.1，0.1，0.05，0.05，0.05，0.05，0.05，0.05，0.3）$

采用扎得算子，即利用（∧∨）算符进行综合评判，结果为：

$B_{西药组} = A \otimes B_{西药组} = （0.100\ 0.200\ 0.300）$

$B_{中西药组} = A \otimes B_{中西药组} = （0.256\ 0.300\ 0.235）$

分别归一化为：

$B_{西药组} = A \otimes B_{西药组} = （0.166667\ 0.333333\ 0.5）$

$B_{中西药组} = A \otimes B_{中西药组} = （0.33125\ 0.3750\ 0.29375）$

按最大隶属原则判断疾病治疗质量，本研究中中西药组为 0.265，属于评价等级中理想控制这一等级；西药组为 0.1，属于评价等级中理想控制这一等级。中西药组为 0.300，属于评价等级中良好控制这一等级；西药组为 0.20，属于评价等级中良好控制这一等级，说明中西药组对改善症状的疗效优于西药组。根据模糊数学最大隶属度决策原则，理想及良好控制的百分比中西药组为 70.6%、50.0%。

根据上述疗效评价标准得出，按证候分层后中西药组和西药组各种资料的频数情况。（见表 6，图 2）

表 6　　　　　　各资料根据疗效评价指标的频数

指标	组别		理想	良好	差
空腹血糖	中西药组	清润方	13（29.5%）	20（45.5%）	11（25%）
		滋益方	16（15.1%）	66（62.3%）	24（22.6%）
		双调方	13（26.5%）	25（51.1%）	11（22.4%）
	西药组		1（1.5%）	34（47.0%）	34（51.5%）
餐后血糖	中西药组	清润方	13（38.2%）	14（41.2%）	7（20.6%）
		滋益方	28（40.6%）	25（36.2%）	16（23.2%）
		双调方	35（72.9%）	7（14.6%）	6（12.5%）
	西药组		7（1.8%）	20（56.4%）	28（61.8%）
糖化血红蛋白	中西药组	清润方	12（30.7%）	7（17.9%）	20（51.3%）
		滋益方	36（59.0%）	15（24.6%）	10（16.4%）
		双调方	20（55.5%）	14（38.9%）	2（5.6%）
	西药组		20（37.7%）	21（39.6%）	12（22.6%）
TG	中西药组	清润方	6（37.5%）	6（37.5%）	4（25.0%）
		滋益方	29（61.7%）	14（29.8%）	4（8.5%）
		双调方	10（37.0%）	11（40.7%）	6（22.3%）
	西药组		15（33.3%）	16（35.6%）	14（31.1%）
TC	中西药组	清润方	3（18.8%）	10（62.4%）	3（18.8%）
		滋益方	8（18.2%）	26（59.1%）	10（22.7%）
		双调方	5（17.9%）	15（53.6%）	8（28.6%）
	西药组		3（6.7%）	27（60.0%）	15（33.3%）

指 标	组 别		理 想	良 好	差
HDL	中西药组	清润方	13（81.3%）	3（18.8%）	0（0.0%）
		滋益方	39（83.0%）	5（10.6%）	3（6.4%）
		双调方	24（88.9%）	3（7.3%）	1（3.7%）
	西药组		42（93.3%）	3（6.7%）	0（0.0%）
LDL	中西药组	清润方	2（12.5%）	6（37.5%）	8（50.0%）
		滋益方	4（8.7%）	18（39.1%）	24（52.2%）
		双调方	3（10.7%）	14（50.0%）	11（39.3%）
	西药组		0（0%）	14（31.1%）	31（68.9%）
BP	中西药组	清润方	20（45.5%）	16（36.4%）	8（18.2%）
		滋益方	44（41.1%）	49（45.8%）	14（13.1%）
		双调方	16（32.7%）	22（44.9%）	11（22.4%）
	西药组		19（28.8%）	35（53.0%）	12（18.2%）
BMI	中西药组	清润方	15（34.1%）	8（18.2%）	21（47.7%）
		滋益方	43（40.2%）	23（21.5%）	41（38.3%）
		双调方	26（53.1%）	8（16.3%）	15（30.6%）
	西药组		27（40.9%）	10（15.2%）	29（43.9%）
症状积分	中西药组	清润方	10（22.7%）	23（52.3%）	11（25.0%）
		滋益方	33（30.8%）	55（51.4%）	19（17.8%）
		双调方	10（20.4%）	22（44.9%）	17（34.7%）
	西药组		2（3.0%）	11（16.7%）	53（80.3%）

$$R_{清润方} = \begin{bmatrix} 0.295 & 0.455 & 0.25 \\ 0.382 & 0.412 & 0.206 \\ 0.307 & 0.179 & 0.513 \\ 0.375 & 0.375 & 0.25 \\ 0.188 & 0.624 & 0.188 \\ 0.813 & 0.188 & 0 \\ 0.125 & 0.375 & 0.50 \\ 0.455 & 0.364 & 0.182 \\ 0.341 & 0.182 & 0.477 \\ 0.227 & 0.523 & 0.178 \end{bmatrix} \quad R_{滋益方} = \begin{bmatrix} 0.151 & 0.623 & 0.226 \\ 0.406 & 0.362 & 0.232 \\ 0.59 & 0.246 & 0.164 \\ 0.617 & 0.298 & 0.085 \\ 0.182 & 0.591 & 0.227 \\ 0.83 & 0.106 & 0.064 \\ 0.087 & 0.391 & 0.522 \\ 0.411 & 0.458 & 0.131 \\ 0.402 & 0.163 & 0.306 \\ 0.204 & 0.449 & 0.347 \end{bmatrix}$$

$$R_{双调方} = \begin{bmatrix} 0.265 & 0.511 & 0.224 \\ 0.729 & 0.146 & 0.125 \\ 0.555 & 0.389 & 0.056 \\ 0.37 & 0.407 & 0.223 \\ 0.179 & 0.536 & 0.286 \\ 0.889 & 0.073 & 0.037 \\ 0.107 & 0.50 & 0.393 \\ 0.327 & 0.449 & 0.224 \\ 0.531 & 0.163 & 0.306 \\ 0.204 & 0.449 & 0.347 \end{bmatrix} \quad R_{西药组} = \begin{bmatrix} 0.015 & 0.471 & 0.515 \\ 0.127 & 0.558 & 0.231 \\ 0.377 & 0.396 & 0.227 \\ 0.333 & 0.356 & 0.311 \\ 0.067 & 0.60 & 0.333 \\ 0.933 & 0.067 & 0 \\ 0 & 0.311 & 0.689 \\ 0.288 & 0.53 & 0.182 \\ 0.409 & 0.152 & 0.439 \\ 0.03 & 0.167 & 0.803 \end{bmatrix}$$

图2　根据统计资料的频数分配建立模糊矩阵图

考虑到患者空腹血糖、餐后血糖、糖化血红蛋白、TG、TC、HDL、LDL、BP、BMI、症状积分十个指标对糖尿病患者的影响不完全相同，故依据有关专家意见，得评判因素的权重集为

A ＝（0.2，0.1，0.1，0.05，0.05，0.05，0.05，0.05，0.05，0.3）

采用扎得算子，即利用（∧∨）算符进行综合评判，结果为：

$$B_{清润方} = A \otimes R_{清润方} = (0.227 \ 0.300 \ 0.250)$$
$$B_{滋益方} = A \otimes R_{滋益方} = (0.300 \ 0.300 \ 0.200)$$
$$B_{双调方} = A \otimes R_{双调方} = (0.204 \ 0.300 \ 0.300)$$
$$B_{西药组} = A \otimes R_{西药组} = (0.100 \ 0.200 \ 0.300)$$

分别归一化为：

$$B_{清润方} = (0.2921493 \ 0.3861004 \ 0.321750322)$$
$$B_{滋益方} = (0.375 \ 0.375 \ 0.25)$$
$$B_{双调方} = (0.2537313 \ 0.3731343 \ 0.3731343)$$
$$B_{西药组} = (0.1666667 \ 0.3333333 \ 0.5)$$

按最大隶属原则来判断疾病治疗效果，在本研究的理想控制等级中，清润方为 0.227，滋益方为 0.300，双调方为 0.204，西药组为 0.1。按证候分层后，中西药各组的疗效理想控制水平明显优于西药组；滋益方的疗效理想控制水平优于清润方和双调方。根据模糊数学最大隶属决策原则，理想及良好控制的百分比分别为清润方 67.8%、滋益方 75.0%、双调方 62.9%、西药组 50.0%，说明滋益方的疗效最佳，清润方次之。

7. 安全性分析

研究过程中有两例患者因出现单项转氨酶偏高（后复查正常）和尿素氮偏高（后复查正常）的不良事件停止服药。

第五部分 研究结论、成果及优势评价

一、中医（或中西医结合）优势分析及评价

本研究以 2 型糖尿病作为研究对象，以中医"三型辨证"治疗 2 型糖尿病的辨证规范化和疗效评价方法为研究内容，采用回顾性队列研究，进行 5 年住院病历调查，将 2 型糖尿病"三型辨证"研究结果作为本底资料。文献研究参照 EMB 系统评价的方法研究近 5 年的文献，分析 2 型糖尿病"三型辨证"中医诊疗规律。临床研究采用随机交叉对照试验方法，观察以中医"三型辨证"治疗 2 型糖尿病的疗效，阐明中医"三型辨证"治疗 2 型糖尿病的主要优势为对客观指标而言，运用中医"三型辨证"治疗可以显著降低空腹血糖、餐后血糖及糖化血红蛋白，改善血脂代谢；就主观指标分析，运用"三型辨证"治疗能改善临床症状，各主要症状的显著改变和有改变的疗效均大于 60.0%；综合疗效评价，按最大隶属原则来判断疾病治疗效果，中西药组理想控制为 0.265，西药组理想控制为 0.1；中西药组良好控制为 0.300，西药组良好控制为 0.20，故中西药组疗效优于西药组。根据模糊数学最大隶属度决策原则，中西药组的理想及良好控制的百分比为 70.6%，西药组的理想及良好控制的百分比为 50.0%。本研究形成 3 个高效新方剂"清润方"、"滋益方"和"双调方"，为进一步开发新药奠定基础。

对 2 型糖尿病"三型辨证"证候规律进行研究及综合疗效评价，以期形成新的中医临床疗效评价方法，将有助于推进中医药临床疗效研究方法学体系的完善和进步。

本研究的主要结论如下：

1. 通过"三型辨证"规范化研究可以得出以下结论

（1）2 型糖尿病的主要临床表现及证型

2 型糖尿病症状以乏力、口渴烦渴、多尿为特征性表现。其主要证型为阴虚热盛证、气阴两虚证、阴阳两虚证；兼夹证为湿热、血瘀、气滞。

（2）2 型糖尿病与并发症的关系

并发症的发生与病程及年龄相关。病程越长，年龄越大，并发症越复杂多样。

（3）2型糖尿病的演变规律

随着病程的进展、年龄的增加，2型糖尿病的病情呈逐渐加重的趋势，是一个证型由阴虚热盛证发展为气阴两虚证，最后进展为阴阳两虚证的演变过程。

2. 通过临床疗效评价研究可以得出以下结论

临床观察200例应用中医"三型辨证"治疗2型糖尿病患者，双调方组对空腹血糖及糖化血红蛋白控制较好，清润方组对餐后血糖的控制较好，西药组对TG控制较好，滋益方组改善中医症状较其他组显著。

对已进行辨证规范的6种证型的主要症状进行评价。结果发现，改善各主要症状的疗效均大于60.0%，说明规范后的证型其主要症状改善明显。

经模糊综合疗效评价的中西药组治疗2型糖尿病的综合疗效优于西药组。按证候分层后，滋益方组治疗糖尿病的综合疗效优于其他组，清润方组次之。

综上所述，主客观指标的模糊综合评价方法能很好地反映中医主观指标和现代医学客观指标的综合控制水平。模糊综合评价方法的结果更贴近临床实际，是一种值得推广的综合疗效评价方法。

二、技术、方法的创新分析

以临床研究为基础，收集临床资料，运用数据挖掘方法对2型糖尿病"三型辨证"进行前瞻性证候研究，重新证实导师"三型辨证"的科学性和实用性。首次在辨证规范的基础上进行综合疗效评价；首次以模糊综合评价方法对2型糖尿病的临床疗效进行综合临床疗效评价。

1. 研究形成3个高效新方剂"清润方"、"滋益方"和"双调方"

各主要症状显著改变和有改变均大于60.0%。空腹血糖理想及良好控制清润方为75.0%、滋益方为77.4%、双调方为77.6%。餐后血糖理想及良好控制清润方为52.7%、滋益方为52.5%、双调方为49.3%。糖化血红蛋白理想及良好控制清润方为32.5%、滋益方为34.6%、双调方为49.6%。TG理想及良好控制

清润方为31.8%、滋益方为25.2%。根据模糊数学最大隶属决策原则，理想和良好控制的百分比清润方、滋益方、双调方、西药组分别为：67.8%、75.0%、62.9%、50.0%，滋益方的疗效最佳，清润方次之。

2. 形成诊疗方案和技术标准

本研究形成了2型糖尿病"三型辨证"中医诊疗规范，纳入2007年《WHO西太区用于2型糖尿病的传统医学临床实践指南》和中华中医药学会《中医内科诊疗指南》。

3. 获得2项奖励

《2型糖尿病"三型辨证"临床应用及机理研究》获得2008年度中国中西医结合科技成果一等奖、北京市人民政府科技进步三等奖。

4. 建立网络平台

基于"三型辨证"诊疗规范建立了文献和携手区县13家医院的工程医疗和学术网络平台。

5. 关键技术

运用数据挖掘方法进行前瞻性证候研究，在辨证规范的基础上进行综合疗效评价。

三、人才培养情况

本项目培养博士后5人（闫秀峰、陈世波、倪青、龚燕冰、王斌），博士3人（姜兆顺、陈世波、肖月星），硕士6人（刘延华、郭仁真、韩玉、刘尊严、陈言、王瑶）。3位主治医师晋升为副主任医师（张润云、李鸣镝、胡东鹏），2位副主任医师晋升为主任医师（倪青、魏军平）。培养进修医师82人（医教处有详细名单），实习医师147人（科室统计）。召开2次全国糖尿病学术会议，与会代表合计616人次。举办2次全国糖尿病学习班，培训医生合计68名。

四、论文、专著情况

基于本研究发表的主要论文或论著

1. 林兰. 现代中医糖尿病学. 北京：人民卫生出版社，2008.

2. 林兰. 中西医结合内分泌代谢病研究进展. 天津：天津科学技术出版社，2008.

3. 中国中西医结合学会内分泌专业委员会. 全国中西医结合内分泌代谢病学术

会议论文汇编，2006.

4. 闫秀峰，倪青，陈世波，等．对林兰糖尿病中医"三型辨证"理论的探讨．中医杂志，2005，（12）：885.

5. 林兰，陈世波，倪青．中医药治疗糖尿病思路探析．江苏中医药杂志，2006，（7）.

6. 姜兆顺，倪青，林兰，等．基于结构化临床信息采集系统的 2 型糖尿病辨证分型研究．中华中医药杂志，2007，（6）.

7. 姜兆顺，倪青，林兰，等．基于结构化临床信息采集系统的 2 型糖尿病症状的研究．中国中医药信息杂志，2007，（10）.

8. 姜兆顺，倪青，周雪忠，等．基于结构化临床信息采集系统的 2 型糖尿病用药规律研究．山东中医药杂志，2007，（5）.

9. 倪青，姜兆顺，高齐健，等．基于结构化住院病历采集系统的 2 型糖尿病冠心病用药规律研究．中西医结合心脑血管病杂志，2008，（1）.

10. 糖尿病．糖尿病中医防治指南．北京：中国中医药出版社，2007.

11. 消渴．中医内科常见病诊疗指南 中医病证部分．北京：中国中医药出版社，2008.

五、存在的问题与解决办法

1. 研究周期短及经费不足

2 型糖尿病的疗效评价和并发症防治优势需要 3～5 年的研究周期才能体现，且国外对 2 型糖尿病的研究周期均较长，如著名的 UKPDS 研究历时 27 年。本研究由于经费不足等原因，观察周期短，今后应多途径积累经费，延长研究周期，以取得更为高级的证据。

2. 模糊综合疗效评价法的优点与不足

（1）模糊综合疗效评价法的优点

①能将难以定量甚至无法定量的指标，通过隶属度予以量化。

②将事物变化分为各个评分区间，可以解决强制打分法中硬性截割和评分的问题。

③评价结果是一个向量，而不是一个点值，

包含的信息比较丰富，既可以准确地刻画被评价事物，又可以进一步加工，得到可供参考的信息。

④矩阵 R 本身没有量纲，不需要对所得到的数据做特殊处理。

⑤可结合层次分析方法，确定权数和评价复杂事物。

（2）模糊综合疗效评价法的不足之处

①各个指标隶属度的确定需要建立在一定规模的基础上，同时要确保调查资料的准确、有效，这在实际应用中具有一定的难度。

②存在相关指标时，R 矩阵应该降秩，而实际得到的 R 矩阵却无法做到这一点，所以不能消除综合评价结果中的重复信息。因此，在应用模糊综合评价时，要适当地删除相关程度较大的指标。

③对评价因素（指标）权重向量的确定主观性较强，亦无客观检验是否存在逻辑混乱的方法，且对原始资料进行交换和复合等加工处理方法，改变了原指标面貌，导致信息量有所减少等问题。

④计算较繁琐，评价因素等级标准的划分不易把握。

参考文献

[1] 林兰．糖尿病的中医研究．中国医药学报，1998，13（4）：3－5.

[2] 郑筱萸．中药新药治疗临床研究指导原则（试行）．北京：中国医药科技出版社，2002.

[3] 朱文峰．（国家标准应用）中医内科疾病诊疗常规．湖南：湖南科学技术出版社，1999.

[4] 王永炎．中医内科学（第 6 版）．上海：上海科学技术出版社，1998.

[5] 张伯奥．中医内科学（第 5 版）．上海：上海科技出版社，1995.

[6] 贺洪武．模糊综合评判法评价参芪抑癌注射液对中晚期原发性肝癌的治疗效果．江西中医学院学报，2002，14（4）：49.

[7] 中国糖尿病防治指南编写组．中国糖尿病防治指南．北京：北京大学医学出版社，2007.

[8] Guyatt GH, Heyting A, Jaesehke R, et al. N of 1 randomized trials for investigating new drugs. Control Clin Trials, 1990, 11 (2): 88.

[9] 邢建民，费宇彤，陈薇，等．观察性研究在中医

临床研究中的应用（1）—队列研究方法及设计.
中医杂志，2008，49（6）：502 – 503.

［10］于河，李赞华，刘建平. 观察性研究在中医临床
研究中的应用（2）—病例对照研究设计与报告.
中医杂志，2008，49（7）：598 – 600.

［11］曾婧，陈冠民，李汝霖. 新药临床试验中受试者
的依从性问题. 中国新药与临床杂志，2003，22
（9）：568.

［12］薛洁，孙红艳，孙强. 控制药物临床试验质量的
关键步骤. 新疆中医药，2005，23（3）：49.

糖尿病肾病中医辨证论治方案的优势与特色研究

第一部分 基本信息

项目名称：糖尿病肾病中医辨证论治方案的优势与特色研究
项目编号：CACMS05Y0026-2
项目性质：中医诊疗技术（中医特色疗法）
项目负责人：张宁
项目组长单位：中国中医科学院望京医院
项目完成人：高云霞　纪　倩　李晶晶　李同侠　李　伟　刘世巍　罗燕楠
　　　　　　　王甸红　王世琤　张　宁
项目起止时间：2005年11月至2009年8月

第二部分 摘 要

糖尿病肾病是糖尿病最常见、最严重的并发症，临床上蛋白尿一旦出现，多不可逆，绝大多数患者会很快进展为临床肾病，进而发展为终末期肾病，最终需要肾脏替代治疗。目前，西医在减少蛋白尿和保护肾功能等方面尚缺乏确切有效的药物和治疗方法，而长期以来中医药在此方面积累了丰富经验，是中医治疗优势所在。因此，为系统梳理总结中医药防治糖尿病肾病成功经验，挖掘中医治疗优势以完善糖尿病肾病防治方案，本项目运用随机平行对照试验方法，设计单纯综合治疗方案为对照，使用益气养阴活血法综合治疗方案治疗糖尿病肾病，系统观察益气养阴活血法综合治疗方案对改善糖尿病肾病尿蛋白排泄率和肾功能及临床疗效的作用。同时，采用临床病历回顾的方法研究糖尿病肾病中医证候特征及相关影响因素。此外，本项目还通过文献研究系统梳理总结以往运用中医辨证治疗糖尿病肾病的经验。

前瞻性临床研究通过对尿蛋白排泄率、肾功能和血糖、血脂、血压等其他指标、生存质量及临床疗效等项的观察，研究益气养阴活血法综合治疗方案对糖尿病肾病的影响。结果显示，本治疗方案在减少尿蛋白排泄率、改善临床症状、提高生存质量等方面具有显著疗效，且疗效优于单纯综合治疗方案。回顾性临床研究通过对糖尿病肾病的中医证候特点、演变规律及影响因素的研究，深入认识糖尿病肾病病因病机及证候规律，为临床前瞻性研究提供中医病因病机理论依据。文献研究通过搜集大样本糖尿病肾病的研究文献、古代著作及现代报道，运用面向对象编程技术，建立糖尿病肾病期刊文献检索系统，按相应原则对文献进行等级分类，为临床前瞻性研究提供文献依据。

本项目为中医药防治糖尿病肾病的临床研究提供具有循证医学证据的研究成果，建立相对规范化的糖尿病肾病中医综合诊疗方案，完善较为科学的临床疗效评价体系，制定较为系统的糖尿病肾病中医临床研究技术规范，进而推进中医药防治糖尿病肾病临床研究的进展。

益气养阴活血法综合诊疗方案能够显著提高糖尿病肾病患者的临床疗效及生存质量，有效延缓糖尿病肾损害进展，应用于临床则可为防治糖尿病肾病提供一种切实有效的治疗方案，弥补西医治疗的局限性，进而解决长期困扰糖尿病肾病患者的一个常见的健康问题。患者得到规范治疗，总体健康状况大大提高，既可节约大量医疗经费，缓解患者精神负担，又为国家创造更多财富。同时，本方案无明显副作用，推广使用具有良好的经济及社会效益。

第三部分 文献研究与回顾性研究

一、文献研究

1. 资料与方法

搜集关于糖尿病肾病中西医临床诊疗及疗效评价研究的文献，搜集关于糖尿病肾病中医病名、病因病机、证候演变、辨证规律、治疗经验等方面的文献。

运用对象编程技术，以 FTR2000 为基本框架，进行录入及按字段检索等程序设计，采用树状结构显示文献目录和检索结果目录，建立糖尿病肾病期刊文献检索系统。

将搜集整理的文献导入系统，按等级分类，对所有文献进行检索分类，分析归纳能够突出中医辨证论治优势的糖尿病肾病经验。

2. 结果

（1）收录糖尿病肾病相关文献 9000 余篇，包括：

① 糖尿病肾病中医病名、病因病机、证候演变、辨证规律、治疗经验及西医发病机制、诊断方法（相关敏感指标）等文献 9000 篇。

② 糖尿病肾病临床观察病例数大于 50 例的中西医临床诊疗及疗效评价临床研究原文 400 篇。

（2）建立糖尿病肾病期刊文献数据系统

（3）所有收入文献进行等级分类与归纳

所有收入的文献按照与糖尿病肾病基础及临床研究相关性大小进行初步等级分类，归纳提供项目研究所需要的相关文献数据，按照期刊等级分类：I类 6778 篇，II类 2622 篇，其中：

① 糖尿病肾病临床治疗研究文献 5265 篇，包括中医 2334 篇，西医 1480 篇，中西医结合 1451 篇。

② 糖尿病肾病中医基础理论文献 885 篇，包括病名演变 56 篇，病因病机 334 篇，辨证分型 428 篇，经验方 67 篇。

③ 糖尿病肾病西医基础文献 3250 篇，包括发病机制 1034 篇，流行病学调查 87 篇，诊断检测方法 985 篇，敏感指标 1144 篇。

3. 讨论与结论

糖尿病肾病期刊文献检索系统具备收录各类古代及现代相关文献、根据关键字对文献进行检索、不断更新填充相关文献等功能。该文献检索系统采用树状结构显示文献目录和检索结果目录。其中，文件录入设有文件导入及更新子链接，检索功能设有全文检索、字段检索、再次检索、检索历史、前次检索结果等链接，设有查找、记录、窗口更新及帮助界面。该文献数字系统较为全面地涵盖糖尿病肾病相关期刊文献，便于临床研究的文献检索，且能同步更新与该病种相关的文献。本研究系统梳理以往运用中医辨证治疗糖尿病肾病经验及成果，总结糖尿病肾病中医辨证治疗经验，为完善糖尿病肾病中医辨证综合诊疗规范提供文献依据。

二、回顾性研究

1. 资（材）料与方法

搜集糖尿病肾病以往住院病例共 304 例，将所有病例分为无伴发疾病组、伴发高血压组、伴发冠心病组、伴发高血压和冠心病组，采用病历回顾调查方法，对患者的一般情况、发病情况、治疗情况、症状等信息进行采集，参照中医辨证标准对病例进行辨证分型，并进行统计学分析，就糖尿病肾病中医证候分布特点及影响因素进行研究。

2. 结果

（1）一般情况

本研究共采集回顾性病例 304 例，其中男性 148 例，女性 156 例。最小年龄 25 岁，最大年龄 91 岁，平均年龄 58.64 + 9.075 岁。各组平均年龄与性别构成上均无显著统计学意义。（见表1）

表1　　伴发心血管疾病分组的年龄、性别比较

组　别	样本量（n）	年龄（x±s）	性别构成	
			男	女
无伴发疾病组	61	59.28 + 11.212	25	36
伴发高血压组	135	58.28 + 8.313	68	67
伴发冠心病组	23	59.39 + 11.147	12	11
伴发高血压和冠心病组	85	58.55 + 7.989	43	42
合　计	304	58.64 + 9.075	148	156

注：年龄用方差分析，F = 1.375（P > 0.05）；性别用 X^2 检验，X^2 = 3.945（P > 0.05）。

（2）中医辨证分型与 DM 病程、DN 分期关系

经卡方检验，中医辨证分型各组间的 DM 病程无统计学意义（P > 0.05），在 DN 分期中的中医辨证分型的分布频次上具有显著统计学意义（P < 0.05）。进一步统计显示，脾肾阳虚证与气阴两虚证、气血两虚证、肝肾阴虚证等证型在不同 DN 分期的分布频次上具有显著统计学意义（P < 0.05），糖尿病肾病 V 期的中医辨证分型以脾肾阳虚证为主，糖尿病肾病 Ⅲ 期和 Ⅳ 期的中医辨证分型以其余三型为主，尤以 Ⅳ 期分布最多。气阴两虚证、气血两虚证与肝肾阴虚证三证之间，气血两虚证与肝肾阴虚证之间无统计学意义（P > 0.05）。（见表2）

表2　　中医辨证分型与 DM 病程及 DN 分期关系

辨证分型	样本量（n）	DN 分期				DM 病程（x±s）
		Ⅱ期	Ⅲ期	Ⅳ期	Ⅴ期	
气阴两虚证	115	3	48	58	6	10.55 + 7.12
气血两虚证	73	0	24	41	8	14.23 + 8.92
脾肾阳虚证	63	0	8	23	32	13.10 + 6.06
肝肾阴虚证	53	0	16	33	4	10.79 + 6.80
合　计	304	3	96	155	50	12.00 + 7.48

（3）糖尿病肾病伴发心血管疾病与 DM 病程、DN 分期的关系

经卡方检验，无伴发疾病组与伴发心血管疾病各组的 DM 病程无统计学意义（P > 0.05），各组的 DN 分期具有显著统计学意义（P < 0.05）。进一步统计，无伴发疾病组与伴发高血

压组、伴发高血压和冠心病组的 DN 分期具有显著统计学意义（P < 0.05）。而伴发冠心病组与无伴发疾病组、伴发高血压组，伴发高血压和冠心病组与伴发高血压组、伴发冠心病组无统计学意义（P > 0.05）。无伴发疾病组以糖尿病肾病Ⅲ期、Ⅳ期为主，伴发高血压组及伴发高血压和冠心病组以糖尿病肾病Ⅳ 期为主，伴发冠心病组以糖尿病肾病Ⅲ 期为主。糖尿病肾病伴发心血管疾病与 DN 分期具有一定的关系。（见表3）

表3 伴发心血管疾病分组与 DN 分期及 DM 病程的关系

组　别	样本量（n）	DN 分期				DM 病程（x±s）
		Ⅱ期	Ⅲ期	Ⅳ 期	Ⅴ期	
无伴发疾病组	61	2	27	30	2	8.43 + 6.44
伴发高血压组	135	1	36	73	25	12.29 + 6.75
伴发冠心病组	23	0	10	9	4	10.13 + 6.03
伴发高血压和冠心病组	85	0	23	43	19	14.62 + 8.52
合　计	304	3	96	155	50	12.00 + 7.48

（4）糖尿病肾病伴发心血管疾病与中医辨证分型的关系

各组在中医辨证分型分布，其中伴发高血压组最多有 135 例，占 44.4%，伴发冠心病组最少有 23 例，占 7%。中医辨证分型中，气阴两虚证最多有 115 例，占 37.8%，肝肾阴虚证有 53 例，占 17.4%。无伴发疾病组与伴发高血压组的中医辨证分型以气阴两虚证为主，尤其以无伴发疾病组显著，占 67.2%。伴发冠心病组及伴发高血压和冠心病组则以气血两虚证为主，尤其以伴发冠心病组明显，占 56.5%。伴发高血压组及伴发高血压和冠心病组的中医辨证分型以脾肾阳虚证及肝肾阴虚证的比例明显增高，以伴发高血压组为甚。结果显示，糖尿病肾病伴发不同心血管疾病的中医证型频率具有显著统计学意义（P < 0.001）。（见表4）

表4 DN 伴发心血管疾病的中医辨证分型分布

组　别	例数	气阴两虚	气血两虚	脾肾阳虚	肝肾阴虚
无伴发疾病组	61	41（67.2%）	14（23.0%）	5（8.2%）	1（1.6%）
伴发高血压组	135	44（32.6%）	17（12.6%）	35（25.9%）	39（28.9%）
伴发冠心病组	23	5（21.7%）	13（56.5%）	4（17.4%）	1（4.3%）
伴发高血压和冠心病组	85	25（29.4%）	29（34.1%）	19（22.4%）	12（14.1%）
合　计	304	115（37.8%）	73（24.0%）	63（20.7%）	53（17.4%）

（5）无伴发疾病组与伴发高血压组的中医辨证分型比较

在气阴两虚证与脾肾阳虚证（P < 0.05），气阴两虚证与肝肾阴虚证（P < 0.05），气血两虚证与脾肾阳虚证（P < 0.05），气血两虚证与肝肾阴虚证（P < 0.05）发生频次上均有显著统计学意义。无伴发疾病组以气阴两虚证和气血两虚证为主，而伴发高血压组中医辨证分型中脾肾阳虚证和肝肾阴虚证显著增加。（见表5）

表5 无伴发疾病组与伴发高血压组的中医辨证分型比较

	气阴两虚与气血两虚	气阴两虚与脾肾阳虚	气阴两虚与肝肾阴虚	气血两虚与脾肾阳虚	气血两虚与肝肾阴虚	肝肾阴虚与脾肾阳虚
DN	$X^2 = 0.086$	$X^2 = 14.935$	$X^2 = 25.501$	$X^2 = 9.506$	$X^2 = 19.075$	$X^2 = 2.883$
DN + HBP	P > 0.05	P < 0.05	P < 0.05	P < 0.05	P < 0.05	P > 0.05

（6）无伴发疾病组与伴发冠心病组的中医辨证分型比较

在气阴两虚证与气血两虚证（P＜0.05），气阴两虚证与脾肾阳虚证（P＜0.05）的发生频次上均有显著统计学意义。无伴发疾病组以气阴两虚证为主，而伴发冠心病组以气血两虚型为主，而两者的中医辨证分型的共同特点是脾肾阳虚证比例最少。（见表6）

表6　　　　　　　无伴发疾病组与伴发冠心病组的中医辨证分型比较

	气阴两虚与气血两虚	气阴两虚与脾肾阳虚	气阴两虚与肝肾阴虚	气血两虚与脾肾阳虚	气血两虚与肝肾阴虚	肝肾阴虚与脾肾阳虚
DN	$X^2 = 12.727$	$X^2 = 6.200$	$X^2 = 2.683$	$X^2 = 0.037$	$X^2 = 0.003$	$X^2 = 0.020$
DN + CHD	$P < 0.05$	$P < 0.05$	$P > 0.05$	$P > 0.05$	$P > 0.05$	$P > 0.05$

（7）无伴发疾病组与伴发高血压和冠心病组的中医辨证分型比较

在气阴两虚证与气血两虚证（P＜0.05），气阴两虚证与脾肾阳虚证（P＜0.05），气阴两虚证与肝肾阴虚证（P＜0.05）发生频次上均有显著统计学意义。无伴发疾病组以气阴两虚证为主，而同时伴发高血压和冠心病组较无伴发疾病组其他三种证型的比例明显增高。（见表7）

表7　　　　　无伴发疾病组与伴发高血压和冠心病组的中医辨证分型比较

	气阴两虚与气血两虚	气阴两虚与脾肾阳虚	气阴两虚与肝肾阴虚	气血两虚与脾肾阳虚	气血两虚与肝肾阴虚	肝肾阴虚与脾肾阳虚
DN	$X^2 = 9.103$	$X^2 = 12.007$	$X^2 = 12.922$	$X^2 = 1.042$	$X^2 = 3.147$	$X^2 = 1.072$
DN + HBP + CHD	$P < 0.05$	$P < 0.05$	$P < 0.05$	$P > 0.05$	$P > 0.05$	$P > 0.05$

（8）伴发高血压组与伴发冠心病组的中医辨证分型比较

在气血两虚证与气阴两虚证（P＜0.05），气血两虚证与脾肾阳虚证（P＜0.05），气血两虚证与肝肾阴虚证（P＜0.05）发生频次上有显著统计学意义。伴发冠心病组的气血两虚证比例占明显优势，而伴发高血压组较伴发冠心病组的其余三种证型的比例也明显增高。（见表8）

表8　　　　　　伴发高血压组与伴发冠心病组的中医辨证分型比较

	气阴两虚与气血两虚	气阴两虚与脾肾阳虚	气阴两虚与肝肾阴虚	气血两虚与脾肾阳虚	气血两虚与肝肾阴虚	肝肾阴虚与脾肾阳虚
DN + HBP	$X^2 = 11.608$	$X^2 = 0.000$	$X^2 = 2.079$	$X^2 = 9.992$	$X^2 = 17.865$	$X^2 = 2.004$
DN + CHD	$P < 0.05$	$P > 0.05$	$P > 0.05$	$P < 0.05$	$P < 0.05$	$P > 0.05$

（9）伴发高血压组与伴发高血压和冠心病组的中医辨证分型比较

在气血两虚证与气阴两虚证（P＜0.05），气血两虚与脾肾阳虚证（P＜0.05），气血两虚证与肝肾阴虚证（P＜0.05）发生频次上有显著统计学意义。同时，伴发高血压和冠心病组较伴发高血压组中医辨证分型中气血两虚证比例明显增高。（见表9）

表9　　　　　伴发高血压组与伴发高血压和冠心病组的中医辨证分型比较

	气阴两虚与气血两虚	气阴两虚与脾肾阳虚	气阴两虚与肝肾阴虚	气血两虚与脾肾阳虚	气血两虚与肝肾阴虚	肝肾阴虚与脾肾阳虚
DN + HBP	$X^2 = 7.966$	$X^2 = 0.140$	$X^2 = 2.219$	$X^2 = 7.724$	$X^2 = 15.475$	$X^2 = 1.713$
DN + HBP + CHD	$P < 0.05$	$P > 0.05$	$P > 0.05$	$P < 0.05$	$P < 0.05$	$P > 0.05$

（10）伴发冠心病组与伴发高血压和冠心病组的中医辨证分型比较

在任何中医辨证分型中均无明显差异（P > 0.05）。（见表10）

表10　　　　伴发冠心病组与伴发高血压和冠心病组的中医辨证分型比较

	气阴两虚与气血两虚	气阴两虚与脾肾阳虚	气阴两虚与肝肾阴虚	气血两虚与脾肾阳虚	气血两虚与肝肾阴虚	肝肾阴虚与脾肾阳虚
DN + CHD	$X^2 = 1.905$	$X^2 = 0.050$	$X^2 = 0.608$	$X^2 = 1.415$	$X^2 = 2.831$	$X^2 = 0.653$
DN + HBP + CHD	P > 0.05	P > 0.05	P > 0.05	P > 0.05	P > 0.05	P > 0.05

3. 讨论与结论

本研究以中医理论为指导，以临床报道及中西医有关文献为基础，对糖尿病肾病及其心血管并发症的中医证候特征进行详细、深入的研究，最终得出：

（1）糖尿病肾病患者中最多见的证型为气阴两虚型，与相关文献报道结果一致。

（2）糖尿病肾病的Ⅲ期与Ⅳ期主要证型为气阴两虚证、气血两虚证及肝肾阴虚证，而糖尿病肾病Ⅴ期则以脾肾阳虚证为主。

（3）无伴发疾病组以气阴两虚证和气血两虚证两种证型为主，提示 DN 的根本病机基础为肾气虚。

（4）伴发高血压组中肝肾阴虚证例数最多，提示糖尿病肾病伴发高血压与肝关系密切。

（5）伴发冠心病组以气血两虚证为主，符合中医理论中"心主血脉"的理论。

（6）高血压和冠心病两种心血管疾病可影响糖尿病肾病的中医辨证分型。

（7）糖尿病肾病中大多为伴发高血压者，不论是糖尿病肾病性高血压还是原发性高血压伴发糖尿病肾病，高血压对糖尿病肾病的发生发展及预后都起着重要作用，故中西医治疗上除对原发病糖尿病的治疗——控制高血糖外，应重视控制高血压，让血压达标。

三、专家组对研究病种的论证概述

糖尿病肾病作为国家中医药管理局十一五肾脏病重点专科重点诊疗病种，对其诊疗方案进行了反复多次的论证和修改完善。本项目的研究在总结糖尿病肾病中医临床治疗经验，提炼形成最佳诊疗模式，同时也是对诊疗方案再验证的过程，发挥中医药治疗疾病的特色优势，提高临床疗效，降低医疗费用等方面将有重要临床价值和实际意义。

益气养阴活血法治疗糖尿病肾病，在显著减少蛋白尿、延缓肾功能进展、全面提高患者生存质量方面具有自身优势，所以在临床疗效及中医特色优势方面得到患者以及肾内科学术上的认可。

望京医院作为国家中医药管理局中医肾脏病重点专科建设单位，糖尿病肾病诊疗方案已被本行业其他单位所广泛认同，并将其列入肾脏病重点专科糖尿病肾病诊疗常规。

四、老专家经验的挖掘、整理、继承概述

本疗法负责人张宁教授师承于北京中医药大学著名肾脏病专家吕仁和教授，充分继承了吕老的学术思想和治疗理念，在深入认识糖尿病肾病中医病因病机的基础上，通过20余年的临床实践，博采众长，根据糖尿病肾病的证候特点，认识到本病发生的原因主要是消渴病治不得法，阴津继续耗伤，加之肾元禀赋有亏，肾阴不足，肝木失养，常成为肝肾阴虚，阴伤耗气，气阴两亏，病情继续发展，肾气衰惫，精微外泄，气血俱伤，血脉瘀阻，浊毒内留，诸症四起，最终肾元衰败，五脏受损，升降失常，三焦阻滞，水湿浊毒泛溢，转为气机逆乱之关格。临床上拟定了益气养阴活血法治疗糖尿病肾病，在减轻蛋白尿、延缓肾功能进展方面疗效明显，并能协助降糖、改善胰岛素抵抗，提高患者生存质量。益气养阴活血方诸药合用，共奏益气养阴，滋肝益肾，活血利水之效。

五、初步诊疗方案

糖尿病肾病（diabetic nephropathy，简称

DN）又称糖尿病肾小球硬化症，是糖尿病全身性微血管合并症之一。中医认为，该病为消渴病日久，出现水肿、胀满、尿浊、关格等一系列症状，即《内经》所谓"消瘅"期肾消的临床表现，称之为消渴病肾病。其病位在肾之"络脉"，病理为"络脉症瘕"，病机特点为气阴两虚，痰、热、郁、瘀互结，肾之络脉形成微小症瘕阻于肾络至真元虚损，肾之病变依次为虚、损劳、衰，并逐渐累及心、肝、脾、肺诸脏。

1. 诊断标准

（1）西医诊断标准

①符合糖尿病诊断标准（1999 年 WHO 颁布的糖尿病诊断标准）

依据1999 年 WHO 颁布的糖尿病诊断标准：临床症状加随机静脉血浆血糖≥11mmol/L，或空腹静脉血浆血糖≥7mmol/L。无症状者需 2 次血糖达到诊断标准才能确诊。

②符合早期糖尿病肾病期、临床糖尿病肾病期及肾衰竭期分期诊断标准《中国糖尿病防治指南》

早期糖尿病肾病期：出现持续性微量白蛋白尿（UAER 持续在 20 ～ 200μg/min 或 30 ～ 300mg/d），尿常规化验蛋白仍阴性，GFR 大致正常。

临床糖尿病肾病期：UAER 持续大于 200μg/min，尿常规化验蛋白阳性，GFR 减低。

肾功能不全期：大量蛋白尿，GFR 明显降低，血肌酐＞133mmol/L。

（2）中医辨证标准

参照1986 年第 2 次全国中医肾病学术交流会议制定的中医辨证分型方案及"慢性肾炎辨证分型、诊断、疗效评定标准"和"中药新药治疗消渴病（糖尿病）的临床研究指导原则"。

主证：口干，腰膝酸软，乏力，自汗，盗汗，晨起眼睑轻度浮肿，头昏耳鸣，尿频，大便干，舌红，少苔或苔薄，脉细或数。

兼证：泛恶，呕吐，胸闷，尿少，气促，面色晦暗，足跗肿胀，舌体胖，舌质淡暗，苔薄或腻，脉细弦或沉弦。

2. 实验室检查

（1）主要指标：尿蛋白排泄率、24h 尿蛋白定量、肾功能。

（2）其他指标：血糖、糖化血红蛋白、血脂、血压。

3. 治疗

（1）对症治疗

①饮食治疗：给予糖尿病饮食。蛋白质摄入应该限量、保质，肾功能正常的 0.8 ～ 1.0g/（d·kg），肾功能不全的 0.6g/（d·kg）。限制钠盐摄入。控制体重，体质指数（BMI）目标值≤25kg/m²。

②降糖治疗：最好选用胰岛素，避免口服具有肾脏损害的降糖药。血糖应尽量控制在正常范围之内。

③降压治疗：严格控制血压，使之尽量控制在 130/80mmHg 以内。老年人目标血压略低于 140/90mmHg。药物首选给予 ACEI 类或 ARB 类药。血压控制不理想可合并使用其他不影响糖脂代谢的降压药物。

④调脂治疗：首选他丁类降脂药，LDL ＞ 3.38mmol /L，TG ＞2.26mmol/L 时就开始治疗，力求达到指南要求的治疗目标。

⑤其他：定期糖尿病教育，适量运动，自我监测血糖等。

（2）中医辨证治疗

口服益气养阴活血中药汤剂，每日 1 剂，分 2 次口服。

益气养阴活血方药物组成包括太子参、麦冬、当归、生地、山萸肉、茯苓、泽泻、丹参、生黄芪、杜仲。

随症加减：阳虚者，加肉桂、制附片；血瘀明显者，加桃仁、红花、赤白芍；湿热较重者，加山栀、黄芩、连翘。肾功能不全者，加酒军。如有其他表现者，视其表现，进行随证加减。

（3）预防

积极治疗原发病，控制血糖、血压、血脂。

定期检测尿微量白蛋白排泄率、24h 尿蛋白定量、肾功能。

加强情志护理，进行心理疏导，消除悲观绝望情绪，鼓励患者战胜疾病的信心。

做好宣教指导，向患者及家属详细讲解食物选择的范围、烹饪方法、进食量等。合理安排起居，注意消毒、清洁。

（4）疗效评价方法

参照《中药新药临床研究指导原则》及中国中医药学会糖尿病专业委员会制定的标准

①中医证候疗效评定标准

积分下降率=(治疗前总积分－治疗后总积分)/治疗前总积分×100%。

显效：治疗后症状积分较治疗前下降≥60%。

有效：治疗后症状积分较治疗前下降≥30%。

无效：治疗后症状积分较治疗前下降<30%。

②尿微量白蛋白疗效评定标准

显效：UAER减少≥50%，或恢复正常。

有效：UAER减少≥30%，但不足≥50%。

无效：未达到上述有效标准者。

③疾病综合疗效评价

显效：临床症状积分降低≥50%；UAER减少≥50%，或恢复正常。

有效：临床症状积分降低≥30%，但未达到≥50%；UAER减少≥30%，但不足≥50%。

无效：未达到上述有效标准者。

第四部分 临床研究

一、益气养阴活血法综合治疗方案治疗 DN 患者临床疗效研究

1. 资料与方法

采用随机平行对照的方法，将入选的 DN 患者 120 例随机分为治疗组和对照组，各 60 例，治疗组给予益气养阴活血方＋综合治疗措施，对照组给予单纯综合治疗措施，疗程 2 个月，半年后随访。依据实验室指标疗效、临床症状疗效、综合疗效评价标准，分别于治疗前后及半年随访时检测患者 UAER、采用五级评分评估患者临床症状，进行统计分析，比较两组治疗前后及半年随访时不同评价指标的有效例数及有效率、改善率。

2. 结果

（1）UAER 评价

经过 2 个月治疗，治疗组总有效率为69.64%，对照组总有效率为33.93%。6 个月随访，治疗组总有效率为54%，对照组总有效率为24%。（见表11、12）

表11　　　　2 个月疗程结束尿微量白蛋白排泄率疗效评价

组别	例数	显效（%）	有效（%）	无效（%）	总有效率（%）
治疗组	56	24（42.86）	15（26.78）	17（30.36）	69.64*
对照组	56	9（16.07）	10（17.86）	37（66.07）	33.93

注：* 表示 P＝0.0004（P<0.01），具有极显著统计学意义。

表12　　　　6 个月随访时尿微量白蛋白排泄率疗效评价

组别	例数	显效（%）	有效（%）	无效（%）	总有效率（%）
治疗组	50	19（38.00）	8（16.00）	23（46.00）	54.00*
对照组	50	11（22.00）	1（2.00）	38（76.00）	24.00

注：* 表示 P＝0.0058（P<0.01），具有极显著统计学意义。

（2）临床症状评价

经过 2 个月治疗，治疗组总有效率为68.34%，对照组总有效率为36.67%。6 个月随访，治疗组总有效率为58%，对照组总有效率为28%。（见表13、14）

表13   2个月疗程结束临床症状疗效评价

组　别	例数	显效（%）	有效（%）	无效（%）	总有效率（%）
治疗组	60	12（20.00）	29（48.34）	19（32.66）	68.34*
对照组	60	5（8.33）	17（28.34）	38（63.33）	36.67

注：*表示 P < 0.01，具有极显著统计学意义。

表14   6个月随访时临床症状疗效评价

组　别	例数	显效（%）	有效（%）	无效（%）	总有效率（%）
治疗组	50	10（20.00）	19（38.00）	21（42.00）	58.00*
对照组	50	2（4.00）	12（24.00）	36（72.00）	28.00

注：**表示 P < 0.01，具有极显著统计学意义。

　　益气养阴活血法综合治疗方案治疗后，患者改善显著且改善作用优于单纯综合治疗方案的临床症状有：

　　主证：腰膝酸软、下肢乏力、疲倦懒动、自汗、盗汗、双目干涩、头昏。

　　兼证：心悸、皮肤瘙痒、足跗肿胀。（见表15、16）

表15   2个月疗程结束主要临床症状改善率

临床症状	治疗组	对照组	秩和检验	P
腰膝酸软	19（35.18）	9（15.79）	-2.1379	0.0325*
下肢乏力	32（59.25）	18（31.57）	-2.3868	0.017*
疲倦懒动	26（48.15）	17（29.83）	-2.0123	0.0442*
自汗	20（37.04）	9（15.79）	-2.5854	0.0097**
盗汗	17（31.48）	4（7.01）	-2.6189	0.0088**
双目干涩	20（37.04）	12（21.05）	-2.2685	0.0233*
头昏	18（33.33）	9（15.79）	-2.5843	0.0098**
皮肤瘙痒	20（33.33）	9（15.79）	-3.4655	0.0005**
心悸	24（44.44）	10（17.54）	-3.6544	0.0003**
足跗肿胀	19（35.18）	8（14.04）	-2.6377	0.0083**

注：*表示 P < 0.05，**表示 P < 0.01，具有极显著统计学意义。

表16   6个月随访时主要临床症状改善率

临床症状	治疗组%	对照组%	秩和检验	P
腰膝酸软	18（36.74）	10（19.23）	-2.4472	0.0144*
下肢乏力	31（63.26）	12（23.08）	-3.1507	0.0016**
疲倦懒动	31（63.26）	16（30.77）	-3.3179	0.0009**
自汗	19（38.78）	10（19.23）	-2.7709	0.0056**
盗汗	18（36.74）	5（9.26）	-2.8557	0.0043**
双目干涩	22（46.93）	11（21.16）	-2.7329	0.0063**
头昏	19（38.77）	5（9.62）	-4.4291	0.0001**
皮肤瘙痒	20（40.81）	10（19.23）	-2.4070	0.0161*
心悸	20（40.81）	9（17.31）	-3.2160	0.0013**
足跗肿胀	17（34.69）	4（7.84）	-3.7037	0.0002**

注：*表示 P < 0.05，**表示 P < 0.01，具有极显著统计学意义。

（3）综合疗效评价

经过2个月治疗，益气养阴活血法综合治疗方案组总有效率为53.57%，单纯综合治疗方案组总有效率为23.22%。6个月随访，治疗组总有效率为52%，对照组总有效率为24%。（见表17、18）

表17　　　　　　　　2个月疗程结束综合疗效评价

组别	例数	显效（%）	有效（%）	无效（%）	总有效率（%）
治疗组	56	17（30.36）	13（23.21）	26（46.43）	53.57**
对照组	56	5（33.33）	8（14.29）	43（76.78）	23.22

注：**表示 P<0.01，具有极显著统计学意义。

表18　　　　　　　　6个月随访时综合疗效评价

组别	例数	显效（%）	有效（%）	无效（%）	总有效率（%）
治疗组	50	14（28.00）	12（24.00）	24（48.00）	52.00**
对照组	50	5（10.00）	7（14.00）	38（76.00）	24.00

注：**表示 P<0.01，具有极显著统计学意义。

3. 讨论

研究结果表明，在综合治疗方案的基础上，给予益气养阴活血方治疗糖尿病肾病，可以显著减少蛋白尿、延缓肾功能进展。益气养阴活血方中配伍药物在减少蛋白尿方面具体作用机制，通过现代药理研究得到了证实。研究表明，君药中的黄芪具有扩血管、降血压、增加肾血流量、降低血小板黏附率、改善微循环等作用，其富含微量元素硒，对肾小球基底膜电荷屏障和机械屏障均有保护作用，从而减轻通透性蛋白尿，并可改善局部血流动力学异常，减轻或延缓 DN 进展。臣药中的山茱萸对蛋白质糖化终产物的生成具有较强的抑制作用。佐药中的丹参可保护肾小球微血管内皮细胞，延缓肾小球硬化，减少尿蛋白排泄。

我们对两组 DN 患者主证及兼证具体改善率进行了秩和检验。结果发现，运用益气养阴活血方治疗后，主证及兼证中主要临床症状的改善率明显优于对照组，统计学有显著统计学意义。分析其机理，主证中腰膝酸软、下肢乏力、疲倦懒动、自汗、盗汗、双目干涩、头昏等均为气阴两虚所致，兼证中心悸、皮肤瘙痒、足跗肿胀等则为瘀血、浊毒的表现。益气养阴活血方中配伍的君药及臣药多味甘、苦，性平或微寒，具有益气生津、滋阴养阴润燥、滋补肝肾之功，其中气阴两虚为本虚证病机特点，同时又兼有祛瘀生新、利水消肿之特点，另加活血、利水等药佐之，显著改善瘀血阻络、浊毒内留等标实病机表现。全方补泻兼施，寒温并用。

益气养阴活血法综合治疗方案可以显著降低患者 UAER、改善患者临床症状，临床综合疗效优于单纯综合治疗方案，远期疗效稳定。在综合治疗方案的基础上，运用益气养阴活血方辨证治疗糖尿病肾病，药简力专，组方严谨，切中 DN 病机演变规律，且以基本方为主，辨证加减的思路与方法，既可以起到以简御繁的作用，使中医规范化诊疗成为可能，同时又不失中医的灵活、个体化特点，更适合糖尿病肾病的病机演变特点，充分体现了中医药治疗糖尿病肾病的优势。

二、益气养阴活血法结合综合治疗方案改善 DN 患者生存质量的研究

1. 资料方法

临床资料与方法同前，入选患者120例，采用信度和效度较好的 SF-36 量表，分别于疗程前后及半年随访时填写量表。量表中反映生存质量不同维度指标包括生理功能、心理精神、社会关系、总体健康感受等方面。本研究分别从以上4个方面对120例患者治疗前后及半年随访生存质量积分的变化进行统计学分析。

2. 结果

（1）生理功能领域

经过2个月治疗，两组治疗方案的治疗均可显著改善对 DN 患者生理功能影响。组间比

较，益气养阴活血法综合治疗方优于单纯综合治疗方案。6 个月随访，益气养阴活血法综合

治疗方案对生理功能的改善仍较明显且稳定，优于单纯综合治疗方案组。（见表 19、20）

表 19　　治疗 2 个月生存质量（对生理功能的影响）积分变化（$\bar{x} \pm s$）

组别	例数	治疗前	治疗后	差值
治疗组	56	27.18 ± 7.97[a**]	22.24 ± 6.76[a]	− 5.17 ± 4.13[c*]
对照组	56	25.15 ± 7.71[b**]	23.39 ± 7.49[b]	− 1.77 ± 5.88[c]

注：**a 表示 P < 0.01，b** 表示 P = 0.0267（P < 0.05）两组组内与治疗前比较，具有显著统计学意义；c* 表示 P = 0.0007（P < 0.01），与对照组比较，具有显著统计学意义。

表 20　　6 个月随访生存质量（对生理功能的影响）积分变化（$\bar{x} \pm s$）

组别	例数	治疗前	治疗后	差值
治疗组	51	27.18 ± 7.97[a**]	22.08 ± 7.33[a]	− 5.54 ± 4.01[c*]
对照组	52	25.15 ± 7.71[b]	24.37 ± 8.24[b]	− 0.76 ± 5.83[c]

注：**a 表示 P < 0.01，治疗组内与治疗前比较，具有显著统计学意义；* 表示 P < 0.01，与对照组比较，具有显著统计学意义。

（2）心理、精神领域

经过 2 个月治疗，两组治疗方案的治疗均可显著改善 DN 对患者心理精神领域的影响。组间比较，益气养阴活血法综合治疗方案优于单纯综合治疗方案。6 个月随访，益气养阴活血法综合治疗方案对心理精神领域的改善仍较明显且稳定，优于单纯综合治疗方案组。（见表 21、22）

表 21　　治疗 2 个月生存质量（对心理，精神的影响）积分变化（$\bar{x} \pm s$）

组别	例数	治疗前	治疗后	差值
治疗组	56	19.21 ± 5.14[a**]	16.71 ± 4.62[a]	− 2.55 ± 2.89[c*]
对照组	56	17.46 ± 4.28[b**]	16.58 ± 4.35[b]	− 0.80 ± 2.81[c]

注：**a 表示 P < 0.01，b 表示 P = 0.0369（P < 0.05）两组组内与治疗前比较显著统计学意义；c* 表示 P = 0.0015（P < 0.01），与对照组比较，具有极显著统计学意义。

表 22　　6 个月随访生存质量（对心理，精神的影响）积分变化（$\bar{x} \pm s$）

组别	例数	治疗前	治疗后	差值
治疗组	51	19.21 ± 5.14[a**]	16.14 ± 4.62[a]	− 2.92 ± 3.25[c*]
对照组	52	17.46 ± 4.28[b**]	16.73 ± 4.42[b]	− 0.53 ± 2.92[c]

注：** 表示 P < 0.01，治疗组内与治疗前比较差异极显著；* 表示 P = 0.0002（P < 0.01），与对照组比较，具有显著统计学意义。

（3）社会关系领域

经过益气养阴活血法综合治疗方案 2 个月治疗，DN 对患者社会关系的影响得到一定程度的改善，单纯综合治疗方案对患者社会关系的影响改善不明显，两组组间比较无差别。（见表 23、24）

表 23　　治疗 2 个月生存质量（对社会关系的影响）积分变化（$\bar{x} \pm s$）

组别	例数	治疗前	治疗后	差值
治疗组	56	11.52 ± 2.47[a*]	10.75 ± 2.14[a]	− 0.79 ± 1.42[c]
对照组	56	10.92 ± 2.41[b]	10.56 ± 2.14[b]	− 0.39 ± 1.53[c]

注：* 表示 P = 0.0001（P < 0.01），治疗组内与治疗前比较，具有极显著统计学意义。

表24 　　　　　　6个月随访生存质量（对社会关系的影响）积分变化（x̄±s）

组别	例数	治疗前	治疗后	差值
治疗组	51	$11.52 \pm 2.47^{a*}$	11.14 ± 4.29^{a}	$-0.47 \pm 3.87^{c*}$
对照组	52	$10.92 \pm 2.41^{b*}$	10.62 ± 2.28^{b}	-0.29 ± 2.06^{c}

注：* 表示 $P > 0.05$，组内及组间比较均无统计学意义。

（4）总体生存质量

益气养阴活血法综合治疗方案和单纯综合治疗方案均可显著改善 DN 患者的生存质量，但益气养阴活血法综合治疗方案改善作用优于单纯综合治疗方案。6 个月随访，益气养阴活血法综合治疗方案对 DN 患者总体生存质量改善作用仍较明显且稳定，优于单纯综合治疗方案，而单纯综合治疗方案的改善作用不明显。（见表25、26）

表25 　　　　　　　治疗2个月生存质量总积分变化（x̄±s）

组别	例数	治疗前	治疗后	差值
治疗组	56	$58.20 \pm 12.88^{a**}$	49.93 ± 11.25^{a}	$-8.59 \pm 6.66^{c*}$
对照组	56	$53.71 \pm 12.37^{b**}$	50.53 ± 12.49^{b}	-3.00 ± 8.57^{c}

注：a** 表示 $P < 0.0001$，与治疗前比较，具有极显著统计学意义。b 表示 $P = 0.0114$（$P < 0.05$）与治疗前比较，具有显著统计学意义。* 表示 $P = 0.0002$（$P < 0.0001$），与对照组比较，具有极显著统计学意义。

表26 　　　　　　6个月随访生存质量总积分变化（x̄±s）

组别	例数	治疗前	治疗后	差值
治疗组	51	$58.20 \pm 12.88^{a**}$	49.69 ± 12.29^{a}	$-9.10 \pm 8.18^{c*}$
对照组	52	53.71 ± 12.37^{b}	51.78 ± 13.19^{b}	-1.68 ± 8.91^{c}

注：a** 表示 $P < 0.0001$，与治疗前比较差异显著。c* 表示 $P < 0.0001$，与对照组比较，具有极显著统计学意义。

3. 讨论

随着"健康"概念、疾病谱和医学模式的改变，世界卫生组织将生存质量（Quality Of Life，QOL）列为新一代健康指标，能为医生提供来自患者生理、心理、社会适应等方面的综合信息。在现代综合医学模式中，可以综合地评价疾病对人的影响，可以更综合地评价疾病自身进展及干预措施对疾病本身的影响和生存质量状况。

SF－36 量表是美国医学结局研究组（MOS）开发，波士顿健康研究组研制的简明健康调查问卷。它全面概括了生理、心理精神及社会关系等方面的内容，被广泛应用于普通人群的生存质量测定、临床实验效果评价以及卫生政策评估等领域。文献报道该量表用于普通老年人、中风患者等生命质量的研究均已获得较高的信度。SF－36 量表用于评价 2 型糖尿病患者生存质量也具有较高的信度。因此，我们利用 SF－36 量表，对益气养阴活血法综合治疗方案改善糖尿病肾病患者生存质量分别从生理功能、心理精神因素、社会关系等不同方面进行了客观评价。

益气养阴活血法综合治疗方案在积极控制血糖、血脂、血压的同时，利用中医辨证论治优势可以有效控制蛋白尿发生，延缓肾功能的进展，使 DN 对患者生理功能影响得到了有效的改善，生理功能的改善也为提高患者总体生存质量提供了必要的基础。

生理功能的改善使患者的自理能力也得到了加强，明显的临床疗效使长时间处于消极状态的患者看到一些希望，焦虑、绝望的心理因素得到显著改善，消除了患者的自卑心理，通过心理变化，进而提高患者的生存质量。

经过益气养阴活血法综合治疗方案治疗，患者社会关系的变化在一定程度上得到了改善，分析其原因主要在于养阴活血法综合治疗方案对患者生理功能的改善，使患者的心理产生变化，进而改善患者日常社会生活状况。另外，社会关系不仅受患者病情的影响，更主要的是涉及人文社会的因素，不是单纯治疗措施在短时间内所能解决的。

益气养阴活血法综合治疗方案通过改善患者生理功能及心理精神因素，使患者社会关系影响在不同程度也得到了改善，进而提高 DN 患者总体生存质量状况。

综上所述，益气养阴活血法综合治疗的方案可以显著改善 DN 患者的总体生存质量状况，尤其是生理功能及心理领域的改善尤为明显，改善作用优于单纯综合治疗方案。

三、益气养阴活血法综合治疗方案减少 DN 患者 UAER、延缓肾损害、改善糖脂代谢及安全性评价研究

1. 资料与方法

临床资料与方法同前，入选患者 120 例，分别于治疗前后及半年随访时检测主要指标（UAER、24h 尿蛋白定量、内生肌酐清除率、肾功）、其他指标（血糖、糖化血红蛋白、C 肽、血脂、血压）、安全性指标（肝功、血常规、心电图），统计分析并比较两种治疗方案治疗前后及半年随访时各项指标的变化。

2. 结果

（1）主要疗效指标

①治疗 2 个月结束（见图 1、2）

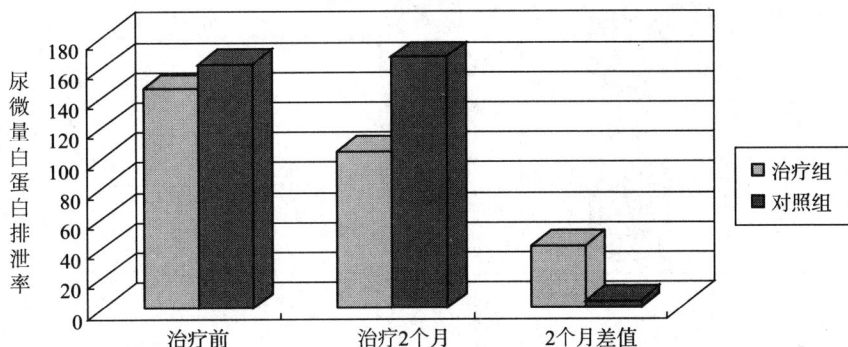

图 1　治疗 2 个月后两组尿微量白蛋白排泄率的变化图（P＜0.01）

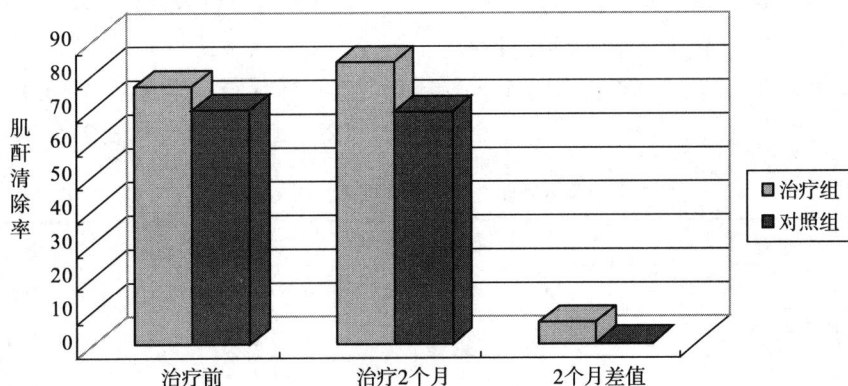

图 2　治疗 2 个月后两组肌酐清除率的变化图（P＜0.05）

a. 尿蛋白排泄率：益气养阴活血法综合治疗方案显著下降，与单纯综合治疗方案比较具有极显著统计学意义（P＜0.01）。

b. 24h 尿蛋白定量：益气养阴活血法综合治疗方案显著下降，与单纯综合治疗方案比较无显著统计学意义（P＞0.05）。

c. 肌酐清除率：益气养阴活血法综合治疗方案显著下降（P＜0.05），但与单纯综合治疗方案比较无统计学意义（P＞0.05）。

②6 个月随访（见图 3、图 4）

a. 尿蛋白排泄率：益气养阴活血法综合治

疗方案显著下降，与单纯综合治疗方案比较具极显著统计学意义（P＜0.01）。

图 3　6 个月随访时两组尿微量白蛋白排泄率的变化图（P＜0.01）

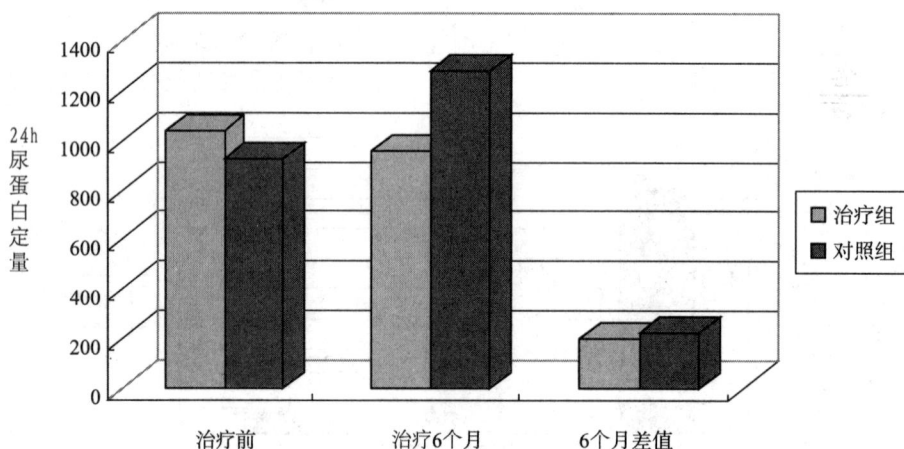

图 4　6 个月随访时 24h 尿蛋白定量的变化图（P＜0.05）

b. 24h 尿蛋白定量：益气养阴活血法综合治疗方案中位数基线比较有所下降，与单纯综合治疗方案比较具显著统计学意义（P＜0.05）。

c. 内生肌酐清除率：益气养阴活血法综合治疗方案显著下降（P＞0.05），与单纯综合治疗方案比较无统计学意义（P＞0.05）。

（2）其他指标（见表 27～29，见图 5、6）

表 27　　　　　　　　　　　　　2 个月时两组血脂四项的变化（$\bar{x} \pm s$）

组别	例数	疗前（mmol/L）	2 月（mmol/L）	差值（mmol/L）
治疗组	53	5.33 ± 1.27[a*]	4.97 ± 1.00[a]	− 0.37 ± 1.21[c1]
对照组	54	5.19 ± 1.23[b]	4.95 ± 1.09[b]	− 0.23 ± 1.09[c1]
治疗组	52	3.19 ± 1.01[b]	3.01 ± 0.85[b]	− 0.17 ± 0.97[c1]
对照组	55	3.22 ± 0.95[a**]	2.94 ± 0.75[a]	− 0.28 ± 1.00[c1]

注：＊表示 P＝0.0322＜0.05，胆固醇治疗组内疗后显著统计学意义。

＊＊表示 P＝0.0438＜0.05，低密度脂蛋白对照组内疗后显著统计学意义。

表 28　　　　　　　　　　　　　两组收缩压的变化（$\bar{x} \pm s$）

组别	例数	疗前（mmHg）	2 月（mmHg）	差值（mmHg）	6 个月（mmHg）	差值（mmHg）
治疗组	55	137.75 ± 17.65[a*]	132.00 ± 13.64[a]	− 5.09 ± 19.66[c1]	132.77 ± 15.27[a1]	− 4.10 ± 20.82[c1]
对照组	57	131.47 ± 22.07[b]	130.09 ± 14.71[b]	− 1.19 ± 19.60[c1]	132.50 ± 17.25[a1]	0.33 ± 21.16[c1]

注：＊表示 P＝0.0400＜0.05，治疗组内显著统计学意义。

表29   两组舒张压的变化（$\bar{x} \pm s$）

组别	例数	疗前（mmHg）	2月（mmHg）	差值（mmHg）	6个月（mmHg）	差值（mmHg）
治疗组	55	$79.58 \pm 11.25^{a*}$	75.55 ± 10.44^{a}	$-3.82 \pm 10.32^{c1**}$	76.21 ± 9.58^{a1}	-2.44 ± 10.62^{c2}
对照组	57	77.88 ± 10.74^{b}	77.56 ± 11.10^{b}	-0.25 ± 7.29^{c1}	77.17 ± 11.94^{a1}	-1.00 ± 10.61^{c2}

注：* 表示 $P = 0.0082 < 0.01$，治疗组内极显著统计学意义；** 表示 $P = 0.036 < 0.05$，组间比较差异显著。

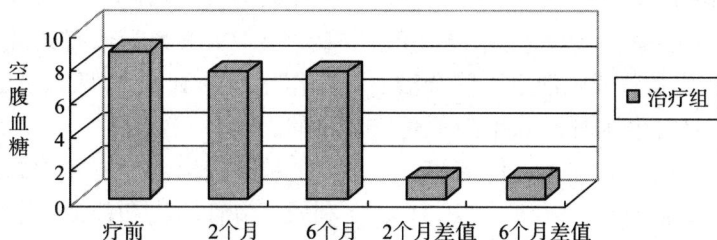

图5   治疗组空腹血糖变化图（$P < 0.05$）

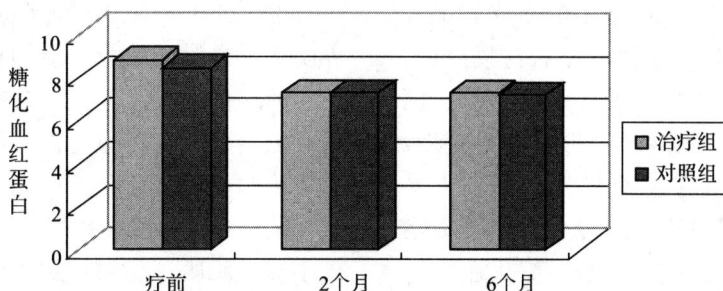

图6   糖化血红蛋白的比较图（$P < 0.05$）

①治疗2个月结束

a. 益气养阴活血法综合治疗方案改善空腹血糖、糖化血红蛋白、胆固醇、收缩压作用显著（$P < 0.05$），与单纯综合治疗方案比较无统计学意义（$P > 0.05$）。

b. 单纯综合治疗方案改善低密度脂蛋白作用显著（$P < 0.05$），组间比较无统计学意义（$P > 0.05$）。

c. 益气养阴活血法综合治疗方案改善舒张压作用显著（$P < 0.05$），与单纯综合治疗方案比较无统计学意义（$P < 0.05$）。

②6个月随访

a. 益气养阴活血法综合治疗方案改善空腹血糖、糖化血红蛋白作用显著（$P < 0.05$），与单纯综合治疗方案比较无统计学意义（$P > 0.05$）。

b. 益气养阴活血法综合治疗方案改善血脂、血压作用无统计学意义（$P > 0.05$），与单纯综合治疗方案比较无统计学意义（$P > 0.05$）。

（3）安全性指标

治疗2个月结束及6个月随访时入组糖尿病肾病患者肝功能、血常规比较均无统计学意义（$P > 0.05$），未见不良心电图改变。

3. 讨论

尿中出现微量白蛋白提示肾脏早期损伤，是反映肾小球受损的敏感指标，也是影响糖尿病肾病患者生存率的独立因素，其测定不仅可以对DN做早期诊断，而且可为疗效监控、预后判断提供依据，并可用于评估DM患者肾病并发症的危险度。尿蛋白水平是影响DN的独立预后因素。研究结果显示，益气养阴活血法综合治疗方案可以显著降低DN患者尿微量白蛋白排泄率，具有极显著统计学意义（$P < 0.01$），且通过6个月随访证实其远期疗效稳定，仍具有显著性统计学意义（$P < 0.01$）。此外，对该方案降低DN患者24h尿蛋白定量远期疗效观察亦具有显著统计学意义（$P < 0.05$），而单纯综合治疗方案虽然也可以使UAER和尿蛋白定量下降，但是无统计学意义（$P > 0.05$）。由此说明益气养阴活血中药结合综合治疗的方案可以显著降低糖尿病肾病患者的 UAER 和尿蛋白定量，其降低尿蛋白的作用优于单纯综合治疗方案。

研究结果显示，治疗 2 个月后，益气养阴活血法综合治疗方案组的肌酐清除率有所上升，具有显著统计学意义（$P < 0.05$），单纯综合治疗方案组的肌酐清除率变化不大，差异不显著（$P > 0.05$），且组间比较无差异（$P > 0.05$）。6 个月随访治疗组内及两组间比较均无差异（$P > 0.05$）。由此说明接受益气养阴活血法综合治疗方案治疗的 DN 患者内生肌酐清除率降低速度得到有效减缓，肾功能得到保护，但与单纯综合治疗方案比较无明显差异。

研究结果显示，益气养阴活血法结合综合治疗方案组的空腹血糖、糖化血红蛋白治疗后都有明显降低，且有显著统计学意义（$P < 0.05$）。单纯综合治疗方案组治疗后空腹血糖、糖化血红蛋白的下降差异显著（$P < 0.05$），两组经治疗后餐后 2 小时血糖下降差异均不显著（$P > 0.05$），且组间比较差异不显著（$P > 0.05$）。由此说明益气养阴活血法综合治疗方案可以有效降低 DN 患者空腹血糖、糖化血红蛋白，该方案具有改善糖代谢的作用，从而达到延缓糖尿病肾病进展的作用，但与单纯综合治疗方案比较无统计学意义。

研究结果显示，治疗组 CHO、TG、LDL 在治疗 2 个月后显著降低，其中胆固醇降低有显著统计学意义（$P < 0.05$）。对照组治疗 2 个月后 CHO、TG、LDL 也不同程度降低，其中低密度脂蛋白降低具有统计学意义（$P < 0.05$）。两组组间比较无统计学意义（$P > 0.05$）。由此说明单纯综合治疗方案中降脂措施可以控制低密度脂蛋白的升高，同时运用益气养阴活血法辨证治疗后，胆固醇亦得到了有效的控制。因此，可以认为益气养阴活血法综合治疗方案可以有效调节 DN 患者脂代谢紊乱，通过改善脂代谢的作用，达到保护肾脏，延缓肾功能进展的目的。

单纯综合治疗方案中的降压措施主要通过利尿、血管内皮功能改善、抑制肾素活性及调节缩血管物质来达到治疗作用。我们根据高血压中医病机特点，即肝肾阴虚、风阳上扰、气血亏虚、痰浊中阻、瘀血阻窍，同时给予益气养阴活血方辨证治疗，能够很好地达到滋补肝肾、活血化瘀功效，更好地控制 DN 患者血压。由此证实，益气养阴活血法综合治疗方案能够有效控制 DN 患者血压达标，进而延缓高血压对肾脏病进展的协同作用。

综上所述，益气养阴活血法综合治疗方案可以显著减少 DN 患者蛋白尿的发生，在不同程度上延缓了肾功能的进展，改善作用优于单纯综合治疗方案。此外，该方案还能够显著改善 DN 患者糖、脂代谢作用，能够有效控制血压达标。该方案实施过程安全可靠，无明显副作用。

第五部分　研究结论、成果及优势评价

一、中医（或中西医结合）优势分析及评价

本项目分别从糖尿病肾病文献、中医基础理论及中医辨证治疗的临床疗效等不同角度，对中医药防治糖尿病肾病特色与优势进行了系统研究。根据研究结果，按任务书要求最终建立益气养阴活血法综合治疗糖尿病肾病诊疗方案及疗效评价体系。本项目的研究内容、研究方法及实施过程，充分突出中医特色，发挥中医药防治糖尿病肾病的优势，总体研究水平居国内领先水平。其优势体现在：

文献研究为完善中医辨证综合诊疗方案及疗效评价体系提供中医文献依据。

临床病历回顾性研究为更好发挥中医辨证防治糖尿病肾病的优势提供中医基础理论依据。

临床前瞻性研究为规范中医辨证综合治疗糖尿病肾病诊疗方案、建立完善的临床疗效评价体系提供临床研究证据。

二、技术、方法的创新分析

本项目在技术思路、关键技术及系统集成

上均有所创新，主要表现在以下几方面。

1. 选题新颖

目前，中医药防治糖尿病肾病的优势和疗效得到越来越多的关注，中医药干预防治糖尿病肾病的临床研究也有报道，但仍缺乏有关循证医学证据、尚无规范化中医治疗方案的研究，且对于中医治疗方案的临床疗效尚缺乏全面科学系统的评价。此外，糖尿病肾病中医病机特点及演变规律认识尚未统一，且专门的系统论述较少，糖尿病肾病中医证候研究也鲜有报道。因此，本研究以糖尿病肾病为研究对象，运用随机平行对照试验对益气养阴活血法综合诊疗方案降低糖尿病肾病尿蛋白排泄率、延缓肾功能、改善临床症状及生存质量进行观察，在选题及立体思路上针对诊疗方案进行研究具有创新性。此外，本试验设计科学合理，研究过程严谨、规范，在中医药治疗糖尿病肾病领域处领先水平。

2. 治疗方法具有创新性

糖尿病肾病是糖尿病主要并发症之一，目前已成为糖尿病最主要的致死病因，严重影响人们的健康。由于种种原因，尚缺少切实有效的中西医综合治疗方法。益气养阴活血法综合诊疗方案是治疗糖尿病肾病的一种新方案，可以显著降低尿微量白蛋白排泄率及有效延缓肾功能进展，综合临床疗效优于单纯对症治疗方案。此外，还可以有效改善糖脂代谢，有效控制血压，显著提高患者的总体生存质量，半年后随访可明确其疗效稳定，且安全性值得肯定。患者病情得到有效治疗，可以节约后续医疗费用，减轻患者的精神负担。由此可见，益气养阴活血法综合诊疗方案为防治糖尿病肾病提供了一种新的思路和方法，丰富了中医药对糖尿病肾病防治领域的经验。

3. 评价指标具有创新性

选择尿蛋白排泄指标、肾功能指标、中医症状、生存质量量表作为评价指标，可以更全面、更客观的反映益气养阴活血法综合诊疗方案的治疗效果，完善了中医药治疗糖尿病肾病疗效评价的体系。

4. 建立文献数据库

为糖尿病肾病临床前瞻性研究、建立具有临床确切疗效的诊疗方案提供文献依据，本项目还进行了相关文献研究，建立糖尿病肾病文献数据库系统，共收录相关糖尿病肾病文献摘要9000篇，大样本临床研究文献全文400篇。所有录入文献按与糖尿病肾病基础及临床研究相关性大小进行等级分类，归纳项目研究所需要的相关文献数据。该数据平台具备录入及按字段检索归类的双重功能。在国内行业同类研究中尚属首创。

三、人才培养情况

本项目培养科学学位硕士研究生1名，并培养北京中医药大学七年制骨伤专业硕士研究生2名，均已完成毕业论文并通过硕士论文答辩。

四、论文、专著情况（数量与水平）

1. 张宁，高云霞. 益气养阴活血法治疗糖尿病肾病减少 UAER 的临床研究. 北京中医药大学学报，2009，32（4）：18.
2. 张宁，李同侠，刘世巍，等. 益气养阴活血法综合治疗糖尿病肾病临床疗效观察. 第十二届全国中医糖尿病大会论文汇编，2010.

五、存在的问题与解决办法

本项目入组的病例多为糖尿病肾病3期患者。研究结果证实，本治疗方法可以有效控制蛋白尿及延缓肾功能进展，说明早期干预糖尿病肾病在整个病程进展中的特殊意义。下一步针对糖尿病4期和5期的患者可以进行大样本的临床深入研究，以观察在本治疗方法基础上辨证加减治疗糖尿病肾病终末期患者的临床疗效，进而不断优化糖尿病肾病各阶段中医药防治方案。

此外，对于糖尿病肾病终末期患者采用多种疗法结合，如内服外敷、内服灌肠结合，是否可以达到更好的临床疗效，进一步发挥中医特色疗法的优势，都是日后研究的方向。

参考文献

[1] 彭万年，罗仁. 糖尿病肾病研究. 北京：中国科学技术出版社，2006.
[2] 胡大一. 糖尿病与心血管疾病. 北京：人民军医

出版社，2005.

［3］吕仁和．糖尿病肾病临床研究述评．北京中医药大学学报，1994，（2）：2.

［4］李大钧．糖尿病肾病中医辨证论治．河北中医，2001，23（9）：682.

［5］程益春．糖尿病肾病证治体会．江苏中医药，2002，23（12）：1－3.

［6］盖灵芝．辨证治疗糖尿病肾病60例疗效观察．中华实用中西医杂志，2005，18（20）：1339.

［7］Bloomgarden ZT. International Diabetes Federation Meeting 1997. Type 2 diabetes cause and treatment. DiabetesCare, 1998, 2（5）：860－865.

［8］Mogensen CE. Management of early nephropathy in diabetics patients. Annu Rev Med, 1995, 46：79.

［9］吕仁和．糖尿病肾病中医药研究进展．中国中医药信息杂志，2000，7（5）：10.

［10］王明惠，刘启庭．糖尿病名医秘验绝技．北京：人民军医出版社，2005.

［11］唐红，徐蓉娟．血小板及纤溶活性与糖尿病肾病中医辨证分型关系研究．上海中医药杂志，2003，37（7）：19.

［12］成玉斌，罗仁．糖尿病肾病中医辨证分型荟萃分析．中国中医基础医学杂志，2000，6（5）：331.

［13］中华中医药学会．糖尿病中医防治指南．北京：中国中医药出版社，2007.

［14］吴敦序．中医基础理论．上海：上海科学技术出版社，1994.

［15］向红丁．糖尿病肾病的诊治．中国实用内科杂志，1993，13（11）：684.

［16］姚建，陈明道．糖尿病肾病及其早期防治．中华内分泌代谢杂志，2002，18（4）：330.

［17］张胜兰，张爱平，邢万佳，等．170例糖尿病肾病肾活检分析．中华糖尿病杂志，2005，13（1）：46－47.

［18］王玉琴，刘香．2型糖尿病伴发心血管疾病的防治．健康大视野医学分册，2006，6（6）：56.

［19］刘志红．糖尿病肾病．中华肾脏病杂志，2000，16：126－131.

［20］干正琦．2型糖尿病肾病与血脂的相关性分析．辽宁实用糖尿病杂志，2004，12：27－28.

［21］室谷嘉一．高血压性肾损害．日本医学介绍，2007，28（7）：301.

［22］李峰．化瘀利水法治疗糖尿病肾病中医临床机制分析．中国中西医结合肾病杂志，2005，6（11）：673.

［23］吕仁和，时振声．糖尿病肾病的中医诊治．北京中医，1989，8（2）：8－10.

［24］高彦彬，易京红．中医药辨治糖尿病肾病100例临床分析．中医杂志，1991，32（7）：31.

［25］林兰．糖尿病中西医结合论治．北京：北京科学技术出版社，1992.

［26］刘必成．糖尿病肾病早期尿微量白蛋白发生机制研究进展．2008年全国中西医结合肾脏病南京论坛论文汇编，2008.

［27］窦连军，冯林美，徐秀云．黄芪注射液对早期糖尿病肾病患者尿内皮素的影响．中国中西医结合杂志，2000，20（3）：215－216.

［28］郭红艳，张鹏霞，耿芹，等．山茱萸对衰老大鼠蛋白质非酶糖化及DNA损伤的影响．中国临床康复，2005，9（19）：136－137.

［29］中国人民解放军总后勤部卫生部．临床疾病诊断依据治愈好转标准．北京：人民军医出版社，1995.

［30］Ware JE. SF-36 Health Survey. Mannual and Interpretation Guide. Boston. MA：The Health Institute, 1993.

［31］姜宝印，许涛，廖玫改，等．SF-36量表在深圳市农村老年人中的应用．中国心理卫生杂志，2003，17（5）：291－293.

［32］张骏，何廷尉，罗德儒，等．SF-36评价中风患者生命质量的信度和效度．中国行为医学科学，2001，10（5）：416－419.

［33］梁执群，薛云珍，荆玉兰，等．SF-36评价2型糖尿病患者生存质量的研究．现代预防医学，2005，32（2）：98－100.

［34］Hedinger MA. Structure regulation and physiological role of urea transporters. Kidney Int, 1996, 49：1615.

［35］万长春，孟泽．糖尿病肾病早期诊断的实验室研究进展．临床检验杂志，1998，6（3）：186－187.

［36］Zeuw D, Remuzzi G, Parving HH. Proteinuria, a target for renoprotection in patients with type 2 diabetic nephropathy：lessons from RENAAL. Kidney Int, 2004, 65（6）：2309－2320.

［37］杜宏，唐政，陈惠萍，等．2型糖尿病肾病患者肾脏预后因素分析．中国医师杂志，2006，8（5）：652－653.

［38］The Control and Complication Trial Research Group. The effect of intensive treatment of diabetes on the development and progression of long-term complications in insulin depentment diabetes mellitus. N Engl Med, 1993：329－342.

［39］Prospective Diabetes Study（UPDS）Group. Intensive blood-glucose control with sulphony-lureas or insulin compared with conventional treatment and risk of complications in patients with type 2 diabetes. Lancet, 1998, 352：837－845.

［40］Passariello N, Sepe J, Marrazzo C, et al. Effects of aldose reductase inhibitors (tol-reatat) on urinary album in excretion rate and glomerular filtration rate IDDM subjects with nephro. Diabetes Care, 1993, 16 (5): 789.

［41］Grone HJ. Glomerular lipids in nonhereditary forms of glomerulopathy/glomerulonephritis. Nephrol Dial Transplant, 1999, 14: 1595 – 1598.

［42］Dominguce JH, Tang N, Xu W, et al. Studies of renal injury III: Lipid-induced nephropathy in type II. Kidey Int, 2002, 3: 196 – 198.

［43］Worth T, Newton W. Tight blood pressure control in type 2 diabetes. J Fam Prat, 1998Dec, 47 (6): 412 – 413.

［44］Radkin P. Risk factors for the development of complications of diabetic complications. J Diab Comp, 1994, 8: 195 – 200.

类风湿关节炎中医诊疗规范与疗效评价的研究

第一部分　基本信息

项目名称：类风湿关节炎中医诊疗规范与疗效评价的研究

项目编号：CACMS05Y008

项目性质：中医诊疗技术

项目负责人：房定亚　周彩云

项目组长单位：中国中医科学院西苑医院

项目完成人：房定亚　周彩云　唐今扬　潘　峥　马　芳　寇秋爱　李　斌

项目起止时间：2005年11月至2009年5月

第二部分　摘　要

一、研究目的

1. 建立类风湿关节炎（RA）中医诊疗方案。

2. 建立类风湿关节炎（RA）疗效评价方案。

二、研究内容

通过文献研究总结RA中医诊疗现状，总结清热解毒法在RA治疗中的地位，发现现阶段相关研究的不足。

总结名老中医房定亚教授诊治RA的经验，建立和完善RA活动期以"湿热毒痹"为病机关键的理论体系，强调清热解毒法在RA治疗中的应用。

通过回顾性研究，总结RA活动期临床证候分布规律、证候特点，发现其诊疗规律，形成初步诊疗方案。

通过前瞻性研究，验证诊疗方案的有效性、安全性、可操作性和可重复性。

在回顾性研究和前瞻性研究的基础上，总结RA中医诊疗方案及中西医疗效评价方案，便于临床推广。

三、研究结论

1. 文献研究

RA 发病以正气虚弱，风、寒、湿、热外袭为病因；以本虚标实、因虚致瘀为基本病理；以补肾活血、补肾祛寒、调和营卫、活血通络、利湿通络等为常用的治法。辨证论治、分期论治、经方论治、验方治疗、单味药治疗和外治法则突出了中医药治疗类风湿的灵活性，也暴露出类风湿中医诊疗规范与疗效评价的标准化尚显不足。

RA 活动期热毒湿瘀互阻的病机已被越来越多的医家所认识，以清热解毒为主的治疗方法在临床广泛应用，疗效肯定。同时，RA 活动期诊断标准及疾病疗效判定标准需要统一与更新；而以经典 DMARDs 作为参照物的对比性研究和评价亟待补充。

2. 名老中医经验总结

房定亚教授认为，RA 属于中医"痹证"范畴，而其活动期则属于"湿热痹"范畴。同时，RA 活动期具有发作上的暴戾性、治疗上的顽固性和进展上的侵蚀性，其病因病机、临床表现具有毒邪的致病特点，实属"湿热毒痹"。在治疗方面，强调清热解毒法在治疗全程中的重要性，创制验方"四妙消痹汤"，疗效显著。

3. 回顾性病例研究

通过对 289 例 RA 证候分布及辨证治疗的回顾性研究，发现 RA 活动期以湿热痹阻证（58.1%）和热毒痹阻证（28.0%）最为常见，且此两种证型在关节炎体征、全身症状、舌象及脉象表现方面有较高的相似性，在治则治法及方药使用方面有显著相关性，即以四妙勇安汤加减化裁（四妙消痹汤）占绝大比例（77.5%），以上情况反映出 RA 活动期"湿热毒痹"的病机关键。单味药中，以银花、玄参、当归、生甘草、川萆薢、豨莶草、威灵仙、白花蛇舌草、虎杖、汉防己、山慈菇、蜈蚣出现频率最高，提示了治疗中以清热解毒、利湿消肿、活血止痛为主要治法。

4. 制定临床研究方案

文献研究、老中医经验总结及回顾性研究结果相互参照，反映出 RA"湿热毒痹"的证候特点，说明 RA"湿热毒痹"理论是我科室治疗 RA 活动期的特色理论基础，而以清热解毒法（四妙消痹汤）治疗 RA"湿热毒痹证"正是我课题组治疗 RA 的优势所在。为突出中医特色优势，从观察中药对 RA 活动期疗效角度出发，临床研究只入选观察"湿热毒痹证"组，治疗组采用"四妙消痹汤"加减，疗程 12 周；考虑到脱落因素，入选 120 例（治疗组、对照组各 60 例）。

5. 临床研究

临床研究纳入患者 120 例，完成观察患者 103 例。PP 分析显示，治疗组（52 例）中、西医疗效均优于对照组（51 例）（92.3% vs 70.6% 及 86.5% vs 62.7%，$P < 0.05$）。在改善患者症状、体征，降低中医证候积分、DAS28 积分及远期疗效方面，治疗组较对照组有一定优势。治疗组起效时间较短（5.31 ± 0.36 周 vs 8.28 ± 0.45 周，$P < 0.05$），而不良反应发生率较低（6.7% vs 43.3%，$P < 0.05$）。研究结果表明，四妙消痹汤可综合改善 RA 活动期"湿热毒痹证"患者的关节及全身病变和实验室指标，在改善临床症状、体征等方面较对照组（甲氨蝶呤）有一定优势，且起效早，无显著毒副作用。四妙消痹汤治疗 RA 活动期"湿热毒痹证"，是理论完备、技术成熟、疗效可靠、易于掌握的治疗方案，适于在临床推广。

6. 总结 RA 中医诊疗方案以及中西医疗效评价方案

"湿热毒痹证"多见于 RA 活动期，治以清热解毒，利湿通痹，采用四妙消痹汤加减治疗。肝肾不足证、气血两虚证多为 RA 晚期相兼证型，治以补益肝肾，益气养血，独活寄生汤加减治疗。寒湿痹阻证治以散寒除湿，通痹止痛，蠲痹汤加减治疗。瘀血痹阻证治以活血逐瘀，通络止痛，血府逐瘀汤或补阳还五汤加减治疗。肾气虚寒证治以补肾驱寒，温阳通痹，二仙汤加减治疗。寒热错杂证治以祛风散寒，清热除湿，桂枝芍药知母汤加减治疗。

中医疗效评价应细化症状体征观察项目，如本研究涉及 18 个中医症状体征，规定评分标准及单个症状体征疗效标准，并引入"起效时间"评价项目，以中医证候积分为基础进行治疗前后的疗效评价。中医整体疗效评价标准参照《中药新药治疗 RA 的临床研究指导原则》

（2002）拟定。

西医疗效评价强调实验室指标与患者自评及相关症状体征相结合、近期疗效指标与远期疗效指标相结合的综合评价方案，如本研究涉及8个主要症状体征、3项理化检查及3项远期

疗效指标，以DAS28积分为基础进行治疗前后的疗效评价，西医整体疗效评价标准参照欧洲风湿病防治联合会（EULAR）判定标准（The EULAR response criteria using the DAS28）。

第三部分　文献研究与回顾性研究

一、文献研究

1. 资料与方法

以中国知网（www.cnki.net）所收载的1994~2005年的文献数据库为检索源，关键词以"类风湿"、"痹症"、"尪痹"检索词，摘要中以"中医"、"中药"、"辨证论治"为检索词。选择临床类文章600余篇进行整理和研究分析，总结RA中医诊疗现状，并结合我科室治疗RA活动期的优势所在，进行文献研究。

以中国知网（www.cnki.net）所收载的1994~2008年的文献数据库为检索源，关键词以"类风湿"、"活动期"、"清热"、"解毒"、"毒热"为检索词。选择临床类文章72篇进行整理和研究分析，总结清热解毒法在RA治疗中的地位，发现现阶段相关研究的不足。

2. 结果

（1）病因病机方面

普遍认为类风湿的病位外在关节经络，内舍肝肾诸脏，正气虚弱，风、湿、寒、热、痰、瘀诸邪痹阻为其基本病理，病理性质为因虚致瘀，本虚标实。关于本虚，主要认为肝肾不足，气血亏虚为主，但所受外邪，则有寒湿与热毒的不同认识。而痰浊、瘀血则是该病的共同转归。此外，有观点认为类风湿是络病的代表病症；类风湿活动期始终有毒邪的存在。

（2）治法方面

中医采用补肾活血、补肾祛寒、调和营卫、活血通络、健脾益肾、解毒利湿、解毒通络、通畅络脉、温通经络等治疗方法。此外，辨证论治、分期论治、经方论治、验方治疗、单味药治疗和外治法则突出了中医药治疗类风湿的灵活性，形成"RA中医药治疗的现代研究"

综述。

积极有效地控制RA活动期是解除患者痛苦，改善生活质量，阻止病情进展的关键。目前，RA活动期热毒湿瘀互阻的关键病机已被越来越多的医家所认识，以清热解毒为主的治疗方法在临床广泛应用，疗效肯定。初步研究显示，该法可以抗感染、抗炎镇痛、调节人体免疫功能。形成"清热解毒法治疗RA活动期研究进展"综述。

3. 讨论与结论

近年来，中医药治疗RA的方法极多，疗效也在不断提高，但还存在一些有待提高与完善的问题。如未确立统一的辨证分型标准和疗效判定标准，影响了中医治疗的可比性、科学性及其评价。今后应在统一的标准下，严格科研设计，并进行有关药理、毒理等实验研究，以促进中医药治疗RA的进一步发展；治疗方法上应进一步探索治疗规律，完善辨证论治与单方验方的治疗，并按此思路逐步开发出新的、简便的中药新剂型，进一步发挥中医药治疗的独特优势。

同时应该认识到，RA活动期诊断标准及疾病疗效判定标准的统一与更新是今后清热解毒法治疗RA活动期的临床研究的前提；而以经典DMARDs作为参照物的对比性研究和评价亟待补充。清热解毒法治疗RA远期疗效尚需中药剂型的改善和长期的临床观察。清热解毒法治疗RA活动期疗效机理而有待借助现代医学的进步进行更为深入的研究和探讨。

二、回顾性研究

1. 资料与方法

根据相关纳入标准与排除标准，通过回顾

1999 年至 2005 年期间在中国中医科学院西苑医院风湿免疫科住院的 RA 患者病历，从中筛选出 289 例符合本研究需要的病历，应用统计分析及数据挖掘技术进行整理。其中，RA 西医诊断标准参照"1987 年美国风湿病学会 RA 诊断标准"，中医证候诊断标准参照《中药新药治疗 RA 的临床研究指导原则》拟定。观察内容包括一般资料、病史资料、症状体征、中医证候、实验室检查、中医辨证、中医治疗等。计量资料采用"均值±标准差"进行描述，采用独立样本 t 检验或非参数检验比较组间差异。计数资料采用"频数（构成比）"进行描述，采用卡方检验或非参数检验比较组间差异。

2. 结果

（1）一般情况及合并症

289 例患者中，男性 55 人，占 19.0%，女性 234 人，占 81.0%，两者比例约 1：4，符合 RA 发病规律。年龄分布范围 10～80 岁（52.02±13.679 岁）。病程分布范围 36.00（1，420）个月。合并继发干燥综合征占 6.2%，合并继发性肺间质病变占 5.2%，合并其他结缔组织病占 2.8%。

（2）中医证候分布

发现 8 个主要证型。其中湿热痹阻证最多，共 168 例，占 58.1%；其次为热毒痹阻证，共 81 例，占 28.0%；肝肾阴虚证，共 18 例，占 6.2%；寒湿痹阻证共 9 例，占 3.1%；瘀血痹阻证 5 例，占 1.7%；肾气虚寒证共 3 例，占 1.0%；寒热错杂证，共 3 例，占 1.0%；气血不足证共 2 例，占 0.7%。

（3）证候比较

8 个主要证型组间性别、年龄、病程及血沉、IgG、IgA、CRP、RF、PLT、IgM 等实验室指标无明显差异。各中医证型关节炎体征、全身表现、舌质舌苔、脉象均符合本证型基本特征，与中医证候诊断标准相符程度较高。其中，热毒痹阻证与湿热痹阻证在疼痛性质、加重诱因、关节发红、关节扪热、皮下结节、关节畸形、发热、面赤、皮疹、口渴、咽痛、汗多、大便干、小便黄、舌质红、脉象滑数或弦数等方面有较高的相似性。此外，肝肾阴虚证及气血不足证两个证型多为 RA 晚期相兼证型，其临床表现有一定相关性。

（4）处方总体情况

成方化裁及自拟方共有 15 种：四妙勇安汤（77.5%），桂枝芍药知母汤（2.4%），鸡鸣散（4.5%），四神煎（0.7%），犀角地黄汤（0.3%），自拟方（2.4%），补阳还五汤（0.7%），大柴胡汤（0.3%），独活寄生汤（4.5%），二仙汤（1.0%），六君子汤（1.0%），六味地黄（1.4%），生脉饮（0.3%），四物汤（0.3%），血府逐瘀汤（2.4%）。

（5）单味药总体情况

共应用单味药 198 种。其中，在总处方中出现频率超过 10% 的有：当归（85.5%），银花（82.7%），生甘草（82.7%），玄参（80.6%），山慈菇（58.8%），蛇舌草（56.1%），白芍（48.8%），蜈蚣（47.1%），豨莶草（44.1%），川革薢（39.8%），虎杖（35.3%），威灵仙（32.5%），汉防己（29.8%），生黄芪（25.6%），石斛（20.4%），青风藤（19.7%），川牛膝（19%），生地（18.3%），鹿衔草（17%），葛根（14.9%），鸡内金（14.2%），土茯苓（13.1%），北沙参（11.4%），赤小豆（10.7%）。

（6）辨证用方情况

本研究观察 8 个证型辨证用方情况。

①热毒痹阻证

治法：清热解毒，利湿通痹。

方药：四妙勇安汤加减。

②湿热痹阻证

治法：清热解毒，利湿通痹。

方药：四妙勇安汤加减。

③寒湿痹阻证

治法：散寒除湿，通痹止痛。

方药：鸡鸣散加减。

④肾气虚寒证

治法：补肾驱寒，温阳通痹。

方药：二仙汤加减。

⑤肝肾阴虚证

治法：补益肝肾。

方药：独活寄生汤加减。

⑥瘀血痹阻证

治法：活血逐瘀，通络止痛。

方药：血府逐瘀汤或补阳还五汤加减。

⑦寒热错杂证

治法：祛风散寒，清热除湿。

方药：桂枝芍药知母汤加减。

⑧气血不足证

治法：益气养血。

方药：六君子汤合四物汤加减。

（7）四妙消痹汤药味分析

分析热毒痹阻证和湿热痹阻证的治疗主方"四妙勇安汤加减方"，发现其主要组成药味为：金银花（99.1%），玄参（99.6%），当归（99.1%），生甘草（96.9%），白花蛇舌草（67.4%），山慈菇（69.2%），豨莶草（46.9%），虎杖（43.7%），土茯苓（44.7%），白芍（46.4%），威灵仙（35.7%），川萆薢（44.8%），汉防己（43.5%），生地（14.7%），蜈蚣（51.8%）、白术（12.5%）等。其药物组成为我科室房定亚教授RA活动期经验方"四妙消痹汤"主要组成成分，其药物常用量如下：

金银花30g	当归20～30g
玄参20～30g	生甘草10g
白花蛇舌草20～30g	山慈菇6～9g
豨莶草30g	虎杖10～15g
土茯苓20～30g	白芍20～30g
威灵仙15～20g	萆薢20～30g

加减变化：湿重者加汉防己20～30g，阴虚者加生地15～20g，关节疼痛明显者加蜈蚣2条，脾胃虚弱者加白术10g。

3. 讨论与结论

（1）一般情况

本研究所纳入的RA患者性别分布、年龄分布、病程及合并症符合RA发病规律。

（2）证候分布

发现8个主要证型，分别为湿热痹阻证（58.1%），热毒痹阻证（28.0%），肝肾不足证（6.2%），寒湿痹阻证（3.1%），瘀血痹阻证（1.7%），肾气虚寒证（1.0%），寒热错杂证（1.0%），气血两虚证（0.7%）。其中，湿热痹阻证、热毒痹阻证两组之和达到总回顾病例数的86.1%。以上情况反映出RA"湿热毒痹"的病机特点。

（3）证型特点

热毒痹阻证与湿热痹阻证在关节炎体征、全身症状、舌象舌苔及脉象表现方面有较高的

相似性。肝肾阴虚证及气血不足证两个证型多为RA晚期相兼证型，临床表现有一定相关性。

（4）证候比较

8个主要证型组间性别、年龄、病程及实验室指标方面无明显差异。

（5）辨证治疗

中药汤剂以四妙勇安汤加减化裁（四妙消痹汤）占绝大部分比例（77.5%）。此外，桂枝芍药知母汤、补阳还五汤、血府逐瘀汤、二仙汤、鸡鸣散、四神煎使用频率较高，功效主要以解毒除湿、活血化瘀、调和阴阳、补益肝肾为主，提示了RA住院患者中以湿热毒痹、瘀血阻络、阴阳失调、肝肾亏虚的证型为主。单味药中，以银花、玄参、当归、生甘草、川萆薢、豨莶草、威灵仙、白花蛇舌草、虎杖、汉防己、山慈菇、蜈蚣出现频率最高，提示了治疗以清热解毒、利湿消肿、活血止痛为主要治法。

（6）方药特点

热毒痹阻证和湿热痹阻证因为证候特点类似，在治则治法及方药使用方面有显著相关性，故均可采用四妙勇安汤加减治疗。此外，肝肾阴虚证及气血不足证两个证型多为RA晚期相兼证型，其证候特点也有一定相关性。此外，在独活寄生汤药味中包含四君子汤及四物汤（无白术），故在选方用药方面亦可相互借鉴，均采用独活寄生汤治疗。

（7）四妙消痹汤

分析热毒痹阻证和湿热痹阻证治疗主方"四妙勇安汤加减方"，发现其主要组成药味为：金银花、玄参、当归、生甘草、白花蛇舌草、山慈菇、豨莶草、虎杖、土茯苓、白芍、威灵仙、川萆薢、汉防己、生地、蜈蚣、白术等。其药物组成为我科室房定亚教授RA活动期经验方"四妙消痹汤"主要组成成分，总结了其常用量及加减法。

三、专家组对研究病种的论证概述

通过回顾性研究对于RA证候分布及辨证治疗特点的分析发现：湿热痹阻证（58.1%）和热毒痹阻证（28.0%）占病例总数86.1%，并且在关节炎体征、全身症状、舌象舌苔及脉象表现方面有较高的相似性，处方用药特点类

似（四妙消痹汤加减），结合文献研究结果和我院老中医经验总结，反映出 RA"湿热毒痹"的证候特点，说明 RA"湿热毒痹"理论，是我科室治疗 RA 活动期的特色理论基础，而以清热解毒法治疗"湿热毒痹证"RA 正是我课题组治疗 RA 的优势所在。为突出中医特色优势，从观察中药对 RA 活动期疗效角度出发，于 2007 年 2 月 6 日进行专家论证会，建议临床研究可以结合"湿热痹阻证"和"热毒痹阻证"辨证依据，只入选观察"湿热毒痹证"组，考虑到脱落因素，建议入选 120 例（治疗组、对照组各 60 例）。根据计划任务书要求，结合回顾性研究结果，修订中医治疗方案，治疗组采用我科室特色治疗方案"四妙消痹汤"加减，规定加减变化的药味。研究目标重点在于 RA 活动期的治疗，规定疗程为 3 个月。

四、老专家经验的挖掘、整理、继承概述

房定亚，中国中医科学院西苑医院主任医师，教授，博士研究生导师。行医 40 余载，长期致力于风湿免疫性疾病医疗、教学及科研工作，受聘为西苑医院风湿免疫科学术带头人，尤其擅长治疗类风湿关节炎。房师在临证中不拘泥于古法，汇通中西医病理药理，融汇新知，学术多有发挥。临证时提倡辨病与辨证相结合，善于总结卓有疗效的专方专药，用于临床，效果显著。

1. 病因病机

RA 以其关节疼痛、酸楚、肿胀、重着、屈伸不利、畸形等表现，属于中医"痹证"范畴。痹之成因，遵《素问·痹论》"风寒湿三因致痹"之说者十之七八，言"热"者间或有之。房定亚教授认为，RA 活动期关节症状、全身症状及舌脉表现多呈明显的湿热征象，显然与"风寒湿痹"不同，而属于"湿热痹"范畴。再者，RA 活动期病势急、病情重；较快深入骨骼，侵蚀骨质而致关节畸形；病情顽固，治疗较为棘手，故 RA 活动期具有发作上的暴戾性、进展上的侵蚀性与治疗上的顽固性。因此，房定亚教授认为 RA 活动期亦与一般的湿热痹有所不同，其病因病机、临床表现已经超出了一般湿热邪气致痹的特征，而具有毒邪致

病的特点，实属湿热毒邪为患，故认为"湿热毒痹"是 RA 活动期的病机关键。

2. 治则治法

房定亚教授认为 RA 活动期病情急迫，治疗应遵循"急则治标"的原则，结合本病湿热毒痹的病机特点，治法应以清热解毒、利湿通痹为主，辅以柔筋利节、活血止痛之法，临证时可根据湿、热、毒邪的偏重选择药味，并根据阴虚、脾虚等兼夹随证加减，固护正气。此外，房定亚教授治疗 RA 提倡"辨病与辨证相结合"，认为 RA 本质是湿热毒邪为患，少有自愈倾向，即便在 RA 缓解期，邪毒深伏，成为宿根，亦难以尽除。因此，"清热解毒"必须贯穿于 RA 治疗的全过程，有利于巩固疗效，防止病情复发。故"清热解毒法"实为 RA"标本兼治"之法，在 RA 缓解期治疗中亦不可偏废。

3. 专病专方

根据房定亚教授经多年临床经验总结，创制验方"四妙消痹汤"，成为 RA 活动期治疗之专病专方，疗效显著。方药组成：金银花 30g，当归 20g，玄参 20g，生甘草 10g，白花蛇舌草 30g，山慈菇 9g，豨莶草 30g，虎杖 15g，土茯苓 20g，白芍 30g，威灵仙 20g，萆薢 20g。湿重者加汉防己 20g，阴虚者加生地 20g，痛甚者加蜈蚣 2 条，脾胃虚弱者加白术 10g。

四妙消痹汤由四妙勇安汤加味而成。四妙勇安汤出自清初陈士铎编述的《石室秘录》，后为清末鲍相敖所著的《验方新编》收藏，具有清热解毒、活血养血、通络止痛之功效，主治火毒内蕴、血行不畅、瘀阻经脉之证。原书主要用于治疗手足远端的热毒型脱骨疽，现被广泛用于治疗血栓闭塞性脉管炎、动脉血栓性坏疽等各类周围血管疾病，现代中药药理研究提示其复方和单药具有明显的抗炎、免疫调节、抑制血管通透性、保护血管内皮细胞等作用。

房定亚教授认为，现代医学关于疾病病理及中药药理的研究，可以帮助我们认识疾病本质，探索治疗切入点，拓宽用药思路，提高治疗效果。20 世纪 80 年代，英格兰风湿病学家 P. A. Bacon 教授的研究显示：RA 患者体表和内脏的血管都发生炎性或坏死性改变，而且是其主要病理变化之一。房定亚教授结合此研究成果，认为 RA 活动期湿热毒痹，舍于关节，灼

伤血脉的病机与 RA 关节滑膜慢性炎症及系统性血管炎的病理特征相合；而四妙勇安汤功能清热解毒，活血止痛，对于湿热毒痹阻，灼伤血脉的病机具有很强的针对性；且该方现代药理免疫调节机制又为其用于治疗 RA 提供了充分的理由，故将外科治疗血管病常用的四妙勇安汤加味治疗 RA，临证取效甚捷。

五、初步诊疗方案概要

1. 概述

中医古籍中无 RA 称谓，但根据其关节疼痛、肿胀、重着、屈伸不利等表现，实属中医"痹证"、"历节"范畴，近代亦有学者据其关节变形的表现而称其为"尪痹"。其主要病机为素体正气不足，外感风、寒、湿、热、毒邪，痹阻关节而致关节肿痛，晚期痰瘀内生，气血亏耗而致关节变形，脏腑受损。病位主要在关节、筋骨、肌肉，晚期累及脏腑。一般病初以邪实为主，久病则多属正虚邪恋或虚实夹杂。临床辨证论治常分为热毒痹阻证、湿热痹阻证、寒湿痹阻证、痰瘀互结证、气血两虚证、肝肾不足证 6 个证型。

2. 辨证治疗

（1）热毒痹阻证

主证：多见于 RA 活动期，来势较急，关节红肿灼热疼痛，疼痛剧烈，痛不可触，触之发热，关节活动受限、不能屈伸，晨僵，伴发热，汗多，壮热烦渴，面赤咽痛，溲赤便秘，舌红，苔黄或黄腻，脉滑数。

治法：清热解毒，活血通络。

方药：四妙消痹汤加减。

（2）湿热痹阻证

主证：多见于 RA 活动期，关节红肿热痛，尤以四肢小关节为甚，肢体困重，晨间僵硬，皮下结节，发热、口渴不欲饮，烦闷不安，溲黄，舌质红苔黄腻，脉濡数或滑数。

治法：清热祛湿，宣痹通络。

方药：宣痹汤加减。

（3）寒湿痹阻证

主证：一个或多个小关节或对称性肿胀疼痛，局部怕冷，遇寒疼痛加剧，得温则舒，形寒肢冷，无汗或少汗，或伴低热，小便清长，大便正常，舌质淡，苔薄白而滑，脉沉迟或沉紧。

治法：温阳散寒，祛风除湿，通络止痛。

方药：蠲痹汤加减。

（4）痰瘀互结证

主证：关节漫肿日久，僵硬变形，屈伸受限，疼痛固定，痛如锥刺，昼轻夜重，口干不欲饮。舌质紫暗，苔白腻，脉细涩或细滑。

治法：活血祛瘀，化痰通络。

方药：身痛逐瘀汤合二陈汤加减。

（5）气血两虚证

主证：多见于 RA 缓解期，痹证日久不愈，骨节酸痛，时轻时重，而以屈伸时为甚，或筋肉时有惊掣跳动，面色少华，心悸，气短，乏力，舌质淡，苔薄白或白，脉濡弱或细弱。

治法：益气养血，通络祛邪。

方药：三痹汤加减。

（6）肝肾不足证

主证：多见于 RA 缓解期，关节肿胀冷痛昼轻夜重，肢体关节变形，或关节强直，筋腱僵硬，肌肉萎缩，腰膝酸软，下肢乏力，足跟疼痛，畏寒喜暖，手足不温，面白无华，自汗多，齿松或脱落，小便频数，舌质淡，苔薄白或白滑，脉沉细弱。

治法：益肝肾、补气血、搜风通络。

方药：独活寄生汤加减。

第四部分 临床研究

一、研究目的

类风湿关节炎（RA）是一种常见的高致残性的风湿免疫病。在 RA 活动期，滑膜炎症活跃，关节软骨、软骨下骨破坏加速，因此应积极控制。中医药具有安全、有效、副作用少等特点，在 RA 活动期治疗中独具优势。我们结合名老中医房定亚教授多年的临床经验，针对

RA 活动期湿热毒痹的病机特点，制定了清热解毒、利湿通痹的主要治法，通过对所拟方剂四妙消痹汤的临床研究，验证清热解毒法对 RA 活动期湿热毒痹证的疗效及安全性，确立该疗法在治疗 RA 活动期的优势地位。

二、资料和方法

1. 研究对象

研究对象共 120 例，均来自中国中医科学院西苑医院门诊及病房。纳入病例均符合 1987 年美国风湿病学会（ACR）RA 分类标准、欧洲风湿病防治联合会（EULAR）RA 活动期诊断标准及中医"湿热毒痹证"的诊断标准。将全部病例随机分为两组：观察组 60 例，对照组 60 例。实际完成观察者 103 例，治疗组 52 例，对照组 51 例，脱落 17 例，脱落率为 14.2%。

2. 观察内容

记录治疗前后中医证候及西医疾病改善情况，包括中医症状体征及中医证候积分；主要临床症状体征、理化检查及 DAS28 积分；远期疗效性指标：X 线分期、HAQ 及 QOL。分析有效率、起效时间及安全性。

3. 试验方法

（1）治疗方法

①治疗组：四妙消痹汤治疗。

四妙消痹汤：金银花 30 克、当归 20 克、玄参 20 克、生甘草 10 克、白花蛇舌草 30 克、山慈姑 9 克、豨莶草 30 克、虎杖 15 克、土茯苓 20 克、白芍 30 克、威灵仙 20 克、萆薢 20 克。

加减：湿重者加汉防己 20 克，阴虚者加生地黄 20 克，关节疼痛明显者加蜈蚣 2 条，脾胃虚弱者加白术 10 克。

用法：水煎服，每日 1 剂，1 日 2 次，连续用药。

②对照组：甲氨蝶呤 10mg/次，每周 1 次，口服。

③疗程：治疗组和对照组疗程均为 12 周。

（2）观察指标

①疗效性指标

a. 中医症状体征（18 项）及中医证候积分：关节疼痛，关节肿胀，关节压痛，关节屈伸不利，关节发热，关节发红，晨僵，发热，口渴，汗出，面色红赤，咽痛，大便干，小便黄，舌红，苔黄，苔腻，脉数。

b. 主要临床症状体征（8 项）、理化检查（3 项）及 DAS28 积分：关节压痛数，关节肿胀数，双手平均握力，关节功能分级，15 米步行时间，晨僵时间，关节疼痛 VAS 评分，患者总体健康评估 VAS 评分；血沉（ESR）、类风湿因子（RF），C 反应蛋白（CRP）。

c. 远期疗效性指标：X 线分期、健康状况问卷（HAQ）及生存质量（QOL）。

d. 患者起效时间（周）。

②安全性指标

a. 体格检查。

b. 血、尿、便常规。

c. 肝功、肾功检查。

d. 心电图检查。

e. 症状性不良反应：皮疹，头痛，腹泻，口炎，胃痛，纳呆，便秘，恶心，胸闷，腹胀，脱发。

（3）主要指标记分法

中医症状体征分级量化、关节压痛数、关节肿胀数、关节功能分级、X 线分期采用《中药新药治疗 RA 的临床研究指导原则》。疼痛评分采用 10cm 目测尺，患者总体健康评估采用 100mm 目测尺。

4. 疗效判定标准

中医证候疗效判定标准采用《中药新药治疗 RA 的临床研究指导原则》判定标准。

疾病疗效判定标准采用基于 DAS28 积分的欧洲风湿病防治联合会（EULAR）判定标准。

5. 统计方法

计量资料采用"均值 ± 标准差"进行描述，采用配对样本 t 检验或非参数检验比较组内治疗前后差异，采用独立样本 t 检验或非参数检验比较组间治疗前后变化的差异。计数资料采用"频数（构成比）"进行描述，采用卡方检验或非参数检验比较组间有效性及安全性的差异。采用生存分析（Kaplan-Meier 法）计算和比较平均起效时间。

三、结果

1. 两组基线比较

两组患者在人口学资料、治疗情况、疾病

情况、生活质量等方面进行比较，无显著统计学意义（P＞0.05），具有可比性。

2. 中医证候疗效比较

总有效率：治疗组为 92.3%，对照组为 70.6%，具有统计学意义（P＜0.05），治疗组疗效优于对照组。

愈显率：治疗组为 44.2%，对照组为 17.6%，具有统计学意义（P＜0.05），治疗组疗效优于对照组。

有效率（按无效、有效、显效、临床痊愈）：治疗组为 7.7%、48.1%、34.6%、9.6%，对照组为 29.4%、52.9%、15.7%、2.0%，具有统计学意义（P＜0.05），治疗组疗效优于对照组。

3. 中医证候积分比较

治疗组和对照组的中医证候积分均较治疗前时积分减少，且具有统计学意义（P＜0.05）。两组治疗前后的差值比较，具有统计学意义（P＜0.05），治疗组差值大于对照组。

4. 中医症状、体征比较

治疗组和对照组18项中医症状、体征得分均较治疗前减低。两组晨僵、关节疼痛、关节肿胀、关节压痛、关节屈伸不利、关节发热、口渴、汗出、面色红赤、大便干、小便黄、舌红、苔黄、苔腻治疗前后得分变化情况（均为减分）比较，具有统计学意义（P＜0.05），治疗组减分大于对照组；两组关节发红、发热、咽痛、脉数治疗前后得分变化情况（均为减分）比较，不具有统计学意义（P＞0.05），治疗组与对照组相当。

5. 疾病疗效比较

总有效率：治疗组为 86.5%，对照组为 62.7%，具有统计学意义（P＜0.05），治疗组疗效优于对照组。

显效率：治疗组为 32.7%，对照组为 7.8%，具有统计学意义（P＜0.05），治疗组疗效优于对照组。

有效率（按无效、有效、显效）：治疗组为 13.5%、53.8%、32.7%，对照组为 37.3%、54.9%、7.8%，具有统计学意义（P＜0.05），治疗组疗效优于对照组。

6. DAS28 积分比较

治疗组和对照组 DAS28 积分均较治疗前时积分减少，且具有统计学意义（P＜0.05）。两组治疗前后差值比较，具有统计学意义（P＜0.05），治疗组差值大于对照组。

7. 主要临床症状、体征比较

治疗组和对照组 8 项主要临床症状、体征（除对照组关节功能外）均较治疗前明显改善，具有统计学意义（P＜0.05）。两组晨僵时间、关节压痛数、关节肿胀数、双手平均握力、关节疼痛 VAS 评分、患者总体健康评估 VAS 评分治疗前后差值比较，具有统计学意义（P＜0.05），治疗组差值大于对照组；两组关节功能分级、15 米步行时间治疗前后差值或减分情况比较，不具有统计学意义（P＞0.05），治疗组与对照组相当。

8. 主要理化指标比较

治疗组治疗前后 ESR、CRP 差别具有统计学意义（P＜0.05），而 RF 差别不具有统计学意义（P＞0.05）。对照组治疗前后 ESR、CRP、RF 差别均不具有统计学意义（P＞0.05）。两组 ESR、CRP、RF 治疗前后差值比较，不具有统计学意义（P＞0.05），治疗组与对照组相当。

9. 远期疗效指标比较

治疗前后，两组 X 线分期变化情况比较，不具有统计学意义（P＞0.05），治疗组 X 线分期改善情况与对照组相当。两组治疗后 HAQ、QOL 均较治疗前好转，具有统计学意义（P＜0.05）。两组 HAQ、QOL 治疗前后差值比较，治疗组差值均大于对照组，具有统计学意义（P＜0.05），治疗组对于 HAQ、QOL 改善优于对照组。

10. 平均起效时间比较

治疗组平均起效时间为 5.308 周，较对照组 8.275 提前，二者比较具有统计学意义（P＜0.05）。

11. 安全性比较

两组便常规、肾功能均未发现不良反应出现。治疗组有 11 人发生不良反应，所有不良反应中仅 1 人考虑与治疗药物肯定有关，4 人可能有关，8 人在继续治疗过程中缓解，所有不良反应均未导致患者退出研究。对照组有 27 人发生不良反应，其中 16 人考虑与治疗药物肯定有关，10 人可能有关，22 人在继续治疗过程中恢复，3 人因不良反应导致退出研究。两组不良事件发生率比较，具有统计学意义（P＜0.05）。

四、讨论

本研究共观察 103 例 RA 活动期患者，严格按照纳入标准分为观察组与对照组，对治疗效果予以探讨。临床研究表明，组内比较两组均可以有效地改善患者的关节症状及功能，实验室检查有一定改善；组间比较治疗组在改善临床症状、体征等方面较对照组有一定优势，且起效早，无显著毒副作用。

结合 RA 活动期病理特点，对其病因、病机、治则治法、方药等方面进行了系统探讨，认为湿热毒痹是活动期 RA 的病机关键。结合

临床实践与研究提出了清热解毒、利湿通痹，辅以柔筋利节、活血止痛的治疗方法，并验证其较好的临床疗效，文献研究和临床研究相互印证，说明对 RA 活动期湿热毒痹病机的认识是正确的，制定相应的以清热解毒为主的治疗方法是安全有效的，确立了该疗法在治疗 RA 活动期的优势地位。

结合文献研究认为，中医理论上以清热解毒、利湿通痹、柔筋利节、活血止痛为治法，现代药理上发挥抗感染、抗炎镇痛、免疫调节功能，可能是清热解毒法（四妙消痹汤）治疗 RA 活动期取效的主要机制。

第五部分 研究结论、成果及优势评价

一、中医优势分析及评价

类风湿关节炎（RA）是一种常见的风湿免疫病，其活动期的治疗十分关键。目前，现代医学对 RA 活动期的治疗仍存在不足。DMARDs 控制 RA 病情起效需要较长时间，且具有较多禁忌及不良反应。肾上腺糖皮质激素虽起效迅速，但由于对血糖、血脂、血压、骨量、电介质等方面的影响，临床应用中常受到限制，也往往不易被患者所接受。生物制剂由于费用昂贵，目前尚未在临床广泛应用。可见西药治疗起效时间长，副作用多，费用高，患者依从性差，常因各种情况而停药，不利于 RA 病情长期稳定的控制。

中医药具有安全、有效、副作用少等特点，在 RA 活动期治疗中独具优势，受到广大 RA 患者的欢迎，患者依从性好。因此，根据 RA 活动期患者的病机特点，发掘、验证中医药治疗 RA 活动期卓有疗效的治法、方药，使其在临床中得以推广，对控制 RA 顽疾具有积极意义。

我们结合名老中医房定亚教授多年的临床经验，认为湿热毒痹是 RA 活动期的病机关键，并针对性地制定了清热解毒，利湿通痹的主要治法，通过对所拟方剂四妙消痹汤的临床研究，验证清热解毒法对 RA 活动期疗效及安全性，确立该疗法在治疗 RA 活动期的优势地位。

临床研究纳入患者 120 例，完成观察患者 103 例。PP 分析显示，治疗组（52 例）中、西医疗效均优于对照组（51 例）（92.3% vs 70.6% 及 86.5% vs 62.7%，$P < 0.05$）。在改善患者症状、体征，降低中医证候积分、DAS28 积分以及远期疗效方面，治疗组较对照组有一定优势。治疗组起效时间较短（5.31 ± 0.36 周 vs 8.28 ± 0.45 周，$P < 0.05$），而不良反应发生率较低（6.7% vs 43.3%，$P < 0.05$）。研究结果表明，四妙消痹汤可综合改善 RA 活动期"湿热毒痹证"患者的关节及全身病变和实验室指标，在改善临床症状、体征等方面较对照组（甲氨蝶呤）有一定优势，且起效早，无显著毒副作用。

以上研究表明，四妙消痹汤治疗 RA 活动期"湿热毒痹证"，是理论完备、技术成熟、疗效可靠、易于掌握的治疗方案，适于在临床推广。

二、技术、方法的创新分析

本研究涉及文献研究、老中医经验总结、回顾性研究及临床研究，主要创新点如下：

通过文献研究、经验总结和回顾性病例研究，系统阐述了 RA 活动期"湿热毒痹"学术观点，以及以清热解毒法为基础的临床治疗思路，丰富了中医痹病诊疗的理论体系。

临床研究四妙消痹汤组总有效率达到92.3%，优于甲氨蝶呤组70.6%，达到国内采用中医药治疗 RA 活动期的先进水平。

本研究证实，采用四妙消痹汤治疗 RA 活动期"湿热毒痹证"，是理论完备、技术成熟、疗效可靠、易于掌握的治疗方案。

本研究将欧洲风湿病防治联合会（EULAR）RA 活动期诊断标准，以及基于 DAS28 积分的 EULAR 疾病疗效判定标准引入中医药相关研究，是中医药治疗 RA 活动期临床研究与国际接轨的有益尝试。

三、人才培养情况

本研究以名老中医为学术指导，中青年医师为骨干，有 GCP 工作经验的医师参与质量控制。历时 3 年余，通过文献研究、名老中医经验总结、回顾性研究和临床研究，继承和发扬了老专家的学术思想，培养和提高了中青年医师科研能力。依托本课题培养临床医学专业博士研究生 1 名，硕士研究生 1 名。（见表1）

表1　　　　　　　　　　人才培养情况

研究生姓名	入学时间	论文题目	毕业时间	导师
马　芳	2003	《房定亚辨病辨证治疗弥漫性结缔组织病的经验总结》	2006	房定亚
唐今扬	2005	《清热解毒法治疗类风湿关节炎活动期疗效观察》	2008	房定亚

四、论文、专著情况

依托本研究发表论文 3 篇：

1. 周彩云，王鑫，潘峥，等．类风湿关节炎中医辨治研究进展．北京中医药，2010，4，29（4）：314-317.
2. 周彩云，唐今扬．房定亚治疗类风湿关节炎经验．中医杂志，2010，51（10）：877-878，880.
3. 周彩云，唐今扬，房定亚．四妙消痹汤治疗类风湿关节炎活动期临床研究．中国中西医结合杂志，2010，（3）：275-279.

五、存在的问题与解决办法

本研究前期工作基础较好，科研思路清晰，层次分明，设计合理。但在具体执行过程中，也发现对临床实际情况和相关投入估计不足的问题，造成研究设计目标相对过大，客观上需要通过对实际情况的具体分析，及时调整研究计划，增强其可操作性。具体分述如下：

1. 本研究拟实现 RA 中医诊疗规范化

RA 中医诊疗规范化研究，客观上需要大样本的采集，多证型的观察，多种治疗手段的干预和多地域（多中心）的参与。本研究设计为单中心研究方案，通过对我科 289 例 RA 患者进行回顾性研究，我们发现 8 个主要证型，其中湿热痹阻证，热毒痹阻证两组之和达到总回顾病例数的 86.1%。同时，在临床病例入组过程中，我们同样发现湿热痹阻证、热毒痹阻证两证型占门诊与住院患者的 85% 以上，而寒湿痹阻证，瘀血痹阻证，肝肾不足、气血两虚证，肾气虚寒证，寒热错杂证等证型患者不足15%。以上情况一方面反映出 RA "湿热毒痹"的证候特点，另一方面暴露出按照原计划任务书所规定的比例和例数完成前瞻性病例研究病例入组的现实困难。因此，为突出我中心中医特色优势，从观察中药对 RA 活动期疗效角度出发，及时通过专家论证，调整研究方案，结合"湿热痹阻证"和"热毒痹阻证"辨证依据，只入选观察"湿热毒痹证"组进行临床观察，与原"中医诊疗规范化研究"相较，前瞻性病例研究完成了其中部分内容，在今后长期的临床工作中，我课题组可以联合更多中心，在大量临床病例积累的基础上，逐步完善其他证型的临床观察，深入开展 RA 中医诊疗规范化研究。

2. 本课题拟建立 RA 近期及远期疗效评价体系

本课题通过前期文献研究和对相关行业标准的解读，探讨 RA 近期及远期疗效评价体系，思路清晰，可操作性强。临床研究的实际操作中，根据疗程的设置，更多地采用了近期疗效评价体系，具体包括中医证候疗效评定（参照《中药新药治疗 RA 的临床研究指导原则》）及西医疗效判定标准（参照 The EULAR response criteria using the DAS28)、中医证候积分、DAS28 积分、18 项中医症状体征、8 项主要临床症状体征、3 项主要理化指标、起效时间。对于远期疗效评价指标，选择健康状况问卷（HAQ）及生存质量（QOL），客观反映患者功能康复水平，也符合关注患者总体生活质量为中心的疗效评价设计要求。此外，注重关节骨质改变（X 线）的疗效评价，但由于观察时限仅为 3 个月而不足 1 年，故虽有采用，尚不足以全面反映前瞻性病例研究的治疗效果。今后可在提高患者依从性及改变治疗药物剂型的基础上延长疗程（1～3 年），以充分观察远期疗效。

参考文献

[1] 郑筱萸. 中药新药临床研究指导原则（试行）. 北京：中国医药科技出版社，2002.

[2] 李伟东，石磊，刘陶世. 四妙勇安汤及不同提取部位对小鼠急性炎症的影响. 南京中医药大学学报，2004，20（5）：305－306.

[3] 何显忠，兰荣德. 金银花的药理作用与临床应用. 时珍国医国药，2005，15（12）：865－867.

[4] 曾华武. 玄参提取液的抗炎和抗氧化活性. 第二军医大学学报，1999，20（9）：614－616.

附　类风湿关节炎中医诊疗方案以及中西医疗效评价方案

一、类风湿关节炎中医诊疗方案

临床所见类风湿关节炎患者以以下证型为主：湿热痹阻证，热毒痹阻证，肝肾不足证，寒湿痹阻证，瘀血痹阻证，肾气虚寒证，寒热错杂证，气血两虚证。临床诊疗应根据辨证要点进行辨证分型及辨证论治。其中湿热痹阻证、热毒痹阻证两证型证候特点类似，可根据辨证要点统归于"湿热毒痹证"，治以清热解毒，利湿通痹，采用四妙消痹汤加减治疗；肝肾不足证、气血两虚证多为类风湿关节炎晚期相兼证型，治以补益肝肾，益气养血，可采用独活寄生汤加减治疗；寒湿痹阻证治以散寒除湿，通痹止痛，可采用蠲痹汤加减治疗；瘀血痹阻证治以活血逐瘀，通络止痛，可采用血府逐瘀汤或补阳还五汤加减治疗；肾气虚寒证治以补肾驱寒，温阳通痹，可采用二仙汤加减治疗；寒热错杂证治以祛风散寒，清热除湿，可采用桂枝芍药知母汤加减治疗。

其中，类风湿关节炎活动期治疗，应重视"湿热毒痹"的病机特点，根据该证候辨证要点进行辨证，符合"湿热毒痹证"者，应给予

清热解毒、利湿通痹为主，辅以柔筋利节、活血止痛的治疗方法，遣方用药可参照"四妙消痹汤"，随证加减，疗程以 3 个月为宜。

二、类风湿关节炎中西医疗效评价方案

类风湿关节炎治疗，应分别采取中医及西医疗效评价体系进行疗效评估。

中医疗效评价应细化症状体征观察项目，如本研究涉及 18 个中医症状体征：关节疼痛、关节肿胀、关节压痛、关节屈伸不利、关节发热、关节发红、晨僵、发热、口渴、汗出、面色红赤、咽痛、大便干、小便黄、舌红、苔黄、苔腻、脉数，规定评分标准及单个症状体征疗效标准，并引入"起效时间"评价项目，以中医证候积分为基础进行治疗前后的疗效评价，中医整体疗效评价标准参照《中药新药治疗类风湿关节炎的临床研究指导原则》（2002）拟定。

西医疗效评价方案应及时更新，摆脱单纯依据实验室指标的评价方法，强调实验室指标与患者自评及相关症状体征相结合的综合评价

方案。如本研究涉及8个主要症状体征：关节压痛数、关节肿胀数、关节功能分级、双手平均握力（mmHg）、15米步行时间（秒）、晨僵时间（分钟）、关节疼痛VAS评分（0~10），患者总体健康评估VAS评分（0~100）；3项理化检查：血沉（ESR）、类风湿因子（RF）、C反应蛋白（CRP），以DAS28积分为基础进行治疗前后的疗效评价，西医整体疗效评价标准参照欧洲风湿病防治联合会（EULAR）判定标准（The EULAR response criteria using the DAS28）。

此外，强调近期疗效指标与远期疗效指标相结合的综合评价方案，如本研究采用3项远期疗效指标：X线分期、健康状况问卷（HAQ）及生存质量（QOL），对于RA致残性慢性病的疗效评价尤为重要。

强直性脊柱炎中医诊疗规范及疗效评价方法研究

第一部分　基本信息

项目名称：强直性脊柱炎中医诊疗规范及疗效评价方法研究

项目编号：CACMSOSY0022

项目性质：中医诊疗技术（中医特色疗法）

项目负责人：冯兴华

项目组长单位：中国中医科学院广安门医院

项目完成人：冯兴华　姜　泉　何夏秀　刘宏潇　许凤全　王海隆　张华东　曹　炜　母小真　唐晓颇　葛　琳　张显彬　焦　娟　梁慧英　杨学伶　袁　永　姜　楠　何松蔚

项目起止时间：2005 年 5 月至 2008 年 5 月

第二部分　摘　要

本课题对强直性脊柱炎相关古代文献进行整理。系统归纳、总结焦树德、王为兰、朱良春、谢海洲等现代全国名老中医经验。在以往科研工作的基础上，采用随机、对照、单盲前瞻性研究，评价中医辨证治疗强直性脊柱炎的临床疗效及安全性，验证所建立的中医疗效评价方法的可操作性及临床实用性。参照国际 ASAS 提出的 ASAS20 疗效评价标准，评价中医辨证治疗强直性脊柱炎的临床疗效及安全性；验证所建立的中医疗效评价方法的科学性及临床实用性。完成病例 120 例。本研究针对中医治疗 AS 优势，确立 AS 中医诊疗规范及中医临床评价方法，用循证医学方法确立辨证论治在 AS 治疗中的重要地位，进一步提高了疗效，确立我院 AS 中医优势地位。

第三部分 文献研究

一、强直性脊柱炎的历代文献回顾

强直性脊柱炎（Ankylosing Spondylitis, AS）是现代医学病名，在中医学里无此病名。根据本病的临床特点，属于中医的"痹证"、"督脉病"、"腰痹"、"竹节风"、"龟背风"等范畴，特别与痹证中的"骨痹"、"肾痹"相类似。古代文献对 AS 早已有相关描述。如《素问·痹论》曰："以冬遇此者为骨痹……骨痹不已，复感于邪，内舍于肾……肾痹者，善胀尻以代踵，脊以代头。"腰下为"尻"，指骶髂关节部位；"踵"，指足根；"脊"，这里特指上部胸椎。"尻以代踵，脊以代头"是描述痹证日久不愈，反复发作，深入筋骨所出现的弓背弯曲畸形，以上经文的描述与强直性脊柱炎特征性临床表现十分相似。不仅如此，中医学对 AS 在病因病机、治则治法、遣方用药上亦有较深认识。

1. 病因病机

（1）《内经》以外感六淫邪气立论

《素问·生气通天论》说："阳气者，精则养神，柔则养筋。开合不得，寒气从之，乃生大偻。"《素问·至真要大论》说："太阳在泉，寒复内余，则腰尻痛，屈伸不利，股胫足膝中痛"。"少阴在泉，客胜则腰痛，尻股膝髀足病，瞀热以酸，胕肿不能久立，溲便变。"

《素问·六元正纪大论》说："感于寒，则病人关节禁锢，腰椎痛，寒湿推于气交而为疾也。"

（2）汉、隋、唐、金、元时期注重肝肾亏虚为本

"寸口脉沉而弱，沉即主骨，弱即主筋，沉即为肾，弱即为肝。汗出入水中，如水伤心，历节黄汗出，故曰历节。"张仲景指出肝肾先虚，复感外邪是发生历节病的主要原因。

隋·巢元方在《诸病源候论·腰痛候》中云："肾主腰脚，肾经虚损，风冷乘之，故腰痛也。又邪客于足少阴之络，令人腰痛引少腹，

不可以仰息。"在《肾著腰痛候》云："肾主腰脚，肾经虚则受风冷，内有积水，风水相搏，浸积于肾，肾气内著，不能宣通，故令腰痛。其病状，身重腰冷，腹重如带五千钱，如坐于水，形状如水，不渴，小便自利，饮食如故，久久变为水病，肾湿故也。"

唐·孙思邈《备急千金要方》中云："凡腰痛有五：一曰少阴，少阴肾也，十月万物阳气皆衰，是以腰痛；二曰风痹，风寒著腰，是以腰痛；三曰肾虚，役用伤肾，是以腰痛；四曰暨腰，坠堕伤腰，是以腰痛；五曰取寒眠地，地气所伤，是以腰痛，痛下止，引牵腰脊，皆痛。"

金·李东垣《东垣试效方》云："《六元正纪论》曰：太阳所至为腰痛。"又云："巨阳即太阳也，虚则头项腰背痛。足太阳膀胱之脉所过……是经气虚则邪客之，痛病生矣。"

元·朱丹溪《丹溪心法》曰："腰者肾之外候，一身所恃以转移阖辟者也。盖诸脉皆贯于肾而络于腰脊，肾气虚，凡冲寒、受湿、伤冷、蓄热、血涩气滞、水积堕伤，与失志、作劳，种种腰疼，叠见而层出矣。"

（3）明、清时期对肾痹、腰痛病因病机的认识日臻完善

明·张景岳《景岳全书·腰痛》云："腰痛证旧有五辨，一曰阳虚不足，少阴肾衰。二曰风痹、风寒、湿著腰痛。三曰劳役伤肾。四曰坠堕损伤。五曰寝卧湿地。虽其大约如此，然而犹未悉也。盖此证有表里虚实寒热之异，知斯六者庶乎尽矣，而治之亦无难也。"

清·叶天士，对风湿病的治疗在理论上和治疗上都有重要发展，在《临证指南医案》中有众多精辟的见解，他首先提出"痹证久治不愈，必伤及肝肾，连及奇经"。

清·王清任在《医林改错》中说："痹证有瘀血。"又说："凡肩痛、臂痛、腰痛、腿痛或周身疼痛，总名曰痹证。明知受风寒，用温热发散药不愈，明知有湿热，用利湿降火药无功。

久而肌肉消瘦，议论阴亏，遂用滋阴药，又不效者。至此便云病在皮脉易于为功，病在筋骨，实难见效。因不思风寒湿热入皮肤，何处作痛。入于气管，痛必定流走；入于血管，痛不移处。如论虚弱，是因病而致虚，非因虚而致病。总滋阴，外受之邪，归于何处？总逐风寒、去湿热，已凝之血，更不能活。如水遇风寒，凝结成冰，冰成风寒已散。明此义，治痹证何难。古方颇多，如古方治之不效，用身痛逐瘀汤。"

2. 明、清以前多从补肝肾、强筋骨论治

东汉·张仲景在《金匮要略》中提出："虚劳腰痛，少腹拘急，小便不利者，八味肾气丸主之"。唐·孙思邈《备急千金要方》"腰背痛者，皆是肾气虚弱，卧冷湿地，当风所得也，不时速治，喜流入脚膝，或为偏枯冷痹，缓弱疼重，若有腰痛挛脚重痹，急宜服独活寄生汤。"首次将补肝肾方药应用于腰痛及痹证的治疗中。

在宋、金及元时期的许多方书中，记载了大量的补肝肾、强筋骨的方剂治疗腰背疼痛为主的痹证。如：宋《普济本事方》中云："祛风补血，益气壮筋，强脚力，虎骨酒"。宋《太平惠民和剂局方》中云："虎骨散 治风毒邪气，乘虚攻注皮肤骨髓之间，与血气相搏，往来交击，痛无常处，游走不定，昼静夜甚，少得眠睡，筋脉拘急，不能屈伸。一名乳香趁痛散。"金《东垣试效方》："经云：腰者肾之府，转播不能，肾将败矣。宜肾气丸、鹿茸茴香丸类，以补阳之不足也。如膏粱之人，久服汤药，醉以入房，损其真阴，则肾气热，肾气热则腰脊痛而不能举，久则髓减骨枯，骨枯发为骨痿，宜六味地黄丸、滋肾丸、封髓丹之类，以补阴之不足也。"元《丹溪心法》中云："肾虚腰痛；转侧不能，以大建中汤"，"久病腰痛，必用官桂开之方止"，并指出"诸痛不可用参，补气则痛愈甚"。

（1）明清以后证治百家争鸣

①从肝肾论治

明·张景岳《景岳全书》中云："凡肾水真阴亏损，精血衰少而痛者，宜当归地黄饮及左归丸、右归丸为最。若病稍轻，或痛不甚，虚不甚者，如青娥丸、煨肾散、补髓丹、二至丸、通气散之类，俱可择用。"

清·叶天士曾说："久痹当补肝肾及奇经，体实者当用苦辛和芳香，体虚者必用辛甘温补。"在治疗上倡导"补肝肾，调奇经，使用虫蚁搜剔之剂"。

明·李中梓《医宗必读》云："肾虚：腰肢痿弱，脚膝疲软，脉或大或细，按之无力，痛亦悠悠隐隐而不甚，分寒热二候，脉细而软，力怯短气，小便清利，肾气丸、茴香丸、鹿茸、羊肾之类。脉大而软，小便黄，虚火炎，六味丸、封髓丹。"

②从督脉论治

清·张锡纯《医学衷中参西录·论腰疼治法》云："凡人之腰疼，皆脊梁处作疼，以实督脉主之。督脉者，即脊梁中之脊髓袋，下连命门穴处，为人之副肾脏，肾虚者，其督脉必虚，是以腰疼，治斯证者，当用补肾之剂，而引以入督之品，益督丸。"

（2）从外感六淫邪气论治

清·林珮琴《类证治裁·腰脊腿足痛论治》云："寒湿者两腿隐痛，或麻顽作肿、身重、肢节痛，脉沉者，白术附子汤。脉浮涩者，除风湿羌活汤。风湿者，肿痛走注，独活寄生汤。湿热者，或上或下或红或肿，溺赤脉濡数，当归拈痛汤。更有腿转筋，上冲人腹，宜瓜萎散。膝者筋之腑，屈伸不利，行则偻俯，筋将惫矣，其膝痛在筋，则屈不能伸而肿，多夹风热，二妙散加羌、防、升、柴。兼阴虚则热而不肿，虎潜丸。若膝胫痹弱重痛，多夹风湿，独活寄生汤。夏月湿热肿痛，当归拈痛汤。屈伸不利，活络丹。虚寒兼夹风湿作痛，虎骨四斤丸。虚热筋痿，颤抖作痛，鹿茸四斤丸。"

（3）从气滞、痰湿、瘀血论治

明·李中梓《医宗必读》云："瘀血：脉涩，转动若锥刀之刺，大便黑，小便或黄或黑，日轻夜重，调荣活络饮，或桃仁酒调黑神散。气滞：脉沉，人参顺气散，或乌药顺气散加五加皮、木香。或用降香、檀香、沉香各三钱三分，煎汤，空心服。痰积：脉滑，二陈汤加南星、香附、乌药、枳壳。脉有力者，二陈汤加大黄。"清·沈金鳌《杂病源流犀烛》云："若少壮之人，忽患伛偻并足挛，脉沉弦而细，皆中湿故也，宜煨肾散。"清·王清任在《医林改错》中提出"痹证有瘀血说"的论点，治痹用身痛逐瘀汤。

二、老专家经验的挖掘、整理、继承概述

数位老专家长期从事风湿病的临床治疗，有着丰富的临床经验。他们不仅在临床中颇有建树，而且在学术领域也有不可磨灭的贡献，他们的验方到现在还在临床上广泛应用，并取得良好疗效。但是，因为受到地域环境、时代文化等因素的影响，这些专家们在学术上多有其偏重。随着临床环境的变化和现代医疗技术及环境的发展，我们有必要学习继承他们的经验，同时也应吸收他们的学术精华并可以综合他们的经验，以汲各家之英，集百家之长。

老中医焦树德认为肾虚督寒是强直性脊柱炎基本病理变化，其病机特点是"肾、督不足为先，风寒湿邪深侵入肾、督，造成骨损、筋挛、腰脊僵痛，导致形体尪羸。"

焦老把强直性脊柱炎分为肾虚寒盛证、肾虚标热轻证、肾虚标热重证、肾虚督寒证，用补肾强督治尪汤治疗。

老中医朱良春认为本病的本质是肾督亏虚，其病变部位主要在脊柱、腰尻。而在肾虚的病机上又可以再分为肾阳虚和肾阴虚。因此，临床上可见阳偏胜以及阴偏胜证型。本病病理特点为肾督亏虚为本，寒湿痰瘀阻于经脉为标，治疗宜标本兼治，在益肾壮督的前提下，蠲痹通脉为辅。强调强直性脊柱炎其病变在肾、骨，故治本求与本，以益肾蠲痹为目的；组方同时又强调"虫蚁搜剔，钻透驱邪"的特性，集中使用，有协同加强之功。

老中医王为兰认为强直性脊柱炎的病机肾虚是基础，督滞是发病的关键。临床分为明显型和隐匿型。明显型之急性期以清热、解毒、除湿为治则；缓解期以补肾、解毒、通痹为治则。隐匿型有气虚两虚、肝郁肾虚、脾湿肾虚、脾肾两虚四种证候兼督脉瘀滞。

老中医谢海州经过多年的临床实践和体会，也认为本病的发病病因是因为素体正气亏虚，复感外邪侵袭所致。重视正气的作用。在本病的治疗过程中重视"痰"、"瘀"的病理变化，倡导怪病多从"痰"论治；久病多因为"瘀"作祟。创立了痹痛宁冲剂，临床治疗效果良好。

陈湘君教授认为强直性脊柱炎的主要病机在于肾虚督寒、痰瘀阻络。先天肾阳虚衰，督脉失温，易感风寒之邪，停滞局部，则内寒与外寒相合为病。寒性凝滞，湿性困重黏滞，两邪均易凝痰成瘀，导致本病。

周翠英教授认为本病"肾虚督空为本，湿热瘀血为标"。肾虚督空，筋脉失养是发病的内因，风寒湿三气为诱发。邪气潜伏体内，日久化湿生热，其性质发生改变。湿邪阻滞气血，热邪蒸腾气血，是 AS 活动期病机所在。

胡荫奇教授认为本病病机本虚标实，以肝肾亏虚，督脉失荣为本，风寒湿、湿热、痰浊瘀血为标。故治疗上强调以补肝肾为主，以祛风散寒除湿，或清热利湿，或化痰祛瘀通络以治标。

阎小萍教授认为其病因病机为肾督阳气不足，复因风寒湿热诸邪（尤其是寒湿偏重者）深侵肾督而致，并指出肾受邪则骨失淖泽，脊柱僵曲可生大偻之疾，在临床治疗强直性脊柱炎的过程中特别注重对补肾壮骨法的运用。

冯兴华教授认为强直性脊柱炎其病机为肾精亏虚为本，寒湿、湿热、瘀血痹阻为标，瘀血贯穿疾病始终由于本病有痛处固定，疼痛夜甚及病程日久的特点，故血瘀贯穿疾病的始终。强直性脊柱炎临床多见复合证候如肾虚血瘀证及湿热血瘀证等。

三、初步诊疗方案（诊断、治疗、评价方法／技术路线与方法）研究

1. 诊断标准

（1）西医疾病诊断标准（美国风湿病学会1984 年修订的纽约标准）

①临床标准

下腰痛持续至少 3 个月，活动（而非休息）后可缓解。

腰椎在垂直和水平面的活动受限。

扩胸度较同年龄、性别的正常人减少。

②确诊标准

具备单侧Ⅲ－Ⅳ或双侧Ⅱ－Ⅲ级 X 线骶髂关节炎，加上临床标准 3 条中至少 1 条。

0 级：正常骶髂关节。

Ⅰ级：可疑或极轻微的骶髂关节炎。

Ⅱ级：轻度骶髂关节炎（关节边缘模糊，

近关节区域，硬化关节间隙轻度变窄）。

Ⅲ级：中度骶髂关节炎（关节边缘明显模糊，近关节区域硬化，关节间隙明显变窄，骨质破坏明显）。

Ⅳ级：骶髂关节融合或完全强直，伴或不伴硬化。

（2）中医证候诊断标准

①湿热痹阻证

主证：腰骶、腰、背、颈部疼痛，活动受限，晨僵。发热，肢体关节肿热痛或触之发热，目赤肿痛。肢体困重，口渴或口干不欲饮，溲黄，大便干。舌红、苔黄腻，脉滑数。

②肾阳亏虚证

主证：腰骶、腰、背、颈部疼痛，活动受限，晨僵。腰背酸痛、隐痛，腰膝酸软，足跟痛。精神不振，面色不华，手足不温，喜暖畏寒。舌淡，苔薄，脉沉细或弱。

（3）中医症状半定量计分标准

①各证候均需观察的症状

a. 腰骶、腰背、颈部疼痛

正常：（0分）无疼痛。

轻度：（2分）隐痛，能忍受，不影响工作（VAS<4）。

中度：（4分）疼痛、工作休息部分受影响（4≤VAS<7）。

重度：（6分）疼痛较剧，活动受限，严重影响休息和工作（VAS≥7）。

以疼痛最重的部位记分。

b. 活动受限

正常：（0分）腰脊、颈部活动不受限。

轻度：（1分）腰脊、颈部活动稍受限。

中度：（2分）腰脊、颈部活动受限明显。

重度：（3分）腰脊、颈部活动范围极小，或强直。

以活动受限最重的部位或目前最疼痛部位记分。

c. 晨僵

正常：（0分）无晨僵。

轻度：（1分）晨僵<30分钟。

中度：（2分）30分钟≤晨僵<1小时。

重度：（3分）晨僵≥1小时。

②湿热痹阻证需观察的症状

a. 外周关节肿热疼痛

正常：（0分）无关节肿热疼痛。

轻度：（1分）轻微关节肿热疼痛。

中度：（2分）关节肿热疼痛，稍影响活动，能忍受。

重度：（3分）关节肿热疼痛，活动困难，难忍受。

b. 口干口渴

正常：（0分）无口干口渴。

轻度：（1分）偶有口干口渴。

中度：（2分）经常口干口渴，需饮少量水。

重度：（3分）经常口干口渴，饮水较多。

c. 发热

正常：（0分）无发热

轻度：（1分）时有低热，体温≤37.5℃。

中度：（2分）37.5℃<体温≤38℃。

重度：（3分）体温>38℃。

③肾阳亏虚证需观察的症状

a. 精神不振

正常：（0分）无精神不振。

轻度：（1分）偶有，较轻。

中度：（2分）经常有，不影响生活和工作。

重度：（3分）经常有，部分影响生活和工作。

b. 腰膝酸软

正常：（0分）无腰膝酸软。

轻度：（1分）偶有，较轻。

中度：（2分）经常有，休息后可缓解。

重度：（3分）经常有，休息后亦不缓解。

c. 手足不温

正常：（0分）无手足不温。

轻度：（1分）偶有，较轻。

中度：（2分）经常有。

重度：（3分）经常有，喜暖畏寒

d. 喜暖畏寒

正常：（0分）无喜暖畏寒。

轻度：（1分）偶有，较轻。

中度：（2分）经常有，不需加衣服。

重度：（3分）经常有，需加衣服。

e. 外周关节疼痛

正常：（0分）无关节疼痛。

轻度：（1分）轻微关节疼痛。

中度：（2分）关节疼痛，稍影响活动，能忍受。

重度：（3分）关节疼痛，活动困难，难

忍受。

　　f. 足跟痛

　　正常：（0分）无足跟痛。

　　轻度：（1分）偶有，疼痛较轻。

　　中度：（2分）经常痛，可忍受，不影响走路。

　　重度：（3分）经常痛，影响走路。

　　舌象、脉象供辨证，不记分。

2. 试验病例纳入、排除标准

　　（1）纳入标准

　　①符合西医诊断标准。

　　②符合中医湿热痹阻或肾阳亏虚证候诊断标准。

　　③年龄在 14～55 岁之间。

　　④疾病活动指数（BASDAI）≥3 者。

　　⑤签署患者知情同意书者。

　　（2）排除标准

　　①其他血清阴性脊柱关节病，如牛皮癣性关节炎、Reiter 综合征、反应性关节炎等。

　　②未分化脊柱关节病。

　　③疾病晚期脊柱强直，严重关节畸形患者。

　　④妊娠、哺乳期的女性患者。

　　⑤合并急性眼炎需用肾上腺皮质激素治疗者。

　　⑥长期使用激素依赖的患者。

　　⑦合并有心脑血管、肝、肾和造血系统等严重原发性疾病者。

　　（3）剔除病例标准

　　①纳入后发现不符合纳入标准的病例，予以剔除。

　　②纳入后未曾用药的病例，予以剔除。

　　（4）病例脱落标准

　　①试验过程中，受试者依从性差，影响有效性和安全性判定者。

　　②发生严重不良事件、并发症和特殊生理变化，不宜继续接受试验。并计入不良反应。

　　③盲法试验中非正常的破盲病例。

　　④试验过程中自行退出者。

　　⑤因各种原因疗程未结束退出试验、失访或死亡病例。

　　⑥资料不全，影响有效性和安全性判断者。

　　⑦非规定范围内联合用药，特别是对试验用药影响较大的药物，影响有效性和安全性判定者。

3. 观察指标

　　（1）安全性观测

　　①一般体检项目检查。

　　②血、尿、便常规检查（治疗前后各检查一次）。

　　③心（心电图）、肝功（ALT）、肾功（BUN）（治疗前后各检查一次）。

　　（2）疗效性观测

　　①中医症状及证候（治疗前、治疗后每月记录一次）。

　　②主要体征包括胸廓活动度、枕墙距、schober 试验、疼痛程度 VAS 法评价（治疗前、治疗后每月记录一次）。

　　③Bath 强直性脊柱炎病情活动指数调查（BASDAI）（治疗前后各记录一次）。

　　④Bath 强直性脊柱炎功能指数调查（BASFI）（治疗前后各记录一次）。

　　⑤理化检查

　　a. ESR、CRP（治疗前后各检查一次）。

　　b. HLA－B27（必要时或治疗前）。

　　c. 骨盆正位平片，必要时行双侧骶髂关节斜位 X 线检查（治疗前）。

　　d. 必要时做脊柱 X 线检查或骶髂关节 CT 检查（治疗前）。

4. 临床试验方法

　　本项临床试验采用随机分组、对照临床试验方法。试验例数为 120 例，疗程为 12 周。

　　（1）临床研究用药

　　①试验组

　　湿热痹阻证：清热强脊汤加减。

　　肾阳亏虚证：补肾强脊汤加减。

　　②对照组

　　柳氮磺吡啶（口服，每次 1.0，每日 2 次）。

　　（2）合并用药的规定

　　①曾使用甲氨蝶呤（MTX）、爱若华（Lef），必须停药 1 个月后方可入组。

　　②疼痛严重者可使用非甾类抗炎药，但应记录用药品种、用量及用药起始时间。

　　③临床试验期间不再使用其他的相关治疗。

5. 疗效判定

　　（1）西医疗效评价标准

　　采用 2001 年国际 ASAS 工作组提出的 ASAS 20 疗效评价标准来判断是否有效。（见表1）

表 1　　　　　　　　　　　　**ASAS 工作组疗效评价标准**

观察项目	评价方法
1. 患者的总体评价（PGA）	患者自身全面评价疾病的活动度（VAS 评分）
2. 脊柱疼痛	采用 VAS 评分评价脊柱的疼痛感
3. 功能评价（BASFI）	请患者就自己穿袜子、弯腰拾物、拿高架上的物品、起身、站立、徒手爬楼梯、体能、活动、做家务劳动，进行 VAS 评分
4. 与炎症相关的临床表现（BASDAI 后两项）	患者对晨僵的程度和持续时间进行 VAS 评分

ASAS 20：达到 AS 疗效评价标准 20 反应的患者比例（ASAS20），应界定为：

①与初诊值相比，以上 4 个指标中有 3 个改善至少达到 20%，并且绝对分值至少有 1 分的进步。

②上述指标中未能达到 20% 改善的一项，与初诊相比无恶化。

（2）中医证候疗效判定标准

①临床痊愈：中医临床症状、体征消失或基本消失，证候积分减少≥95%。

②显效：中医临床症状、体征明显改善，证候积分减少≥70%。

③有效：中医临床症状、体征均有好转，证候积分减少≥30%。

④无效：中医临床症状、体征均无明显改善，甚或加重，证候积分减少不足 30%。

注：计算公式（尼莫地平法）为［（治疗前积分 － 治疗后积分）÷治疗前积分］×100%。

第四部分　临床研究

一、资料与方法

1. 病例来源

中国中医科学院广安门医院风湿免疫科门诊患者。

2. 试验方法

采用随机、对照、单盲前瞻性临床研究方法。

3. 试验例数

严格按照纳入标准选择强直性脊柱炎患者 120 例，将患者分为湿热痹阻组、肾阳亏虚组和柳氮磺吡啶对照组（以下简称对照组），三组各有 40 例。

4. 临床研究用药

（1）试验组

湿热痹阻组：清热强脊汤加减

肾阳亏虚组：补肾强脊汤加减

（2）对照组

口服柳氮磺吡啶，每次 1.0，每日 2 次。

5. 疗程：12 周。

二、结果

1. 人口学与基线资料的比较（例）

（1）性别（见表 2）

表 2　　　　　　　　　　**三组患者性别情况比较（例）**

组　别	例　数	男 n（%）	女 n（%）	男：女
湿热痹阻组	40	32（80.0）	8（20.0）	4：1
肾阳亏虚组	40	30（75.0）	10（25.0）	3：1
对照组	40	34（65.5）	6（35.0）	5.66：1

注：患者性别情况比较，经统计学处理 $X^2 = 1.25$（$P > 0.05$），无统计学意义。

（2）年龄（见表3）

表3 三组患者年龄情况比较（例）

组　别	例数	18～29 岁	30～39 岁	40～49 岁	50 岁以上
		n（%）	n（%）	n（%）	n（%）
湿热痹阻组	40	15（37.5）	18（45.0）	5（12.5）	2（5.0）
肾阳亏虚组	40	17（42.5）	9（22.5）	10（25.0）	4（10.0）
对照组	40	17（42.5）	12（30.0）	9（22.5）	2（5.0）

注：患者年龄情况比较，经统计学处理 $X^2 = 6.144$（$P > 0.05$），差异无统计学意义。

（3）病程（见表4）

表4 三组患者病程情况比较（例）

组　别	例数	1～2 年	3～4 年	5～6 年	7～8 年	9 年以上
		n（%）	n（%）	n（%）	n（%）	n（%）
湿热痹阻组	40	3（7.5）	8（20.0）	6（15.0）	9（22.5）	14（35.0）
肾阳亏虚组	40	6（15.0）	5（12.5）	7（17.5）	5（12.5）	17（42.5）
对照组	40	5（12.5）	6（15.0）	5（12.5）	10（25.0）	14（35.0）

注：患者病程情况比较，经统计学处理 $X^2 = 4.22$（$P > 0.05$），三组相比差异无统计学意义。

2. 研究结果

（1）安全性结果

三组患者治疗后不良反应发生的情况为湿热痹阻组与肾阳亏虚组未发现明显不适，对照组有 2 例患者出现一过性恶心、上腹部胀满不适，未作任何特殊处理，数日内症状消失，均如期完成了临床观察。三组患者血、尿常规、心电图、肝肾功能均未出现明显异常。

（2）西医疗效评价

①主要疗效指标评价

主要疗效指标通过受试对象在治疗后第 4 周、第 8 周、第 12 周达到 ASAS20 的比例来进行评价。（见表5）

表5 三组达到 ASAS20 改善的比较（例）

组　别	例数	第 4 周 例数（%）	第 8 周 例数（%）	第 12 周 例数（%）
湿热痹阻组	40	8（20.0）#	14（35.0）#	22（55.0）*
肾阳亏虚组	40	10（25.0）#	12（30.0）#	24（60.0）*
对照组	40	8（20.0）	9（22.5）	12（30.0）

注：与对照组相比，治疗第 4 周、第 8 周时，# 表示 $P > 0.05$，无统计学意义；第 12 周时，* 表示 $P < 0.05$，有统计学意义。

②三组患者枕墙距的变化（见表6）

表6 三组患者枕墙距的变化比较（$\bar{x} \pm SD$）

组　别	例数	枕墙距（cm）		
		疗　前	疗后第 12 周	差　值
湿热痹阻组	40	4.91±4.75	2.79±4.73 #	2.12±1.93 *
肾阳亏虚组	40	4.41±3.59	3.14±3.33 #	1.27±1.75 *
对照组	40	3.94±2.80	3.84±2.02 ※	0.10±1.68

注：与疗前比较，# 表示 P 均 < 0.01，有统计学意义，湿热痹阻组和肾阳亏虚组在改善患者枕墙距方面有显著的疗效；对照组与疗前比较，※ 表示 $P > 0.05$，无统计学意义。与对照组比较，在改善枕墙距方面，* 表示 $P < 0.01$，有统计学意义。

③三组患者扩胸度变化（见表7）

表7 三组患者扩胸度变化比较（x̄±SD）

组　别	例数	扩胸度（cm）		
		疗　前	疗后第12周	差　值
湿热痹阻组	40	2.76±1.05	3.19±1.19#	0.43±0.59*
肾阳亏虚组	40	2.86±1.13	3.31±1.23#	0.45±0.61*
对照组	40	2.94±1.04	3.12±1.05※	0.18±0.50

注：与疗前比较，#表示P<0.01，有统计学意义，湿热痹阻组和肾阳亏虚组有明显改善；对照组与疗前比较，※表示P>0.05，无统计学意义。与对照组比较，*表示P<0.05，有统计学意义，湿热痹阻组和肾阳亏虚组在改善枕墙距方面明显优于对照组。

④三组患者Schober试验结果变化（见表8）

表8 三组患者Schober试验结果变化比较（x̄±SD）

组　别	例数	Schober试验结果（cm）		
		疗　前	疗后第12周	差　值
湿热痹阻组	40	3.33±1.49	4.09±1.88#	0.76±0.96*
肾阳亏虚组	40	2.91±1.24	3.61±1.51#	0.70±0.79*
对照组	40	3.12±1.34	3.25±1.51$	0.13±0.57

注：与疗前比较，#表示P<0.01，有统计学意义，湿热痹阻组和肾阳亏虚组均有明显改善；$表示P>0.05，无统计学意义，对照组无明显改善。与对照组比较，*表示P<0.01，有统计学意义，湿热痹阻组、肾阳亏虚组在改善患者Schober方面明显优于对照组。

⑤治疗前后ESR的变化（见表9）

表9 三组患者治疗前后ESR的变化比较（x̄±SD）

组　别	例数	疗前ESR（mm/h）	疗后12周ESR（mm/h）	差　值
湿热痹阻组	40	21.20±16.58	18.80±14.99#	2.40±13.69*
肾阳亏虚组	40	20.13±20.46	17.30±19.64#	2.83±14.47*
对照组	40	21.93±17.81	19.50±14.93#	2.43±15.23

注：与疗前ESR比较，#表示P值均>0.05，无统计学意义；治疗后12周，湿热痹阻组、肾阳亏虚组与对照组比较，*表示P>0.05，无统计学意义。

⑥治疗前后CRP的变化（见表10）

表10 三组患者治疗前后CRP的变化（x̄±SD）

组　别	例数、	疗前CRP（mg/L）	疗后12周CRP（mg/L）	差　值
湿热痹阻组	40	19.42±19.56	13.14±13.99$	6.28±19.81*
肾阳亏虚组	40	22.49±22.62	13.65±15.22#	8.84±15.86*
对照组	40	21.53±19.02	15.95±14.18#	5.58±11.86

注：与疗前CRP比较，#表示P值均<0.01，肾阳亏虚组与对照组比较，有统计学意义；湿热痹阻组与对照组比较，$表示P>0.05，无统计学意义。治疗后12周，湿热痹阻组、肾阳亏虚组与对照组比较，*表示P>0.05，无统计学意义。

⑦患者的总体评价（PGA）的变化（见表11）

表11 　　　　　　　　三组患者的总体评价（PGA）的变化（$\bar{x} \pm SD$）

组　别	例数	疗　前	疗后第12周	差　值
湿热痹阻组	40	7.19±1.18	3.31±1.45*	3.88±1.63#
肾阳亏虚组	40	6.73±1.54	3.05±1.62*	3.68±1.67#
对照组	40	5.89±1.14	5.03±1.07*	0.86±1.02

注：与疗前比较，*表示 $P < 0.05$，三组患者的总体评价比较，无统计学意义。治疗后第12周时，湿热痹阻组、肾阳亏虚组与对照组比较，#表示 $P < 0.01$，在患者总体评价方面，有统计学意义。

⑧脊柱疼痛 VAS 评分的变化（见表12）

表12 　　　　　　　　三组患者脊柱疼痛 VAS 评分的变化（$\bar{x} \pm SD$）

组　别	例数	疗　前	疗后第12周	差　值
湿热痹阻组	40	7.18±1.52	3.07±1.46*	4.11±1.83#
肾阳亏虚组	40	7.25±1.13	3.19±1.69*	4.06±1.49#
对照组	40	6.31±1.08	5.20±1.22*	1.11±1.49

注：与疗前比较，疗后第12周时，*表示 $P < 0.01$，有统计学意义；与对照组比较，#表示 $P < 0.01$，有统计学意义，湿热痹阻组、肾阳亏虚组对于脊柱疼痛改善的程度明显优于对照组。

⑨BASFI 评分的变化（见表13）

表13 　　　　　　　　三组患者 BASFI 评分的变化（$\bar{x} \pm SD$）

组　别	例数	疗　前	疗后第12周	差　值
湿热痹阻组	40	6.06±1.81	2.05±0.94*	4.01±1.69#
肾阳亏虚组	40	5.36±2.10	2.33±1.72*	3.03±1.43#
对照组	40	3.84±1.80	2.68±1.39*	1.16±0.87

注：与疗前比较，疗后第12周时，*表示 $P < 0.01$，有统计学意义。与对照组比较，#表示 $P < 0.01$，有统计学意义，湿热痹阻组、肾阳亏虚组对于 BASFI 改善的程度明显优于对照组。

⑩BASDAI 评分的变化（见表14）

表14 　　　　　　　　三组患者 BASDAI 评分的变化（$\bar{x} \pm SD$）

组　别	例数	疗　前	第12周	差　值
湿热痹阻组	40	6.80±1.33	2.49±1.23*	4.31±1.57#
肾阳亏虚组	40	6.12±1.19	2.36±1.23*	3.76±1.23#
对照组	40	4.67±1.75	2.96±1.15*	1.71±1.34

注：与疗前比较，疗后第12周时，*表示 $P < 0.01$，有统计学意义；与对照组比较，#表示 $P < 0.01$，有统计学意义，湿热痹阻组、肾阳亏虚组对于 BASDAI 改善的程度明显优于对照组。

⑪晨僵时间的变化（见表15）

表15 三组患者晨僵时间的变化（min）（$\bar{x} \pm SD$）

组　别	例数	疗　前	第12周	差　值
湿热痹阻组	40	55.38 ± 27.16	21.25 ± 14.58*	34.13 ± 17.02#
肾阳亏虚组	40	59.38 ± 33.74	26.52 ± 25.52*	32.86 ± 21.79#
对照组	40	48.25 ± 23.36	25.50 ± 15.81*	22.75 ± 25.87

注：与疗前相比，疗后第12周时，* 表示 $P < 0.05$，有统计学意义；与对照组比较，# 表示 $P < 0.05$，有统计学意义；湿热痹阻组和肾阳亏虚组在改善晨僵方面明显优于对照组。

（3）中医证候疗效（见表16）

表16 三组患者中医证候疗效比较

组　别	例数	临床缓解	显效	有效	无效
		n（%）	n（%）	n（%）	n（%）
湿热痹阻组	40	1（2.5）	6（15.0）	33（82.5）	0（0.0）
肾阳亏虚组	40	1（2.5）	17（42.5）	21（52.5）	1（2.5）
对照组	40	0（0.0）	6（15.0）	12（30.0）	22（55.0）

注：中医证候疗效比较，经 Ridit 分析，湿热痹阻组与对照组比较，$U = 3.7374$，$P < 0.01$，有统计学意义；肾阳亏虚组与对照组比较，$U = 4.5314$（$P < 0.01$），有统计学意义，湿热痹阻组和肾虚亏虚组的疗效明显优于对照组。湿热痹阻组与肾阳亏虚组的中医证候疗效比较，经 Ridit 分析，$U = 1.9171$（$P > 0.05$），无统计学意义。

第五部分　研究结论、成果及优势评价

一、中医优势分析及评价

本研究在设计中既参考了当时国内外关于强直性脊柱炎中、西医方面的最新研究方向，又吸取了以往研究中主要是中国中医科学院创新工程课题"强直性脊柱炎辨证论治规律的研究"的研究经验，进一步开展了强直性脊柱炎中医诊疗规范及疗效评价方法研究。本研究以中医理论为指导，认为强直性脊柱炎的基本病机是肾虚为主，寒湿、湿热、瘀血为标，瘀血贯穿疾病始终。初步建立强直性脊柱炎中医临床评价体系，确定 AS 中医疗效指标评价体系，建立中医疗效评价方法，设计科学、严谨，充分体现了中医药治疗强直性脊柱炎的优势，为今后深入研究奠定了临床基础。在本课题基础之上，我科于2006年成功申报了"十一五"国家科技支撑计划——强直性脊柱炎中医疗效及规范化研究。

二、技术、方法的创新分析

本研究采用随机、对照、单盲前瞻性研究，评价中医辨证治疗强直性脊柱炎的临床疗效及安全性，验证所建立的中医疗效评价方法的可操作性及临床实用性。

参照国际 ASAS 提出的 ASAS 20 疗效评价标准，评价中医辨证治疗强直性脊柱炎的临床疗效及安全性；验证所建立的中医疗效评价方法的科学性及临床实用性。本研究针对中医治疗 AS 优势，确立 AS 中医诊疗规范及中医临床评价方法，用循证医学方法确立辨证论治在 AS 治疗中的重要地位，进一步提高了疗效，确立我院 AS 中医优势地位。

三、人才培养情况

共培养博士后 2 名，博士 3 名，硕士 7 名。其中，本课题部分内容作为博士毕业论文的临床部分被评为中国中医科学院优秀毕业论文。

四、论文、专著情况

公开发表医学论文 12 篇。

1. 刘宏潇．冯兴华治疗强直性脊柱炎经验．中医杂志，2004，45（7）：495 – 496.
2. 刘宏潇，冯兴华．中医药治疗强直性脊柱炎临床研究新进展．中医正骨，2004，16（11）：52 – 54.
3. 周雍明，殷海波．强直性脊柱炎中医证候分布相关因素分析．中国中医药信息杂志，2006，13（4）：16 – 18.
4. 刘宏潇，冯兴华，何夏秀．补肾强脊颗粒治疗强直性脊柱炎疗效与安全评价．中国中西医结合杂志，2006，26（5）：403 – 406.
5. 张华东，周广军，赵冰．强直性脊柱炎中医证型的 Bath 活动和功能指数评价．中医药学刊，2006，24（7）：1312 – 1313.
6. 周雍明，殷海波，王海隆．强直性脊柱炎湿热血瘀证辨证要素研究初探．中医杂志，2006，47（8）：610 – 612.
7. 王海隆，周雍明．补肾强脊颗粒治疗强直性脊柱炎 52 例．中医杂志，2006，47（9）：684 – 685.
8. 刘宏潇．Dr. Feng Xinghua's Experience in Treating Ankylosing Spondylitis. 中医杂志英文版，2006，26（3）：207 – 209.
9. 张显彬，王海隆，冯兴华．强直性脊柱炎中医辨证分型文献分析．湖南中医杂志，2006，22（6）：71 – 72.
10. 马从孝．冯兴华治疗强直性脊柱炎经验．山东中医杂志，2007，26（7）：487 – 489.
11. 许凤全，冯兴华．强直性脊柱炎中医证候分型研究进展．中国中医药信息杂志，2008，15（8）：104 – 105.
12. 许凤全，冯兴华．治疗强直性脊柱炎常用中药分析．中国中医骨伤科杂志，2008，16（11）：61 – 64.

五、存在的问题与解决办法

临床研究需要深化，在已有的基础上，完善研究方案，扩展研究思路，开展新技术、新方法，扩大研究样本，观察中医治疗强直性脊柱炎的长期疗效，建立数据库，开展相关的基础研究，培养人才，研发治疗强直性脊柱炎的中药新药，在国内率先建立以我科牵头的中医治疗强直性脊柱炎的研究中心，开展中医治疗强直性脊柱炎专题学术会议等，实实在在地把我科打造成国内一流的具有中医特色治疗强直性脊柱炎的名科，保持其优势，并发扬光大。

参考文献

［1］中华人民共和国卫生部．中药新药治疗强直性脊柱炎的临床研究指导原则（第三辑），1997.
［2］郑筱萸．中药新药临床研究指导原则．北京：中国医药科技出版社，2002.
［3］刘宏潇．冯兴华治疗强直性脊柱炎经验．中医杂志，2004，45（7）：495 – 496.
［4］姜萍．尹玉茹治疗强直性脊柱炎经验．河南中医，1998，18（3）：155.
［5］闫小萍，王昊，金笛儿．补肾强督治尪汤治疗强直性脊柱炎 88 例临床观察．中国医刊，1999，34（12）：37 – 38.
［6］陈纪藩，林昌松，周伟生，等．通痹灵治疗强直性脊柱炎临床疗效评价．广州中医药大学学报，2002，19（1）：8 – 11.
［7］王义军．胡荫奇治疗强直性脊柱炎经验．中国中医药信息杂志，2004，11（12）：1102 – 1103.
［8］刘继刚．焦树德教授治疗强直性脊柱炎的经验介绍．贵阳中医学院学报，2002，24（3）：14 – 15.
［9］王为兰．中医治疗强直性脊柱炎．北京：人民卫生出版社，1999.
［10］刘志勤．王为兰治疗强直性脊柱炎经验．中医杂志，2005，46（5）：341 – 342.
［11］顾军花，茅建春，周时高，等．陈湘君运用扶正法治疗强直性脊柱炎经验撷菁．上海中医药杂志，2008，42（3）：16 – 17.
［12］潘文萍，周丽萍．周翠英治疗强直性脊柱炎的经验．四川中医，2002，20（11）：1.
［13］周雍明，殷海波．强直性脊柱炎中医证候分布相

关因素分析. 中国中医药信息杂志, 2006, 13
(4): 16 – 17.

[14] 刘宏潇, 冯兴华, 何夏秀. 补肾强脊颗粒治疗强
直性脊柱炎疗效与安全性评价. 中国中西医结合
杂志, 2006, 26 (5): 403 – 406.

[15] Jenkinson TR, Mallorie PA, Whitelock H, et al.
Defining spinal mobility in ankylosing spondylitis
(AS): The Bath AS Metrology Index (BASMI). J
Rheumatol, 1994, 21: 1694.

[16] Garrett S, Jenkinson T, Whiteloock H, et al. A new
approach to defining disease status in AS: The Bath
Ankylosing Spondylitis Disease Activity Index (BAS-
DAI). J Rheumatol, 1994, 21: 2286.

[17] Calin A, Garrett S, Whitelock H, et al. A new ap-
proach to defining functional ability in ankylosing
Spondylitis Functional Index (BASFI). J Rheuma-
tol, 1994, 21: 2281.

[18] Anderson JJ, Baron G, Van der Heijde D, et al.
Ankylosing spondylitis assessment group preliminary
definition of short-term improvement in ankylosing
spondylitis. Arthritis Rheum, 2001, 44: 1876.

中医辨证治疗支气管哮喘缓解期的临床研究

第一部分 基本信息

项目名称： 中医辨证治疗支气管哮喘缓解期的临床研究

项目编号： CACMS05Y－004

项目性质： 中医特色疗法

项目负责人： 张燕萍

项目组长单位： 中国中医科学院西苑医院

项目完成人： 张燕萍　苗　青　张文江　樊茂蓉　王　伟　王书臣　冯德华
　　　　　　　崔　云　张旭丽　郑靖铁　代昭欣　罗海丽

项目起止时间： 2005 年 8 月至 2008 年 9 月

第二部分 摘要

目的： 突出中医药辨证施治防治支气管哮喘的优势，更进一步用科学方法验证中医药防治支气管哮喘缓解期的疗效，客观评价临床疗效，突出中医特色，发挥中医药治疗支气管哮喘缓解期的优势。

方法： 本研究通过查阅相关文献资料，回顾有关支气管哮喘的相关研究进展资料，并对名老中医治疗支气管哮喘的经验进行挖掘及整理，进一步归纳总结目前中医药在治疗支气管哮喘方面的成果与疗效，在专家组对该病进行论证的前提下，进一步完善研究方案，然后根据支气管哮喘的纳入、排除标准，收集相关临床病例，并将观察病例分成补肾组、润肺组、健脾组、活血祛痰组和激素吸入组（西医对照组），记录患者疗前疗后的症状、体征、发作次数、感冒次数，治疗前后检查血、尿常规及胸片，观察治疗前后肺功能的变化，所有病例观察疗程均为 3 个月，疗效主要是通过中医证候、肺功能进行判断，最后通过 SPSS 软件 10.0 统计软件进行统计分析。

结果： 收集我院近 10 年急性发作期哮喘住院患者共 201 例进行回顾性研究，发现其主要证型为痰热蕴肺、痰瘀阻肺、痰浊阻肺、痰饮伏肺、肺肾两虚、气阴两虚和肺脾气虚型。收集缓解期支气管哮喘患者 240 例进行前瞻性研究，完成研究 220 例，其中健脾组 43 例，补肾组 45 例，润肺组 40 例，活血祛痰组 48 例，激素吸入组 44 例；从症状、体征、肺功能等方面进行综合评估。研究结果表明，哮喘缓解期以辨证分型进行扶正固本调治，可明显改善临床症状、体征，减少急性发作次数，从而使哮喘得到有效控制，充分体现了中医辨证施治哮喘

的优势。

结论：中医辨证治疗可以使支气管哮喘患者的病情得到较长久的控制。在中医辨证论治思想指导下对支气管哮喘缓解期患者的固本治疗应分虚实，辨脏腑，益气固表补其肺，补脾豁痰以健运，补肾纳气止哮喘，治疗的目的是纠正"易感外邪"，消除或减轻气道变应性炎症和降低气道高反应性，使病情长期缓解，提高哮喘患者的生活质量。

第三部分　文献研究与回顾性研究

一、文献研究

从文献角度，对支气管哮喘缓解期病机、证候要素、证候类型、用药规律等进行科学总结，形成规律性认识，进一步探索中医优势专病证候特征及用药规律的研究模式。

1. 资料与方法

通过查阅相关文献，收集名老中医及现代学者有关支气管哮喘缓解期的经验性临床病例及研究进展性资料，由此归纳总结目前支气管哮喘缓解期的病因病机、辨证论治及用药规律。

2. 结果

多数文献普遍认为，哮喘的凤根在于"痰"与"瘀"，反复的症状发作伤正而导致肺脾肾三脏的正气不足，以气阳虚为主，或见阴虚者。虚则痰瘀易结，而反复发病则更易致虚。而哮喘缓解期的中医辨证论治则以脏腑辨证与病因病机辨证相结合，治法上主要是补益肺脾肾三脏、化痰、活血化瘀。其常见的证候类型包括脾肺气虚证、肺肾两虚证、阴虚肺燥证及痰瘀阻肺证。

3. 讨论

（1）病因病机

纵观关于支气管哮喘缓解期中医相关文献，普遍认为哮病的病理因素以痰为根本，而痰的产生责之于肺脾肾三脏的功能失调，津液凝聚成痰，伏藏于肺，成为哮病发生的"凤根"。每遇气候突变、饮食不当、情志失调、劳累过

度等诱因导致气机逆乱而发作。周兆山认为，痰饮结于喉间，有形之痰作为一种病理产物，阻碍呼吸运动，从而发生喘而鸣响，为病之标，而痰饮停留于肺窍、肺系、肺络、肺膜、膈、胸膈、胃等，则多属无形之痰，在哮喘不发作时多无明显的临床表现，作为一种潜在的致病因素蓄于体内，此为致病之本。

近年来，不少学者认为血瘀也是哮喘"凤根"之一。刘臣等在六经辨证的基础上结合《素问·脉要精微论》"血在胁下，令人喘逆"的论述认为本病的凤根是瘀血阻滞。洪广祥认为痰瘀伏肺为哮证反复发作的宿根，宿痰伏肺，气机郁滞，不仅会导致津液凝聚生痰，同时又因气郁痰滞影响血液运行，出现痰瘀不解的复杂局面。冯新格认为，哮喘反复发作，迁延不愈是因肺气闭阻，宣降失常影响了肺脏布津行血，使津液聚而成痰，血滞成瘀是痰瘀相互为患的结果，强调了痰瘀互结在哮病中的重要性。

若哮病长期反复发作，势必伤正，导致内脏虚损，病变可从实转虚，在缓解期表现为肺、脾、肾等脏虚弱之候。由于三脏之生理上的相互联系，故病常及二脏、或三脏同病，表现为肺、脾、肾的气虚、阳虚，或肺肾阴虚。即所谓的"未发时以正虚为主"。陈立翠认为，肺肾气虚在小儿哮喘中非常重要，强调本病素体肾虚为内因，呼吸困难的根本在于"肾不纳气"。王骏或、叶伟成经多年临床实践，总结出哮病发作皆由阳虚，肺脾肾功能失调，精血运

行失调，痰瘀内停，阻于气道，气机失常所致。夏永良等认为脾胃为脏腑之本，脾胃虚弱，痰浊内生，为哮喘宿根。刘继唐认为哮喘是肾气虚衰所形成的疾病之一，尤其是在哮喘的缓解期肾虚的表现比较突出，即便是没有特殊临床表现，仍有一定的"潜在肾虚"的存在。宋康等总结在哮喘缓解期表现为肺肾阳（气）虚，脾肺气虚、气阴两虚等"本虚"为主的病变特点，相比较而言，肺肾阳虚患者更为多见，且治疗效果也相对更好。

总而言之，哮喘的夙根在于"痰"与"瘀"，反复的症状发作伤正而导致肺脾肾三脏的正气不足，以气阳虚为主，或见阴虚者。虚则痰瘀易结，而反复发病则更易致虚。

（2）辨证论治

① 脾肺气虚证

蔡娟等认为肺气不宣、气逆作喘是哮喘的主要病理，其缓解期主要以肺虚为主，并自拟麻黄鱼腥草汤（由麻黄、鱼腥草、黄芩、甘草、地龙、丹参、穿山甲、百部、五味子、白芥子、麦冬、沙参、黄芪、艾叶、蜈蚣组成）治疗缓解期哮喘60例，结果显效41例（68.3%），有效10例（16.7%），无效9例（15%）。蔡润清从哮喘治脾的理论出发，随机以化痰健脾中药为基础方对患者进行治疗。结果显示，总有效率为81.2%，张洁等用黄芪六君子汤治疗哮喘缓解期85例，其中显效53例，有效23例，无效9例，总有效率为89.41%；对照组60例中，显效21例，有效25例，无效14例，总有效率为76.67%，两组进行统计学分析（P < 0.05），治疗组疗效优于对照组。刘自力等及孙志佳均认为支气管哮喘缓解期的主要治法为健脾化痰、培土生金。单昌涛应用加味补中益气汤治疗支气管哮喘缓解期脾气虚的患者，疗效显著。我们认为，脾肺气虚者，当以健脾益气为法，方药选择六君子汤合玉屏风散，健脾同时益肺气固表。

② 肺肾两虚证

文献中记载赵四林等应用加味二仙丸与固肾定喘片对照治疗支气管哮喘缓解期患者，观察组治疗后年复发次数明显低于对照组，病情轻重改善程度均优于对照组（P < 0.001）；观察组肺通气功能改善优于对照组（P < 0.01），

治疗后观察组体液免疫功能较对照组普遍提高（P < 0.01）；观察组治疗后最大呼气流量（PEF）日变异率较对照组明显降低（P < 0.01）。陈新开认为肾为先天之本，主摄纳一身之气，为气之根，肾气健，气自归元，哮喘亦不易发作，并以玉屏风散合六味地黄汤加减治疗哮喘缓解期38例，痊愈25例，显效8例，有效3例，无效2例。王志英等认为，哮喘缓解期的治疗选择补益肺肾、蠲饮涤痰为大法研制的哮宁颗粒（生黄芪、紫河车、僵蚕、桑白皮、法半夏、广地龙）治疗支气管哮喘缓解期患者42例，并与用固本咳喘片治疗者40例作对照。结果显示，临床总有效率治疗组为88.10% 对照组为62.50%，表明哮宁颗粒能降低异常升高的嗜酸性粒细胞、调节免疫球蛋白、改善肺功能，其机制可能系通过调节机体免疫功能、抗炎、抗过敏、降低气道高反应性的综合效应，达到控制并预防支气管哮喘复发的功效。我们认为，肺肾两虚者，治以补肾纳气平喘，方药选择二仙汤加味，补肾纳气的同时以宣肺化痰平喘。

③ 阴虚肺燥证

支气管哮喘者长期应用激素，为纯阳之品，易伤阴液，导致阴虚肺燥。沈炳煌等认为长期应用激素会导致肾上腺及胸腺萎缩，选用六味地黄丸加味补益肺肾阴有增强体力，激发机体免疫的作用。武维平认为，肺虚日久也致肺阴不足，故首倡哮喘从肝肺之阴论治，常用乌梅丸加味寒热并治，补益肺阴，疗效颇丰。我们认为，阴虚肺燥者，可选用清燥救肺汤合生脉饮以补肺益阴润燥。

④ 痰瘀阻肺证

郭振武以宿痰伏肺理论出发，应用金龙固本合剂固本化痰为法治疗支气管哮喘缓解期患者，治疗后 EOS 明显降低，T 淋巴细胞亚群 CD8 明显增加，CD4/CD8 细胞比值降低，肺功能明显改善（P < 0.05）。陈茂业从化体内伏痰而祛除哮喘发作的病理基础和扶助正气，调节身体机能，抗御外邪侵袭而抑制哮喘发作两方面着手，采用金芪固本汤（黄芪15g、防风9g、白术12g、茯苓12g、党参15g、鸡内金15g、炒麦芽15g、橘红6g、法夏8g、补骨脂15g）治疗哮喘缓解期病例总有效率为93.47%。刘志

宏等采用调理肺脾肾功能、活血通络法拟定益气活血汤，治疗哮喘儿童120例，经临床观察总有效率达92.5%，治疗后平均每年发作次数减少，主要症状及体征明显改善，肺功能检查V25、V50值显著上升（P<0.01），从而证实益气活血汤不仅降低哮喘儿童发作次数，改善主要症状及体征，同时能提高哮喘儿童肺功能，达到防治儿童哮喘复发的目的。周钱梅认为应用活血化瘀法可以疏通经络，改善肺脏血液瘀滞状态，恢复气血的正常交换与运行以及肺主宣发肃降的生理功能，从而去除哮喘发作的重要病理因素。从痰瘀论治，常选用小青龙汤合桂枝茯苓丸，去除肺内伏饮同时活血化瘀。

由此可见，哮喘缓解期的中医辨证论治以脏腑辨证与病因病机辨证相结合，治法上主要是补益肺脾肾三脏，化痰、活血化瘀。我科治疗支气管哮喘缓解期的诊疗规范，是在总结文献研究结论的基础上，结合临床经验编纂而成，列出四类最常见的缓解期分型，将其应用于临床，已取得了较好疗效。

二、回顾性研究

1. 资料与方法

名老中医的临证经验是中医药在哮喘缓解期治疗宝库中的一朵奇葩，而许建中教授在50多年的临证过程中，积累了丰富的经验。秉承"人机结合，以人为本"的理念，运用"名老中医临床诊疗信息采集系统"、"名老中医经验智能分析平台"和关联规则等方法，结合专家本人意见及跟师体会，从病机认识、辨证、用药、服药方法、调养等方面全方位总结许建中教授治疗支气管哮喘缓解期学术经验，以期为临床提供指导，进一步探索呼吸常见病专家临证经验总结模式。此外，通过查阅病例，收集我院近10年支气管哮喘急性发作的住院患者，对其证型进行总结分析。

2. 结果

通过上述方法，归纳总结许建中教授治疗支气管哮喘缓解期的经验。可以看出，许教授在对本病的辨证选方及用药等方面有以下几个特点。

对缓解期激素依赖型哮喘，注重滋肺阴、养肾阳，常选用百合固金汤、沙参麦冬汤及六味地黄丸加减，临证时常用百合、麦冬、玄参、生地滋阴降火及六味地黄丸滋补肾阴，不仅可减少激素的用量，还可减轻激素的毒副作用，在临床上取得不错的疗效。此外，许师在临床上观察长期应用激素的患者，亦常可见到患者易患感冒，并伴有腰酸腿软、怕冷、心慌、自汗、尿多、舌淡等肺肾阳虚证，在临证时许师常予以仙茅、仙灵脾温补肾阳，葛根升举阳气，玉屏风散补肺，临床常可获效，并逐渐撤减激素。

痰瘀互结为哮喘宿根，缓解期哮喘患者时时注重活血化瘀、清肺祛痰，以清除宿根，减少哮喘急性发作次数，常予以丹参、赤芍、桃仁、红花、浙贝、枇杷叶、紫苑、前胡、冬花、百部、杏仁等，可有效减少哮喘急性发作次数。

肺气虚是导致缓解期哮喘急性发作的内在因素，在临床上对哮喘缓解期的治疗注重益气固表，常用玉屏风散加味益肺固表。

3. 讨论

在临床治疗缓解期哮喘的过程中，许师一贯坚持辨证论治与中西医结合的治疗原则。首先，对于激素依赖型支气管哮喘患者许师认为以肺阴虚、肾阳不足多见。肺主气，为五脏六腑之华盖，位于上焦，肾藏精，为水脏，居于下焦，在五行中，肺属金，而肾主水，金水相生，互有影响。激素在中医来说属于阳热之品，长期应用易耗伤阴液，肺阴亏损，迁延不愈，金不生水，"母病及子"，久病伤肾，肾阴虚耗，可形成肺肾阴虚证，此时切不可大剂量使用苦寒之剂，许师在临床治疗上强调顾护阴液，以滋阴降火为其正治。一身阴阳皆根于肾，阴损及阳，阴阳两虚，终致肾阳耗竭。许师在临床上观察到长期应用激素的患者，亦常可见到患者容易感冒，腰酸腿软、怕冷、心慌、自汗、尿多、舌淡等肺肾阳虚之证。在临证时常予以仙茅、仙灵脾温补肾阳，临床常可获效，并逐渐撤减激素，可能与温补肾阳法提高垂体肾上腺皮质系统的兴奋性有关。

其次，许师认为久病哮喘可见痰瘀互阻，哮喘反复发作，宿痰伏肺，肺失宣发肃降，津液聚而生痰，痰阻脉道，血行不畅，则瘀血阻滞，痰瘀互阻，为哮喘的宿根。津与血同属阴精，可相互转化，称为"津血同源"，在病理状态下，阴精阳气失其常度，则津聚为痰，血滞为瘀，痰瘀同源。二者亦相互影响，痰阻气机，血行不畅，而痰性黏滞，阻碍血行，日久血瘀内停，瘀血内停，则气机升降失常，影响津液之输布，则痰浊内生，痰瘀互结为病。许师认为，在现代医学中，慢性气道炎症使机体成为易感人群，为引起哮喘急性发作的宿根。许师在治疗缓解期哮喘患者时强调要清除宿根，而痰瘀为病临床常见病势缠绵难愈，多为顽症痼疾。故此，许师在临床上治疗缓解期哮喘患者时时注重活血化瘀、清肺祛痰，以清除宿根，减少哮喘急性发作次数。

肺主气而司呼吸外合皮毛，卫气不充，则易受外邪侵袭，卫气充盈，则外邪不侵，而卫气昌盛依赖于肺气的宣发肃降。肺为"贮痰之器"，宿痰伏于肺，遇感引触，痰随气升，气因痰阻，气道不畅，肺气上逆，而致气息喘促。许师在临证时时刻坚持从中医整体观点出发，结合现代医学研究。重视肺气不足导致痰阻于肺，形成哮喘的"夙根"，肺气不足、卫外不固以致外邪侵袭而引起哮喘急性发作。故许师认为肺气虚是导致缓解期哮喘急性发作的内在因素，在临床上对哮喘缓解期的治疗，十分注意益肺气而固本，常用玉屏风散加味益肺固表。总之，许师认为，支气管哮喘缓解期病因多为肺阴虚、肾阳不足、痰瘀互阻及肺气不固而成，其治疗则以滋肺阴，养肾阳，活血化瘀，清肺祛痰及益气固表为大法，常用方剂有百合固金汤、沙参麦冬汤、六味地黄丸及玉屏风散等。

三、专家组对研究病种的论证概述

支气管哮喘是呼吸系统最常见的慢性疾病之一，已成为严重危害人类健康的问题，哮喘的发病和病死率在世界范围内呈逐年增加趋势，受到国内外高度重视。减少哮喘急性发作，延长缓解时间，为哮喘治疗期望达到的目标，西医方面，则以抗炎治疗为其首要治疗原则，以吸入糖皮质激素及β2－受体激动剂在内的抗炎平喘治疗作为哮喘的主要治疗方法已经被大家所肯定，对于急性发作患者而言，上述药物治疗可以使部分患者的咳嗽喘息症状得到有效控制，但其治疗仅局限在控制气道局部炎症而缺乏全身的调节作用，而中医药在防治支气管哮

喘方面有着悠久的历史，其扶正祛邪、标本兼治的整体辨证观念发挥了独特的优势，结合名老中医的临证经验及现代学者的临床和实验研究，可以看出，缓解期固本治疗是减少哮喘病复发的主要措施，也是进一步提高中医疗效的重要途径。通过中医药的全身调节作用，增加机体的抗病能力，可达到减少哮喘的发作甚至达到长期缓解的目的。因此，进一步深入地对支气管哮喘缓解期的中医病因病机、辨证论治及有效方药进行研究探讨有着重要意义，亦具有一定的创新性，对于验证及完善哮喘病的中医诊治规范，最终建立支气管哮喘缓解期的中医药诊疗规范，从而使支气管哮喘缓解期的中医诊疗达到国内先进水平，突出中医特色，发挥中医药治疗支气管哮喘的优势有着举足轻重的意义，故进行本项研究具有一定的必要性及探索价值。

四、老专家经验的挖掘、整理、继承概述

名老中医的临证经验是丰富中医药在哮喘缓解期治疗宝库中的一朵奇葩，现将相关名老专家治疗哮喘缓解期的经验整理总结，概述如下：

经方大师胡希恕认为，哮喘的主因是痰饮、瘀血（所谓宿根），诱因是外感、伤食、物理、化学、七情等其他刺激，即当外邪侵袭人体及外在或内在的因素刺激人体后，与体内的痰饮、瘀血相互搏结，阻塞肺气，使肺气上逆而产生哮喘，这就是外邪引动内邪，也即外因引动内因而发病，当然也有单是瘀血或单是痰饮阻肺而发病的情况，具体而论，对于以痰饮为主因的哮喘，治宜发汗解表，温化水饮，方药多选用射干麻黄汤，或小青龙汤，或葛根合小陷胸汤，或苓甘五味姜辛夏杏汤，或麻黄附子细辛汤；对于以瘀血为主因之哮喘，则多选用大柴胡汤合桂枝茯苓丸，或大柴胡汤合桃核承气汤。

晁恩祥教授在继承前人治疗哮喘病经验的基础上结合现代医学对本病的认识，提出不同见解，认为其病因是"风邪"为患；许多支气管哮喘患者及家族中有湿疹、荨麻疹等变态反应病病史。发作有明显的季节性，多发于春冬季节，而春季在五脏对应于肝，在六气对应于

风。发作前多有鼻痒、眼痒、喷嚏、流涕等类似过敏性鼻炎的先兆症状，这与风为阳邪其性开泄的特点相符合。发病迅速，时发时止，反复发作，发作时痰鸣气喘，与风邪"善行而数变"的特点相似。故认为其病因当为"风邪"为患，风邪袭肺，肺失宣降，气道挛急而引发哮病，故首先提出"风哮"之称。而痰是由于风邪犯肺，肺失宣发肃降，津液停聚而成，痰作为继发性致病因素，又可进一步阻碍肺之宣肃，气之升降，使哮病加重，疏风宣肺，解痉平喘是其治疗的大法，常用黄龙平喘汤（麻黄、杏仁、地龙、白果、苏子、白芍、石菖蒲）加减。

洪广祥教授在2003年首次提出"全程温法治疗哮病"的观点，对于支气管哮喘缓解期，证属气阳虚弱、痰瘀伏肺者，治疗以益气温阳护卫为主，兼涤痰行瘀、利气平喘，方用温阳益气护卫汤合蠲哮汤加减，温阳益气护卫汤由玉屏风散、桂枝汤、二仙汤组成，兼顾肺、脾、肾三脏，共奏益气温阳、调和营卫、振奋真元之效。实验研究证明：本方能有效减轻气道炎症，明显降低气道高反应作用，故洪老把此方作为治疗支气管哮喘缓解期的首选方。若过敏症状突出者，可加用抗敏煎（枳实、乌梅、蝉蜕、苦参）；哮喘症状呈间歇发作者，可加蠲哮汤以标本同治，咳喘固本冲剂（生黄芪、白术、防风、山药、胡颓子叶、牡荆子、卫茅）具有温补肺肾、化瘀御敏的作用，冬病夏治穴位敷贴具有温阳化痰作用，二者均可用于支气管哮喘缓解期的治疗。

邵长荣教授认为，支气管哮喘缓解期中医多以益肺，健脾，补肾为法则。益肺法一般用于哮喘病史不长，发作症状较轻，周期较短的患者，以"参芪汤"及"玉屏风散"为代表，常用处方为孩儿参、黄芪、白术、防风，可以补益肺气，祛风固表，增加免疫功能，防止哮喘复发，对感冒亦有预防作用；健脾法，适用于哮喘病期较长，缓解期常伴有咳痰不适，并常伴面色萎黄，胃纳不佳，身疲肢软等症者，根据辨证，采用健脾和中法或健脾化痰法，常用处方为六君子汤加减，或用朱丹溪的"参术饮"人参、白术、陈皮、半夏、甘草、当归、熟地、芍药；补肾法，则常用于哮喘病情经常

反复，久则导致肾元亏损，肾气不纳，即使在缓解期也常伴动辄喘促，腰酸耳鸣，夜尿清长等肾虚症状，这些患者往往并发肺气肿的存在，在临床上有肾阴亏损和肾阳不振之分，肾阴亏损者，常用药物有熟地、女贞子、鳖甲、龟板、黄精、枸杞、桑寄生、桑椹子等，成方有"七味都气丸"及"左归饮"等，肾阳不振者，常用药物为补骨脂、菟丝子、杜仲、狗脊、附子、巴戟天、肉苁蓉、紫河车、鹿角、胡桃肉、仙灵脾、何首乌等，成方有"金匮肾气丸"及"右归饮"等。

吴银根教授认为"肺气不利"是哮喘的主要表现，"痰"、"瘀"是哮喘发病的主要病理因素，而"肾阳虚"是哮喘反复发作的根本原因，治疗以温阳化痰祛瘀为主要法则。但哮喘不同时期，"气"、"痰"、"瘀"、"虚"等病机表现不同，应分期择法用药，对于缓解期患者以扶正为主，重在温阳补肾，这是因为哮喘的根本原因（内因）则是阳虚寒盛，寒、痰、瘀均为阴邪，阳虚不能治阴，而致哮喘反复发作。肺、脾、肾三脏阳虚，则气血津液不能正常温化而致津停液聚，血行不畅致瘀。而肾阳是一身阳气之根本，肾阳虚则肺脾等诸脏俱寒。"肺为气之主，肾为气之根"。哮喘治本应重视补肾，因为肾为先天之本，五脏之根，精气充足则根本得固。肾虚摄纳失常，气不归元，故平素短气息促，动则喘甚，劳累后哮喘易发。基于以上理论，吴教授临证治疗哮喘，随时注意肾气的调护，发作期病势稍减，即开始用健脾补肾之剂；缓解期无论有无虚象，皆应给予温补脾肾或滋阴补肾法调治，以防病情进展；虚象明显者，更以调补脾肾为主。临床实践表明，通过补肾纳气，扶正固本，可以防止哮喘复发或减少发作次数，帮助临床撤减激素，因此，温补肾阳应贯穿临床治疗的始终，常用方药为止喘胶囊，本方由仙灵脾、巴戟天、蛇床子三味药组成，具有补肾固本、健脾化痰、止咳平喘之功。临床应用表明，该方不仅在哮喘缓解期有效，在发作期也可酌情辨证选用，具有重复性和普遍适用意义。纵观上述专家对支气管哮喘缓解期病因的认识及选方用药的经验，可以看出本病缓解期除肺、脾、肾等脏器亏虚之证外，痰饮、瘀血等实邪之候亦存在，其总体

治疗大法为益肺、健脾、补肾、化痰、活血祛瘀等。

五、初步诊疗方案研究

1. 西医诊断及病情评价

参照 2003《全球哮喘防治创议》（GINA）。

2. 中医证候诊断标准及治则治法方药

（1）脾肺气虚证

主证：咳嗽气短，自汗怕风，易感冒，痰液清稀，食少脘痞，便溏，面色萎黄，倦怠，舌苔薄腻或白滑，质淡，脉濡弱。

治法：健脾益气。

方药：六君子汤合玉屏风散。

半夏 12g 陈皮 10g 党参 15g 白术 12g
茯苓 15g 炙甘草 6g 生黄芪 15g 防风 10g
苏子 10g 干姜 10g 五味子 10g

（2）肺肾两虚证

主证：短气息促，动则尤甚，腰酸腿软，盗汗，遗精，舌苔淡白，质胖嫩，脉沉细。

治法：补肾纳气平喘。

方药：二仙汤加味

仙茅 15g 仙灵脾 15g 生地 15g 葛根 15g
穿山龙 30g 地龙 10g 炙麻黄 10g 杏仁 10g
炙甘草 10g

（3）阴虚肺燥证

主证：短气咳嗽，咽干口燥，痰少而粘，难以咯出，动则气喘，五心烦热，舌红少苔，脉细数。

治法：润肺养阴。

方药：清燥救肺汤合生脉饮。

党参 30g 麦冬 20g 五味子 10g 枇杷叶 15g
阿胶 10g 杏仁 10g 桑叶 10g 炙麻黄 10g
生石膏 30g 川贝 10g 青黛 10g 海蛤壳 15g

（4）痰瘀阻肺

主证：咳嗽、气喘，痰多色白，胸闷背痛，面色晦暗，恶风背冷，易感冒，舌暗胖有瘀斑，苔白，脉沉滑。

治法：祛瘀化痰。

方药：小青龙汤合桂枝茯苓丸。

炙麻黄 10g 桂枝 10g 赤芍 10g 干姜 10g
细辛 3g 半夏 15g 五味子 10g 炙甘草 10g
茯苓 20g 丹皮 10g 杏仁 10g 桃仁 15g

3. 评价方法

继续开展前瞻性、多中心、随机对照研究，不断加以修正诊疗方案。

第四部分 临床研究

一、资料与方法

1. 资料

收集西苑医院门诊及病房符合支气管哮喘纳入标准，非排除标准患者 240 例。

（1）支气管哮喘诊断标准

西医诊断及病情参照 2003《全球哮喘防治创议》（GINA）。

（2）主要检查项目

肺功能检查：全部患者于治疗前后均进行肺功能检查。

参照中华医学会呼吸病学分会哮喘学组制定支气管哮喘防治指南（支气管哮喘的定义、诊断、治疗及教育和管理方案）中华结核和呼吸杂志。

（3）中医证候诊断标准

①脾肺气虚证

主证：咳嗽气短，自汗怕风，易感冒，痰液清稀，食少脘痞，便溏，面色萎黄，倦怠，舌苔薄腻或白滑，质淡，脉濡弱。

治法：健脾益气。

方药：六君子汤合玉屏风散。

半夏 12g 陈皮 10g 党参 15g 白术 12g
茯苓 15g 炙甘草 6g 生黄芪 15g 防风 10g
苏子 10g 干姜 10g 五味子 10g

②肺肾两虚证

主证：短气息促，动则尤甚，腰酸腿软，盗汗，遗精，舌苔淡白，质胖嫩，脉沉细。

治法：补肾纳气平喘。

方药：二仙汤加味。

仙茅15g　仙灵脾15g生地15g　葛根15g
穿山龙30g地龙10g　炙麻黄10g杏仁10g
炙甘草10g

③阴虚肺燥

主证：短气咳嗽，咽干口燥，痰少而黏，难以咯出，动则气喘，五心烦热，舌红少苔，脉细数。

治法：润肺养阴。

方药：清燥救肺汤合生脉饮。

党参30g　麦冬20g五味子10g枇杷叶15g
阿胶10g　杏仁10g桑叶10g　炙麻黄10g
生石膏30g川贝10g青黛10g　海蛤壳15g

④痰瘀阻肺

主证：咳嗽、气喘，痰多色白，胸闷背痛，面色晦暗，恶风背冷，易感冒，舌暗胖有瘀斑，苔白，脉沉滑。

治法：祛瘀化痰。

方药：小青龙汤合桂枝茯苓丸。

炙麻黄10g桂枝10g赤芍10g　干姜10g
细辛3g　半夏15g五味子10g炙甘草10g
茯苓20g　丹皮10g杏仁10g　桃仁15g

（4）病例纳入标准

①符合支气管哮喘的西医诊断标准，属于缓解期或慢性期。

②符合中医证候标准。

③年龄18岁至70岁。

（5）排除病例标准

①支气管哮喘病情属急性发作期重度、危重者。

②年龄在18岁以下或70岁以上，妊娠或哺乳期妇女。

③合并有心血管、肝、肾和造血系统等严重原发性疾病，精神病患者。

④未按规定用药，无法判断疗法或资料不全等影响疗效判断者。

2. 方法

（1）分组方法

将符合纳入标准的病例采用SPSS10.0统计软件，按病情程度进行分层，再进行区组随机方法，将观察病例分成以下五组，即补肾组、润肺组、健脾组、活血祛痰组和激素吸入组

（西医对照组），每组48例，共240例。

（2）疗程

3个月为一个疗程。疗程结束后，中医组全部服用固本咳喘片，激素组治疗不变，随访6个月记录症状、体征、发作次数和感冒次数，复查肺功能。

（3）检验项目

①记录症状、体征、发作次数、感冒次数；

②疗前后检查血、尿常规，肺功能测定，3个月疗程结束后继续随访6个月，复查肺功能。

（4）疗效判定标准

①中医证候疗效判定标准

证候疗效率＝治疗前总积分－治疗后总积分/治疗前总积分×100%。

临床控制：治疗后证候疗效率≥90%。

显效：治疗后证候疗效率≥60%，＜90%。

有效：治疗后证候疗效率≥30%，＜60%。

无效：治疗后证候疗效率＜30%。

②肺功能（FEV1、PEF）

临床控制：FEV1（或PEF）增加量＞35%，或≥80%预计值。

显效：FEV1（或PEF）增加量25%～35%，或治疗后FEV1（或PEF）达60%～79%预计值。

好转：FEV1（或PEF）增加量15%～24%。

无效：治疗后无改善或加重。

（5）为保证课题的质量和顺利完成，共观察病例200例，按20%脱落率设定240例。

（6）统计方法

以上数据均采用SPSS10.0统计软件进行统计分析。计量资料用t检验，等级资料用秩和检验，计数资料用X^2检验。

二、结果

结果显示，中药辨证治疗各组与激素组的肺功能指标（FVC、FEV1、FEV1%、PEF）治疗前后无显著统计学意义性变化，中药各组咳嗽喘息的症状与激素组比较，治疗前后组内有好转，且有显著统计学意义，组间无显著统计学意义。

1. 脾肺气虚组

自汗怕风，便溏倦怠的症状，治疗前后组内有好转，痰量减少，且有显著统计学意义，与激素组比较有显著统计学意义。

2. 肺肾两虚组

腰酸腿软，盗汗；阴虚肺燥组：咽干口燥；痰瘀阻肺组：胸闷背痛的症状，治疗前后组内有好转，且有显著统计学意义，与激素组比较有显著统计学意义。

中药各组在观察及随访期间无明显不良反应，表明此类中药可以适当久服，且此间急性发作次数较前明显减少。

三、讨论

该项目突出了用中医药辨证施治防治支气管哮喘缓解期的优势，进一步用科学方法验证中医药对支气管哮喘缓解期辨证施治的疗效，尤其应用肺功能检测，客观评价临床疗效，评价中医药治疗支气管哮喘缓解期的优势。

支气管哮喘缓解期中医单病种治疗规范的建立和评价是该项目的重点，应用系统方法对支气管哮喘缓解期临床治疗过程进行描述。对西苑医院呼吸科既往使用的哮喘诊疗规范进行完善修订，在哮喘缓解期规范中增加了痰瘀阻肺这一临床常见的证型。

第五部分 研究结论、成果及优势评价

一、中医优势分析及评价

在中医辨证论治思想指导下对支气管哮喘缓解期进行治疗有较好的临床基础和较为突出的防治效果。本研究突出中医药辨证施治防治支气管哮喘的优势，更进一步用科学方法验证中医药防治支气管哮喘的疗效，尤其对肺功能的影响，客观评价临床疗效，突出中医特色，发挥中医药治疗支气管哮喘的优势。研究亦证实中药组在观察及随访期间无明显不良反应，表明此类中药可以久服，且此间急性发作次数明显较前减少。

支气管哮喘缓解期中医单病种治疗规范的建立和评价是本项目研究的重点，本研究通过对支气管哮喘缓解期的中医治疗方法进行系统评价，采用随机效应模型来实现，并采用专家意见和一致性方法确立。是使用系统方法建立起来的对支气管哮喘缓解期临床治疗过程的描述，将帮助医生正确选择治疗决策，以让患者能得到最适当的医疗照顾。

二、技术、方法的创新分析

通过对支气管哮喘缓解期相关文献的整理与分析、呼吸病专家中医诊治经验挖掘，运用多种统计方法和数据挖掘软件进行数据分析，科学总结支气管哮喘缓解期中医病机特点、证候规律、用药规律、药物配伍等进行总结。

通过对支气管哮喘缓解期患者临床调查，分析总结支气管哮喘缓解期发病特点、危险因素、中医证候特点及其与证型、肺功能变化等。

通过中医辨证分型对照治疗的临床观察研究，从症状、体征、肺功能等方面进行综合评估。

三、人才培养情况

1. 人才梯队构建

通过课题研究有目的地培养中医药研究型人才，尤其是培养中医临床科学研究的骨干人才，构建合理的人才梯队，为形成中医药临床研究创新团队奠定基础。

2. 通过课题实施提高临床医生和研究生的科研水平

课题实施过程中有一批临床青年医师和硕士研究生参与本课题研究工作，在保证课题顺利实施同时，加强对临床青年医师和研究生科研能力的培养，包括形成良好临床科研思维、操作动手能力强、组织协调沟通能力强等，培养一批高素质的临床科研人才。共培养硕士研究生8名，毕业6名，在读2名。

四、论文、专著情况

1. 课题研究期间，共有6篇文章已发表

（1）王伟，张燕萍，苗青，等．支气管哮

喘缓解期（肺脾气虚证）中西医结合治疗研究．中国中医药信息杂志，2006，13（12）：71－72．

（2）张燕萍，赵丹，林琳，等．苏黄止咳胶囊治疗咳嗽变异型哮喘140例临床研究．中华中医药杂志，2007，11（22）：773．

（3）张燕萍，崔芳囡，苗青．麻红止哮合剂对哮喘气道重塑大鼠血管内皮生长因子与碱性成纤维细胞生长因子浓度的影响．中国中医药信息杂志，2007，10（14）：32．

（4）张燕萍，苗青，王伟，等．许建中教授治疗哮病的经验．中华中医药学会内科第十二次肺系病学术交流大会论文集，2006．

（5）苗清，王书臣，张燕萍，等．广济止咳方治疗咳嗽变异性哮喘30例疗效观察．新中医，2006，38（2）：25－27．

（6）张燕萍，樊茂蓉，王伟，等．从痰论治哮喘．中国中医药信息杂志，2005，12（8）：97．

2. 拟发表论文

（1）许建中教授治疗支气管哮喘缓解期学术经验研究。

（2）支气管哮喘缓解期辨证治疗思路。

（3）支气管哮喘缓解期分型论治疗效分析。

五、存在的问题与解决办法

本课题观察时间较长，患者依从性需医师认真控制。缓解期患者，实验室检查依从性较差，需医师耐心解释。本研究存在实验室检查时间窗超窗问题。

参考文献

［1］周兆山．哮喘中医论治．北京：中国古籍出版社，2002．

［2］刘臣，王俊杰，徐然．大柴胡汤合桂枝茯苓丸治疗支气管哮喘50例．河南中医，2005，25（3）：19－21．

［3］洪广祥．再论哮病治疗之我见．中国医药学报，2000，15（4）：39242．

［4］冯新格．吴银根妙用药对治疗支气管哮喘．浙江中医杂志，1999，34（12）：507－508．

［5］陈立翠．补肾法治疗小儿支气管哮喘探讨．成都中医药大学学报，1999，22（3）：5－9．

［6］王骏彧，叶伟成．论温阳化瘀治哮喘．上海中医药杂志，1994，（9）：17．

［7］夏永良，王彩霞，李德新．哮喘缓解期从脾论治机理的研究．中医药学刊，2003，21（7）：1194－1199．

［8］刘继唐．支气管哮喘缓解期的治疗．河南中医，1996，16（1）：15．

［9］宋康，蔡宛如，徐志瑛．支气管哮喘缓解期固本治疗66例临床观察．浙江实用医学，1996，14：24－25．

［10］蔡娟，武丽华，韩月香．麻黄鱼腥草汤治疗支气管哮喘缓解期60例临床观察．山西中医学院学报，2003，4（3）：1．

［11］蔡润清，吴伟平．支气管哮喘缓解期从脾论治80例临床探讨．贵阳中医学院学报，2007，29（2）：229－230．

［12］张洁，施光其．黄芪六君子汤治疗哮喘缓解期85例临床观察．山东中医杂志，2004，23（4）：204－205．

［13］刘自力，吴兆利．培土生金法治疗支气管哮喘（缓解期）35例临床观察．中医药导报，2006，12（1）：37－39．

［14］孙志佳．中医药治疗哮喘的优势．江苏中医药，2007，39（6）：5．

［15］单昌涛．加味补中益气汤治疗支气管哮喘缓解期的临床观察．河北中医，2005，27（8）：604．

［16］赵四林，范伏元，贺选玲，等．加味二仙丸治疗支气管哮喘缓解期疗效观察．中国中医药信息杂志，2006，13（5）：59－60．

［17］陈新开．玉屏风散合六味地黄汤治疗哮喘缓解期38例．辽宁中医学院学报，2000，2（1）：28．

［18］王志英，张传名，钱丽萍，等．哮宁颗粒治支气管哮喘缓解期临床研究．江苏中医药，2005，26（7）：211－212．

［19］沈炳煌，沈良秀，范小山．中西医结合治疗支气管哮喘缓解临床观察．福建医药杂志2007，29（4）：123－124．

［20］任传云．乌梅丸治疗支气管哮喘探析．中国医药学报，2002，17（2）：123－125．

［21］郭振武，张雅凤，林忠嗣，等．以宿痰伏肺立论治疗支气管哮喘缓解期临床探讨．中国中西医结合儿科学，2009，1（1）：33－36．

［22］陈茂业．金芪固本汤治疗支气管哮喘缓解期46例临床观察．云南中医中药杂志2007，28（6）：24－25．

[23] 刘志宏，张桂菊，王明香．益气活血汤防治儿童哮喘复120例临床观察．四川中医 2004, 22 (6)：70 - 71.

[24] 周钱梅．从瘀论治哮喘．中医研究 2006, 19 (4)：9 - 11.

[25] 冯世纶．治疗哮喘独特经验·中国百年百名中医临床家胡希恕．北京：中国中医药出版社, 2001.

[26] 吴继全，王雪京，张洪春，等．晁恩祥教授治疗肺系病的特色经验．天津中医药, 2008, 25 (5)：358 - 359.

[27] 洪广祥．全程温法治疗哮病之我见．中国医药学报, 2003, 18 (5)：306 - 308.

[28] 邵长荣．支气管哮喘辨证用药心法．中医文献杂志, 1995, 2：33 - 35.

[29] 冯新格．吴银根教授治疗支气管哮喘经验．吉林中医药, 2000, 1：9 - 10.

[30] 尹良胜．吴银根教授中医药治疗哮喘经验．上海中医药大学学报, 2006, 20 (4)：62 - 63.

附 国家十一五重点专科—中国中医科学院西苑医院肺科支气管哮喘诊疗方案

1. 脾肺气虚

主证：咳嗽气短，自汗怕风，易感冒，痰液清稀，食少脘痞，便溏，面色萎黄，倦怠，舌苔薄腻或白滑，质淡，脉濡弱。

治法：健脾益气。

方药：六君子汤合玉屏风散（半夏 12g、陈皮 10g、党参 15g、白术 12g、茯苓 15g、炙甘草 6g、生黄芪 15g、防风 10g、苏子 10g、干姜 10g、五味子 10g）。

中成药：院内制剂益气平喘颗粒，每次 10g，每日 2 次。

2. 肺肾两虚

主证：短气息促，动则尤甚，腰酸腿软，盗汗，遗精，舌苔淡白，质胖嫩，脉沉细。

治法：补肾纳气平喘。

方药：二仙汤加味（仙茅 15g、仙灵脾 15g、生地 15g、黄芪 15g、葛根 15g、穿山龙 30g、地龙 10g、炙麻黄 10g、杏仁 10g、炙甘草 10g）。

中成药：百令胶囊，每次 5 粒，每日 3 次。

3. 阴虚肺燥

主证：短气咳嗽，咽干口燥，痰少而粘，难以咯出，动则气喘，五心烦热，舌红少苔，脉细数。

治法：润肺养阴。

方药：清燥救肺汤合生脉饮加减（党参 15g、麦冬 15g、五味子 10g、枇杷叶 15g、阿胶 10g、杏仁 10g、桑叶 10g、炙麻黄 10g、生石膏 30g、川贝 10g）。

中成药：百合固金口服液，每次 20ml，每日 3 次；百令胶囊，每次 5 粒，每日 3 次。

4. 痰瘀阻肺

主证：咳嗽、气喘，痰多色白，胸闷背痛，面色晦暗，恶风背冷，易感冒，舌暗胖有瘀斑，苔白，脉沉滑。

治法：祛瘀化痰。

方药：小青龙汤合桂枝茯苓丸（炙麻黄 10g、桂枝 10g、赤芍 10g、干姜 10g、细辛 3g、半夏 15g、五味子 10g、炙甘草 10g、茯苓 20g、丹皮 10g、杏仁 10g、桃仁 15g）。

中成药：补肺活血胶囊，每次 4 粒，每日 3 次。

中西结合、内外合治对慢性阻塞性肺病的疗效评价研究

第一部分 基本信息

项目名称：中西结合、内外合治对慢性阻塞性肺病的疗效评价研究

项目编号：CACMS05Y0023

项目性质：中医"治未病"技术

项目负责人：李国勤

项目组长单位：中国中医科学院广安门医院

项目完成人：李国勤　边永君　李光熙　王　蕾　李　辉　刘俊玲　刘　丽　金在艳
刘志国　刘世刚　熊春芳　郑　菲　朱理芬　李小婵　张继红

项目起止时间：2005 年 11 月至 2009 年 5 月

第二部分 摘 要

本研究采用前瞻、随机、对照、评价者盲法的方法，评价中医内外合治法对 COPD 稳定期的疗效和生存质量的影响。课题共纳入 178 例患者，随访期一年，结果显示内外合治法在改善症状、提高患者生存质量方面有比较明显的优势。西医基础治疗联合中医内外合治法，在改善喘憋、气短等呼吸困难症状方面优于西药对照组，在中医证候改善率方面及减少年均急性发作次数方面以及对于生存质量在减少圣乔治问卷的活动部分、影响部分因子分及总分方面均优于对照组，说明内外合治法对 COPD 稳定期的治疗方面具有多重优势。

本研究建立了中医药治疗 COPD 稳定期的"LODA"评价方法，可以作为 COPD 稳定期患者的综合疗效评价工具，能更为全面地反映出 COPD 的治疗效果，并且使用较经典的"BODE"系统简单方便。但本研究的总体研究水平目前在国内该领域中鲜见相关报道。

该项目取得的主要成果为建立广安门医院冬病夏治消喘膏临床操作规范，完善了我科内外合治法治疗 COPD 诊疗方案，建立了中医药治疗 COPD 稳定期疗效评价系统"LODA"。

在 COPD 的稳定期，西医治疗主要为支气管扩张剂，糖皮质激素，运动训练及长期氧疗。但长期应用支气管扩张剂或糖皮质激素副反应大，并且不能避免患者的反复感染，使患者的生存质量严重下降。中医通过稳定期 COPD 患者的辨证论治，内外合治，针对其病理生理改变进行治疗，在改善症状、提高患者生存质量方面有比较明显的优势，同时不良反应少。内服中药配合冬病夏治穴位贴敷的内外合治疗法具有浓厚的中医特色，本研究旨在科学地评价其临床疗效。

一、资料与方法

试验总体设计采用前瞻、随机、对照、评价者盲法的方法。

1. 病例入选标准

（1）西医诊断标准

依据 WHO 于 2004 年修订的全球慢性阻塞性肺病防治倡议"GOLD 2004"以及中华医学会呼吸病学分会于 2003 年修订的《慢性阻塞性肺疾病诊治指南》中的诊断标准进行诊断及分级。

稳定期的定义：指患者咳嗽、咳痰、气短等症状稳定或症状轻微。

病情分级：详见前述指南。

（2）中医诊断标准

参照国家食品和药品监督管理局 2002 年发布的《中药新药临床研究指导原则》中慢性支气管炎的临床研究指导原则以及高等医药院校统编教材第五版《中医内科学》中关于咳嗽、喘证、肺胀的论述，制定出 COPD 稳定期肺肾气虚、肺脾气虚、肺肾阴虚三证的诊断标准。

①肺肾气虚证

临床表现：咳喘日久，日轻夜重，气促胸闷，动则喘息，咳声低微，痰少稀白，咯痰无力，恶风自汗，身倦乏力，易于感冒，眩晕耳鸣，腰酸体软，舌淡苔白，脉细弱或细数。

②肺脾气虚证

临床表现：咳喘气促，动则加重，咯痰色白，身疲乏力，少气懒言，纳谷不馨，腹泻便溏，面色萎黄，舌胖边有齿痕，质淡苔薄，脉细无力。

③肺肾阴虚证

临床表现：咳喘日久，胸满烦躁，咯痰量少，潮热盗汗，五心烦热，口干喜饮，面赤颧红，舌红少苔，脉细数。

中医证候等级采用积分法，主证另加用视觉标尺法进行等级评测。

（3）纳入标准

所观察患者必须同时符合以下条件：

① 符合上述中、西医诊断标准的稳定期 COPD 患者。

② 北京常住人口，有固定联系方式，具有随访可能性的患者。

③ 既往未接受消喘膏治疗者。

④ 签署知情同意书者。

⑤ 年龄在 40 至 75 岁之间。

⑥ 病程在 3 年以上，且病情分级为Ⅱ级或Ⅲ级者。

（4）排除标准

患者存在以下任何情况之一均排除：

① 凡不符合诊断及纳入标准者。

② 合并有其他严重的心肺疾病、糖尿病等内分泌疾病、自身免疫性疾病或慢性消耗性疾病、支气管扩张、胸膜病变等病者。

③ 合并有肝、肾和造血系统等严重原发性疾病及精神病者。

④ 妊娠及哺乳期妇女。

⑤ 皮肤对本药或对胶布过敏者。

（5）剔除标准

① 纳入后发现不符合纳入标准者。

② 纳入后未曾用药者。

（6）脱落标准

① 试验过程中，受试者依从性差，影响有效性和安全性判定者。

② 发生严重不良事件、并发症和特殊生理变化，不宜继续接受试验。计入不良反应。

③ 试验过程中自行退出者。

④ 因各种原因疗程未结束退出试验、失访或死亡病例。

⑤ 资料不全，影响有效性和安全性判断者。

⑥ 非规定范围内联合用药，特别是对试验用药影响较大的药物，影响有效性和安全性判定者。

（7）中止试验标准

① 发生严重不良反应。

② 在试验中发现所定临床试验方案有重大失误，难以评价药物疗效；或对设计方案在实施中发生了重大偏差，难以评价药物效应。

2. 样本含量及随机方法

（1）样本量估算

根据我们既往临床初步观察结果，西药标准疗法（爱全乐 + 沐舒坦）联合内外合治法的临床有效率约为90%左右，西药标准疗法 + 安慰剂的有效率约为70%。两疗法疗效差别显著性水平选 $\alpha = 0.05$，$\beta = 0.10$，采用单边检验，借助 CHISS - 2004 统计软件试验设计模块的样本含量计算工具，估算样本数为148例，再限定失访脱落率控制在20%以内，则所需样本数为178例。

（2）盲法

本研究为随机、对照、评价者盲临床试验，观察病例为2006年5月至2009年5月期间来广安门医院呼吸科就诊的患者，性别不限。由 CHISS - 2004 统计软件产生处理编码，再编制随机分配卡片，按患者就诊顺序拆开与序号相应的信封，进行分组和用药。

3. 给药及观察方法

（1）总体给药方案（见表1）

表1 总体给药方案

基础用药 爱全乐吸入 + 沐舒坦口服	治疗组	内服方：中药辨证系列方，每日1剂，每次服200ml，每日2次。或用相应处方加工的清膏，每服用30ml，每日2次。 外治法：冬病夏治消喘膏贴敷，6小时/次，三伏期间每10天1次，计3次。
	对照组	内服方：服用焦麦芽加工的清膏方，每次服30ml，每日2次。 外治法：安慰剂贴敷，6小时/次，三伏期间每10天1次，计3次。

（2）西医基础给药方案

两组患者采用同一种基础给药方案，依据"诊断标准"所列的诊疗指南中推荐的 COPD 稳定期治疗原则制定基础给药方案如下：

①病情为Ⅱ级者

仅能按需使用短效 β2 - 受体激动剂，并详细记录用量及频次。

②病情为Ⅲ级者

需进行长期药物治疗，给予爱全乐40ug/次（2喷），3次/日及茶碱缓释片0.2/次，每12小时1次，并详细记录。同时按需使用短效 β - 2 受体激动剂，并详细记录用量及频次。

各级患者病情若出现急性加重，按照 GOLD - 2004 年慢性阻塞性肺疾病急性加重期治疗原则进行治疗，并详细记录所用药。

（3）中医内外合治方案

①治疗组

内服中药辨证系列方进行治疗，由本院中药房提供饮片，并由煎药室代煎，每日1剂，由医院煎药室代煎，制成每剂2袋，每袋200ml规格的中药汤剂，密封保鲜包装。每次服200ml，温热服用，每日2次；或者由我院制剂室加工成膏滋方清膏剂，每服用30ml，每日2次。外治法：于每年夏季三伏期间，采用冬病夏治消喘膏贴敷背部固定俞穴，每次6小时，每10天贴治1次，总计3次。

②对照组

焦麦芽清膏，由本院中药房提供饮片，我科室加工成膏滋方清膏剂，每100g焦麦芽熬制成400ml清膏剂，用25g淀粉收膏，密封后冰箱冷藏保存。每次服用30ml，每日2次。

③外治法

采用和治疗药外观一致的安慰剂（由淀粉 + 食用色素等组成）在相同的时间进行贴治。

（4）外治法用药及治疗方案

①药品来源

试验药为冬病夏治消喘膏，由炒白芥子、莘芨、辽细辛、麻黄、石菖蒲等药物组成，具有益气固表、温阳定喘的作用。中国中医科学院广安门医院制剂室提供，批准文号为（99）京卫药制字（058）第 F－1656 号，规格：6.7g×18 粒；对照药为安慰剂，由广安门医院制剂室提供，模拟外观、重量与消喘膏相似。所有试验用药及安慰剂均由北京药检所检验合格。

②药品准备

按照双盲试验方法包装一致。即将安慰剂更名为冬病夏治消喘膏。

③标签

统一标签格式。内容包括临床研究批件号、编号、临床试验药物名称（临床研究专用）、药物组成、功能主治、用法用量、规格、贮藏、批号、使用期限、来源等。

④应急信件准备

每一编号的药物均有相对应的应急信件，存放所对应的实际药物信息。

⑤药品包装

每位受试者一个大包装药袋含一个疗程的药物，内外包装分别贴统一标签。大包装药袋内药物包装成 3 个小包装盒，每小包装内放置一次贴敷的药物。

⑥药品分配

患者将按 1∶1 比率随机分入消喘膏及安慰剂组。

⑦操作规程

详见附件"慢性阻塞性肺疾病中医内外合治法临床诊疗规范"。

⑧中药辨证系列方的组成

详见附件"慢性阻塞性肺疾病中医内外合治法临床诊疗规范"。

（5）疗程

口服药 3 个月为 1 疗程，消喘膏贴治 3 次为 1 疗程。1 年内患者接受内服外治各 1 个疗程的治疗。

（6）随访

全部观察病例治疗期间每个月随访 1 次，疗后 9 个月内每 3 个月电话随访 1 次。

（7）可能的意外和相应处理方案

内服中药系列方在我科多年临床观察中未见明显副反应，根据组方药物的特点，在用药过程中可能会出现口干、腹胀、上腹部不适等

症状，可以采用对症处理的方法。必要时调整适当处方或加用临时药物。外治法的意外情况及处理见"外治法用药方案"。

4. 观察指标

（1）诊断性指标

胸部 X 线，治疗前检查 1 次。

（2）疗效性指标

①肺功能：1 秒用力呼气容积（FEV1），FEV1/用力肺活量（FEV1%），残气量、功能残气量，采用德国耶格（JAEGER）公司生产的 MasterScreen 组合式肺功能仪进行检查，于治疗前后各测定一次。

②St. George's 呼吸疾病问卷（SGRQ）积分：采用北京协和医院蔡柏蔷教授修订的 SGRQ 中文版以及由协和医院编制的相应软件（COPD 生存质量问卷 Ver 1.0）作为测评工具，于治疗前、后各测定一次，进行对照比较分析。

③中医证候（咳嗽、咯痰、喘憋、气短等）于治疗前、后各查 1 次，此外随访期间每 3 个月复查一次。

④随访期间 COPD 急性发作次数，以需要急诊就医或住院次数作为判定标准。

（3）安全性指标

血、尿、便常规，心电图，肝（ALT）、肾功能（BUN、Cr）。

上述指标治疗前后各查 1 次。

5. 疗效评价体系—LODA

以生存质量（L：quality of life）评估作为病情控制程度的综合指标，将肺功能 FEV$_1$ 作为反映气流阻塞（O：obstruction）的指标，喘憋、气短等症状作为呼吸困难（D：dyspnea）分级的指标，以年病情急性加重（A：acute exacerbation）次数作为病情稳定程度的指标，将这四方面综合起来建立一个 LODA 评价系统，可以作为全面评价 COPD 干预措施总体疗效的工具。

6. 伦理学和患者知情同意

研究开始前方案递交医院伦理委员会讨论，经医院伦理委员会批准后组织设施。

确定受试者和试验药物后，患者应了解试验全过程，有权拒绝或中途退出，若同意进入试验则签署知情同意书。

7. 数据管理和统计分析

（1）数据管理

①研究者填写数据的要求

认真、详细记录病例报告表（CRF）中的任何项目，不得空项、漏项（无记录的空格划横线）。

CRF 中所有数据需与受试者病历数据核对，保证无误。

CRF 作为原始数据，做任何更正时只能画线，旁注改后数据，并有研究者签名标注日期。

原始化验单粘贴在病例报告表后化验单粘贴处。

对显著偏高或在临床接受范围以外的数据，须加以核实，由研究者做必要说明。

监查员监察数据要求：

监查员在试验过程中要检查受试者的知情同意及筛选纳入情况。

确认所有病例报告表填写正确并与原始资料一致。

所有错误或遗漏均以改正或注明，经研究者签名并注明日期。

每一受试者的剂量改变、治疗变更、合并用药、间发疾病等均应确认并记录。

核实入选受试者的退出与失访均在病例报告表中予以说明。

确认所有不良事件均以记录在案，严重不良事件以作出报告记录在案。

②数据库建立及数据录入

建立数据库：采用 Epi Info 软件建立相应的录入程序，生成数据库。

数据录入：由数据管理员进行数据同步录入，采用两次录入法。

数据的审核：采用 Epi Info 软件中的核查功能对数据库进行审核。

③数据库的锁定

在盲态审核并认为所建立的数据库正确后将被锁定。数据库将交统计分析人员按统计计划书要求进行统计分析。

（2）统计分析

由专业统计学工作者承担统计分析任务，并参与从试验设计、实施至分析总结的全过程。试验方案和病例报告表完成后制定统计分析计划，并在试验过程中根据需要进行必要的修改数据分析完成后提供统计分析报告。

①统计方法选择

计数资料用 X^2 检验。

计量资料用 F 检验或 t 检验。

等级资料用 Ridit 分析或秩和检验。

②统计软件包

所有统计计算用 SPSS 11.5 统计分析软件进行。

二、结果

1. 病例分布

本研究共入组 178 例病例，试验结束后完成有效病例 162 例，治疗组 80 例，对照组 82 例；其中治疗组单纯服用膏方者 36 例，单纯服用代煎汤剂者 31 例，两种剂型先后混用者 13 例。在治疗组患者中，单纯服用膏方者 36 例，单纯服用代煎汤剂者 31 例，两种剂型先后混用者 13 例。

总计脱落病例 16 例，占 9%。

治疗前基线及一般情况指标比较，对比两组基线及一般情况指标，包括年龄、性别、病情分级、累积病程等，组间比较无显著统计学意义（P＞0.05）。

2. 中医证候评分

中医证候评分疗前组间相比均无显著统计学意义，治疗后两组喘憋、气短、中医证候总积分、主证积分均较治疗前有所减少，且治疗组相较对照组改善明显。（见表2）

表2　　　　　　　两组治疗前后中医证候评分的变化比较

项　目	治疗组（n=80）		对照组（n=82）	
	治疗前	治疗后	治疗前	治疗后
喘憋	5.93±2.34	2.55±1.44 *△	5.52±2.28	3.39±2.58 *
气短	5.81±2.76	2.44±1.85 *△	5.89±2.56	3.21±2.40 *
证候总积分	24.33±7.31	11.04±4.53 *△	24.32±7.36	13.68±6.79 *
主证积分	21.56±6.57	9.98±4.18 *△	20.90±6.71	12.39±6.08 *

注：与本组治疗前比较，*表示 P＜0.05；与对照组治疗后比较，△表示 P＜0.05。

3. 肺功能

疗前组间肺功能结果比较无显著统计学意义（P＞0.05）。两组治疗前后自身比较以及疗后组间比较均无显著统计学意义（P＞0.05），考虑 COPD 患者肺功能的损害为渐进难逆，治疗措施在短时间内难以显示出效果。（见表3）

表3　　　　　　　　　　　两组治疗前后肺功能的变化比较

项　目	治疗组（n＝80）		对照组（n＝82）	
	治疗前	治疗后	治疗前	治疗后
FEV1（L）	1.35±0.50	1.29±0.48*△	1.39±0.61	1.31±0.54*
FEV1/PR%	53.18±16.01	52.55±16.89*△	51.96±17.06	50.74±18.12*

注：与本组治疗前比较，＊表示 P＞0.05；与对照组治疗后比较，△表示 P＞0.05。

4. SGRQ 量表评分

治疗后两组 SGRQ 量表生存质量评分比较，症状部分无显著统计学意义（P＞0.05），而活动部分、影响部分及总分均有显著统计学意义（P＜0.05），说明治疗组生存质量改善明显，并优于对照组。（见表4）

表4　　　　　　　　　　两组治疗前后 SGRQ 量表积分的变化比较

项目	治疗组（n＝80）		对照组（n＝82）	
	治疗前	治疗后	治疗前	治疗后
症状部分	62.90±20.30	46.65±19.15*#	61.02±17.48	41.65±18.229*
活动部分	57.78±18.90	43.04±18.92*△	53.23±18.06	48.96±18.88*
影响部分	47.00±17.82	28.25±15.83*△	43.98±19.89	33.91±17.17*
总分	52.44±16.56	35.25±14.49*△	48.41±17.31	39.89±15.06*

注：与本组治疗前比较，＊表示 P＜0.05；与对照组治疗后比较，△表示 P＜0.05，#表示 P＞0.05。

5. 中医证候临床疗效

经等级资料秩和检验，两组积分比有效率比较 P＜0.05，提示治疗组有效率较高。（见表5）

表5　　　　　　　　　　两组患者中医证候积分疗效比较

组　别	n	临床控制	显效	有效	无效	总有效率（%）
治疗组	80	1	13	59	7	91.25△
对照组	82	0	8	52	22	73.17

注：与对照组比较，△表示 P＜0.05。

6. 急性发作次数（见表6）

表6　　　　　　　　　　两组治疗前后年急性发作次数情况

指　标	治疗组（n＝80）		对照组（n＝82）	
	治疗前	治疗后	治疗前	治疗后
年度急性发作总次数	178	105	192	149
年度急性发作人均次数	2.23	1.31	2.34	1.82

疗前两组急性发作均次数近似，疗后治疗组与对照组急性加重次数的比率为 0.72，治疗组急性发作次数减少。

7. 安全性

治疗前两组安全性指标（血常规、尿常规、便常规、ALT、BUN、Cr）均有不同程度的偏高或偏低，但偏高值或偏低值均未超过正常值的20%，无临床意义。疗后两组上述指标仍有不同程度的偏高或偏低，但超过正常值20%，故提示所用药物是有一定安全性的，较为可靠。

8. 不良反应

在治疗过程中，治疗组仅出现1例不良反应，不良反应症状主要为胃胀，程度较轻，在原方基础上调整用药后继服，对整个治疗过程并无影响。

三、讨论

1. 结果分析

本研究入选COPD稳定期患者有效病例162例，中医证候结果显示肺肾气虚型96例（59.26%），肺脾气虚型55例（33.95%），肺肾阴虚型11例（6.79%），与有关流行病学调查基本相符。研究显示，治疗组中医证候积分在总分、主证、喘息、气短方面较对照组均有所降低（P<0.05）。治疗组总有效率为91.25%，优于对照组的80.49%（P<0.05）。说明内外合治法对于COPD稳定期患者的生理功能改善效果明显。

治疗后两组肺功能指标均较前略下降，组间无明显区别。符合COPD病程渐进难逆的特点。

对慢性疾病而言生存质量是评价治疗方法的重要指标，圣乔治呼吸问卷（SGRQ量表）是评定COPD患者生存质量的重要工具。本研究显示，SGRQ量表中活动部分、影响部分及总分治疗前后两组有显著统计学意义（P<0.05），治疗组改善明显优于对照组，而呼吸症状部分治疗前后两组比较无统计学意义。提示内外合治法对COPD稳定期患者社会活动及心理状态的改善较之对呼吸症状的改善更为明显，有研究表明COPD稳定期患者的体能活动限制对日常生活及心理影响最大，而患者现有的呼吸症状并非是限制体能活动的最主要原因。

本研究中治疗后两组安全性指标（血常规、尿常规、便常规、ALT、BUN、Cr）未发现有临床意义的异常情况。研究过程中治疗组出现一例以轻度胃胀为表现的不良反应，但在调整

用药后症状即消失，程度较轻，故提示所用药物是有一定安全性的，较为可靠。

2. 病因病机分析

COPD以咳、痰、喘反复发作为主要特点，属中医"咳嗽、喘证、肺胀"等范畴。基本病机为本虚标实，本虚为肺脾肾三脏俱虚，痰浊蕴结、水湿停滞、瘀血阻络为标实的主要表现。COPD患者久病肺脾肾虚，虚则生痰，虚则致瘀，痰生瘀成则虚益甚。三者互为因果，虚实错杂，故出现咳痰喘等症状反复发作，致使病情逐渐加重。

COPD稳定期多以肺脾肾虚为主，痰浊瘀血阻滞为辅。《类证制裁·喘症》认为"喘由外感者治肺，由内伤者治肾"，故COPD缓解期重在扶正固本，兼顾祛邪，即补益肺脾肾之气血阴阳，佐以化痰祛瘀。本研究采用自拟中药辨证系列方内服以补益肺脾肾、兼化痰祛瘀，配合益气固表之穴位贴敷为主要治法，观察内外合治对COPD稳定期的临床疗效评价。

3. 辨证论治特点

（1）补肺益肾方

以黄芪、红参为君，黄芪为补气之要药，也可益卫固表，配以红参大补元气。臣以生地清热凉血、养阴生津；熟地补肾滋阴养血；补骨脂、淫羊藿专补肾阳；山萸肉补肝肾、涩精气、固虚脱；五药合用，补肾固精，滋阴养血。佐以胡桃肉温肺补肾，芡实益肾固精，补脾去湿，橘红、半夏、杏仁通络祛痰、止咳平喘，莪术破血逐瘀。故本方各药配合，在补肺益肾基础上祛痰逐瘀，标本同治。

（2）补肺健脾方

以黄芪、党参为君，补中益气，益卫固表；党、术、苓、草、夏、陈合为六君子汤以健脾除湿、祛痰化饮，并佐以"壮火益土之要药"的补骨脂以补肾壮阳、温脾止泻，纳气平喘；扁豆健脾化湿，防风与黄芪、白术合用，以益气固表。本方包含六君子汤及玉屏风散之意，共奏补肺健脾，益气固表之功。

（3）润肺滋肾方

方中太子参补气生津，为"补气药中一味清补之品"，配伍沙参、麦冬益气养阴，生津益胃，南沙参兼有祛痰之功。生地清热凉血、养阴生津，熟地补肾滋阴养血；山萸肉补益肝

肾，收敛固涩；五味子敛肺滋肾，生津敛汗；黄精润肺滋阴，补脾益气；芡实益肾固精，补脾益气；川贝粉清热润肺化痰；石斛养胃生津，滋阴除热。全方诸药配伍，润肺滋肾，养阴生津。

4. 冬病夏治穴位贴敷外治法

中医所谓内病外治法即是运用非口服药物的方法，通过刺激经络、穴位、皮肤、黏膜、肌肉、筋骨等方式以达到治疗体内病证的目的。它在我国有着悠久的历史，是中医经过长期实践而逐渐发展建立起来的具有特色的医疗方法。冬病夏治穴位贴敷疗法即是中医外治法的典型代表，近年来发展势头迅猛，以其效佳、廉价、方便、无痛苦、副作用小等特点越来越被广大患者所推崇。

（1）冬病夏治

冬病夏治疗法可追溯到两千多年以前的《黄帝内经》，是中医学很重要的防治疾病手段。"春夏养阳，秋冬养阴"是中医学特有的养生方法，首见于《素问·四气调神大论》记载"夏者，经满气溢，入孙络受血，皮肤充实。长夏者，经络皆盛，内溢肌中"，揭示了人与天地四时相应，唯有顺应外界四时气机变动，采取适宜的养生方法以调整作息起居模式，才能保持人体健康，不患病或不患重病，因此"春夏养阳、秋冬养阴"可以看作是《四气调神大论》总结提出的"圣人不治已病治未病"的一个重要基础。在人体，内在气机受到天气引动发生相应变化，春夏季人之阳气亦趋于体表，渐致体表畏热多汗同时体内肠胃多寒，易现水湿不运而出现胃脘痞满、纳谷不馨；秋冬季则人体阳气亦趋里，渐至体表凛寒少汗而体内肠胃积热，易现纳盛消谷、大便秘结，形成外寒而内热之状。因此，以"春夏养阳、秋冬养阴"来指导具体的养生模式，应当遵循春夏季扶持人体阳气（养阳）、秋冬季培补人体阴气（养阴）的原则。"冬病夏治"正是这一理论原则的具体体现，在夏季运用温热祛邪药物或者运用温针灸预防治疗常于冬季发作的寒性疾病疗效很好，可以起到减少甚至达到治愈的目的，达到"治未病"的效果。

（2）穴位贴敷

穴位贴敷疗法是独特的中医外治法之一。

《内经》记载经络有"内属脏腑，外络肢节，沟通表里，贯穿上下"的作用。穴位贴敷疗法，即以中医经络学说为理论依据，把药物研成细末，用水、醋、酒、油类、药液等调成糊状，或制成软膏、丸剂或饼剂，或将中药汤剂熬成膏，或将药末散于膏药上，再直接贴敷穴位、患处（阿是穴），用来治疗疾病的一种无创痛穴位疗法。穴位贴敷疗法是我们的祖先数千年来在不断地与疾病作斗争中，逐渐积累经验而创建出来的一种独特疗法，有着极为悠久的发展历史。中医穴位贴敷疗法早在秦汉之际，已经被我国古代医家所掌握，我国现存的最古老的医方书籍《五十二病方》中记载"蚖……以蓟印其中颠"，即用芥子泥贴敷于百会穴，使局部皮肤发红，治疗毒蛇咬伤。

清·吴师机在《理瀹骈文》中提到"皮毛者肺之合也……肺系属背"，故治疗呼吸系统疾病外治法所取穴位大多数为足太阳膀胱经之俞穴，本研究选择了肺俞、心俞、膈俞，其中肺俞为主穴，是肺卫经气输注所在，与心俞、膈俞相配，腧穴外敷之药随经气入肺、心、膈等到部位，达到振奋胸阳、祛痰消肿、气脉通畅、咳喘自平的目的。

中医学认为肺为贮痰之器，脾为生痰之源，咳喘病与肺脾肾三脏关系密切，因此咳喘病的穴位贴敷法就是通过肺的外部所通鼻窍或通过肺脾肾经络走行部位的腧穴进行治疗，达到相应疗效，冬病夏治穴位贴敷疗法就是通过这些穴位，起到温经通络、行气活血、祛湿散寒、止咳平喘的功效。通过经络的疏达、调整，达到补虚泻实，促进阴阳平衡的作用。阴平阳秘，精神乃治。

（3）冬病夏治消喘膏穴位贴敷疗法

①机理

消喘膏穴位贴敷疗法采用炒白芥子、细辛、荜茇、麻黄等辛温之药以温阳祛寒，驱逐寒邪，以消"冬病"之病根；同时采用"随而济之"的补法，即在"夏至"以后，阳气渐去之时，选取肺俞、心俞、膈俞等补气血、壮阳之要穴随而济之，起到壮阳的作用。此外，贴敷所选穴位属背部足太阳膀胱经，为人体"巨阳"之所，肺俞为肺卫经气输注所在，与心俞、膈俞相配，腧穴外敷之药随经气入肺、心、膈等到部位，而凑振奋胸阳、化痰平喘之功。正如《素问·脉要精微论》云："四时之病，以其胜治之愈也。"因此，在夏季对"冬病"予辛温之药祛寒，择补气壮阳之要穴"随而济之"，动其致病之寒邪，恢复人体正常的阴阳平衡。"三伏"之时，气候炎热，人体腠理开泄，此时在穴位上贴药，药物易由皮肤进入穴位经络，通过经络气血的运行作用以达有关脏腑，借以调整机体功能，增强抵抗能力，旨在"正气存内，邪不可干"以防冬春季发病，是结合了运气学说和经络学说的具体临床应用。

②消喘膏的组方原则和特点

消喘膏来源于清代《张氏医通》"白芥子涂法"。我院经临床多年研究，筛选了 9 个组方后，定型组方为炒白芥子、莛苈、辽细辛、麻黄、石菖蒲，全方具有温阳散寒、豁痰通络、利气平喘等功效。本疗法通过穴位贴敷治疗促进气血运行通畅，发挥经络穴位和药物的综合作用以达到疏通经络、调整脏腑阴阳、祛散寒痰，使人体阴平阳秘，脏腑经络通畅，达到喘平咳止之目的。

5. 疗效评价系统

中华医学会呼吸病学分会颁布的 2007 版 COPD 诊治指南中提倡使用多因素分级系统 BODE 作为病情控制的评价工具，包括肺功能 FEV_1（反映气流阻塞，obstruction）、呼吸困难分级（反应症状的程度，dyspnea），BMI（反映营养状况）、6min 步行距离（反应运动耐力，exercise）4 个方面。同时配合生存质量评估反映 COPD 患者的综合控制状况。但该评测工具中的 BMI 在中短期内难以有明显变化，而 6min 步行测试略显繁琐，给测评带来一些不便。而 COPD 的急性发作往往对病情的进展产生重要影响，应予以关注。

本研究去除了 BMI 和 6min 步行两项指标，纳入年 AECOPD 次数，构成 LODA 疗效评价系统，作为 COPD 稳定期患者的综合疗效评价工具，可以更为全面地反映出 COPD 的治疗效果，并且使用较为简便。

6. 总结及展望

慢性阻塞性肺疾病的社会危害较大，严重影响患者的身体健康及生活，目前西医治疗措施只能解决部分问题。而中医通过对稳定期 COPD 患者的辨证论治，在改善症状、提高患者生存质量方面有比较明显的优势。本研究证实在西医基础治疗之上联合中医内外合治法，在改善喘憋、气短等呼吸困难症状方面优于西药对照组，在中医证候改善率方面及减少年均急性发作次数方面以及对于生存质量在减少圣乔治问卷的活动部分、影响部分因子分及总分方面均优于对照组，说明内外合治法对 COPD 稳定期的治疗方面具有多重优势。

第四部分　研究结论、成果及优势评价

一、中医（或中西医结合）优势分析及评价

本研究证实在西医基础治疗之上联合中医内外合治法，在改善喘憋、气短等呼吸困难症状方面优于西药对照组，在中医证候改善率方面及减少年均急性发作次数方面以及对于生存质量在减少圣乔治问卷的活动部分、影响部分因子分及总分方面均优于对照组，说明西医联合中医内外合治法对 COPD 稳定期的治疗方面较单一西医治疗方案具有多重优势。

此外，本课题还观察了 AECOPD 患者在西医基础治疗上结合中医内外合治的疗效，显示本疗法可明显改善喘息、气短的症状，与同期西医院相比，有效率及显效率较高，可缩减平均住院天数及住院费用，且使用安全。因篇幅所限，未能详细汇报该方面内容。

二、技术、方法的创新分析

本研究采用前瞻、随机、对照、评价者盲法的方法，评价中医内外合治法对 COPD 稳定期的疗效和生存质量的影响。

内外合治法治疗慢阻肺具有浓厚的中医特色，该方法由广安门医院首创，临床应用已 50

余年，但之前一直缺少符合循证医学的研究，而本课题证实内外合治法在改善症状、提高患者生存质量方面较单纯西药疗法具有多重优势，为该疗法的推广提供了循证依据。

其次，本研究建立了中医药治疗 COPD 稳定期的"LODA"评价方法，可以作为 COPD 稳定期患者的综合疗效评价工具，能更为全面地反映出 COPD 的治疗效果，并且使用较经典的"BODE"系统简单方便。然而，本研究在目前国内该领域中鲜见相关报道。

三、人才培养情况

培养硕士研究生 4 名，均已毕业。

形成了一支对 COPD 进行临床研究的人才队伍。

四、论文、专著情况（数量与水平）

在国内核心期刊发表相关论文 5 篇，其中一篇获得 2008 年宣武区医学会优秀论文三等奖。

1. 郑菲，李国勤，边永君，等 . 内外合法治疗慢性阻塞肺疾病稳定期的疗效观察 . 中国中西医结合杂志，2010，30（4）：369 – 372.

2. 王蕾，李国勤，边永君，等 . 冬病夏治消喘膏六位贴敷疗法的社区推广经验 . 中国中医药信息杂志，2009，16（11）：5 – 6.

3. 朱理芬，边永君，郑菲，等 . 补肺益肾膏对慢性阻塞性肺疾病稳定期患者生活质量影响的评价研究 . 中国中医药信息杂志，2009，16（12）：13 – 15.

4. 李国勤，边永君，李光熙，等 . 冬病夏治消喘膏治疗慢性阻塞性肺系疾病的回顾性研究 . 北京中医药，2008，27（11）：835.

5. 李国勤，边永君，高淑英，等 . 中西医结合治疗慢性阻塞性肺疾病急性加重期 52 例临床观察 . 中国中医药信息杂志，2006，13（1）：64.

五、存在的问题与解决办法

由于本研究存在一定的局限性，所得出的结果为近期疗效。因此，可以继续扩大样本量、延长观察时间等，以进一步研究内外合治对 COPD 稳定期的远期疗效。同时，期待今后组织实施多中心、前瞻、随机、对照、盲法的相关研究，以期为中医药治疗 COPD 方案提供更有力的循证依据，使之能够得以推广。

参考文献

［1］刘升明，周玉民，王大礼，等 . 广州部分城区慢性阻塞性肺疾病流行病学调查分析 . 临床内科杂志，2005，22（5）：314 – 316.

［2］马睿，程齐俭，姚迪，等 . 上海地区老年人慢性阻塞性肺部疾病的流行病学研究 . 上海第二医科大学学报，2005，25（5）：521 – 524.

［3］余学庆，李建生，李力 . 慢性阻塞性肺疾病（COPD）中医证候分布规律研究 . 河南中医学院学报，2003，18（4）：44 – 46.

［4］Jone Pw，Quirk FH，Baveystock CM，et al. The St George's Respiratory Questionnaire. Respir Med，1991，85：25 – 31.

［5］Guell R，Casan P，Sangen ISM，et al. Quality of life in patients with chronic respiratory disease the Spanish version of the Chronic Respiratory Questionnaire. Eur Respir J，1998，1：55 – 60.

［6］Engstrom CP，Persson LO，Larsson S，et al. Health-related quality of life in COPD：why both disease-specific and generic measures should be used. EurRespir J，2001，18：69 – 76.

［7］徐鸥，郝青林，李锐洁，等 . 圣乔治呼吸问卷对慢性阻塞性肺疾病患者生存质量差异的调查 . 昆明医学院学报，2008，（3）：71 – 75.

［8］孙步策 . 扶正祛邪法治疗肺胀 34 例报告 . 光明中医，2002，17（5）：52.

附　诊疗方案

慢性阻塞性肺疾病稳定期中医内外合治法诊疗规范

1. 诊断标准

参照国家食品和药品监督管理局 2002 年发布的《中药新药临床研究指导原则》中慢性支气管炎的临床研究指导原则以及高等医药院校统编教材第五版《中医内科学》中关于咳嗽、喘证、肺胀的论述，制定出 COPD 稳定期肺肾气虚证、肺脾气虚证及肺肾阴虚证三证的诊断标准。

2. 证候分型与治疗

（1）肺肾气虚证

主证：咳喘日久，日轻夜重，气促胸闷，动则喘息，咳声低微，痰少稀白，咯痰无力，恶风自汗，身倦乏力，易于感冒，眩晕耳鸣，腰酸体软。舌淡苔白，脉细弱或细数。

治则：补肺益气，固肾摄纳，佐以活血化痰。

方药：补肺益肾方。

红参 10g	生黄芪 20g	芡实 12g
杏仁 10g	淫羊藿 10g	橘红 10g
制半夏 10g	莪术 10g	生熟地各 10g
胡桃肉 12g	补骨脂 10g	山萸肉 10g

煎服法：水煎服，每日 1 剂，每次服 200ml，每日 2 次。

（2）肺脾气虚证

主证：咳喘气促，动则加重，咯痰色白，身疲乏力，少气懒言，纳谷不馨，腹泻便溏，面色萎黄。舌淡苔白，脉细弱或细数。

治则：益气健脾。

方药：补肺健脾方。

党参 15g	生黄芪 20g	炒白术 12g
制半夏 10g	陈皮 12g	茯苓 15g
生甘草 8g	补骨脂 10g	炒扁豆 15g
防风 9g		

煎服法：水煎服，每日 1 剂，每次服 200ml，日 2 次。

（3）肺肾阴虚证

主证：咳喘日久，胸满烦躁，咯痰量少，潮热盗汗，五心烦热，口干喜饮，面赤颧红。舌胖边有齿痕，质淡苔薄，脉细无力。

治则：益气养阴固肾。

方药：润肺滋肾方。

太子参 15g	南沙参 20g	麦冬 12g
五味子 8g	山萸肉 10g	黄精 15g
生熟地各 12g	芡实 12g	川贝粉分冲 3g
川石斛 15g		

煎服法：水煎服，每日 1 剂，每次服 200ml，每日 2 次。

3. 外治法

于每年夏季三伏期间，采用冬病夏治消喘膏贴敷背部固定俞穴，每次 6 小时，每 10 天贴治 1 次，3 次为 1 疗程。哮喘膏方由白芥子、细辛、甘遂、元胡、姜汁等药物组成，具有益气固表、温阳定喘的作用。

（1）操作规程

①贴治时间

每年夏季，农历三伏天期间使用。每次敷贴 6 小时，每间隔 10 天贴治 1 次。

②患者体位

患者取座位，暴露背部。

③用药部位

背部双侧肺俞（BL13）、心俞（BL15）、膈俞（BL17）穴，即第 3、5、7 胸椎棘突下两侧旁开 1.5 寸（2 横指）处，可参见贴药图。

④贴敷方法

将药物放置在所示用药部位上，每个穴位放置 1 粒药丸，嘱患者双手抱胸使背部保持平坦，勿使药物移动掉落。首先使用 3M 脱敏胶布将药物固定在用药穴位上，拍击药物成饼状，然后在脱敏胶布外层贴橡皮膏防止药物渗出。

贴药后不易做剧烈运动以防药物脱落。贴药 6 小时后将药物及胶布去除，温水轻洗用药部位保持局部洁净。

⑤用药反应

患者贴药局部可能会出现麻木、温、热、痒、针刺、疼痛等感觉，也有部分患者无明显感觉，这些均属于药物吸收的正常反应，患者多能忍受。如果上述感觉特别剧烈、达到难以忍受的程度，应嘱患者及时取下药物，用清水冲洗局部。本药外用绝大多数患者反应轻微，但有个别患者反应严重，局部皮肤会遗留色素沉着。

⑥皮肤反应的分级处理

出现上述反应时，应嘱患者注意保持局部干燥，尽量避免搔抓局部，也不要使用洗浴用品及涂抹其他止痒药品，防止对局部皮肤的进一步刺激，以免出现"瘙痒－抓伤循环"现象，加剧反应甚至出现局部感染。如果局部皮肤起疱，如针尖或小米大小，属药物贴敷后的正常反应，仅需患者保持背部干燥即可，若无法忍受可局部涂抹哈西奈德乳膏止痒、防止渗出。如果水疱较大或有少量渗出，可用消毒过的针刺破水疱，用消毒棉球吸干水疱中的渗出液，再用紫药水涂抹局部。如果渗出液体较多，可使用 2‰ 的黄连素溶液冷敷患处，待渗出减少后再用紫药水涂抹局部。如果水疱体积巨大，或水疱中有脓性分泌物，或出现皮肤破溃、露出皮下组织、出血等现象，应转诊皮肤科专科医生治疗，采用全身应用糖皮质激素、局部抗感染、脱敏、止痒止痛等综合性治疗措施。

（2）注意事项

贴敷药物期间，应减少运动、避免出汗，尽量避免电扇、空调直吹，以利于药物吸收。贴敷药物期间，应当注意着装，尽量穿深色衣物，防止药膏污损衣物。贴敷药物期间，患者应尽量避免食用寒凉、过咸等有可能减弱药效的食物，也应尽量避免烟酒、海味及辛辣刺激、牛羊肉等食物，以免出现发疱现象。在取下消喘膏后，可用清水冲洗局部，不要搓、抓、挠背部，也不要使用洗浴用品及涂抹其他止痒药品，防止对局部皮肤的进一步刺激。

缩略语表

6MWD：6 Minutes Walk Distance，6 分钟步行距离。

AECOPD：Acute exacerbation of COPD，慢性阻塞性肺疾病急性发作期。

BMI：Body Mass Index，身高体重指数。

COPD：Chronic Obstructive Pulmonary Disease，慢性阻塞性肺疾病。

CRF：Case Report Form，病例报告表。

FEV1：Forced Expiratory Volume at the first second，（肺功能）第 1 秒用力呼吸容量。

FVC：Forced Vital Capacity，（肺功能）用力肺活量；FEV1/ FVC%，（肺功能）1 秒率。

GOLD：Global Initiation for Chronic Obstructive Lung Disease，《慢性阻塞性肺疾病全球倡议》。

LODA：慢性阻塞性肺疾病的疗效评价系统，包括生存质量（L：quality of life）、气流阻塞（O：obstruction，肺功能 FEV_1），呼吸困难分级（D：dyspnea），年病情急性加重（A：acute exacerbation）次数。

LTOT：Long Term Oxygen Therapy，长期家庭氧疗。

QOL：Quality Of Life，生存质量。

SGRQ：St·George's Respiration Questionare，圣乔治呼吸疾病问卷。

WHO：World Health Organization，世界卫生组织。

IgA 肾病中医诊治规范及临床疗效评价研究

第一部分 基本信息

项目名称：IgA 肾病中医诊疗规范及临床疗效评价研究

项目编号：CACMS05Y－0013

项目性质：中医诊疗方法

项目负责人：聂莉芳

项目组长单位：中国中医科学院西苑医院

项目完成人：聂莉芳　余仁欢　于大君　徐建龙　韩东彦　孙红颖　王洪霞

项目起止时间：2005 年 11 月至 2009 年 8 月

第二部分 摘 要

本项目通过流行病学调查，临床资料的回顾性分析，数据挖掘中的关联规则分析，对 IgA 肾病的中医药临床试验文献的系统评价，探索了 IgA 肾病中医证候规律，初步确立了 IgA 肾病中医辨证体系，形成了西苑医院 IgA 肾病中医诊治规范和中华中医药学会"IgA 肾病的诊断、辨证分型和疗效评定方案"，同时我们通过随机对照的临床试验对该方案进行了初步论证。

一、IgA 肾病中医证候规律研究

对 IgA 肾病慢性迁延期患者 467 例进行了中医证候学调查，中医证候分别为气阴两虚证（66.81%）、肝肾阴虚证（17.99%）、脾肾气虚证（9.21%）、脾肾阳虚证（5.9%），并对 223 例气阴两虚证患者的证候特征进行了因子分析，发现气阴两虚偏阴虚的比率最大，脏腑定位偏于肝脾肾；其次为气阴两虚并重证，病位多在脾肾，为 IgA 肾病辨证用药精确性提供了依据。

二、IgA 肾病中医诊治规范的研究

通过临床资料的回顾性分析，运用数据挖掘中的关联规则分析，总结了聂莉芳教授治疗 IgA 肾病的用药经验，对我科著名老中医诊疗

IgA 肾病的临床经验进行了挖掘和整理，在此基础上形成了我科 IgA 肾病中医诊治规范。通过 3 年多的临床实践和再评价，证实该诊疗方案对 IgA 肾病中医临床治疗具有较强的实用性。

三、对 IgA 肾病临床试验进行了系统评价

我们对近 30 年来国内中医药治疗 IgA 肾病的临床随机对照试验（RCT）的文献进行质量方法学评价和疗效的系统评价，从而客观评价中医药治疗 IgA 肾病的疗效，为 IgA 肾病的中医临床诊疗提供循证医学证据。采用 Cochrane 协作网提供的 Revman5 Meta 分析软件对既往的中医药治疗 IgA 肾病的随机对照试验文献进行疗效的系统评价，并初步形成了 IgA 肾病的中医临床实践指南。

四、IgA 肾病的诊断、辨证分型方案的研究

由聂莉芳教授牵头，通过全国中医肾病专业委员 20 多位专家的多次讨论，最后形成了中华中医药学会"IgA 肾病的诊断、辨证分型和疗效评定方案"，并在杂志公开发表，成为学会标准。

五、IgA 肾病随机对照的临床试验研究

通过随机对照的临床试验，以蛋白尿为主要观察指标，在纳入观察的 179 例 IgA 肾病蛋白尿患者中，脱落 8 例，完成观察 IgA 肾病蛋白尿患者 171 例。其中，治疗组 86 例，以益气滋肾颗粒治疗；对照组 85 例，以肾炎康复片治疗，疗程 12 周，重点观察益气滋肾颗粒对 IgA 肾病蛋白尿干预效果。结果显示，益气滋肾颗粒治疗组蛋白尿总有效率为 81.4%，尿蛋白定量平均下降 42.6%，明显优于对照组的 63.53% 和 32.6%，具有显著统计学意义（P = 0.032 和 P = 0.009），说明益气滋肾颗粒可以明显减少 IgA 肾病患者的蛋白尿。

第三部分　文献研究与回顾性研究

一、文献研究

1. 古代文献

（1）资料与方法

血尿为 IgA 肾病最主要、最常见的临床表现，且血尿最能反映 IgA 肾病的发病特点，故将 IgA 肾病归属于中医学"尿血"范畴讨论。通过对古代中医文献如《黄帝内经》、《金匮要略》、《诸病源候论》、《证治准绳》、《景岳全书》、《血证论》、《医学心悟》等进行整理，对尿血的中医病因病机及证治方药进行系统的梳理，进以指导治疗。

（2）结果

从《黄帝内经》记载来看，尿血的病位主要在肾与膀胱，病因有悲哀太甚和火淫所胜，亦即火热外邪和情志内伤均可引起尿血，其病机主要强调火热迫血妄行。东汉张仲景《金匮要略》认为尿血病位在下焦，其病机亦为热迫血行。巢元方认为尿血可因劳累、风邪外感和饮食偏嗜所致，病机则有热迫血渗于胞中、心热结于小肠、风邪入于少阴和肾虚四种。陈无择则认为心肾气结、忧劳和房室过度皆可导致尿血，其病机不可专责之于血热，虚寒性尿血亦可得见，其对尿血病机的认识更加深入，开阔了临床治疗的思路。朱丹溪指出情志内伤及房劳过度均可导致尿血，其病机多属于热，若因于房室所伤者则属虚。王肯堂论述尿血病机仍宗《内经》"溺血本于热"之旨，并且认为《内经》之旨言简意博，可举一而反三，五脏损伤妄行之血皆可下渗胞中，五脏之热俱可传于下焦而致尿血。他的这一"尿血五脏病机"说是对陈无择"心肾气结病机"的完善和补充，提示治疗时当治病求本，必求其属而治之。张景岳指出尿血病机有虚实两端。实者，或纵情色欲致动下焦相火，或以劳心劳力、厚味酒浆致上中二焦五志口腹之火下移小肠，迫血妄

行；虚者，则多因好色、房室过度致阴虚火动，营血妄行。程钟龄强调了心气热和肝火亢盛俱可迫血妄行而致尿血，同时指出了气血俱虚，气不能摄，血不能藏亦可引起尿血。唐容川认为尿血病位在膀胱，亦与血室相关。病机责之于热，主要分为外感之邪随经入里化热结于下焦，内则心、肝二经热邪下移小肠和血室。

（3）讨论与结论

综观古代文献对尿血的认识，其病因可概括为外感和内伤，外感包括外感火热之邪和外邪随经入里化热；内伤包括内伤情志、嗜食厚味酒浆、劳伤和房室所伤。其病机则可概括为热、虚、寒，热包括实热和虚热；虚包括气虚、血虚和气血两虚；寒主要指虚寒。对于尿血的治疗，多数医家以"血得热淖溢"立论而选用清热凉血止血法治疗尿血，然而部分医家认为健脾补肾、益气摄血之法亦不可偏废；其中清代医家唐容川氏作为治血大家，其治疗尿血，下、和、温、清、消、补六法俱用，思路开阔，不拘一格，颇多新意，很值得我们临床借鉴。

2. 现代文献

（1）资料与方法

IgA 肾病占原发性肾小球疾病之首位，现代中医肾病学者对其中医病因病机、辨证规律及治法方药进行了深入的研究。通过对现代中医肾病学者对该病的认识，我们对 IgA 肾病的中医辨治规律进行了系统的总结。

（2）结果

1995 年，聂莉芳通过对 68 例 IgA 肾病的中医辨证研究发现，气阴两虚证居于首位，据此辨证结果在国内率先提出了 IgA 肾病正虚以气阴两虚证为主的学术观点。2004 年，通过对我国 15 年 87 篇文献的 2092 例 IgA 肾病患者的中医证候分布研究，证实 IgA 肾病的中医证型依次排序为气阴两虚证、肝肾阴虚证、脾肾气虚证、脾肾阳虚证。

2006 年，陈香美等采用多中心流行病学现场调查的方法，收集了 1016 例 IgA 肾病患者的人口学、中医证候学及实验室检查资料，探索 IgA 肾病中医证候的分布规律。结果发现，气阴两虚证最多（41.4%），脾肾阳虚证最少（8.1%）；且随着年龄的增长，脾肺气虚证患者比例下降，而脾肾阳虚证患者比例上升；兼

证中湿热（31.6%）和血瘀（28.9%）最为常见。

（3）讨论与结论

目前，多数医家对 IgA 肾病的中医病机取得了较为一致的认识，即本病属本虚标实、虚实夹杂之病，正虚或为阴虚、或为气虚、或为气阴两虚，标实则多为风热、湿热、瘀血。论其治法，则或为分期辨证相结合，或分型辨证论治，或根据血尿和蛋白尿的侧重以辨证论治，或宏观与病理微观辨证相结合，或采用中西医结合治疗，均丰富了 IgA 肾病的中医治疗内容，开阔了中医辨治 IgA 肾病的思路。

二、回顾性研究

1. 材料与方法

467 例患者均来源于 1999 年 4 月至 2006 年 10 月我院门诊和住院的 IgA 肾病患者，均经过三级甲等医院肾活检确诊。其中男 238 例，女 229 例，男：女 = 1.04：1，年龄 8 岁 ~70 岁，平均（34.43 ±9.54）岁。467 例患者的尿液检查特点为：单纯血尿者 79 例（占 16.92%），血尿伴蛋白尿（尿蛋白 ≤1g/d）者 198 例（占 42.4%），血尿伴蛋白尿（尿蛋白 1~3.5g/d）者 116 例（占 24.84%），血尿伴蛋白尿（尿蛋白 ≥3.5g/d）者 38 例（占 8.14%），单纯蛋白尿者 36 例（占 7.7%）。从肾活检到我院就诊时间在 6 个月以内者 236 例（占 50.54%），6 个月~1 年者 68 例（占 14.56%），1~2 年者 99 例（占 21.2%），2 年以上者 64 例（占 13.7%）。

中医辨证分型根据以往的研究将慢性迁延期进一步辨证分为四型，包括气阴两虚证、肝肾阴虚证、脾肾气虚证及脾肾阳虚证。

2. 结果

467 例 IgA 肾病患者的中医辨证分型分布情况。气阴两虚证所占比例最多，占 66.81%；肝肾阴虚证居于第二位，占 17.99%；再次为脾肾气虚证，占 9.21%；而脾肾阳虚证所占比例最少，为 5.9%。

3. 讨论与结论

近年来，对 IgA 肾病的中医证候分布规律的研究进一步深入。1995 年，聂莉芳教授首次提出 IgA 肾病以气阴两虚证居多的见解。我们

于 2004 年，通过对近 15 年来我国 IgA 肾病的中医文献进行了分析，从 87 篇文献的 2092 例中得出结论是：IgA 肾病的中医证型依次排序为气阴两虚证、肝肾阴虚证、脾肾气虚证、脾肾阳虚证。2005 年，我们又通过流行病学调查的方法，对 308 份 IgA 肾病病例的中医证候学进行了探索性的研究，得出了 6 个共因子，即 6 个类证候，它们是类气阴两虚证、类肾阳虚证、类风热袭肺证、类舌脉证、类大肠湿热证，其中类气阴两虚证所占比例最大。2006 年，陈香美等报道，在一个多中心流行病学调查中，将 1016 例 IgA 肾病患者按慢性原发性肾小球疾病中医辨证分型方案，分为脾肺气虚、气阴两虚、肝肾阴虚、脾肾阳虚 4 个证型，其中气阴两虚证最多，占 41.4%。

本研究是在既往研究的基础上，将我院 7 年来 467 例慢性迁延期 IgA 肾病患者进行辨证分型的研究。其结论是气阴两虚证 312 例，占 66.81%，居第一位，这与既往文献报道一致，进而充分说明 IgA 肾病慢性迁延期以气阴两虚证居多。该证型的 IgA 肾病多以单纯血尿和/或血尿伴蛋白尿为尿检主要特点。肝肾阴虚证占 17.99%，居第二位。脾肾阳虚证所占比例最少，仅为 5.9%，这与 IgA 肾病临床表现为高度水肿及大量蛋白尿的比例较少是吻合的。"法随证立"鉴于 IgA 肾病以气阴两虚证居多，因而益气滋肾法是 IgA 肾病的主要治法，值得深入研究与推广运用。

三、聂莉芳教授治疗 IgA 肾病经验辑要

1. 临床经验整理

聂莉芳教授为国内著名的肾病专家，她认为 IgA 肾病的中医病因有主因与诱因之分，主因多系脾肾虚损，诱因则责之外邪与过劳；提出气阴两虚证是 IgA 肾病最常见证型的学术观点，并运用益气养阴法为主治疗 IgA 肾病取得了较好的疗效。

聂教授认为，IgA 肾病气阴两虚证的治疗应遵循几个原则。

①辨证求本，不轻易更方易法。

②权衡气虚和阴虚的主次，以确定具体的益气药和养阴药，以及用药剂量。

③辨明气阴两虚的脏腑定位而选用相应的药物。

④标本兼顾，根据不同的兼挟证配合相应的药物。

⑤把握标本缓急，灵活论治。

（1）辨证求本，不轻易更方易法

聂教授认为 IgA 肾病中医治疗取得疗效的关键在于辨证求本，聂教授的经验方－益气滋肾汤正是在此基础上制定的。益气滋肾颗粒抓住了 IgA 肾病血尿慢性迁延期的中医病机为脾肾气阴两虚、血不归经这一关键环节。立法用药充分体现了治病求本，兼以治标的中医治疗特色，脾肾气阴双补，摄血与藏精的功效复常。该方有以下治疗作用：控制诱发因素，减少抗原刺激。IgA 肾病的发病与上呼吸道感染密切相关。本方有黄芪、太子参、生地等益气养阴，顾护正气，同时有银花、栀子清热解毒，标本兼顾，从而减少了 IgA 肾病的诱发因素，提高患者机体对 IgA 免疫复合物的清除力，本方益气滋肾、扶助正气，可能有助于恢复患者机体的免疫调节功能。同时，方中的黄芪、白芍等经现代药理研究证实有保护肝脏的作用，这对提高肝胆系统清除多聚 IgA 十分有利。

治疗气阴两虚证，常选用的聂莉芳教授的经验方——益气滋肾汤（生黄芪、生地、白芍、小蓟等）或加味参芪地黄汤。但在具体的选药和药物的剂量上应根据患者气虚和阴虚的主次进行适当的调整，使益气与养阴应恰到好处，益气药重点调整参系列和黄芪的用量，养阴药重点调整生地的剂量。如偏于阴虚者，补气轻者用太子参，重者用西洋参，生黄芪用 10～15 克，养阴药生地用 20～30 克，加天冬、麦冬，或用参芪麦味地黄汤；偏于气虚者，轻者用党参，重者用人参，黄芪用 30 克，生地用 10 克。如此病证方药合拍，才能提高疗效。

（2）脏腑定位选方用药

肺脾气阴两虚证参苓白术丸加减；肺脾肾气阴两虚证参芪地黄汤合玉屏风散；脾肾气阴两虚证参芪地黄汤加减，肝脾肾气阴两虚证益气滋肾汤加减；或参芪归芍麻菊地黄汤加减。

（3）常见兼证的选方用药

①兼肝郁　如见胁胀、太息、易怒、脉弦等，可合丹栀逍遥散。

②兼阳亢　见头晕、烦躁易怒者，加天麻、

杭菊花等。

③兼热毒　咽喉肿痛、舌质红者，加银花、连翘等或合银翘散加减。

④兼湿热　见口苦口粘、舌苔黄腻、脉滑，宜先去湿热，再用益气养阴，湿热甚者可合三仁汤或黄连温胆汤。

⑤兼瘀血　见腰痛甚、夜间突出，舌质暗或有瘀斑瘀点，加三七粉、蒲黄、丹参、泽兰、川牛膝等。

（4）谨守病机，知常达变

在 IgA 肾病的治疗过程中，分析病机很重要，通过分析病机，把握肺脾肝肾四脏中何脏起主导作用，以抓住治疗的关键。需要指出的是无论辨病期或辨脏腑，在 IgA 肾病的治疗个病程中并不拘泥，而应该观察患者的病情的动态变化，灵活论治。

（5）血尿的治疗

①注意止血药的归经

聂教授认为，病位在肺可选用荆芥炭、黄芩炭、仙鹤草、藕节、白茅根，病位在脾可用荷叶、仙鹤草，病位在肝可用旱莲草、女贞子、茜草根、小蓟等；病位在肾可选生地、白茅根等。然而某些药物的归经具有多重属性，如仙鹤草归肺、肝、脾经，栀子归心、肝、肺、胃、三焦经，荆芥归肺、肝经；生地归心、肝、肾经；女贞子、旱莲草归肝、肾经。

②注意止血药的性味

气阴两虚偏于气虚的患者，多用性味甘平或甘凉之品，如荷叶、仙鹤草、蒲黄、小蓟等，气阴两虚偏于阴虚则可选用甘寒或苦寒之品，如栀子、白茅根、槐花等。

③止血与活血的关系

聂教授认为，IgA 肾病气阴两虚证的血尿多由气虚不能摄血或阴虚内热迫血妄行所致，因血瘀而致者并不多见，因此不宜过多使用活血化瘀药。然而，在止血时适当加用活血化瘀药物是有必要的，使"止血不留瘀"。常用的散血活血之品有当归、丹参、白芍等，但用量一般不宜过大。也可以选用止血活血之品如三七、蒲黄等。当患者有明显血瘀征象时，也不宜过分担心因活血导致尿血加重，相反尿血可因活血而减轻或消失。中医学强调，人身气血不仅需要充盛，更"贵在通调"，在止血的前

提下，少佐和血散血之品，往往可以提高疗效。

（6）蛋白尿的治疗

聂教授认为，脾肾虚损是蛋白尿的关键所在，脾虚不能升清，肾虚不能封藏固精，则阴精外泄。因此，健脾益肾法为治疗蛋白尿最主要的，也是最有效的治法之一。健脾益肾法根据偏于脾虚、偏于肾虚的不同，需在临床运用时灵活掌握。偏于脾虚者，宜先用香砂六君子汤或参苓白术散以健脾益气，调理脾胃。脾胃健运则气血生化有源。偏于肾虚则用益气、养阴、滋肾固涩诸法。肾虚不固，精气外泄，尿蛋白量较多者，可在上述方药的基础上加固涩药，如芡实、莲须、金樱子。若表现为肾病综合征者，还可配合活血化瘀药，常用当归芍药散、血府逐瘀汤，或在辨证用药的基础上加丹参、益母草、桃仁、红花、当归、川芎、赤芍等。有上呼吸道感染者则改用银翘散或加金银花、野菊花等，重点以控制诱发因素，逆转病情。

2. 用药的关联规则分析

为了分析、挖掘聂莉芳教授治疗 IgA 肾病的用药规律，探索名医经验整理的方法。我们运用关联规则分析聂莉芳教授治疗 IgA 肾病的处方用药规律。

药物关联充分体现了聂莉芳教授治疗 IgA 肾病所用药物之间的配伍关系，临床治疗 IgA 肾病比较重视气、血、精之间的关系，补血不忘益气，常以生黄芪配伍当归，取其"气旺血生"，"阳生阴长"之意；生黄芪配伍丹参，以气能行血也；白芍配伍紫河车，以精血同源也；养阴生津，以生地易熟地者，避其阻碍气机也。相须配伍，增强药效。如太子参配伍生黄芪以补气；当归配伍白芍以补血柔肝；生地配伍旱莲草以养阴清热、凉血止血；知母配伍黄柏以滋阴清热等。补泻配伍，扶正祛邪，补而不滞，泻而不过。常以白术配伍陈皮以健脾理气；生地配伍银花养阴透热。

从二药关联至七药关联的配伍演变来看，聂教授临床治疗 IgA 肾病有三个特点。

①益气养阴的主旨越来越明确。

②强调扶正补虚，但同时认为人体气血贵在通调，故非一味蛮补，常补中有通，补泻结合，以使补而不滞，常在益气养阴方中加入银花清透郁热，加丹参以和血。

③喜用银花，在五药关联中几乎每个配伍组合中均有银花。

聂莉芳教授认为银花可疏散上焦风热，解毒利咽，可预防风热外感，现代药理研究亦证实银花有抗病原微生物的作用，对多种细菌、真菌、病毒均有抑制作用；IgA肾病浊瘀内阻日久，必然郁而化热，故常喜用银花、竹叶清透郁热，注意给邪以出路。

四、初步诊疗方案

1. 诊断依据

IgA肾病的确诊要依靠肾穿刺，其中肾脏免疫病理以IgA沉积为主是确诊的金标准。

2. 诊断要点

（1）发病者多为儿童或青年。

（2）临床表现：血尿（肉眼血尿或镜下血尿）、可伴有不同程度的蛋白尿及不同程度的肾功能下降。

（3）具有咽炎同步血尿的特点，并经检测为肾小球性血尿。

（4）肾穿刺免疫病理：IgA为主在肾小球系膜区呈团块状或分散的粗大颗粒分布。

（5）除外继发性的以IgA沉积为主的肾小球疾病。

3. 中医诊断

（1）病名诊断

以血尿为主要症状者，诊为尿血；以腰痛或水肿为主要症状者，可诊为腰痛、水肿病；病机呈正气虚者，可诊为虚损。

（2）辨证分型

主要依据国内文献有关IgA肾病的主要中医证型分布，结合学会的辨证分型及专家意见拟定如下六型：

①风热犯肺证

主证：发热微恶风寒，头痛咳嗽，咽喉肿痛，尿赤或镜下血尿。舌边尖红，苔薄白或薄黄，脉浮数。

②下焦湿热证

主证：腹痛即泻，心烦口渴，或小便频数、灼热涩痛，腰腹胀痛，大便干结，尿赤或镜下血尿。舌红，苔黄腻，脉滑数。

③气阴两虚证

主证：镜下血尿或伴见蛋白尿，神疲乏力，腰膝酸痛，手足不温或手足心热，自汗或盗汗，易感冒，心悸，口不渴或咽干痛，大便偏干或溏薄。舌淡红，边有齿痕或舌胖大，苔薄白或薄黄而干，脉细数而无力。

④肝肾阴虚证

主证：镜下血尿或伴见蛋白尿，五心烦热，咽干而痛，头目眩晕，耳鸣腰痛，大便偏干。舌红，苔干，脉细数或弦细数。

⑤脾肾气虚证

主证：镜下血尿或伴见蛋白尿，神疲乏力，腰膝酸软，夜尿偏多，大便溏薄或腹泻，口淡不渴，舌淡胖边有齿痕，苔薄白，脉沉弱。

⑥瘀血阻络证

主证：病程日久，腰部刺痛，血尿不断，蛋白尿增多，面色晦暗，舌质暗，边有瘀斑，脉沉涩。

（3）辨证要点

临床证候是辨证要点的体现，辨证要点则从各个不同的侧面反映了证候特征。鉴于病机、症状的复杂性，临床常表现为多个证候的兼夹，辨证时应当依次辨别以下辨证要点及其相互转化关系。

①辨虚实

虚实是辨别邪正盛衰的两个纲领。虚是以正气不足为矛盾主要方面的病理反应，表现为机体的精、气、血、津液亏少和功能衰弱，脏腑经络的功能低下，抗病能力减退，如脾肾亏虚、气阴两虚包含虚的因素；实是指邪气亢盛，以邪气盛为矛盾主要方面的病理反应，可见各种亢盛有余的证候，风热袭肺、下焦湿热、瘀血内阻包含实的因素。虚与实之间可以相互转化。各种实性病证如迁延不愈，导致脏腑功能下降，转变为虚证，而各种虚性病证机体功能不足，易在原有病证的基础上产生湿热、瘀血等病理产物，临床上出现虚实夹杂证候。

②辨标本缓急

"标"和"本"是一个相对的概念，用来说明病变过程中各种矛盾的主次关系。从正邪关系看，正气为本，邪气为标；从因证关系看，病因为本，见证为标；从新旧关系看，旧病为本，新病为标。就IgA肾病来说，慢性迁延期以正气虚为本，此时当以扶正固本为要；若感受风热或湿热之邪，则呈现为慢性基础上的急性发作，此时当以祛邪为要，待风热或湿热之邪已祛后，再转为扶正。

③辨病位

肾为气之根，肺主气，脾为气血生化之源，故气虚者多呈现为肺脾肾三脏气虚；肝藏血，肾藏精，故阴虚者，多为肝肾阴虚；肺主皮毛，肺卫主一身之表，故风热毒邪多袭肺表。

④辨病理产物

主要为湿热和瘀血。脾虚不能化湿，湿邪蕴久化热则为湿热之邪；气虚、气滞或血热，致血行凝滞而成瘀血。湿热、瘀血等病理产物又常作为致病因素，使病情反复难愈。

4. 治疗

（1）辨证论治

①风热犯肺证

治法：疏散风热，清热解毒。

推荐方药：银翘散（《温病条辨》）加减。金银花、连翘、淡竹叶、荆芥穗、牛蒡子、薄荷、淡豆豉、桔梗、芦根、甘草。

②下焦湿热证

治法：清利湿热。

推荐方药：小蓟饮子（《济生方》）加减。小蓟、藕节、蒲黄（包煎）、通草、滑石、地黄、栀子、当归、淡竹叶、甘草。

③气阴两虚证

治法：益气滋阴。

推荐方药：益气滋肾汤或参芪地黄汤（《沈氏尊生书》）加减。太子参、黄芪、地黄、山药、山茱萸、牡丹皮、茯苓。

④肝肾阴虚证

治法：滋养肝肾。

推荐方药：知柏地黄汤（《医宗金鉴》）加

减。知母、黄柏、地黄、山药、山茱萸、牡丹皮、茯苓、泽泻。

⑤脾肾气虚证

治法：健脾补肾。

推荐方药：

a. 参苓白术散（《和剂局方》）加减。党参、茯苓、白术、白扁豆、陈皮、山药、莲子、砂仁（后下）、薏苡仁、桔梗、炙甘草。

b. 补中益气汤（《脾胃论》）加减。黄芪、党参、白术、当归、陈皮、升麻、柴胡、炙甘草。

⑥瘀血阻络证

治法：活血化瘀。

推荐方药：

a. 血府逐瘀汤（《医林改错》）加减。桃仁、红花、地黄、赤芍、当归、川芎、柴胡、枳壳、甘草、川牛膝、桔梗。

b. 补阳还五汤（《医林改错》）加减。黄芪、赤芍、川芎、当归、地龙、桃仁、红花。

（2）随症加减

针对 IgA 肾病的治疗，常在辨证选方的基础上根据不同的症状选用不同的药物，有助于提高疗效。

治疗血尿，常选用小蓟、仙鹤草、生地等药；治疗蛋白尿，常选用芡实、金樱子、紫河车等药；咽痛者，可加牛蒡子、银花、连翘、玄参中的一二味药；纳差者，可加鸡内金、白术、焦三仙；便溏者，可加白术、车前子；大便干结者，可加大黄、麻子仁；头晕者，可加天麻、杭菊花；尿频急者，可加入车前草、蒲公英；苔黄厚腻者，可加入佩兰、竹茹、少量黄连；烦热者，可加生石膏、竹叶、栀子、薄荷等药。

第四部分　益气滋肾颗粒干预 IgA 肾病蛋白尿的临床疗效评价

IgA 肾病最常见的中医证型为气阴两虚证（占 66.81%），其次是肝肾阴虚证（占 17.99%）。1995 年，聂莉芳教授提出了以益气滋肾法为主治疗 IgA 肾病的中医方案，并研制了经验方 – 益气滋肾颗粒，15 年来的临床观察

和"十五"攻关期间的多中心临床试验，证实了益气滋肾颗粒具有控制 IgA 肾病血尿，改善患者症状方面具有较好作用，同时也显示该药在减少尿蛋白方面具有良好作用。本项目以 IgA 肾病气阴两虚证患者为研究对象，以蛋白尿为

重点观察指标，主要评价益气滋肾颗粒治疗 IgA 肾病的蛋白尿的疗效。

一、研究内容

1. 研究对象

（1）IgA 肾病诊断标准（按 WHO1995 标准）

（2）IgA 肾病的病理分级：参考 Lee 氏病理分级系统

（3）IgA 肾病气阴两虚证辨证标准：身倦乏力，腰膝酸痛，手足不温或手足心热，自汗或盗汗，咽干痛，舌淡红边有齿痕或舌胖大，苔薄白或薄黄，脉细数而无力。

（4）病例纳入标准

①符合 IgA 肾病的病理诊断。

②中医辨证属气阴两虚证者。

③年龄在 14～65 岁。

（5）病例排除标准

①除外紫癜性肾炎、肝硬化性肾损害、狼疮性肾炎等继发性肾小球疾病。

②除外尿路感染、结石、肿瘤、结核等。

③血清肌酐浓度≥133mmol/L。

④妊娠、哺乳期妇女。

2. 研究方法

（1）随机方案：本研究计划纳入临床试验样本 240 例，随机方案按照多出 15% 计算，形成 276 个随机号。应用 SAS 软件制定了随机、平行对照和编码表设计。

（2）治疗方法

治疗组：益气滋肾颗粒（院内制剂），每日 2 次，每次 12 克。对照组：予以肾炎康复片，每日 3 次，每次 5 片。

基础性治疗：低盐清淡饮食，伴有高血压者予以血管紧张素转换酶抑制剂（ACEI），或血管紧张素 II 受体拮抗剂（ARB）类或钙拮抗剂等降压药，伴严重上呼吸道感染者予头孢拉定等抗生素；伴大便干结者加新清宁片。

（3）疗程：3 个月。

（4）随机化方案的操作程序：病例筛选→签署知情同意书→按时间顺序取得随机信封→病例入组登记→填写 CRF 表→给予相应的治疗。

3. 疗效性观察指标

（1）尿红细胞数：治疗前后进行连续 2 次检查；治疗期间每 2 周检查 1 次。

（2）尿蛋白定量：治疗期间每 2 周检查 1 次。

（3）血常规、血清肌酐、尿素氮、总胆固醇、甘油三酯治疗前后各检查 1 次。

4. 安全性观察指标

（1）一般体格检查。

（2）血常规检查。

（3）肝功能：谷丙转氨酶、谷草转氨酶治疗前后各检查 1 次。

5. 统计分析的原则

按照意向性治疗原则，将随机化后至少有一次访视资料的患者纳入全分析集。计数资料以例数和百分比表示，采用卡方检验；计量资料以均数 ± 标准差表示，组间比较采用 t 检验或秩和检验，组内治疗前后比较采用配对 t 检验或配对秩和检验。本研究，假设检验均采用双侧检验，以 0.05 为显著性水平，即：当 P < 0.05 时，判断差异有统计学意义。

二、研究结果

1. 病例的基线特征分析

本项目病例入组时间为 2005 年 1 月－2009 年 3 月，共纳入 IgA 肾病患者 264 例，其中临床表现为单纯性血尿患者 85 例，单纯性蛋白尿 + 蛋白尿伴血尿患者 179 例，本文主要分析益气滋肾颗粒对患者蛋白尿的影响。在纳入观察的 179 例 IgA 肾病蛋白尿患者中，脱落 8 例，实际完成观察 171 例。（见表 1～3）

表1   171 例 IgA 肾病蛋白尿患者基线特征

	治疗组（n = 86）	对照组（n = 85）	P
性别（男/女）	46/40	43/42	0.704
年龄（岁）	34.95 ± 12.4	34.60 ± 9.69	0.879
病程（月）	30.70 ± 29.74	27.24 ± 25.46	0.913

续表

	治疗组（n = 86）	对照组（n = 85）	P
伴高血压（40 例）	19（22.1%）	21（27.4%）	0.687
单纯蛋白尿（27 例）	15（17.4%）	12（14.1%）	0.551
血尿伴蛋白尿（144 例）	71（82.6%）	73（85.9%）	0.551
尿蛋白定量（g/24h）	1.217 ± 1.041	1.294 ± 0.937	0.516

从性别、年龄、病程、伴高血压比例、中医证型以及血尿和蛋白的比例情况比较，两组无统计学意义，具有可比性。

表 2　　　　　171 例 IgA 肾病患者尿蛋白定量分级情况

尿蛋白分级	治疗组（n = 86）	对照组（n = 85）
尿蛋白 ≥ 0.3g/d，< 1g/d（例）	53（61.6%）	43（50.6%）
尿蛋白 ≥ 1g/d，< 3.5g/d（例）	30（34.9%）	39（45.9）
尿蛋白 ≥ 3.5g/d（例）	3（3.5%）	3（3.5%）

两组尿蛋白定量比较经 X^2 检验，X^2 = 2.210，P = 0.331，无统计学意义。

表 3　　　　　171 例患者病理分级的比较

病理分级	治疗组	对照组	合 计
1 级	1	0	1
2 级	14	18	32
3 级	59	59	118
4 级	12	8	20
合 计	86	85	171

按 Lee 氏分级系统将病理分为 5 级，两组病理分级进行 X^2 检验，X^2 = 2.294，P = 0.514，无统计学意义。

2. 疗效评价

（1）蛋白尿的疗效评价（见表 4、5，图 1）

表 4　　　　　两组患者 24 小时蛋白尿定量的方差分析（g/d）

	治疗前	第 4 周	第 8 周	第 12 周
治疗组（n = 86）	1.22 ± 1.04	0.96 ± 1.03	0.85 ± 0.91*	0.70 ± 0.89**
对照组（n = 85）	1.29 ± 0.94	1.04 ± 1.43	1.03 ± 1.35	0.87 ± 0.72
P	0.516	0.204	0.039	0.009

注：* 表示 P < 0.05，** 表示 P < 0.01。两组治疗前蛋白定量比较无统计学意义（P = 0.516），说明基线具有可比性；第 4 周治疗组和对照组尿蛋白定量比较无统计学意义（P = 0.204）；第 8 周和第 12 周治疗组和对照组尿蛋白定量比较均有统计学意义，分别为 P = 0.039（P < 0.05），P = 0.009（P < 0.01）。说明在第 8 周和第 12 周治疗组对蛋白尿的治疗作用明显优于对照组。治疗 12 周时，24 小时蛋白定量治疗组平均下降 42.6%，对照组平均下降 32.6%。两组尿蛋白定量变化趋势见下图。

表5 　　　　　　　171 例 IgA 肾病患者尿蛋白转归的比较

分　类	治疗组（n＝86）	对照组（n＝85）	卡方	P
恢复正常	30（34.88%）	17（20.00%）		
减少50%	16（18.60%）	17（20.00%）		
减少25%	24（27.90%）	20（23.53%）	8.771	0.032
无变化或加重	16（18.60%）	31（36.47%）		
合计	86（100%）	85（100%）		

从治疗后尿蛋白转归情况看，治疗组总有效率为 81.40%，明显优于对照组的 63.53%，具有显著统计学意义（P＝0.032），说明益气滋肾颗粒的治疗作用优于肾炎康复片。

（2）次要理化指标分析（见表6）

次要理化指标包括血肌酐、尿素氮、甘油三酯、总胆固醇。

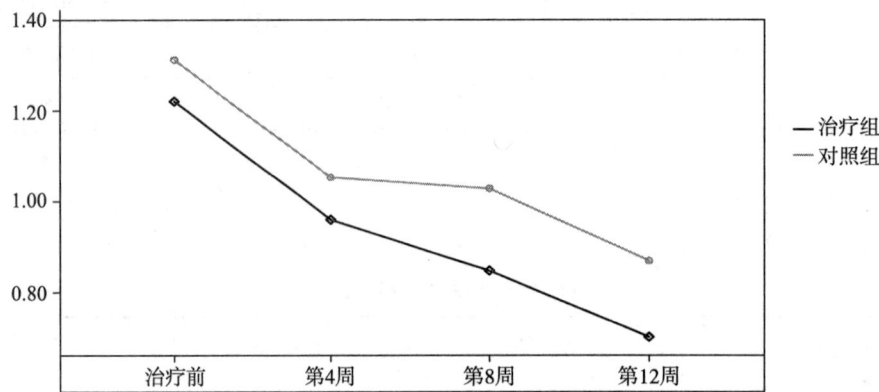

图1　两组尿蛋白定量变化趋势图

表6 　　　　　　　两组各项指标治疗前后的描述性分析

指　标	治疗组（n＝86）		对照组（n＝85）	
	治疗前	治疗后	治疗前	治疗后
血肌酐（μmol/L）	84.46±36.35	82.25±29.20	83.87±17.52	83.97±17.88
尿素氮（mmol/L）	8.04±5.63	7.10±3.81	8.80±6.65	9.13±6.83
甘油三酯（mmol/L）	2.23±1.38	2.17±1.28	1.54±0.95	1.85±1.34
总胆固醇（mmol/L）	5.64±1.50	5.13±1.52	5.11±1.21	4.81±1.33

治疗组和对照组两组之间，血肌酐、尿素氮、甘油三酯、总胆固醇 4 个指标在治疗 3 个月后均值变化不大，差异无统计学意义。

3. 安全性指标的分析（见表7）

表7 　　　血常规检查（红细胞数、Hb、WBC、PLT），肝功能检查（ALT、AST）

指标	治疗组（n＝85）		对照组（n＝85）	
	治疗前	治疗后	治疗前	治疗后
RBC（10^{12}/L）	4.29±0.52	4.33±0.56	4.41±0.41	4.61±0.66
Hb（g/L）	132.83±17.18	134.90±13.66	136.62±14.42	139.25±14.75
WBC（10^9/L）	6.53±1.81	6.69±1.52	6.93±1.69	7.75±2.27
PLT（10^9/L）	228.15±73.92	232.20±50.36	240.37±54.37	251.25±56.87

指标	治疗组（n=85）		对照组（n=85）	
	治疗前	治疗后	治疗前	治疗后
ALT（u/L）	26.07±20.03	22.80±9.40	25.12±19.43	20.05±11.37
AST（u/L）	23.37±10.89	21.69±7.52	28.04±27.24	20.84±9.63

治疗组和对照组，血常规和肝功能在治疗 3 个月后，无统计学意义。两组均无不良事件报告。

三、结论

在我国，IgA 肾病占原发性肾小球疾病的 45.26%，并且有逐渐升高的趋势。资料显示约 25%~30% 的 IgA 肾病患者在 10 年后均进展为终末期肾衰，在日本和中国，分别有 40% 和 26.69% 的终末期肾衰患者因 IgA 肾病所致。近年来，对 IgA 肾病的发病机制是国内外研究的热点，但目前其机制仍不明确，亦无特效的治疗药物。中医治疗 IgA 肾病以整体观念和辨证论治为指导思想，优势在于改善患者体质状态、控制诱发因素、阻断病程的迁延发展，从而控制病情，有利于保护肾功能，改善患者的预后。近年来，我们的一系列研究均证实气阴两虚证是 IgA 肾病最常见的中医证型。益气滋肾颗粒是聂莉芳教授经验方，由生黄芪、太子参、当归、金银花、芡实等药物组成，具有益气养阴、凉血止血、涩精之功，主要用于治疗 IgA 肾病血尿和蛋白尿的治疗。通过益气滋肾颗粒治疗 IgA 肾病气阴两虚证的多中心临床试验，结果显示益气滋肾颗粒可以减少患者的血尿，改善患者的症状。同时，我们对 31 例 IgA 肾病患者长达 5 年多的随访，发现中医药在改善 IgA 肾病预后方面具有一定的作用。

本项目以中医辨证属气阴两虚证患者为研究对象，主要评价益气滋肾颗粒对 IgA 肾病蛋白尿的临床疗效。从本研究结果来看，益气滋肾颗粒治疗组蛋白尿总有效率为 81.40%，尿蛋白定量平均下降 42.6%，明显优于对照组的 63.53% 和 32.6%，具有显著统计学意义（P = 0.032 和 P = 0.09）。说明以益气滋肾颗粒在蛋白尿治疗方面具有较好的疗效。安全性方面，两组治疗前后血常规、肝功能、肾功能均无显著变化。试验过程中，绝大多数患者依从性好，未有关于药物副作用的报道，未有不良事件发生。

第五部分　研究结论、成果及优势评价

一、研究成果与创新

在 IgA 肾病的证候学研究、文献调研和专家咨询的基础上，由聂莉芳教授牵头，建立了中华中医药学会 IgA 肾病的临床诊断、分型及治疗、疗效评价标准，该标准已作为行业学会标准，在全国推广应用。

运用关联规则分析从大量的、模糊的数据集中挖掘我科著名肾病专家聂莉芳教授诊治 IgA 肾病潜在的处方用药规律。

首次对国内外 30 年以来的 IgA 肾病文献进行了系统评价，初步形成了 IgA 肾病中医临床实践指南。

在深入挖掘我科老中医临床经验的基层上，建立了西苑医院 IgA 肾病中医诊治规范，通过"IgA 肾病中医诊治规范"制定、再评价，反复修订和不断完善的过程，使我科诊治 IgA 肾病的方案更趋合理，提高了临床诊治水平。

通过随机对照临床试验，重点评价益气滋肾颗粒对 IgA 肾病蛋白尿的影响。本项目以蛋白尿为主要观察指标，纳入观察 IgA 肾病蛋白尿患者 179 例，脱落 8 例，完成观察 IgA 肾病蛋白尿患者 171 例，其中治疗组 86 例，以益气滋肾颗粒治疗，对照组 85 例，以肾炎康复片治

疗，疗程 12 周，重点观察益气滋肾颗粒对 IgA 肾病蛋白尿干预效果。结果显示：益气滋肾颗粒治疗组蛋白尿恢复正常的比例为 34.9%，尿蛋白定量平均下降 42.6%，明显优于对照组的 20% 和 32.6%，具有显著统计学意义（P = 0.032 和 P = 0.009）。结论：益气滋肾颗粒可以明显减少 IgA 肾病患者的蛋白尿。

中国中医科学院西苑医院肾内科 IgA 肾病中医诊治规范得到国内同行的广泛认可和接受，这对提高 IgA 肾病中医诊治水平起到了一定的作用。

院内制剂益气滋肾颗粒受到众多 IgA 肾病患者的好评，为进一步开发成新药奠定了较好的基础。

二、人才培养

通过本项目培养了 2 名博士，同时参与本课题的中青年医师得到科研能力有了较好的提高。通过对我科老中医的宝贵的临床经验进行系统的整理和挖掘，使中青年医师有机会学习和领会老中医的临床经验，便于传承和发展。通过参与临床流行病学调查和随机对照临床试验，使课题主要人员的临床科研能力得到了锻炼和提高。

三、发表论文

在科技核心期刊发表论文 9 篇。

1. 余仁欢 . 聂莉芳教授治疗 IgA 肾病的经验 . 中国中西医结合肾病杂志，2007，（1）：4 - 5.
2. 聂莉芳，余仁欢，于大君，等 . IgA 肾病气阴两虚证患者证候特征分析 . 中医杂志，2007，（4）：345 - 347.
3. 聂莉芳，韩东彦，于大君，等 . 467 例慢性迁延期 IgA 肾病中医证候分布的研究 . 中国中西医结合肾病杂志，2007，（4）：345 - 347.
4. 聂莉芳，韩东彦，余仁欢，等 . 363 例 IgA 肾病气阴两虚证类证候的分布研究 . 中国中西医结合肾病杂志，2008，9（5）：426 - 429.
5. 中华中医药学会肾病分会 . IgA 肾病的诊断、辨证分型和疗效评定（试行方案）.

上海中医药杂志，2007，42（5）：9 - 10，345 - 347.
6. 聂莉芳，韩东彦，余仁欢，等 . 363 例 IgA 肾病气阴两虚证临床和病理特点 . 北京中医药大学学报（中医临床版），2008，15（5）：1 - 3.
7. 聂莉芳，徐建龙 . 中医药治疗 IgA 肾病临床随机对照试验文献的方法学评价 . 中国中西医结合肾病杂志，2009，10（3）：229 - 231.
8. 于大君，聂莉芳，余仁欢，等 . 中医药对以血尿为主要表现的 IgA 肾病的远期预后的影响 . 中华中医药杂志，2009，24（12）：1670 - 1671.
9. 余仁欢，聂莉芳，徐建龙，等 . 益气滋肾颗粒干预 IgA 肾病蛋白尿的临床疗效评价 . 中国中西医结合肾病杂志，2010，11（8）：721 - 722.

四、存在的问题与解决办法

1. 存在问题

IgA 肾病属慢性肾脏疾病，疗程长，进行高水平的临床诊疗试验，需要长期随访，因此，研究周期应该适度增加，这样才可能提供高质量的研究。

2. 解决办法

（1）加大临床科研的经费投入，适度延长科研的研究周期，激发科研人员对科研工作自主性和创新性。

（2）建立临床科研病例的数据平台，有利于提高临床科研工作的工作效益。

参考文献

[1] 聂莉芳，余仁欢，于大君，等 . 益气滋肾颗粒控制 IgA 肾病血尿的多中心临床疗效评价 . 中国中西医结合肾病杂志，2006，7（4）：215 - 218.

[2] Li LS, Liu ZH. Epidemiologic data of renal diseases from a single unit in China: analysis based on 13519 renal biopsies. Kidney Int, 2004, 66 (3): 920 - 923.

[3] Tumlin JA, Madaio MP, Hennigar R. Idiopathic IgA nephropathy: pathogenesis, histopathology and therapeutic options. Clin J Am Soc Nephrol, 2007, 2 (5): 1054 - 1061.

益气活血、利湿降浊法治疗慢性肾功能衰竭（肾虚停浊证）的临床研究

第一部分　基本信息

项目名称：益气活血、利湿降浊法治疗慢性肾衰竭临床研究

项目编号：CACMS05Y0019

项目性质：中医特色疗法

项目负责人：占永立

项目组长单位：中国中医科学院广安门医院

项目完成人：占永立　王　丽　赵　宇　饶向荣　李深　李秀英　　　　　　　刘文军　岳玉和　韩东彦　张改华

项目起止时间：2005 年 11 月至 2008 年 10 月

第二部分　研究摘要

目的：探讨益气活血、利湿降浊法治疗慢性肾衰竭的临床疗效与安全性。

方法：本研究包括回顾性临床研究与前瞻性临床研究两部分。

结果：回顾性临床研究中通过对 460 例慢性肾衰竭患者中医证候特征分析，结果显示本病的中医病机以脾肾气虚为本，瘀血、水湿及浊毒为标，益气活血、利湿降浊法是治疗慢性肾衰竭的基本方法。前瞻性临床研究结果显示，益气活血、利湿降浊法治疗慢性肾衰竭具有较好的临床疗效，与对照组尿毒清颗粒比较，无论疾病综合疗效、中医证候疗效、血肌酐及尿素氮等主要疗效指标，两组间比较均无统计学意义（P > 0.05）。对部分中医症状如气短懒言、夜尿清长、腹胀等的疗效治疗组优于对照组（P > 0.05）。对血、尿、便常规，肝、肾功能及心电图等安全性指标无明显不良影响，观察期间未发生不良事件。

结论：益气活血、利湿降浊法是治疗慢性肾衰竭的中医特色治疗方法之一。

第三部分　回顾性临床研究：460例慢性肾衰竭患者中医证候特征分析

一、资料与方法

1. 一般资料

2000年1月至2006年1月中国中医科学院广安门医院住院的慢性肾衰竭（CRF）患者460例。其中男性193例，女性267例；年龄13～89岁，平均53.44±16.03岁。

2. 诊断标准

（1）CRF诊断标准

参照全国原发性肾小球疾病分型、治疗及诊断标准专题座谈会制定的慢性肾功能衰竭诊断及分期标准。

（2）CRF中医分型标准

参照《中药新药临床研究指导原则》CRF中医分型标准。本虚证分为脾肾气虚证、脾肾阳虚证、气阴两虚证、肝肾阴虚证及阴阳两虚证；标实证分为湿浊证、湿热证、水气证、血瘀证及风动证。

3. 病例纳入及排除标准

（1）病例纳入标准

有慢性肾脏病史和/或引起CRF的诱因；符合CRF诊断标准；CRF代偿期、失代偿期及衰竭期。

（2）病例排除标准

合并有其他严重原发性疾病和脏器功能障碍者、肿瘤和精神病患者；CRF尿毒症期；各种原因需要肾脏替代治疗的CRF患者。

4. 方法

（1）研究方法及分析指标

采用回顾性病例分析方法，先建立460例CRF患者的原始资料数据库，主要包括患者年龄、性别、临床症状、肾功能分期、导致CRF的原发病等，综合分析CRF患者的临床症状特点、中医证型特征，本虚证与标实证的相关性，以及肾功能不同阶段、不同原发病与中医证型的相关性等。

（2）统计方法

应用SPSS11.5统计软件，横断面研究采用分类资料的统计描述，包括频率指标（率）、构成比；样本率或构成比之间差别比较采用x^2检验；计量资料用（x±s）表示，多个变量间比较先采用多元相关分析，以发现变量间相关性。

二、结果

1. CRF临床症状分布特点

症状分布的结果显示，CRF包括20个常见临床症状，其中倦怠乏力、面色晦暗、腰酸膝软、食少纳呆、气短懒言列前5位。（见表1）

表1　460例CRF患者临床症状分布表

症　状	出现频次	百分比（%）	排序	代偿期	失代偿期	衰竭期
倦怠乏力	412/460	89.57	1	89	160	163
面色晦暗	307/460	66.74	2	52	117	138
腰酸膝软	298/460	64.78	3	69	117	112
食少纳呆	269/460	58.48	4	51	105	113
气短懒言	250/460	54.35	5	48	97	105
水肿	241/460	52.39	6	58	95	88
肢体困重	209/460	45.43	7	48	85	76
口干	196/460	42.61	8	44	74	78
恶心	182/460	39.57	9	27	65	90

续表

症　状	出现频次	百分比（%）	排序	代偿期	失代偿期	衰竭期
腰痛	175/460	38.04	10	46	63	66
头晕	175/460	38.04	11	28	76	71
咽干燥	168/460	36.52	12	38	61	69
五心烦热	99/460	21.52	13	23	32	44
呕吐	65/460	14.13	14	3	21	41
畏寒肢冷	59/460	12.83	15	9	21	29
头痛	59/460	12.83	16	11	24	24
抽搐痉厥	59/460	12.83	17	5	18	36
口苦	47/460	10.22	18	7	20	20
胸水	46/460	10.00	19	14	15	17
腹水	32/460	6.96	20	8	13	11

2. CRF 中医证型分布特征

460 例 CRF 患者中，本虚证以脾肾气虚证为主，其次为气阴两虚证，阴阳两虚证最少；标实证以瘀血证为主，其次为湿浊证、水气证及湿热证，风动证最少。（见表2）

表2　　　　460 例 CRF 患者中医证型分布表

本虚证	例数	百分比（%）	标实证	例数	百分比（%）
脾肾气虚证	279/460	60.7	湿浊证	235/460	51.1
脾肾阳虚证	23/460	5.0	湿热证	156/460	33.9
气阴两虚证	97/460	21.1	瘀血证	286/460	62.2
肝肾阴虚证	54/460	11.7	水气证	215/460	46.7
阴阳两虚证	7/460	1.5	风动证	61/460	13.3

3. CRF 本虚证与标实证的相关性

本虚证与标实证的相关性研究结果显示，湿浊证在脾肾阳虚证中出现频率最高，湿热证在气阴两虚证中出现频率最高，水气证在脾肾气虚证中出现频率最高，风动证在肝肾阴虚证中出现频率最高，瘀血证在阴阳两虚证中出现频率最高。经 Pearson Chi-square 检验，湿浊证、湿热证、水气证及风动证在本虚证型中分布不均衡，有统计学意义。其中，湿浊证 $X^2 = 26.174$、$P = 0.000$（$P < 0.05$），湿热证 $X^2 = 27.723$、$P = 0.000$（$P < 0.05$），水气证 $X^2 = 19.997$、$P = 0.001$（$P < 0.05$），风动证 $X^2 = 11.004$，$P = 0.027$（$P < 0.05$）。瘀血证在本虚证型中分布均衡，无统计学意义 $X^2 = 2.617$、$P = 0.624$（$P > 0.05$）。（见表3）

表3　　　　460 例 CRF 患者本虚证与标实证关系 ［例（%）］

正虚证型	例数	湿浊证	湿热证	瘀血证	水气证	风动证
脾肾气虚	279	162/279（58.1）	79/279（28.3）	174/279（62.4）	149/279（53.4）	29/279（10.4）
脾肾阳虚	23	17/23（73.9）	1/23（4.3）	16/23（69.6）	12/23（52.2）	3/23（13.0）
气阴两虚	97	33/97（34.0）	48/97（49.5）	58/97（59.8）	39/97（40.2）	15/97（15.5）
肝肾阴虚	54	21/54（38.9）	25/54（46.3）	32/54（59.3）	12/54（22.2）	14/54（25.9）
阴阳两虚	7	2/7（28.6）	3/7（42.9）	6/7（85.7）	3/7（42.9）	0/7（0）
合计	460	235/460（51.1）	156/460（33.9）	286/460（62.2）	215/460（46.7）	61/460（13.3）

4. CRF 肾功能不同阶段与中医证型的相关性

（1）肾功能不同阶段与本虚证型的相关性

CRF 代偿期、失代偿期及衰竭期本虚证型均以脾肾气虚多见，其次为气阴两虚证。经 Pearson Chi - square 检验，CRF 肾功能不同阶段本虚证型分布不均衡，有统计学意义 $X^2 = 15.706$、$P = 0.047$（$P < 0.05$）。（见表4）

表4　　　　460 例 CRF 患者肾功能不同阶段与本虚证型的关系［例（%）］

分期	例数	脾肾气虚证	脾肾阳虚证	气阴两虚证	肝肾阴虚证	阴阳两虚证
代偿期	104	66/104（63.5）	4/104（3.8）	21/104（20.2）	11/104（10.6）	2/104（1.9）
失代偿期	184	121/184（65.8）	7/184（3.8）	28/184（15.2）	27/184（14.7）	1/184（0.5）
衰竭期	172	92/172（53.5）	12/172（7.0）	48/172（27.9）	16/172（9.3）	4/172（2.3）
合计	460	279/460（60.7）	23/460（5.0）	97/460（21.1）	54/460（11.7）	7/460（1.5）

（2）肾功能不同阶段与标实证型的相关性

CRF 代偿期标实证以水气证为主，失代偿期及衰竭期均以血瘀证为主，而且湿浊证、瘀血证及风动证随肾功能衰竭的进展所占比重逐渐增加。经 Pearson Chi - square 检验，瘀血证及风动证在肾功能不同阶段分布不均衡，有统计学意义，瘀血证 $X^2 = 14.197$、$P = 0.001$（$P < 0.05$），风动证 $X^2 = 14.187$、$P = 0.001$（$P < 0.05$）。湿浊证、湿热证及水气证在肾功能不同分期分布均衡，无统计学意义，其中，湿浊证 $X^2 = 0.280$、$P = 0.869$（$P > 0.05$），湿热证 $X^2 = 0.481$、$P = 0.786$（$P > 0.05$），水气证 $X^2 = 4.403$、$P = 0.111$（$P > 0.05$）。（见表5）

表5　　　　460 例 CRF 患者肾功能不同阶段与标实证型的关系［例（%）］

分期	例数	湿浊证	湿热证	瘀血证	水气证	风动证
代偿期	104	51/104（49.0）	37/104（35.6）	52/104（50.0）	58/104（55.8）	8/104（7.7）
失代偿期	184	94/184（51.1）	59/184（32.1）	110/184（59.8）	81/184（44.0）	17/184（9.2）
衰竭期	172	90/172（52.3）	60/172（34.9）	124/172（72.1）	76/172（44.2）	36/172（20.9）
合计	460	235/460（51.1）	156/460（33.9）	286/460（62.2）	215/460（46.7）	61/460（13.3）

5. CRF 原发病与中医证型的相关性

（1）原发病与本虚证型的相关性

慢性肾炎、小管间质疾病、肾血管疾病、多囊肾及糖尿病肾病肾衰竭患者，本虚证均以脾肾气虚证多见。经 Pearson Chi - square 检验，本虚证型在 CRF 的原发病中分布均衡，无统计学意义 $X^2 = 26.405$、$P = 0.153$（$P > 0.05$）。（见表6）

表6　　　　460 例 CRF 患者原发病与正虚证型的关系［例（%）］

原发病	例数	脾肾气虚证	脾肾阳虚证	气阴两虚证	肝肾阴虚证	阴阳两虚证
慢性肾炎	231	142/231（61.5）	14/231（6.1）	44/231（19.0）	28/231（12.1）	3/231（1.3）
小管间质疾病	75	52/75（69.3）	3/75（4.0）	11/75（14.7）	7/75（9.3）	2/75（2.7）
肾血管疾病	44	23/44（52.3）	2/44（4.5）	8/44（18.2）	10/44（22.7）	1/44（2.3）
糖尿病肾病	71	35/71（49.3）	3/71（4.2）	27/71（38.0）	6/71（8.5）	0/71（0）
多囊肾	12	8/12（66.7）	0/12（0）	3/12（25.0）	1/12（8.3）	0/12（0）
其他	27	9/27（70.4）	1/27（3.7）	4/27（14.8）	2/27（7.4）	1/27（3.7）
合计	460	279/460（60.7）	23/460（5.0）	97/460（21.1）	54/460（11.7）	7/460（1.5）

（2）原发病与中医标实证型的相关性

慢性肾炎、小管间质疾病、多囊肾及肾血管疾病肾衰竭患者中，标实证均以血瘀证常见；糖尿病肾病肾衰竭患者中，标实证以水气证常见。经 Pearson Chi-square 检验，瘀血证、水气证及风动证在 CRF 的原发病中分布不均衡，有统计学意义，其中，瘀血证$X^2 = 17.004$、$P =$ 0.004（$P < 0.05$），水气证$X^2 = 30.170$、$P = 0.000$（$P < 0.05$），风动证$X^2 = 14.809$、$P = 0.011$（$P < 0.05$）。湿浊证及湿热证在 CRF 的原发病中分布均衡，无统计学意义，其中，湿浊证$X^2 = 2.345$、$P = 0.800$（$P > 0.05$），湿热证$X^2 = 1.201$、$P = 0.945$（$P > 0.05$）。（见表7）

表7　　　　　　　　　460 例 CRF 患者原发病与标实证型的关系［例（%）］

原发病	例数	湿浊证	湿热证	瘀血证	水气证	风动证
慢性肾炎	231	112/231（48.5）	75/231（32.5）	152/231（65.8）	106/231（45.9）	20/231（8.7）
小管间质疾病	75	42/75（56.0）	26/75（34.7）	52/75（69.3）	25/75（33.3）	17/75（22.7）
肾血管疾病	44	21/44（47.7）	18/44（40.9）	29/44（65.9）	14/44（31.8）	4/44（9.1）
糖尿病肾病	71	40/71（56.3）	24/71（33.8）	29/71（40.8）	48/71（67.6）	14/71（19.7）
多囊肾	12	6/12（50.0）	4/12（33.3）	7/12（58.3）	3/12（25.0）	3/12（25.0）
其他	27	14/27（51.9）	9/27（33.3）	17/27（63.0）	19/27（70.4）	3/27（11.1）
合计	460	235/460（51.1）	156/460（33.9）	286/460（62.2）	215/460（46.7）	61/460（13.3）

三、讨论

近年来，有关 CRF 中医证候的研究较多，对认识本病的证候规律起到了积极作用。本研究以较大的样本量，从不同角度对 CRF 的中医证候特征进行较为深入的分析，从而为临床辨证施治提供客观依据。

CRF 是多种慢性肾脏疾病后期的临床综合征，本病属中医学"腰痛"、"水肿"、"虚劳"、"溺毒"、"关格"等病的范畴。在 CRF 的进展过程中，或因实致虚、或因虚致实，因此，CRF 临床多表现为本虚标实、虚实夹杂的复杂证候。本研究结果显示，倦怠乏力、面色晦暗、腰酸膝软、食少纳呆、气短懒言等是 CRF 常见的临床症状，而且随病情的进展有所加重，充分体现了本病临床症状复杂的特点。CRF 病程日久，脾肾两虚，脾虚则运化水湿失常，肾虚则分清泌浊不利，从而导致浊毒停留。由于患者体质的差异，病变在体内有寒化和热化的不同，寒化者表现为湿浊证，热化者则表现为湿热证。此外，"久病入络"、"因虚致瘀"、"浊瘀互结"、"水瘀互结"等导致 CRF 瘀血证常见。从 CRF 的本虚证与标实证相关性分析，虽然 CRF 本虚证与标实证交相济恶，证型复杂，但本虚证与标实证存在一定的相关性。例如，瘀血证在本虚证型中分布均衡，而湿浊证在脾肾阳虚证中出现频率较高，气阴两虚证多兼夹湿热证，水气证多出现在脾肾气虚证中，肝肾阴虚证中以风动证常见。深入探讨 CRF 中医症状分布特点及本虚证与标实证的相关性，对提高本病的诊断及中医辨证治疗水平具有一定的临床应用价值。

CRF 临床上大多表现为本虚标实，而单纯本虚证或单纯标实证均很少见。因此，CRF 的中医治疗或以扶正为主、佐以祛邪，或以祛邪为主、佐以扶正，或标本同治。CRF 的中医证型分布显示，正虚证型中以脾肾气虚证最多见，其他依次为气阴两虚证、肝肾阴虚证、脾肾阳虚证及阴阳两虚证；标实证型中以瘀血证为主，其他依次为湿浊证、水气证、湿热证，风动证最少。CRF 肾功能不同阶段与中医证型的相关性分析显示，本虚证型中，CRF 不论代偿期、失代偿期及衰竭期均以脾肾气虚证多见，而且本虚证型在不同肾功能分期分布均衡；标实证型中，CRF 代偿期以水气证为主，而失代偿期及衰竭期均以瘀血证为主，而且湿浊证、瘀血证及风动证随肾功能衰竭的进展所占比重逐渐增加。此外，从 CRF 原发病与中医证候相关性分析可见，无论何种原发病导致的 CRF，本虚证型均以脾肾气虚证为主；而原发病因不同，CRF 的标实证型有所差异，如慢性肾小球肾炎、小管间质疾病、多囊肾及肾血管疾病导致的 CRF 患者中，标实证型均以瘀血证为主，而糖尿病肾病导致的 CRF 患者中，标实证型以水气证最常见。综合以上分析结果，CRF 的中医病机以脾肾气虚为本、瘀血证及湿浊证为标。因此，益气活血、利湿降浊法应当成为治疗本病的基本方法。

由于时间限制，本研究仍存在样本量偏少等问题。因此，研究结论有待进一步进行大样本的中医证候研究证实。

第四部分　临床研究

一、资料与方法

1. 诊断标准

（1）CRF 的诊断与分期标准

参照全国原发性肾小球疾病分型、治疗及诊断标准专题座谈会制定的 CRF 诊断及分期标准。CRF 的诊断标准：内生肌酐清除率（Ccr）小于 80ml/min；血肌酐（Scr）大于 133μmol/L；患者有慢性肾衰竭临床症状和慢性肾脏病史。CRF 病情分级标准：代偿期：Ccr ≤ 80ml/min，Scr ≥ 133 μmol/L；失代偿期 Ccr ≤ 50ml/min，Scr ≥ 178 ~ 442μmol/L；衰竭期：Ccr ≤ 20ml/min，Scr ≥ 443μmol/L；尿毒症期：Ccr < 10ml/min，Scr > 707μmol/L。

（2）肾虚浊停证的中医辨证标准

主证：腰膝酸软、倦怠乏力、面色晦暗、恶心呕吐。

次证：气短懒言、夜尿清长、腹胀、纳呆、大便秘结。

舌脉：舌质淡暗或有齿痕，苔腻，脉沉。

具备主证 3 项，次证 2 项以上，参照舌脉可辨证为气虚血瘀、湿浊内停证。

（3）中医证候积分标准

肾虚浊停证中医症状（腰膝酸软、夜尿清长、倦怠乏力、气短懒言、面色少华、恶心呕吐、大便秘结、腹胀纳差等）积分参照《中药新药临床研究指导原则》标准。

（4）纳入标准

符合 CRF 的西医诊断标准，且感染、酸中毒、电解质紊乱、高血压等加重因素得到有效控制；属 CRF 代偿期及失代偿期的患者；符合肾虚浊停证的中医辨证标准；年龄 18 ~ 65 岁；原发病病因为慢性肾炎、高血压良性肾小动脉硬化症、糖尿病性肾病、动脉粥样硬化性肾动脉狭窄、慢性间质性肾炎、囊肿性肾病。

（5）排除标准

妊娠或哺乳期妇女；已透析的 CRF 患者；原发病为狼疮性肾炎等其他慢性肾脏疾病导致的 CRF；合并心血管、肝、脑和造血系统等严重疾病、精神病患者。

2. 一般资料

共 50 例患者，随机分为治疗组与对照组各 25 例。治疗组男性 15 例、女性 10 例；对照组男性 11 例，女性 14 例。两组入组时除病程有统计学意义外（P < 0.05），其他临床资料无统计学意义（P > 0.05），两组具有可比性。（见表 8、表 9）

表 8　入组时两组一般资料比较

组别	例数	年龄 （岁）	体重 （kg）	收缩压 （mmHg）	舒张压 （mmHg）	心率 （次/分）	病程 （月）
治疗组	25	55.40 ± 9.37	71.36 ± 13.11	128.75 ± 15.27	78.54 ± 6.99	76.83 ± 7.14	87.81 ± 94.64
对照组	25	52.32 ± 9.45	65.92 ± 12.78	127.36 ± 9.71	78.56 ± 6.31	69.80 ± 11.00	33.24 ± 24.13※

注：与治疗组比较，※表示 P < 0.05。

表 9 入组时两组主要实验室指标及中医证候积分比较

组 别	例数	肌酐清除率 （Ccr） （ml/min）	肌酐 （Scr） （μmol/L）	尿素氮 （BUN） （mmmol/L）	尿蛋白 （Pro） （mg/dl）	血红蛋白 （Hb） （g/L）	血白蛋白 （Alb） （g/L）	血球蛋白 （Glb） （g/L）	中医证候 积分 （分）
治疗组	25	27.53±13.66	244.17±94.93	13.32±4.94	136.76±146.34	110.67±31.08	42.32±5.18	30.20±12.45	14.20±5.64
对照组	25	27.20±10.91	231.58±83.18	13.47±3.90	138.10±130.05	119.75±15.09	41.58±4.79	30.09±4.26	17.72±4.95

3. 方法

（1）治疗方法

①一般治疗

a. 饮食控制：低磷、低盐（3～5g/d）、适当优质蛋白（0.6～0.8g·kg⁻¹·d⁻¹）、高热量（热卡≥35kcal·kg⁻¹·d⁻¹）饮食。

b. 对症治疗：包括控制感染，高血压，纠正贫血及水、电解质，酸碱平衡失调等。以上治疗两组相同。

②治疗组

扶肾祛浊口服液（院内制剂，处方为生黄芪30g、太子参30g、川芎10g、赤芍15g、茯苓20g、泽泻20g、鸡血藤15g、法半夏10g、生大黄10g）口服，每次20ml，每日3次。

③对照组

尿毒清颗粒口服，每日早、中、晚各5克（1袋），睡前10克（2袋）。

④疗程：8周。

（2）主要观察指标及评价标准

疾病综合疗效评价标准：

①显效：a. 临床症状积分减少≥60%；b. 内生肌酐清除率增加≥20%；c. 血肌酐降低≥20%。以上a项必备，b、c项备1项。

②有效：a. 临床症状积分减少≥30%；b. 内生肌酐清除率增加≥10%；c. 血肌酐降低≥10%。以上a项必备，b、c具备1项。

③稳定：a. 临床症状有所改善，积分减少<30%；b. 内生肌酐清除率无降低，或增加<10%；c. 血肌酐无增加，或降低<10%。以上a项必备，b、c具备1项。

④无效：a. 临床症状无改善或加重；b. 内生肌酐清除率降低；c. 血肌酐增加。

中医证候疗效评价标准：

①临床痊愈：证候积分减少≥95%。

②显效：证候积分减少≥70%。

③有效：证候积分减少≥30%。

④无效：证候积分减少不足30%。

注：计算公式（尼莫地平法）：[（治疗前积分－治疗后积分）÷治疗前积分]×100%。

（3）主要实验室指标

包括 Ccr、Scr、BUN、Hb、尿 Pro、Alb、Glb。

（4）统计方法

采用 SPSS11.5统计软件，定量指标使用基本统计描述方法，计算均数、标准差，定性指标计算相应分类下的例数及百分数。计量资料比较采用 t 检验，计数资料比较采用 X^2 检验或 Fisher 确切概率法检验。

二、结果

1. 疾病综合疗效

治疗后8周两组疾病综合疗效比较无统计学意义（P>0.05）。（见表10）

表 10 治疗后8周两组疾病综合疗效比较

组别	例数	显效	有效	稳定	无效
治疗组	25	0（0%）	18（72.0%）	4（16.0%）	3（12.0%）
对照组	25	0（0%）	21（84.0%）	2（8.0%）	2（8.0%）

注：Z = -0.577，P = 0.564。

2. 中医证候疗效

治疗后8周两组中医证候总积分与治疗前比较均有统计学意义（P<0.05），但两组中医综合疗效比较无统计学意义（P>0.05）。（见表11、12）。

表11　　　　　　　　　　治疗前后两组中医证候总积分比较

组别	例数	疗前	疗后	T	P
治疗组	25	14.20 ± 5.64	9.56 ± 4.93	5.588	0.000
对照组	25	17.72 ± 4.95	12.32 ± 5.74	4.977	0.000

表12　　　　　　　　　　治疗后8周两组中医证候疗效比较

	例数	临床痊愈	显效	有效	无效
治疗组	25	0（0%）	1（4.0%）	13（52.0%）	11（44.0%）
对照组	25	0（0%）	1（4.0%）	12（48.0%）	12（48.0%）

注：Z = -0.264，P = 0.792。

3. 主要实验室指标比较

治疗后8周与治疗前比较，治疗组 Scr 明显上升（P < 0.05），其余实验室指标治疗前后及组间比较无统计学意义（P > 0.05）；对照组 Scr 明显上升、Ccr 明显下降（P < 0.01），其余实验室指标治疗前后及组间比较无统计学意义（P > 0.05）。（见表13）

表13　　　　　　　　　　治疗前后两组主要实验室指标比较

项目	分组	例数	疗前	疗后	T	P
Ccr	治疗组	25	27.53 ± 13.66	26.68 ± 15.02	0.654	0.519
	对照组	25	27.20 ± 10.91	23.91 ± 9.36	3.531	0.002
Scr	治疗组	25	244.17 ± 94.93	260.37 ± 109.93	-2.462	0.021
	对照组	25	231.58 ± 83.18	257.57 ± 90.52	-3.605	0.001
BUN	治疗组	25	13.32 ± 4.94	12.37 ± 4.55	1.300	0.206
	对照组	25	13.47 ± 3.90	12.71 ± 3.42	1.388	0.178
尿Pro	治疗组	25	110.67 ± 31.08	103.41 ± 102.44	1.026	0.320
	对照组	25	119.75 ± 15.09	107.29 ± 96.26	0.629	0.537
Hb	治疗组	25	110.67 ± 31.08	105.20 ± 39.20	1.561	0.134
	对照组	25	119.75 ± 15.09	120.16 ± 15.40	-0.640	0.529
Alb	治疗组	25	42.32 ± 5.18	42.62 ± 4.67	-1.067	0.299
	对照组	25	41.58 ± 4.79	42.09 ± 5.15	-1.111	0.277
Glb	治疗组	25	30.20 ± 12.45	28.67 ± 5.01	0.837	0.412
	对照组	25	30.09 ± 4.26	30.32 ± 4.51	-0.379	0.408

三、讨论

慢性肾衰竭多属于中医学"虚劳"、"关格"等病的范畴。CRF 的发生有内因和外因两个方面，内因包括先天禀赋不足及各种慢性肾脏疾患迁延日久等；外因包括六淫侵袭、饮食不节、情志内伤、劳倦过度、房劳伤肾、失治误治及药物损害等。CRF 临床多表现为本虚标实证，本虚主要责之为脾肾，涉及五脏六腑，包括气、血、阴、阳虚损；标实包括外邪、水湿、湿浊、湿热、浊毒、瘀血，风动等。脾主运化，为气机升降之枢纽，肾主气化，司水液开阖，脾肾气虚，导致水液代谢失调，而成水湿，久而酿湿成浊，浊阴内生；或因虚致瘀、或久病入络、或湿瘀互阻，而致血瘀；湿浊、瘀血相互胶结，蕴结体内，进一步加重脾肾等脏腑损伤。因虚致实，因实致虚，常致坏证、变证丛生。在长期的临床实践中，我们认识到 CRF 的中医病机以脾肾气虚为本、湿浊和瘀血为标，形成了益气活血、利湿降浊法治疗 CRF 的基本思路，并拟定了扶肾祛浊的基本处方，方中以生黄芪、太子参健脾益气兼以养阴；茯苓、泽泻、车前草利水渗湿，半夏燥湿化痰，兼以和胃降逆；当归、川芎、赤芍、白芍、鸡血藤养血活血化瘀；大黄通腑降浊。诸药合用，脏气得充、腑气得通、三焦通利、气血调和，从而达到扶正祛邪、标本同治

的作用。

本次临床试验采取阳性药物平行对照、随机、单中心临床研究方法。初步研究结果表明，扶肾祛浊口服液对 CRF 代偿期、失代偿期（肾虚浊停证）具有较好的临床疗效。与尿毒清颗粒比较，其疾病综合疗效、中医证候疗效及相关实验指标无统计学意义。因观察时间较短、病例数较少，研究结论有待以后进一步验证。

第五部分　研究结论、成果及优势评价（包括卫生经济学评价）

一、中医（或中西医结合）优势分析及评价

慢性肾衰竭是危害人类健康的重大疾病，国际肾脏病学会最新数据表明，现阶段全球接受肾脏替代治疗的终末期肾病患者约 110 万人，而且以 7% 的年增长率迅速增加。特别是随着社会经济的发展，老龄化人口的不断增多，慢性肾脏病的发生率将越来越高，因此，开展对慢性肾衰竭的研究，特别是中医治疗方法的研究，具有十分重要的意义。

本研究在对慢性肾衰竭中医病机充分认识的基础上，形成了以中药辨证口服、中药灌肠为特色的中医综合治疗方案，取得了较好的临床疗效。益气降浊胶囊、扶肾祛浊口服液等作为治疗慢性肾衰竭的特色院内制剂，在我院使用 20 余年，深受广大患者的好评。近 3 年来，随着优势病种研究的开展，使用量急剧上升。广安门医院肾病科的快速发展与优势病种的推动作用密不可分。

二、技术、方法的创新分析

本研究在系统回顾分析慢性肾衰竭中医证候特征的基础上，提出以益气活血、利湿降浊法为主治疗本病。课题应用 GCP 的设计和研究原则，通过随机、阳性药物平行对照、前瞻性设计，运用较为科学、系统的临床疗效评价方法，全面客观评价益气活血、利湿降浊法治疗慢性肾衰竭的实际临床效果与安全性，为建立

具有中医特色和优势的中医治疗方案提供客观依据，在目前同类研究中处于领先水平，课题设计较为科学、合理。

三、人才培养情况

培养硕士研究生 4 人。

四、论文、专著情况（数量与水平）

相关研究共发表论文 3 篇。

1. 王丽，占永立，饶向荣，等．益气活血、利湿降浊法治疗慢性肾衰竭远期疗效分析．新中医，2009，41（1）：20 − 22.
2. 赵宇，占永立，饶向荣，等．460 例慢性肾衰竭患者中医证候性分析．中医杂志，2009，50（5）：446 − 448.
3. 占永立，王丽，王萱萱，等．扶肾祛浊口服液治疗肾虚浊停证慢性肾衰竭临床研究．北京中医药，2009，28（7）：491 − 493.

五、存在的问题与解决办法

慢性肾衰竭属于慢性进展性疾病，本病的治疗以延缓慢性肾衰竭病程进展速度、推迟进入终末期肾病的时间为目标。中医药在慢性肾衰竭的治疗中发挥着重要作用，但如何评价中药延缓慢性肾衰竭的疗效本身就是一个重要的课题。首先，需要设计足够长的疗程。一般要求至少 6 个月以上；其次，需要选择更为科学、合理的评价指标。如血清肌酐倒数（1/Scr）与

时间（月）直线回归率（b值）是评价慢性肾衰竭病程进展速度较为公认方法；此外，临床终点事件在慢性肾衰竭评价中的作用越来越受到重视，在延缓慢性肾脏病进展的现代医学研究中，许多大型临床试验均以血肌酐翻倍、终末期肾病及死亡等主要临床终点事件作为评价指标，研究结论具有较强的说服力。在我们的前瞻性研究中，因为时间和经费等方面的原因，观察期仅2个月，以血肌酐及尿素氮作为主要疗效评价指标，无法观察b值及临床终点事件等的变化，评价方法具有一定的局限性。

参考文献

[1] 王海燕，郑法雷，刘玉春，等．原发性肾小球疾病分型与治疗及诊断标准专题座谈会纪要．中华内科杂志，1993，32（2）：131－134.

[2] 郑筱萸．中药新药临床研究指导原则．北京：中国医药科技出版社，2002.

[3] 李小会．慢性肾功能衰竭病因病机探讨．陕西中医学院学报，2001，24（3）：12－13.

[4] 阳晓，朱文锋，胡学军，等．681例慢性肾功能衰竭患者正虚证候分布特点调查分析．中医杂志，1999，40（2）：112－114.

[5] 阳晓，朱文锋，周小舟，等．681例慢性肾功能衰竭患者不同阶段邪实兼证特点分析．中国医药学报，1999，14（1）：14－18.

[6] Coresh J, Astor BC, Green T, et al. Prevalence of chronic kidney disease and decreased kidney function in the adult US population：Third Nation Health and nutrition examination survey. Am J Kidney Dis, 2003, 41（1）：1－12.

[7] 张路霞，左力，徐国宾．北京市石景山地区中老年人群中慢性肾脏病的流行病学研究．中华肾脏杂志，2006，22（2）：67－71.

附　诊疗方案

一、益气活血、利湿降浊法为主治疗慢性肾衰竭的中医治疗方案

1. 慢性肾衰竭中、早期（代偿期、失代偿期）

中药口服：扶肾祛浊口服液（处方：生黄芪30g、太子参30g、川芎10g、赤芍15g、茯苓20g、泽泻20g、鸡血藤15g、法半夏10g、生大黄10g），每日3次，每次20ml。

2. 慢性肾衰竭后期（衰竭期、尿毒症期）

中药口服：益气降浊胶囊（处方：柴胡12g、太子参12g、黄芩12g、茯苓12g、清半夏12g、陈皮12g、黄连4g、生姜4g、焦大黄6g、益母草15g），每日3次，每次4粒。

中医灌肠：生大黄30g、公英30g、牡蛎30g、枳实30g，煎水100ml，每晚灌肠1次。

二、慢性肾衰竭的中医临床疗效评价方法

1. 中医证候疗效评价

治疗前后中医证候积分及中医综合疗效评价。

2. 慢性肾衰竭近期疗效评价

治疗前后血清肌酐（SCr）、尿素氮（BUN）等实验室指标。

3. 慢性肾衰竭远期疗效评价

血清肌酐倒数（1/SCr）与时间（月）的斜率（即b值）的分布及主要临床终点事件发生率（肌酐倍增、透析或死亡）。

慢性萎缩性胃炎中医药防治方案研究

第一部分 基本信息

项目名称： 慢性萎缩性胃炎中医药防治方案研究

项目编号： CACMS05Y0014

项目性质： 中医诊疗技术

项目负责人： 唐旭东

项目组长单位： 中国中医科学院西苑医院

协作完成单位： 中国中医科学院广安门医院
　　　　　　　　 北京中医药大学附属东方医院
　　　　　　　　 首都医科大学附属北京天坛医院

联合方负责人： 刘绍能　李军祥　徐有青

项目完成人： 唐旭东　李振华　李保双　王　萍　刘　赓　刘绍能
　　　　　　　 李军祥　徐有青　卞立群　刘慧敏　张引强

项目起止时间： 2005 年 11 月至 2009 年 8 月

第二部分 摘　要

本研究通过对中医辨证治疗 CAG 文献的收集整理和计量分析，对病机、证候要素、证候类型、用药及配伍规律等进行科学总结，为临床、科研提供参考。秉承"人机结合、以人为本"的理念，通过回顾病例收集，运用"名老中医临床诊疗信息采集系统"、"名老中医经验智能分析平台"和关联规则等方法，结合专家指导，对其治疗 CAG 的思维模式、用药经验等进行总结。通过以上两方面研究初步确立中医治疗 CAG 的优势点，筛选优势方药，形成初步用药方案。在此基础上，开展临床观察研究，从病理、胃镜、症状、基于患者报告临床结局（PRO）评价量表四个方面观察中医治疗 120 例 CAG 患者的临床疗效，分析活血化瘀治疗 CAG 的作用和疗效特点，探索形成符合疾病特点的中医药治疗 CAG 综合疗效评价方法。综合以上研究结论，借鉴当前研究成果，制定 CAG 诊疗方案初稿，并运用专家德尔菲法进行多轮专家咨询，汇总专家意见形成诊疗方案终稿。

第三部分　文献研究与回顾性研究

一、文献研究

1. 资料与方法

（1）文献收集方法

系统全面检索 1994～2006 年中国生物医学文献光盘数据库（CBM disc）、中国生物医学期刊数据库（CMCC）、中国学术期刊网（CNKI）、重庆维普（VIP）、万方等中文数据库。

（2）文献纳入标准

①中医辨证治疗 CAG 的临床试验性研究、病例对照研究以及临床病例观察研究。

②专家辨证治疗 CAG 用药经验总结。

③辨证治疗 CAG 学术探讨与交流。

（3）数据收集与统计分析

运用 SPSS11.5 软件进行数据录入，建立数据库进行统计分析。

2. 结果

本研究共纳入相关文献 137 篇，计 442 条辨证用药数据。

（1）辨证分型（见图 1）

所研究文献中证候分型描述共计 30 余种，其中有五种最为常见。

（2）证候要素（见图 2）

3. 五种常见基本证型用药

采用 Crosstabs 法，以证候和药物同时出现

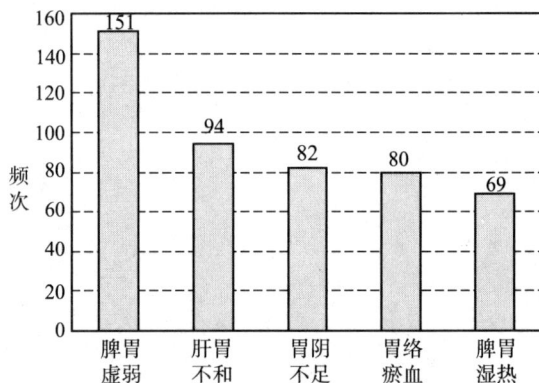

图 1　CAG 常见证候类型图

注：脾胃虚弱证包含脾胃虚寒证，肝胃不和证包含肝胃郁热证。

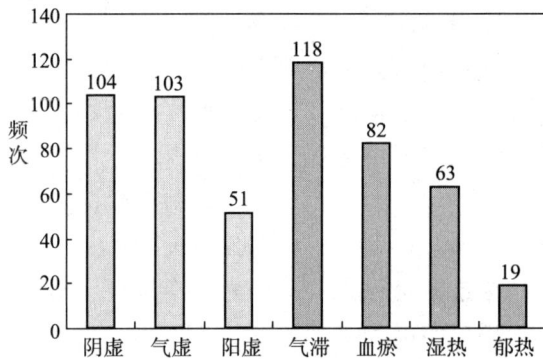

图 2　CAG 证候要素分布图

定为该证型常用药物，出现频次占该证型总数 10% 以上的药物计入分析。（见表 1）

表 1　　　　　　　　　五种常见基本证型用药

药物	频次	药物	频次	药物	频次	药物	频次	药物	频次
脾胃虚弱证		肝胃不和证		脾胃湿热证		胃阴不足证		胃络瘀血证	
白术	109	柴胡	69	半夏	53	麦冬	67	丹参	53
黄芪	99	白芍	67	黄连	49	沙参	64	当归	30
甘草	96	甘草	62	厚朴	42	石斛	48	白芍	30
党参	85	枳壳	59	茯苓	35	白芍	38	元胡	28
茯苓	73	香附	57	陈皮	32	乌梅	35	莪术	28
砂仁	55	元胡	41	薏苡仁	29	玉竹	30	黄芪	28

药物	频次	药物	频次	药物	频次	药物	频次	药物	频次
脾胃虚弱证		肝胃不和证		脾胃湿热证		胃阴不足证		胃络瘀血证	
白芍	52	陈皮	39	藿香	27	天花粉	28	白术	22
陈皮	48	川楝子	36	黄芩	24	生地	27	檀香	20
半夏	46	白术	31	苍术	20	丹参	22	砂仁	20
木香	44	佛手	31	佩兰	17	当归	20	香附	20
莪术	36	川芎	29	白蔻仁	18	山楂	19	五灵脂	19
桂枝	34	半夏	28	苏梗	17	黄连	17	枳壳	18
丹参	32	丹参	27	白术	15	佛手	16	蒲黄	15
当归	23	当归	20	丹参	15	川楝子	15	桃仁	15
太子参	22	黄连	20	公英	13	香附	14	佛手	14
枳壳	22	茯苓	19	茵陈	12	陈皮	13	川芎	14
香附	20	郁金	18	滑石	11	白术	11	三棱	14
佛手	20	赤芍	17	砂仁	10	枳壳	11	赤芍	14
吴茱萸	19	木香	16	木香	10	麦芽	11	党参	13
大枣	18	砂仁	14	枳壳	10	半夏	11	红花	13
生姜	18	山栀	12	山栀	9	太子参	10	陈皮	13
元胡	17	枳实	12	香附	9	党参	10	三七	12
良姜	17	黄芩	11	柴胡	8	山药	10	川楝子	12
鸡内金	17	莪术	11	大枣	8	枸杞子	10	木香	10
黄连	16	焦三仙	10	麦芽	8	砂仁	9	麦冬	10

4. 各证型药物配伍

（1）脾胃虚弱证药物配伍（见表2）

表2   脾胃虚弱证药物配伍

药物配伍	频次	药物配伍	频次	药物配伍	频次	药物配伍	频次	药物配伍	频次
相须配伍		党参*砂仁	42	白术*香附	17	白术*当归	15	与温里药配伍	
党参*白术	75	茯苓*陈皮	41	与活血药配伍		党参*当归	15	白术*白芍	38
黄芪*白术	71	党参*木香	40	白术*莪术	26	与化湿药配伍		党参*白芍	27
茯苓*白术	63	茯苓*砂仁	39	黄芪*莪术	26	党参*半夏	35	茯苓*白芍	19
茯苓*党参	55	白术*木香	39	白术*丹参	25	白术*半夏	35	黄芪*桂枝	31
党参*黄芪	51	党参*陈皮	38	黄芪*当归	23	茯苓*半夏	34	白术*桂枝	24
黄芪*茯苓	41	茯苓*木香	35	党参*莪术	22	黄芪*半夏	20	白芍*桂枝	20
黄芪*大枣	16	黄芪*砂仁	25	黄芪*丹参	21	与消食药配伍		党参*桂枝	17
与理气药配伍		黄芪*陈皮	25	党参*丹参	20	白术*内金	16	黄芪*吴萸	15
白术*砂仁	45	白术*枳壳	19	黄芪*元胡	16	与养阴药配伍		茯苓*桂枝	15
白术*陈皮	43	黄芪*木香	18	茯苓*莪术	15	黄芪*白芍	42	白术*生姜	15

注：脾胃虚弱证治疗以益气健脾药为主，以党参、白术、黄芪、茯苓之间随机组合配伍最多见。

（2）肝胃不和证药物配伍（见表3）

表3　　　　　　　　　　　　　　　　　肝胃不和证药物配伍

药物配伍	频次	药物配伍	频次	药物配伍	频次	药物配伍	频次	药物配伍	频次
相须配伍		砂仁*佛手	12	陈皮*半夏	14	佛手*白芍	24	枳壳*当归	14
柴胡*香附	49	木香*香附	11	枳实*半夏	10	川芎*白芍	18	香附*当归	14
柴胡*枳壳	47	陈皮*川楝子	10	枳壳*半夏	10	郁金*白芍	14	香附*丹参	14
香附*枳壳	40	木香*枳壳	10	与清热药配伍		木香*白芍	12	川楝子*丹参	13
柴胡*陈皮	30	柴胡*枳实	10	陈皮*赤芍	14	枳实*白芍	11	香附*郁金	12
柴胡*川楝子	27	与健脾益气药		陈皮*黄连	11	砂仁*白芍	10	陈皮*丹参	11
陈皮*枳壳	26	枳壳*白术	24	香附*赤芍	10	与活血药配伍		陈皮*元胡	11
陈皮*香附	25	香附*白术	17	枳壳*黄连	10	香附*川芎	28	佛手*元胡	11
枳壳*川楝子	21	枳壳*茯苓	12	香附*黄连	9	川楝子*元胡	28	枳壳*郁金	10
香附*川楝子	20	川楝子*白术	12	与养阴药配伍		枳壳*元胡	27	陈皮*川芎	10
柴胡*佛手	19	陈皮*白术	11	香附*白芍	43	香附*元胡	24		
枳壳*佛手	17	与化湿药配伍		枳壳*白芍	41	枳壳*川芎	21		
香附*佛手	16	香附*半夏	20	陈皮*白芍	27	枳壳*丹参	17		
陈皮*佛手	13	川楝子*半夏	17	川楝子*白芍	25	川楝子*川芎	14		

注：肝胃不和证治疗以疏肝理气药为主，以柴胡、香附、枳壳间相互组合最多。

（3）脾胃湿热证药物配伍（见表4）

表4　　　　　　　　　　　　　　　　　脾胃湿热证药物配伍

药物配伍	频次	药物配伍	频次	药物配伍	频次	药物配伍	频次
相须配伍		配伍利水渗湿药		藿香*厚朴	18	佩兰*苏梗	8
半夏*黄连	40	半夏*茯苓	28	薏苡仁*厚朴	18	白蔻仁*陈皮	8
半夏*藿香	22	藿香*茯苓	20	苍术*厚朴	14	白蔻仁*苏梗	8
半夏*薏苡仁	20	薏苡仁*茯苓	16	半夏*苏梗	12	茵陈*厚朴	8
半夏*黄芩	20	佩兰*茯苓	12	薏苡仁*陈皮	12	茵陈*陈皮	7
黄芩*黄连	18	白蔻仁*茯苓	12	白蔻仁*厚朴	12	配伍活血药	
黄连*藿香	18	苍术*茯苓	11	苍术*陈皮	11	半夏*丹参	11
黄连*薏苡仁	18	半夏*白术	9	佩兰*厚朴	10	薏苡仁*丹参	7
藿香*佩兰	16	滑石*茯苓	9	藿香*陈皮	9	配伍清热药	
白蔻仁*薏苡仁	15	配伍理气药		藿香*苏梗	9	半夏*公英	8
苍术*黄连	15	半夏*厚朴	34	薏苡仁*苏梗	8	配伍消导药	
苍术*半夏	15	半夏*陈皮	23	苍术*砂仁	8	半夏*麦芽	7

注：脾胃湿热证以清热燥湿药和芳香化湿药为主，以半夏*黄连配伍最多。

（4）胃阴不足证药物配伍（见表5）

表5　　　　　　　　　　　　　　　　　　　胃阴不足证药物配伍

药物配伍	频次	药物配伍	频次	药物配伍	频次	药物配伍	频次	药物配伍	频次
相须配伍		生地＊麦冬	24	天花粉＊乌梅	12	麦冬＊佛手	12	麦冬＊当归	19
沙参＊麦冬	60	天花粉＊沙参	24	白芍＊生地	11	沙参＊佛手	12	石斛＊丹参	13
麦冬＊石斛	44	天花粉＊石斛	21	生地＊玉竹	10	石斛＊川楝子	11	乌梅＊丹参	12
沙参＊石斛	42	白芍＊石斛	21	沙参＊枸杞子	10	沙参＊香附	10	白芍＊当归	9
白芍＊麦冬	31	当归＊沙参	19	麦冬＊枸杞子	10	麦冬＊香附	10	生地＊当归	9
白芍＊沙参	30	当归＊麦冬	19	配伍清热药		沙参＊陈皮	9	配伍消导药	
麦冬＊乌梅	29	玉竹＊乌梅	16	麦冬＊黄连	15	麦冬＊陈皮	9	麦冬＊山楂	17
沙参＊乌梅	28	生地＊石斛	15	沙参＊黄连	13	麦冬＊砂仁	9	沙参＊山楂	16
麦冬＊玉竹	26	白芍＊天花粉	14	白芍＊黄连	10	沙参＊枳壳	9	白芍＊山楂	14
生地＊沙参	26	生地＊乌梅	13	天花粉＊黄连	10	配伍活血药		石斛＊山楂	14
天花粉＊麦冬	25	天花粉＊玉竹	14	配伍理气药		麦冬＊丹参	21	天花粉＊山楂	12
沙参＊玉竹	25	白芍＊玉竹	13	麦冬＊川楝子	15	沙参＊当归	19	麦冬＊麦芽	9
石斛＊乌梅	25	白芍＊乌梅	13	沙参＊川楝子	14	沙参＊丹参	19	白芍＊麦芽	9

注：胃阴不足证以养阴药为主，以沙参＊麦冬组合最多。

（5）胃络瘀血证药物配伍

表6　　　　　　　　　　　　　　　　　　　胃络瘀血证药物配伍

药物配伍	频次	药物配伍	频次	药物配伍	频次	药物配伍	频次
相须配伍		当归＊红花	10	与理气药配伍		当归＊枳壳	9
元胡＊丹参	20	当归＊香附	9	丹参＊檀香	20	元胡＊川楝子	9
丹参＊莪术	17	配伍健脾益气药		丹参＊砂仁	19	元胡＊陈皮	9
当归＊丹参	15	丹参＊黄芪	16	元胡＊砂仁	12	与养阴药配伍	
当归＊莪术	15	丹参＊白术	14	丹参＊佛手	12	当归＊白芍	20
蒲黄＊五灵脂	14	当归＊黄芪	14	元胡＊佛手	11	丹参＊白芍	15
丹参＊五灵脂	14	丹参＊党参	10	元胡＊檀香	11	莪术＊白芍	10
三棱＊莪术	12	丹参＊茯苓	9	元胡＊枳壳	10	元胡＊白芍	9
丹参＊三棱	11	莪术＊黄芪	9	丹参＊川楝子	10	桃仁＊白芍	9
蒲黄＊丹参	11	没药＊黄芪	9	当归＊香附	9		

注：胃络瘀血证治疗以活血化瘀药为主，常用丹参、元胡、当归、莪术、蒲黄、五灵脂、三棱、莪术；与理气药、益气健脾药和养阴药配伍是本证型常用组合。

3. 讨论与结论

（1）CAG病机认识及证候特征

CAG病机特点为虚实夹杂，本虚标实，本虚以气虚、阴虚为主，多于阳虚，标实以气滞、血瘀为主，此结论与临床实际和专家经验认识相符。CAG五种常见证型依次为脾胃虚弱、肝胃不和、脾胃湿热、胃阴不足及胃络瘀血。

（2）中医治疗CAG辨证用药规律

健脾、理气、活血是CAG重要治法，应贯穿于整个治疗过程中。各证型用药及配伍有一定规律。

①脾胃虚弱证

以甘温补益为法，以党参、白术、黄芪、茯苓之间随机组合配伍最多见；偏虚寒者，配以辛温之品（如桂枝、生姜、吴茱萸等）。使用时需注意患者脾胃之气已虚，消化力弱，一味壅补，易致气机郁滞。因此在补益药之中，可酌情配以理气、活血、消导等药物。

②肝胃不和证

以辛香理气为法。常用的理气药物如苏梗、柴胡、陈皮、木香、绿萼梅、佛手等，注意选用酸味理气药。在疏肝理气的同时需配以活血通络之品，或选用同时兼具活血及理气功能的药物。此外，常配伍白芍、当归等柔润之品，防理气药物辛燥太过，损伤正气。

③脾胃湿热证

以清热化湿为主，常酌情配合芳香化湿和健脾淡渗利湿之品，常用半夏、黄连、藿香、薏苡仁、黄芩、佩兰、苍术、白蔻仁，以半夏＊黄连配伍最多。在化湿的同时，需配伍辛味理气之品如厚朴、陈皮、苏梗、砂仁以疏理气机，配伍甘温健脾之品如茯苓、炒白术以促进脾胃纳运功能恢复。

④胃阴不足证

治疗胃阴不足之证，当以甘凉濡润为主，以滋养胃阴，常用沙参、麦冬、石斛、白芍、玉竹、生地、天花粉、乌梅、枸杞子等，以沙参＊麦冬组合最多。滋阴养津之品，势必黏腻胃腑，呆滞气机。常须少佐理气和运、醒脾消导之品。此外，在养阴药中少佐黄芪、白术、肉桂等甘温之品，意在从阳引阴，阳生而阴长。

⑤胃络瘀血证

治以活血化瘀法，常用丹参、元胡、当归、莪术、蒲黄、五灵脂、三棱等，临床应用时注意区别血瘀程度、病变趋势，酌情选用和血、活血或破血等不同活血化瘀药物。兼见虚损证候时，多选用和血药如当归、丹参等；辨证未显见虚损者，且伴异型增生和肠化，适当选用

活血药如川芎、桃仁等，或破血药，如三棱、莪术等。但也不可多用、久用。在活血化瘀同时，可酌情配伍养血、补气、理气药等。

3. 小结

通过文献分析发现，CAG病机为虚实夹杂，虚以气虚、阴虚为主，实以气滞、血瘀为主，治疗常侧重健脾、理气、活血。辨证用药及配伍有一定的规律可循，多在主方、主药的基础上，综合考虑本证型病机特点、药物间相互作用及脾胃生理特性，适当佐用其他类药物，或使其兼顾病机更加全面，提高主药治疗效果，或防止主药作用太过，抑制其潜在的副作用，充分体现中医治病从整体出发，重视辨证论治的思想。

二、回顾性研究

1. 材料与方法

（1）研究对象和方法

①研究对象

来自广安门医院（2005年6月前）及西苑医院（2005年10月后）消化专家门诊。

②诊断标准

CAG诊断标准参照《中国慢性胃炎共识意见》（中华医学会消化病学分会，2006，上海）。

③病例入选标准

符合诊断的CAG患者，伴或不伴肠化或异型增生；服用中药汤剂治疗者；治疗结果判断为好转或临床症状消失者。

④病例排除标准

合并严重肝、肾、造血系统等严重原发性疾病者；长期合并使用对CAG有治疗作用的其他药物者。

（2）研究方法

①数据收集及提取

应用"名老中医临床诊疗信息采集系统"，进行病例资料提取录入，建立专家诊疗CAG采集模块，提取辨证和用药数据，并对字段进行规范统一。

②统计分析

利用SQL Server工具对患者的一般资料、症状、舌象、脉象进行描述性分析。

③关联规则挖掘

运用Weka3.4数据挖掘软件进行关联规则

分析，支持度（SUP ＞ 10%），置信度（CON ＞50%）。

专家指导验证。

2. 结果

（1）一般情况

①年龄（见图3）

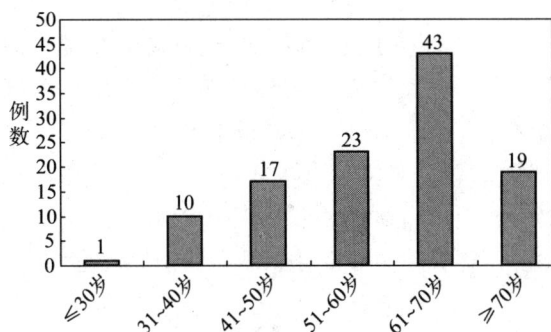

图3　各年龄段病例数图

本组患者中，年龄最小29岁，最大78岁，平均58.45岁，以61～70岁年龄段最多，占38.1%；

②性别

本组患者男性51例（占45.13%），女性62例（占54.87%）。

（2）病种分布

①西医疾病病种统计（见图4）

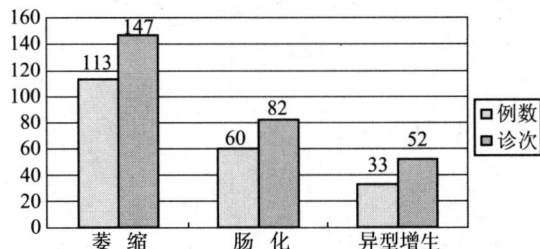

图4　西医疾病病种统计图

②中医疾病病种统计

中医疾病根据患者主要症状表现进行命名，本组患者诊断为"痞满"和"胃脘痛"者占绝大部分（82.3%），其中前者为46例（62诊次），后者47例（60诊次），分别占40.70%和41.59%。

（3）CAG辨证分型（见图5）

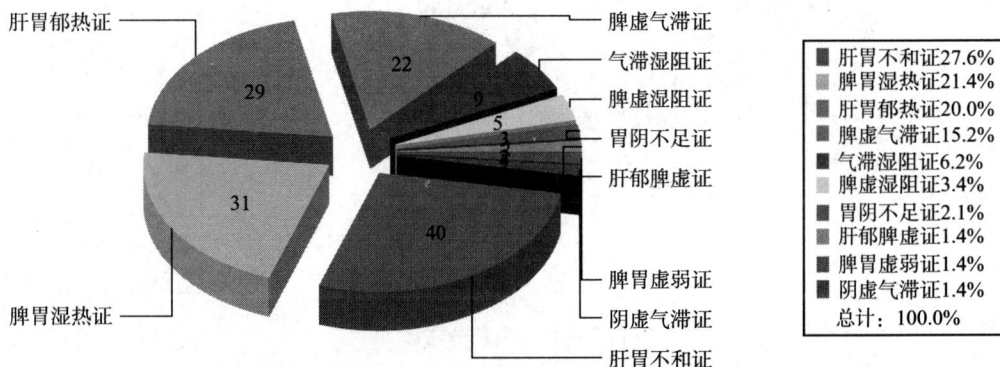

图5　辨证分型图

（4）治疗方法及常用方剂

①治疗CAG常用治则治法（见图6）

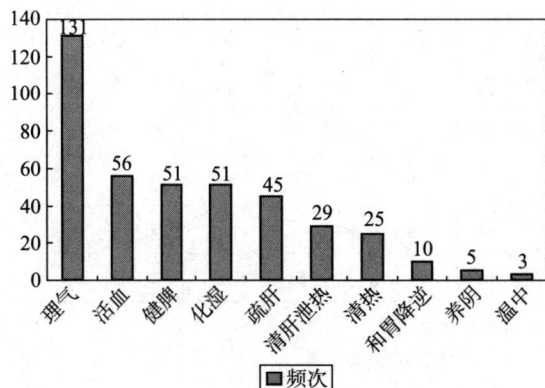

图6　常用治则治法图

②常用方剂（见表7）

表7　　　　常用方剂

分　类	方剂名称	频次	频次合计
理气通降	香苏饮	64	116
	四逆散	28	
	小柴胡汤	3	
	小陷胸汤	21	
活血理气	金铃子散	78	125
	失笑散	31	
	丹参饮	16	

续表

分类	方剂名称	频次	频次合计
清热化湿	半夏泻心汤	32	54
	黄芩滑石汤	15	
	黄连温胆汤	7	
健脾扶中	香砂六君子汤	20	33
	四君子汤	5	
	六君子汤	4	
	玉屏风散	4	
清肝泄热	左金丸	32	32
滋养胃阴	益胃汤	2	5
	一贯煎	3	

（5）用药规律总结

①总体用药分布（见图7，表8）

113例患者、处方148首，共用药110味，常用的（频次超过10%）。

②各证型药物使用情况

a. 肝胃不和证

以香苏饮、四逆散合丹参饮、金铃子散为主方。加左金丸、龙胆草清热制酸；半夏、厚朴、苏子、大腹皮、槟榔、佛手、香橼皮理气通降；瓜蒌、当归、肉苁蓉通便以助通降；炒白术、黄芪、甘草健脾益气扶中；失笑散、三七粉、当归活血通络；黄芩、滑石、豆蔻清热化湿；炒谷芽、炒麦芽、炒神曲消导健运。

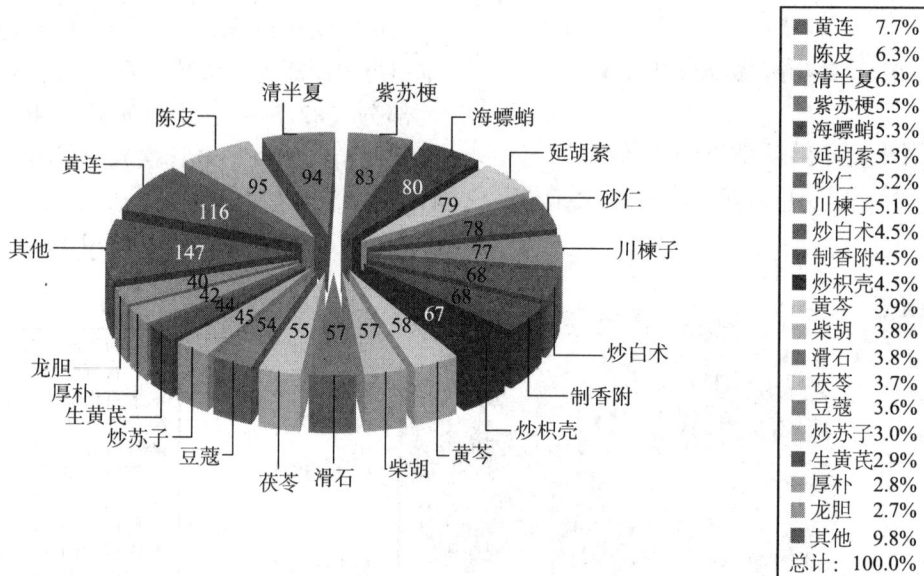

图7　总体用药分布图

图例：
- 黄连 7.7%
- 陈皮 6.3%
- 清半夏 6.3%
- 紫苏梗 5.5%
- 海螵蛸 5.3%
- 延胡索 5.3%
- 砂仁 5.2%
- 川楝子 5.1%
- 炒白术 4.5%
- 制香附 4.5%
- 炒枳壳 4.5%
- 黄芩 3.9%
- 柴胡 3.8%
- 滑石 3.8%
- 茯苓 3.7%
- 豆蔻 3.6%
- 炒苏子 3.0%
- 生黄芪 2.9%
- 厚朴 2.8%
- 龙胆 2.7%
- 其他 9.8%
- 总计：100.0%

表8　总体用药分布

续表

药物	频次	药物	频次	药物	频次	药物	频次	药物	频次	药物	频次
黄连	116	苏子	45	炒谷芽	22	炒枳壳	67	荷叶	31	焦麦芽	13
陈皮	95	生黄芪	44	炒麦芽	22	黄芩	58	党参	30	焦山楂	13
清半夏	94	瓜蒌	44	大腹皮	22	柴胡	57	木香	28	焦神曲	13
苏梗	83	厚朴	42	炮姜炭	22	滑石	57	三七	28	槟榔	12
乌贼骨	80	龙胆草	40	炮姜	22	甘草	57	珍珠母	25	苍术	11
元胡	79	炒神曲	39	檀香	18	茯苓	55	干姜	24	荷梗	11
砂仁	78	吴萸	39	紫苏叶	16	豆蔻	54	佛手	23	佩兰	11
川楝子	77	丹参	33	蒲公英	15	白芍	49	浙贝母	23	肉苁蓉	10
炒白术	68	五灵脂	32	当归	14						
制香附	68	蒲黄	32	香橼皮	14						

b. 脾胃湿热证

以黄芩滑石汤或半夏泻心汤或黄连温胆汤

合金铃子散为主方。加茯苓、豆蔻、苍术祛湿；炒白术、党参、生黄芪健脾；干姜、炮姜温中；陈皮、苏梗、苏子、砂仁、柴胡、荷叶、荷梗、香附、枳壳、厚朴理气；乌贼骨、大贝母制酸；生蒲黄、炒五灵脂、丹参、三七粉活血通络。

c. 肝胃郁热证

以香苏饮合金铃子散、左金丸为主方。加龙胆草清热泻肝；苏子、枳壳、厚朴、砂仁、荷叶、苏叶理气通降；黄芩、滑石、豆蔻化湿；甘草、炒白术、生黄芪、茯苓益气健脾扶中；乌贼骨、珍珠母、大贝母制酸；白芍柔肝止痛；公英清胃热；瓜蒌通便；炒神曲、炒谷芽、麦芽消导和中；少佐三七、失笑散、丹参和血通络。

d. 脾虚气滞证

以香砂六君子汤为主方。加黄芪益气健脾；金铃子散、柴胡、枳壳、厚朴、大腹皮、佛手、荷叶、苏梗理气和胃；黄连、黄芩、滑石、豆蔻清热化湿；乌贼骨制酸；炒神曲、炒麦芽、炒谷芽消导健运；干姜、炮姜炭温中；三七粉、丹参、失笑散活血通络。

e. 胃阴不足证

以益胃汤或一贯煎为主方，配合加入芦根、天花粉养阴生津，柴胡配白芍、枳壳、砂仁、香橼皮、半夏等疏肝理气；谷芽、麦芽消导和中。

③药物关联规则分析

a. 治疗CAG药物二项关联（见表9）

表9 治疗CAG药物二项关联

药物关联	SUP（%）	CON（%）	药物关联	SUP（%）	CON（%）
川楝子⇒元胡	53	100	豆蔻⇒黄连	28	76
清半夏⇒黄连	53	82	茯苓⇒黄连	28	75
黄连⇒陈皮	53	67	柴胡⇒砂仁	27	70
乌贼骨⇒黄连	51	95	豆蔻⇒清半夏	27	74
苏梗⇒陈皮	50	89	吴茱萸⇒黄连	26	100
香附⇒陈皮	44	94	龙胆草⇒黄连	25	95
苏梗⇒香附	43	76	豆蔻⇒黄芩	25	69
陈皮⇒清半夏	41	64	龙胆草⇒乌贼骨	23	87
元胡⇒陈皮	37	69	豆蔻⇒滑石	24	65
川楝子⇒陈皮	37	69	苏子⇒香附	23	76
滑石⇒黄芩	35	91	瓜蒌⇒清半夏	22	91
黄芩⇒清半夏	33	84	瓜蒌⇒黄连	22	91
茯苓⇒炒白术	31	84	白芍⇒柴胡	22	82
滑石⇒清半夏	30	79	茯苓⇒黄芩	22	58
茯苓⇒清半夏	30	80	丹参⇒砂仁	22	97
柴胡⇒枳壳	29	75	蒲黄⇒炒五灵脂	21	100
苏子⇒苏梗	29	96	党参⇒茯苓	20	97
枳壳⇒清半夏	28	62	党参⇒炒白术	20	97
枳壳⇒苏梗	28	60	白芍⇒枳壳	20	77
苏子⇒陈皮	28	91	炒麦芽⇒炒谷芽	15	100
炒白术⇒清半夏	28	63			

注：治疗CAG最常用的药对为川楝子⇒元胡、清半夏⇒黄连、黄连⇒陈皮、乌贼骨⇒黄连、苏梗⇒陈皮、香附⇒陈皮、苏梗⇒香附、陈皮⇒清半夏、元胡⇒陈皮、川楝⇒陈皮、滑石⇒黄芩、黄芩⇒清半夏等。

b. 治疗 CAG 药物三项关联（见表10）

表10　　　　　　　　　　　　治疗 CAG 药物三项关联

药物关联	SUP（%）	CON（%）	药物关联	SUP（%）	CON（%）
黄连 & 苏梗⇒陈皮	43	93	苏子⇒陈皮 & 香附	22	73
川楝子 & 元胡⇒黄连	40	76	黄芩 & 清半夏⇒豆蔻	22	65
川楝子 & 元胡⇒香附	33	63	砂仁 & 苏梗⇒香附	22	77
黄连 & 清半夏⇒陈皮	33	63	豆蔻⇒滑石 & 黄芩	22	59
乌贼骨 & 苏梗⇒黄连	31	96	乌贼骨 & 龙胆草⇒黄连	22	97
川楝子 & 元胡⇒砂仁	29	55	炒五灵脂 & 蒲黄⇒黄连	21	100
黄芩 & 清半夏⇒滑石	29	88	瓜蒌 & 清半夏⇒黄连	21	97
苏子 & 苏梗⇒陈皮	26	91	滑石 & 黄连⇒清半夏	21	78
清半夏 & 香附⇒陈皮	25	90	黄连 & 吴茱萸⇒陈皮	20	79
枳壳⇒川楝子 & 元胡	25	54	柴胡 & 枳壳⇒白芍	20	67
黄连 & 吴茱萸⇒乌贼骨	25	97	枳壳 & 香附⇒苏梗	20	88
炒白术 & 茯苓⇒清半夏	24	76	炒白术 & 黄芩⇒茯苓	20	88
黄连 & 黄芩⇒滑石	24	88	炒白术 & 滑石⇒黄芩	20	94
枳壳 & 陈皮⇒苏梗	24	88	党参⇒炒白术 & 茯苓	19	93
苏子 & 苏梗⇒香附	23	79	滑石 & 茯苓⇒黄芩	18	100
黄连 & 黄芩⇒清半夏	23	85			

理气以金铃子散、香苏饮、丹参饮、苏子、柴胡、枳壳、砂仁、半夏之间的相互组合为主，理气活血以金铃子散、丹参饮、失笑散、香附之间相互组合为主；清热化湿组合以黄连、清半夏、黄芩、滑石、豆蔻、苏梗、茯苓、炒白术、陈皮组合为主；健脾益气扶中以党参、白术、茯苓组合为主；清肝泄热制酸以左金丸、乌贼骨组合为主。

④CAG 症状与药物关联（见表11）

表11　　　　　　　　　　　　CAG 症状与药物关联

症药关联	SUP（%）	CON（%）	症药关联	SUP（%）	CON（%）
泛酸⇒黄连	24	88	嗳气⇒清半夏	27	74
泛酸⇒乌贼骨	21	76	嗳气⇒陈皮	27	74
泛酸⇒乌贼骨 & 黄连	20	73	嗳气⇒苏梗 & 陈皮	22	91
烧心⇒乌贼骨	21	74	嗳气⇒香附 & 陈皮	20	97
烧心⇒黄连	25	88	苔腻⇒黄连	32	76
胃痛⇒黄连	32	76	苔腻⇒清半夏	31	74
胃痛⇒陈皮	28	68	苔腻⇒滑石	25	60
胃痛⇒清半夏	27	65	苔腻⇒苏梗	25	60
胃痛⇒元胡	26	63	苔腻⇒川楝子 & 元胡	25	60
胃痛⇒川楝子	26	61	苔腻⇒黄芩	24	58
胃痛⇒川楝子 & 元胡	26	61	苔腻⇒豆蔻	23	55
嗳气⇒黄连	28	78	苔腻⇒滑石 & 黄芩	22	53

3. 讨论与结论

（1）关于 CAG 病机认识

CAG 病机特点为虚实夹杂，强调脾胃虚弱是 CAG 的病理基础；气机阻滞、胃失和降是本病的主要病机及重要环节；气滞、湿阻、气虚、阴虚、外邪等病理因素均可通过影响气机或直接引起血行瘀滞，而形成胃络瘀阻之候，血瘀在 CAG 是普遍存在的，或多或少伴随于疾病的始终，是其疾病发生、发展甚至恶变的关键病理环节。

（2）CAG 诊断及辨证

认为 CAG 中医诊断应以"痞满"、"胃痞"、"胃脘痛"为宜。临床辨证以肝胃不和、肝胃郁热、脾胃湿热、脾胃虚弱、胃阴不足为主。单纯胃络瘀血证并不多见，多于主证基础上伴发不同程度血瘀表现，诊断时可不必拘泥于瘀血证的全部症状和体征。

（3）治则治法

中医治疗 CAG 特别重视调理气血，在疏肝、清热、化湿、养阴、益气等治法的同时，结合调理气血，以恢复胃的通降功能为要旨。针对 CAG 疾病特点和脾胃生理特性，处方用药坚持攻补兼施，以补为主，寓通于补的原则，具体治法如下：

① 理气通降

脾胃乃一身气机升降之枢纽，若脾胃气机升降失和，进而发生血瘀、痰阻、郁热等其他证候，因此理气通降是 CAG 治疗的关键。理气常选香苏饮、四逆散、柴胡疏肝散、丹参饮等。配合滋阴柔和之品防温燥太过伤阴；配合健脾理气之品，攻补兼施；配伍活血之品或选择兼具理气活血功能的药物，气血同治，相辅相成。

② 活血

活血化瘀是治疗 CAG 的主要方法之一，在具体运用上，强调以下几点。

a. 正确选用活血化瘀药：CAG 患者以中老年为主，脏腑之气已衰，脾胃功能减退，不耐攻伐，治疗 CAG 血瘀证常用养血和血及活血祛瘀类药，逐瘀散结类应用较少。

b. 根据虚实主次、标本缓急选药：实证应以攻为主，选用活血化瘀作用程度较大的药物，如活血逐瘀之类；虚证为主，则选用活血化瘀作用程度缓和的养血和血药物。

c. 配合其他治法及药物：针对兼有气滞、湿热及气虚、阴虚、阳虚等证，配合使用理气、化湿、清热及健脾益气、养阴、温阳之品。

③ 时时注意顾护脾胃正气

CAG 患者脾胃虚弱是普遍存在，单用或过用活血逐瘀之品，则每易出现中气虚损、不耐攻伐之症，应注意顾护脾胃正气，攻补兼施。

④ 健脾益气和中

脾虚是 CAG 发生的根本，也是久病不愈的病理因素之一。在健脾益气扶中、温阳、滋阴等补法方面，反对壅补，主张通补。即在运用理气、活血等药物保持通降功能基础上调补，酌情配伍消导运脾药物。

⑤ 化湿清热

常用黄芩滑石汤、藿朴夏苓汤、半夏泻心汤及温胆汤等，常用药物如清半夏、黄连、黄芩、滑石、白蔻仁、荷叶梗等。常化湿理气并用，化湿兼顾健脾。

⑥ 滋养胃阴

养阴滋腻药物使用较少，尤其对于年老体弱、消化功能较弱、中焦有湿热患者，避免影响脾胃运化功能，在使用养阴药物时常配伍理气药及健脾扶中药。

（4）用药及其配伍规律

① 各治法下药物使用及其配伍

a. 理气通降

常用方剂有香苏饮、四逆散、柴胡疏肝散合金铃子散；常用药物为苏梗、香附、陈皮、柴胡、枳壳、金铃子、元胡、砂仁、大腹皮、香橼皮、佛手等；常用药对：川楝子⇒元胡、清半夏⇒黄连、苏梗⇒陈皮、香附⇒陈皮、苏梗⇒香附、陈皮⇒清半夏、川楝子 & 元胡⇒砂仁、苏子 & 苏梗⇒陈皮、枳壳 & 陈皮⇒苏梗、苏子 & 苏梗⇒陈皮 & 香附等。

b. 活血理气

适用于血瘀阻络之证，以金铃子散、失笑散、丹参饮、香附、三七粉组合为主，常用药物：炒五灵脂、生蒲黄、三七粉、丹参、当归、川芎、香附等；常用药对为生蒲黄⇒五灵脂、川楝子⇒元胡、香附⇒陈皮、苏梗⇒香附、川楝子 & 元胡⇒香附等。

c. 健脾益气扶中

常用香砂六君子汤、四君子汤、玉屏风散加减，常用药物生黄芪、炒白术、党参、太子参、茯苓、炙甘草、陈皮等；脾胃虚寒之证，用黄芪建中汤加减，常酌加黄芪、桂枝、良姜、大枣等，以党参、炒白术、茯苓配伍最常用。

d. 消导和胃

常用焦三仙、炒麦芽、炒谷芽、炒神曲，以炒谷麦芽组合最常用。

e. 养阴益胃法

常用益胃汤或一贯煎加减，常用药物沙参、麦冬、石斛、天花粉、白芍、生地、枸杞子、乌梅、芦根。

f. 清热化湿

对于湿热中阻之证，热偏甚者选加味左金丸或黄芩滑石汤加减，常用黄连、吴萸、黄芩、滑石、栀子、荷叶梗、厚朴等；湿偏盛者以藿朴夏苓汤加减，常用藿香、佩兰、白蔻仁、苍术、厚朴、清半夏、茯苓、滑石、通草等，以清半夏⇒黄连、黄连⇒陈皮、苏梗⇒陈皮、陈皮⇒清半夏、滑石⇒黄芩、黄芩⇒清半夏、黄连&黄芩&清半夏⇒滑石组合最常见。

② 对症用药

通过关联规则总结症状与药物对应有一定规律，即在主法主方的基础上，根据症状表现进行针对性用药，或加强主方主药作用或补充其未兼顾的症状，使治疗更加全面。

a. 餐前饥嘈：左金丸、龙胆草；

b. 反酸：乌贼骨、左金丸、大贝母、白及；

c. 嗳气：黄连、半夏、陈皮、香附、苏梗等，常用药对苏梗⇒陈皮、香附⇒陈皮；

e. 胃痛：黄连、陈皮、半夏、金铃子散；

f. 苔腻、脉滑：黄连、半夏、滑石、苏梗、黄芩、豆蔻，常用药对为滑石⇒黄芩、金铃子散；

g. 便秘：当归、全瓜蒌、瓜蒌皮仁、生地、肉苁蓉、决明子以润肠通便，大腹子皮、莱菔子行气通便；

h. 安神：珍珠母、珍珠粉重镇安神，远志、百合养心安神；

i. 便溏：干姜、炮姜、炮姜炭、生姜、炒白术、白扁豆、肉豆蔻温中或健脾止泻。

三、老专家经验的挖掘、整理、继承概述

应用"名老中医临床诊疗信息采集系统"和专家门诊病例实时采集系统对老一辈专家（如周乐年、周建中教授），及中青年骨干专家（如唐旭东教授、李振华主任等）门诊病例信息进行收集、资料提取，将临床信息转化为可分析的结构化数据，建立专家临床诊疗CAG信息采集模块。从数据库中提取患者证候和用药数据。利用统计软件进行分析。系统挖掘总结专家对CAG病机、诊断及辨证、治则治法、用药及其配伍规律。秉承"人机结合，以人为本"的理念，结合专家日常讲解或跟门诊体会等获得的定性认识对数据挖掘结果进行分析，并请专家进行指正。

科室部分青年骨干人才作为老中医学术经验继承人，主要负责对老专家经验进行挖掘、整理，并结合自身临床经验进行继承和发展。

四、初步诊疗方案（诊断、治疗、评价方法/技术路线与方法）研究

结合本课题文献分析、专家学术经验挖掘整理、临床观察研究结论，借鉴当前研究成果。课题组组织制定了CAG诊疗方案初稿，在此基础上，对来自全国各地的20多位中医消化病学专家对诊疗方案草案进行多轮问卷调查，采用国际上通用的德尔菲（Delphi）阶层程序（表决选择：①完全同意；②同意，但有一定保留；③同意，但有较大保留；④不同意，但有保留；⑤完全不同意。如果>2/3的人数选择①，或>85%的人数选择①+②，则作为条款通过），对从定义、分级、证候诊断、辨证选方用药、药物加减等进行多轮逐条投票讨论，汇总专家意见进行修改，形成最终诊疗方案。

第四部分 临床研究

一、资料与方法

1. 诊断标准

（1）CAG 西医诊断标准：参考《中国慢性胃炎共识意见》（2006，上海）。

（2）CAG 中医证候诊断标准：参考《中药新药临床研究指导原则》（2000 年版）中的《中药新药治疗萎缩性胃炎的临床研究指导原则》

2. 病例纳入标准

（1）符合 CAG 西医诊断标准。

（2）年龄在 18~75 岁。

（3）知情同意自愿参加。

3. 病例排除标准

（1）有胃部手术史者。

（2）怀疑有胃癌或其他系统恶性病变者。

（3）合并严重心、脑血管、肝、肾、造血系统等原发性疾病。

（4）精神病患者和智力、语言障碍者。

4. 试验设计

本研究为临床观察性研究，采用自身前后对照。

5. 试验方法

由高年资中医消化专家进行临床辨证和开具中药处方。中药汤剂，每次 100~150ml，每日 3 次，餐后口服。疗程 3 个月。

6. 观察指标

（1）临床症状。

（2）PRO 量表积分。

（3）病理积分。

（4）胃镜积分。

7. 疗效判定标准

各项观察指标均以积分表示，以治疗前后积分变化进行疗效判定。

8. 数据录入及统计分析

采用 Epidata3.0 进行数据录入，采用 SPSS11.5 软件进行统计分析。

二、结果

1. PRO 初步量表积分改善

（1）治疗前后 PRO 量表积分变化（见表 12、表 13）

表 12　治疗前后 PRO 总积分

PRO	治疗前	治疗后	t	P
PRO 总积分	25.78 ± 13.13	10.26 ± 8.12	18.099	0.000*

表 13　治疗前后 PRO 各维度积分

PRO 维度	治疗前 M（Q）	治疗后 M（Q）	Z	P
消化不良	7.00（5.00）	2.00（4.00）	8.728	0.000*
反流	2.00（3.75）	0.00（1.00）	7.059	0.000*
全身症状	4.00（4.00）	2.00（3.00）	7.996	0.000*
排便异常	1.00（2.00）	0.00（1.00）	6.959	0.000*
社会功能	0.00（2.00）	0.00（1.00）	4.505	0.000*
心理功能	5.00（4.00）	2.00（5.00）	7.629	0.000*

（2）治疗前后血瘀组和非血瘀组 PRO 总积分及各维度积分（见表 14）

表 14　治疗前后血瘀阻和非血瘀组 PRO 总积分及各维度积分

PRO 维度	血瘀组（n=61）M（Q）		非血瘀组（n=59）M（Q）		Z	p
	治疗前	治疗后	治疗前	治疗后		
消化不良	7.00（6.00）	2.00（4.00）	7.00（4.00）	2.00（5.00）	0.390	0.697
全身症状	3.00（3.00）	1.00（3.00）	5.00（5.00）	2.00（4.00）	2.033	0.042*
心理功能	5.00（5.00）	1.00（5.00）	5.00（4.00）	4.00（4.00）	1.103	0.270
总　分	21.00（19.50）	8.00（12.50）	28.00（7.00）	15.00（14.00）	0.407	0.684

续表

PRO 维度	血瘀组（n＝61）M（Q）		非血瘀组（n＝59）M（Q）		Z	p
	治疗前	治疗后	治疗前	治疗后		
反流	2.00（3.00）	0.00（1.00）	1.00（4.00）	0.00（1.00）	0.668	0.504
排便异常	1.00（2.00）	0.00（0.00）	1.00（3.00）	0.00（0.00）	0.039	0.969
社会功能	0.00（1.00）	0.00（0.00）	1.00（2.00）	0.00（1.00）	1.327	0.184

2. 临床症状改善

（1）治疗前后症状积分比较（见表15）

表15　　　　　　治疗前后症状积分比较

主要症状	治疗前 M（Q）	治疗后 M（Q）	Z	P
主证积分	20.00（16.00）	4.00（9.00）	8.517	0.000*
总症状积分	27.00（23.00）	6.00（12.00）	8.052	0.000*
胃痛	4.00（6.00）	0.00（0.00）	6.278	0.000*
胃胀	2.00（4.00）	0.00（2.00）	5.998	0.000*
胃堵	0.00（8.00）	0.00（4.00）	5.509	0.000*
烧心	0.00（4.00）	0.00（0.00）	5.034	0.000*
反酸	0.00（0.00）	0.00（0.00）	3.153	0.002*
嗳气	2.00（4.00）	0.00（2.00）	5.998	0.000*
食欲减退	0.00（2.00）	0.00（0.00）	5.064	0.000*
食量减少	0.00（2.00）	0.00（0.00）	5.001	0.000*

（2）各辨证组治疗前后症状积分

治疗前后各组主证积分及总积分治疗前后差异均有统计学意义（P＜0.05）。

（3）治疗前后血瘀组和非血瘀组症状积分（见表16）

表16　　　　　治疗前后血瘀阻和非血瘀阻主要症状和总症状积分

项目	血瘀组（n＝61）		非血瘀组（n＝59）		t	P
	治疗前	治疗后	治疗前	治疗后		
主要症状	20.94±10.63	5.36±6.25	24.56±9.92	6.23±7.04	1.645	0.003*
总积分	27.72±13.59	6.81±7.39	32.46±11.65	9.64±8.60	0.836	0.006*

3. 胃镜及病理积分改善

（1）治疗前后胃镜积分（见表17）

表17　　　　　　治疗前后胃镜积分

胃镜积分	治疗前	治疗后	Z	P
主要病变	10.00（12.00）	8.00（8.00）	－2.922	0.003*
总积分	11.00（13.00）	8.00（7.00）	－2.922	0.003*

（2）治疗前后病理积分（见表18）

表18 治疗前后病理积分

病理积分	治疗前	治疗后	t	P
主要病变	20.15 ± 11.80	12.54 ± 7.96	5.196	0.000*
总积分	23.41 ± 13.15	14.26 ± 8.99	4.689	0.000*

（3）治疗前后各辨证组病理积分（见表19）

表19 治疗前后各辨证组病理积分

分　组	N	病理积分	治疗前	治疗后	t	P
肝胃不和组	11	主要病变	23.45 ± 14.38	11.73 ± 5.92	4.003	0.003*
		总积分	28.00 ± 17.25	12.55 ± 6.09	4.064	0.002*
脾胃虚弱组	18	主要病变	17.67 ± 8.60	13.33 ± 9.10	2.657	0.017*
		总积分	20.28 ± 8.42	14.39 ± 9.33	3.305	0.004*
脾胃湿热组	10	主要病变	21.00 ± 13.86	12.00 ± 8.37	2.666	0.026*
		总积分	24.00 ± 14.83	15.90 ± 11.35	1.554	0.155

（4）治疗前后血瘀组和非血瘀组胃镜、病理积分（见表20、21）

表20 治疗前后血瘀阻和非血瘀阻病理积分

分　组	病理积分	治疗前	治疗后	t	P
血瘀组（n = 20）	主要病变	20.55 ± 13.03	12.60 ± 8.79	3.264	0.004*
	总积分	23.35 ± 15.39	13.65 ± 8.92	3.372	0.003*
非血瘀组（n = 19）	主病变	19.74 ± 10.69	12.47 ± 7.23	4.420	0.000*
	总积分	23.47 ± 10.72	14.89 ± 9.26	3.179	0.005*

表21 治疗前后血瘀组和非血瘀组间胃镜、病理积分

胃镜病理积分	血瘀组（n = 20）		非血瘀组（n = 19）		t	P
	治疗前	治疗后	治疗前	治疗后		
病理主要病变	20.55 ± 13.03	12.60 ± 8.79	19.74 ± 10.69	12.47 ± 7.23	3.264	0.004*
病理总积分	23.35 ± 15.39	13.65 ± 8.92	23.47 ± 10.72	14.89 ± 9.26	3.372	0.003*
胃镜主要病变	11.38 ± 6.72	11.78 ± 5.04	14.28 ± 14.61	9.67 ± 8.43	0.898	0.387
胃镜总积分	13.24 ± 7.20	13.00 ± 4.72	15.44 ± 14.78	11.00 ± 7.59	1.327	0.207

三、讨论

1. CAG 症状特点

本研究将各症状积分作为自变量，总体症状积分作为因变量，进行线性回归分析，结果均提示 CAG 临床主要症状包括胃脘堵闷、胀满、嘈杂、疼痛、纳差、疲乏和大便异常，其他症状包括反酸、口干、口苦、咽部不适、睡眠差、消瘦等。

2. 中医辨证治疗 CAG 疗效

经过中医辨证治疗后患者在临床症状积分、PRO 量表的 5 个维度（消化不良、反流、排便

异常、全身症状、心理功能）、胃镜及病理组织学积分均有所改善。另外，本组患者中只有39例（32.5%）进行了胃镜和病理的复查，结果虽证明治疗前后胃镜及病理积分均有改善，但由于复诊数量限制，结果解释还需谨慎，有待全部病例复诊后进一步验证，更有待临床对照试验予以证实。

3. 活血化瘀治疗 CAG 作用及疗效特点分析

血瘀组患者病程长，且病理组织学病变尤其萎缩、肠化、活动性较非血瘀组重。无论是气滞、湿阻、郁热还是气虚、阴虚，均可通过引起气机阻滞、胃失和降或直接影响胃络血液运行，日久形成胃络瘀阻之候。本研究中对伴有肠化、异型增生的 CAG 患者，如兼血瘀表现时，在主方主药的基础上酌情加入三七粉、丹参、莪术、五灵脂、生蒲黄、元胡、香附等，结果发现在改善病理组织学主要病变积分及总积分方面活血化瘀组优于非活血化瘀组。研究表明，活血化瘀类药可以改善胃黏膜循环灌注，增加血流量，改善局部缺血缺氧，增强和保护胃黏膜的屏障功能，促进局部炎症吸收及萎缩腺体复生，促进病理恢复。

第五部分　研究结论、成果及优势评价

一、中医（或中西医结合）优势分析及评价

对于慢性萎缩性胃炎治疗，现代医学缺乏公认有效的治疗方法。中医治疗慢性萎缩性胃炎有其特色和优势。即注重状态的调整，从整体出发，辨证论治。针对脾虚、气滞、血瘀等主要病机，在主证主方基础上灵活加减配伍，全面改善临床症状，尤其是消化不良、排便异常等，对全身不适及心理情绪亦有很好兼顾。对胃镜及病理病变均有一定改善作用。并从血瘀角度，整体辨证结合黏膜微观辨证，对肠化、异型增生等胃癌前病变进行重点干预，一定程度上阻断或延缓病变发展。此外，在诊断和疗效评价上历来重视患者报告的临床结局，符合以人为本，以患者为中心的新型医学模式的要求。

二、技术、方法的创新分析

1. CAG 文献计量分析方法

从文献角度，以定量的方法，对 CAG 病机、证候要素、证候类型、用药规律等进行科学总结，形成规律性认识。这些证治规律的总结，将为临床用药、方案制定及临床实际工作提供参考和指导，并探索了从文献角度总结中医优势专病证候特征及用药规律的研究模式。

2. 专家诊治 CAG 经验挖掘方法

消化专家治疗 CAG 学术经验总结与挖掘为临床诊疗提供指导，探索形成了消化系统常见病专家临证经验总结模式。

3. 自主研制了基于患者报告的临床结局（PRO）评价量表

西苑医院消化科借鉴美国 FDA 的 PRO 量表制作方法，结合消化系统疾病的特点，在大量文献分析和临床调研的基础上，形成了相应的条目池，通过预调查，对条目进行了筛选，形成了基于患者报告的临床结局量表。大规模调查分析结果表明，该量表具有良好的信度和效度及反应度，获得专家们的一致认可，已在包括本课题在内的一些研究中使用。引入 PRO 量表，从患者角度评价疗效，丰富评价方法，结合病理、胃镜、症状评价，有助于探索形成符合 CAG 疾病特点的、适合中医以状态调整为主诊疗模式的综合疗效评价方法。

4. 形成了 CAG 的综合临床疗效评价思路

通过本课题研究形成了 CAG 综合疗效评价方法，该方法以病理疗效评价为主，同时采用了内镜、临床症状和 PRO 评价，统一分级量化标准，使得临床疗效评价更加全面并体现了中医特色。

（1）构建了病理诊断和疗效评价的量化分级体系。

（2）形成了胃癌前病变镜下胃黏膜表现的分级标准，集中国内权威消化临床、内镜专家对 CAG 及其胃癌前病变镜下胃黏膜表现的分级

作了讨论，形成了统一的分级标准。

（3）形成了 CAG 伴癌前病变的常见症状分级标准。课题组各主要临床专家在充分讨论的基础上，参考中药新药临床研究指导原则，对常见症状进行了提取，对分级标准进行了统一。

5. 进行深化研究，成功申报"十一五"课题

以本研究为基础，课题组积极进行胃癌前病变"十一五"课题的申报，并成功获得立项资助，经费 200 万，该课题着眼于胃癌前病变的早期诊断早期治疗，在定标活检和规范病理诊断的基础上，开展多中心、随机、对照试验，科学评价中医药治疗胃癌前病变的疗效和安全性。

6. "十一五"消化专科网建立

为保证本课题及"十一五"胃癌前病变课题的顺利进行，扩大影响，建立了"十一五"消化专科网，该网页为建立课题宣传、医患交流等发挥了积极作用。

三、人才培养情况

课题实施过程中有一批临床青年医师和在读博士、硕士研究生参与工作，在保证课题顺利实施同时，加强对临床青年医师和研究生科研能力的培养，包括形成良好临床科研思维、操作动手能力、组织协调沟通能力等，培养一批高素质的临床科研人才。共培养博士研究生 2 名，硕士研究生 2 名。

四、论文、专著情况

1. 王萍，唐旭东. 中医辨证治疗 CAG 配伍用药规律分析. 中华中医药学刊，2008，26（11）：2507 - 2509.

2. 王萍，唐旭东，卞立群，等. CAG 中医证候特征及辨证用药规律分析. 中国中医药信息杂志，2008，15（12）：92 - 93.

3. 唐旭东，王萍，刘保延，等. 基于慢性胃肠疾病患者报告临床结局测量量表的编制及信度、效度分析. 中医杂志，2009，50（1）：27 - 29.

4. 刘赓，唐旭东. 唐旭东教授辨证治疗 CAG 经验体会. 辽宁中医杂志，2008，36（5）：1 - 3.

5. 王萍，唐旭东. 中医辨证治疗 CAG65 例临床观察. 第二十次全国中西医结合消化系统疾病学术会议暨消化疾病诊治进展学习班，2008，11，上海.

6. 刘赓，唐旭东. 浅谈应对 CAG 患者心理问题的策略. 实用中医内科杂志，2009，23（9）：9 - 10.

五、存在的问题与解决办法

文献分析及专家经验挖掘研究不应仅仅是一个横断面或是短期性研究，应建立数据库，专人管理，坚持长期动态收集数据，不断总结更新。

胃镜检查是一项侵入性有痛苦的检查，患者总体接受程度不高，因此临床观察研究至 3 个月时，只有三分之一患者进行了胃镜病理复查，势必在一定程度上影响疗效的客观评价。加大资金投入，设定 6 个月疗程，加强疏导消除患者顾虑，采取有效方法减轻检查过程中的不适，均将有助于提高胃镜复查率。

本研究为临床观察性研究，采用自身前后对照和不同辨证组及血瘀、非血瘀组间对照，研究结论有待更为严谨的多中心、随机、对照试验进一步验证。

加强后续随访研究，对 CAG 患者进行长期随访观测，评价中医药对减少胃癌发生率、死亡率等终点结局指标的疗效。

参考文献

［1］中华医学会消化病学分会. 中国慢性胃炎共识意见（2006，上海）. 中华消化杂志，2007，27（1）：45 - 49.

［2］董建华（唐旭东整理）. 对治疗慢性萎缩性胃炎的看法. 中国医药学报，1993，8（2）：57 - 60.

［3］苏新宁，杨新林，邓三鸿，等. 数据挖掘理论与技术. 北京：北京科学技术文献出版社，2003.

［4］罗珠林. 胃脘痛与瘀血的临床研究. 实用中西医结合杂志，1991，4（5）：302.

［5］危北海. 慢性胃炎诊治. 中西医结合杂志，1990，10（5）：265.

［6］樊群. 活血化瘀是治疗胃癌前病变的关键环节. 中国中医基础医学杂志，1997，3（5）：52 - 53.

［7］唐旭东. 慢性萎缩性胃炎血淤病机及治疗方法探讨. 中医杂志，1998，（11）：687.

老年抑郁症中医辨证治疗优势和规范化研究

第一部分 基本信息

项目名称： 老年抑郁症中医辨证治疗优势和规范化研究

项目编号： CACMS05Y009

项目性质： 中医诊疗技术

项目负责人： 李跃华

项目组长单位： 中国中医科学院西苑医院

项目完成人： 李跃华　周文泉　张兰凤　张国玺　崔　玲　刘　方　靳　冰　李　岩

项目起止时间： 2005 年 11 月至 2009 年 8 月

第二部分 摘 要

本项目通过文献研究，资料整理，继承名老中医经验，发现和挖掘出著名老中医对抑郁症独到的诊病思路、辨证要点、分型方法、治疗特色及用药规律等宝贵经验。在总结经验的基础上，进行文献回顾及临床流行病学调查，总结提炼抑郁症疾病发展规律与证候演变规律关系，探讨抑郁症病证关系，为临床中医治疗抑郁症提供理论与经验基础。在临床诊疗中，应用先进诊断技术为抑郁症诊断、中医证候分型及疗效评价提供重要参考指标。在以上研究基础上，进行多中心临床对照研究，设立中医辨证用药组、西药对照组，观察中医病证结合、方证对应实效性，完善抑郁症常用方的方证诊断，制定出一套实用的抑郁症中医临床诊疗方案，经临床验证，疗效较好。

第三部分　文献研究与回顾性研究

一、抑郁症的中医理论研究

在中医古代文献研究基础上，进行病因病机的论述（各家学术思想的体现与大总结）。

《素问》中将人的各种情志活动分别归属于五脏的功能，如《素问·阴阳应象大论》中说："人有五脏化五气，以生喜怒悲忧恐。"又说"肝……在志为怒。……心……在志为喜。……脾……在志为思。……肺……在志为忧。……肾……在志为恐。"论述了各种情志活动与各脏腑的对应关系，也表明了情志活动与脏腑的生理功能和病理变化是相互联系的。而对于五脏的心理精神功能方面的论述在《素问·灵兰秘典论》中说："心者，君主之官也，神明出焉。肝者，将军之官，谋虑出焉。胆者，中正之官，决断出焉。膻中者，臣使之官，喜乐出焉。"文中将心理精神思维活动分别由"心"所主宰，由"肝"思考谋划，由"胆"来判断决策，而膻中则主管着人体的各种情绪（七情）活动。另外，在《素问·宣明五气篇》中还提出了"心藏神，肺藏魄，肝藏魂，脾藏意，肾藏志"的"五脏神"的观点。同时，在《灵枢·本神》中说"两精相搏谓之神，随神往来者谓之魂，并精而出入者谓之魄，所以任物者谓之心，心有所忆谓之意，意之所存谓之志，因志而存变谓之思，因思而远慕谓之虑，因虑而处物谓之智"，部分说明了"神、魂、魄、意、志"的关系，并且形象地论述了人的思维活动的过程，它们的活动是以"心"为中心，在阴阳二气的活动中完成的。从各篇章来看，人体的精神情志活动均由"心神"主宰着，正如《灵枢·邪客》提出"心者，五脏六腑之大主，精神所舍也"，《素问·灵兰秘典论》中说："心者，君主之官也，神明出焉。"

同时，在文献中亦有"脑为髓海"、"脑为元神之府以统全身"的脑神论述，张锡纯更进一步指出"神明之体藏于脑，神明之用发于心"、"脑为元神，心为识神，脑中之神，体也；

心中之神，用也"、"心与脑，原彻上彻下，共为神明之府"。因此，在脑神和心神统辖下，通过五脏神的协调作用，人们才得以维持正常的情志活动。虽然人们对精神情志的认识还和五脏紧密联系着，但已经认识到了人脑的功能。

二、病因病机研究

对于情志致病的论述，《素问·举痛论》中说："余知百病生于气也，怒则气上，喜则气缓，悲则气消，恐则气下，惊则气乱，思则气结。"说明各种情志活动对于人体气机活动的影响。过度的情绪活动会影响人体的健康，损害脏腑功能，而使人体的气机产生"上"、"缓"、"消"、"下"、"乱"、"结"的变化。

对于《内经》中所论及的情志导致气机紊乱的病变，熊继伯教授对其作了很好的阐述，认为情知过度，气机失调是情志病的根本病机。然其所论述的各种病证与"抑郁证"并不完全一致，但从中可以看到某些与抑郁症相关的影子。

郁证的病名首见于《医学正传》，古谓之"忧郁症"，主要由情志不舒、气机郁滞所致。《丹溪心法·六郁》中说："气血冲和，万病不生，一有怫郁，诸病生焉，故人生诸病多生于郁。"认为情绪不舒，气机不畅，气血失和是导致各种情志内伤疾病的原因所在。《诸病源候论·气病诸候》中有"诸气病者，忧思所生，心有所存，神有所止，气留不行，故结于内"的论述，认为气机郁结主要是由忧思所生。《灵枢·本神》说："愁忧者，气闭塞而不行。"

总之，古代各医家认为人体的情志活动是人体脏腑功能的一部分，正常的情志活动对人体是无害的。过度的异常情志活动则对人体有害，影响人体的气机活动及脏腑功能，导致各种疾病的发生，其主要病因是七情过极，主要病机是气机失调，郁结于里。

三、对抑郁症病因病机进行总结、归纳与分类

1. 抑郁症的脏腑归属

抑郁症属于情志病，五志七情均有五脏归属，喜属心、怒属肝、忧思属脾、悲属肺、恐惊属肾，七情为病均可出现抑郁症。

（1）肝气郁结

《类证治裁》曰："木性升散，不受郁遏，郁则经气逆。"《医碥》曰："郁则不舒，则皆肝木之病矣。"王文玲、宋广来等认为抑郁症的病因是情志郁结，其基本病机为忧郁思虑，愤懑恼怒或精神刺激导致肝失条达，气机不畅，一直肝气郁结而成气郁。杨林认为抑郁症的病机与肝气郁结密切相关，是因肝气郁结，疏泄失常，导致气机紊乱，影响脏腑功能而发病。

（2）心神失养

《景岳全书·郁证》曰："凡五气之郁，则诸病皆有，此因病而郁也。至若情志之郁，则总由乎心，此因忧而病也。"心阴血虚，则心失所养，心神不安，则出现心悸失眠多梦、健忘、神志不宁、反应迟钝等。

（3）心肺阴虚

心主血，肺朝百脉，心肺阴虚，则百脉失养，故可影响到精神、饮食、睡眠等各方面，表现为神志恍惚不定，语言、行动、饮食和感觉失调等。如《金匮要略·百合狐惑阴阳毒脉证并治》中所说："意欲食，复不能食，常默默，欲卧不能卧，欲行不能行，饮食或有美食，或有不用闻食臭，如寒无寒，如热无热。"从百合病的病机分析为大病之后，心肺阴虚，虚热扰心所致。

（4）脾失健运

"脾主意"、"脾土处中央，而灌溉四旁"、脾升胃降的认识，认为脾胃气机的升降是人体气机升降出入的根本所在，且"思伤脾"，思虑过度，脾胃受累，升降失常，郁结于里而发病。

（5）肾气虚衰

肾主骨生髓，脑为髓海，肾阴亏虚，则髓海空虚，元神脑府失养，而失眠，记忆力减退，反应迟钝等，肾阳不足，则不能温煦全身各脏，而出现机能低下，对生活失去兴趣，表现为抑郁症。

（6）痰火郁胆

"胆者，中正之官，决断出焉。"胆性正直而刚毅，具有决断能力。但是，当七情内伤，气郁化火，火灼津液为痰，痰火扰胆，则胆的功能失常，其正常的决断能力也失常，表现为心手不一，精神失度，决策判断能力下降，其病因在于痰火，病位在胆。胡思荣认为，抑郁症的病机为痰火扰于胆腑，使其失于决断而发病。

（7）脑神失用

持脑神为病的医家的认识与西医对于抑郁症的认识及西医对于抑郁症是人的大脑的情感功能障碍的认识具有一致性，认为"脑神"失控是导致抑郁症的根本原因所在，对于临床运用开窍醒神法治疗抑郁症具有一定的指导意义。

抑郁症的脏腑、阴阳、气血津液病因病机：

抑郁症作为一种疾病，因脏腑失调，必然影响阴阳、气血津液的正常运行及代谢，一脏波及他脏，从而出现多脏受病，并有阴阳气血津液的失调及病理代谢产物的产生。阴阳、气血津液的失常会出现以下几方面，包括①气机郁滞，郁久化火；②气机不畅，痰浊内阻；③气机不畅，瘀血内阻；④气郁伤阴，阴虚内热；⑤思虑过度，气血不足；⑥阳气虚弱，神失所养。

然而，其病机变化不外乎虚实两个方面，其病变涉及心、肝、脾、肾和"脑神"，其主要表现为气机紊乱和脏腑功能的失调。然而，在抑郁症发生发展的过程中，不同时期的表现和病机不完全相同，且因为个体差异的存在，不同患者，甚至同一患者在不同的患病时期，会有不同的证候表现，因此辨证论治显得非常重要。

由古今各位医家的论述，我们可以看出，抑郁症可以分为情志自病累及脏腑和由脏腑之病而累及情志两种。前者多以七情过极，导致肝气郁结，日久而及它脏；后者多为脏腑虚实之变，影响人体气机活动，气机郁滞，肝失条达，郁结于里而发病。气机紊乱，脏腑功能失调是它们的共同特征。

综上所述，我们可以认为抑郁症的发病机理是在人体禀赋易感的基础上，由于情志过极，

肝气不舒，气机郁滞，累及其他脏腑、影响气血津液运化而发病。

2. 辨证分型及证型的分布

关于抑郁症病因病机的复杂性和多样化，决定了抑郁症中医辨证分型种类的不统一性。因此，进行抑郁症中医证型的研究，通过回顾性的文献研究及临床流行病学调查，以期确定抑郁症的常见证型。

有人调查抑郁症常见中医证候类型，认为：肝郁气滞、肝郁痰阻、肝郁血瘀、肝郁脾虚、心脾两虚证等是抑郁症的备选常见证型。有人对1977例抑郁症患者中医不同证候构成比分析，认为肝郁气滞、肝郁脾虚、肝郁痰阻、心脾两虚证四证是抑郁症的常见证型，其次是肝肾阴虚、肝郁血瘀、脾肾阳虚、肝胆气虚，其他极少见证型有心肝火旺、阴虚阳亢、肝郁化热、湿阻中焦。

陈文垲等认为抑郁症可分为6型，典型表现包括①肝气郁结，心神不宁；②心肾两亏，气滞络瘀；③心肝气郁，化热扰神；④心脾两虚，湿浊中阻；⑤心肝气郁，痰浊阻滞；⑥心肝气郁，经络不和。

洪流、王天芳等进行抑郁症中医证型的近10年文献分析，认为抑郁症的最常见证型依次是肝气郁结、心脾两虚、肝郁脾虚、肝肾阴虚、阴虚火旺、气滞血瘀。

从以上结果可以看出，虽然进行了大样本的调查研究，但结果仍不一致，中医对抑郁症的基本证型目前仍无统一的认识，根源于中医辨证论治、因人、因地、因时而异的个体化辨治。

3. 抑郁症西医病因、发病机理研究

抑郁症病因复杂，其病因与遗传、生物化学、社会心理文化等多种因素有关。有关抑郁症情感性障碍的遗传方式研究，国外已屡有报道。较为一致的观点是有较高的家族聚集现象，多基因遗传。有关生物化学因素，认为中枢单胺类神经递质（如5-羟色胺、去甲肾上腺素）在抑郁症患者血液及脑脊液中含量降低。乙酰胆碱能增强、神经内分泌功能异常、细胞因子

的免疫炎症反应、低胆固醇血症、谷氨酸、γ-羟丁酸异常等均与抑郁症的发生有关。

抑郁症的神经生化学研究方面，可能与脑内单胺类神经功能失衡有关。抑郁症的5-HT假说是抑郁症生化机理中较公认的假说，认为5-HT的缺乏可能导致抑郁症的发病，或具备发病的可能。其他还有NE低下学说，DA低下假说等。

4. 抑郁症患者影像学研究现状

徐伊、徐浩等对抑郁症患者和正常人作对照研究，行单光子发射计算机断层扫描（SPECT）检查。结果发现，抑郁症组患者双侧额叶、颞叶的局部脑血流（rCGF）显著下降（P < 0.01 ~ 0.05），左顶叶、右基底节rCGF也明显降低（P < 0.05）；同时，抑郁症患者局部脑血流低灌注存在不对称性，左侧灌注更低。

夏军、陈军等通过对抑郁症患者与健康人两侧海马及杏仁核容积及海马的1H MRS表现的对照研究。发现抑郁症患者两侧海马容积比对照组有明显减小；右侧杏仁核明显小于对照组；抑郁症患者海马容积的缩小与病程缺乏相关性。

5. 抑郁症患者脑电生理的研究现状

抑郁症患者的BEAM和正常对照组之间存在十分显著的差异。其主要改变包括患者组绝对功率总值极显著地降低，功率减弱，β和δ功率增强。各区θ/a值和后头区慢波/（α+β）值均极显著地高于对照组，这些均可表明抑郁症患者的脑电活动也处于极显著的抑制状态。

从各种研究的结果来看，抑郁症的患者与正常人的脑功能状态相比有所不同，其功能下降，说明抑郁症患者存在脑损伤。

6. 抑郁症动物试验的研究

夏薇等研究慢性应激大鼠抑郁症模型的缰核和海马BDNF基因的表达，发现抑郁症模型组大鼠海马和缰核均表现为BDNF阳性细胞数量明显减少，认为实验性抑郁症大鼠缰核、海马BDNF基因表达水平降低。

第四部分 临床研究

自2005年11月至2008年12月共对230名抑郁症患者进行中医辨证治疗研究，并以西医及中西医结合治疗进行随机对照研究。中医治疗组112例，西医治疗组59例，中西医结合治疗组59例；中医治疗组脱落11例，西医治疗组脱落10例，中西医结合治疗组脱落8例，实际全程完成临床观察例数为196例，治疗结果总结如下：

1. 诊断标准

（1）中医诊断标准

参考中国中西医结合学会精神病专业委员会1991年昆明会议制定的"躁郁证的中西医结合辨证分型标准"及国家"十五"科技攻关项目"抑郁症中医证治规律研究"建立的诊断标准，结合我们的临床经验，按照如下诊断：

①肝郁气滞证

主证：情绪抑郁，悲观厌世，表情沮丧，烦躁，善叹息，胸胁乳房胀满，脉弦。情绪抑郁必备，且其他项中具有4项者。

②肝郁脾虚证

主证：情绪抑郁，悲观厌世，表情沮丧，纳呆，倦怠乏力，形体消瘦，面色萎黄，便溏，脉弦细。情绪抑郁必备，且其他项中具有4项者。

③肝郁痰阻证

主证：情绪抑郁，悲观厌世，表情沮丧，泛吐痰涎，脘腹胀闷，咽喉有梗阻感，恶心欲吐，眩晕，舌苔腻，脉弦滑。情绪抑郁必备，且其他项中具有4项者。

④心脾两虚证

主证：情绪抑郁，心悸，健忘，少寐多梦，纳呆，腹胀，大便溏，面色萎黄，脉沉细。情绪抑郁必备，且其他项中具有4项者。

⑤心肾不交证

主证：情绪抑郁，心悸，心烦失眠，健忘，多梦，腰膝酸软，舌红少津，脉细数。情绪抑郁必备，且其他项中具有4项者。

（2）西医诊断标准

参考2001年中华医学会精神科学会《中国

精神疾病分类方案与诊断标准》第3版（CCMD－3）作为诊断标准。抑郁自评量表（SDS）、汉密尔顿抑郁量表（HAMD）、汉密尔顿焦虑量表（HAMA）作为评定工具。

①抑郁发作

以心境低落为主，与其处境不相称，可以从闷闷不乐到悲观欲绝，甚至发生木僵。严重者出现幻觉、妄想等精神性症状。某些病例的焦虑与运动性激越很显著。

②症状标准

以心境低落为主，并至少有下列4项（症状）：a. 兴趣丧失，无愉快感；b. 精力减退或疲乏感；c. 精神运动性迟滞或激越；d. 自我评价过低、自责或有内疚感；e. 联想困难或自觉思考能力下降；f. 反复出现想死念头或自杀、自伤行为；g. 睡眠障碍，如失眠、早醒或睡眠过多；h. 食欲降低或体重明显减轻；性欲减退。

③严重标准

社会功能受损，给本人造成痛苦或不良后果。

④病程标准

a. 符合症状标准和严重标准至少已持续2周。

b. 可存在某些分裂性症状，但不符合分裂症的诊断。

2. 纳入标准

符合上述中西医诊断标准并同意参加研究，HAMD量表14~24分，排除重度抑郁症患者，签署知情同意书者。

汉密顿量表分级：汉密顿总分<8分为无；9~17分为轻度；>17分为中度；>24分为重度。

3. 排除标准

①不符合上述中医诊断标准或西医诊断标准者。

②器质性精神障碍或精神活性物质所致抑郁者。

③符合诊断标准但不同意参加研究者。

④符合诊断标准但同时合并急性重病者（如急性心衰、急性出血等）。

4. 方法

（1）分组方法

分为中医辨证论治组 100 例、西药治疗组 50 例、中西医结合治疗组 50 例，随机法进行随机化。

（2）治疗方法

中医治疗组进行辨证治疗，常见中医证型分为肝郁气滞型、肝郁脾虚型、肝郁痰组型、心脾两虚型、心肾不交型，分别给予欣悦颗粒 1 号、欣悦颗粒 2 号、欣悦颗粒 3 号、欣悦颗粒 4 号、欣悦颗粒 5 号；西药治疗组给予盐酸帕罗西汀 20mg 每日 1 次；中西医结合治疗组在中医辨证治疗基础上加服盐酸帕罗西汀 20mg 每日 1 次；以上治疗疗程均为 8 周。

5. 观察指标

（1）中医症状指标

按照中医诊断标准中的症状，采用 4 级记分法，以出现频度分为："无、偶有、常有、总是"级，分别记"0、1、2、3"分。

（2）HAMD 量表评分

分析在研究前后分别进行 HAMD 量表测定，比较前后变化。汉密顿总分 < 8 分为无，> 8 分为轻度，> 17 分为中度，> 24 分为重度。

（3）ET 脑功能分析

包括脑电图、中枢神经递质（抑制递质、兴奋递质、乙酰胆碱、多巴胺、去甲肾上腺素、5 - 羟色胺），在研究前与研究后分别进行测定，比较前后变化。

（4）血液指标测定

血中多巴胺、去甲肾上腺素、5 - 羟色胺、γ - 氨基丁酸等水平治疗前后测定。

（5）安全性评价指标

血常规、尿常规、大便常规、肝肾功能、心电图。

6. 疗效判定

（1）中医证候疗效评定标准

采用尼莫地平方法：（治疗前积分 - 治疗后积分）/治疗前积分×100%。显效：证候全部消失，积分为 0 或治疗前后证候积分之差 ≥ 66.6%者；有效：治疗前后证候积分之差 ≥ 33.3%而 < 66.6%者；无效：治疗前后证候积分之差 < 33.3%者；加重：治疗后症状积分超过治疗前者。

（2）汉密顿量表评定

HAMD 量表减分率 > 75% 为痊愈，> 50% 为显效，> 25% 为有效，< 25% 为无效。

（3）ET 脑功能评

对 ET 脑功能检测结果进行疗效评定。

（4）血中神经递质测定

血中多巴胺、去甲肾上腺素、5 - 羟色胺、羟自由基、γ - 氨基丁酸测定。

7. 治疗结果分析

（1）各组中医症状改善情况（见表1）

表1　　　　　各治疗组治疗前后中医临床证候积分变化（X ± SD）

组别	例数	治疗前	治疗后
肝郁气滞	19	43. 29 ± 7. 13	19. 14 ± 11. 20 △ *
肝郁脾虚	18	45. 59 ± 5. 06	21. 21 ± 11. 13 △△ *
肝郁痰阻	19	46. 25 ± 6. 26	22. 19 ± 12. 99 △ *
心脾两虚	20	45. 07 ± 4. 80	22. 27 ± 11. 47 △△ *
心肾不交	20	47. 11 ± 5. 80	24. 17 ± 12. 82 △ *
西医	50	46. 63 ± 5. 90	30. 06 ± 13. 15 △△
中西医	50	48. 71 ± 7. 88	23. 44 ± 12. 23 △△ *

注：自身比较△表示 P < 0.05，△△表示 P < 0.01，各组间比较，＊表示 P < 0.05，以下同。

各种治疗方法治疗前后的症状改善均有统计学意义，说明均有疗效。各组间比较症状积分，西医组高于其他各组，有统计学意义，表明中医辨证治疗组与中西医结合治疗组对症状改善效果优于西药组。

（2）各组中医证候疗效（见表2）

表2　　　　　　　　　　　　　各组患者中医证候疗效（%）

组别	例数	临床控制	显效	有效	无效	总有效率
肝郁气滞	19	4（21.05）	7（36.84）	6（31.57）	2（10.52）	89.47*
肝郁脾虚	18	4（21.05）	8（44.44）	3（16.67）	3（16.67）	83.33*
肝郁痰阻	19	2（10.52）	8（42.10）	6（31.57）	3（21.05）	84.21*
心脾两虚	20	4（20.00）	5（25.00）	80（40.00）	3（15.00）	85.00*
心肾不交	20	3（15.00）	7（35.00）	7（35.00）	3（15.00）	85.00*
西医	50	7（14.00）	12（24.00）	18（36.00）	13（26.00）	74.00
中西医	50	8（16.00）	18（36.00）	20（40.00）	4（8.00）	92.00*

注：与西医组比较，*表示P<0.05。

在中医证候总有效率方面，各组进行组间比较，中医辨证治疗组、中西医结合组与西医治疗组比较有显著统计学意义，中医组、中西医组在证候疗效方面优于西医组（P<0.05）。

（3）各组患者躯体症状积分比较（见表3）

表3　　　　　　　　　　　　各组患者躯体症状积分比较（X±SD）

组别	例数	治疗前	治疗后
中医肝郁气滞	19	23.56±5.11	11.07±6.23△
中医肝郁脾虚	18	25.00±5.24	10.32±6.57△△
中医肝郁痰阻	19	25.81±4.56	12.06±8.27△△
中医心脾两虚	20	24.27±4.22	11.33±6.76△△
中医心肾不交	20	26.06±4.86	12.39±6.46△△
西医	50	25.13±4.95	17.03±6.33△*
中西医	50	26.12±5.32	10.87±5.43△△

注：△表示P<0.05，△△表示P<0.01，各组治疗后与西医组比较，*表示P<0.05。

各种治疗方法治疗前后的躯体症状的改善均有统计学意义（P<0.05），说明各种方法均能改善躯体症状。但是各组间比较，中医辨证治疗组和中西医结合治疗组，较西医治疗组作用明显，具有统计学意义（P<0.05），表明中医组与中西医结合组较西药组疗效显著。

（4）对HAMD量表评分疗效比较（见表4）

表4　　　　　　　　　　　　三组患者HAMD量表疗效结果

治疗组	例数	临床控制	显著进步	进步	无效	有效治疗率
中医	96	20	40	23	13	86.46*
西医	50	14	9	15	12	76
中西医结合	50	20	13	11	6	88*

注：与西医组比较，*表示P<0.05。

中医辨证治疗组治疗前后改善HAMD量表积分疗效为86.46%，中西医结合治疗组治疗前后疗效为88%；西药治疗组的疗效为76%。经 X^2 检验，中医治疗组及中西医结合治疗组疗效均优于西药治疗组，组间比较有显著统计学意义（P < 0.05）。

（5）对 HAMD 量表结构因素分析研究（见表 5）

表 5　　　　五证型的 HAMD 抑郁量表 7 个因子积分均值比较（治疗前）（x̄ ± s）

证型	因子 1	因子 2	因子 3	因子 4	因子 5	因子 6	因子 7
肝郁气滞	6.97 ± 3.47	0.30 ± 0.64	6.40 ± 2.66 *	0.68 ± 0.14 *	4.23 ± 2.03	3.89 ± 1.18	3.74 ± 2.22
肝郁脾虚	7.58 ± 3.29	1.06 ± 0.10 **	4.52 ± 2.77	0.45 ± 0.16	6.28 ± 2.47 **	3.9 ± 1.63	4.00 ± 2.27
肝郁痰阻	7.74 ± 1.02	0.35 ± 0.02	4.41 ± 2.23	0.42 ± 0.11	6.35 ± 2.04 **	3.81 ± 1.36	3.82 ± 2.07
心脾两虚	7.31 ± 2.24	1.13 ± 0.04 **	4.35 ± 2.19	0.45 ± 0.34	4.19 ± 1.22	4.09 ± 1.47	3.89 ± 1.98
心肾不交	7.07 ± 2.53	0.65 ± 0.37	6.60 ± 1.47 *	0.69 ± 0.23 *	4.07 ± 1.83	3.87 ± 2.08	3.94 ± 2.36

注：肝郁气滞型、心肾不交型在因子 3、因子 4 的积分均值均高于其他三个证型，* 表示 P < 0.05。

因子 1：焦虑/躯体化因子（由精神性焦虑，躯体性焦虑，胃肠道症状，疑病和自知力等 5 项组成）。

因子 2：体重因子（体重减轻一项）。

因子 3：认知障碍（由自罪感，自杀，激越，人格解体和现实解体，偏执症状，和强迫症状等 6 项组成）。

因子 4：病情日夜变化。

因子 5：阻滞症状（抑郁情绪、工作和兴趣阻滞症状等）。

因子 6：睡眠障碍（入睡困难、睡眠不深和早醒等）。

因子 7：绝望感（能力减退感、绝望感和自卑感等）。

积分均值两两比较进行 T 检验，提示肝郁气滞型患者在因子 3（认知障碍）、因子 4（病情日夜变化，这里指的是昼重夜轻）的积分均值，均高于除心肾不交外其他三个证型的均值（P < 0.05），有统计学意义。肝郁脾虚型表现为因子 2（体重减轻）、因子 5（阻滞症状）比较突出。肝郁痰阻型患者表现为因子 5（迟滞症状）比较突出。心脾两虚主要表现在因子 2（体重减轻）积分均值较高，除与肝郁脾虚型没有明显差别外，与其他三型均有明显区别。心肾不交型患者表现为因子 3、因子 4（病情日夜变化，这里指昼轻夜重），除与肝郁气滞型在统计学上没有差异以外，与其他三证型均有差异（P < 0.05），有统计学意义。

应用我们研制的系列的个体化的治疗药物，欣悦颗粒 1 号适合于肝郁气滞型抑郁症、欣悦颗粒 2 号适合于肝郁脾虚型抑郁症、欣悦颗粒 3 号适合于肝郁痰阻型抑郁症、欣悦颗粒 4 号适合于心脾两虚型抑郁症、欣悦颗粒 5 号适合于心肾不交型抑郁症。以上系列制剂的研制符合个体化的治疗方案，更具有针对性，在患者中很受欢迎，是中医整体观念、辨证论治思想的具体体现。

（6）S - ET 脑功能研究（见表 6）

表 6　　　　　　　　　　　S - ET 脑功能结果

组别	例数	INH	5 - HT	Ach	DA	NE	EXE
患者疗前	130	13.16 ± 13.46 *	- 8.38 ± 12.00 *	3.69 ± 11.88	9.47 ± 14.79 **	- 6.23 ± 13.61 **	1.39 ± 14.38
患者疗后	130	9.63 ± 13.00 △	- 11.13 ± 10.71 △	4.01 ± 8.89	14.38 ± 10.96 △	- 7.75 ± 12.19	2.52 ± 11.77
正常人	65	9.87 ± 13.55	- 12.42 ± 9.34	7.45 ± 9.84	16.22 ± 11.33	- 12.88 ± 11.95	6.24 ± 13.38

注：患者与正常人组间比较，* 表示 P < 0.05，** 表示 P < 0.01；疗后与疗前自身比较比较，△表示 P < 0.05。

治疗前患者 INH、5 - HT、DA、NE 与正常人比较差异有显著性，治疗后与治疗前比较，INH、5 - HT、DA 较治疗前差异有显著性。总结临床数据得出如下结果：

抑郁症患者的脑功能 S - ET 表现与正常人不同；各中医证型和正常人相比，表现各有不同，且各证型之间也存在差异，推测神经递质的异常可能是抑郁症中医辨证的物质基础之一。

抑郁症的发病和神经递质的功能降低或各种神经递质之间的拮抗关系失衡有关，即相当于中医理论的阴阳平衡失调，出现中医实证的阳亢状态，或者是虚实夹杂的阴虚阳亢、或者是虚证状态的阴阳两虚，不同中医证型的患者出现不同的脑功能神经递质失调表现。因此，同样抑郁症患者表现症状各有不同。

研究观察显示，抑郁症患者治疗后较治疗前脑内 5 – HT、DA、INH 激活水平均与正常人接近。因此，S – ET 检测有望成为抑郁症可行的客观辅助诊断指标，并且为抑郁症的疗效评价提供客观的参考依据。但还需作大样本的检测观察，有待进一步研究。（见图 1）

8. 抑郁症患者外周血神经递质检测

以酶联免疫法测定抑郁症患者外周血中 5 –

羟色胺、乙酰胆碱、多巴胺、去甲肾上腺素水平，经统计结论为：

（1）抑郁症患者外周血 5 – 羟色胺、去甲肾上腺素、和乙酰胆碱水平与脑功能中同样物质的水平是一致的。

（2）肝郁气滞型抑郁症患者外周血中，5 – 羟色胺、水平高于非肝郁气滞型。

（3）肝郁气滞型抑郁症患者外周血中去甲肾上腺素水平高于非肝郁气滞型。

（4）肝郁气滞型抑郁症患者外周血中乙酰胆碱水平低于非肝郁气滞型。

（5）肝郁气滞型抑郁症患者外周血中多巴胺水平低于非肝郁气滞型。

以上结论为研究探索抑郁症中医辨证的内在物质基础提供参考。

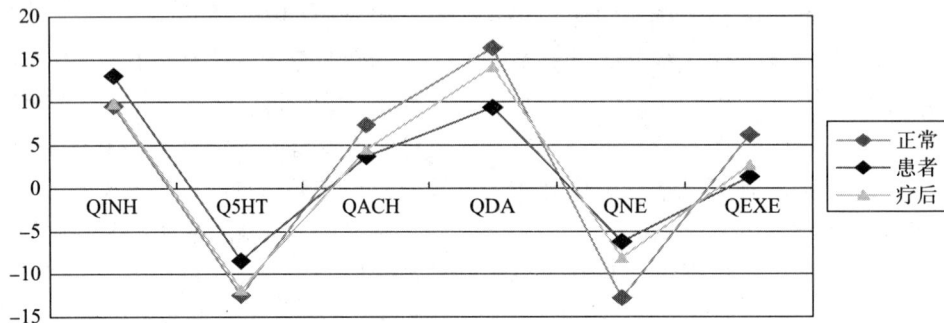

图 1　抑郁症患者治疗前后脑内 5 – HT、DA、INH 激活水平与正常人比较图

通过本研究可以看出，除肝郁气滞型抑郁症患者外周血 5 – HT、DA 尚不能说明比正常人功能低下外，其他各证型均表现为 5 – HT、NE、DA 的功能不足，这与 Post、陈瑶等研究相一致。但并非所有的抑郁症患者均表现为神经递质的功能低下，其中 5 – HT 功能亢进者在肝郁气滞占 38.71%、肝郁脾虚占 30.77%、肝郁痰阻占 11.54%、心脾两虚占 29.17%，心肾不交占 34.37%，这与 20 世纪 70 年代后期以来有关血小板对 5 – HT 摄取状态反应脑内 5 – HT 功能状态的研究相符；DA 在肝郁气滞型功能亢进者占 29.3%、心脾两虚型占 25%，心肾不交型占 6.25%；而 NE 相对功能亢进者在肝郁气滞型占 9.68%、肝郁脾虚型占 7.69%、肝郁痰阻型占 11.5%、心脾两虚型占 16.7%、心肾不交型占 18.7%，在此方面 Schildkraut（1970）、Segal（1974）、Svensson（1978）等已进行了大量的研究。总之，抑郁症的发病机制存在 5 –

HT、NE、DA 的功能亢进及低下两个方面。

不同的中医辨证分型有着不同的证候群，亦有不同的神经递质功能水平。肝郁气滞型患者（阳证）表现为急躁易怒、紧张易激惹等，这可能与其 5 – HT、DA 的功能亢进有关，本研究中肝郁气滞型 5 – HT、DA 较其他四型功能亢进，其 5 – HT、DA 的功能亢进率分别为 38.71%、29.3%，这与 5 – HT 含量增多引起病理性焦虑及 DA 参与精神活动、对大脑具有整体兴奋作用有关。肝郁脾虚型、肝郁痰阻型及心脾两虚型患者（阴证）情绪低落与 5 – HT、DA 含量下降有关，乏力懒言、不思饮食等症状与 NE 含量下降有关；肝郁痰阻型患者肢体沉重、活动减少与 5 – HT 功能低下运动功能减弱有关；心脾两虚型及心肾不交型患者失眠精神差与 5 – HT 含量下降睡眠障碍有关；心肾不交型患者（阴虚阳亢证）情绪不宁、潮热、多汗、心悸与 NE 相对亢进有关，由于中枢神经系统 NE 含量增多，周围血管收缩，而致兴奋、心悸等症状。"阳在外阴之使也，阴在内阳之守也"，不同的证候表现必有其不同的物质基础。通过本研究可看出抑郁症发病机制的复杂性。

其中，中医辨证表现为阳证者外周血 5 - HT 或 DA 水平亢进，阴证者外周血 5 - HT、NE、DA 水平低下，而阴虚阳亢者 5 - HT、DA 水平低下，NE 水平相对亢进。

第五部分　研究结论、成果及优势评价（也包括卫生经济学评价）

一、中医（或中西医结合）优势分析及评价

1. 整体调节的优势

中医辨证治疗抑郁症，具有整体调节的优势，每一个各体都有自己的不同体质，而疾病的不同时期又有体质的变化，从整体调节改善患者的体质，调节机体内环境，防治疾病的传变和发展，对于预防抑郁症由轻到重的发展变化具有重要意义。同时，根据病情好转后预防复发，也是中医治未病的优势体现。

2. 相对少的毒副作用的优势

抑郁症是一种易于复发的疾病，需长期服药甚至终生服药。抗抑郁西药长期服用可出现肝肾损害、皮疹、胃肠道反应、心律失常、便干、头疼、头晕、震颤等等多种毒副作用，有的甚至加重抑郁症状。而中药相对不但少或无毒副作用，具有一定的优势，也适合长期服用。

3. 个性化治疗的优势

抑郁症临床有多种表现形式，每个患者的临床表现又多种多样，由于每个人体质各有不同，个体差异性大，抑郁症的成因不同，所以表现的躯体症状各有不同，因此中医辨证个体化治疗，不仅要改善共性症状、而且还要改善因个体差异产生的个性症状。而现有的西药不能满足诸多种发作类型的需要，中医药具有辨证论治的个性化治疗的特色优势，因而对于临床表现多样的抑郁症更为适合。

通过本研究可初步解释不同证型抑郁症患者表现各异的物质原因，亦可间接解释西药抗抑郁药物对 20% ~ 30% 的抑郁症患者无效的原因；同时，提示我们临床应用 SSRIs、SNRIs 等药物时应当慎重；相信应用中医整体观念、辨证施治的基本理论治疗抑郁症，进行整体调理，可使抑郁症患者神经递质功能亢进者下降至正常、低下者升高至正常，达到"阳平阴秘"，从而提高疗效。

二、技术、方法的创新分析

通过研究，中医辨证治疗抑郁症，其临床疗效肯定。

确定了治疗抑郁症的中医辨证分型方法，抑郁症的基本证型，各证型的常用药物。

已经做成院内科研制剂，在研究中使用，已经初步发现其有效性及方便性。价格便宜，可以长期服用。

三、人才培养情况

在课题实施的整个过程中，通过课题组高技术职称人员的带领，知识的传授，科研方法与临床诊疗相结合，培养了老年病科室年轻一代的成长，逐步成为临床、科研兼备的人才。通过本课题，先后培养研究生 5 名，已有 3 名完成毕业论文。

四、论文、专著情况（数量与水平）

发表论文 5 篇，均为核心期刊，完成研究生毕业论文 8 篇。

发表论文

1. 李跃华，刘星泉，张兰凤，等．抑郁症患者与健康人脑功能 S - ET 的对照研究．医学研究杂志，2008，9（37）：32.
2. 李跃华，张兰凤．抑郁症研究现状及未来研究目标探讨．中国中医药信息杂志，2006，10（13）：1.
3. 李跃华，刘华晖，张兰凤．中西医诊治老年抑郁症研究现状及存在问题．中国中西医结合杂志，2006，3（26）：281.
4. 李跃华，相田园，张兰凤，等．抑郁症

患者肝郁气滞型及肝郁脾虚型 HAMD 抑郁量表结构因素分析．中国中医药信息杂志，2010，17（2）：21．

5. 相田园，李跃华，金京南，等．91 例肝郁气滞及肝郁脾虚型抑郁症患者脑功能 S－ET 临床研究报告．中国中西医结合杂志，2010，30（1）：96．

研究生毕业论文

1. 刘星泉．抑郁症 S－ET 脑功能图谱的研究．

2. 郑婕．中医辨证论治指导下欣悦颗粒治疗抑郁症的研究．

3. 张占强．北京老年抑郁症相关危险因素研究．

4. 杨琦彰．抑郁症中医证型与血型的关系探讨．

5. 林丽贞．抑郁症中医证型与 DA、5－HA 拮抗关系的研究．

6. 相田园．欣悦 1～5 号颗粒辨证治疗抑郁症的临床观察．

7. 杨京．抑郁症患者血神经递质与中医证型关系及动物模型病理变化研究．

8. 金京南．抑郁症患者中医辨证特点及脑功能 S－ET 分析的临床研究．

五、存在的问题与解决办法

研究过程中，因为经费不足，课题经费中脑功能检查费用为 0，不仅占用了本科人员的工作时间，机器损耗修复费用也均从本科支出。为了提高抑郁症患者的依从性，研究人员的电话随访费用大部分是个人手机费用，未报销，从个人支出，抑郁症患者提问的问题较多，电话询问的次数频繁，研究人员的人力、物力支出较多，研究工作的难度大。

参考文献

［1］胡臻．土疏泄苍气达——李杲治郁规律探讨．河南中医学刊，2000，15（3）：1－2．

［2］郑彝伦．从脑神与五脏神相关学说探讨郁证的证治原则．中医药研究，1998，14（2）：3－4．

［3］唐国斌，许永贵．情志致病与肾阳虚之间的关系．长春中医学院学报，2003，19（1）：9．

［4］郝万山．柴桂温胆定志汤为主治疗精神抑郁症．北京中医药大学学报，1997，20（3）：64－65．

［5］郭小青，马晓军．抑郁症中医辨证分型探讨．陕西中医，2003，24（3）：241．

［6］章洪流，王天芳．抑郁症中医证型的近 10 年文献分析．北京中医药大学学报，2005，28（3）：79．

［7］赵志升．"抑虑康"治疗郁证（焦虑、抑郁）的疗效观察．上海中医药杂志，1999，（2）：12．

［8］洪杰斐，李君良．郁星菖志汤对急性脑卒中后抑郁症患者血清去甲肾上腺素和 5 羟色胺的影响．中国康复理论与实践，2004，10（5）：297．

［9］李艺，王宝玉．自拟醒脑解郁汤治疗中风后抑郁症的临床观察．北京中医，2004，23（5）：282．

［10］丁舟，于晓刚．安神解郁汤治疗中风后抑郁症 28 例．北京中医，2004，23（2）：92．

［11］全世建．百合地黄汤加减治疗抑郁症 30 例疗效观察．新中医，1999，31（2）：16．

［12］苗林，张锦红．二陈归脾汤加味治疗老年期抑郁症 16 例疗效观察．现代中医药，2004，（4）：21．

［13］刘庆宪，等．固本解郁法论治脑卒中后抑郁症 162 例．安徽中医学院学报，2001，20（6）：12．

［14］何军琴，汤希伟，等．补肾调肝清心方治疗更年期抑郁症的临床研究．中国中西医结合杂志，2004，24（10）：889．

［15］郭二霞．补肾化瘀法治疗老年郁病 42 例疗效观察．新中医，2003，35（9）：67．

［16］顾文元．枸杞柴胡汤治疗更年期忧郁症 32 例临床观察．天津中医，2002，19（3）：57．

［17］丁朝荣，连方．疏肝益肾法治疗女性抑郁症的临床研究．山东中医杂志，2005，24（6）：334．

［18］董子强．温阳奋志振颓汤治疗中风后抑郁症 40 例临床研究．河南中医，2004，24（7）：29．

［19］陈微，赵树华．百合地黄汤治疗脑卒中后抑郁症的疗效观察．中国老年学杂志，2004，24（5）：417．

［20］张金茹．小柴胡汤治疗抑郁症 40 例．北京中医，2003，22（5）：38．

［21］谢光．论"宣畅少阳"在治疗郁证中的应用．甘肃中医，1999，12（3）：2．

［22］郑高利，张信岳．疏肝解郁颗粒抗抑郁作用的研究．中国中医药科技，2004，11（4）：205．

［23］文伟．抑郁药的药理及临床应用．中国新药与临床杂志，1998，17（2）：105．

附　抑郁症中医诊疗方案

一、诊断标准

1. 中医诊断标准

参考 1981 年中国中西医结合学会精神卫生专业委员会制定的"精神疾病中医辨证分型诊断标准"，暂拟定"气机紊乱"为基本证候。

基本症状由特异症状 + 精神症状（2 项或 3 项以上）+ 躯体症状（3 项或 3 项以上）组成，以相关症状为分型依据。

特异症状：以情绪低落为主要特征，持续至少 2 周以上。

精神症状：多愁善感，易哭善太息、情绪低落、抑郁悲观厌世、思维迟缓或思维困难、动作减少或迟缓或多动、睡眠障碍、焦虑、易激动。

躯体症状：头晕、头痛、气短、胸闷、心悸、腹胀、胁痛、呃逆、纳呆、舌暗、脉弦。

参考中国中西医结合学会精神病专业委员会 1991 年昆明会议制定的"躁郁证的中西医结合辨证分型标准"及国家"十五"科技攻关项目"抑郁症中医证治规律研究"建立的诊断标准，结合我们的临床经验，辨证分型依据如下。

（1）肝郁气滞证

主证：情绪抑郁，悲观厌世，表情沮丧，烦躁，善叹息，胸胁乳房胀满，脉弦。情绪抑郁必备，且其他项中具有 3 项者。

（2）肝郁脾虚证

主证：情绪抑郁，悲观厌世，表情沮丧，纳呆，倦怠乏力，形体消瘦，面色萎黄，便溏，脉弦细。情绪抑郁必备，且其他项中具有 4 项者。

（3）肝郁痰阻证

主证：情绪抑郁，悲观厌世，表情沮丧，泛吐痰涎，脘腹胀闷，咽喉有梗阻感，恶心欲吐，眩晕，舌苔腻，脉弦滑。情绪抑郁必备，且其他项中具有 4 项者。

（4）心脾两虚证

主证：情绪抑郁，心悸，健忘，少寐多梦，纳呆，腹胀，大便溏，面色萎黄，脉沉细。情绪抑郁必备，且其他项中具有 4 项者。

（5）心肾不交证

主证：情绪抑郁，心悸，心烦失眠，健忘，多梦，腰膝酸软，舌红少津，脉细数。情绪抑郁必备，且其他项中具有 4 项者。

2. 西医诊断标准

参考 2001 年中华医学会精神科学会《中国精神疾病分类方案与诊断标准》第 3 版（CC-MD－3）作为诊断标准。抑郁自评量表（SDS）、汉密尔顿抑郁量表（HAMD）作为评定工具。

（1）抑郁发作

以心境低落为主，与其处境不相称，可以从闷闷不乐到悲观欲绝，甚至发生木僵。严重者出现幻觉、妄想等精神性症状。某些病例的焦虑与运动性激越很显著。

（2）症状标准

以心境低落为主，并至少包括下列 4 项（症状），①兴趣丧失，无愉快感；②精力减退或疲乏感；③精神运动性迟滞或激越；④自我评价过低、自责或有内疚感；⑤联想困难或自觉思考能力下降；⑥反复出现想死念头或自杀、自伤行为；⑦睡眠障碍，如失眠、早醒或睡眠过多；⑧食欲降低或体重明显减轻；性欲减退。

（3）严重标准

社会功能受损，给本人造成痛苦或不良后果。

（4）病程标准

符合症状标准和严重标准至少已持续 2 周；可存在某些分裂性症状，但不符合分裂症的诊断。

二、住院和出院标准

1. 入院标准

符合上述中西医诊断标准：①属于急性期，或再发者；②由此而产生躯体疾病者；③对家人、周围人产生极大影响者；④有自杀倾向者。

2. 出院标准

经治疗症状消失或症状明显减轻，维持药物治疗症状可以消失者。

三、住院检查项目

一般项目包括血、尿、便常规及肝、肾功能、血脂、心肌酶检查以检验治疗的安全性。

心电图、心脏彩超、腹部彩超、胸部 X 线、消化道钡餐检查（必要时）以除外器质性病变。

临床症状、舌象、脉象动态变化以观察疗效及病情演变。

老年抑郁量表（GDS）、汉密尔顿抑郁量表（HAMD）明确诊断及判断病情轻重。

脑功能系统检查包括脑电图、脑功率谱、脑电地形图、中枢神经递质（γ－氨基丁酸、谷氨酸、乙酰胆碱、多巴胺、去甲肾上腺素、5－羟色胺等）分布，以观察疗效及脑功能变化。

四、治疗方法

以先中后西、能中不西。单纯中医治疗疗效不理想时，再合理结合西医治疗为原则。抑郁症属中医"情志病"范畴，与心、肝、脾三脏有关，气机失调为核心，主要证型有肝郁气滞、肝郁痰阻、肝郁脾虚、心脾两虚及心肾不交五型。

1. 肝郁气滞

主证：胸胁胀满，精神抑郁，情绪不宁，嗳气善太息，咽中有梗阻感，不思饮食，失眠多梦，易怒，面红目赤，口苦，脉弦。

治则：疏肝理气。

处方：欣悦 1 号。

药物：柴胡 12g、枳壳 9g、天麻 10g、香附 9g、川芎 10g、知母 12g、合欢皮 12g、白蒺藜 30g、酸枣仁 20g、五味子 10g。

2. 肝郁脾虚

主证：情志不畅，倦怠乏力，形体消瘦，气短懒言，纳差，便溏，舌体胖大有齿痕，舌质淡，苔薄白，脉弦细。

治则：疏肝健脾。

处方：欣悦 2 号。

药物：柴胡 12g、当归 12g、白芍 15g、茯苓 15g、白术 15g、合欢皮 15g、酸枣仁 15g、白蒺藜 30g、知母 10g、五味子 10g、珍珠粉 3g。

3. 肝郁痰阻

主证：腹胀满，头重目眩，肢体沉重，恶心欲吐，纳差，泛吐痰涎，大便不爽，舌质淡，苔厚腻，脉弦滑。

治则：疏肝理气化痰。

处方：欣悦 3 号。

药物：半夏 12g、陈皮 6g、厚朴 9g、茯苓 12g、远志 6g、石菖蒲 9g、苏叶 6g、白蒺藜 30g、知母 20g、五味子 10g、生龙齿 30g。

4. 心脾两虚

主证：面色不华，失眠多梦，心悸，动则气短，心烦易怒，思虑过度，少寐多梦，腹胀便溏，舌质淡、体胖，脉沉细无力。

治则：健脾养心。

处方：欣悦 4 号。

药物：党参 30g、黄芪 30g、白术 10g、茯神 30g、当归 10g、远志 6g、合欢皮 15g、酸枣仁 15g、珍珠粉 3g、五味子 10g、白蒺藜 30g。

5. 心肾不交

主证：情绪低落，心悸，健忘，心烦失眠，多梦，五心烦热，遗精，腰膝酸软，舌红少津，脉细数。

治则：交通心肾，平调阴阳。

处方：欣悦 5 号。

药物：仙灵脾 10g、知母 10g、黄柏 10g、当归 12g、白蒺藜 20g、巴戟天 10g、仙茅 10g、酸枣仁 30g、合欢皮 15g、黄连 10g、琥珀粉 1.5g（冲服）。

眩晕（椎基底动脉供血不足）中医诊疗规范的研究

第一部分　基本信息

项目名称： 眩晕（椎基底动脉供血不足）中医诊疗规范的研究

项目编号： CACMS05Y006

项目性质： 中医诊疗技术

项目负责人： 李　涛

项目组长单位： 中国中医科学院西苑医院

项目完成人： 李　涛　毛丽君　刘红梅　司　维　宁　侠　吴小明

洪　霞　鲁　岩　郭　兰　杨　霞

项目起止时间： 2005 年 11 月至 2008 年 12 月

第二部分　摘　要

本课题采用随机、西药平行对照设计，中药辨证组、西药组和中药加西药组对照研究，以便确认中药的临床疗效。西药组采用具有脑血管扩张作用和抗眩晕作用的尼莫地平作为阳性对照组。参照敏使朗的疗效评价标准对眩晕的改善情况给予评价。设计样本量 225 例，实际完成 256 例。结果显示出中药组、中药加西药组在主要疗效指标眩晕程度减分值和残障量表减分值均显示优于西药组，中药或中药加西药的疗效具有优于单纯西药治疗的趋势。

根据辨证分型治疗前后减分值组间比较，结果如下：

1. 眩晕程度评分减分值

（1）阴虚型

中药 + 西药组均优于其他组，但组间比较无显著统计学意义。

（2）痰浊型

中药组 > 西药组 > 中药 + 西药组，组间无显著统计学意义。

（3）气虚型

中药组 > 中药 + 西药组 > 西药组，组间无显著统计学意义。

2. 头晕残障量表评分减分值

（1）阴虚型

中药＋西药组均优于其他组，但组间比较无显著统计学意义。

（2）痰浊型

中药组＞西药组＞中药＋西药组，中药组与西药组比较，P＝0.049，中药组与中药＋西药组比较有显著统计学意义，P＝0.022。

（3）气虚型

中药＋西药组＞中药组＞西药组，其中，中药＋西药组与西药组比较有显著统计学意义，P＝0.017。

第三部分　文献研究与回顾性研究

一、文献研究

1. 资料与方法

古代中医文献研究采用手工检索，检索了《素问》、《灵枢》、《伤寒论》、《金匮要略》、《医学入门》、《全生指迷方》、《丹溪手镜》、《丹溪心法》、《医学准绳六要》、《素问玄机原病式》、《医学妙谛》、《景岳全书》、《玉机微义》、《医学从众录》、《症因脉治临症指南医案》、《叶天士医案》、《古今医统》、《证治准绳》、《古今图书集成医部全录》等古籍，摘录其中有关眩晕的论述，并将其按照"症状描述"、"病因病机认识"、"辨证论治"、"治眩晕成方"四方面进行分类归纳，最后总结出古代中医文献关于眩晕的主要观点和辨证论治特点。现代文献采用电子数据库检索，以"眩晕"为关键词，检索1994～2005年中国医院数字图书馆（CHKD）文献库中医治疗眩晕的文献，剔除一稿多投和个案报道，选择包含辨证分型和/或辨证要点内容的文献，共337篇，对文献中涉及的辨证分型、处方及药物组成进行统计，得出眩晕常见证型分布、使用高频率方剂和高频率药物。

2. 结果

古代文献研究结果

（1）病证的提出与描述

眩晕一证在《内经》中已提出，但缺乏详细描述，后世医家对眩晕的临床表现及伴随症状进行了详尽的记录，提出以头晕眼花、摇晃不定、如坐车船为主要症状，常伴耳鸣、恶心、呕吐，形成了独立的病种，命名为眩冒、眩晕等多种病名，描述与今天的认识基本一致。

（2）病因病机

眩晕一证，病因病机复杂，《内经》时代的认识集中于风（包括内风、外风）和虚，张仲景提出痰饮致眩后，病因病机逐渐多样化和复杂化。

眩晕病机归纳起来，主要包括风、火、痰、虚四个方面，脏腑涉及肝、脾、肾，多属于虚实夹杂，多种因素相兼致病，单一病因者较少。

初步认识到眩晕发生率与年龄的关系，如张三锡提出"少年无运病"，朱丹溪认识到"眩晕者，中风之渐也"，并提出中年以后要注意保养，断酒色，"方保无虞"，说明古人已观察到中老年人眩晕发病率较高。

古代对眩晕的论述多为泛泛而论，未做更细的分类论述，对中老年这一高发人群的证候特殊性，未做系统论述。个别记载提及血瘀致眩，论述较少。

古代文献记载外感致眩的论述及病案不在少数，而现在医家及教科书多认为眩晕以内伤为主，较少见于外感致病者，二者不尽相同，有待临床进一步观察。

（3）辨证论治

根据以上各家论述归纳各型眩晕的辨证要点及用药特点。

① 痰湿眩晕

辨证要点：头眩眼黑，如坐舟车，兀兀欲吐或呕吐或吐痰涎，痰多，胸脘痞闷或头额闷胀或痛，脉大或滑大或沉滑。

其他见症：手麻脱发，健忘喜怒，气短，

不欲言，心神不宁，身重，四肢厥冷，不欲食，脉缓弱或扎弱。

形体：肥人或肥白人。

发作特点：猝然发作（卒呕吐……眩悸者），呈发作性而非持续性（早起眩晕，须臾自定）。

用药特点：多以二陈汤或半夏白术天麻汤为基础，配伍天麻、钩藤、白蒺藜、菊花等平肝息风、清利头目之品，或配合重镇药物，有呕逆症状的配伍生姜或以姜汁为丸。

② 痰火眩晕

辨证要点：眩晕骤发，痰多，口苦口渴，咽干，脘中不爽，大便难，脉弦实有力或数或浮弦数。

其他见症：心中热，不寐，神迷。

形体：黑瘦人或壮盛之人。

发作特点：眩晕暴发，症状较重（眩晕不可当），烦则眩晕，静坐稍安。

用药特点：多以二陈汤或温胆汤加减，配伍黄芩、栀子、大黄、羚羊角、薄荷等清中上焦之热，服法以姜汁为丸或入姜汁、竹沥、童便服，清热化痰，降逆止呕。

③ 虚证眩晕

共同特点：一般有年老体衰、亡血失精、大病初起、汗吐下等病因，治疗多从肝、脾、肾入手。

a. 气虚（阳虚）眩晕辨证要点：头重眩，面色萎黄或白，头面喜暖，言语轻微，脉伏或大而无力或缓弱。

其他见症：食少，少腹弦急，阴头寒，背寒而呕，言乱，汗多，下利。

形体：肥白人。

发作特点：中年之人，大病或产后，汗吐下后易发，起则头眩，以手按头面可止。

用药特点：以四君或补中益气为主，阳虚配伍桂附龙牡，甚者加鹿茸血肉有情之品。

b. 血虚（阴虚）眩晕辨证要点：头晕眼花，五心烦热，夜多盗汗，睡卧不宁，口微渴，脉弦数或缓大无力。

其他见症：饮食减，大便三四日一行。

形体：黑瘦。

发作特点：头面火升，则眼花旋转，火气下降，则眩晕亦止，不比外感之常晕不休，不

比痰火之暴发暴作。

用药特点：以芎归汤、四物汤、六味地黄之类养血滋阴为主，适当配伍清热之品。

④ 虚实夹杂眩晕

本症较多见气虚夹痰，阴（血）虚夹火或气血虚弱夹外感六淫，前者多以六君子汤加减，后者多以四物汤加清热之品，合并外感者则需加散风、清热、除湿、解表之品。

⑤ 外感眩晕

共同特点为感邪性质与季节气候相关。

a. 风邪眩晕：头痛额痛，骨节烦疼，项强不仁，身热多汗，上气喘逆，燥扰时眩，脉缓而浮大。

b. 风热眩晕：头眩，兼头痛眼赤作寒热，脉浮数。

c. 风痰眩晕：头痛恶心，吐酸水；寒邪眩晕：身热无汗，恶寒拘紧，头痛身痛，时时冒眩，脉紧。

d. 暑邪眩晕：夏月头眩，脉虚细或洪大而虚，烦闷，口渴，自汗。

e. 湿热眩晕：热令之时，头目冒眩，自汗身热，面垢背寒，烦渴引饮，小便赤涩。

f. 寒湿眩晕：雨湿之时，头旋眼眩，恶寒无热，身重身痛，不能转侧，无汗拘紧。

g. 燥火眩晕：头旋眼黑，身热烦渴，口渴引饮，夜卧不宁，小便赤涩。

用药特点：根据病邪性质，与一般外感病症类似。

3. 现代文献研究结果

（1）病因病机的认识

现代医家对老年人这一特殊群体关于眩晕的病因病机认识集中在虚和虚实夹杂，多数医家认为老年眩晕以肝脾肾虚为本，风、火、痰、瘀为标，具体辨证分型虽不同，但总体说来，不外肝肾阴虚、肝阳上亢、气血亏虚、痰浊（痰热）内阻、风邪上扰、肾精不足、瘀血阻络、少阳邪郁等证型的组合。

现代医家与古人相比，更加注重瘀血在眩晕发病机制中的重要性。

有个别医家提出高原地区老年眩晕患者中，血瘀是其共同特点，并提出原因为高原的特殊地理环境造成红细胞增多，血液黏稠，加重了血瘀证的发生。这也体现了中医关于因人、因

地、因时治宜的思想。

（2）现代疾病与中医证候的结合

引起眩晕的疾病很多，其西医治疗原则不同，中医辨证治疗也理应有各自的特点，辨病与辨证结合才能进一步提高疗效。近10年的文献中，已有部分医家从不同的疾病探讨中医证候特点，但多为个人经验，缺乏大样本严格设计的临床调查性研究。

（3）利用现代化检查设备为中医辨证提供一定的客观标准

长期以来，中医的辨证多为"模糊理论"，缺少公认的、定量的"金标准"。目前的临床报道有部分利用 TCD、CT、MRI 等现代化设备进行检测，以探索客观指标与中医证型之间的相关性，试图为辨证提供量化的客观标准，并取得了一定的结果，但仍需要大样本的验证。

（4）临床治疗中重辨证轻辨病

从现有的临床报道看，很多资料只有中医辨证分型，没有西医的病因诊断，而引起眩晕的病因不同，直接关系患者的预后，同样是肝阳上亢，同样用镇肝息风汤治疗，脑干梗死和单纯的高血压病预后必然有区别。因此，在辨证基础上还应重视不同病因的特殊性，采取不同的用药，方能提高疗效。

（5）对不同证型中头晕本身的特点研究不够，辨证分型多靠兼证的不同和舌象、脉象。

4. 讨论与结论

（1）**眩晕的基本证型及分布特点**

痰浊型比例远远高于其他证型，约占1/3，气血亏虚、肝阳上亢、风阳上扰所占比例也较大。

（2）**眩晕辨证复杂**

体现在证型多、表证多，部分证型名称不同而内容相似，或者名称相同而内容不同。文献报道，眩晕的辨证分型多达30余种，在不同的文献中，相同名称的同一证候涉及几十个症状，而同一个症状又出现在多个不同证型中。

（3）**眩晕的辨证要素**

从证候鉴别的角度看，多个证型共有的表证对辨证分型的鉴别价值较低，而各证型独有的表证对证型的鉴别价值较大。文献研究结果显示很多症状、舌象、脉象同时出现在多个证候中，具有证候鉴别意义的特异性表证较少。因此，如何确定辨证的核心表证与兼杂表证，不仅要考虑表证本身的特异性，还需临床调查数据的支持。对眩晕的中医证候内涵的把握不一致，导致证型分类不统一，分型较多，其根本原因在于辨证主要来源于个人经验，缺乏临床调查数据的支持。

二、初步诊疗方案研究

根据文献研究和以往我科应用经验，提出的初步诊疗规范如下：

1. 适应证选择

眩晕中医诊断标准：按照卫生部药政司1993年《中药新药临床研究指导原则》制定。

（1）有典型的眩晕症状：自身有旋转或晃动感，或目眩，或视物有旋转感；或自觉头晕，昏沉或晕胀不适。

（2）可有反复发作史。

2. 中医辨证要点

①阴虚阳亢

主证：头晕，耳鸣，烦躁恼怒而加重，头胀痛，心烦易怒，舌红，脉弦或弦细。

②痰浊上扰

主证：头晕头重，或天旋地转，恶心和/或呕吐，胸闷脘痞，苔腻，脉滑。

③气虚清阳不升

主证：头晕，劳累或活动后加重，神疲乏力，畏寒或怕风，舌淡，脉细弱。

3. 排除标准

①意识障碍、失语、痴呆者。

②合并严重心、肝、肾疾病，难以完成口服中药治疗者。

③合并呕吐的患者。

④对治疗处方成分过敏者。

2. 治疗方法

（1）治疗药物

①阴虚阳亢型

基本方为滋阴平肝定眩汤：天麻、白蒺藜、知母、青蒿、桑叶、女贞子、旱莲草。

②痰浊上扰型

基本方为化痰降逆止晕汤：半夏、天麻、白术、茯苓、泽泻、旋覆花、生姜。

③气虚清阳不升型

基本方为益气温阳补虚汤：黄芪、白术、党

参、当归、陈皮、升麻、仙灵脾、蔓荆子、甘草。

（2）疗程：2 周。

第四部分　临床研究

一、资料与方法

1. 研究对象

受试者来源于 2005 年 11 月至 2008 年 12 月在中国中医科学院西苑医院神经科病房及门诊的眩晕患者。原试验设计受试人群为椎基底动脉供血不足的眩晕患者，在试验中期采纳专家意见扩大受试人群为各种眩晕患者。

2. 中医诊断标准

按照卫生部药政司 1993 年《中药新药临床研究指导原则》制定。

（1）具有典型的眩晕症状常见自身有旋转或晃动感，或目眩，或视物有旋转感；或自觉头晕，昏沉或晕胀不适。

（2）可有反复发作史。

3. 中医辨证分型标准（参考《中药新药临床研究指导原则》）

（1）阴虚阳亢

主证：头晕，耳鸣，烦躁恼怒而加重，头胀痛，心烦易怒，舌红，脉弦或弦细。

（2）痰浊上扰

主证：头晕头重，或天旋地转，恶心和/或呕吐，胸闷脘痞，苔腻，脉滑。

（3）气虚清阳不升

主证：头晕，劳累或活动后加重，神疲乏力，畏寒或怕风，舌淡，脉细弱。

4. 中医证候调查表的确定

通过有关眩晕的古代中医文献调研与现代治疗椎基底动脉供血不足的文献研究，并结合对椎基底动脉供血不足性眩晕诊治有专长的老中医经验，参考《中药新药临床研究指导原则》对眩晕的不同表现形式以及常见的伴随症状和表征形成中医证候调查表。

5. 纳入标准

（1）以头晕或眩晕为主诉，符合中医头晕病的诊断，就诊时仍有头晕或眩晕症状。

（2）症状体征严重程度评分积分 ≥ 4 分（具体评分标准见疗效指标）。

6. 排除标准

（1）意识障碍、失语、痴呆不能配合临床调查者。

（2）有严重精神疾病者。

（3）合并严重心、肝、肾疾病，难以完成口服中药治疗者。

（4）对治疗处方成分过敏者。

7. 试验设计：采用随机、阳性药平行对照临床试验

（1）随机

采用分层区组随机化方法，借助 SAS 统计分析系统 PROCPIAN 过程语句，给定种子数（种子数 = 643174），产生 225 例受试者所接受治疗的随机安排，即列出流水号为 001 ~ 225 所对应的治疗分配，为保证三个治疗组患者病情轻重的均衡性，再按轻度和重度做二次随机（评分 4 ~ 11 分为轻度，12 ~ 19 分为重度），定出各流水号对应的病情程度分配，并制作随机信封。

（2）对照

文献报道尼莫地平口服治疗椎基底动脉供血不足的有效率为 41% ~ 49%，本研究采用尼莫地平做阳性对照。

（3）重复（样本量）

采用多个样本率比较的估算公式，每组样本含量为 n：

$$n = 2\lambda / (2 \mathrm{Sin} - 1\sqrt{p_{max}} - 2 \mathrm{Sin} - 1\sqrt{p_{min}})^2$$

本试验分为三组（中药组、西药组和中药加西药组），文献报道尼莫地平口服治疗椎基底动脉供血不足的有效率为 41% ~ 49%，取 45% 作为尼莫地平的有效率；预试验中药加尼莫地平的有效率约为 70%，根据以往经验中药加尼莫地平的疗效优于单用尼莫地平。本试验取 $\alpha = 0.05$，$\beta = 0.2$，$\upsilon = k - 1 = 3 - 1 = 2$，查表得 $\lambda 0.05$，$0.1；2 = 9.63$，将 $p_{max} = 0.7$，$p_{min} = 0.45$ 代入

公式，则本试验每组样本量至少为 62 例，加上 20％ 的失访率为 75 例，三组共 225 例。

（4）盲法设计

最初试验设计为单盲法，但因涉及药物制剂问题，经上报中国中医科学院批准取消盲法。

8. 试验药品及给药方案

（1）中药组（A组）

按照辨证分型分为痰浊上扰、阴虚阳亢、气虚清阳不升 3 个亚组，分别给予化痰降逆止晕汤、滋阴平肝定眩汤、益气温阳补虚汤，采用中药汤剂，每日 1 剂，分为早晚两次服用。

①化痰降逆止晕汤：半夏、天麻、白术、茯苓、泽泻、旋复花、生姜。

②滋阴平肝定眩汤：天麻、白蒺藜、知母、青蒿、桑叶、女贞子、旱莲草。

③益气温阳补虚汤：黄芪、白术、党参、当归、陈皮、升麻、仙灵脾、蔓荆子、甘草。

（2）西药组（B组）

口服尼莫地平胶囊 20mg（海南通用同盟药业有限公司生产），每天 3 次。

（3）中药加西药组（C组）

按照中医辨证分别给予中药汤剂（与中药组辨证分型、处方相同），每日 1 剂，分为早晚两次服用，同时给予尼莫地平 20mg，每天 3 次。

三组疗程均为 2 周。

9. 观测指标

（1）人口学资料：包括年龄、性别等。

（2）影响疗效因素：用药史、患病史，合并用药情况。

（3）一般体格检查：心率、血压等。

（4）依从性观察：能否按时、按量用药；是否自行服其他药物。

（5）疗效性观测：

①症状体征的严重程度评分（主要疗效指标）。

②头晕残障测量表（Dizziness Handicap In-ventory－Measure，DHI）（次要疗效指标）。

（6）中医证候治疗前后的变化。

（7）安全性检查（试验前后各检查一次）：血、尿、便常规，心电图，肝肾功能（ALT、AST、BUN、CRE），不良事件记录。

10. 疗效判断标准

疗效评定方法：参照 WHO 生活质量量表疗效评定方法，症状体征采用疗效指数判定。

疗效指数 ＝（治疗前积分 － 治疗后积分）/治疗前积分 × 100％。

临床控制：疗效指数 ＞80％。

显效：疗效指数 ＞50％。

有效：疗效指数 ＞30％。

无效：疗效指数 ≤30％。

11. 统计方法

采用 SPSS17.0 统计软件，治疗前后主要疗效指标评分的变化进行 T 检验，组间有效率比较采用 X^2 检验。采用描述性统计方法和多元回归方法分析中医证候特征及其各主要表征与疗效的关系，进一步明确上述方药的辨证要点。

二、结果

1. 病例分布

试验组共入 256 例，其中轻度患者 231 例，重度患者 25 例，脱落 29 例，剔除 42 例。中药组入组 85 例，完成 61 例，脱落 13 例，剔除 11 例；西药组入组 86 例，完成 63 例，脱落 8 例，剔除 15 例；中药加西药组入组 85 例，完成 61 例，脱落 8 例，剔除 16 例。各组完成数、脱落数、剔除数经卡方检验组间无显著统计学意义。

2. 可比性分析

治疗前三组之间发作频率得分、持续时间得分、眩晕程度评分、残障量表评分等基线指标经单因素方差分析均具有统计学意义（P ＞0.05）。（见表1）

表1　治疗前基线比较

指标	轻度 n＝231			重度 n＝25		
	中药组 n＝77	西药组 n＝78	中药＋西药组 n＝76	中药组 n＝8	西药组 n＝8	中药＋西药组 n＝9
发作频率得分	3.42±1.55	3.30±1.52	3.88±1.35	3.25±1.98	3.38±1.60	4.00±1.73
持续时间得分	2.64±0.90	2.64±0.90	2.50±0.99	2.63±0.92	2.50±0.93	2.44±1.01

指　标	轻度 n = 231			重度 n = 25		
	中药组 n = 77	西药组 n = 78	中药 + 西药组 n = 76	中药组 n = 8	西药组 n = 8	中药 + 西药组 n = 9
眩晕程度评分	6. 78 ± 2. 35	6. 31 ± 2. 01	6. 29 ± 2. 39	13. 25 ± 1. 28	15. 50 ± 2. 33	13. 67 ± 1. 73
残障量表评分	32. 60 ± 17. 39	29. 55 ± 16. 59	31. 92 ± 18. 21	47. 50 ± 26. 59	33. 50 ± 16. 93	40. 22 ± 16. 26

3. 疗效分析

（1）总体疗效比较（ITT 分析）

①阴虚型（n = 72）

中药组愈显率为 66.6%，总有效率为 87.5%（n = 24）；西药组愈显率为 69.3%，总有效率为 80.8%（n = 26）；中药加西药组愈显率为 54.6%，总有效率为 83.4%（n = 22）。组间比较无显著统计学意义，P = 0.606（Fisher 的精确检验）。

②痰浊型（n = 103）

中药组愈显率为 78.8%，总有效率为 87.9%（n = 33）；西药组愈显率为 62.9%，总有效率为 80.0%（n = 35）；中药加西药组愈显率为 54.3%，总有效率为 85.7%（n = 35）。组间比较无显著统计学意义，P = 0.193。

③气虚型（n = 39）

中药组愈显率为 64.8%，总有效率为 82.4%（n = 17）；西药组愈显率为 50.0%，总有效率为 70.0%（n = 10）；中药加西药组愈显率为 66.6%，总有效率为 83.3%（n = 12）。组间比较无显著统计学意义，P = 0.993（Fisher 的精确检验）。

（2）眩晕程度减分值和残障量表减分值组间比较（ITT 分析）

①总体比较

采用单因素方差分析，检验三个治疗组间治疗前后眩晕程度减分值和残障量表减分值的差异。（见表 2、3）

表 2　　　　全部病例眩晕程度减分值组间比较（ITT 分析）

	中药组 n = 74	西药组 n = 71	中药 + 西药组 n = 69
Mean ± SD	5. 20 ± 3. 40	4. 56 ± 3. 79	4. 83 ± 3. 41
95% CI（L ~ H）	4. 41 ~ 5. 99	3. 65 ~ 5. 46	4. 00 ~ 5. 65
Min ~ Max	− 1 ~ 13	− 6 ~ 17	0 ~ 16

注：组间比较无显著统计学意义，P > 0.05。

表 3　　　　全部病例残障量表减分值组间比较（ITT 分析）

	中药组 n = 74	西药组 n = 71	中药 + 西药组 n = 69
Mean ± SD	18. 46 ± 20. 79 *	12. 33 ± 15. 10	15. 36 ± 18. 85
95% CI（L ~ H）	13. 64 ~ 23. 28	8. 73 ~ 15. 93	10. 83 ~ 19. 89
Min ~ Max	− 6 ~ 82	− 30 ~ 68	− 28 ~ 76

注：中药组与西药组比较有显著统计学意义，* 表示 P = 0.048。

②按辨证分型比较

以辨证分型为分层因素，采用单因素方差分析，检验三个治疗组间治疗前后眩晕程度减分值和残障量表减分值的差异，结果如下：

a. 阴虚型（见表 4、5）

表 4　　　　阴虚型眩晕程度减分值组间比较（ITT 分析）

	中药组 n = 24	西药组 n = 26	中药 + 西药组 n = 22
Mean ± SD	4. 50 ± 2. 84	4. 62 ± 3. 11	5. 27 ± 3. 88
95% CI（L ~ H）	3. 30 ~ 5. 70	3. 36 ~ 5. 87	3. 55 ~ 6. 99
Min ~ Max	− 1 ~ 12	− 1 ~ 10	0 ~ 16

注：组间比较无显著统计学意义，P > 0.05。

表5　　　　　　　　　　阴虚型残障量表减分值组间比较（ITT 分析）

	中药组 n = 24	西药组 n = 26	中药 + 西药组 n = 22
Mean ± SD	14. 25 ± 18. 14	11. 61 ± 14. 56	18. 64 ± 23. 06
95% CI（L ~ H）	6. 59 ~ 21. 91	5. 73 ~ 17. 50	8. 41 ~ 28. 86
Min ~ Max	− 6 ~ 64	− 30 ~ 42	0 ~ 72

注：组间比较无显著统计学意义，P > 0. 05。

b. 痰浊型（见表6、7）

表6　　　　　　　　　　痰浊型眩晕程度减分值组间比较（ITT 分析）

	中药组 n = 33	西药组 n = 35	中药 + 西药组 n = 35
Mean ± SD	6. 00 ± 3. 86	5. 03 ± 4. 03	4. 71 ± 3. 31
95% CI（L ~ H）	4. 63 ~ 7. 37	3. 62 ~ 6. 44	3. 58 ~ 5. 85
Min ~ Max	0 ~ 13	0 ~ 17	0 ~ 13

注：组间比较无显著统计学意义，P > 0. 05。

表7　　　　　　　　　　痰浊型残障量表减分值组间比较（ITT 分析）

	中药组 n = 33	西药组 n = 35	中药 + 西药组 n = 35
Mean ± SD	24. 30 ± 24. 17 *	15. 74 ± 16. 10	11. 20 ± 14. 48
95% CI（L ~ H）	15. 73 ~ 32. 87	10. 11 ~ 21. 35	6. 23 ~ 16. 17
Min ~ Max	− 2 ~ 82	− 4 ~ 68	− 28 ~ 44

注：中药组与中药 + 西药组比较有显著统计学意义，* 表示 P = 0. 005。

c. 气虚型（见表8、9）

表8　　　　　　　　　　气虚型眩晕程度减分值组间比较（ITT 分析）

	中药组 n = 17	西药组 n = 10	中药 + 西药组 n = 12
Mean ± SD	4. 65 ± 2. 30	2. 80 ± 4. 42	4. 33 ± 2. 93
95% CI（L ~ H）	3. 11 ~ 6. 19	− 0. 36 ~ 5. 96	2. 47 ~ 6. 20
Min ~ Max	0 ~ 9	− 6 ~ 12	1 ~ 11

注：组间比较无显著统计学意义，P > 0. 05。

表9　　　　　　　　　　气虚型残障量表减分值组间比较（ITT 分析）

	中药组 n = 17	西药组 n = 10	中药 + 西药组 n = 12
Mean ± SD	13. 06 ± 14. 23	2. 60 ± 7. 60	21. 50 ± 20. 40 *
95% CI（L ~ H）	5. 74 ~ 20. 38	− 2. 84 ~ 8. 04	8. 54 ~ 34. 46
Min ~ Max	− 6 ~ 46	− 10 ~ 20	− 4 ~ 76

注：中药 + 西药组与西药组比较有显著统计学意义，* 表示 P = 0. 006。

（3）不同眩晕类别的疗效比较

按照两种不同的眩晕表现形式，即是否伴有视物旋转，将病例分成头晕、眩晕两部分。分别对治疗前后眩晕程度和残障量表减分值进行不同治疗组的组间比较，结果如下。

a. 头晕（见表10、11）

表10　头晕患者眩晕程度减分值组间比较（ITT分析）

	中药组 n = 20	西药组 n = 5	中药 + 西药组 n = 11
Mean ± SD	3.05 ± 1.99	1.40 ± 4.22	3.45 ± 2.51
95% CI（L ~ H）	2.12 ~ 3.98	− 3.84 ~ 6.64	1.77 ~ 5.14
Min ~ Max	− 1 ~ 8	− 6 ~ 4	0 ~ 8

注：组间比较无显著统计学意义，P > 0.05。

表11　头晕患者残障量表减分值组间比较（ITT分析）

	中药组 n = 20	西药组 n = 5	中药 + 西药组 n = 11
Mean ± SD	12.60 ± 12.75	15.20 ± 25.80	11.64 ± 11.38
95% CI（L ~ H）	6.63 ~ 18.57	− 11.87 ~ 42.27	3.99 ~ 19.28
Min ~ Max	− 2 ~ 46	− 10 ~ 38	0 ~ 40

注：组间比较无显著统计学意义，P > 0.05。

b. 眩晕（见表12、13）

表12　眩晕患者眩晕程度减分值组间比较（ITT分析）

	中药组 n = 53	西药组 n = 65	中药 + 西药组 n = 58
Mean ± SD	6.00 ± 3.51	4.95 ± 3.77	5.09 ± 3.52
95% CI（L ~ H）	5.03 ~ 6.97	4.02 ~ 5.89	4.16 ~ 6.01
Min ~ Max	0 ~ 13	− 1 ~ 17	0 ~ 16

注：组间比较无显著统计学意义，P > 0.05。

表13　眩晕患者残障量表减分值组间比较（ITT分析）

	中药组 n = 53	西药组 n = 65	中药 + 西药组 n = 58
Mean ± SD	21.02 ± 22.83 [*]	12.29 ± 14.90	16.07 ± 19.95
95% CI（L ~ H）	14.73 ~ 27.31	8.60 ~ 15.99	10.82 ~ 21.31
Min ~ Max	− 6 ~ 82	− 30 ~ 68	− 28 ~ 76

注：中药组与西药组比较有显著统计学意义，* 表示 P = 0.015。

（4）不同眩晕疾病的疗效比较

本组病例包括11种疾病，其中主要病种为椎基底动脉供血不足，良性位置性眩晕和前庭周围性眩晕，按照病种分别比较治疗前后减分值，结果如下。

a. 椎基底动脉供血不足（见表14、15）

表14　椎基底动脉供血不足眩晕程度减分值组间比较

	中药组 n = 24	西药组 n = 30	中药 + 西药组 n = 24
Mean ± SD	5.83 ± 3.22 [*]	3.97 ± 3.46	4.54 ± 2.98
95% CI（L ~ H）	4.47 ~ 7.20	2.68 ~ 5.26	3.28 ~ 5.80
Min ~ Max	1 ~ 13	− 1 ~ 15	0 ~ 11

注：中药组与西药组比较有显著统计学意义，* 表示 P = 0.039。

表15 椎基底动脉供血不足残障量表减分值组间比较

	中药组 n=24	西药组 n=30	中药+西药组 n=24
Mean ± SD	23. 67 ± 26. 79 *	10. 20 ± 14. 38	13. 25 ± 12. 82
95% CI（L~H）	12. 35 ~ 34. 98	4. 83 ~ 15. 57	7. 83 ~ 18. 67
Min ~ Max	−6 ~ 80	−30 ~ 40	−6 ~ 44

注：中药组与西药组比较有显著统计学意义，* 表示 P=0. 010。

b. 良性发作性位置性眩晕（见表16、17）

表16 良性发作性位置性眩晕程度减分值组间比较

	中药组 n=8	西药组 n=11	中药+西药组 n=6
Mean ± SD	5. 25 ± 3. 24	5. 73 ± 4. 78	2. 67 ± 0. 82
95% CI（L~H）	2. 54 ~ 7. 96	2. 52 ~ 8. 94	1. 81 ~ 3. 52
Min ~ Max	1 ~ 11	0 ~ 12	2 ~ 4

注：组间比较无显著统计学意义，P>0. 05。

表17 良性发作性位置性眩晕残障量表减分值组间比较

	中药组 n=8	西药组 n=11	中药+西药组 n=6
Mean ± SD	18. 75 ± 14. 26	10. 36 ± 11. 69	9. 00 ± 13. 25
95% CI（L~H）	6. 83 ~ 30. 67	2. 51 ~ 18. 22	−4. 91 ~ 22. 91
Min ~ Max	4 ~ 40	0 ~ 36	−6 ~ 30

注：组间比较无显著统计学意义，P>0. 05。

c. 前庭周围性眩晕（见表18、表19）

表18 前庭周围性眩晕程度减分值组间比较

	中药组 n=26	西药组 n=17	中药+西药组 n=22
Mean ± SD	6. 12 ± 3. 68	5. 18 ± 2. 60	6. 77 ± 4. 19
95% CI（L~H）	4. 63 ~ 7. 60	3. 84 ~ 6. 52	4. 92 ~ 8. 63
Min ~ Max	0 ~ 13	0 ~ 68	−28 ~ 76

注：组间比较无显著统计学意义，P>0. 05。

表19 前庭周围性眩晕残障量表减分值组间比较

	中药组 n=26	西药组 n=17	中药+西药组 n=22
Mean ± SD	6. 12 ± 3. 68	5. 18 ± 2. 60	6. 77 ± 4. 19
95% CI（L~H）	4. 63 ~ 7. 60	3. 84 ~ 6. 52	4. 92 ~ 8. 63
Min ~ Max	0 ~ 13	0 ~ 68	−28 ~ 76

注：组间比较无显著统计学意义，P>0. 05。

3. 中医证候疗效

（1）中医证候疗效总体比较

治疗前后中医症状积分减分值三组间无显著统计学意义。

（2）中医症状单项比较

对出现百分比 >50% 的中医症状（眩晕、头晕、恶心、头沉、头胀、耳鸣、心烦、失眠、容易疲倦）进行治疗后 1 周及治疗后 2 周减分值比较，采用方差分析，结果如下。

治疗后1周有显著统计学意义的症状有眩晕（中药加西药组优于西药组，P＝0.042）、头胀（中药＋西药组优于西药组，P＝0.044）。

治疗后2周有显著统计学意义的症状有恶心（中药组优于西药组，P＝0.032）。

（3）分证型中医症状单项比较

a. 阴虚型

治疗1周后有显著统计学意义的症状有头胀（中药组优于西药组，P＝0.013）。

治疗1周后三组间减分值比较，P＞0.05，无显著统计学意义。

b. 痰浊型

治疗1周有显著统计学意义的症状有恶心（中药组与西药组比较P＝0.011，中药组与中药＋西药组比较P＝0.031）、容易疲倦（中药组优于西药组，P＝0.017）。

治疗2周后有显著统计学意义的症状有头晕（中药组优于西药组，P＝0.033）、恶心（中药组与西药组比较P＝0.011，中药组与中药＋西药组比较P＝0.027）。

c. 气虚型

治疗1周有显著统计学意义的症状有耳鸣（中药组＋西药组优于西药组，P＝0.040）。

治疗2周有显著统计学意义的症状有眩晕（中药组＋西药组优于西药组，P＝0.026）、头沉（西药组优于中药组，P＝0.049）。

4. 安全性分析

西药组有个别病例出现血压降低而终止试验，中药组未发现明显不良反应。各组均未出现血、尿、便常规及肝肾功能异常。

三、讨论

眩晕是临床常见症状之一，广义的眩晕包括系统性（前庭性）眩晕和非系统性眩晕，涉及神经系统、耳鼻喉、心血管、内分泌、血液等多个系统。临床上发病率最高的是前庭周围性眩晕，椎基底动脉供血不足作为前庭中枢性眩晕的常见病因，只占大量眩晕患者的一部分，临床病例较少，覆盖面较窄，中期验收时专家提出，可扩大研究范围，将其他性质的眩晕纳入研究。根据专家意见扩大了研究范围并对纳入、排除标准做了相应修改。

国内外西医对眩晕症仍然是以对症治疗为

主，代表药物有抗胆碱药物如山莨菪碱，抗组胺药物如茶苯海明（乘晕宁）、敏使朗（倍他司汀），前庭神经抑制药如地西泮（安定）、地芬尼多（眩晕停）等，对因治疗包括抗血小板聚集、降脂、调节血压、改善脑循环等治疗。对症治疗药物有较多副作用，乘晕宁、眩晕停等本身也可导致眩晕，不能长期服用，而对因治疗对眩晕本身的改善不够理想，还有部分原因不明的眩晕更难以得到针对性治疗。因此，眩晕临床试验中对照药的选择是难点。出于伦理学考虑，本试验未采用安慰剂对照，眩晕涉及疾病病种多样，目前尚无一种可治疗所有类型眩晕的药物，以尼莫地平为代表的二吡啶类钙拮抗剂具有选择性扩张脑血管，可增加脑血流量，改善脑微循环，文献报道尼莫地平口服治疗椎基底动脉供血不足的有效率为41%～49%，有动物实验证实其也能改善5－羟色胺所致的耳蜗微循环障碍，对前庭周围性眩晕也有一定效果。因此，本研究采用尼莫地平做阳性对照。在试验过程中，部分病例出现血压降低的副作用而脱落，如何选择合适的对照药还值得探讨。

眩晕的疗效评价指标目前尚缺乏公认的标准，客观的平衡功能测定仪器如计算机动态姿势描记仪（computerized dynamic posturography，CDP）可以定量测定患者的平衡功能，但不能反映头晕和平衡功能损害对日常活动能力的影响。头晕残障调查表（DHI）是 Jacobson and Newman 设计的用来评估因前庭功能障碍导致的残障程度的一个自评量表，包括社会功能因子、情感因子和躯体因子三方面，Jacobson 等研究了367名有前庭功能障碍的患者，结果表明DHI 得分与CDP 检测结果有显著的相关性，平衡功能较差的患者其DHI 有较高的得分。眩晕严重程度评分量表包括7个方面内容：眩晕程度、头晕程度、有无恶心、Mann's 试验、踏步试验、自发性眼震、Hallpike's 操作，主要评定的是患者的眩晕（头晕）程度和平衡能力，DHI 与之相比增加了情感因子和社会功能因子的评价内容，更能代表眩晕患者的生活质量，能够更全面地反映治疗效果。该量表不仅能够评价以发作性眩晕为表现的临床疗效，而且适用于以长期头昏、头晕为表现的非特异性头晕的疗效评价，可以作为眩晕治疗的一个较好的疗效指标。

中医对眩晕症的病因病机认识早在《内经》中就有记载，后世医家在此基础上不断有所补充与发挥，形成了"诸风掉眩，皆属于肝"、"无痰不作眩"、"无风不作眩"等较为完整的眩晕病因、病机理论体系，创造了以化痰、息风、补虚为主的辨证论治方法。我们的前期研究发现，眩晕患者以痰浊上扰、阴虚阳亢、气虚清阳不升等证型为主，形成了以化痰降逆止晕、滋阴平肝定眩、健脾温阳兼顾补肾的系列治疗方案。滋阴平肝定眩汤在天麻、白蒺藜、桑叶清肝平肝药中加青蒿、知母滋阴，女贞子、旱莲草补益肝肾，标本并重，使阴水足而风自灭；化痰降逆止晕汤在半夏白术天麻汤基础上加入旋复花、生姜等温胃降逆之品，对改善患者的恶心呕吐症状作用明显；我们发现在虚证眩晕中以脾气虚为主，兼有肾阳不足，在健脾益气中加用补肾阳药物，较之健脾益气的常规治法疗效更佳。与西医相比，中医的优势在于病因不明确时可以根据患者的临床表现给予辨证论治。因此，对眩晕这类复杂疾病具有适应范围广、注重个体化治疗等优势。

试验结果显示，中药治疗在不同中医辨证、不同病因及不同形式眩晕之间疗效存在差异。按照辨证分型，痰浊型和气虚型较阴虚型疗效好；按不同病因分，椎基底动脉供血不足疗效好于其他病种；从眩晕不同表现形式看，眩晕疗效优于头晕。提示中药治疗可能在痰浊型、气虚型以眩晕为表现形式的病例中具有优势。

有研究显示，头晕患者的焦虑抑郁水平高于正常人群，其焦虑和抑郁评分均明显高于全国常模（$P < 0.01$）。本组病例患者除头晕症状外，恶心、乏力、睡眠障碍等伴随症状出现比例亦较高。结果显示，中药治疗可以改善头晕患者的生活质量，而西药参与并未改善残障程度。对残障量表因子分析显示：中药对情感因子的改善有显著统计学意义，而在躯体因子和社会功能因子方面三组无显著统计学意义。情感因子分值降低可能是本文中药改善眩晕患者生活质量的主要原因。

第五部分　研究结论、成果及优势评价

一、中医（或中西医结合）优势分析及评价

研究结果显示，中药组、中药加西药组在眩晕程度减分值和残障量表减分值均优于西药组，中药或中药加西药的疗效有优于单纯西药治疗的趋势。在以下方面中药显示出较好的疗效：

总体比较，中药组与西药组残障量表减分值有显著统计学意义，中药组疗效好于西药组。

中药或中药加西药治疗可能在痰浊型、气虚型患者中疗效较好，而阴虚型疗效相对较差；对改善患者的生活质量方面有一定优势，表现为残障量表分值减少；对眩晕疗效较好，对头晕疗效欠佳；对椎基底动脉供血不足导致的眩晕改善较明显，而对周围性眩晕与西药比较无明显优势。

二、技术、方法的创新分析

通过详实的文献研究和前期的证候临床调查研究把握了眩晕的关键病机，把复杂的辨证论治简化为"三型辨证法"和相应的方药，容易掌握和推广。

通过随机对照临床试验确认中药的疗效，进行分证候、分病因的统计分析，初步发现中药治疗的优势，明确了进一步研究的方向。

眩晕的疗效评价指标目前尚缺乏公认的标准，以往的国内文献一般按照眩晕发作频率、症状轻重等进行分级，缺乏量化指标，本课题采用了眩晕程度评分和头晕残障量表两个量化指标，前者主要评定的是患者的眩晕（头晕）程度和平衡能力，后者用来评估因前庭功能障碍导致的残障程度的一个自评量表，包括社会功能因子、情感因子和躯体因子三方面，既包

含了客观的眩晕频率、程度及平衡能力检查内容，也能反映眩晕对患者日常活动能力和生活质量的影响，能更准确、客观、全面地评价治疗效果。

三、人才培养情况

培养硕士研究生 2 名。

四、论文、专著情况

已在核心期刊发表有关眩晕文献研究、临床证候研究论文四篇，有关本课题临床研究结果的论文 1 篇已投稿，待发表。

1. 刘红梅，李涛．眩晕辨证方法的文献分析．中西医结合心脑血管病杂志，2007，5：423－424.

2. 刘红梅，李涛．《金匮要略》眩晕证治浅析．中华中医药杂志，2007：338－339.

3. 刘红梅，李涛．眩晕症的中医证候临床分析．中国中医药信息杂志，2007，10：16－18

4. 刘红梅，李涛．眩晕症中医证候多元分析初步研究．中国中医基础医学杂志，2008，3：205－206

5. 刘红梅，杨霞，李涛．中医辨证治疗眩晕的随机对照研究临床疗效分析．中医杂志，待发表．

五、存在的问题与解决办法

按照上级要求研究设计为多中心参与，由于多方面的原因，开展多中心临床研究实施困难，本课题改为由西苑医院独立完成。

本项目在立项时计划采用盲法设计，使用免煎颗粒剂并制作中西药模拟剂，因免煎颗粒剂医保不予报销，需为患者免费提供药物，成本较高，由于受到目前科研经费的限制，根据专家意见取消盲法，以节约开支，但严格做好随机，减少选择性偏倚。取消盲法后，相应将免煎颗粒剂改为汤剂。

扩大了研究范围，不局限于椎基底动脉供血不足。由于眩晕（广义眩晕，包括头晕）涉及众多疾病，椎基底动脉供血不足只占其中一部分。中期验收时专家提出，可扩大研究范围，

将其他性质的眩晕纳入研究。根据专家意见扩大了研究范围并对纳入、排除标准做了相应修改。

本项目最后完成病例数量 256 例，超过预先设计的 225 例，但属于椎基底动脉供血不足的病例数未达到预先设计。原因是仅本单位观察，椎基底动脉供血不足的病例数量较原先考虑的多单位合作要少；按照在进行中期专家课题检查中提出对其他类型的眩晕也纳入观察的意见，最后总数上超额完成，但对主要病种的观察并未达到预期。

总体看来，本研究显示中医对某些类型的眩晕的治疗上具有一定特点和优势，为后续的进一步研究提供了思路。

参考文献

[1] 李可法．眩晕病因病机及证类分析——附 3258 例病例资料．中国中医急症，2003，12（5）：441－442.

[2] 绍祥，丁有钦．756 例眩晕证病例分析及证治规律探讨．广州中医药大学学报，1996，13（3，4）：9－12，16.

[3] 李建民．手法加方药治疗椎动脉型颈椎病 209 例临床观察．北京中医，2005，24（3）：170－171.

[4] 丁邦晗，周珂．马智教授治疗眩晕经验．中医研究，2002，15（4）：11－12.

[5] 舒莹，陈根芳．镇眩合剂加脉络宁治疗颈性眩晕疗效观察．实用中医药杂志，1998，14（1）：22.

[6] 青桃．中西医结合治疗内耳性眩晕症 41 例体会．广西医学，1995，17（4）：351.

[7] 王芳．辨证治疗低血压眩晕 91 例．湖南中医学院学报，1996，16（1）：30.

[8] 张学梓．辨证施治治疗眩晕病 80 例．中国全科医学杂志，2000，3（3）：243.

[9] 王淳，刘文刚，高志卿．外感眩晕说．山东中医杂志，2000，19（11）：647－648.

[10] 晁健．眩晕证治初析．贵阳中医学院学报，1999，21（3）：35－36.

[11] 沈芳．老年眩晕的中医治疗．中国中西医结合杂志，2003，3（16）：13.

[12] 郝玉红，祝玉清．郑绍周运用补肾化痰汤治疗老年眩晕经验．中医研究，2003，16（3）：45－46.

[13] 袁玉红．益气镇阳定眩汤治疗中老年眩晕 43 例．河北中医，2001，23（1）：11－12.

［14］陶炳宏．通络健脑法治疗老年眩晕60例．江西中医药，2001，32（6）：20．

［15］赵华，李晓．罗铨主任临床辨治老年眩晕的经验．云南中医中药杂志，2003，24（2）：7－8．

［16］刘国安．老年眩晕证中医辨证分型治疗的临床观察．中国民族医药杂志，1999，5（增刊）：46－49．

［17］袁兆荣，袁宏，袁杰．半夏白术天麻汤治疗老年性眩晕．山东中医杂志，2003，22（9）：548．

［18］袁新顺，韩清宇．苓桂术甘汤加牵引治疗痰湿内停型颈性眩晕56例．河北中医，2003，25（5）：364－365．

［19］周勤．辨证治疗眩晕证100例疗效观察．甘肃中医学院学报，2003，20（2）：29－30．

［20］卢虹，林超群．定眩汤治疗老年眩晕80例．川北医学院学报，2003，18（2）：85－86．

［21］袁萍，李忠礼．中西医结合治疗颈性眩晕58例临床观察．贵阳中医学院学报，2003，25（3）：19－20．

［22］王惠，郭燕．二陈汤加味治疗痰浊内阻型眩晕56例．光明中医，2003，18（105）：39－41．

［23］权然，华莹，刘永丽．益气聪明汤加减治疗耳性眩晕症53例．实用中医药杂志，2003，19（4）：184－185．

［24］谢明夫．天麻钩藤饮治疗眩晕病的临床研究．菏泽医专学报，2004，16（4）：52－54．

［25］程素琴．针刺治疗眩晕89例疗效观察．湖北中医杂志，2004，26（12）：41．

［26］孙素红．升清降浊汤治疗湿阻型眩晕30例．新中医，2004，36（12）：50－51．

［27］范汉淮．晕定汤治疗脑性眩晕40例．山东中医杂志，2004，23（10）：596－597．

［28］张艳华．天麻钩藤饮加减治疗眩晕．山东中医杂志，2004，23（10）：581．

［29］胡振彪．按摩治疗眩晕症临床应用．中西医结合心脑血管病杂志，2004，2（10）：612．

［30］田素琴，肖和平．眩晕病辨证施治探讨．湘南学院学报（自然科学版），2004，6（3）：38－39．

［31］李洁．调理肝脾肾治疗眩晕46例．实用中医药杂志，2004，20（7）：372－373．

［32］石红，庄海春．针灸配合药物治疗颈性眩晕的疗效观察．中华实用中西医杂志，2004，4（17）：2953－2955．

［33］谷建林．中西医结合治疗眩晕56例疗效观察．湖南中医药导报，2004，10（7）：27－28．

［34］杨辉．中西医结合治疗高血压病眩晕34例．中国民间疗法，2004，12（7）：5．

［35］中华人民共和国卫生部药政司．中药新药临床研究指导原则，1993．

［36］李赛春，邓红霞．通心络胶囊治疗椎基底动脉供血不足28例．湖南中医学院学报，2003，23（6）：48－49．

［37］李俊．中西医结合治疗椎基底动脉供血不足性眩晕37例．上海中医药杂志，2002，（11）：14－15．

［38］王惠青，张莹，魏其达，等．尼麦角林治疗椎基底动脉缺血性眩晕．中国新药与临床杂志，2001，20（3）：203－204．

［39］王荣环，朱宝玉．尼莫地平、利多卡因治疗眩晕症47例临床分析．湖北医药，2000，22（9）：665－666．

［40］金静宜．尼莫地平联合葛根素治疗颈性眩晕．中国中西医结合杂志，2004，24（11）：991．

［41］赵掌权，慕廷民，杜晓霞，等．尼莫地平治疗椎基底动脉供血不足30例．现代中西医结合杂志，2001，10（22）：2167．

［42］赵云惠．舒血宁与尼莫地平治疗椎基底动脉缺血性眩晕疗效比较．浙江中西医结合杂志，2002，12（4）：229．

［43］王家良．临床流行病学—临床科研设计、衡量与评价．上海：上海科学技术出版社，2002．

［44］Fujino A，Tokumasu K，Okamoto M，et al. Vestibular training for acute unilateral vestibular disturbances：its efficacy in comparison with antivertigo drug．Acta Otolaryngoly Supply，1996，524：21－26．

［45］Jacobson. GP，Newman. CW. The development of the dizziness handicap inventory. Archives of Otolaryngology and Head and Neck Surgery，1990，116：424－427．

［46］罗志强，孔维佳．尼莫地平对5-羟色胺诱发的耳蜗微循环障碍的作用．中国耳鼻咽喉颅底外科杂志，2003，9（2）：101－103．

［47］Keith Hill. Relationship between change in balance and self-reported handicap after vestibular rehabilitation therapy. Physiotherapy Research International，2001，6（4）：251－263．

［48］张爱芬，涂景梅，江春燕，等．614例头晕头痛患者焦虑抑郁评定分析．临床医学，2004，24（9）：12－13．

慢性乙型肝炎中医诊疗规范的疗效评价研究

第一部分　基本信息

项目名称：慢性乙型肝炎中医诊疗规范的疗效评价研究

项目编号：CACMS05Y0024

项目性质：中医诊疗方法

项目负责人：姚乃礼　吕文良

项目组长单位：中国中医科学院广安门医院

协作完成单位：首都医科大学附属佑安医院

联合方负责人：胡建华

项目完成人：姚乃礼　吕文良　周　斌　闫　洁　唐旭东　王少丽　陈兰羽　万　方　孙婷婷　白宇宁　陶夏平

项目起止时间：2005 年 11 至 2009 年 8 月

第二部分　摘　要

一、"基于文献研究的中医辨证论治治疗慢性乙型肝炎的疗效评价"摘要

目的：基于文献，评价中医辨证论治治疗 CHB 与西药核苷类抗病毒药物比较的疗效优势，为中医辨证论治治疗 CHB 远期结局的疗效评价提供源数据。

方法：采取 Cochrane 系统评价方法，检索肝胆病组临床试验数据库（2006 年 3 月），CENTRAL（2006 年第 1 期），PubMed（1966 ~ 2007 年），EMbase（1966 ~ 2007 年），OVID（1965 ~ 2006 年），CBM disc（1978 ~ 2007 年），CNKI（1979 ~ 2007 年）电子数据库，检索不受语种限制。纳入以 CHB 患者为研究对象，比较中药（中药 + 核苷类药物）与核苷类抗病毒药物疗效的所有对照试验及系统评价。评价纳入研究的质量，按测量指标、干预措施、治疗疗效进行亚组分析，并用 RevMan4.2 软件进行

Meta 分析。

结果：共纳入 44 篇文献，包括 3974 例 CHB 患者，纳入文献中均为中药与 LAM 比较的对照研究。Meta 分析显示差异有统计学意义的结局为：中药组在治疗 12 个月结束后 6 个月随访时 HBeAg 复发率较 LAM 绝对减少了 37%；治疗 6 个月停药后、治疗 12 个月结束后 6 个月随访时的 DNA 复发率分别较 LAM 组绝对降低了 23%、44%；治疗 3 个月、6 个月、24 个月时，中药组 HA 降低量优于 LAM 组；治疗 24 个月时中药组 LN 降低量优于 LAM 组；治疗 3 个月、24 个月时中药组 PCⅢ 降低量优于 LAM 组；治疗 3 个月时中药组 Ⅳ-C 降低量优于 LAM 组；治疗 6 个月、治疗 6 个月结束后 6 个月随访时中药组的 ALT 复常率分别较 LAM 组绝对增加了 29%、49%；中药组对 CHB 主要症状、体征缓解率较 LAM 组绝对增加了 22%；但在治疗 3 个月、6 个月时中药组 DNA 阴转率较 LAM 组绝对降低了 14%、21%。纳入文献中无 LAM 组优于中药联合组的证据支持。

结论：基于现有文献证据，中医辨证论治治疗 CHB 对 ALT 复常/降低、血清肝纤维化指标降低、DNA 阴转、HBsAg 阴转、HBeAg 阴转、防止 DNA 复发、防止 HBeAg 阳转、症状体征恢复均有效；目前无 LAM 优于中药联合组的证据；但本系统评价因纳入文献用药时间不同未进行总体效应合并分析，对中医辨证论治治疗 CHB 的整体疗效还需要更为大量的文献支持。

二、"慢性乙型肝炎中医诊疗规范的疗效评价研究"摘要

目的：观察中医辨证论治治疗 CHB 的疗效。

方法：采用两中心前瞻性队列研究。暴露组于广安门医院肝病门诊进行中医辨证论治疗，非暴露组于佑安医院进行 LAM 治疗，两组疗程均为 6 个月，随访 3 个月。观察两组患者治疗前后生化学指标、病毒学指标、乙肝病毒标记物指标、证候积分的变化及不良事件发生情况。

结果：共纳入 124 例 CHB 患者，LAM 非暴露组 40 例，中医辨证论治暴露组 84 例。

1. ALT 复常率

在治疗 3 个月、6 个月、治疗结束后 3 个月随访时，中药暴露组与 LAM 非暴露组比较，差异无统计学意义（P>0.05）。

2. DNA 阴转率

对 HBeAg 阳性的患者，在治疗 6 个月、治疗结束后 3 个月随访时，中药暴露组的 DNA 阴转率与 LAM 非暴露组比较差异无统计学意义（P>0.05）。对于 HBeAg 阴性且 HBV-DNA ≥ 1.00e+04copies/ml 的患者，在治疗 6 个月时，中药暴露组的 DNA 阴转率为 75.0%，LAM 组为 40.0%，两组 DNA 阴转率无统计学意义（P>0.05）；治疗结束后 3 个月随访时，中药暴露组的 DNA 阴转率为 81.3%，LAM 非暴露组为 20.0%，中药组的 DNA 阴转率优于 LAM 组（P=0.025）。

3. 血清学应答率

治疗 6 个月后，中药暴露组患者 HBeAg 阴转率/血清学转换率与 LAM 非暴露组比较，差异无统计学意义（P>0.05）。中药暴露组患者出现 4 例 HBsAg 阴转（其中 1 例出现血清学转换），而 LAM 非暴露组无 HBsAg 阴转的病例出现。

4. 疗效

在治疗 3 个月、6 个月时、治疗结束后 3 个月随访时，中药暴露组的证候显效率、有效率与 LAM 组比较均有显著统计学意义（P<0.01）。中药暴露组、LAM 非暴露组患者均未出现严重的不良事件。

结论：中药在促使血清学转换、恢复肝功能、促进 HBV-DNA 阴转上均有效，且本试验中药促进 HBsAg 血清学转换优于 LAM，对 HBeAg 阴性患者治疗结束后随访时的 DNA 阴转率优于 LAM，但因样本量较少，仍需加大样本量继续观察。

第三部分　基于文献研究的中医辨证论治治疗慢性乙型肝炎的疗效评价

一、资料与方法

1. 文献类型

所有随机对照试验（randomized controlled trials，RCTs）、半随机对照试验（quasi-randomized controlled trials）及非随机对照试验，以及基于 RCTs 的系统评价，无论是否采用盲法均可被纳入。

2. 研究对象

慢性乙型肝炎患者，性别、年龄、种族不限。诊断标准包括以下几点。

①有乙型肝炎病史或血清学 HBsAg 阳性超过 6 个月；②伴有丙氨酸转氨酶升高（ALT）和（或）天门冬氨酸转氨酶（AST）升高或反复波动，无论有无症状、有无肝组织学确诊；③至少具有以下一个 CHB 的证候诊断标准：肝肾阴虚证、脾肾阳虚证、血瘀证、肝郁脾虚证、肝胆湿热证、气阴两虚证、肝气郁结证。具有以下任意一项的患者将被排除：①合并或重复感染其他肝炎病毒的乙肝患者；②合并肝细胞癌的患者。

3. 干预措施

试验组为中药，对照组接受核苷类抗病毒药物如：拉米呋定、阿德福韦酯、恩替卡韦、替比夫定治疗。中药＋核苷类药物与单用核苷类药物对比的试验也将被纳入。

4. 结局指标

（1）主要结局指标

肝硬化发生率、肝纤维化指标（HA、LN、IV-C、PCⅢ）、肝癌发生率、肝脏生化指标（ALT 复常率/降低量）、HBV 病毒标记物（HBsAg 阴转率/血清学转换率/逆转率、HBeAg 阴转率/血清学转换率）、病毒学指标（HBV-DNA 阴转率/复发率）。

（2）次要指标

生存质量、卫生经济学指标、不良反应。

（3）附加指标

显效率、有效率、总有效率（症状、体征、舌象、脉象）。

5. 检索策略

电子检索肝胆病组临床试验数据库（2006 年 3 月），CENTRAL（2006 年第 1 期），PubMed（1966～2007），EMbase（1966～2007），OVID（1965～2006），CBM disc（1978～2007），CNKI（1979～2007）。检索策略采取主题词检索和自由词检索相结合的方式。CHB 英文检索词主要包括"chronic hepatitis B"、"CHB"、"hepatitis B, chronic"。中文检索词包括乙型肝炎、慢性。

6. 纳入文献的方法学质量评价

由两名评价员独立选择试验并提取资料，如遇不一致通过讨论解决，如可能并致电原文献作者确定试验的具体实施过程。

7. 数据提取

两名评价员独立通过数据提取表提取有效数据。存在分歧通过讨论的方法解决。缺失数据通过联系文献作者的方式获得。如无法获取数据，则排除该文献。

每个试验都将提取观察人数、接受干预措施的人数、接受对照措施的人数、年龄、疾病状况、试验设计、研究时间和随访时间、干预药物、结局指标、结果、剔除人数和副作用（不良反应、不良事件）及质量评价等级等信息。

8. 统计分析

统计软件采用 Cochrane 协作网提供的 RevMan4.2 软件，并采用意向性分析（Intention-to-treat，ITT）的方法处理数据。

二、结果

1. HBsAg 阴转率/血清学转换率

（1）中药 vs LAM

中药组在治疗 3 个月、6 个月、12 个月时阴转率及 12 个月时血清学转换率与 LAM 比较差异均无统计学意义；

（2）中药 + LAM vs LAM

中药联合组在治疗 12 个月时 HBsAg 阴转率、血清学转换率均优于 LAM，且阴转率、血清学转换率较 LAM 组分别绝对增加了 33%、29%；在治疗 3 个月、6 个月时与 LAM 组比较差异无统计学意义。

2. HBeAg 阴转率/血清学转换率、复发率

（1）中药 vs LAM

中药组在治疗 12 个月结束后 6 个月随访时 HBeAg 复发率较 LAM 绝对减少了 37%。治疗 3 个月、6 个月、12 个月、24 个月、治疗（3 个月）结束后 3 个月随访、治疗（12 个月）结束后 6 个月随访、治疗（24 个月）结束后 12 个月随访时，HBeAg 阴转率两组均无统计学意义。在治疗 6 个月、12 个月、治疗 12 个月结束后 6 个月随访时两组血清学转换率均无统计学意义。

（2）中药 + LAM vs LAM

中药联合 LAM 组在治疗 3 个月、6 个月、9 个月、12 个月时 HBeAg 阴转率、血清学转换率均优于 LAM 组，且阴转率较 LAM 组分别绝对增加了 19%、25%、17%、19%，血清学转换率分别较 LAM 组绝对增加了 11%、23%、35%、21%；治疗（3 个月）结束后第 3 个月随访时 HBeAg 阴转率优于 LAM 组，且阴转率较 LAM 组绝对增加了 28%；治疗 12 个月结束后 6 个月随访、治疗 6 个月结束后 6 个月随访时，HBeAg 血清学转换率均优于 LAM，且较 LAM 分别绝对增加了 19%、32%。但在治疗（9 个月、12 个月）结束后第 6 个月随访时两组 HBeAg 阴转率差异无统计学意义。治疗 18 个月时两组血清学转换率比较差异无统计学意义。

3. HBV DNA 阴转率/复发率

（1）中药 vs LAM

治疗 3 个月、6 个月时中药组 DNA 阴转率不及 LAM 组，且较 LAM 组的 DNA 阴转率绝对降低了 14%、21%；治疗 6 个月停药后、治疗 12 个月结束后 6 个月随访时的 DNA 复发率中药组不及 LAM 组，且较 LAM 组绝对降低了 23%、44%。在治疗 12 个月、24 个月、治疗 3 个月结束后 3 个月随访、治疗 12 个月结束后 6 个月随访、治疗 24 个月结束后 12 个月随访时两组

DNA 阴转率差异均无统计学意义；在治疗 12 个月后、治疗 6 个月结束后 12 个月随访时的 DNA 复发率两组比较无统计学意义。

（2）中药 + LAM vs LAM

在治疗 3 个月、6 个月、12 个月、治疗 6 个月结束后 6 个月随访、治疗 9 个月结束后 6 个月随访时，中药联合组均优于 LAM 组，且较 LAM 的 DNA 阴转率绝对增加了 6%、11%、8%、27%、23%；在治疗 6 个月结束后 12 个月随访时中药联合组的 DNA 复发率低于 LAM，且较 LAM 绝对降低了 37%。在治疗 9 个月、治疗 12 个月结束后 6 个月随访时 DNA 阴转率、治疗 12 个月时 DNA 复发率，两组比较差异无统计学意义，可能与纳入文献较少及样本量较小有关，今后需加大文献量进一步分析。

4. 肝纤维化指标

（1）中药 vs LAM

①HA 降低量

在治疗 3 个月、6 个月、24 个月时，中药组均优于 LAM 组。

②LN 降低量

在治疗 3 个月、6 个月时中药组不及 LAM 组，治疗 24 个月时中药组优于 LAM 组。

③PCⅢ降低量

在治疗 3 个月、24 个月时中药组优于 LAM 组。

④Ⅳ-C 降低量

在治疗 3 个月时中药组优于 LAM 组，但在治疗 6 个月、12 个月、24 个月时两组比较无统计学意义。

（2）中药 + LAM vs LAM

①HA 降低量

在治疗 6 个月时中药联合 LAM 组优于 LAM 组。

②LN 降低量

在治疗 3 个月、6 个月、12 个月时中药联合 LAM 组与 LAM 组比较均无统计学意义。

③PCⅢ降低量

在治疗 3 个月时中药组优于 LAM 组，治疗 6 个月、12 个月时两组比较无统计学意义。

④Ⅳ-C 降低量

在治疗 3 个月、6 个月时中药联合 LAM 组优于 LAM 组，但在治疗 12 个月时两组比较无

统计学意义。

因在纳入文献中，仅6篇文献结局指标中含有血清肝纤维化指标，且因治疗周期不同大多无法合并分析，因此该指标Meta分析结果均有可信区间范围较宽的问题存在，需加大样本量进一步分析评价。

5. ALT复常率/降低量

（1）中药 vs LAM

在治疗6个月时，中药组的ALT复常率、降低量优于LAM组，且复常率较LAM组绝对增加了29%；在治疗6个月结束后6个月随访时中药组ALT复常率优于LAM组，且复常率较LAM组绝对增加了49%。但在治疗12个月、24个月、治疗24个月结束后12个月随访时两组比较无统计学意义。

（2）中药 + LAM vs LAM

中药联合LAM在治疗3个月、9个月、12个月、治疗6个月结束后6个月随访、治疗9个月结束后6个月随访时，ALT复常率均优于LAM组，且较LAM组分别绝对增加了28%、23%、22%、33%、24%。在治疗3个月、6个月时，中药联合组的ALT降低量优于LAM组。在治疗6个月时两组比较无统计学意义，但该结果经敏感性分析发现敏感性高，稳健性差，需加大样本量进一步观测。

6. YMDD变异发生率

在治疗12个月后中药联合LAM组的YMDD变异发生率优于LAM组，且较LAM组绝对降低了13%。

7. 症状、体征缓解（恢复）率

中药组、中药联合LAM组的症状、体征缓解（恢复）率均优于LAM组，且较LAM组的症状、体征缓解（恢复）率分别绝对增加了22%和10%。

三、讨论与结论

本系统评价虽检索了肝胆病组临床试验数据库、CENTRAL、PubMed、EMbase数据库，且语种不限，但所得文献均为国内临床报道，可能造成分布偏倚，且报道多存在无明确样本量计算依据的不足，多中心、大规模的随机试验较为少见，且多忽视对失访、脱落及随访结果的描述。在纳入文献中仅5篇详细描述了随机分配的方法，所有文献对分配隐藏的描述均十分有限，故无法确定该试验中选择性偏倚的情况。此外，无试验报告病死率、生命质量或肝癌发生率。

由于本系统评价纳入文献用药时间不同，因此，无法进行总体的效应合并分析，对整体效果还需要更为大量的文献支持。同时，因不同文献间疗效判定的标准不同，本文未对显（有）效率进行分析。此外，纳入文献存在选择性偏倚和测量性偏倚的可能性，势必影响结果的强度，应在今后的工作中，进一步检索国内外的相关高质量文献，对中医辨证论治治疗CHB的疗效进行更为精确的分析，从而确定其临床应用价值。

Meta分析及原始文献的数据表明，中医辨证论治治疗慢性乙型肝炎对ALT复常/降低、血清肝纤维化指标降低、DNA阴转、HBsAg阴转、HBeAg阴转、防止DNA复发、防止HBeAg阳转、症状体征恢复均有效。

第四部分 慢性乙型肝炎中医诊疗规范的疗效评价研究

一、资料与方法

1. 研究对象

（1）病例选择标准

①西医诊断标准

采用2000年9月中华医学会全国传染病与寄生虫病学分会、肝病学分会联合修订的

标准。

②中医证候诊断标准

参照国家中医药管理局发布《中华人民共和国中医药行业标准·中医病证诊断疗效标准》、《中药新药临床研究指导原则》、1992年中国中医药学会内科肝病委员会制定的《病毒性肝炎中医辨证标准（试行）》。

（2）病例排除标准

①合并其他类型病毒性肝炎者，如合并丙型肝炎、丁型肝炎等；②其他非病毒性肝炎及其引起的肝纤维化、肝硬化，如酒精性肝硬化、代谢性肝硬化等；③目前有明显的非本病之临床症状和体征而影响证候类型确定者；④伴有其他脏腑或系统疾病，影响临床证候结果；⑤因精神、语言等因素而影响资料收集者；⑥年龄小于 18 岁或大于 65 岁。

2. 研究方法

（1）分组

采用两中心前瞻性队列研究的方法，调查2005 年 11 月 1 日至 2007 年 12 月 31 日间于中国中医科学院广安门医院、首都医科大学附属佑安医院就诊的 CHB 患者，分为中药暴露组及LAM 非暴露组，并填写调查表。

（2）治疗方案

暴露组于广安门医院肝病门诊进行中医辨证论治治疗，口服中药汤剂，每日 1 剂，分两次服用；非暴露组于首都医科大学附属佑安医院应用 LAM 治疗，每次 100mg，口服，每日 1次。两组疗程均为 6 个月，随访 3 个月。

（3）观察指标

观察患者一般情况、理化指标、症状、体征、安全性指标、不良事件等。

（4）疗效判定标准

①证候疗效判定标准

参照《中药新药临床研究指导原则（2002年版）》证候疗效判定的标准。

②理化指标判定标准

参照中华医学会肝病学分会和中华医学会感染病学分会于 2005 年 12 月 10 日联合制定的《慢性乙型肝炎防治指南》的疗效判定标准。

（5）统计学处理

统计分析拟采用 SPSS15.0 统计分析软件进行计算。不同队列组间比较，计数资料采用卡方（X^2）检验，满足正态检验的计量资料采用t 检验，非正态资料采用秩和检验。

二、结果

2005 年 11 月 1 日至 2007 年 12 月 31 日期间共纳入 124 例 CHB 患者，中药暴露组 84 例，LAM 非暴露组 40 例。

1. 基线情况

对两组在性别、年龄等人口学特征及病程、HBeAg 特征、ALT、HBV – DNA、证候积分疗效相关指标的基线情况进行统计，发现治疗前中药暴露组与 LAM 非暴露组在性别、ALT 水平的基线上具有可比性；中药暴露组在年龄、HBeAg 阴性患者数、病程、证候积分上高于LAM 非暴露组；中药组 HBV – DNA 水平低于LAM 组。提示中药暴露组与 LAM 非暴露组间可能存在混杂因素。

2. 混杂因素分析

为了分析年龄、HBeAg 特征、病程、证候积分、DNA 水平与结局指标的关系及其影响程度，本文进行了 Logistic 回归分析，并根据回归分析结果对有相关性的指标在统计时进行了分层研究。

3. 生化学应答（ALT 复常率）（见表 1）

表 1　中药暴露组与 LAM 非暴露组治疗后按 DNA 水平分层的 ALT 复常率比较 n（%）

组别	例数	ALT 复常率		
		3 个	6 个月	3 个月随访
中药组	84	45（53.6）	56（66.7）	76（90.5）
DNA≥1.00e＋04	43	21（48.8）	25（58.1）	38（88.4）
DNA＜1.00e＋04	39	24（61.5）	31（79.5）	38（97.4）
LAM 组	40	17（42.5）	26（65.0）	35（87.5）
P		0.563	0.521	1

因 log10 DNA 水平是治疗 6 个月、结束后3 个月时 ALT 复常的混杂因素，且与 ALT 复常呈负相关，因此本文按照 DNA 基线水平将中药暴露组进行了分层。如表 1 所示，结果表

明，在 DNA ≥ 1.00e + 04 的中药组患者中，治疗 3 个月后，ALT 复常率为 48.8%，与 LAM（42.5%）比较，两组差异无统计学意义（P = 0.563）；治疗 6 个月后，ALT 复常率为 58.1%，与 LAM 组（65.0%）比较，差异无统计学意义（P = 0.521）；在治疗结束后 3 个月随访时，ALT 复常率为 88.4%，与 LAM（87.5%）比较，差异无统计学意义（P = 1）。因此，目前尚不能得出 LAM 的 ALT 复常率与中药组具有差异的结论。

4. 血清学应答（HBsAg 阴转/血清学转换率、HBeAg 阴转/血清学转换率）（见表 2）

表 2　中药组与 LAM 组的 HBeAg 阴转率/血清学转换率、HBsAg 阴转率/血清学转换率 n（%）

组　别	例数	6 个月		例数	6 个月	
		HBeAg 阴转	血清学转换率		HBsAg 阴转率	血清学转换率
中药组	44	3（6.81）	3（6.81）	84	4（4.76）	1（1.19）
LAM 组	35	3（8.57）	3（8.57）	40	0	0
P		1	1			

如表 2 所示，在治疗 6 个月后，中药暴露组有 4 例患者 HBsAg 血清学阴转，其中 1 例患者出现 HBsAg 血清学转换，LAM 非暴露组未见到 HBsAg 阴转/血清学转换的病例。

治疗 6 个月后，中药暴露组 HBeAg 血清学转换率为 6.81%，LAM 非暴露组为 8.57%，两组比较无统计学意义（P = 1）。但因 log10 DNA 水平与 HBeAg 血清学应答呈正相关，LAM 组的 HBV - DNA 水平高于中药组。因此，尚不能得出 LAM 的 HBeAg 阴转率高于中药组的结论。

5. 病毒学应答（DNA 阴转率）（见表 3）

表 3　中药组与 LAM 组治疗后按 HBeAg 特征、DNA 水平分层的 DNA 阴转率比较 n（%）

组　别		例数	DNA 阴转率	
			6 个月	3 个月随访
HBeAg 阳性 DNA ≥ 1.00e + 04	中药组	24	8（33.3）	16（66.7）
	LAM 组	28	9（32.1）	17（51.5）
	P		0.927	0.657
HBeAg 阳性 DNA < 1.00e + 04	中药组	7	4（57.1）	4（57.1）
	LAM 组	7	5（71.4）	3（42.9）
	P		1.000	0.139
HBeAg 阴性 DNA ≥ 1.00e + 04	中药组	16	12（75.0）	13（81.3）
	LAM 组	5	2（40.0）	1（20.0）
	P		0.280	0.025

因 log10 DNA 基线水平、HBeAg 特征与 DNA 阴转率呈负相关。因此，为验证中药暴露组、LAM 非暴露组在相同基线时的 DNA 阴转率，本文按照 HBeAg 特征、DNA 水平的差异分别将中药组、LAM 组进行了分层，如表 3 所示。

在 HBeAg 阳性且 HBV - DNA ≥ 1.00e + 04 的患者中，治疗 6 个月时，中药组的 DNA 阴转率为 33.3%，LAM 组的 DNA 阴转率为 32.1%，两组比较差异无统计学意义（P = 0.927）；治疗结束后 3 个月随访时，中药组的 DNA 阴转率为 66.7%，LAM 组为 51.5%，两组比较差异无统计学意义（P = 0.657）。

在 HBeAg 阳性且 HBV - DNA < 1.00e + 04 的患者中，在治疗 6 个月、治疗结束后 3 个月随访时，中药组的 DNA 阴转率均为 57.1%，

LAM 组分别为 71.4%、42.9%，两组比较，差异无统计学意义（P = 1.000、0.139）。

在 HBeAg 阴性且 HBV - DNA≥1.00e + 04 的患者中，治疗 6 个月后，中药组的 DNA 阴转率为 75%，LAM 组为 40.0%，两组比较差异无统计学意义（P = 0.280）；治疗结束后 3 个月随访时，中药组的 DNA 阴转率为 81.3%，LAM 组为 20.0%，中药组优于 LAM 组，差异有统计学意义（P = 0.025），RR 为 4.06，95% CI 为 0.69～23.82，AR 为 61.3%，说明暴露中药组的患者在治疗结束后 3 个月随访时 DNA 阴转率比非暴露组增加了 3.06 倍，中药辨证论治治疗与 DNA 阴转具有一定的因果联系，暴露中药组的 DNA 阴转率较 LAM 组增加了 61.3%。

6. 治疗前后证候积分变化（见表 4）

表 4　　　　　中药暴露组与 LAM 非暴露组治疗前后证候积分变化

组别		中药组	拉米夫定组	P 值
基线	均数（标准差）	41.29（16.90）	26.38（14.79）	0.000
3 个月	均数（标准差）	16.52（9.08）	19.28（12.09）	0.206
	与基线差值	24.76（13.28）	7.10（8.57）	0.000
	配对 t 检验	-16.398	-3.763	
	P	0.000	0.001	
6 个月	中位数	8	10	0.001
	与基线差值	32.42（14.85）	10.83（8.48）	0.000
	配对秩和检验	-7.773	-5.174	
	P	0.000	0.000	
随访	中位数	4	10	0.000
	与基线差值	36.63（15.39）	14.02（10.90）	0.000
	配对秩和检验	-7.725	-5.244	
	P	0.000	0.000	

如表 4 所示，在治疗 3 个月后，中药组证候积分均数为 16.52，与 LAM 组 19.28 比较，低于 LAM 组，但没有统计学意义（P = 0.206）；在治疗 6 个月后，中药组的积分中位数为 8，LAM 组为 10，因中药组数据不满足正态分布，故采用秩和检验，两组相比，差异有统计学意义（P = 0.001）；在治疗结束后 3 个月随访时，中药组中位数为 4，LAM 组 10，两组比较有统计学意义（P = 0.000）。

在治疗 3 个月、6 个月、治疗结束后 3 个月随访时，中药组、LAM 组与治疗前基线相比，差值均有统计学意义（P < 0.01），表明中药、LAM 均可以持续改善患者的症状、体征；中药组、LAM 组治疗前后证候积分降低量，在治疗 3 个月、6 个月、治疗结束后 3 个月随访时，差异均有统计学意义（P = 0.000），表明中药组的证候积分降低值高于 LAM 组。

7. 证候疗效（见表 5）

表 5　　　　　中药暴露组与 LAM 非暴露组的证候疗效

组 别	3 个月		6 个月			3 个月随访		
	显效	有效	痊愈	显效	有效	痊愈	显效	有效
中药组	25（29.8）	53（63.1）	1（1.2）	63（75.9）	15（18.1）	21（25.6）	56（68.3）	2（2.4）
LAM 组	1（2.5）	17（42.5）	0（0）	2（5）	27（67.5）	0（0）	7（17.5）	24（60）
P	0.000	0.031	—	0.000	0.000	—	0.000	0.000

如表 5 所示，在治疗 3 个月后，中药暴露组显效率为 29.8%，LAM 非暴露组显效率为 2.5%，中药组证候显效率优于 LAM 组，有统计学意义（P = 0.000），RR 为 11.92，95% CI 为 1.67 ~ 84.77，AR 为 27.3%，中药暴露组的证候显效率比 LAM 组增加了 10.92 倍，中药辨证论治与证候显效具有明确的因果关系；中药组有效率为 63.1%，LAM 组有效率为 42.5%，中药组有效率亦高于 LAM 组，有统计学意义（P = 0.031），RR 为 1.48，95% CI 为 1 ~ 2.21，AR 为 20.6%，中药暴露组的证候有效率比 LAM 组增加了 0.48 倍；两组证候总有效率有统计学意义（P = 0.000），中药组优于 LAM 组，RR 为 1.30，95% CI 为 1.06 ~ 1.58，AR 为 47.9%，中药暴露组的证候总有效率比 LAM 组增加了 0.30 倍。

在治疗 6 个月后，中药组痊愈率为 1.2%，显效率为 75.9%，优于 LAM 组的 5%，两组比较有统计学意义（P = 0.000），RR 为 15.18，95% CI 为 3.86 ~ 58.24，AR 为 74.9%，中药暴露组的证候显效率比 LAM 组增加了 14.18 倍，中药辨证论治与证候显效具有明确的因果关系；在总有效率方面，中药组（97.1%）优于 LAM 组（72.5%），有统计学意义（P = 0.000），RR 为 1.34，95% CI 为 1.06 ~ 1.58，AR 为 24.6%，中药暴露组的证候总有效率比 LAM 组增加了 0.34 倍。

在治疗结束后 3 个月随访时，中药组临床治愈率为 25.6%，尚未见 LAM 组有临床治愈率的病例；此外，中药组的显效率（68.3%）优于 LAM 组（17.5%），RR 为 3.90，95% CI 为 0.69 ~ 23.82，AR 为 50.8%，中药组的证候显效率较 LAM 组增加了 2.90 倍，中药辨证论治与证候显效具有一定的因果关系；总有效率中药组（97.6%）优于 LAM 组（77.5%），两组比较有统计学意义（P = 0.001），RR 为 1.26，95% CI 为 1.03 ~ 1.46，AR 为 18.8%，中药组的证候有效率较 LAM 组增加了 0.26 倍。

由此可知，中药组可迅速缓解患者的症状、体征，总有效率优于 LAM 组。

8. 不良反应

在本试验观察周期内，中药组、LAM 组患者均未出现严重的不良事件。

三、讨论

中医认为，慢性肝炎是由湿热疫毒之邪内侵机体引起的。由于外感毒邪，内因正虚，易形成正邪相持或正虚邪恋之势，导致慢性化。湿热毒邪蕴伏日久，必然伤及脏腑气血，引起湿热中阻，木郁土壅，脾失健运，进一步发展则可导致脾气虚弱，肾气亏损之征。按照以往课题组经验及流行病学调查结果，肝胆湿热、肝气郁结、肝郁脾虚、血络瘀阻、肝肾阴虚、气阴两虚、脾肾阳虚 7 个证型在 CHB 患者中较为常见。根据中医辨证论治的基本原则，在本研究中课题组采用茵陈蒿汤合五苓散、柴胡疏肝散合逍遥散、逍遥散合四君子汤、桃红四物汤、六味地黄丸、肾气丸等煎剂，根据证候的主次进行有所侧重的加减并联合运用。

1. ALT 复常率

基线 DNA ≥ 1.00e + 04copies/ml 的患者，在治疗 3 个月、6 个月、治疗结束后 3 个月随访时，中药暴露组的 ALT 复常率分别与 LAM 非暴露组相比，差异均无显著性意义（P > 0.05）；DNA < 1.00e + 04copies/ml 的患者，在治疗 3 个月、6 个月、治疗结束后 3 个月随访时，中药组的 ALT 复常率分别为 61.5%、79.5%、97.4%。该结果表明，中药、LAM 的 ALT 复常率随着治疗时间的延长而逐渐增加；DNA 水平与 ALT 复常呈负相关，中药组 DNA < 1.00e + 04copies/ml 的患者的 ALT 复常率高于 DNA ≥ 1.00e + 04copies/ml 的患者。但因 LAM 对 DNA < 1.00e + 04copies/ml 的患者无治疗指征，故临床中无法得到 LAM 的相关数据支持。

2. DNA 阴转率

对 HBeAg 阳性的患者，在治疗 6 个月、治疗结束后 3 个月随访时，中药暴露组的 DNA 阴转率与 LAM 非暴露组比较，差异均无统计学意义（P > 0.05）。对于 HBeAg 阴性且 HBV - DNA ≥ 1.00e + 04copies/ml 的患者，在治疗 6 个月时，中药组的 DNA 阴转率与 LAM 组无统计学意义（P = 0.280）；但在治疗结束后 3 个月随访时，中药组的 DNA 阴转率为 81.3%，LAM 组为 20.0%，中药组的 DNA 阴转率优于 LAM 组（P = 0.025），且中药暴露组的 DNA 阴转率较 LAM 非暴露组增加了 3.06 倍，中药辨证论治治疗与 DNA 阴转具有较强的联系，暴露中药组的 DNA 阴转率较 LAM 组增加了 61.3%。

从 DNA 水平降低的趋势来分析，中药组的 DNA 阴转率均处于持续增高（持平）趋势，提示中药可以持续降低患者的 DNA 水平，停药后 DNA 复发率低于 LAM。此外，本研究中药治疗组随访时的 DNA 阴转率优于 LAM 组，但因样本量较少，关于中药降低 DNA 水平的远期疗效是否优于 LAM 尚需加大样本量进一步随访观察。

3. 血清学应答率

暴露组经中药辨证论治治疗 6 个月后，HBeAg 阴转率/血清学转换率均为 6.81%，与 LAM 非暴露组（8.57%）比较，差异无统计学意义（$P > 0.05$）。在治疗过程中，中药组患者出现 4 例 HBsAg 阴转（其中 1 例出现血清学转换），而 LAM 组无 HBsAg 阴转的病例出现。

4. 症状、体征

中药与 LAM 均可以持续改善患者的症状、体征。但中药组的证候显效率、总有效率均优于 LAM 组。在治疗 3 个月时，中药组的证候显效率、有效率、总有效率分别较 LAM 组绝对增加了 27.3%、20.6、47.9%；在治疗 6 个月时显效率、总有效率分别较 LAM 绝对增加了 70.9%、21.6%；在治疗结束后 3 个月随访时治愈率、显效率、总有效率分别较 LAM 绝对增加了 25.6%、50.8% 和 20.1%。

拉米夫定为慢性乙型肝炎常用的抗病毒药物，为中华医学会肝病学分会、中华医学会感染病学分会联合制定的慢性乙型肝炎防治指南推荐的主要核苷类抗病毒药物。但随着用药时间的延长，患者发生病毒耐药变异的比例增加（第 1、2、3 和 4 年分别为 14%、38%、49% 和 66%），从而限制了拉米夫定的长期应用。部分患者发生病毒耐药变异后会出现病情加重，少数甚至发生肝功能失代偿。此外，部分患者停药后，出现 HBV – DNA 和 ALT 水平升高，个别患者甚至可发生肝功能失代偿。本研究中，并没有观察到 LAM 非暴露组出现严重的不良反应，可能与本研究观察的 LAM 非暴露组病例数量及用药时间有关。本研究主要对中药辨证论治与 LAM 的疗效进行比较。在 ALT 复常率方面，中药暴露组、LAM 非暴露组 ALT 复常率随

着治疗时间的延长而逐渐增加，但两者没有显著统计学意义。在 DNA 阴转率方面，中药暴露组在治疗过程中与 LAM 非暴露组比较没有显著统计学意义，但在治疗结束后 3 个月随访时，中药暴露组的 DNA 阴转率优于 LAM 非暴露组。在治疗过程中，中药暴露组患者出现 4 例 HBsAg 阴转（其中 1 例出现血清学转换），而 LAM 非暴露组无 HBsAg 阴转的病例出现。关于症状、体征，中药与 LAM 均可以持续改善患者的症状、体征，但中药暴露组证候的显效率、总有效率均明显优于 LAM 非暴露组。由此可见，中药辨证论治存在较大的优势，它可以避免拉米夫定的副作用，效果不低于甚至优于拉米夫定，并且远期疗效远优于拉米夫定。

根据以上试验结果，本文认为中药在促使 HBsAg 阴转/血清学转换、HBeAg 阴转/血清学转换、恢复肝功能、促进 HBV – DNA 阴转上均有效，无不良反应，且本研究中药促进 HBsAg 血清学转换优于 LAM，且 HBeAg 阴性患者治疗结束后随访时的 DNA 阴转率优于 LAM，但慢性乙型肝炎是一个长期病程的疾病，治疗具有长期性、复杂性和难治性的特点。本试验仅观察了患者治疗 3 个月、6 个月、治疗结束后 3 个月随访时患者的病情进展情况。关于药物干预的疗效及疾病演变的规律仍需要进行长期、大样本的动态观察，以进一步说明中药辨证论治治疗慢性乙型肝炎的疗效及优势。

尽管目前临床流行病学家认为随机对照研究是防治性研究的最佳设计方案，论证强度最高，但因中医药的治疗方法遵循辨证施治，选药组方，对症下药，具有治疗方法多样、处方用药个体化、临床经验丰富等特点，较难确定明确的治疗药物，实施随机对照的可行性较差。因本研究的目的仅为观察中医辨证论治的总体疗效与 LAM 的差异，而非具体的治疗药物及治疗方法的观察。因此，本课题设计了前瞻性同期对列研究的研究方法。

因不同群体的队列研究在设计及实施过程中，具有不能保证两地的混杂因素完全相同的缺点。因此，本试验分别对暴露组与非暴露组的性别、年龄、病程、HBeAg 特征、ALT 水平、HBV DNA 水平及证候积分进行了基线的均衡性分析，并对可能造成混杂的因素，如年龄、病

程、HBeAg 特征、HBV DNA 水平及证候积分进行了 Logistic 回归，以分析影响各结局指标的危险因素及该危险因素对结局指标的相对影响程度。在确定了影响各结局指标的危险因素后，本文在统计分析过程中采取了分层分析的方法，仅对基线均衡的两组患者进行疗效比较及分析，这在一定程度上控制了因不同群体的队列研究可能在暴露组与非暴露组间存在混杂因素而影响研究结果可靠性的缺点。

本研究也存在以下不足：①据文献报道，中药与 LAM 比较，具有多层次、多途径、多靶点的抗肝纤维化的疗效优势，但本研究未对研究对象进行中药、LAM 抗肝纤维化的组织学及血清学疗效观测；②CHB 是一个长期过程的疾病，治疗具有长期性、复杂性和难治性的特点，本研究仅观察了治疗 3 个月、治疗 6 个月、治疗结束后 3 个月随访时患者的病情进展情况，但关于药物干预的疗效及疾病演变的规律仍需要进行长期的动态观察。

第五部分 研究结论、成果及优势评价（也包括卫生经济学评价）

一、中医（或中西医结合）优势分析及评价

中医辨证论治治疗 CHB 的优势在于以下几方面。

1. 疗效明显

研究通过中药辨证论治治疗 84 例慢性乙型肝炎患者的临床试验，客观地证实中医辨证论治治疗慢性乙型肝炎在促使 HBsAg 阴转/血清学转换、HBeAg 阴转/血清学转换，恢复肝功能、促进 HBV－DNA 阴转上均有效，且无不良反应。

2. 注重个体，整体调节

在慢性乙型肝炎辨证治疗过程中注重整体观念，治疗肝脏局部病变的同时，将重点放在局部病变引起的整体病理变化上，并把肝脏局部病理变化与人体整体病理反应统一起来，依据面色、形体、舌象、脉象等外在的变化，组成一个个依据证候模块而确定的短小、精悍、经济实用的临床方剂模块，从而可以调解患者全身脏腑、气血、阴阳的盛衰。由于注重慢性乙型肝炎患者整体的病理变化，有的放矢，因此临床治疗效果显著。

3. 减轻病患损害，节省医疗成本

抗乙肝病毒的药物（核苷类似物、干扰素等）疗效有限，很难达到从患者体内彻底清除病毒的目的，同时因抗病毒药物大多较为昂贵且无法随意停药，以及部分人群对该病严重性及部分药物疗效的盲目、过分夸大，导致滥用药物的严重局面，造成了患者严重的身体损害及昂贵的经济损失。乙肝患者发病后，肝功能处于异常状态，如血清转氨酶、胆红素升高、白蛋白降低、蛋白比值倒置等等，通过中医辨证论治，针对患者个体拟方用药，在恢复肝功能方面成效卓著，且不易反复，从而延缓了肝纤维化及肝硬化的发生。对慢性乙肝患者进行积极、系统而长期的中医药干预和治疗，将会最大限度地减少本病给患者和整个社会所带来的危害，并最大限度地节省因慢性肝病所消耗的巨额医疗资源。

4. 易于坚持治疗，坚定治疗信心

乙肝患者由于多种原因临床症状明显，乙肝出现的各种症状不仅为诊断提供依据，而且患者在很大程度上依据症状及肝功能的变化判断病情的轻重。因此，症状的轻重，肝功能的变化，直接影响患者的情绪，进而影响治疗效果，因而在乙肝的治疗中恢复肝功能、积极消除临床症状是十分重要的。中药辨证论治治疗乙肝在改善临床症状方面效果显著，恢复肝功能效果佳，且花费低廉，使患者容易坚持治疗，不至于中途废止，且这种改善是持续的，临床症状的改善及肝功能的恢复有助于坚定患者战胜疾病的信心及坚持治疗的决心，从而对治疗及延缓疾病的发展起到积极的促进作用。

5. 无耐药性，避免抗病毒药物的副作用

抗乙肝病毒是现代医学治疗乙肝的首要选

择，拉米夫定为慢性乙型肝炎常用的抗病毒药物，为中华医学会肝病学分会、中华医学会感染病学分会联合制定的慢性乙型肝炎防治指南推荐的主要核苷类抗病毒药物，但随着用药时间的延长。患者发生病毒耐药变异的比例增高（第1、2、3、4年分别为14%、38%、49%和66%），从而限制了拉米夫定的长期应用，本研究通过与拉米夫定的对照研究，通过病毒学应答的比较，发现中药辨证论治存在着较大的优势，可以避免拉米夫定的副作用，效果不低于甚至优于拉米夫定，并且远期疗效远优于拉米夫定。可见中医的辨证论治可以很大程度避免慢性乙型肝炎抗病毒药物的副作用，无耐药性，患者可耐受，易坚持治疗，且无停药禁忌。

二、技术、方法的创新分析

本项目特色及创新点在于以患者为主体，将慢性乙型肝炎的中医治疗提高到真正辨证论治的角度上。且将中医辨证论治治疗与西医公认的抗病毒药物进行临床疗效的比较，避免了以往大量辨证论治研究过程中只是自身前后对照，缺乏说服力的局面。

三、人才培养情况

注重人才队伍的培养，项目组选送三名同志去四川大学华西医学中心临床流行病学中心学习临床疗效评价，学习时间3个月。其中，副主任医师1人，博士生1人，科内骨干医生1人。并由其中的博士生专门负责该项目实施过程中的各种具体工作。通过该项目系统培养博士研究生1名，其博士论文《中医辨证论治疗慢性乙型肝炎与拉米夫定对照的疗效评价研究》在博士答辩过程中得到专家的一致好评。

注重人才储备，提高科室医务人员的学历层次，留用1名博士研究生及1名硕士研究生增强科研建设。注重中医学术经验传承，结合北京市名老中医分析系统，由专门的博士生对导师肝病的学术经验进行整理、归纳及总结，并加以学习应用，提高科室人员的中医临床水平，培养和锻炼了临床科研队伍和医生的临床诊疗水平，极大增强了大家对中医学的疗效的信心和发展中医的志向。广泛深入地学习，为科室和医院的发展做了一定的人才储备，基本形成了一支队伍。

四、论文、专著情况（数量与水平）

在国内核心期刊发表专业论文8篇，相关专业论著2部。

1. 王少丽，姚乃礼，吕文良，等．苦参素治疗慢性乙型肝炎的系统评价．中国循证医学杂志，2008，8（2）：102－119.
2. 王少丽，姚乃礼，吕文良．中药治疗慢性乙型肝炎疗效优势的研究进展．中国中药杂志，2007，32（23）：2468－2470.
3. 吕文良．慢性乙型肝炎中医证型的探讨．中国中医基础医学杂志，2008，14（7）：525－527.
4. 吕文良，王少丽，姚乃礼，等．中药治疗慢性乙型肝炎肝郁脾虚证60例疗效观察，中医药信息，2008，25（6）：53－55.
5. 吕文良，陈兰羽，王少丽，等．中药治疗慢乙肝肝郁脾虚证临床研究．大连医科大学学报，2008，（6）：536－539.
6. 吕文良，王少丽，陈兰羽，等．慢性乙型肝炎84例中药辨证治疗疗效观察．时珍国医国药，2008，19（12）：3003－3005.
7. 陈兰羽，吕文良．乙肝病毒携带状态中西医结合研究进展．中西医结合肝病杂志，2008，18（6）：379－381.
8. 吕文良，陈兰羽，闫洁，等．中药辨证治疗对慢性乙型肝炎病毒复制的影响．辽宁中医杂志，2009，36（2）：165－167.
9. 吕文良．专家谈乙肝阳转阴．北京：金盾出版社，2008.
10. 吕文良．乙肝病毒携带者孕产妇保健与治疗．北京：金盾出版社，2005.

五、存在的问题与解决办法

本临床试验应该采用两中心随机对照研究，但由于受时间及经费的限制，且因中医药的治疗方法遵循辨证施治，选药组方，对症下药，具有治疗方法多样、处方用药个体化、临床经验丰富等特点，较难确定具体的治疗药物，实施随机对照的可行性较差。且本研究的目的仅为观察中医辨证论治的总体疗效与 LAM 的差异，而非具体的治疗药物及治疗方法的观察。因此，本课题设计了前瞻性同期对列研究的研究方法。

因不同群体的队列研究在设计及实施过程中，具有不能保证两地的混杂因素完全相同的缺点。因此，本试验分别对暴露组与非暴露组的性别、年龄、病程、HBeAg 特征、ALT 水平、HBV‐DNA 水平及证候积分进行了基线的均衡性分析，并对可能造成混杂的因素进行了 Logistic 回归，以分析影响各结局指标的危险因素及该危险因素对结局指标的相对影响程度。在确定了影响各结局指标的危险因素后，本文在统计分析过程中采取了分层分析的方法，仅对基线均衡的两组患者进行疗效比较及分析，这在一定程度上控制了因不同群体的队列研究可能在暴露组与非暴露组间存在混杂因素而影响研究结果可靠性的缺点。

参考文献

［1］ 中华医学会传染病与寄生虫病学分会，肝病学分会．病毒性肝炎防治方案．中华内科杂志，2001，40（1）：62‐68.

［2］ 国家中医药管理局．中华人民共和国中医药行业标准·中医病证诊断疗效标准．南京：南京大学出版社，1994.

［3］ 郑筱萸．中药新药临床研究指导原则．北京：中国医药科技出版社，2002.

［4］ 中国中医药学会内科肝病专业委员会．病毒性肝炎中医辨证标准（试行）．中医杂志，1992，33（5）：39‐40.

［5］ 中华医学会肝病学分会和中华医学会感染病学分会联合制定．慢性乙型肝炎防治指南．胃肠病学，2006，11（90）：550‐557.

［6］ Lok AS, Lai CL, Leung N, et al. Long-term safety of lamivudine treatment in patients with chronic hepatitis B. Gastroenterology, 2003, 125: 1714‐1722.

［7］ 姚光弼，王宝恩，崔振宇，等．拉米夫定治疗慢性乙型肝炎三年疗效观察．中华内科杂志，2003，42：382‐387.

［8］ 姚光弼，崔振宇，姚集鲁，等．国产拉米夫定治疗 2200 例慢性乙型肝炎的IV期临床试验．中华肝脏病杂志，2003，11：103‐108.

［9］ Iiaw YF, Chien RN, Yeh CT, et al. Acute exacerbation and hepatitis B virus clearance after emergence of YMDD motif mutation during lamivudine therapy. Hepatology, 1999, 30: 567‐572.

［10］ Liu CJ, Huang WL, Chen PJ, et al. End of treatment virologic response does not predict relapse after lamivudine treatment for chronic hepatitis B. World J Gastroenterol, 2004, 10: 3574‐3578.

中医药延缓 HIV 感染者发病的临床疗效评价研究

第一部分　基本信息

项目名称： 中医药延缓 HIV 感染者发病的临床疗效评价研究

项目编号： CACMS05Y0017

项目性质： 中医诊疗技术

项目负责人： 危剑安

项目完成单位： 中国中医科学院广安门医院

项目完成人： 危剑安　宋春鑫　黄霞珍　刘　婧　王晓雪　李　宁　周　伟　金　燕　张同芝　王玉贤　薛柳华　陈珊珊　徐　宣　李冀湘　张　萱　刘起华

项目起止时间： 2005 年 5 月至 2009 年 8 月

第二部分　摘要

课题组通过文献资料研究，认为艾滋病为伏气瘟疫，在中医"治未病"的思想指导下，利用前期在坦桑尼亚艾滋病医疗科研和国内治疗实践中积累的经验和方药对 HIV 感染者进行干预。通过采用中药饮片辨证论治、艾灵颗粒固定制剂及安慰剂平行对照的研究方法，对 90 例 HIV 感染者进行干预治疗研究，探讨中医药对延缓 HIV 感染者发病的临床有效性及安全性。将 90 例患者分为三组，总疗程 12 个月。治疗前、后记录症状体征积分和体重变化，并检测临床疗效性指标 T 细胞亚群和病毒载量。

研究发现，中药饮片辨证治疗组和艾灵颗粒治疗组对 HIV 感染者临床常见症状改善明显，安慰剂对照组亦使患者部分症状得到缓解。中药饮片辨证治疗组和艾灵颗粒治疗组对 CD_4^+T 细胞数量具有稳定和升高作用，安慰剂对照组 CD_4^+T 细胞数量继续下降，两者差异明显（P < 0.01）；三组组间比较病毒载量无明显的统计学意义，但安慰剂对照组病毒载量呈上升趋势。表明中医药能够在一定程度上延缓免疫指标 CD_4^+T 细胞数量的下降，使病毒载量维持在一个稳定的水平，从而延缓 HIV 感染者进入发病

期的时间，证明中医药确有延缓 HIV 感染者发病的临床效果，为早期治疗 HIV 感染者提供了有效的方法和方药，节省了发病后的医疗开支，保护了劳动生产能力，具有较大的卫生经济学价值。课题组在研究过程中初步形成了中医药治疗 HIV 感染者诊疗规范及临床疗效评价方法，发表了相关论文，锻炼培养了研究队伍。

第三部分　文献研究与回顾性研究

一、文献研究

艾滋病因为严重的危害性和治疗困难吸引了全世界的广泛关注，各国医学专家都在积极探索寻找预防和治疗艾滋病的有效方法，以遏制它的泛滥，中医药也积极开展了防治艾滋病的研究。目前，世界公认的艾滋病的治疗方法是高效联合抗反转录病毒疗法（HARRT），而对于感染早期无症状期，西医不主张进行抗病毒治疗，我们认为运用中医药对无症状期进行干预，对于提高感染者机体免疫能力、延缓艾滋病发病时间具有重要的意义。

我们在大量查阅古代文献的基础上分析总结，认为艾滋病的病变及发展机理与中医伏邪瘟疫理论颇为相似。首先，艾滋病与瘟疫的致病特点相同。《说文解字》云："疫，民皆疾也。"提示瘟疫具有致使较多的人共同患病的特点。疫病会在人群中连续传播，引起不同程度的蔓延，我国历代皆有疫病爆发肆虐的记载。例如东汉王充在《论衡》中提到"饥馑之岁，饿者满道，温气疫疠，千户灭门"。《说疫气》中亦有记载："建安二十二年，疠气流行。家家有僵尸之痛，室室有号泣之哀。或阖门而殪，或覆族而丧……"汉代医学家张仲景在《伤寒杂病论·序》中说："余宗族素多，向余二百。建安纪年以来，犹未十稔，其死亡者，三分有二，伤寒十居其七。"《新唐书》记有"百疫并作，人户调耗，版图空虚"。至明清时期，吴又可《温疫论·原序》所载，瘟疫所至"一巷百余家，无一家仅免，一门数十口，无一口仅存者"。艾滋病同样具有较大的传染性和流行性，自 1981 年首次被发现之后，逐渐向全球蔓延，现已成为全球广泛流行的传染病。其次从病因学角度来看艾滋病可归于瘟疫。吴又可在《温疫论》中提到"伤寒与中暑，感天地之常气，疫者，感天地之疠气"。"温疫之为病，非风非寒，非暑非湿，乃天地间别有一种异气所感"。指出疫病病因出于六气之外。艾滋病病因是人类免疫缺陷病毒，其病因不同于风、寒、暑、湿、燥、火，出于六气之外，属于中医疫气的范畴。疫气是一种实际存在的物质，疫气致病与现代医学微生物致病最为接近，它可以说是当时最为先进的病原学说。再次，艾滋病具有伏邪致病特性。吴又可的《温疫论》中这样描述伏邪瘟疫，"伏于膜原，如鸟栖巢，如兽藏穴，营卫所不关，药石所不及。至其发也，邪毒渐张，内侵于腑，外淫于经，营卫受伤，诸证渐显，然后可得而治之"。《温热经纬》中描述"伏气之为病，皆自内而之外……皆有久伏而发者，不可不知也"。由此可见伏邪致病，邪气侵犯机体之后隐伏于体内，在此期间机体并不发病，经过一段时期以后，正气渐耗，病症方才显现出来。艾滋病具有很长的潜伏期，HIV 病毒侵入人体后大量复制，潜伏在不同的靶细胞内形成潜伏库，在免疫系统没有受到严重破坏前，感染者可以没有任何症状。随着病毒不断复制、免疫细胞不断损伤，一段时间后感染者进入发病期。一旦发病，即出现营血证候，病情危重。

现代医家对艾滋病与伏邪瘟疫的关系也有讨论，部分期刊论著对此也有所涉及，认为以伏邪瘟疫学说指导对艾滋病的中医认识，既涵盖艾滋病的病因、发病、流行的特征，又重视了艾滋病发病后的病重、复杂、难治性。充分利用伏邪瘟疫理论，重视加强艾滋病潜伏期的调摄，可延缓 HIV 感染者发病。HIV 的感染都伴随着正气不足，在早期无症状期，病毒潜伏于感染者体内并不断复制，免疫系统逐渐被破坏，病毒和免疫细胞每天都有大量死亡，两者处于势均力敌的相持状态，正邪相持。如果中医干预方法采取扶正兼祛邪的原则，能提高机体的免疫能力，控制病毒复制，使正盛制邪，两者相对平衡，能够达到延缓 HIV 感染者发病的目的。

"治未病"是中医的极大优势和特色，中医学早在《内经》中就提出了"治未病"的思想：《素问·四气调神大论》指出"……圣人不治已病治未病，不治已乱治未乱……夫病已成而后药之，乱已成而后治之，譬犹渴而穿井，斗而铸锥，不亦晚乎"。生动地指出了"治未病"的重要意义。对早期无症状 HIV 感染者，西医主张不进行抗病毒治疗，而中医主张越早治疗越好，所谓"邪之所凑，其气必虚"、"正气存内，邪不可干"，中医干预能调动患者自身的免疫能动性，尽量减少 HIV 对机体免疫系统的破坏，延长不发病时间。当前，国内外对于艾滋病延缓发病的研究较少，发挥中医"治未病"优势和特色，运用中医药对 HIV 感染者进行早期干预，"既病防变"，延缓发病，具有重大的现实意义和卫生经济学价值。

二、临床回顾性研究

早在 20 世纪 80 年代后期，中医药就在国外参与了艾滋病的治疗实践，特别是中坦中医药试治艾滋病项目，乃开中医药治疗艾滋病之先河。1987 年，广安门医院内科专家薛伯寿主任医师、苏诚炼主任医师赴坦从事艾滋病中医药治疗工作，先后在《中医杂志》发表了我国最早的有关中医对艾滋病病因病机和辨证论治的论文。1998 年广安门医院中标成为中坦艾滋病项目承担单位后，又有 14 名医、药、护、技人员派往坦桑从事艾滋病中医药治疗工作。1987 年以来，中国中医科学院的中医药专家在坦桑尼亚治疗了 1000 多例艾滋病患者和感染者，取得了较好的效果，其中部分患者坚持中医治疗存活 10 年以上，探讨中医的扶正祛邪、益气活血、补养肝肾、清热解毒、健脾利湿、滋阴补肾等治法对艾滋病感染者和患者的治疗效果。临床实践表明，中医辨证治疗艾滋病能保护患者免疫功能，改善症状，稳定病情，在一定程度上起到延缓发病的作用，远期效果较好。在坦大量的实践为国内中医药治疗艾滋病学科的发展奠定了基础。

广安门医院艾滋病研究室自 2000 年成立以来，运用中医药治疗了大量 HIV/AIDS 患者，并在山西、河北、河南等省建立了临床治疗关怀基地，定期对 HIV/AIDS 患者进行随访诊疗，都取得了较为满意的疗效。根据多年来的临床经验，广安门医院逐步形成了具有自己的治疗艾滋病特色制剂——具有益气养阴、祛瘀解毒作用的"艾灵颗粒"，作为治疗 HIV/AIDS 的基本方。经临床及动物试验证实了艾灵颗粒的安全性，动物实验已证实艾灵颗粒具有较好的增强免疫、抑制小鼠 CD_4^+T 细胞数量，减低和抵抗国产"鸡尾酒"药物毒性的药理作用。长期临床观察表明，该药不仅可以明显改善症状（总有效率 77.5%），还可提高患者的免疫能力（总改善率 55%），并在一定程度上抑制 HIV 的复制，且未见明显毒副反应。1999 年在坦桑尼亚，中坦联合研制在艾滋病基地运用艾灵颗粒治疗 HIV 感染者，观察发现服药后患者症状有较明显改善，免疫功能受到保护和提高，取得了满意疗效。在国内自 2002 年起，艾灵颗粒在广安门医院门诊及河南、山西等地治疗了大量 HIV/AIDS 患者，也取得了良好的治疗效果，起到了提高了患者的生存质量、维护免疫功能、稳定病毒载量的作用，在一定程度上延缓了感染者进入发病期的进程。艾灵颗粒现完成了急毒、慢毒、工艺标准、药效学等十几项研究，已获得北京市药监局院内制剂批文。

三、专家组对艾滋病的论证概述

中医药具有悠久的历史，其治疗从整体出发，注重辨证论治，在对各种疾病（包括病毒性疾病）的防治过程中积累了丰富的经验。自 1985 年我国发现首例艾滋病以来，我国在借鉴国外治疗经验的同时，积极开展中医药治疗艾滋病的研究。受我国政府派遣，中国中医科学院中医专家组自 1987 年起即在非洲坦桑尼亚从事中医药治疗 HIV/AIDS 的临床研究工作。20 多年来的经验证实，尽管此病的发生发展过程中有毒热内盛、气血两虚、肝肾亏虚等诸多变化，但"气虚血瘀、毒邪内壅"是贯穿整个疾病过程的基本病机，治疗 HIV/AIDS 的关键必须遵循标本兼顾，虚实并治，以补虚为主的原则，注意辨病与辨证相结合，气血辨证与脏腑辨证相结合。

对于艾滋病的病名，目前中医界存在多种的认识。有人因其明确的戾气性质——HIV 经血液、性接触和母婴传播而致病，将其归入"疫病"的范畴，也有人根据其病理、生理、临床表现将其确定为"温毒"、"虚劳"、"阴阳易"等病证范畴。我们认为，本病是由感受外邪（艾滋病病毒）而来，潜伏期较长，发病缓慢，一旦发病，病情急剧发展导致死亡。这与近代温病学家王德宣《温病正宗》中所述"伏气温病，自里出表，乃先从血分而后达于气分……不比外感温邪由卫及气，自营而血也"相似，故可将本病归为"伏气温病"。此外，艾滋病患者常有元气亏虚、精气不足的病理现象，出现盗汗、倦怠乏力、腹泻、纳呆等症状，这与"虚劳"之症也较为相符，因此认为本病后期也可归为虚劳。同时由于其传播途径、病机、病症、预后与隋·巢元方所述"阴阳易"相似，故归为"阴阳易"也反映了其一定的特性。

关于艾滋病病因，中医界有疠气、热邪、湿邪、正虚、气虚、血虚、阴虚、阳虚、肾（精）虚等认识。我们认为，艾滋病的病因不外"正虚"和"邪侵"两端。正气内虚是瘟疫邪毒侵入的内在因素，艾滋病患者多以性乱、吸毒、反复有偿供血者居多，血亏气耗，房劳伤精，毒品性燥损气伤阴，均可致正气内虚邪毒容易入侵。现代研究表明，元气与免疫调控反应有关，元气不足可使 $CD_4^+ T$ 淋巴细胞功能低下，机体抗感染能力不足，并使 T 淋巴细胞增生能力显著下降。同时，外来之疫毒侵入人体后导致机体的脏腑功能紊乱，气血阴阳失调，造成机体生理或病理产物不能及时清除或排除

体外，蕴结体内而致毒瘀内壅。

在病机方面表现为虚实并存。虚主要为气虚、血虚、阳虚、阴虚、肺脾肾虚，实主要为邪毒入侵、瘀血阻络、湿热内蕴、痰湿内阻等方面。在进行大量临床病历总结分析的基础上，我们发现 HIV/AIDS 患者在病程的各个阶段多有乏力、倦怠、纳差、头痛、胸痛、腹痛、肢体疼痛或麻木、消瘦、皮肤瘙痒、舌质淡有瘀斑或青、脉象细涩或弦涩等气虚血瘀证候。大量临床研究发现，气虚血瘀是贯穿艾滋病多个阶段的基本病机，艾滋病病程越长，邪毒越盛，精气亏虚越重，一方面气虚无力推动血运，另一方面，邪毒壅遏血脉，血行不畅而内阻。尽管 HIV 感染者病情千变万化，错综复杂，但气虚血瘀、邪毒内壅是贯穿始终的基本病理变化，在临床上应抓住虚、毒、瘀三个关键点。

关于艾滋病毒感染的中医诊断和辨证论治，本课题组主要根据主次症的表现，西医分期与中医证型相结合，分析艾滋病发生发展过程的病理演变规律，提出艾滋病三期十二型临床中西医结合诊断法和分型论治。即：急性期（风热型、风寒型）、潜伏期即慢性进展期（气血两亏型、肝郁气滞火旺型、痰热内扰型）、发病期（热毒内蕴，痰热壅肺型；气阴两虚，肺肾不足型；气虚血瘀，邪毒壅滞型；肝经风火，湿毒蕴结型；气瘀痰阻，瘀血内停型；脾肾亏损，湿邪阻滞型；元气虚衰，肾阴亏涸型）。

关于艾滋病的疗效评价，目前国际上公认的评价指标主要是病毒载量和 $CD_4^+ T$ 淋巴细胞数量。本研究组曾起草编写了《5 省中医药治疗艾滋病试点项目临床技术培训资料》，提出了症状体征、免疫学指标（$CD_4^+ T$ 淋巴细胞）、病毒载量三个方面相结合的评价标准，并提出在疗效评价方面一定要体现出中医特色。

第四部分　临床研究

一、资料与方法

1. 临床资料

（1）性别：男性 61 例，女性 29 例。

（2）年龄：6~61 岁，平均 39.55 ±8.86 岁。

（3）疗前中药饮片组免疫指标 $CD_4^+ T$ 细胞：75~950/μl，平均 343.37 ±152.60/μl，病毒载量 2.29~5.76log/μl，平均 4.59 ±1.18log/μl。

（4）疗前艾灵颗粒治疗组免疫指标 CD_4^+T 细胞：91～637/μl，平均 349.16±142.90/μl，病毒载量 2.70～6.41log/μl，平均 4.50±1.46log/μl。

（5）疗前安慰剂对照组免疫指标 CD_4^+T 细胞：112～656/μl，平均 335.76±171.60/μl，病毒载量 2.73～6.11log/μl，平均 4.32±1.27log/μl，三组疗前资料经统计学分析无显著统计学意义。

2. 仪器及试剂

T 细胞亚群计数测定由美国 B－D 公司生产的 FACSCalibur 流式细胞仪进行，所用单克隆抗体由美国 BECTON－DICKINSON 公司生产、提供。

两组病例疗前及疗后测定病毒载量，所用人类免疫缺陷病毒核酸扩增荧光定量检测试剂由深圳匹基公司提供，所用荧光定量 PCR 仪由伯乐公司提供。所测得的结果均以 lg 数值作统计学数据。

3. 研究方法

筛选符合标准病例 90 例，辨证为气虚血瘀证的患者 30 例，应用中药艾灵颗粒治疗。其他辨证分型的患者 30 例，应用中药饮片治疗。30 例患者服用安慰剂，其与艾灵颗粒外观、包装、规格及服药方法相同，艾灵颗粒及安慰剂均由中国中医科学院广安门医院制剂室提供。

4. 观察指标

定期对患者进行复诊，督导服药，并记录艾滋病患者临床症状及体征的变化。于 0、3、6、9、12 个月时检测免疫指标 CD_4^+、CD_8^+、CD_3^+T 细胞、CD_4^+/CD_8^+。于 0、6、12 个月检测病毒载量。于疗前、疗后检测临床安全性指标血尿常规、X 线、心电图、肝肾功能。

5. 统计学处理

实验数据用 SPSS 13.0 软件包处理，数据采用均数±标准差（$\bar{x}±s$）表示，结果比较采用均数 t 检验，症状积分采用非参数秩和检验进行分析。

二、研究结果

1. 症状积分及体重（见表 1～4）

表1　　　　　中药饮片辨证论治组疗前疗后症状积分变化（n＝30）

项　目	疗前积分	疗后积分	P	项　目	疗前积分	疗后积分	P
乏力	10	3	0.149	腹痛	3	1	0.157
发热	12	11	0.763	腹胀*	8	1	0.038
咳嗽*	48	24	0.027	肌肉痛	7	1	0.058
腹泻	20	8	0.130	关节痛*	7	0	0.020
纳呆	14	6	0.102	腰痛	7	3	0.334
呕吐	2	0	0.317	皮肤瘙痒*	20	7	0.026
气短	14	6	0.059	皮疹*	36	7	0.045
自汗	11	6	0.308	溃疡	0	0	1
盗汗	11	5	0.254	口糜	8	0	0.102
恶心	5	0	0.059	疱疹	0	2	0.317
脱发	4	0	0.102	卡氏肉瘤	0	0	1
头痛	8	3	0.187	淋巴结肿大	0	0	1
胸痛*	9	0	0.041	总积分**	271	90	0.001

注：治疗前后比较：＊表示 P＜0.05，＊＊表示 P＜0.01。

中药饮片辨证论治组患者治疗后症状得到明显改善，总积分较疗前明显降低，P＜0.01；其中咳嗽、胸痛、腹胀、关节痛、皮肤瘙痒、皮疹症状改善明显，疗前疗后症状积分变化比较，有统计学意义。

表2　　　　　　　　　艾灵颗粒治疗组前后症状积分变化（n = 30）

项　目	疗前积分	疗后积分	P	项　目	疗前积分	疗后积分	P
乏力*	12	0	0.034	腹痛	3	1	0.157
发热	18	8	0.096	腹胀	3	2	0.317
咳嗽	44	32	0.109	肌肉痛	2	1	0.317
腹泻	18	12	0.257	关节痛	7	3	0.102
纳呆	6	0	0.083	腰痛	7	4	0.317
呕吐	2	0	0.317	皮肤瘙痒	10	6	0.157
气短	15	13	0.593	皮疹	12	8	0.157
自汗	13	10	0.366	溃疡	0	0	1
盗汗	6	6	1	口糜	0	0	1
恶心	4	2	0.157	疱疹	0	0	1
脱发	11	7	0.157	卡氏肉瘤	6	6	1
头痛	8	6	0.414	淋巴结肿大	6	4	0.317
胸痛	7	11	0.713	总积分**	221	132	0.001

注：治疗前后比较：* 表示 $P < 0.05$，* * 表示 $P < 0.01$。

艾灵颗粒治疗组患者治疗后症状得到明显改善，总积分较疗前明显降低，$P < 0.01$；其中乏力症状改善明显，疗前疗后症状积分变化比较，有统计学意义。

表3　　　　　　　　　安慰剂对照组前后症状积分变化（n = 30）

项　目	疗前积分	疗后积分	P	项　目	疗前积分	疗后积分	P
乏力	0	0	1	腹痛	3	1	0.414
发热	2	0	0.317	腹胀	1	0	0.317
咳嗽**	30	12	0.007	肌肉痛	1	0	0.317
腹泻**	14	0	0.008	关节痛	2	3	0.317
纳呆	0	0	1	腰痛	1	1	1
呕吐	0	0	1	皮肤瘙痒	0	0	1
气短*	13	4	0.014	皮疹	0	0	1
自汗	6	3	0.180	溃疡	0	0	1
盗汗	2	0	0.157	口糜	0	0	1
恶心	2	0	0.157	疱疹	0	0	1
脱发	0	0	1	卡氏肉瘤	0	0	1
头痛*	5	1	0.046	淋巴结肿大	0	0	1
胸痛	0	0	1	总积分**	84	25	0.001

注：治疗前后比较：* 表示 $P < 0.05$，* * 表示 $P < 0.01$。

安慰剂对照组患者治疗后症状得到不同程度的改善，咳嗽、腹泻、气短、头痛临床症状改善明显，疗前疗后症状积分变化比较，有统计学意义。

表4　中药饮片治疗组、艾灵颗粒治疗组、安慰剂对照组体重变化比较（n=30）

组　别	疗前体重（kg）	疗后体重（kg）	组内P值
中药饮片治疗组	61. 98 ± 12. 66	63. 43 ± 10. 0	0. 121
艾灵颗粒治疗组	58. 06 ± 17. 11	58. 58 ± 16. 59	0. 002
安慰剂对照组	53. 83 ± 17. 96	54. 31 ± 17. 53	0. 015
均差P值	0. 152	0. 07	

注：中药饮片治疗组、艾灵颗粒治疗组与安慰剂对照组患者体重均有所升高，其中中药饮片治疗组体重升高优于艾灵颗粒和安慰剂组。

2. T细胞亚群（见表5~8，图1）

表5　中药饮片治疗组、艾灵颗粒治疗组、安慰剂对照组 CD_4^+ T细胞比较（n=30）

月份 组别	0月	3月	6月	9月	12月
中药饮片治疗组	343. 37 ± 152. 60	290. 80 ± 145. 32	362. 56 ± 183. 34	418. 96 ± 136. 89 *	417. 70 ± 153. 21 *
艾灵颗粒治疗组	349. 16 ± 142. 89	336. 33 ± 166. 58	399. 20 ± 292. 97 *	374. 06 ± 180. 65	368. 80 ± 175. 79
安慰剂对照组	335. 76 ± 171. 59	344. 60 ± 153. 66	299. 60 ± 169. 44	294. 06 ± 132. 50 *	269. 46 ± 165. 92 *
组间P值	0. 505	0. 260	0. 042	0. 008	0. 007

注：组内比较 * 表示 $P<0.05$；* * 表示 $P<0.01$。

组内比较：中药饮片治疗组疗后9、12个月 CD_4^+ T细胞升高明显，有统计学意义；艾灵颗粒治疗组疗后6个月 CD_4^+ T细胞升高，有统计学意义；安慰剂对照组疗后9、12个月 CD_4^+ T细胞下降明显，有统计学意义。

组间比较：三组疗后6、9、12个月 CD_4^+ T细胞疗效具有明显的统计学意义，中药饮片治疗组和艾灵颗粒治疗组优于安慰剂对照组。

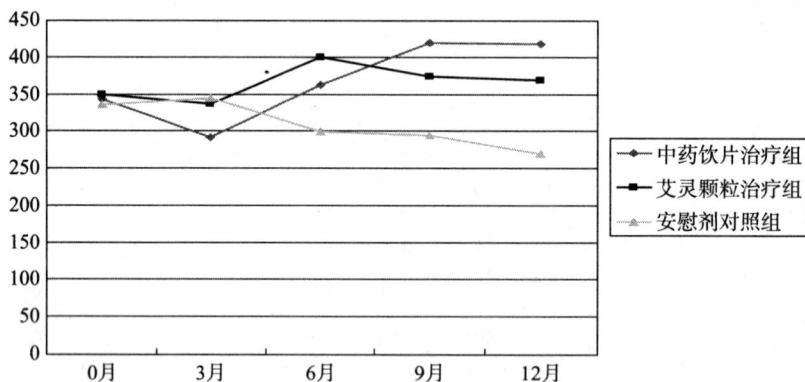

图1　中药饮片治疗组、艾灵颗粒治疗组、安慰剂对照组 CD_4^+ T淋巴细胞计数变化图

表6　中药饮片治疗组、艾灵颗粒治疗组、安慰剂对照组 CD8 + T细胞比较（n=30）

月份 组别	0月	3月	6月	9月	12月
中药饮片治疗组	988. 80 ± 450. 04	1035. 60 ± 448. 17	1103. 93 ± 522. 31	1091. 66 ± 556. 84	1065. 26 ± 392. 28
艾灵颗粒治疗组	962. 83 ± 367. 65	973. 70 ± 419. 52	1020. 46 ± 322. 47	1001. 90 ± 329. 04	1032. 60 ± 360. 62
安慰剂对照组	777. 76 ± 363. 22	739. 56 ± 275. 93	891. 43 ± 348. 52	855. 02 ± 296. 74	841. 36 ± 323. 30

注：组内比较 * 表示 $P<0.05$；* * 表示 $P<0.01$。

组内比较：中药饮片治疗组、艾灵颗粒治疗组、安慰剂对照组 CD_8^+ T细胞比较，无显著统计学意义。

表7 中药饮片治疗组、艾灵颗粒治疗组、安慰剂对照组 CD3 + T 细胞比较 （n = 30）

月份 组别	0月	3月	6月	9月	12月
中药饮片治疗组	1347.16 ± 548.43	1341.30 ± 497.57	1479.50 ± 620.06	1522.63 ± 613.13	1493.9 ± 480.7
艾灵颗粒治疗组	1327.01 ± 380.61	1325.36 ± 412.91	1432.46 ± 348.33	1387.96 ± 362.55	1412.4 ± 380.1
安慰剂对照组	1128.53 ± 399.87	1099.16 ± 338.85	1204.23 ± 387.48	1161.06 ± 334.37	1121.8 ± 368.3

注：组内比较 * 表示 $P < 0.05$；* * 表示 $P < 0.01$。

组内比较：中药饮片治疗组、艾灵颗粒治疗组、安慰剂对照组 CD_3^+ T 细胞比较，无显著统计学意义。

表8 中药饮片治疗组、艾灵颗粒治疗组、安慰剂对照组 CD4/CD8 比值比较 （n = 30）

月份 组别	0月	3月	6月	9月	12月
中药饮片治疗组	0.35 ± 0.18	0.32 ± 0.17	0.36 ± 0.21	0.42 ± 0.20	0.41 ± 0.18
艾灵颗粒治疗组	0.41 ± 0.22	0.40 ± 0.21	0.43 ± 0.20	0.41 ± 0.19	0.40 ± 0.24
安慰剂对照组	0.55 ± 0.44	0.56 ± 0.37	0.43 ± 0.46 *	0.41 ± 0.31 *	0.40 ± 0.25 *

注：组内比较 * 表示 $P < 0.05$；* * 表示 $P < 0.01$。

组内比较：中药饮片治疗组和艾灵颗粒治疗组疗后 CD_4/CD_8 比值比较，无显著统计学意义，安慰剂对照组疗后 6、9、12 个月 CD_4/CD_8 下降明显，有统计学意义。

3. 病毒载量（见表9，图2）

表9 中药饮片治疗组、艾灵颗粒治疗组、安慰剂对照组病毒载量比较 （n = 30）

月份 组别	0月	6月	12月
中药饮片治疗组	4.59 ± 0.71	4.79 ± 0.68	4.65 ± 0.73
艾灵颗粒治疗组	4.50 ± 1.12	4.26 ± 0.98	4.68 ± 1.05
安慰剂对照组	4.32 ± 0.97	4.17 ± 1.07	4.99 ± 1.01 *
组间 P 值	0.896	0.216	0.128

注：组内比较 * 表示 $P < 0.05$；* * 表示 $P < 0.01$。

组内比较：中药饮片治疗组、艾灵颗粒治疗组疗后病毒载量比较，无显著统计学意义，安慰剂对照组疗后 12 个月病毒载量上升明显，有统计学意义。

组间比较：中药饮片治疗组、艾灵颗粒治疗组与安慰剂对照组比较无显著统计学意义。

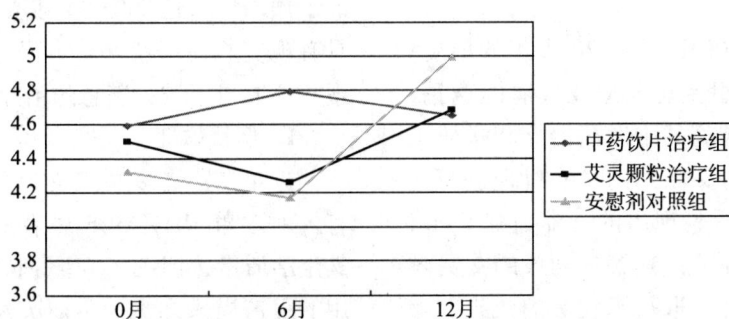

图2 中药饮片治疗组、艾灵颗粒治疗组、安慰剂对照组病毒载量变化图

4. 安全指标（见表 10 ~ 表 12）

表 10　　　中药饮片治疗组、艾灵颗粒治疗组、安慰剂对照组血常规异常比较（n = 30）

内容 / 组别	WBC (10^9/L)		L总数 (10^9/L)		Hb (g/L)		PLT (10^{12}/L)	
	疗前	疗后	疗前	疗后	疗前	疗后	疗前	疗后
中药饮片治疗组	1	4	0	1	5	1	0	1
艾灵颗粒治疗组	5	2	11	1	3	0	1	1
安慰剂对照组	3	2	9	7	4	1	1	1
X^2 值	3.238		6.320		0.661		0.833	
组间 P 值	0.198		0.042		0.719		0.659	

注：组间比较：艾灵颗粒治疗组对 L 总数的改善优于中药饮片治疗组和安慰剂对照组。

表 11　　　中药饮片组、艾灵颗粒组、安慰剂对照组尿常规、心电图、X 线异常比较（n = 30）

内容 / 组别	尿常规		心电图		X 线	
	疗前	疗后	疗前	疗后	疗前	疗后
中药饮片治疗组	2	1	5	0	2	0
艾灵颗粒治疗组	0	0	1	0	0	0
安慰剂对照组	0	0	0	0	0	0

注：组间比较：中药饮片治疗组、艾灵颗粒治疗组与安慰剂对照组比较，无显著统计学意义。

表 12　　　中药饮片治疗组、艾灵颗粒治疗组、安慰剂对照组肝肾功能异常比较（n = 30）

内容 / 组别	肝功能				肾功能			
	ALT (u/L)		AST (u/L)		BUN (mmol/L)		Cr (umol/L)	
	疗前	疗后	疗前	疗后	疗前	疗后	疗前	疗后
中药饮片治疗组	9	3	2	3	0	0	4	2
艾灵颗粒治疗组	2	2	0	0	7	6	15	15
安慰剂对照组	1	0	0	0	0	1	4	4
X^2 值	1.346				1.077		0.577	
组间 P 值	0.510				0.299		0.749	

注：组间比较：中药饮片治疗组、艾灵颗粒治疗组与安慰剂对照组比较，无显著统计学意义。

三、讨论

中医药治疗艾滋病已经有 20 多年的历史。1987 年，中国专家组受坦桑尼亚政府的邀请，在坦桑尼亚开展艾滋病的中医药治疗和科研工作，在临床实践中对艾滋病的发病机理进行探讨，针对多数患者所表现出的气滞血瘀证型，研制出具有益气活血、清热解毒功效的艾灵颗粒，应用于临床治疗，取得了较好的效果。随着国内艾滋病防治状况的进展，中医药在艾滋病的治疗领域中发挥着越来越重要的作用，尤其是运用中医辨证论治对 HIV 感染者进行早期的干预治疗，延缓其进入艾滋病发病期的时间，具有现实的临床意义。本研究经过 1 年的临床观察，取得了较为满意的治疗效果。

1. 症状体征

近年来，诸多文献资料显示，中医药能够有效地改善 HIV/AIDS 患者的临床症状，提高其生活质量，但关于安慰剂在艾滋病治疗中作用的报道尚未多见。本研究结果显示，中药饮片治疗组和艾灵颗粒治疗组对 HIV 感染者临床常见症状改善取得较为明显的疗效；安慰剂对照组的结果显示，患者部分症状得到一定的缓解，所以推测安慰剂在临床治疗中，对患者症状的改善具有一定的作用，即可能存在安慰剂效应。

2. 免疫指标结果

HIV 感染者在未进入艾滋病发病期之前，CD_4^+T 细胞数以每年 50 个/ul 的速度呈进行性下降，当 CD_4^+T 细胞计数低于 200 个/ul 时，患者进入发病期，因此 CD_4^+T 细胞是评价艾滋病疾病进展和临床疗效的重要指标。国内部分文献报道，中医药治疗能够减缓免疫指标 CD_4^+T 细胞的下降速度，对艾滋病进程起到延缓的作用。

中药饮片辨证论治和艾灵颗粒的干预，有效延缓了 HIV 感染者 CD_4^+T 细胞的下降，从结果分析，两者在发挥疗效的时间点上存在一定的不同，但均对 CD_4^+T 细胞具有一定的提升作用，提示在今后的临床应用中可以将辨病与辨证、中药汤剂与艾灵颗粒有机地结合，更好地发挥两者的作用。同时与安慰剂对照组的结果进行分析发现，安慰剂对照组患者的 CD_4^+T 细胞存在一定的下降，基本符合 HIV 感染无症状期的疾病进展规律。对三组资料进行综合分析，中药饮片辨证论治治疗、艾灵颗粒治疗和安慰剂治疗在对 HIV 感染进程的影响中存在差异，中药饮片辨证论治和艾灵颗粒治疗临床疗效优于安慰剂干预（见图 1）。

3. 病毒载量结果

病毒学指标为评价艾滋病疗效的重要指标，在 HIV 无症状期，HIV 病毒在人体中不断的复制和被机体免疫系统清除，处于一个动态平衡的状态。但随着疾病的进展，病毒量呈进行性的上升，因此，中医药如果能够抑制和稳定病毒的复制，将延缓 HIV 感染者进入艾滋病期。

本研究结果显示，辨证论治治疗组与艾灵颗粒治疗组未对病毒载量产生较大影响，两组病毒载量均维持在一个稳定的水平，安慰剂对照组病毒载量在疗后 12 个月有所上升，在一定程度上提示，安慰剂组病情按照自身的规律缓慢进展。对中药饮片治疗组、艾灵颗粒治疗组、安慰剂对照组进行分析，三组对病毒载量的疗效无明显的统计学意义（见表 9，图 2）。

4. 安全性指标结果

艾灵颗粒治疗组对 L 总数的改善优于中药饮片治疗组和安慰剂对照组，三组其他的临床安全性指标无显著的统计学意义（见表 10 ~ 表 12）。

四、结论

通过对 HIV 感染者进行中医药干预治疗，并与安慰剂进行对照研究，中医辨证论治能够在一定程度上延缓免疫指标 CD_4^+T 细胞数量的下降，能够使病毒载量维持在一个稳定的水平，从而达到延缓 HIV 感染者进入发病期的时间。由于本研究所观察病例数量较少，观察时间较整个疾病进展时间较短。因此，课题组在今后的工作中将对所纳入病例继续进行队列研究，长期治疗观察，为中医药治疗艾滋病、延缓 HIV 发病提供更为详尽的临床研究数据。

第五部分　研究结论、成果及优势评价

一、中医优势分析及评价

从初始感染 HIV 到终末期是一个较为漫长复杂的过程。根据 2004 年卫生部制订的我国《艾滋病诊疗指南》将艾滋病分为三期，即急性期、无症状期和艾滋病期。

急性期的部分患者会出现 HIV 病毒血症和免疫系统急性损伤所产生的临床症状，但比较轻微，多以发热为主。无症状期持续时间较长，平均为 6 ~ 8 年，其病情的发展多与患者的免疫状况及所感染的病毒数量、型别、感染途径、营养条件及生活习惯等因素有关，个体差异性较大。在无症状期，由于 HIV 在感染者体内的不断复制，每天要产生 10 亿个新病毒，并释放到细胞外体液中被清除，伴随着这种高速的病毒产生与清除，每天有 2 亿个 CD_4^+T 淋巴细胞

被杀死，免疫系统受损，血浆中的 CD_4^+T 淋巴细胞数量每年以 $50 \sim 70$ 个/ul 的速度下降。此期患者的 CD_4^+T 细胞数水平多在 $200 \sim 500$ 个/ul 之间，患者机会性感染及相关肿瘤的发生较少，但临床上多见发热、乏力、焦虑、自汗、盗汗，女性患者出现月经不调等临床症状。由于过早的进行抗病毒治疗，会产生一系列的不良后果：如耐药株的过早出现，生活质量的降低，毒副作用等，所以西医在这一阶段不主张进行任何治疗。中医"治未病"的指导思想认为越早治疗越好，重在保护患者的免疫功能，尽量减轻 HIV 的破坏作用，延缓发病，提高患者的生存质量，这正是中医的极大优势和特色；而目前国内现有研究大多集中在艾滋病期的治疗效果观察，早期干预治疗 HIV 的研究尚属于探讨阶段，因此对于 HIV 感染者的早期治疗具有前瞻性的研究意义和重大的临床价值。特别是延缓发病减少了大量的医疗开支，保护了患者的劳动生产能力，在卫生经济学方面意义重大。

二、技术、方法的创新分析

该项目在国内较早地开展中医药对 HIV 感染者延缓发病的研究，在以前多年临床工作基础上形成的有效方药艾灵颗粒用于早期感染者的治疗，为患者提供了可及的治法和方药，并对全国同行有一定的启示作用。研究过程中，通过对研究人员进行临床试验前的统一培训，规范病例报告表的填写，加强药物的质量控制、采取实验室质控措施，加强与受试者联系，从而提高临床观察的质量，在中医药治疗艾滋病研究领域起到示范作用。

三、人才培养情况

在此课题研究期间，共有 4 名硕士研究生参加课题工作，在课题研究中锻炼了科研能力、临床能力和实验能力，科研素质大大提高，初步建立起一支具有一定规模、知识结构合理、长期稳定的艾滋病中医药临床科研队伍。

1. 刘婧，2005 年 9 月参加项目组，研究方向：艾滋病的中医临床疗效评价研究。毕业论文：《艾灵颗粒协同 HAART 治疗气虚血瘀型艾滋病患者的临床研究》。
2. 王晓雪，2006 年 9 月参加项目组，研究方向：艾滋病的临床治疗与实验研究。毕业论文：《320 例血液途径感染 HIV/AIDS 中医证型分布与 CD_4^+T 淋巴细胞计数、病毒载量关系的探讨》。
3. 李宁，2006 年 9 月参加项目组，研究方向：艾滋病的中医治疗。毕业论文：《中药艾灵颗粒延缓 HIV 发病的临床研究》。
4. 张同芝，2006 年 9 月参加项目组，研究方向：艾滋病的中医证候研究。毕业论文：《340 例 HIV/AIDS 患者 CD_4^+T 淋巴细胞计数、病毒载量与中医证型分布特点关系的探讨》。

四、论文、专著情况（数量与水平）

在课题实施过程中，课题组在核心期刊发表学术论文 6 篇。

1. 危剑安．中医药治疗艾滋病现状与展望．传染病信息，2005，（18）：149 – 150.
2. 孙利民，危剑安，黄霞珍，等．从中医理论谈艾滋病的发病机制．中华中医药杂志，2005，（20）：100 – 101.
3. 宋春鑫，危剑安，金燕，等．中医对获得性免疫缺陷综合征的认识及治疗概况．辽宁中医学院学报，2006，（8）：32 – 33.
4. 宋春鑫，危剑安，孙利民，等．国内艾滋病的免疫学研究进展．中医研究，2005，（18）：56 – 57.
5. 危剑安，刘婧，王福生，等．艾灵颗粒对 HIV 感染者外周血树突状细胞亚群的影响．中国艾滋病性病，2008，（14）：235 – 237.
6. 危剑安，刘婧，宋春鑫，等．艾灵颗粒对 HIV 感染者 CD_4 细胞和病毒载量的影响．河南中医学院学报，2008，（23）：6 – 7.

五、存在的问题与解决办法

方案最初设计为辨证论治四型加安慰剂对照共 5 组，每组纳入病例 30 例，共计纳入病例 150 例，但是由于 HIV 感染者检验费用昂贵，课题资助经费相对有限，课题组已从其他课题经费中垫支，但仍与预期研究方案的有效实施存在差距，所以对课题方案进行了部分调整，已向上级部门提出申请，并得到批准。

艾滋病是一个极其复杂的疾病，不仅因为疾病本身复杂，同时由于牵涉到政治、经济、社会、道德等一系列问题，使研究过程经常会碰上一些意想不到的干扰，从而可能影响研究的最终结果。

课题纳入病例的样本量较小，观察时间较短，在今后的工作中，课题组将克服困难，争取条件，继续对所研究病例进行连续性观察，进一步深入探索中医药对 HIV 感染者延缓发病的临床疗效和机理。

参考文献

［1］许慎. 说文解字. 北京：中华书局，1963.

［2］李顺保. 温病学全书. 北京：学苑出版社，2002.

［3］王士雄著，陈辉注释. 温热经纬. 北京：学苑出版社，1997.

［4］吴有性. 温疫论. 北京：人民卫生出版社，1990.

［5］刘志斌，杨冀平. 试述艾滋病"伏邪积损致虚"核心病机. 中国中医药现代远程教育，2008，（8）.

［6］艾军，戴铭. 从伏疫学说探讨艾滋病的病因病机. 新中医，2009，（1）：3 - 4.

［7］宋恩峰，吕文亮，张腊荣. 试论伏邪的致病特点—从艾滋病病毒携带者发病特征谈起. 湖北中医杂志，2002，（11）：5 - 6.

［8］危剑安. 中医药治疗艾滋病现状与展望. 传染病信息，2005，18（4）：149 - 150

［9］孙利民，危剑安，黄霞珍，等. 从中医理论谈艾滋病的发病机制. 中华中医药杂志，2005，20（2）：100 - 101.

［10］薛伯寿. 从中医理论谈对艾滋病的认识. 中医杂志，1991，（1）：20 - 22.

［11］危剑安，孙利民，张维等. 艾灵颗粒治疗 HIV 感染 ARC 期 40 例. 中国中医药信息杂志，2001，8（7）：62 - 63.

［12］宋春鑫，危剑安，金燕，等. 中医对获得性免疫缺陷综合征的认识及治疗概况. 辽宁中医药大学学报，2006，8（1）：32 - 33.

［13］田圣志，张怀亮，施钧瀚，等. 爱可扶正片治疗 HIV/AIDS 112 例 3 年临床疗效总结. 世界中西医结合杂志，2009，4（1）：23 - 25.

［14］刘学伟，彭勃. 扶正排毒片对无症状 HIV 感染者早期干预作用的临床研究. 中国优秀硕士学位论文数据库，2009.

［15］张苗苗，符林春，蔡卫平，等. 艾克清胶囊对 HIV 感染者的疗效观察. 中华中医药学刊，2008，26（10）：2233 - 2236.

［16］赵映前，刘建忠，刘静，等. 扶正抗艾颗粒治疗 HIV/AIDS 患者 30 例临床研究. 世界中医药，2008，3（3）：144 - 146.

［17］Badri M，Ehrlich R，Wood R，et al. Initiating cotrimoxazole prophylaxis in HIV-infected patients in Africa：an evaluation of the provisional WHO/UNAIDS recommendations：AIDS，2001，15：1143 - 1148.

［18］谢世平，潘万旗，郭会军，等. 爱康胶囊对 HIV/AIDS 患者免疫功能影响的研究. 辽宁中医杂志，2008，35（2）：165 - 167.

［19］彭勃，郭会军，刘学. 中医不同治法对 166 例无症状人类免疫缺陷病毒感染者 CD_4^+T 淋巴细胞的影响. 中医杂志，2008，49（2）：142 - 143.

［20］危剑安，孙利民，吕维柏. 中药系列组方治疗艾滋病生存 10 年以上病例报告. 河南中医学院学报，2005，20（5）：1 - 3.

［21］危剑安，周伟. 5 省中医药治疗艾滋病项目临床技术培训资料. 中国中医科学院艾滋病中医药防治中心，2004，8.

［22］危剑安，孙利民. 中药系列组方治疗艾滋病滋生存 10 年以上病例报告. 河南中医学院学报，2005，（3）：1 - 3.

［23］危剑安，孙利民. 中药艾灵颗粒对 HIV/AIDS 患者免疫重建的影响. 中国中西医结合杂志，2006，（4）：319 - 321.

［24］危剑安，孙利民. 艾灵颗粒治疗国内 HIV/AIDS 患者 104 例临床研究. 河南中医学院学报，2006，（125）：4 - 6.

［25］危剑安，金燕. 艾灵颗粒治疗 HIV/AIDS 患者 19 例临床总结. 中国艾滋病性病，2006，（2）：105 - 107.

［26］危剑安，金燕. 艾灵颗粒治疗 18 例 HIV/AIDS 患者 12 个月临床总结. 传染病信息，2006，（5）：256 - 258.

附一 中医药治疗 HIV 感染者诊疗规范及临床疗效评价方法（初步）

艾滋病即人类免疫缺陷病毒（human immunodeficiency virus，HIV）感染人体所引起的获得性免疫缺陷综合征（AIDS），以免疫系统损害和机会性感染为主要特征。

从初始感染 HIV 到终末期是一个较为漫长复杂的过程，在这一过程的不同阶段，与 HIV 相关的临床表现也是多种多样的。根据中华人民共和国国家标准《HIV/AIDS 诊断标准及处理原则》，将艾滋病的全过程分为急性期、无症状期和艾滋病期。

患者在经历短暂的急性期后，很快进入 HIV 感染无症状期，对于该期的患者，只要不发生严重的机会性感染和并发症，西医不主张进行抗病毒治疗，以防止严重的毒副作用和耐药现象的出现。因此，无症状期为中医药干预治疗的具有优势和特色的阶段。"中医药延缓 HIV 感染者发病的临床疗效评价研究"课题组自课题实施以来，通过课题研究和对国内外中医药治疗艾滋病研究成果的借鉴，初步形成了中医药治疗 HIV 感染者诊疗规范及临床疗效评价方法，其主要内容如下：

一、HIV 感染的中医辨证分型

1. 气血两亏证

主证：平素体质虚弱，面色苍白，畏风寒，易感冒，声低气怯，时有自汗，舌质淡，脉虚弱或细弱。

治法：气血双补。

方药：八珍汤或归脾汤加减。

组成：当归、川芎、白芍药、熟地黄、人参、白术、茯苓、甘草、黄芪、龙眼肉、酸枣仁、远志。

2. 肝郁气滞火旺证

主证：平素性格内向，情感脆弱，情绪易抑郁，得知自己感染 HIV 后，更是焦虑恐惧，胸胁胀闷，失眠多梦，不能控制自己的情绪，甚至产生轻生念头，妇女可有月经不调，乳房少腹结块，查体可较早出现淋巴结肿大，舌苔薄白，脉弦。

治法：疏肝理气。

方药：柴胡疏肝散加减。

组成：陈皮、柴胡、川芎、香附、枳壳、芍药、甘草、当归、白术、茯苓。

3. 痰热内扰证

主证：平素饮食不节，或嗜食辛辣厚腻，易于心烦急躁，口苦吞酸，呕恶嗳气，失眠，目眩头晕，苔腻而黄，脉滑数。

治法：化痰清热，理气和中。

方药：温胆汤加减。

组成：半夏、陈皮、茯苓、枳实、竹茹、甘草、生姜。

4. 气虚血瘀、邪毒内滞证

主证：平素少动懒言、乏力、倦怠、纳差、头痛、胸痛、腹痛、肢体疼痛或麻木、消瘦、皮肤瘙痒、舌质淡有瘀斑或青、脉象细涩或弦涩。

治法：益气活血，养阴解毒。

方药：艾灵颗粒。

组成：黄芪、桃仁、黄芩、女贞子等。

二、临床疗效评价方法

1. 临床症状体征及生活质量

2. 针对 HIV 感染者常见的临床症状

乏力、发热、纳呆、自汗、皮疹等，从症状学角度，将其量化，采取积分评定，设计临床 CRF 表，进行临床观察。根据症状体征积分法，疗效等级分为有效、稳定、无效三个等级。

有效：临床症状体征改善较明显，总积分下降≥1/3；

稳定：临床症状体征改善不明显，总积分

下降 < 1/3；

无效：临床症状体征无改善或加重，总积分不下降，或有所增加。

3. 生活质量评定参照卡诺夫斯基积分表（Karnovsky Score）

100——正常

90——正常活动，有轻微症状

80——感觉活动费劲，有一些症状

70——能自我照顾，但不能实行正常活动

60——其大多数要求需求有别人相当的帮助

50——需要相当的帮助和频繁的照料

40——残废，需要特别照料和帮助

30——严重残废，住院，但无立即死亡危险

20——病危重，要积极的支持性治疗

10——垂死，致死的过程迅速发展

0——死亡

4. 免疫学指标

HIV 感染人体后，特异性地攻击 CD_4^+ 淋巴细胞，在 HIV 无症状期，CD_4^+ 淋巴细胞以每年 50 个/ul 的速度进行性下降，直至进入艾滋病发病期。因此，CD_4^+ 淋巴细胞计数是评价艾滋病进展过程的一个重要指标，通过应用中医药对 HIV 感染者进行干预治疗，减缓 CD_4^+ 细胞的下降，从而有效地阻止 HIV 感染者进入发病期的时间，构成评价中医药延缓 HIV 感染者发病的一个重要指标。免疫指标疗效评价等级：

有效：CD_4^+ 细胞逐渐上升，疗后 CD_4^+ 细胞升高 ≥ 30% 或 50/mm^3。

稳定：CD_4^+ 细胞无变化或逐渐上升，疗后 CD_4^+ 细胞升高或下降 < 30% 或 50/mm^3。

无效：CD_4^+ 细胞下降 ≥ 30% 或 50/mm^3。

5. 病毒学指标

病毒学指标为评价艾滋病疗效的重要指标，在 HIV 无症状期，HIV 病毒在人体中不断的复制和被机体免疫系统清除，处于一个动态平衡的状态，但随着疾病的进展，病毒载量呈进行性的上升。因此，中医药如果能够抑制和稳定病毒的复制，将延缓 HIV 感染者进入艾滋病期，进而构成评价中医药延缓 HIV 感染者发病的另一个重要指标。

病毒载量疗效评价等级：

有效：血浆 HIV - RNA 水平下降，拷贝数降低 ≥ 0.5log/ml。

稳定：HIV - RNA 拷贝数上升或下降 < 0.5log/ml。

无效：血浆中 HIV - RAN 水平持续上升，拷贝数上升 ≥ 0.5log/ml。

附二　HIV/AIDS 症状体征积分量表

主要症状积分方法（0，2，4，6 积分法）

发热	0分：无	2分：经常发热，可不药自愈
	4分：时常发热需服药才可好转	6分：反复发作，药后难愈
咳嗽	0分：无	2分：偶尔
	4分：经常，对日常生活有一定影响	6分：持续，严重影响日常生活
乏力	0分：无	2分：精神不振，尚能从事体力活动
	4分：精神疲倦，四肢乏力，勉强从事日常活动	6分：精神极度疲乏，周身无力，不能从事日常活动
纳呆	0分：无	2分：食欲较差，食量减少1/3
	4分：食欲不佳，食量减少1/2	6分：终日不想进食，食量减少2/3以上
腹泻	0分：无	2分：偶尔，2~3次/日，不影响生活
	4分：经常，2~4次/日，未超过1个月	6分：持续，4次/日以上，超过1个月
呕吐	0分：无	2分：能忍受，不治可自行好转
	4分：食后即吐，难以进食	6分：剧烈，甚至呕吐黄水

次要症状积分方法（0，1，2，3 积分法）

气短（胸闷）	0分：无	1分：活动后发作
	2分：稍动则甚	3分：静息时就有发作
恶心	0分：无	1分：偶尔
	2分：经常，自觉恶心，不愿进食	3分：恶心厉害，难以进食
自汗	0分：无	1分：平素皮肤微潮，稍动更甚
	2分：平素皮肤潮湿，动则汗出	3分：稍动则汗出，如水渍状
盗汗	0分：无	1分：汗量不多或为偶见
	2分：汗量较多，衣被潮湿	3分：汗量极多，湿透衣被，屡屡出现
头痛	0分：无	1分：偶尔，时间较短，可自止
	2分：时有发作，持续时间较长，但可忍受	3分：发作频频，痛不可忍

脱发	0分：无	1分：头发脱落较多
	2分：无其他原因，头发成片脱落	3分：头发大面积脱落，无再生迹象
胸痛	0分：无	1分：偶尔，可以自止，不影响生活
	2分：经常，对日常生活有一定影响	3分：持续，严重影响日常生活
腹痛/腹胀	0分：无	1分：偶尔，无其他原因
	2分：时有发生，无其他原因	3分：经常发生，难以忍受
肌肉痛/关节痛/腰痛	0分：无	1分：偶尔酸痛，无其他原因
	2分：时有发作，每次持续时间不长	3分：经常发作，发后难止，不能忍受
皮肤瘙痒	0分：无	1分：偶尔，可以忍受
	2分：时有发作，每次持续时间不超过1个月	3分：难以忍受，持续且无好转倾向
月经失常	0分：无异常表现	1分：按时而至，痛可忍受
	2分：经来不定，时有疼痛，夹有血块	3分：经来不定，痛不可忍，夹有大量暗紫血块

主要体征积分法（0，2，4，6 积分法）

皮疹	0分：无	2分：局部发生，持续时间较短
	4分：多处发生，时间不超过1个月	6分：全身泛发迁延不愈，时间超过1个月
黏膜溃疡	0分：无	2分：有两处以下小面积溃疡
	4分：3～5 处溃疡	6分：有 6 处以上或是大面积溃疡
口糜	0分：无	2分：舌面布有白霉
	4分：口腔舌面均有白霉	6分：口腔舌面满布白色腐糜
疱疹	0分：无	2分：局部发生，治疗后即愈
	4分：多处疱疹，治疗困难	6分：反复发生，疼痛难忍，病程迁延难愈
卡波氏肉瘤	0分：无	2分：有 1 处
	4分：有 2～3 处	6分：4 处以上
淋巴结肿大	0分：无	2分：1 处以上肿大，大于 0.5cm
	4分：2 处以上肿大，大于 1cm	6分：多处肿大，大于 2cm

子宫内膜异位症中医诊疗规范研究

第一部分　基本信息

项目名称：子宫内膜异位症中医诊疗规范研究

项目编号：820112

项目性质：中医诊疗技术（中医诊疗方法）

项目负责人：李光荣　赵瑞华

项目组长单位：中国中医科学院广安门医院

协作完成单位：中国中医科学院望京医院

联合方负责人：丁永芬

项目完成人：李光荣　赵瑞华　郭永红　丁永芬　王　燕　艾　莉　陈瑞雪　刘　莹

项目起止时间：2005 年 11 月至 2009 年 8 月

第二部分　摘　要

一、研究目的

1. 规范子宫内膜异位症的中医辨证分型标准。

2. 建立中医治疗子宫内膜异位症的疗效评价方法。

3. 探寻子宫内膜异位症临床诊断方法。

4. 观察中医辨证治疗子宫内膜异位症、子宫腺肌症的临床疗效。

二、研究方法

1. 回顾性研究：采用流行病学方法进行近 10 年该病专题门诊病历调查，分析其诊疗方案、证候分布及演变规律、证候量化诊断方法、疗效评价方法，归纳该病的证候演变及我院辨证论治规律。

2. 文献研究：参照 EMB 系统评价的方法研究近 10 年文献，分析中医诊疗规律。

3. 初步形成"子宫内膜异位症、子宫腺肌症中医三型辨证及相应诊疗方案"。

4. 采用上述初步诊疗方案，观察子宫内膜异位症、子宫腺肌症临床病例80例。

三、研究结果

1. 建立了子宫内膜异位症的中医辨证标准：气滞血瘀型、气虚血瘀型、寒凝血瘀型。

2. 建立了中医治疗子宫内膜异位症的疗效评价方法。

3. 临床三项指标联合对诊断内异症的敏感性及特异性均较高。

4. 临床研究：经治疗慢性盆腔炎、痛经、月经情况均有不同程度改善。CA125 未见明显

下降。妊娠率达53.33%。患者均未出现不良反应。

四、结论

1. 子宫内膜异位症、子宫腺肌症中医辨证分型可分为气滞血瘀型、气虚血瘀型、寒凝血瘀型。

2. 子宫内膜异位症可通过临床症状三联法诊断。

3. 中医治疗可明显改善子宫内膜异位症、子宫腺肌症患者的症状，并具有助孕保胎的作用。

第三部分　文献研究与回顾性研究

一、文献研究（1995～2009 年度子宫内膜异位症中医证候分布规律）

1. 资料与方法

（1）检索词：一次检索词包括"子宫内膜异位症"、"子宫腺肌症（病）"、"子宫肌腺症（病）"、"（卵巢）巧克力囊肿"；二次检索词包括"辨证论治"、"辨证分型""证候"、"中医药"等。

（2）检索数据库：中国生物医学文献数据库（CBM），检索年限为 1995～2009 年。共检索文献 791 篇。

（3）筛选标准：

①纳入文献标准：符合子宫内膜异位症临床辨证分型、中医证候研究、专方或基本方治疗子宫内膜异位症的临床研究文献。

②排除标准：a. 两篇完全相同的文献；b. 两篇文献中用药、辨证分型及病例数等内容相同者，以 1 篇计；c. 同一研究单位资料来源相同，分析后予整合；d. 无明确中医证型者，予以舍弃；e. 个案报道、综述予删除；f. 子宫内膜异位症不是主证的文献予以舍弃。

③统计学处理：数据应用 SPSS10.0 进行处理。

2. 结果

共检索出与子宫内膜异位症中医辨证分型

相关的文献 176 篇，其中辨证分型 42 篇（明确指出各型病例数的有 15 篇），专方或基本方 134 篇。

（1）辨证分型 42 篇文献中，关于子宫内膜异位症证型分类表述不统一，最少的分 2 型，最多的分 6 型，不同的证型表述多达 40 种。其中出现频次 10 次以上的依次为：气滞血瘀型、气虚血瘀型、肾虚血瘀型、寒凝血瘀型；其他依次是痰湿瘀阻型、热郁血瘀型、痰瘀互结型等。（见表 1）

表 1　中医证型频次

证型	频次（次）	各证型出现的频率（%）
气滞血瘀型	16	23.19
气虚血瘀型	12	17.39
肾虚血瘀型	12	17.39
寒凝血瘀型	10	14.49

（2）辨证治疗各型病例数：辨证分型 42 篇文献中治疗病例 2739 例，其中明确指出各型病例数的有 15 篇（病例 1770 例）。各证型病例数 100 例以上的依次为：气滞血瘀型、肾虚血瘀型、寒凝血瘀型、湿热瘀结型、气虚血瘀型。（见表 2）

（3）专方或基本方证候分析：专方或基本方治疗 EM 的文献有 134 篇，病例 6675 例。病例

数在 300 例以上的依次为：活血化瘀法法、散寒化瘀法、益气化瘀法、补肾化瘀法、消痰化瘀法。（见表3）

表2　辨证治疗文献的基本证型频次

证型	频次（次）	例数（例）	病例频率（%）
气滞血瘀型	12	692	39.09
肾虚血瘀型	9	293	16.55
寒凝血瘀型	7	241	13.62
湿热瘀结型	2	132	7.46
气虚血瘀型	6	128	7.23
热郁血瘀型	3	83	4.69

表3　中医专方/基本方文献中治法、频次、病例数及频率

治法	频次（次）	例数（例）	病例频率（%）
活血化瘀法	59	2573	38.55
散寒化瘀法	16	1014	15.19
益气化瘀法	17	945	14.16
补肾化瘀法	18	899	13.47
消痰化瘀法	5	307	4.59

根据上表可得出以下结果，活血化瘀法、散寒化瘀法、益气化瘀法、补肾化瘀法、消痰化瘀法是内异症的主要治法，以方来测证。与之相对应的证候为气滞血瘀证、寒凝血瘀证、气虚血瘀证、肾虚血瘀证、痰瘀互结证，与内异症常见证候吻合。

3. 讨论

本研究对文献中证型出现的频率、病例数的统计分析以及专方治疗的以方测证，最终得出：气滞血瘀证、寒凝血瘀证、气虚血瘀证、肾虚血瘀证 4 型为内异症临床最常见的证型，其中气滞血瘀证出现频率最高。通过文献检索，辨证分型 42 篇文献中，各医家对子宫内膜异位症证型分型表述不统一，多达 40 种，这跟子宫内膜异位症一直以来没有明确的诊疗规范有关。

在文献的删选整合过程中，舍弃了较多不符合纳入标准的文献，其中可能遗漏一些有价值的资料，对结果可能产生一定的影响。因此，探寻一种简便精准的检索方法是日后需要进一步努力的方向。

二、回顾性研究

1. 资料和方法

采集近 10 年来广安门医院子宫内膜异位症专题门诊病历 640 份。本研究采用计算机信息挖掘技术，建立临床诊疗信息采集模块，采集其临床诊疗信息并形成数据库，分析和挖掘我院治疗子宫内膜异位症的临床思维模式、诊疗规律和经验。

2. 结果

（1）子宫内膜异位症和子宫腺肌症辨证规律

①子宫内膜异位症辨证规律（见图1）

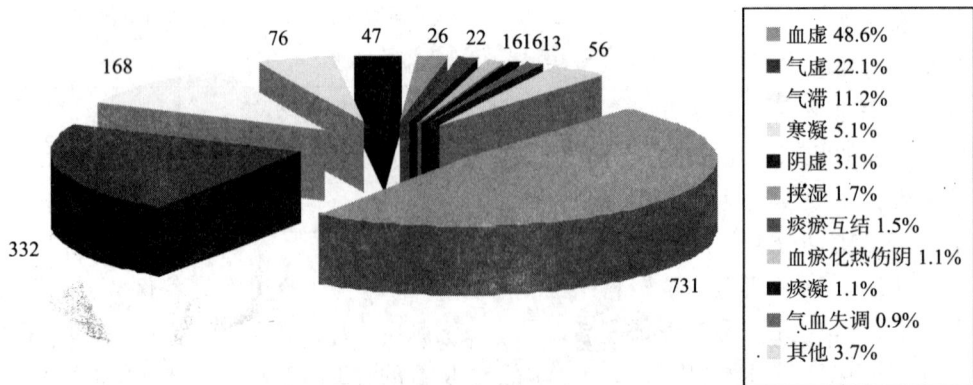

图1　子宫内膜异位症辨证规律图

②子宫肌腺症辨证规律（见图2）

（2）子宫内膜异位症辨证用药规律

从数据挖掘和统计分析看，气滞血瘀法、气虚血瘀法、寒凝血瘀法均以活血化瘀法为首选，故莪术、丹参、当归、赤芍等应用率高。

①气虚血瘀型辨证用药规律（见图3）　②气滞血瘀型辨证用药规律（见图4）

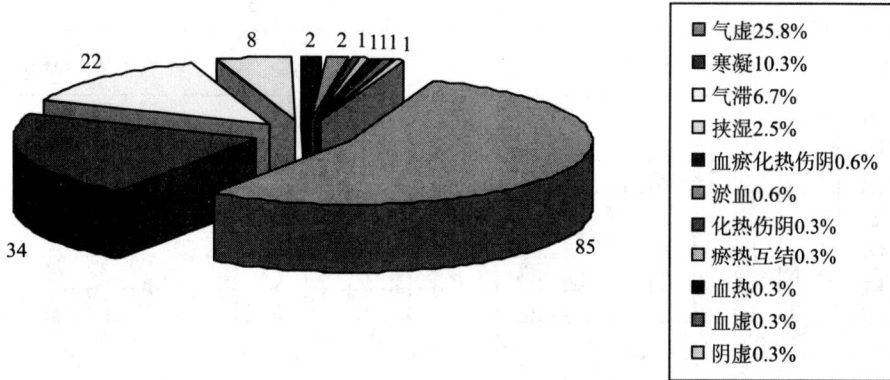

- 气虚25.8%
- 寒凝10.3%
- 气滞6.7%
- 挟湿2.5%
- 血瘀化热伤阴0.6%
- 淤血0.6%
- 化热伤阴0.3%
- 瘀热互结0.3%
- 血热0.3%
- 血虚0.3%
- 阴虚0.3%

图2　子宫肌腺证辨证规律图

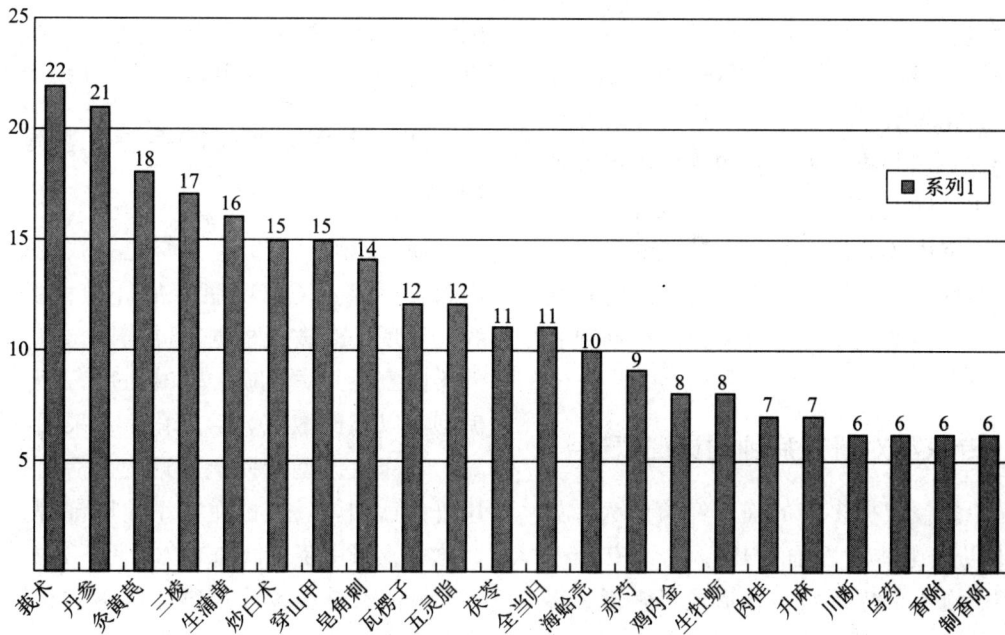

图3　气虚血瘀证辨证用药规律图

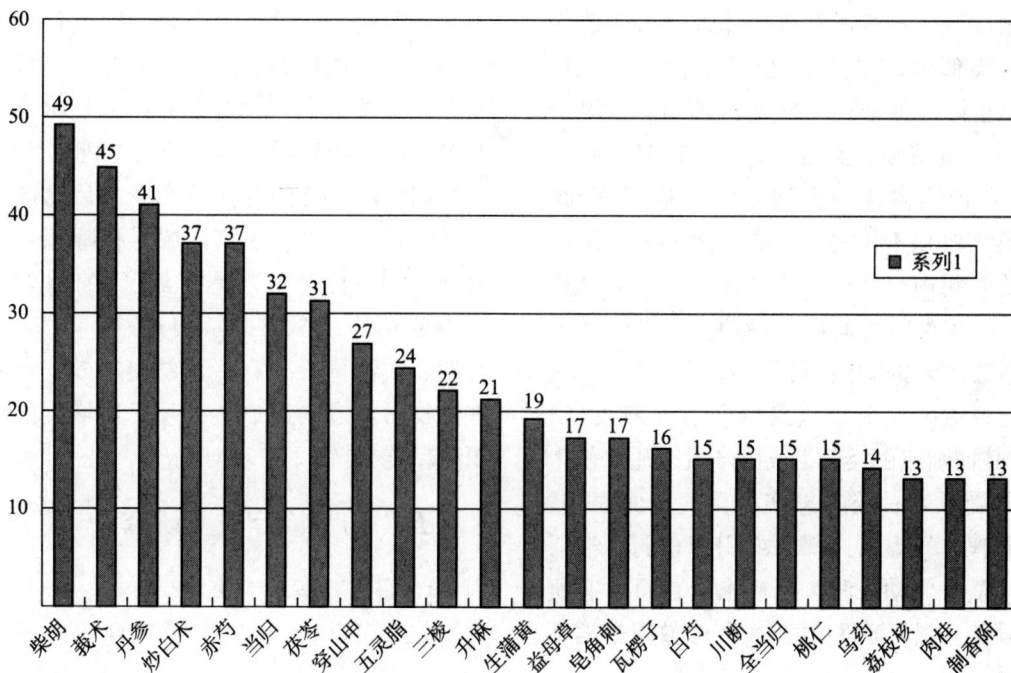

图4　气滞血瘀证辨证用药规律图

215

③寒凝血瘀型辨证用药规律（见图5）

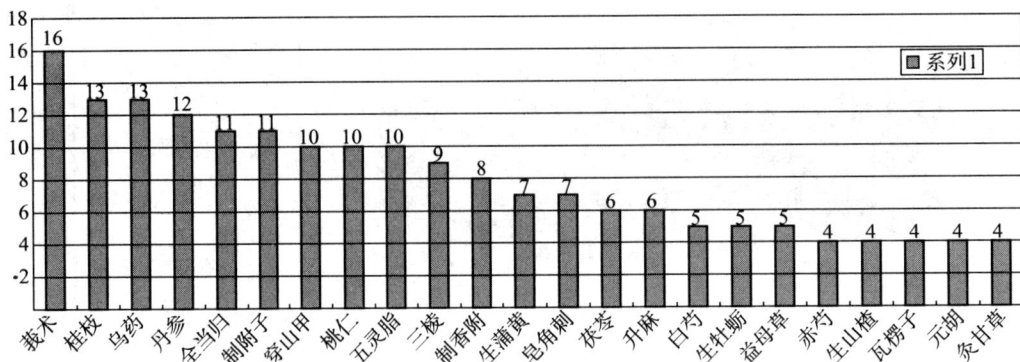

图5　寒凝血瘀型辨证用药规律图

3. 讨论

《妇科玉尺》云："要之妇人积聚之病，虽属多端，而究其实，皆血之所为。"而从临床体征即B超和妇科检查来看，盆腔内或可触及卵巢肿物、或可触及包块及触痛结节，皆为有物可征；且子宫内膜异位症、子宫腺肌症见痛有定处，故认为其应属"癥积"范畴，病在血分，血瘀是本病的根本环节，治疗应以活血化瘀为主。

三、专家组对研究病种的论证概述

李光荣教授根据多年的临床经验认为，妇女因其"以血为本，以血为用"及"有余于气，不足于血"的生理特点，形成了多虚、多瘀、多郁的病理特征，其病性多以虚实夹杂为主。李教授认为，子宫内膜异位灶周期性出血，因血不循常道，不能正常排出体外而蓄积于病灶局部，类似中医"离经之血"，离经之血即为瘀血。正如《血证论·瘀血》所云："既是离经之血，虽清血、鲜血，亦是瘀血。"所谓"瘀血"是指体内存在血液停滞的病理变化，包括离经之血积于体内，或者血运不畅，阻滞于经脉及脏腑内。瘀血流注经脉脏腑，凝结胞宫、胞脉，积聚日久而形成癥瘕。李光荣教授认为，形成血瘀的病因不同，寒凝、气滞、气虚均可导致血瘀，正如《景岳全书·妇人规》所云："其证则或由经期，或由产后，凡内伤生冷，或外受风寒；或恚怒伤肝，气逆而血留；或忧思伤脾，气虚而血滞；或积劳积弱，气弱而不行，总由血动之时，余血未净，而一有所逆，则留滞日积而渐以成癥矣。"李教授根据不

同病因，将本病辨证分为气滞血瘀、气虚血瘀、寒凝血瘀三型。治疗主要以活血化瘀为主。

四、老专家经验的挖掘、整理、继承概述

通过回顾性研究，对李光荣教授治疗子宫内膜异位症、子宫腺肌症的经验挖掘、整理，我们发现：李教授根据不同病因，将本病分为气滞血瘀、气虚血瘀、寒凝血瘀三型。寒凝血瘀型治以温经散寒、活血化瘀，采用桂附饮加减。气滞血瘀型治以疏肝理气、活血化瘀，采用丹赤饮加减。气虚血瘀型治以健脾益气、活血化瘀，采用芪丹饮加减。

同时，李教授注重辨证与辨病相结合。李光荣教授认为，卵巢子宫内膜异位囊肿的病机为血瘀夹痰。故常在原辨证治疗基础上加用瓦楞子、海蛤壳、海藻等药物，取其化痰软坚散结的作用，消除囊肿。存在后穹隆异位结节的患者，常见性交痛、经期肛门坠痛等症，检查时可在后穹隆触及一个或多个触痛结节。在服用汤剂的同时可配合保留灌肠或后穹隆上药的方法治疗。此外，子宫内膜异位症患者常合并盆腔炎症，且大多为慢性炎症，存在结缔组织增生或粘连。李教授常用丹参、赤芍、苏木、红藤、败酱草等具有活血祛瘀功效的药物，这些药物可促进局部血液循环，使增生的结缔组织或粘连松解。

五、初步诊疗方案研究

1. 研究方案

收集自2006年1月至2009年6月就诊于

广安门医院妇科门诊，采取保守治疗的子宫内膜异位症、子宫腺肌症患者病历。通过对比患者治疗前后痛经评分、月经情况评分、慢性盆腔痛评分、CA125、盆腔B超、不孕情况、不良反应等情况，评价中医辨证治疗盆腔子宫内膜异位症、子宫腺肌症的疗效。

2. 中医辨证分型标准

采用1993年中华人民共和国卫生部颁发的《中药新药临床研究指导原则》中"中药新药治疗盆腔子宫内膜异位症的临床指导原则"中的"子宫内膜异位症中医诊断与辨证标准"及李光荣教授根据多年的临床经验制定的"子宫内膜异位症三型辨证标准"而制定。

（1）寒凝血瘀证

经前下腹隐痛，经行疼痛加剧，得温痛减，月经推迟，量少，色暗或夹有血块，形寒肢冷，带下量多，色白，大便稀。舌暗红或边尖有瘀点，苔薄白或腻，脉弦或沉紧。

（2）气滞血瘀证

经前下腹胀痛，经行痛剧，痛引腰骶，痛甚昏厥，腹痛拒按，经行不畅，夹有血块，块下痛减，肛门坠胀，经前乳房胀痛，胸闷不舒，性交疼痛。舌紫暗，边尖有瘀点，苔薄白，脉弦。

（3）气虚血瘀证

经期或经后小腹坠痛，喜温喜按。经行量多，色淡质稀，或有血块。神疲乏力，面色淡白无华，口淡无味，纳少便溏或大便干燥。舌淡胖，舌边齿痕，苔白，脉沉细。

3. 子宫内膜异位症的中医疗效评价方法

症状改善标准：先用公式计算某项症状的差值（某项症状治疗前量化值—治疗后量化值），再计算组间各项症状量化变量合并的标准差。公式如下：

改善比 =（某症状治疗前量化值 – 治疗后量化值）÷ 治疗前量化值。

4. 技术路线（见图6）

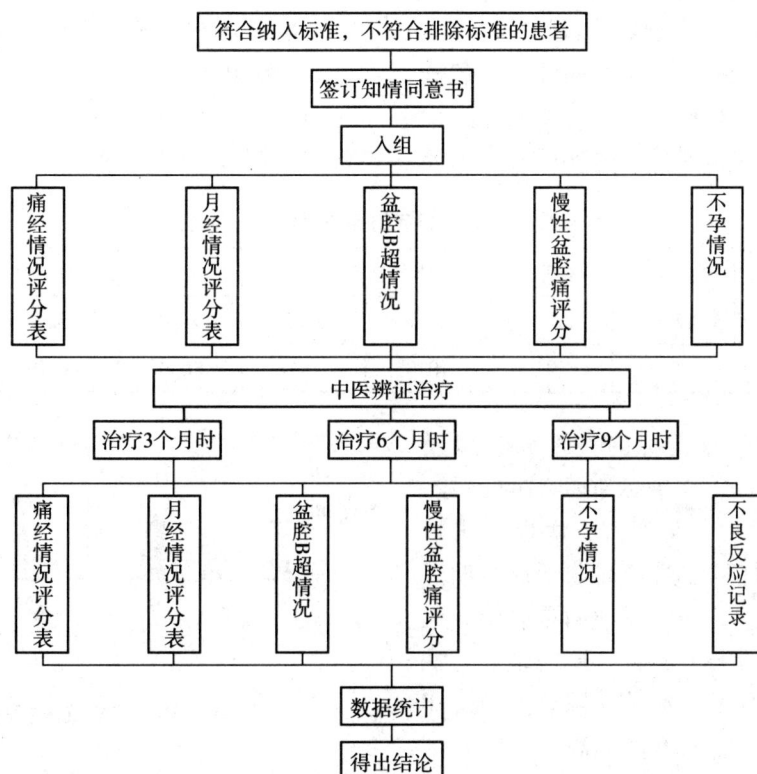

图6 技术路线图

一、子宫内膜异位症临床诊断标准探讨

1. 资料和方法

（1）研究对象

2003 年至今，于我院、北京协和医院、海军总医院、妇产医院等北京各三甲医院腹腔镜下或开腹后行异位病灶去除术或囊肿剥离术的患者共 77 例。手术指征为原发或继发性痛经、原发或继发性不孕、盆腔阳性体征或 B 超阳性体征。剔除指标包括：急腹症患者、恶性肿瘤患者以及合并子宫腺肌症及子宫肌瘤患者。

（2）诊疗标准

以腹腔镜诊断及手术诊断为金标准，根据腹腔镜诊断或开腹手术后送检组织的病理诊断将患者分为内异症组及非内异症组，前者 67 例，后者 10 例。如术中发现盆腔腹膜及器官表面有典型内异症红色病灶、蓝色病灶、白色病灶，或卵巢囊肿内有黏稠的巧克力样液体则诊断为内异症，或术后病理检查诊断证明为内异症则纳入内异症组，无以上表现者即列入非内异症组。

（3）资料收集

对 77 例研究对象，在其腹腔镜手术或开腹手术明确诊断后，回顾性的采集病史、妇科检查、超声检查、CA125，并统一记录及录入数据。收集的指标包括年龄、文化程度、孕产次、病程（出现症状时间及诊断时间）、月经周期、月经期天数、经量多少、剖宫产史、痛经、性交痛、肛门坠痛、排便困难、慢性盆腔疼痛（chronic pelvic pain，CPP）以及不孕，阳性体征（宫骶韧带触痛结节、后穹窿触痛结节及附件包块，具有三者之一即为阳性），超声检查（包块内部为无回声区并有散在或密集光点为阳性），血清 CA125 值（≥35u/l）。

（4）统计学处理

用 SPSS 13.0 软件对数据进行统计学处理。

2. 结果

（1）反映内异症组与非内异症组各指标阳性率比较结果（见表4）

表4　内异症组与非内异症组各指标阳性率比较

组别	痛经	肛门坠痛	性交痛	CPP	不孕	体征阳性	B超阳性	CA125≥35U/L
内异症	49.3	47.8	22.4	68.7	50.7	91.0	95.5	64.2
非内异症	20.0	0	0	40.0	20.0	80.0	80.0	10.0

通过 Excel 对临床指标的整理分类以及 SPSS 对两组间各项临床指标阳性率的比较，得出年龄、文化程度、孕产次、病程（出现症状时间及诊断时间）、月经周期、月经期天数、经量多少、剖宫产史、排便困难的差异无统计学意义。其他指标：痛经、肛门坠痛、性交痛、慢性盆腔疼痛、不孕、阳性体征、B超、CA125，内异症组阳性率均高于非内异症组。如图7及图8所示所示，分别为内异症组及非内异症组各主要指标的分布情况。（见图7，图8）

图7 为 67 例内异症组各主要临床指标数量

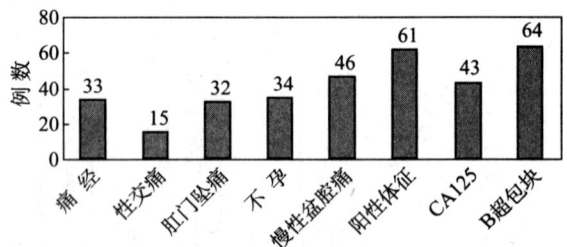

图7　内异症组临床指标分布图

分布，其中 B 超包块及阳性体征在临床指标中占有数最多。图8为 10 例非内异症组各主要临床指标数量分布，其中 B 超包块及阳性体征在临床指标中占有数最多。

（2）各临床指标敏感性、特异性、阳性预测值、阴性预测值及正确率

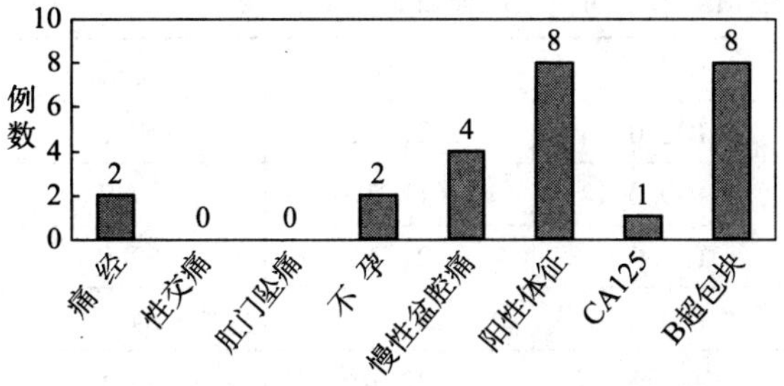

图5 非内异症组临床指标分布图

对内异症组阳性率较高的痛经、肛门坠痛、性交痛、慢性盆腔疼痛、不孕、阳性体征、B超、CA125进行敏感性、特异性、阳性预测值、阴性预测值、正确率计算。（见表5）

总体来说，单项指标的特异性高于敏感性，肛门坠痛、性交痛、CA125均高于90%，但单项临床指标的敏感性均偏低，且各指标间特异性差别较大。

表5　　　　各临床指标敏感性、特异性、阳性预测值、阴性预测值及正确率

	敏感性 （Sen）	特异性 （Spe）	阳性预测值 （PPV）	阴性预测值 （NPV）	总正确率
痛经	49.3	80.0	94.3	19.0	53.3
肛门坠痛	47.8	100.0	100.0	22.2	54.6
性交痛	22.4	100.0	100.0	16.1	32.5
CPP	68.7	60.0	92.0	22.2	67.5
不孕	50.7	80.0	94.4	15.5	54.6
阳性体征	91.0	20.0	88.4	25.0	81.8
B超阳性	95.5	20.0	88.9	40.0	85.7
CA125≥35U/L	64.2	90.0	97.7	27.3	67.5

（3）两两指标联合评价敏感性、特异性、阳性预测值、阴性预测值及正确率

根据症状将痛经、肛门坠痛、性交痛、慢性盆腔痛四项指标进行平行合并，即四种症状之一者即为阳性。如盆腔检查（PE）阳性体征包括宫骶韧带触痛结节、后穹窿触痛结节及附件包块，具有三者之一即为阳性。（见表6）

表6　　　　两两指标联合评价敏感性、特异性、阳性预测值、阴性预测值及正确率

	Sen	Spe	PPV	NPV	总正确率
疼痛＋不孕	47.8	80.0	94.1	18.6	52.0
疼痛＋PE	88.1	80.0	96.7	50.0	87.0
疼痛＋B超	71.3	80.0	96.9	24.2	72.1
疼痛＋CA125	62.7	100.0	100.0	28.6	67.5
不孕＋PE	48.5	80.0	94.1	19.0	52.6
不孕＋CA125	29.9	90.0	91.2	16.1	37.7
不孕＋B超	47.8	80.0	94.1	18.6	52.0
PE＋CA125	61.2	90.0	97.6	25.7	64.9
PE＋B超	86.6	20.0	87.9	18.2	77.9
CA125＋B超	59.7	90.0	97.6	25.0	63.6

由表6可见，在两两联合评价试验中，除PE＋B超一项中特异性较低外，各项的特异性均较高。

（4）三项指标联合评价敏感性、特异性、 阳性预测值、阴性预测值及正确率（见表7）

表7 三项指标联合评价敏感性、特异性、阳性预测值、阴性预测值及正确率

	Sen	Spe	PPV	NPV	总正确率
疼痛 + 不孕 + PE	46.4	100.0	100.0	21.7	53.3
疼痛 + 不孕 + CA125	28.4	100.0	100.0	17.2	37.7
疼痛 + 不孕 + B 超	44.8	100.0	100.0	21.3	52.0
CA125 + PE + 疼痛	59.7	100.0	100.0	27.0	64.9
疼痛 + PE + B 超	83.6	80.0	96.6	42.1	83.1
CA125 + B 超 + 疼痛	58.2	100.0	100.0	26.2	63.6
PE + CA125 + 不孕	28.4	90.0	95.0	15.8	36.4
PE + B 超 + 不孕	46.3	80.0	93.9	18.2	50.7
CA125 + B 超 + 不孕	26.9	90.0	94.7	15.5	35.1
PE + CA125 + B 超	55.2	90.0	97.4	23.1	59.8

由表7可见，三项指标联合评价内异症，除特异性较高外，诊断内异症所得阳性预测值明显增高，各项均接近100%。如表7所示，应用 SPSS 13.0 统计疼痛 + 不孕 + PE 的敏感性、特异性、阳性预测值、阴性预测值及正确率时最终导出结果。

表8 疼痛 + 不孕 + 阳性体征手术

			手术		Total
			内异症	正常	
疼痛 + 不孕 + 阳性体征	阳性	Count	31	0	31
		Row（%）	100.0%	0%	100.0%
		Column（%）	46.3%	0%	40.3%
		Total（%）	40.3%	0%	40.3%
	阴性	Count	36	10	46
		Row（%）	60.0%	40.0%	100.0%
		Column（%）	4.5%	20.0%	59.7%
		Total（%）	3.9%	2.6%	59.7%
Total		Count	67	10	77
		Row（%）	87.0%	13.0%	100.0%
		Column（%）	100.0%	100.0%	100.0%
		Total（%）	87.0%	13.0%	100.0%

注："Row"表示疼痛 + 不孕 + 阳性体征；"Column"表示手术。

3. 讨论

（1）流行病学研究

由于本次研究临床病例数量有限，尤其是非内异症组数量较少，所以统计方面难免局限且有误差。各项临床指标仅采用有或无的计数统计，对其性质方面并未进行统计，如慢性盆腔痛在左在右；后穹窿触痛结节的数量；妇检包块是单侧还是双侧。所以，本次研究的重点仅在于寻找一种非手术的临床诊断内异症的方法。

（2）非手术诊断方法的临床意义

腹腔镜检查是目前诊断子宫内膜异位症的最佳方法。特别是对盆腔检查和B超检查均无阳性发现的不孕和腹痛患者应首选腹腔镜检查，对可疑病变进行活检可以确诊。但是，腹腔镜

检查是一项有创的检查方法，而子宫内膜异位症是一种高复发的疾病，对于广大复发的内异症患者，腹腔镜检查存在着不可重复操作的弊端。同时，腹腔镜设备昂贵，技术要求高，导致检查费用居高不下，对所有内异症患者均经腹腔镜确诊是不可行的。所以，寻找一种非手术的诊断方法对于诊断内异症及复发问题的早发现早治疗是非常必要的。本研究所探讨的非腹腔镜手术诊断方法安全有效，经济实用，准确性高，费用仅腹腔镜检查费用的 1%，不但患者可以承担，且所有妇产科医生都能掌握，不仅有助于内异症的规范化治疗，而且为内异症的流行病学调查研究提供了重要手段。

二、临床治疗研究

1. 资料与方法

（1）一般资料

本试验共筛选受试者 83 例，入组受试者 83 例，完成 3 个月试验者 82 例，完成 6 个月试验者 76 例，完成 9 个月试验者 63 例。其中，西药组 3 例。本次试验只统计中药组的情况。80 例患者年龄为 33.77 ± 5.58 岁，其中无性生活史者 15 例（18.8%），有性生活史者 65 例（81.3%）；孕 0～5 次，产 0～2 次；西医分型为浸润型内异症 19 例，卵巢型内异症 47 例，子宫腺肌症 14 例；中医辨证寒凝血瘀型 7 例，气滞血瘀型 48 例，气虚血瘀型 25 例；有窍囊

主诉者 57 例，痛经主诉者 70 例，不孕主诉者 15 例，小腹疼痛主诉者 53 例。

（2）治疗方法及药物

所有入组患者根据中医辨证证标准分为寒凝血瘀、气滞血瘀、气虚血瘀 3 型。分别采用桂附饮加减、丹赤饮加减、芪丹饮加减对证治疗。中药汤剂每日 1 剂，水煎服，早、晚饭后 1 小时服用。若检查患者盆腔有炎症，则将上述组方每晚保留灌肠 1 次，经期停用。若检查患者阴道穹窿可及触痛结节，则加用活血止痛散（北京同仁堂药厂生产），用黄酒调和，阴道穹窿上药，每周 2 次，经期停用。疗程 9 个月。

（3）观察指标

治疗期间每月随访 1 次，观察指标包括：慢性盆腔痛评分、痛经评分、月经情况评分、妊娠情况、不良反应指标。治疗前后行盆腔 B 超检查。用药后每 3 个月行安全性检查及 CA125 测定。

（4）数据处理

本研究所有数据均采用 SPSS11.5 软件进行处理。

2. 结果

（1）慢性盆腔痛改善情况

①慢性盆腔痛临床疗效

a. 慢性盆腔痛临床疗效与用药时间的关系（见表 9，图 9）

表 9　　　　　　　　　慢性盆腔痛临床疗效与用药时间的关系

疗程	N	临床痊愈（%）	显效（%）	有效（%）	无效（%）
3 个月	67	1（1.5）	11（16.4）	41（61.2）	14（20.9）
6 个月	62	5（8.1）	21（33.9）	24（38.7）	12（19.4）
9 个月	47	5（10.6）	20（42.6）	18（38.3）	4（8.5）

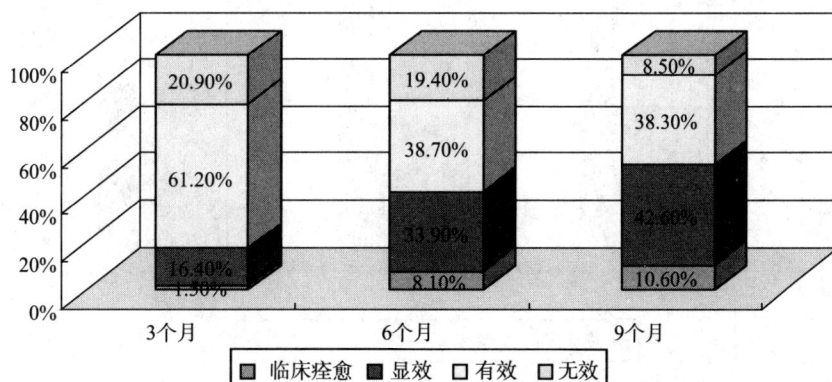

图 9　慢性盆腔痛临床疗效随用药时间长短的变化曲线图

慢性盆腔痛临床疗效与用药时间长短有关，随用药时间的延长而增加，治疗9个月时愈显率可达53.20%，治疗3个月、6个月、9个月时总有效率分别达 79.10%、80.60%、91.50%。

b. 慢性盆腔痛临床疗效与中医分型的关系（见表10，图10）

表10　　　　　　慢性盆腔痛临床疗效与中医分型的关系

中医分型	N	临床痊愈（%）	显效（%）	有效（%）	无效（%）
寒凝血瘀证	5	0	2（40.0）	3（60.0）	0
气虚血瘀证	14	3（21.4）	3（21.4）	5（35.7）	3（21.4）
气滞血瘀证	28	2（7.1）	15（53.6）	10（35.7）	1（3.6）

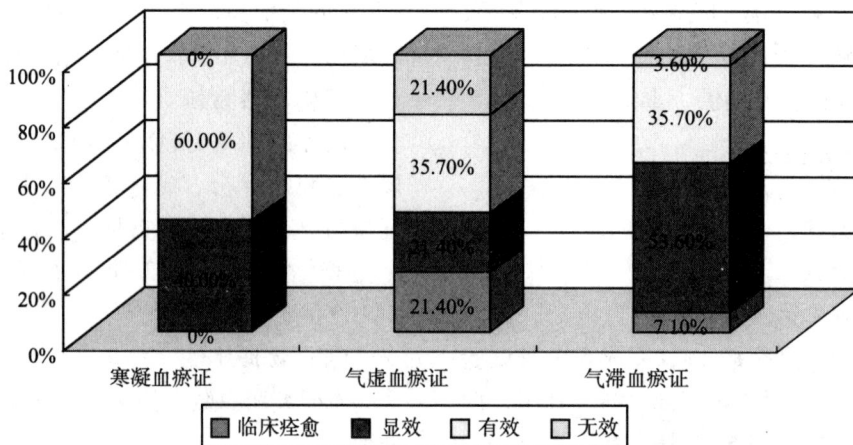

图10　慢性盆腔痛临床疗效与中医分型的关系曲线图

慢性盆腔痛的临床疗效与中医分型有关，寒凝血瘀型总有效率达100%；对气滞血瘀型愈显率达60.70%，总有效率达96.40%；气虚血瘀型总有效率达78.60%。

c. 慢性盆腔痛临床疗效与西医分型的关系（见表11，图11）

表11　　　　　　慢性盆腔痛临床疗效与西医分型的关系

西医分型	N	临床痊愈（%）	显效（%）	有效（%）	无效（%）
浸润型	13	0	7（53.8）	5（38.5）	1（7.7）
卵巢型	26	4（15.4）	9（34.6）	10（38.5）	3（11.5）
子宫腺肌病	8	1（12.5）	4（50.0）	3（37.5）	0

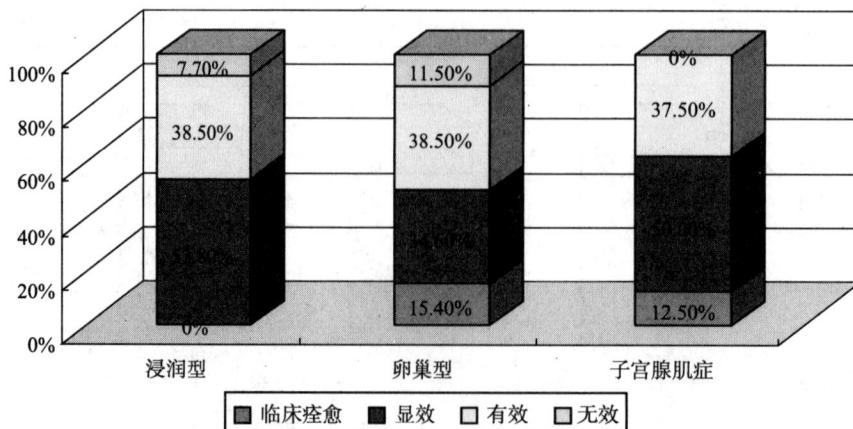

图11　慢性盆腔痛临床疗效与西医分型的关系曲线图

慢性盆腔痛临床疗效与西医分型有关，子宫腺肌症总有效率达 100%，愈显率达62.50%；浸润型内异症、卵巢型内异症总有效率分别达 92.30%、88.50%。

d. 慢性盆腔痛总评分（症状评分 + 体征评分）改善情况（见表 12）

表 12 慢性盆腔痛总评分改善情况（x̄±S）

	疗 前	疗 后
N	76	47
总评分	14.83 ± 6.58	4.47 ± 3.36*

治疗后子宫内膜异位症慢性盆腔痛总评分明显下降（P = 0 < 0.01），具有显著统计学意义，改善比达 69.86%。

②慢性盆腔痛局部体征改善情况

a. 慢性盆腔痛局部体征疗效（见表 13，图12）

表 13 慢性盆腔痛局部体征疗效

N	临床痊愈（%）	显效（%）	有效（%）	无效（%）
43	11（25.6）	8（18.6）	15（34.9）	9（20.9）

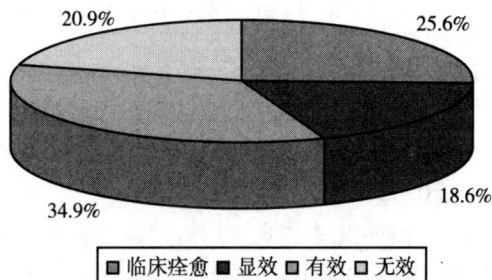

图 12 慢性盆腔痛局部体征疗效图

经治疗，慢性盆腔痛局部体征愈显率达44.2%，总有效率达 79.1%。

b. 慢性盆腔痛体征评分改善情况（见表14）

表 14 慢性盆腔痛体征评分改善情况（x̄±S）

	疗 前	疗 后
N	68	43
总评分	4.68 ± 2.31	2.07 ± 1.93*

经治疗，慢性盆腔痛局部体征评分明显下降（P = 0 < 0.01），具有显著统计学意义，改善比达 55.77%。

c. 慢性盆腔痛局部体征单项评分情况（见表 15）

表 15 慢性盆腔痛局部体征单项评分情况

体征、症状	评分标准	疗前	疗后
N		76	47
子宫活动受限、压痛*	0分	46（60.5%）	40（85.1%）
	1分	14（18.4%）	4（8.5%）
	2分	13（17.1%）	3（6.4%）
	3分	3（3.9%）	
子宫一侧增厚、压痛*	0分	52（68.4%）	37（78.7%）
	1分	10（13.2%）	7（14.9%）
	2分	14（18.4%）	3（6.4%）
	3分		
子宫两侧增厚、压痛	0分	72（94.7%）	44（93.6%）
	2分	1（1.3%）	3（6.4%）
	4分	3（3.9%）	
	6分		
一侧附件包块*	0分	41（53.9%）	36（76.6%）
	1分	6（7.9%）	3（6.4%）
	2分	5（6.6%）	3（6.4%）
	3分	24（31.6%）	5（10.6%）
双侧附件包块	0分	69（90.8%）	44（93.6%）
	2分		
	4分	2（2.6%）	1（2.1%）
	6分	5（6.6%）	2（4.3%）
一侧宫骶韧带增粗、触痛	0分	72（94.7%）	46（97.9%）
	1分	2（2.6%）	1（2.1%）
	2分	1（1.3%）	
	3分	1（1.3%）	
两侧宫骶韧带增粗、触痛	0分	76（100.0%）	47（100.0%）
	2分		
	4分		
	6分		
后穹窿可及结节、触痛*	0分	55（72.4%）	37（78.7%）
	2分	7（9.2%）	10（21.3%）
	4分	7（9.2%）	
	6分	7（9.2%）	

经治疗，子宫活动受限、压痛，子宫一侧增厚、压痛，一侧附件包块，后穹窿可及结节、触痛等慢性盆腔痛体征明显改善（P < 0.05）。对子宫两侧增厚、压痛，双侧附件包块，一侧

宫骶韧带增粗、触痛，两侧宫骶韧带增粗、触痛等体征改善情况不具有显著统计学意义。

③慢性盆腔痛临床症状改善情况

a. 慢性盆腔痛临床症状疗效（见表16，图13）

表16　慢性盆腔痛临床症状疗效

N	临床痊愈（%）	显效（%）	有效（%）	无效（%）
51	16（31.4）	15（29.4）	17（33.3）	3（5.9）

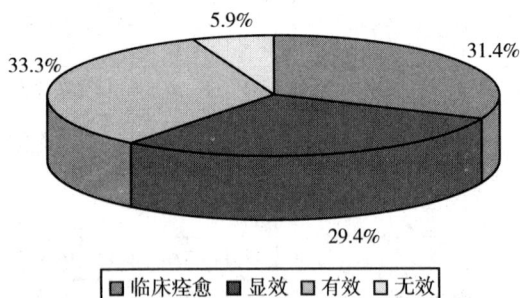

图13　慢性盆腔痛症状疗效饼图

经治疗，慢性盆腔痛症状愈显率达60.8%，总有效率达94.1%。

b. 慢性盆腔痛症状评分改善情况（见表17）

表17　慢性盆腔痛症状评分改善情况（x̄±S）

	疗　前	疗　后
N	74	51
总评分	11.31±5.63	3.10±3.08*

经治疗，慢性盆腔痛症状评分明显下降（P=0<0.01），具有显著统计学意义，改善比达72.59%。

c. 慢性盆腔痛症状单项评分改善情况（见表18）

表18　慢性盆腔痛症状单项评分改善情况

体征、症状	评分标准	疗前	疗后
N		74	51
小腹疼痛*	0分	16（21.6%）	29（56.9%）
	2分	21（28.4%）	19（37.3%）
	4分	20（27.0%）	1（2.0%）
	6分	17（23.0%）	2（3.9%）
腰骶胀痛*	0分	21（28.4%）	33（64.7%）
	2分	28（37.8%）	17（33.3%）
	4分	18（24.3%）	1（2.0%）
	6分	7（9.5%）	
形寒肢冷*	0分	35（47.3%）	43（84.3%）
	2分	18（24.3%）	8（15.7%）
	4分	21（28.4%）	
经前乳房胀痛*	0分	21（28.4%）	35（68.6%）
	2分	24（32.4%）	14（27.5%）
	4分	29（39.2%）	2（3.9%）
神疲乏力*	0分	24（32.4%）	44（86.3%）
	2分	34（45.9%）	7（13.7%）
	4分	16（21.6%）	
性交痛*	0分	59（79.7%）	51（100.0%）
	2分	15（20.3%）	

经治疗，慢性盆腔痛症状治疗前后明显改善（P<0.05），具有显著统计学意义。

（2）痛经改善情况

①痛经临床疗效

a. 痛经临床疗效与用药时间的关系（见表19，图14）

77.60%。

b. 痛经临床疗效与中医分型的关系（见表20，图15）

表19　痛经临床疗效与用药时间的关系

疗　　程	N	临床痊愈（%）	显效（%）	有效（%）	无效（%）
3个月	70	14（20.0）	0	27（38.6）	29（41.4）
6个月	63	21（33.3）	0	25（39.7）	17（27.0）
9个月	49	18（36.7）	0	20（40.8）	11（22.4）

痛经临床疗效与用药时间长短有关，随用药时间的延长而增加，治疗3个月、6个月、9个月时总有效率分别达58.60%、73.00%、

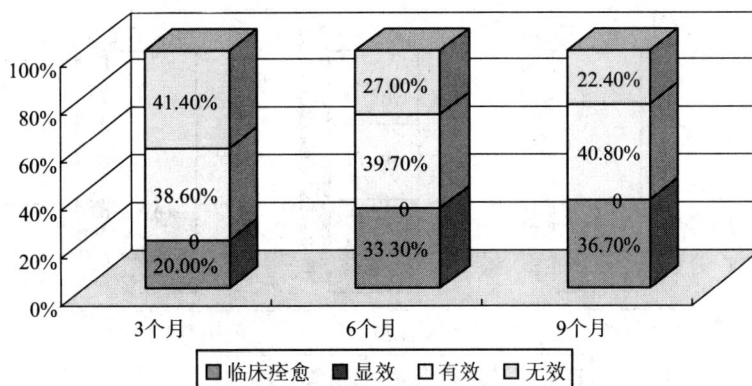

图14　痛经临床疗效随用药时间长短的变化曲线图

表20　痛经临床疗效与中医分型的关系

中医分型	N	临床痊愈（%）	显效（%）	有效（%）	无效（%）
寒凝血瘀证	5	2（40.0）	0	2（40.0）	1（20.0）
气虚血瘀证	15	5（33.3）	0	5（33.3）	5（33.3）
气滞血瘀证	29	11（37.9）	0	13（44.8）	5（17.2）

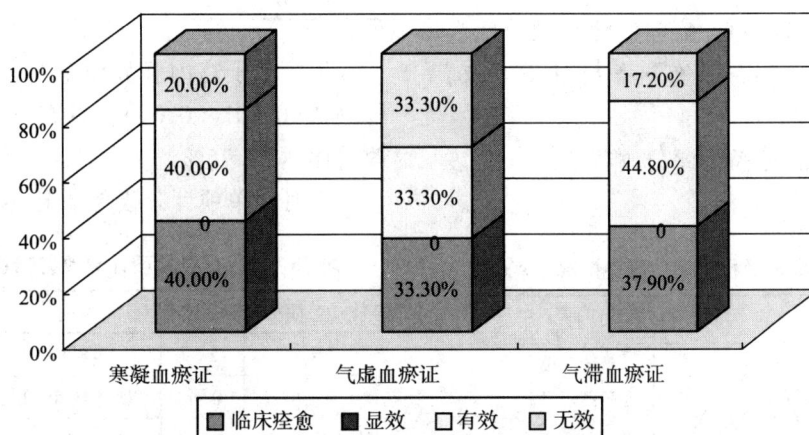

图15　痛经临床疗效与中医分型的关系曲线图

痛经的临床疗效与中医分型有关，寒凝血瘀型总有效率达80%；气滞血瘀型总有效率达82.80%；气虚血瘀型总有效率达66.60%。

c.痛经临床疗效与西医分型的关系（见表21，图16）

痛经临床疗效与西医分型有关，子宫腺肌症总有效率达100%。浸润型内异症、卵巢型内异症总有效率分别达78.60%、69.20%。

表21　痛经临床疗效与西医分型的关系

西医分型	N	临床痊愈（%）	显效（%）	有效（%）	无效（%）
浸润型	14	5（35.7）	0	6（42.9）	3（21.4）
卵巢型	26	10（38.5）	0	8（30.8）	8（30.8）
子宫腺肌病	9	3（33.3）	0	6（66.7）	0

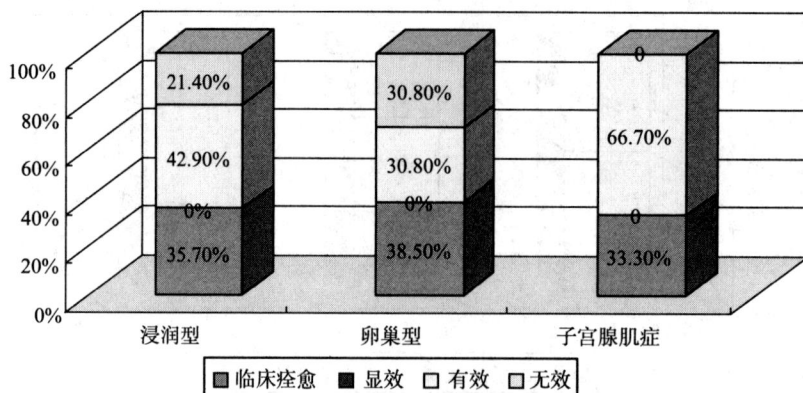

图16 痛经临床疗效与西医分型的关系曲线图

②治疗前后痛经症状评分改善情况（见表22）

表22 治疗前后痛经症状评分改善情况（$\bar{x} \pm S$）

	疗 前	疗 后
N	70	49
总评分	12.23 ± 3.16	4.95 ± 4.31*

治疗后子宫内膜异位症痛经症状评分明显下降（P = 0 < 0.01），具有显著统计学意义，改善比达59.53%。

③治疗前后痛经程度评分改善情况（见表23）

表23 治疗前后痛经程度评分改善情况（$\bar{x} \pm S$）

	疗 前	疗 后
N	70	49
总评分	7.27 ± 1.94	2.55 ± 2.74*

治疗后子宫内膜异位症痛经程度明显下降（P = 0 < 0.01），具有显著统计学意义，改善比达64.92%。

④治疗前后痛经持续时间改善情况（见表24）

表24 治疗前后痛经持续时间改善情况（$\bar{x} \pm S$）

	疗 前	疗 后
N	70	49
持续时间（小时）	52.79 ± 40.96	12.90 ± 22.43*

治疗后子宫内膜异位症痛经持续时间明显缩短（P = 0 < 0.01），具有显著统计学意义，改善比达75.56%。

（3）月经改善情况

①治疗前后月经总评分改善情况（见表25）

表25 治疗前后月经总评分改善情况（$\bar{x} \pm S$）

	疗 前	疗 后
N	80	55
总评分	2.79 ± 2.75	1.29 ± 1.29*

治疗后子宫内膜异位症月经总评分明显下降（P = 0.001 < 0.01），具有显著统计学意义，改善比达53.76%。

②月经单项评分改善情况（见表26）

表26 月经单项评分改善情况

体征、症状	评分标准	疗 前	疗 后
N		80	55
月经周期	0分	75（93.8%）	55（100.0%）
	2分	2（2.5%）	
	6分	3（3.8%）	
月经经期	0分	70（87.5%）	51（92.7%）
	2分	8（10.0%）	3（5.5%）
	4分	1（1.3%）	1（1.8%）
	6分	1（1.3%）	
月经量	0分	54（67.5%）	47（85.5%）
	2分	17（21.3%）	6（10.9%）
	4分	7（8.8%）	2（3.6%）
	6分	2（2.5%）	
经色*	0分	43（53.8%）	47（85.5%）
	1分	37（46.3%）	8（14.5%）
经质*	0分	16（20.0%）	22（40.0%）
	1分	63（78.8%）	33（60.0%）
	2分	1（1.3%）	

经治疗，对月经周期、月经经期、月经量等单项症状改善不明显（P > 0.05）无显著统计学意义；对经质、经色改善明显，P ≤ 0.05，具有显著统计学意义。

（4）治疗前后 CA125 改善情况（见表27）

表27　治疗前后 CA125 改善情况（$\bar{x} \pm S$）

	疗　前	疗　后
N	30	31
CA$_{125}$（U/ml）	48.17 ± 35.06	44.31 ± 33.53

治疗后子宫内膜异位症 CA125 未见明显下降（P = 0.543，P > 0.05）。

（5）妊娠情况

本研究有不孕主诉患者15例，经治疗，妊娠8例，妊娠率达53.33%。其中1例在妊娠后停服中药，于第50天时自然流产。其余7例发现妊娠后继续服用中药保胎，7例均随访至3个月，胎儿发育正常。可见中医辨证治疗有一定的助孕保胎作用。

（6）不良反应

经统计，80例患者均未出现不良反应。

3. 讨论

子宫内膜异位症、子宫腺肌症作为妇科常见疑难病；最典型的症状是各种疼痛，如进行性痛经、性交痛、排便痛、触痛等，严重影响患者的工作和生活。近代中医认为，导致子宫内膜异位症、子宫腺肌症的病因较多，这些病因导致冲任损伤及胞宫的藏泄功能异常，使得经血外溢而成离经之血，血蓄积局部而成瘀血，血瘀不通，"不通则痛"。本研究中所用药物均注重活血化瘀。现代药理学研究表明，丹参能改善微循环状态，抑制血栓形成；赤芍具有镇静、镇痛、抑制血小板凝集与抗凝作用；莪术能显著抑制血小板聚集，并能降低血液黏稠度，抑制血栓形成，改善血液循环，具有一定的抗炎、镇痛作用。诸药合用，达到活血化瘀止痛的作用。阴道后穹窿上药，对于阴道后穹窿有触痛结节的患者，作用直接，止痛效彰。

子宫内膜异位症、子宫腺肌症合并的月经失调，可能与卵巢实质被异位囊肿所破坏，或卵巢被粘连包裹，致使卵巢功能紊乱有关，或者与子宫腺肌症侵犯子宫肌层，影响子宫肌层收缩有关。近代中医认为，血瘀是其基本病机，瘀血阻滞胞脉，冲任蓄溢失常，致月经失调。本研究所用方药针对"血瘀"的病机，活血通络，从而起到调经的作用。

内异症与不孕的关系已被大家熟知，结合本研究，中医辨证治疗子宫内膜异位症、子宫腺肌症所致的不孕，妊娠率达53.33%，并有保胎的功效，对于此类患者，可首先考虑中医辨证治疗助孕。

CA125 作为肿瘤标志物，不具有组织和器官特异性。1986年，Barbien 首次报道了子宫内膜异位症患者血清中 CA125 水平较对照组明显升高，并随病情严重程度而增加，免疫组亦显示子宫内膜异位灶表面有 CA125 存在。目前可通过监测血清 CA125 的动态变化判断子宫内膜异位症治疗的疗效及预后，并可早期发现复发病例。CA125 在评价子宫内膜异位症疗效及监测其复发具有一定的价值。但不应该作为评价子宫内膜异位症、子宫腺肌症临床疗效的唯一指标。

目前，西医临床用于治疗子宫内膜异位症、子宫腺肌症的药物，均为激素类药物，这些药物所带来的副作用极为明显，通常表现为潮热汗出、阴道不规则出血、体重增加、痤疮、阴道干涩、性欲减退、骨质疏松等低雌激素水平症状，从另一方面该疾病影响患者的生存质量。中医治疗重点在于调动自身正气，调畅气机，使气血运行通达，改善痰、凝、虚、瘀、积等症状，使自身达到"和谐"，从而恢复健康。本研究所用药物，药性较温和，无毒副作用。

综上所述，中医药辨证治疗子宫内膜异位症、子宫腺肌症疗效确切，能明显缓解各种疼痛，提高妊娠率，且无不良反应，值得临床推广。

第五部分　研究结论、成果及优势评价

一、中医优势分析及评价

综合近15年的文献报道，西药治疗本病的综合有效率约为70%～93%，相对中药治疗而言稍高。但其不良反应发生率高达75%～91%，对患者的生存质量造成影响，部分患者难以接受，甚至中断治疗。另外，目前治疗内异症疗效较好，副反应症状较轻的药物如Gn-Rh，其价格昂贵，也使得部分患者难以负担，延误治疗。相对而言，中医治疗内异症疗效确切，顺应人体自然生理，能够帮助患者建立正常的内分泌体系，患者生活质量较治疗前明显提高。

综上所知，中医药辨证治疗子宫内膜异位症可明显改善内异症患者的临床症状，提高患者生存质量，并且在调经助孕方面也有显著的优势。中药口服配合阴道上药的多途径治疗对浸润型子宫内膜异位症具有明显的治疗作用，填补了西医治疗的空白，极大减轻了患者的痛苦。中医治疗内异症已经形成了以西医诊断配合中医辨证论治、个体化辨证用药、多途径综合给药、按疗程规律治疗为主要内容的规范化诊疗方案，值得临床推广。

二、技术、方法的创新分析

本项目立题有据，目标明确。瞄准了子宫内膜异位症是国内外多发病、疑难病。西医对此治疗方法局限，疗效不满意，许多患者不愿接受。中医药特色突出，患者易接受，所以本项目具有广阔的国内外市场和良好的开发前景。

本项目是在长期临床实践基础上，以中医药理论为指导总结出来的。三型辨证论治组方合理，疗效显著，临床应用中未发现明显毒副反应和耐药性。

本方法在缓解子宫内膜异位症所致各种疼痛，调理月经和助孕保胎方面疗效尤为突出。

以子宫内膜异位症三型辨证理论设计对病

历进行回顾性调查，结合文献研究，对现有子宫内膜异位症辨证论治和临床疗效评价进行研究，初步形成具有我院特色的"子宫内膜异位症中医三型辨证及相应诊疗方案"。

三、人才培养情况

本课题已培养博士研究生3名、硕士研究生4名。

四、论文、专著情况（数量与水平）

本研究目前共在核心期刊发表论文三篇：
1. 郭永红．丹赤饮治疗子宫内膜异位症的临床研究．中国中医药信息杂志，2006，13（5）：14－16.
2. 孙伟伟，赵瑞华．中药辨证治疗子宫内膜异位症临床观察．中国中医药信息杂志，2008，15（6）：1－2.
3. 孙伟伟，赵瑞华．中药辨证治疗子宫腺肌症临床观察．辽宁中医杂志（待发）.

五、存在的问题与解决办法

本研究由于临床限制，缺乏西药对照组，故临床结果显示为患者自身病情前后对照，与西药治疗对比则参考了各临床报道结果。

为避免由于饮片质量所致误差，参与临床疗效研究的患者均就诊于广安门医院，饮片质量统一。参与临床诊断研究的患者则分别来自于广安门医院、北京协和医院、海军总医院、妇产医院等北京各三甲医院。

参考文献

［1］乐杰．妇产科学（第五版）．北京：人民卫生出版社，2002.
［2］夏桂成．中医妇科理论与实践．北京：人民卫生出版社，2003.
［3］冷金花，段华，龚晓明，等．全国妇科内镜技术应用情况的调查．中华妇产科杂志，2002，37：701－702.

［4］姜开余，顾振纶，阮长耿．丹参素对 CDIIB、P - selectin、ICAM - 1、VCAM - 1、E - selectin 表达的影响．中国药理通报，2000，16（6）：682 - 685.

［5］上海市药材公司·中药研究室．白芍的研究．中成药研究，1978，1：28.

［6］徐红梅，刘青云，戴敏．赤芍总甙抗血栓作用研究．安徽中医学院学报，2000，19（1）：46 - 47.

［7］宋坤，陆兔林．莪术不同炮制品镇痛抗炎作用研究．中医药学刊，2005，23（3）：443.

［8］王普霞，周百祥．莪术不同炮制品活血化瘀作用研究．中成药，2004，26（11）：905.

［9］Barbieri RL. CA125 in patients with endometriosis. Fertil Steril, 1986, 45（6）：70.

附　子宫内膜异位症、子宫腺肌症中医临床诊疗方案

一、西医诊断

1. 子宫内膜异位症

（1）临床诊断

①渐进性痛经。

②经期少腹、腰骶不适，进行性加剧。

③周期性直肠刺激症状，进行性加剧。

④后穹隆、子宫骶骨韧带或子宫峡部触痛性结节。

⑤附件粘连包块伴包膜结节感，输卵管通畅。

⑥月经前后，上述附件包块有明显的大小变化（未用抗感染治疗）。

凡有以上①～③点之一项和④～⑥点之一项，即可作为临床诊断。

（2）腹腔镜检查诊断

① 子宫直肠窝、后腹膜可见多个紫兰色小点，伴腹腔液增多（常为血性）。

② 子宫骶骨韧带增粗，灰白色结节，伴有疏松粘连，输卵管大多通畅。

③ 卵巢包膜增厚，表面不平、粘连，并常见表面有褐色陈旧性出血斑块，卵巢穿刺取得巧克力样陈血。

④ 卵巢有粘连，而输卵管大多通畅。

（3）病理诊断标准

① 子宫内膜腺体。

② 子宫内膜间质。

③ 有组织内出血证据，可见红细胞、含铁血红素、局部结缔组织增生即可确诊。

2. 子宫腺肌症的诊断

（1）临床表现

① 痛经：继发性痛经，进行性加剧，常为痉挛性，致使患者难以忍受。

② 月经失调：表现为月经量增多及经期延长，少数可有月经前、后点滴出血。

③ 妇科检查：子宫增大呈球形，质地较硬，有压痛，有的表现为子宫表面不规则，呈结节样突起。经期子宫可见增大，质地变软，压痛明显。

（2）辅助检查

B 型超声显像检查发现子宫肌层光点不均匀。

二、中医诊断

1. 中医诊断标准

（1）月经前后少腹、腰骶部有不适或疼痛，逐渐加剧。

（2）盆腔病理性包块、结节。

（3）舌质紫或舌体瘀斑、瘀点。

（4）固定性刺痛并拒按。

具有以上主要依据①～②两项之一和③～④项之一，即可诊断。

2. 中医辨证分型标准

（1）寒凝血瘀证

主证：经前下腹隐痛，经行疼痛加剧，得温痛减，月经推迟，量少，色暗或夹有血块，形寒肢冷，带下量多，色白，大便稀。舌暗红

或边尖有瘀点，苔薄白或腻，脉沉紧或弦。

（2）气滞血瘀证

主证：经前下腹胀痛，经行痛剧，痛引腰骶，痛甚昏厥，腹痛拒按，经行不畅，夹有血块，块下痛减，肛门坠胀，经前乳房胀痛，胸闷不舒。舌紫暗，边尖有瘀点，苔薄白，脉弦。

（3）气虚血瘀证

主证：经期或经后小腹坠痛，喜温喜按。或经行量多，色淡质稀，或夹有血块。神疲乏力，面色无华，口淡乏味，纳少便溏或大便干燥。舌质淡胖，舌边齿痕，苔白，脉沉细。

三、辨证论治

1. 寒凝血瘀证

治法：温阳驱寒，活血化瘀。

方药：桂附饮加减。

药物组成：炙附片 10g、桂枝 10g、乌药 10g、三棱 10g、莪术 10g、皂刺 16g、丹参 25g 等。

2. 气滞血瘀证

治法：行气活血化瘀。

方药：丹赤饮加减。

药物组成：柴胡 10g、制香附 14g、丹参 25g、赤芍 15g、莪术 10g、皂刺 16g、三棱 10g 等。

3. 气虚血瘀证

治法：益气活血化瘀。

方药：芪丹饮加减。

药物组成：炙黄芪 30g、丹参 25g、赤芍 15g、莪术 10g、云苓 15g、炒白术 15g 等。

服药方法：月经干净后第 1 天开始服药，连用 6 个月经周期。中药汤剂每日 1 剂，水煎服，早、晚饭后 1 小时服用。

四、辅助疗法

1. 阴道穹窿上药

若检查患者阴道穹窿可及触痛结节，则加用活血止痛散，用黄酒调和，阴道穹窿上药，每周 2 次，经期停用。

2. 中药灌肠

若检查患者盆腔有炎症，则将上述组方于每晚保留灌肠 1 次，经期停用。

五、疗程

3 个月为 1 个疗程，根据患者病情轻重，可治疗 2~3 个疗程。

中医中药治疗女性不孕症优势研究

第一部分　基本信息

项目名称：中医中药治疗女性不孕症优势研究
项目编号：CACMS05Y001
项目性质：中医诊疗技术（中医诊疗方法）
项目负责人：薛赛琴
项目组长单位：中国中医科学院西苑医院
项目完成人：薛赛琴　谢京红　蔡连香　黄欲晓　李亚俐　周佩云　魏亚楠
　　　　　　　　杨智杰　胡景琨　胥丽霞　潘兰英　徐志兰
项目起止时间：2006 年 5 月至 2009 年 5 月

第二部分　摘　要

本课题研究的主要内容为完成了对古籍、现代文献的系统整理，探寻学术源流，掌握国内外类似研究的进展情况。对我科知名专家经验整理，大致归纳出了我科运用中医药治疗女性不孕症的理论基础和临症经验及用药规律。根据既往及新采集的各70例病案进行系统整理和研究，建立了数据库。因不孕症病因复杂、证型多变，在以往中医药治疗排卵障碍性不孕症的研究中无明确的规范的诊疗方案，在本研究过程中经过反复临床研究、归纳、整合、优化治疗方案，规范治疗该病的理法方药，为临床治疗该病提供辨病与辨证相结合的治疗方法，初步形成较为实用的中医治疗该病的诊疗规范，提高中药治疗疗效，并阐明中医治疗该病的优势所在。

通过对本课题的研究，发挥名老中医的作用，带动了我科不孕症专题研究工作。由于优势病种研究相对规范，辨证论治方法比较统一，便于科室年轻医生掌握，因此提高了该病的整体诊疗和科研水平，促进学科发展，人才培养，提高临床疗效，使广大患者受益。

第三部分　文献研究与回顾性研究

一、文献研究

1. 资料与方法

对古籍、现代文献的系统整理：包括《内经》、《金匮要略》、《诸病源候论》、《景岳全书·妇人规》、《傅青主女科》、《医学衷中参西录》、《医学正传》等，探寻学术源流，并指导临床实践。

通过对国内外期刊杂志及专业著作进行检索、整理及综合论述，掌握学科动态，把握研究方向。总结学者们对于该病病因病机的认识、辨证治疗方法与特色，对中、西医诊断和治疗现状及存在问题进行分析和总结。

2. 结果

完成了对古籍、现代文献的系统整理，探寻学术源流，掌握国内外类似研究的进展情况。

3. 讨论与结论

对不孕症的研究主要从中医、西医、中西医结合三个方面入手。中医对不孕症的研究包括病名源流、病因病机、辨证论治、近代研究成果。西医对不孕症的研究主要有不孕症的诊断、现代医学对常见不孕症的诊治。中西医结合对不孕症的研究主要是发挥中医、西医各自的优势来研究如何治疗不孕症。

如何通过对中医治疗、中西医结合治疗的临床研究，总结出更好的治疗不孕症的方法，完善该病的治疗方案，提高临床疗效，更好的治疗不孕症，是目前的研究方向。

二、回顾性研究

1. 资（材）料与方法

我科自建院至今经几代人在中医药治疗不孕症方面坚持不懈的研究，形成了一套完整的治疗体系并具有可靠的疗效。她们的经验是我们科室的宝贵财富。课题组有幸请到了蔡连香教授、姜坤、王清华、林育樵主任医师将其经验亲笔以书面形式总结出来，对已故名家郑守谦、赵树仪的经验整理采取文献检索的方式进

行总结。

对我科蔡连香教授既往采集的70例和新采集的包括蔡连香、王清华、姜坤的70例病案进行系统整理和研究，建立数据库。

借助以往科研成果，即"基于信息挖掘技术的名老中医临床诊疗经验研究——蔡连香教授临床诊疗信息采集模块的建立与临床经验采集和研究"，蔡连香教授临床诊疗信息工作站已形成。此次对其中70例不孕症的病例进行了系统回顾整理与挖掘。对新增的70例病例通过对原始病历的记录、整理，明确中医诊断、西医诊断、证候分型、治法、方药，初步形成我科治疗不孕症的数据库。

2. 结果

对我科知名专家的经验整理，大致归纳出了我科用中医药治疗女性不孕症的理论基础和临症经验及用药规律。根据既往及新采集的各70例病案进行系统整理和研究，建立了数据库。

3. 讨论与结论

在各位专家的大力支持下，大致归纳出了我科用中医药治疗女性不孕症的理论基础和临症经验及用药规律。通过对她们的临症病例采集，总结出她们的学术思想，对每一证候的理法方药都应具备典型病例举例及按语体会，总结用药特点及规律。

此种"人机结合，以人为本"的方法，即在整体学术思想进行全面的总结之后，根据数据统计结果加以验证，结果令人满意。初步形成了对该病临床与科研一体化的支撑平台，用科学数据展示中医药的优势，同时也发现了一条继承和发扬名医经验的新路子。

三、专家组对研究病种的论证概述

不孕症是一个世界性难题，目前我国女性不孕症的发病率明显升高，患者需求量大，西医治疗存在明显局限性，中医药在治疗由内分泌异常导致的排卵障碍性不孕症方面优势明显。本课题对相关医学文献进行了整理、对我科几

代人关于不孕症治疗经验进行了总结。排卵障碍性不孕症包括多囊卵巢综合征、高泌乳素血症、高雄激素血症、黄素化卵泡不破裂综合征、下丘脑－垂体－卵巢轴功能紊乱等影响卵巢功能等疾病，临床表现除不孕及月经失调外还表现为多种态性，证型复杂，治疗周期长，且用药时间需遵循月经生理时段，故确定证型、选择方药制定一个固定的诊疗方案具有较大难度。课题组从以往妇科专家的治疗经验中提炼，经反复试验后确定了目前相对较为规范实用的诊疗方案，比较科学地规范了中医药治疗该病的理法方药，并验证了中医治疗优势，提高了临床疗效。

四、老专家经验的挖掘、整理、继承概述

在我科各位专家的大力支持下，我们对我科用中医药治疗女性不孕症的理论基础、临证经验和用药规律及特点进行了总结。现介绍如下。

1. 审证求因、贵在治本

肾虚是不孕症的重要原因。由于脏腑经络之间的生克制化、相互影响及其转化，临床上产生不同的证候，常见的有肾虚、肝郁、脾虚、痰湿、气滞血瘀等，这些原因均可致胞宫不能摄精受孕而致病。治疗重在调理肾、肝、脾，从肾、从肝、从脾、从气血论治。但本病证型典型者少，而错综复杂者居多，故临床选用方药应随机应变。常见患者既属脾肾两虚，又兼湿热蕴结；或见阴虚阳亢，又兼气滞血瘀等。此时的治疗就要有主有次，灵活变通。有时也可两方合用，或数方化裁，或依证不同而加减，绝不可偏执一方一药。正如《景岳全书·妇人规》所说："种子之方本无定规，因人而药，各有所宜。"不孕症之治疗方法变化多样，灵活变通，随症施治，同时暗含不孕症的治疗方法难度较大之意。以多囊卵巢综合征为例，它是一种多起因、临床表现为多态性的综合征，其病理生理变化涉及范围广，发病机理主要为肾气不足或脾虚痰湿或脾肾两虚，其治法为若属肾气不足则治以益肾养血，调补冲任，常用方药以养血补肾汤加减；若经量较多，加党参、牡蛎等；若伴脾虚浮肿者加白术、砂仁、茯苓

等；若B超检测有优势卵泡，酌加活血化瘀通络散结之品，促进卵泡成熟及排卵，如丹参、刘寄奴等；若属脾虚痰湿证，治以健脾化痰，常用方药以启宫丸加减；若兼有肾虚腰酸腿软者加山药、山茱萸等；若兼有血亏者，加何首乌等；若湿聚成痰者，加皂角刺等；若湿阻气机，胸闷泛恶，加厚朴、半夏、竹茹；若兼有脾虚症状，如四肢倦怠，大便溏泄者，加党参、白术。

2. 辨证与辨病相结合

不孕症病因复杂、证型多变，故治疗在系统观念指导下采用辨证与辨病相结合，既吸取前人辨证论治的精华又引进现代医学理论，是提高疗效的有效措施之一，如排卵障碍性不孕、黄体功能失调性不孕，应紧紧抓住妇女阴阳消长的特点，结合基础体温的变化，采用中医人工周期疗法，随症加减化裁。补肾能促进卵泡发育和排卵，前半期在辨证用药基础上加入滋肾育阴之品以助阴长，促使卵泡成熟，适当加入活血之品以助排卵。当基础体温上升后，方可加入温肾之品，以助阳生而维持黄体功能，达到阴阳调和的目的。关于免疫性不孕症有研究表明为肾阴虚火旺，因此，治疗本病的关键在于滋肾阴、降虚火，治以滋补肾阴、清热凉血，我们常用地黄、山茱萸、山药等中药，常用方为知柏地黄丸合左归饮，或养精种玉汤，本着酸甘化阴的原则，达到种玉之意。通过调整机体的阴阳，改善内环境，使紊乱的免疫系统恢复平衡与稳定，同时既兴奋低下的免疫功能，又抑制亢进的免疫反应。盆腔炎导致的不孕症应以清热解毒通管为主，适当加入月经前后半期用药规律。子宫内膜异位症者，又应以活血化瘀、温经化瘀止痛为主，方可达到事半功倍之效。

3. 用药需精细

用药需从肝脾肾论治，温暖中下以治阳微，濡养阴血以调阴损。入脾药有茯神、茯苓、苍术、白术等；入肝药有夜交藤、合欢皮等；入肾药有覆盆子、淫羊藿、益智仁、仙茅、锁阳等。用药应分刚柔、动静、升降、浮沉，要求恰中其病，不能误用或用之太过。刚药用之太过或误用则散正气，伤脏腑之阴；柔药误用或用之太过，则伤脏腑之阳，阻其气而凝其邪，

邪留则可变为痼疾。如黄体不健原因是由于经间期重阴转阳阶段，转阳不及，以致阳不足，证型以肾虚肝郁、肾阳不足为主，我们则用当归芍药散加减，其中当归养血和血，白芍养血柔肝，川芎行气疏肝，茯苓、白术健脾以益生化之源，泽泻利水，诸药共奏养血柔肝之力，使气血充沛、脉络流通、肝气条达。在养血柔肝的同时可再配合补肾之品，起到水能涵木的作用。

用药轻灵，注意弊端。凡药能逐邪者，皆能伤正；能补益者，皆能留邪；能使病邪出于某经者，皆能引邪入于某经。选方遣药必须得当，如用养血滋肾之品时，重剂则阴柔腻滞或误补留邪者，须用轻清透泄之药解救，可酌情选用竹茹、石菖蒲、丝瓜络、桔梗、贝母等。

4. 四诊合参

重视望、闻、问、切四诊在病例信息采集中的作用。当患者步入诊室时，应注意其形态、五官、气色、神等。先分部分，后观气色。因十二经之经气均会于头，故临诊中侧重于面貌的气色问诊尤为重要，视"诊治之要领，临证之首务"，如当见到口唇四周出现惨淡之色时，为损伤冲任之脉的表现。认真询问患者病史、症状、就医过程，洞察病情。身患疾病必然反观于脉，然脉与证的关系也有不相对应的。凡脉证不相符者，必有一真一假，须辨证精细，去伪存真，取舍得宜。

五、初步诊疗方案（诊断、治疗、评价方法/技术路线与方法）研究

1. 诊疗方案均从我科名医经验中提炼而成

我科中医药治疗不孕症的经验丰富、历史悠久、疗效确凿，自建院至今在钱伯煊、郑守谦、傅方珍、刘熙政、赵树仪、蔡连香等几代人在中医药治疗不孕症方面坚持不懈的研究，形成了一套完整的治疗体系和可靠的疗效。自80年代后期至今，先后有国家自然基金、国家中医药管理局、中国中医科学院级7项研究课题，对于不孕症从不同角度进行了研究。本课题之前曾先后有9名研究生从不同的角度对不孕症和月经病进行了临床和实验研究，取得了丰硕的成果，发表文章数十篇。目前我科在蔡连香教授带领下，对多种原因引起的不孕症进行多项临床及基础研究，因此，我们的研究具有扎实的基础。

2. 诊疗方案的确定在临床研究反复试验中孕育产生

因排卵障碍性不孕症病因复杂、表现为多种态性，证型复杂，治疗周期长，且用药时间需遵循月经生理时段，故确定证型、选择方药制定一个固定的诊疗方案存在较大难度。在蔡连香教授的亲自指导下，从我科以往专家的治疗经验中提炼，经反复试验修改后，我们确定了目前相对较为规范实用的诊疗方案，以此诊疗方案我们完成了此课题的临床研究部分，证实了该方案的合理性与实用性，并验证了中医药治疗优势所在。

3. 学术带头人蔡连香教授的亲自指导，对保证项目的科学性及合理性具有重要意义

蔡连香教授是著名中医妇科专家，全国第二、三届师承制名老中医之一，享受国务院颁发的政府特殊津贴。中医理论深厚，临床经验丰富，有独到的学术见解，对妇科内分泌疾病、不孕不育症有深入的研究，享有很高的威望，承担过相关课题多项，其中有国家级、中国中医科学院级等科研课题，并多次获奖。

第四部分 临床研究

一、资料与方法

1. 临床资料

（1）预选标准

排卵障碍性不孕：22～40岁，婚后未避孕，有正常性生活、同居1年而未曾受孕者，经基础体温、宫颈黏液结晶检查，阴道脱落细胞涂片检查，B超监测排卵，妇科内分泌检查，符合排卵障碍性不孕症的诊断（WHO标准：出处《中华妇产科学》人民卫生出版社1999年

版），其中包括多囊卵巢综合征、高泌乳素血症、高雄激素血症、黄素化卵泡不破裂综合征、下丘脑－垂体－卵巢轴功能紊乱等影响卵巢功能，导致排卵障碍而致不孕者。

（2）中医辨证依据

①肾虚证：a. 婚久不孕，b. 月经不调（先期或后期或先后无定期或量多或量少等），c. 腰腿酸软。

偏肾阴虚：头晕眼花，耳鸣，咽干，手足心热，舌尖红，脉细数。

偏肾阳虚：性欲冷淡，小便清长，舌淡，苔薄白，脉细。

偏肾阴阳两虚：性欲冷淡，头昏眼花，耳鸣，小便清长，脉沉。

兼血瘀：少腹胀痛或刺痛，痛经，舌边紫黯或有瘀斑，脉弦涩。

兼肝郁：经前乳房胀痛，精神抑郁，烦躁易怒，脉细弦。

兼脾虚：头晕，乏力，纳差，便溏，舌淡，边有齿痕，脉细滑或软。

以上每一证型a、b、c项必备，兼证有2～3项即可。

②脾虚痰湿证：a. 婚久不孕；b. 月经后期，或月经量少或闭经；c. 肥胖；d. 头晕；e. 喉间有痰；f. 胸闷；g. 倦怠乏力；h. 大便溏薄；i. 舌淡苔薄白，脉缓或弦缓。

以上每一证型a、b项必备，c～i项中必备2～3项，即可辨证。

③纳入病例标准：a. 符合预选标准；b. 生命体征正常。

④排除病例标准：a. 年龄在21岁以下，40岁以上；b. 合并有心脑血管、肝、肾和造血系统等严重原发性疾病；c. 由其他原因（包括严重输卵管病变、重度子宫内膜异位症、男性原因）引起的不孕症。

⑤证候评分标准（见表1）

表1　　　　证候评分标准

未避孕亦未怀孕	病程：1年～2年	8
	2年以上	10
月经不调	病程：无	0
	3个月～半年	2
	半年以上～1年	4
	1年以上	6

续表

腰膝酸软	无	0
	偶有	1
	经常有	2
头晕眼花	无	0
	偶有	1
	经常有	2
耳鸣	无	0
	偶有	1
	经常有	2
咽干	无	0
	偶有	1
	经常有	2
手足心热	无	0
	偶有	1
	经常有	2
性欲冷淡	无	0
	偶有	1
	经常有	2
小便清长	无	0
	偶有	1
	经常有	2
经前乳房胀痛	无	0
	偶有	1
	经常有	2
精神抑郁，烦躁易怒	无	0
	偶有	1
	经常有	2
肥胖（BMI＞25）	无	0
	有	1
头晕	无	0
	偶有	1
	经常有	2
喉间有痰	无	0
	偶有	1
	经常有	2
胸闷	无	0
	偶有	1
	经常有	2
倦怠乏力	无	0
	偶有	1
	经常有	2

续表

	无	0
大便溏薄	偶有	1
	经常有	2
月经量	无血块	0
	有血块	1
痛经	无	0
	有	1
少腹痛	无	0
	有	1
舌象	正常	0
	其他	1
脉象	正常	0
	其他	1

⑥中医证候分级标准

重度：积分 > 17。

中度：12 < 积分 ≤ 17。

轻度：积分 ≤ 12。

（3）对象来源及分组

研究对象均来源于我院门诊患者。按 SAS 软件设计随机对照，按随机对照表入组，口服中药治疗组、中西医结合组与口服克罗米芬对照组按 3∶1 随机入组。其中：

①中药治疗组 45 例。

②中西医结合组 45 例。

③对照组 30 例。

（4）药品

中药：

①肾虚证

基础方——Ⅰ号方

根据不同证型及不同时期随症加减（以下药物酌情选 2～4 种）与前证相呼应：

a. 偏肾阴虚：加女贞子、枸杞子等。

b. 偏肾阳虚：加鹿角胶等。

c. 兼血瘀：加蒲黄、五灵脂等。

d. 兼肝郁：加柴胡等。

e. 兼脾虚：加党参、茯苓等。

②脾虚痰湿证

基础方——Ⅱ号方

痰湿重：加白芥子、浙贝母等。

其他加减：

a. 排卵期：加莪术、皂角刺、柴胡、红花等。

b. 泌乳素高：加柴胡等。

c. 睾酮高：加芍药甘草汤、仙灵脾等。

③合并输卵管炎症：保留灌肠。

a. 加外敷药：千年健、白芷、红花、红藤、莪术、生艾叶、透骨草等.

b. 加灌肠药：柴胡、赤芍、败酱草、路路通等。

④合并子宫内膜异位症

酌加：莪术、没药、血竭等。

以上方剂均采取协定处方，由中药房取药，煎药室煎药，每袋 150ml（随月经不同时期略有加减）。汤剂单味药饮片产地、质量、品种相同，药物质量由药剂科负责。

对照药：克罗米芬 50mg/片。

2. 试验方法

（1）服药方法

实验组：服中药汤剂，每次 150ml，每日 2 次，经期停用，连服 3 个月经周期为 1 个疗程，共服 2 个疗程。

对照组：于月经或撤退性出血第 5 天开始服克罗米芬，每日 50g，连用 5 天，无效加量，一般连用 3 个月经周期，并可适当加 HCG、HMG 等治疗，延长疗程至 6 个月经周期。

中西医结合组：西药同前，加中药，共 6 个月。

注：若患者入组时闭经已超过 3 个月，应予黄体酮撤退出血，且需服药 6 个月。各组均停药后随访半年。

（2）观测指标

①检查项目

a. 妇科检查。

b. 宫颈黏液涂片，阴道脱落细胞涂片（宫颈黏液、细胞应在月经前半期、中期、后期各 1 次）。

c. 基础体温测定。

d. 妇科内分泌（应在月经第 2 天和 BBT 上升 7 天左右抽血）。

e. 尿 LH（在周期 10～13 天起测定）。

f. B 超（在周期 10～13 天起测定）。

②疗效性观测

a. 妊娠率；b. 排卵率；c. 流产率

③中医证候疗效标准

证候疗效评定按积分比法：

积分比＝（治疗前总积分－治疗后总积分）/治疗前总积分×100％。

临床痊愈：积分比≥90％。

显效：积分比≥70％。

有效：30％≤积分比＜70％。

无效：达不到有效标准者。

（3）疗效判定标准［出处《中药新药临床研究指导原则》（1993年版）］

因不孕症的治疗结果只有孕与不孕，故本病的疗效只分2级。

①痊愈：用药期间及停药半年内妊娠。

②无效：经连续治疗半年，仍未孕。

（4）随访

停药后均随访6个月经周期，是否妊娠、妊娠后是否流产。

（5）病例脱落处理

因过敏反应、不良反应、及不能坚持治疗退出者应该根据实际情况如实总结。

（6）统计方法

统计方法将采取 X^2 检验。

二、结果

通过对口服单纯中药组、中西药结合组与单纯西药促排卵药克罗米芬组的对比，结果发现：中药组妊娠率为66.7％，中西药结合组妊娠率为67.3％，西药组克罗米芬妊娠率为30％，中药组、中西药结合组妊娠率无明显差异，两组均明显高于西药组。其中，多囊卵巢综合征引起的排卵障碍性不孕在各组中排卵恢复及妊娠率均相对较低。对有排卵障碍且合并有附件炎症的加用中药外敷、灌肠的方法能提高排卵率。中药具有明显的调整月经的作用。中药组、中西药结合组妊娠后流产率明显低于西药组。

三、讨论

1. "调经种子"的优势

临床上伴随排卵障碍性不孕的常见症状是月经失调，经期或先或后，或先后无定期，或经间期出血，经量过多或过少，或崩漏、闭经，或经期延长，经色淡红或瘀暗，经质稀薄或质稠瘀块。古人云："男精壮，女经调，有子之道也。"《丹溪心法》云："经水不调，不能成胎。"《妇人秘科》云："女子无子，多以经候或不调"。

肾为先天之本，天癸之源，元气之根，冲任之本，肾气旺盛，肾精充沛，任通冲盛，经脉调畅，在一定条件下才能孕育。肾阳虚损，命门火衰，冲任不足，胞宫失于温煦，宫寒不能摄精成孕；肾阴虚，失血伤精、精血两亏，冲任不调，不能摄精成孕。因此，月经失调往往是由于肾阴阳失调，致无排卵，肾虚是导致不孕症的重要原因。根据肾气——天癸——冲任——胞宫的肾轴理论，肾阴阳之转化规律，调其阴阳，是调经种子的有效途径。同时肝藏血，主疏泄，精血同源，肝之疏泄，与肾之闭藏一开一合，一藏一泄，相互配合，以维持正常月经与孕育。肾阴虚，肾水不足，水不涵木，肝气不舒，气机瘀阻，导致冲任不调，难于摄精成孕。肾阳虚不能温煦脾阳，脾失健运，水湿停聚，痰湿内聚，阻遏冲任，亦致不孕。妇人以血为本，月经以血为用，血与气关系密切，气虚、气滞则致血瘀。

由于以上脏腑经络之间的生克制化，相互影响及其转化，临床上可产生不同的证候，我们通过大量的临床观察，总结出该病尤以肾虚和脾虚痰湿证最为多见，同时可兼有肝郁、血瘀，这些原因均可致胞宫不能摄精受孕而致病。因此，调经种子之法，以补肾及健脾化湿为主，兼以疏肝解郁或活血化瘀为法，经调则易孕。

2. 中医、中西医结合治疗在妊娠、恢复排卵改善月经、降低流产率等方面的优势

中医治疗配合必要的西医检查及治疗，通过检查可以直接了解子宫发育情况，输卵管通畅与否，阴道、盆腔有无炎症及肿块等。对于病程长，症状明显的患者如无排卵型不孕症，卵巢功能不健全者，单用中药治疗则排卵出现缓慢，疗程长；单用激素周期治疗和克罗米芬促排卵，虽有排卵但受孕率低，易引起卵巢过度刺激综合征，因克罗米芬具有排卵率高、妊娠率低的特点。低妊娠率与克罗米芬具有抗雌激素作用有关，可使宫颈黏液黏稠，阻碍精子通过，并且影响子宫内膜的发育，不利于孕卵

着床。在用克罗米芬促排卵的月经周期中配合中药加减治疗排卵障碍性不孕症，可以提高体内雌激素水平，改善卵巢功能，提高受孕率。而补肾药恰恰可弥补其不足，用于卵巢功能低下的妇女。实验证明，具有补肾滋阴、益气活血等功能的药物可促进下丘脑促性腺激素的分泌，提高垂体的反应性和卵巢内激素受体水平，调节卵巢的卵泡发育和促使子宫内膜的生长，有利于受孕。因此，克罗米芬与中药二者联合应用就可以大大缩短疗程，提高受孕率，对于盆腔炎、输卵管阻塞性不孕症，可配合中药外敷或灌肠，保证炎症消退，粘连分离而畅通，加之中药化瘀消积、理气通络，能改善局部的血运及营养，恢复卵巢功能，促进卵泡的成熟与排出。同时，由于中药改善了卵巢功能及子宫内膜的条件，加用中药治疗妊娠后的流产率低于单纯克罗米芬治疗后妊娠的流产率。中西医联合治疗不孕症，既发挥了西药募集卵子的优越性，又有中药为卵子的发育提供良好的条件，从而提高了妊娠率。中西医结合治疗不孕症，优势互补，为不孕症的治疗扩展了新的领域。

3. 辨证与辨病相结合的优势

正如《景岳全书·妇人规》所说："种子之方本无定规，因人而药，各有所宜。"这句话不仅点出了不孕症之治疗方法变化多样，灵活变通，随症施治，同时暗含不孕症的治疗方法难度较大。不孕症病因复杂、证型多变，故治疗上在系统观念指导下采用辨证与辨病相参，既吸取前人辨证论治的精华，又引进现代医学

理论，是提高疗效的有效措施之一。

多囊卵巢综合征、高泌乳素血症、高雄激素血症、黄素化卵泡不破裂综合征、下丘脑－垂体－卵巢轴功能紊乱等影响卵巢功能，均可导致排卵障碍而致不孕。黄体功能不健、高泌乳素血症性不孕此两病多与肝郁有关，治疗当以补肾同时兼以疏肝解郁。多囊卵巢综合征属一种多起因、临床表现为多态性的综合征，其病理生理变化涉及范围广，该病主要发病机理为脾虚痰湿和肾虚。子宫内膜异位症是异位的内膜有周期性的出血，蓄积于局部，并引起周围组织纤维化，此为"离经之血"，亦为瘀血，病久伤正，治疗补肾的同时兼以活血化瘀。输卵管阻塞性不孕其根本病机是瘀阻脉络，或兼气滞、或兼寒湿、或兼湿热，日久伤正，药物常选用活血化瘀之品，除内服药之外还可采取多种途径综合治疗，采用中药外敷、灌肠等疗法。

结合基础体温、内膜厚度、阴道脱落细胞、宫颈黏液及 B 超等现代医学检查结果，并与中医肾阴、肾阳、阴阳转化和气血孕育的关系相结合，提高中药用药的针对性，进而提高疗效。如卵泡发育不良、雌激素水平偏低，治疗以滋肾阴，养精血，调冲任为主，促使卵泡发育。如可见成熟卵泡，表明已进入排卵期，治疗在补肾填精基础上加用活血通络之品，促进排卵。成熟卵泡已排卵，进入黄体期，治疗在补肾阴的基础上，加用温补肾阳之品，佐以疏肝，以维持正常的黄体功能。

第五部分　研究结论、成果及优势评价（也包括卫生经济学评价）

一、中医（或中西医结合）优势分析及评价

1. 提高临床疗效是核心

中医药治疗不孕症具有明显的优势及不可替代的作用，通过临床验证研究，中医与中西医结合疗效接近，二者在恢复排卵、改善月经、降低流产率等方面优势明确。

2. 用药安全

中医药治疗对女性的卵巢功能不仅没有不利影响，而且还有促进作用。西药的超促排卵可能会导致卵巢过度刺激征、早闭经或其他影响，目前试管婴儿对母亲生殖健康存在一定·影响。

3. 适应证广泛

中医药治疗不孕症比西医更为广泛，方法

更为丰富。例如，西医对多囊卵巢综合征超促排卵子宫内膜薄不能着床的问题目前尚无解决办法，而通过中医药治疗可解决此问题。

4. 依从性好

药物治疗的同时，患者对医生的信任从心理上亦协同治疗。由于西药存在一定的副作用，某些药物价格昂贵，易复发等问题，患者对西药治疗的依从性较差，故中医药治疗是很多患者的首选。

5. 经济

目前，西医治疗不孕症的费用一次大约2万元左右，需住院治疗；中医药若需治疗1~2个疗程（3~6个月）费用大约4000~6000千元，门诊治疗。

6. 体现"治未病"思想

例如，卵巢低反应性不孕症治疗后恢复月经致妊娠，改善卵巢功能，提高生活质量，延缓绝经。

7. 扩大医院、科室知名度

我们的临床观察患者来自五湖四海，甚至有北医三院、协和医院等医院的医务人员，患者的良好口碑是对西苑医院科室的宣传，符合"名医、名科、名院"战略。

二、技术、方法的创新分析

该课题从文献整理、经验总结、数据库形成、临床诊疗方案等多方面进行研究。课题涵盖面广，尤其对我科名医经验的总结、数据库的建立和该病诊疗方案的提出是本课题的主要创新点。

通过对单纯辨证论治的中药治疗、辨证论治的中药加西药促排卵的中西医结合治疗及单纯促排卵的西药治疗的临床观察，科学验证了中医治疗该病的优势所在。

三、人才培养情况

课题组成员通过本课题的研究，更加了解科室历史悠久，学科优势，对不孕症辨证治疗有了比较系统的认识，掌握了诊疗要点，从而提高了科室的整体诊疗水平。通过参加课题实践，从文献检索、经验总结、病例观察到课题总结，大家的科研能力得到了全面提高，也激发了对该病深入研究的兴趣，推动了科室的科研工作，为今后科室的学科发展打下了坚实的基础。

培养研究生5名，其中香港地区硕士研究生1名，台湾地区1名，印度尼西亚1名，国内2名。3名2009年已毕业，1名2010年毕业。培养博士后1名。

所培养的研究生课题均侧重于关于排卵障碍性不孕症的研究，如对中医药治疗多囊卵巢综合征性不孕症的临床研究、中医药治疗卵巢功能低下性不孕症的临床研究、调经种子理论的临床研究、调经保胎中药治疗复发性流产的临床研究等，带动了关于不孕症从各个角度的深入科学研究。

四、论文、专著情况（数量与水平）

1. 谢京红，李亚俐．蔡连香治疗不孕症经验．国际中医药杂志，2006，6，（8）．
2. 谢京红．姜坤教授中医药治疗多囊卵巢综合征性不孕．北京：中西医结合妇产科学术研讨会论文．
3. 谢京红，薛赛琴，蔡连香．中医药治疗女性不孕症的用药特点．世界中医药，2009，5.
4. 黄欲晓，蔡连香．填精补肾、养血疏肝法治疗卵巢早衰经验．世界中医药，2007，11，（6）．
5. 蔡连香．中医学对"治未病"防治卵巢功能低下的探讨．全国妇产科内分泌治疗高级学习班大会论文，2009，4.
6. 吴伍香，蔡连香，薛赛琴．卵巢储备功能监测研究简况．全国妇产科内分泌治疗高级学习班大会论文，2009，4.
7. 谢京红，薛赛琴，蔡连香．对中医药治疗女性不孕症优势的研究方法探讨（待发表）：

五、存在的问题与解决办法

应加强项目的应用、宣传与推广，可增加健康教育讲座、专家咨询、义诊等形式多样的宣传工作；应更好地发挥课题组成员专业特长，促进我科不孕中心的工作开展。

参考文献

［1］程泾．实用中西医结合不孕不育诊疗学．北京：中国中医药出版社，2000.

［2］肖进顺．傅青主女科新解．北京：学苑出版社，2006.

［3］罗颂平．中医妇科名家医著医案导读．北京：人民军医出版社，2006.

［4］夏桂成．328例肾虚不孕症辨治分析．中国医药学报，1989，（5）：13－14.

［5］黄健玲，李丽芸．不孕症中西医结合治疗．北京：人民卫生出版社，2006.

［6］连方．不孕症中医文献的研究．山东中医药大学，2002，14（3）：36.

［7］李玉玲．论《傅青主女科》重肾补肾的调经种子观．云南中医中药杂志，2005，26（4）：46.

［8］胡也莉．《傅青主女科》从肾论治不孕症浅析．浙江中医学院学报，2004，28（2）：16.

［9］蔡连香．中医治疗女性不孕重在调经探源．中医药学刊，2004，22（5）：780－781.

［10］王桂枝．中药人工周期疗法治疗不孕症135例．中医药研究，1997，13（4）：17.

［11］王婧．论"女子以肝为先天"．中华实用中西医杂志，2007，20（2）：170.

［12］李玉玲．《傅青主女科》调经种子学术思想探讨．陕西中医，2006，27（6）.

［13］刘佳，杨丽丽，吴克明．中药人工周期疗法临床应用进展．辽宁中医药大学学报，2007，3（9）：48－50.

［14］胡荣魁，谈勇．妇科名中医夏桂成学术思想继承方法探析．陕西中医学院学报，2007，3（30）：13－15.

［15］陈仁寿．国家药典中医实用手册．南京：江苏科学技术出版社，2007.

［16］赵薇，郭慧红．治疗难治性经孕疾病的用药特色．江苏中医，2001，22（9）：15－16.

［17］Molitch. Medical management of prolactin secreting pituitarya denoma. Pituitary，2002，（5）：55.

［18］Zhupetal. Bromocriptine treatment of invasivegiant prolactinomas involving the cavernoussinus results of along term follow up. Neurosug，2006，10（4）：54.

［19］李留霞，乔玉环，乐杰，等．泌乳及高泌乳素血症108例临床研究．河南医科大学学报，2000，35（1）：74－76.

［20］康世眉，陆杉，刘路．高催乳素血症与不孕症关系的探讨．广西医科大学报，2002，19（1）：49－51.

［21］顾一林，高永利．隐性高泌乳素血症与不孕症．国外医学妇产科分册，2002，29（2）：85－87.

［22］Mahpm，Webster. Hyperprolactine miaetiology diagnosis and management. Semin Report Med，2002，20（4）：365－374.

［23］杨卉．高催乳素血症的研究进展．国外医学计划生育分册，2004，23（3）：147－150.

［24］于仔鑫，李诵弦．实用妇科内分泌学．上海：复旦大学出版社，2004.

［25］Weissmh. Roleof surgery in the treatment of microprolactin omas. Neurosury Clin NAM，2003，14（1）：89－92.

［26］Farahl，Lazenbyaj，Bootslretal. Prevalence of polycystic vary syndrome in women seeking treatment from community lectrologists alabama professional electrology association study group Report Med，1999，44（18）：870.

［27］Diamanti，Kandarakise，Bergieleatetal. Asurvey of thepolycystic ovary syndrome in the Greek island of Lesboshormoneal and metabolicprofileJCl in Endocrinol Metab，1999，8（4）：40.

［28］Caliskane，Simsircetal. Metformin therapy improves voulatryrates cervi-calscores，and pregnancy rates inclomipheneci trateresistant women with policystic ovary syndrome. Fertil Steril，2002，77：101－106.

［29］陈晓燕，曹缵孙．高雄激素血症．中国实用妇科与产科杂志，2001，17（4）：213.

［30］顾美皎．临床妇产科学．北京：人民卫生出版社，2001.

［31］杨冬梓，黄红艺．高雄激素血症的药物治疗．世界临床药物，2005，26（12）：734－738.

［32］Koulicr. Practice Committee of the American Society for Reproductive Medicine. The evaluation and treatment of and rogen excess. Fertil Steril，2004，82：173－180.

［33］吴周亚，王信心．克罗米芬诱导排卵治疗女性不育．镇江医学院学报，2000，10（4）：637－639.

［34］Gallovae，Bouse，Svabeketal. Endome triosis inreproductive immunology. Report Immunol，2002，47（5）：269.

［35］Mayetal. Clinical observationon treatment of 262 cases of immune infertility with integration of traditional Chinese medicine and western medicine. J TraditChinMed，2005，25（4）：278－281.

［36］郑惠颖．补肾促排卵治疗卵巢功能失调不孕症48例．贵阳中医学院学报，2002，24（4）：25.

电针治疗中风后急迫性尿失禁疗效和安全性评价

第一部分　基本信息

项目名称：电针治疗中风后急迫性尿失禁诊疗方案规范化研究

项目编号：CACMS05Y0025

项目性质：中医诊疗技术

项目负责人：刘志顺

项目组长单位：中国中医科学院广安门医院

项目完成人：黄石玺　刘元石　刘志顺　林　海　马晓晶　彭唯娜
　　　　　　　徐海蓉　杨志强　叶永铭　于金娜

项目起止时间：2005 年 11 月至 2009 年 6 月

第二部分　摘　要

一、研究思路

在文献和前期临床的研究基础上，形成电针初步诊疗方案。通过 RCT 试验，对该诊疗方案治疗中风后急迫性尿失禁的近、远期疗效和安全性进行临床再评价并进行必要的优化，最后经专家反复论证、审核，形成较为规范的电针治疗中风后急迫性尿失禁诊疗方案。

二、文献研究

分两部分：针刺治疗中风后尿失禁评价性综述；针刺治疗膀胱活动过度症（急迫性尿失禁）系统评价。

结论：针灸法是治疗中风后急迫性尿失禁的常用方法。目前证据表明，针灸在减少尿失禁次数和程度方面可能有效，但由于方法学的缺陷，有效证据不足，且针灸诊疗方案不规范，难于推广应用。

三、前期临床研究

目的：进行电针治疗老年急迫性尿失禁近期疗效和 5 年随访观察

方法：前瞻性 RCT，纳入老年急迫性尿失禁患者 80 例，随机分为电针组和西药对照组各 40 例，评价指标为尿失禁程度量表和尿流动力学（部分患者），评价时间点为治疗 4 周后及随访 1 年、2 年、5 年随访。

结论：电针取次髎、会阳两穴治疗老年急迫性尿失禁，近期疗效突出，远期也有一定疗效，操作性强且安全，具有临床推广应用前景。

缺陷：病因虽多数是中风后所致，但也有不少其他疾病如脊髓损伤、脑变性病变所致和特发性病因者，不能得出电针治疗中风急迫性尿失禁疗效好的结论。

四、电针治疗中风后急迫性尿失禁诊疗方案规范化研究

1. 目的

评价电针治疗中风后急迫性尿失禁诊疗方案的近、远期疗效和安全性。

2. 方法

前瞻性 RCT，纳入符合标准的患者 60 例，随机分为电针组和药物配合膀胱训练组各 30 例。电针组取穴包括次髎、中髎、会阳，均取双侧；用 4 ~ 5 寸毫针向下斜刺次髎、中髎穴 3 ~ 4 寸，用 3 寸毫针直刺会阳穴 2.5 寸。得气后，分别连接 HANS-ACUTENS 电极于双侧次髎、中髎、会阳，频率 2/15HZ，渐增大电流至不能耐受为度，持续电针 40 分钟。电针治疗每天 1 次，周六、日休息，连续治疗 4 周。对照组采用口服舍尼停 2mg，每 12 小时 1 次，并结合膀胱训练，连续治疗 4 周。主要结局指标包括治疗 4 周后尿失禁量减少程度；治疗 4 周后

和疗后半年、1 年随访尿失禁次数减少率。次要结局指标为临床症状评分。安全性评价包括记录治疗过程中和疗后出现的晕针、感染、滞针、皮下血肿、剧痛和盆腔功能紊乱等不良反应。若患者出现上述不良反应，应随访至各项指标完全正常为止。

3. 结果

（1）主要结局指标

与基线比较，电针组尿垫称重减少 358.16 克（$P < 0.05$），对照组减少仅 85.6 克（$P > 0.05$）；两组比较，差异 326.24 克（95% CI − 584.71 to − 23.33），电针组在减少尿失禁量的疗效明显优于对照组（$P < 0.05$）。在减少尿失禁次数方面，无论治疗 4 周后还是治疗后半年及 1 年随访，电针组疗效都明显优于对照组（均为 $P < 0.05$）。

（2）次要结局指标

电针组在治疗 4 周后、随访半年和 1 年尿失禁程度量表评分减少方面均明显优于对照组（均为 $P < 0.05$），说明电针能显著减轻中风急迫性尿失禁相关症状。在本试验中，电针治疗组 29 例（580 次电针治疗）无 1 例出现晕针、感染、滞针、皮下血肿、剧痛和盆腔功能紊乱等不良反应。

（3）结论

电针次髎、中髎、会阳治疗中风后急迫性尿失禁（病程 1 个月以上）临床疗效确切，可以显著减少患者的尿失禁量和失禁次数，改善尿失禁相关症状，其疗效可持续 6 个月至 1 年，明显优于目前的一线治疗措施，且电针方案副作用小，值得临床推广应用。

第三部分 文献研究与前期临床研究

一、针刺治疗中风后尿失禁评价性综述

1. 资料与方法

以"尿失禁"、"针刺"为主题词，检索 CNKI 数据库（1979 ~ 2010 年），共检索相关文献 64 篇，其中 CHKD 期刊全文库 8 篇，CHKD 期刊全文数据库 52 篇，CHKD 博硕士学位论文

全文数据库 1 篇，CHKD 会议论文全文数据库 3 篇。经手工检索，排除老年性、前列腺术后、外伤、截瘫、脑炎、女性等其他原因所致尿失禁，最终收录针刺治疗中风后尿失禁文献 31 篇。

2. 结果

收录文献中治疗中风后尿失禁常用治疗方法

包括头针、眼针、体针、电针、耳针、七星针、穴位贴敷、灸法等，有效率达60%～100%。

（1）选穴组方特点

①腰骶部及背部选穴：以足太阳膀胱经腧穴为主，有会阳、八髎穴及相关背俞穴等。

②腹部选穴：以任脉及经外奇穴为主，有神阙、气海、关元、中极、归来、水道等。

③四肢部选穴：以足阳明胃经及足三阴经腧穴为主，有足三里、三阴交、阴陵泉、太溪、太冲等。

④头部选穴：足运感区、生殖区、血管舒缩区1/5、运动区上1/5、百会、四神聪。

⑤耳针取穴：取肾、膀胱、尿道、额、兴奋点。

⑥眼针取穴：主穴为双侧下焦区、肝区、肾区。

（2）结论

针灸是治疗中风后尿失禁常用方法之一，针灸方法很多，组方选穴各有特点。

（3）存在问题

总有效率均较高，但缺乏严格的科学设计和统计学处理，疗效判断标准不统一，较少设立国际公认疗法作为对照组，极少采用国际公认的尿失禁量表和24小时尿垫指数等作为疗效评价指标，不能说明治疗的确切疗效和优越性。针灸诊疗方案不规范，难于临床推广应用。

二、针刺治疗膀胱过度活动症（急迫性尿失禁）的系统评价

1. 资料和方法

（1）研究类型

所有有关针刺治疗膀胱过度活动症的临床随机对照试验，无论出版状态和语种一律纳入。考虑针刺研究的特殊性，只要求单盲（临床疗效评价者盲或数据分析者盲），对于针灸者盲和患者盲不作特殊要求。

（2）检索策略

电子检索：包括Cochrane尿失禁组资料库、Cochrane Library2009年第4期的Controlled Trials Register、MEDLINE（1966～2009年）、EMBASE（1980～2009年）、CBM（Chinese Biomedical Database, 1979～2009年）、CNKI（1996～2009年），同时查找正在进行的研究（Current Controlled Trials），包括国家研究记录（The National Research Register）、对照试验的Meta记录（Meta – register of Controlled Trials）及医学研究讨论会临床试验目录（Medical Research Council Clinical Trials Directory）。

手工检索：包括中医类杂志从创刊年至2009年发表的相关文章及有关学术会议（泌尿学会会议、中国中西医结合学会会议、针灸学会会议等）论文进行汇编。

（3）资料提取

两个评价员独立进行数据提取并填写专门设计的表格，缺少的数据通过与作者联系获得，任何分歧将通过讨论或第三者仲裁来解决。非中、英文资料将在Cochrane尿失禁组的帮助下进行翻译。从每一个纳入的临床试验中提取相关资料和数据，包括作者、研究设计方案、随机方法及隐藏、盲法实施、观察对象情况、失访例数、干预及对照的治疗方法和疗程、结局测量和不良事件的数量及类型。如果文中无具体描述或有关资料缺失，则与主要作者联系以寻求进一步的信息。

（4）评价方法

按照随机对照试验的质量评价标准，评价研究的随机方法是否正确，是否做到分配隐藏，结果测量是否采用盲法，有无失访或退出。如有失访或退出时，是否采用最差状况处理。

（5）统计学分析

统计学分析采用Cochrane协作网提供的RevMan4.2统计软件。纳入的试验首先进行异质性检验，然后进行Meta分析，如存在异质性则可进行亚组分析。

2. 结果

（1）各项研究的一般情况

通过电子及手工检索，共检出7篇符合标准的文献。其中6篇为中文文献，1篇为英文文献。

最终纳入6篇文献，1篇中文文献被排除，排除原因为疗效评价指标不恰当（未用国际或国内公认的疗效评价指标）。

纳入的6篇文献均为临床随机对照研究。所有研究均为单一研究中心，无多中心研究。其中5项研究地点在中国，1项研究地点在美国。

纳入的6篇文献，其中5篇为公开发表的期刊文献，1篇为硕士学位论文。

（2）纳入研究的方法学质量

6篇文献中，4篇为较低质量的研究，2篇为较高质量的研究。

（3）Meta分析结果

按照不同的测量结果指标进行Meta分析。

①排尿日记结果分析

日排尿次数、平均尿量、日排尿频率等级有效率、3日内尿失禁次数、3日内尿急次数、3日内排尿次数、漏尿量、漏尿发生率、尿急发生率和尿痛发生率的Meta分析森林图结果（均省略）。

②尿动力学检测Meta分析森林图结果（略）。

③生活质量评价Meta分析森林图结果（略）。

④副作用和不良反应

1篇英文文献中显示23%的参与者出现针刺后出血及瘀青，但所有评价均可忽略。25%的参与者出现针刺部位的轻微不适，但无持续性不适的记录。其中1篇中文文献显示少数参与者针刺部位周围皮肤出现轻度疼痛，具体人数不详。无参与者因不良反应退出试验。

（4）讨论

①结果概括

本系统评价共纳入6个符合标准的随机对照研究，4篇为较低质量的研究，2篇为较高质量的研究。所有研究均为单中心，各研究观察对象数量从57例至130例不等，共计518例。

a. 排尿日记

对2个研究共127名观察对象评定日排尿次数，均具有异质性（P < 0.0001），采用随机效应模型分析汇总WMD - 3.86（95% CI - 11.56to3.84），差异无统计学意义，显示针刺治疗OAB对改善日排尿次数，治疗组与对照组比较无差异。

对3个研究共176名观察对象评定平均尿量，均具有异质性（P = 0.0001），采用随机效应模型分析汇总WMD - 48.35（95% CI - 15.79to112.48），差异无统计学意义。考虑异质性来源均为低质量研究，除去2个低质量研究外，1个高质量研究WMD - 27.47（95%

CI - 24.72to 79.66），显示针刺治疗OAB对改善平均尿量无效。

对2个研究共248名观察对象评定日排尿频率等级有效率，均具有同质性（P = 1.00），采用固定效应模型分析WMD - 14.48（95% CI - 7.14to29.38），差异具有统计学意义，显示针刺治疗OAB能改善日排尿频率等级有效率。

对1个研究74名观察对象评定3日内尿失禁次数WMD - 2.70（95% CI - 4.86to - 0.54），3日内尿急次数WMD - 3.60（95% CI - 7.75 to 0.55），3日内排尿次数WMD - 6.90（95% CI - 12.62 to - 1.18），显示针刺治疗OAB能改善3日内尿失禁次数及3日内排尿次数，对3日内尿急次数无效。

对1个研究39名观察对象评定漏尿量WMD - 3.15（95% CI - 7.06to13.36），显示针刺治疗对改善漏尿量无效。

对1个研究39名观察对象评定漏尿发生率WMD - 1.92（95% CI - 12.30to8.46），尿急发生率WMD - 2.54（95% CI - 7.96to2.88），尿痛发生率WMD - 5.21（95% CI - 14.66 to 4.24），显示针刺治疗对改善漏尿发生率、尿急发生率、尿痛发生率无效。

b. 尿动力学检测

对2个研究共113名观察对象评定最大膀胱测压容量，均具有同质性（P = 0.48），采用固定效应模型分析WMD - 29.34（95% CI - 8.18to66.85），差异无统计学意义，显示针刺治疗OAB对改善最大膀胱测压容量，治疗组与对照组比较无差异。

对2个研究共113名观察对象评定初急，均具有同质性（P = 0.65），采用固定效应模型分析WMD - 14.21（95% CI - 8.40to36.83），差异无统计学意义，显示针刺治疗OAB对改善初急治疗组与对照组比较无差异。

对1个研究74名观察对象评定充盈期逼尿肌收缩OR - 0.49（95% CI - 0.16to1.52），功能性膀胱容量WMD - 40.00（95% CI - 1.97to81.97），强急WMD - 21.00（95% CI - 52.59to94.59），显示针刺治疗对改善充盈期逼尿肌收缩、功能性膀胱容量、强急无效。

对1个研究39名观察对象评定膀胱初感觉

WMD－8.02（95％CI－10.15to26.19），排尿量WMD－18.84（95％CI－26.36to64.04），显示针刺治疗对改善膀胱初感觉、排尿量无效。

对2个纳入研究显示针刺治疗OAB对尿动力学检测，治疗组与对照组比较无差异。

c. 生活质量问卷

2个研究共113名观察对象评定下尿路症状影响评分，2个研究具有同质性（P＝0.26），采用固定效应模型分析WMD－1.21（95％CI－1.93to－0.49），差异具有统计学意义，显示针刺治疗OAB能改善下尿路症状影响评分。

2个研究共113名观察对象评定尿失禁问卷评分，2个研究具有同质性（P＝0.48），采用固定效应模型分析WMD－2.28（95％CI－3.10to－1.46），差异具有统计学意义，显示针刺治疗OAB能改善尿失禁问卷评分。

2个纳入研究显示针刺治疗OAB能改善患者生活质量。

②本系统评价的局限性

a. 绝大多数纳入研究均为中文文献，仅1篇为外文文献。

b. 每一亚组分析中仅有1~2篇文献研究，数量较少，不足以评价其疗效。

c. 观察对象的数量较少，难以提供强有力的证据，为进一步研究应扩大观察对象的数量。

d. 纳入文献中观察指标虽有尿急次数的记录，但缺乏尿急程度的观察，所有文献均无夜尿次数的观察，2篇文献中有尿失禁次数的观察，仅1篇文献有尿失禁量化指标测定，且具体测量方法、时限不详。所有纳入文献的观察指标均不够全面。

③本系统评价的普遍意义和对未来研究的提示

本系统评价证明，针刺疗法可以改善OAB患者日排尿频率等级有效率、3日内尿失禁次数及3日内排尿次数，能够改善患者生活质量，而对于尿动力学检测及漏尿量、漏尿发生率、尿急发生率、尿痛发生率没有明确的效果。由于纳入研究的数量较少、质量较低，针刺治疗OAB的疗效评价缺乏有力证据，尚需要更多高质量研究来进一步证实。

④不良反应

本系统评价证明，针刺治疗OAB是安全的、无明显不良反应，但仍需要更多高质量的研究来进一步证实。

3. 结论

本系统评价的结果表明，针刺治疗OAB是安全有效的。针刺疗法对改善OAB患者日排尿频率等级有效率、3日内尿失禁次数、3日内排尿次数及生活质量较对照组有效，对改善尿动力学检测及漏尿量、漏尿发生率、尿急发生率、尿痛发生率较对照组无差异，但针刺对OAB其他评价指标的有效性尚需要更多的研究阐明。

同时本系统评价提示，尚需更多高质量的随机对照研究证实针刺治疗OAB的疗效。这些研究应当样本量充足，研究方法严谨，使用同质性较强、敏感性较好、公认性较高的疗效评价指标，以使证据强度更高。

三、前期临床研究

电针治疗老年急迫性尿失禁近期疗效和5年随访观察

1. 资料与方法

（1）研究对象

所有老年急迫性尿失禁患者均为我院1997~1999年住院（77例）及门诊（3例）患者，共80例，治疗前均已停用相关治疗尿失禁药物1周以上。随机分为治疗组（电针组）与对照组（药物配合膀胱训练组）各40例，两组基线各项基本资料无显著统计学意义，具有可比性。

（2）诊断及纳入排除标准

根据国际尿控学会标准和瑞典Magnus Fall拟定急迫性尿失禁临床及尿动学诊断标准。

纳入符合诊断标准者：年龄在55岁以上，中重度尿失禁（每周尿失禁≥3次），生命体征平稳，意识清醒，能配合检查和治疗，志愿参与本研究课题。

排除有下列疾病者：下尿路梗阻（膀胱结石或肿瘤），尿路感染，子宫或直肠脱垂、膨出，患有严重的心脏疾患，有肝肾功能损害；轻度尿失禁（每周尿失禁<3次），不能配合检查和治疗者。

（3）治疗方法取穴

次髎、会阳，均取双侧。操作要点：次髎用4~5寸毫针向下斜刺入骶后孔中；会阳用3

寸毫针直刺 2.5 寸，局部有酸胀感。得气后，分别连接 HANS－ACUTENS 电极于双侧次髎、会阳，频率 15HZ，疏密波形，渐增大电流至不能耐受为度，持续电针 20 分钟。电针治疗每天 1 次，周六、日休息，半个月为 1 个疗程。若已愈，则停止治疗；若未愈，则继续治疗下 1 个疗程，但最多观察治疗 2 个疗程。

（4）评价指标（临床症状评分）

参考"美国老年学会制定的尿失禁程度量表"制定。电话或家访随访 1、2 及 5 年尿失禁是否复发。

尿流动力学评价（近期疗效）：尿流动力学检查前 3 天，停用一切可能影响膀胱功能的药物。采用瑞典 CTD－Synectics 公司 PolyUro 高分辨八道泌尿动力监测系统，并且根据国际尿控学会标准和瑞典 Magnus Fall 拟定急迫性尿失禁尿动学评价标准。

2. 结果

（1）根据尿失禁程度量表评价 1 个月的近期疗效

治疗组治愈 14 例，有效 22 例，无效 4 例，总有效率为 90.0%；对照组治愈 1 例，有效 14 例，无效 25 例，总有效率为 37.5%。两组比较，P＝0.000，差异具有显著统计学意义，表明治疗组近期疗效明显优于对照组。（见表1）

表1　　　　　　　　　　治疗组与对照组近期疗效比较（%）

	例数	治愈	有效	无效
治疗组	40	14（35.0%）	22（55.0%）	4（10.0%）
对照组	40	1（2.5%）	14（35.0%）	25（62.5%）

注：Mann－whitney U test Z＝－4.453，P＝0.000

（2）根据尿流动力学评价 1 个月的近期疗效

治疗组治愈 13 例，有效 16 例，无效 6 例，总有效率为 82.8%；对照组治愈 3 例，有效 8 例，无效 9 例，总有效率为 55.0%。两组比较，P＝0.019，差异具有统计学意义，表明治疗组尿流动力学疗效优于对照组（Mann－whitney U test Z＝－2.351，P＝0.019）。

（3）随访远期疗效

随访结果显示，治疗组患者共 40 例，第 1 年我们对治疗组近期治疗有效及治愈的病例共 36 例进行随访，其中未复发 26 例，复发 10 例，无效 4 例，失访 0 例，1 年后随访总有效率为 65%。第 2 年对治疗组治疗有效及治愈病例 26 例进行随访，其中未复发 13 例，复发 4 例，失访 9 例，2 年后随访总有效率为 41.9%。第 5 年对治疗组未复发病例 13 例进行随访，其中未复发 7 例，复发 1 例，失访 5 例，5 年后随访总有效率为 26.9%。

（4）安全性及耐受性

在治疗过程中，治疗组 40 例患者除有 20 例诉疼痛较剧、但均能耐受外，未发现其他不良反应。5 年随访过程中，无 1 例出现不良反应。

3. 结论

电针次髎、会阳治疗老年急迫性尿失禁，近期、远期疗效均较好，可能是一种安全的、具有临床推广应用前景的疗法。其缺陷为评价指标是主观量表，疗效评价欠客观，随访脱落较多，质控有待于进一步加强。

四、专家组对研究病种的论证概述

脑卒中后尿失禁最常见的症状是尿频、尿急和急迫性尿失禁。

脑卒中后尿失禁的西医治疗主要药物为抗胆碱能药物、离子通道类药物、前列腺素（PG）抑制剂、α－肾上腺素能拮抗剂、5－羟色胺（5－HT）和去甲肾上腺素抑制剂、α_2 肾上腺素能激动剂、雌激素类、β 肾上腺受体激动剂等几大类，疗效欠佳。其他如电刺激治疗、选择性骶 2～4 神经根切除术等属于有创治疗，患者痛苦大，费用高。

目前，针灸治疗脑卒中后尿失禁方法较多，文献报道显示疗效较好，但由于方法学的缺陷，导致有效证据不足。本研究基于系统评价和前期临床研究，只要设计合理，注意研究过程的质量控制，则有可能得出证据强度较高的结论，为临床治疗中风后急迫性尿失禁提供一种有效而安全的规范化治疗方案，提高临床疗效。

五、电针治疗中风后急迫性尿失禁初步诊疗方案

根据文献和前期临床研究成果，确定中风后急迫性尿失禁针灸初步诊疗方案。

取穴：次髎、中髎、会阳，均取双侧。

操作要点：用 4～5 寸毫针向下斜刺入次髎、中髎 3～4 寸，并用 3 寸毫针直刺会阳 2.5 寸，局部出现酸胀感。得气后，分别连接 HANS – ACUTENS 电极于双侧次髎、中髎、会阳，频率 2/15HZ，渐增大电流至不能耐受为度，持续 40 分钟。电针治疗每天 1 次，周六、日休息，连续治疗 2～4 周。

常规使用控制中风、高血压病和糖尿病等指南推荐的西药，常规针灸和康复疗法治疗偏瘫、失语和认知障碍等主证。

适应证：中风后急迫性尿失禁。

禁忌证：患者严重心脏疾病者，埋植起搏器者、孕妇，对疼痛过于敏感者，凝血功能障碍、局部皮肤感染和溃疡及金属过敏者。女性经期慎用。

第四部分　电针治疗中风后急迫性尿失禁诊疗方案规范化研究

一、资料与方法

研究方法：采用前瞻性、随机分组，单盲法（盲评价者），同期对照研究。

1. 研究对象

（1）诊断标准（国际尿控学会标准）

①由脑卒中引起的膀胱和尿道功能障碍。

②伴有强烈尿意的不自主性漏尿，表现为尿频、尿急、尿失禁，患者虽知尿意，但难于控制排尿。

③尿流动力学检查显示（根据国际尿控学会标准和瑞典 Magnus Fall 拟定急迫性尿失禁尿动学评价标准），无抑制性逼尿肌收缩或逼尿肌反射亢进：膀胱充盈期间，逼尿肌存在不自主收缩，这种收缩可以是自发性的，也可以是诱发的，但均不能被意识所控制。诱发因素包括咳嗽、快速充盈、按压耻骨上部位等。

符合前 2 条即可诊断，第 3 条仅供参考。

（2）纳入标准

①符合诊断标准。

②由于中风所致的急迫性尿失禁，发病时间在 1 个月～1 年之间。

③年龄在 18～80 岁。

④生命体征平稳，意识清醒，能配合检查和治疗。

⑤住院及门诊患者。

⑥Barthel 指数≥40 分。

⑦自愿参与本研究课题。

（3）排除标准

①患有下列疾病者：下尿路梗阻（膀胱结石或肿瘤），下泌尿道感染，子宫或直肠脱垂、膨出，患有严重的心脏疾患，有肝肾功能损害，脊髓和其他脑病所致的急迫性尿失禁。

②由于前列腺增生所致的急迫性尿失禁。

③不能配合检查和治疗者。

④BP < 100/70mmHg。

⑤中风前即有尿失禁。

主管医生对患者进行 7 天基线评价，期间停用一切可能影响排尿功能的药物和治疗措施。患者或家属要随时记录失禁次数，最后 24 小时评价尿垫测重量和失禁程度量表。

2. 随机分组

应用计算机 SAS 软件采用区组随机方法产生随机号，种子数为 20050909，区组数为 2，采用系列编号的、不透光的密封信封保存随机分配治疗方案，填写基本情况后严格按照信封上的编号顺序依次打开信封，根据信封内分配方案入组（治疗组或对照组），分配比例为 1:1。

3. 治疗方法

（1）治疗组（电针组）

取穴：次髎、中髎、会阳，均取双侧。

定位及操作要点：以髂后上棘与督脉垂直连线为边长，向下作一等边三角形，此等边三角形的顶点即为第 3 骶后孔（中髎穴）。在中髎穴外上方第 2 骶后孔处为次髎穴。用 4～5 寸毫针向下斜刺次髎、中髎穴 3～4 寸，双侧通电后可见会阴浅表肌收缩、腿内旋、足跖曲，此为操作正确标志。尾骨尖旁开 0.5 寸为会阳穴。用 3 寸毫针直刺会阳 2.5 寸，局部出现酸胀感。得气后，分别连接 HANS - ACUTENS 电极于双侧次髎、中髎、会阳，频率 2/15HZ，渐增大电流至不能耐受为度，持续电针 40 分钟。电针治疗每天 1 次，周六、日休息，连续治疗 4 周。

（2）对照组（药物配合膀胱训练组）

药物：口服舍尼停，每次 2mg，每 12 小时 1 次。

膀胱训练：向患者解释膀胱训练治疗尿失禁的合理性。每天上午 8 点至晚上 8 点期间，让患者每隔 1.5 小时排尿 1 次，待无尿失禁后，再延长至 2 小时 1 次，直至每 4 小时排尿 1 次。训练期间，患者保持正常饮食，不必限制液体摄入，为不影响患者睡眠，夜间不需训练，连续治疗 4 周。

（3）基础药物治疗与基础针灸治疗

继续使用控制原发疾病的药物（如阿司匹林、降压药或降糖药等）。基础针灸治疗偏瘫、失语的腧穴包括合谷、曲池、足三里、丰隆、太冲、百会、肩三针、廉泉等和 PT 及 OT。但禁用可能影响膀胱功能的其他中西医疗法和药物，两组基础治疗保持一致。

4. 样本例数估算

以尿失禁量减少程度为指标，根据 20 例实验研究结果，代入样本量计算公式：

$$N = \frac{(u\alpha + u\beta)^2 \ (1 + 1/k) \ \sigma^2}{\delta^2}$$

α 取单侧，$u\alpha = 1.6449$　$u\beta = 1.2816$　$k = 1$。σ^2 用样本方差 s^2 估计，$s^2 = (sa^2 + ksb^2)/(1+k)$。$\delta = |xa - xb|$，$xa$、$xb$、$sa$、$sb$ 分别为治疗组、对照组的均数、标准差，代入公式得出 $N = 27$，以脱落率为 10% 计算，每组各需 30 例，两组共需 60 例。

5. 评价时间点和随访

分别评价及记录基线、疗后第 14 天、第 28 天的 24 小时尿垫称重、尿失禁频次等级得分、尿失禁程度评分。为评价电针治疗的远期疗效，在疗后 6 个月、1 年，采用电话访谈及家访随访的方式，评价记录失禁程度评分。疗后到随访期间，患者接受的任何对本病产生影响的治疗方法，包括针灸、药物、手术等，均应记录在临床观察表上，在研究结束后进一步分析。

6. 结局指标

（1）主要结局指标

①24 小时尿垫称重

患者每 2～4 小时更换尿垫，由专人将 24 小时内更换的所有尿垫称取重量并记录（只记录来不及控制而尿到尿垫上的量，基线、疗后使用的尿垫数须一致）。若患者能自主控制排尿，则撤除尿垫排尿，排尿到厕所或尿壶内，不记为失禁量，排尿后重新铺上尿垫。

②尿失禁频次等级得分比较

将患者治疗 28 天与基线临床症状评分中尿失禁频次等级得分进行比较，总结出尿失禁频次等级得分明显改善（≥3 分）者，并将针刺治疗组与对照组中尿失禁频次等级得分明显改善（≥3 分）者进行比较，通过卡方检验来比较两组疗效。尿失禁频次等级得分 ≥3 分表示无失禁或 1 周内偶有 1 次失禁。

（2）次要结局指标

临床症状评分（美国老年学会制定的失禁程度量表）：根据尿失禁、尿频、尿急、大便失禁和夜尿的有或无及程度分别评分为 0，1，2，3，4。0 分为正常，最高为 12 分。

观察期间，患者或家属要随时记录失禁次数，记录最后 24 小时评价尿垫测重量和失禁程度量表。由不知分组情况的研究生按照临床观察量表评价记分。

7. 统计分析

使用 SPSS10.0 统计分析软件进行统计分析。24 小时尿垫称重、尿失禁程度量表统计治疗组疗前与治疗 4 周、治疗半年比较用秩和检验（因数据不符合正态分布）。尿失禁频次等级得分比较使用卡方检验进行统计分析。治疗前后尿失禁程度量表评分，用 t 检验进行统计分析。对于脱落的病例在 4 周的治疗期间采用 ITT 方法分析，对缺如的数值采用最后一次评价所得的数值代替。

8. 安全性评价

记录治疗过程中和疗后出现的晕针、感染、滞针、皮下血肿、剧痛和盆腔功能紊乱等不良反应。如果患者出现上述不良反应，应随访至完全正常为止。

二、结果

1. 两组基线一般资料比较

两组在性别、年龄、病程、病情程度等方面的差异无统计学意义，不具有可比性。（见表2）

表 2　两组患者基线资料比较例（$\bar{x} \pm s$）

组　别	例数	性别（例）		平均年龄（岁）	平均病程（日）	尿失禁程度评分（分）	24H 尿垫称重（克）
		男	女				
治疗组	29	17	12	67.62	126.31	8.90 ± 1.90	924.90 ± 451.02
对照组	26	13	13	68.62	145.35	8.96 ± 1.48	978.58 ± 510.95
X^2/T 值		0.00747		0.482	0.285	0.170	0.024
P		>0.9		0.632	0.777	0.866	0.981

2. 主要结局指标评价

（1）尿垫测重比较

基线尿垫测重患者共55例，其中治疗组29例，对照组26例。平均年龄为68.02岁，平均病程为143.18天。

治疗组基线尿垫重为924.90 ± 451.02，治疗 2 周后为 839.03 ± 686.49，两者比较 P = 0.425；治疗 4 周后为 563.92 ± 519.63

（39.07%），两者比较 P = 0.000。

对照组基线尿垫重为 978.58 ± 510.95；治疗 2 周后为 1069.31 ± 676.33，两者比较 P = 0.243；治疗 4 周后为 867.94 ± 539.61（11.31%），两者比较 P = 0.208。

治疗组与对照组比较，基线比较 P = 0.686。治疗 2 周后，两者比较 P = 0.169；治疗 4 周后，两者比较 P = 0.008。（见表3）

表 3　两组患者治疗前后尿垫测重结果比较

组别	例数	基线（g）	2 周		4 周	
			实测重（g）	变化值（g）	实测重（g）	变化值（g）
治疗组	29	924.90 ± 451.02	839.03 ± 686.49△	− 85.87 *	563.92 ± 519.63▲	− 360.98 **
对照组	26	978.58 ± 510.95	1069.31 ± 676.33△	90.73	867.94 ± 539.61△	− 110.64

注：与基线比较：△表示治疗组2周P = 0.425（P > 0.05），▲表示治疗组4周P = 0.000（P < 0.05），△表示对照组2周P = 0.243（P > 0.05），△表示对照组4周P = 0.208（P > 0.05）。

治疗组与对照组比较：*表示P > 0.05，* *表示P < 0.05（均采用秩和检验）。

结果表明，与基线比较，治疗4周后治疗组尿垫称重减少360.98克（39.07%），差异具有统计学意义（P < 0.05）；对照组减少仅110.64克（11.31%），差异无统计学意义（P > 0.05）。两组治疗4周后比较，差异为250.34克，治疗组疗效明显优于对照组（P < 0.05）。

（2）尿失禁频次等级得分比较

患者尿失禁频次等级得分，治疗组基线为3.83 ± 0.47，对照组基线为3.96 ± 0.20，两组比较 P = 0.199（P > 0.05）。

患者尿失禁频次等级得分，治疗4周后治疗组为2.03 ± 1.57，对照组为3.65 ± 0.63，两组比较 P = 0.000（P < 0.05）。（见表4）

表4　　　　　　　　　　　两组患者治疗前后尿失禁频次等级比较

组　别	例　数	基　线	4 周	治疗前后均数差（基线－疗后4周）
治疗组	29	3.83 ± 0.47△	2.03 ± 1.57▲	1.80
对照组	26	3.96 ± 0.20	3.65 ± 0.63	0.31

注：治疗组与对照组比较：△表示 P = 0.199（P > 0.05），▲表示 P = 0.000（P < 0.05）（采用秩和检验）。

按计数资料比较，基线与治疗后的尿失禁频次等级得分之差大于3的病例数，治疗组为11，对照组为0。经卡方检验，两组比较 P = 0.000。（见表5）

表5　两组患者治疗前后尿失禁频次等级变化比较

数	频次等级得分差 >3 病例数	频次等级得分差 <3 病例
治疗组	11	18
对照组	0	26

结果显示，在减少尿失禁次数方面，治疗组疗效显著。经治疗4周后，11 例（37.9%）无失禁或仅偶有每周1次，明显优于对照组0例（P < 0.05）。

3. 次要结局指标评价

尿失禁程度量表比较：基线尿失禁程度量表统计，患者共55 例，其中治疗组29 例，对照组26 例，平均年龄为68.02 岁，平均病程为143.18 天。

治疗组基线得分为8.90 ± 1.90。治疗2周后为6.97 ± 2.23，与基线比较 P = 0.000。治疗4周后为4.76 ± 2.71，与基线比较（采用秩和检验）P = 0.000。随访半年后（19 例）为5.11 ± 2.62，与基线比较（采用秩和检验）P = 0.000。随访1年后为6.06 ± 2.70，与基线比较 P = 0.001。

对照组基线得分为8.96 ± 1.48。治疗2周后为8.81 ± 1.86，与基线比较 P = 0.404。治疗4周后为7.81 ± 1.98，与基线比较 P = 0.000。随访半年后（22 例）为7.18 ± 2.89，与基线比较 P = 0.014。随访1年后为7.28 ± 2.85，与基线比较 P = 0.030。

治疗组与对照组比较，基线比较 P = 0.817。治疗2周后，两者比较 P = 0.002。治疗4周后，两者比较 P = 0.000。随访半年，两者比较 P = 0.020。随访1年后，两者比较 P = 0.173。（见表5）

表5　　　　　　　　　　　两组患者治疗前后尿失禁程度量表比较

	例数	基线	2 周	4 周	半年	1 年
治疗组	29	8.90 ± 1.90	6.97 ± 2.23	4.76 ± 2.71	5.11 ± 2.62	6.06 ± 2.70
对照组	26	8.96 ± 1.48	8.81 ± 1.86	7.81 ± 1.98	7.18 ± 2.89	7.28 ± 2.85

注：与基线比较：治疗组：$P_{2周} = 0.000$，$P_{4周} = 0.000$，$P_{半年} = 0.000$，$P_{1年} = 0.001$。

对照组：$P_{2周} = 0.404$，$P_{4周} = 0.000$，$P_{半年} = 0.014$，$P_{1年} = 0.030$。

治疗组与对照组比较：$P_{基线} = 0.817$，$P_{2周} = 0.002$，$P_{4周} = 0.000$，$P_{半年} = 0.020$，$P_{1年} = 0.173$。

结果表明，治疗组治疗2周后、4周后和疗后半年随访均能显著减少患者尿失禁程度（P < 0.05），疗效均优于对照组（P < 0.05）。

4. 电针治疗的安全性

在本试验中治疗组29 例（580 次电针治疗）无1 例出现晕针、感染、滞针、皮下血肿、剧痛和盆腔功能紊乱等不良反应。

三、讨论

目前，中风后急迫性尿失禁的发病率较高，严重影响患者生活质量和自理能力，且尚无特效治疗措施，药物和膀胱功能训练仍是一线疗法。本研究对照组采用的盐酸托特罗定（舍尼停）是目前治疗急迫性尿失禁的一线药物，结合膀胱功能训练，能反映目前的治疗水平。24小时尿垫测重、尿失禁频次等级和尿失禁程度量表作为国际尿失禁疗效评价金指标，研究结果能客观反应电针的疗效和优势。

主要结局指标评价显示：与基线比较，治疗4周后，治疗组尿垫称重减少为360.98克（39.07%），差异具有统计学意义（P＜0.05）；对照组减少仅为110.64克（11.31%），差异无统计学意义（P＞0.05）；两组治疗4周后比较，差异为250.34克，治疗组疗效明显优于对照组（P＜0.05）；在减少尿失禁次数方面，治疗组疗效显著，经治疗4周后，11例（37.9%）无失禁或仅偶有每周1次，明显优于对照组0例（P＜0.05）。

次要结局指标评价显示：治疗组治疗2周后、4周后和疗后半年随访均能显著减少患者尿失禁程度（P＜0.05），疗效优于对照组（P＜0.05），表明电针改善尿失禁及伴随症状明显优于目前的一线疗法，多数病例的疗效可持续6个月至1年。

安全性评价显示：治疗组29例（580次电针治疗）无1例出现晕针、感染、滞针、皮下血肿、剧痛和盆腔功能紊乱等不良反应，安全性良好。

结论：电针治疗中风急迫性尿失禁（病程1个月以上）后，可以显著减少患者的尿失禁量和失禁次数，改善尿失禁相关症状，其疗效可持续6个月至1年，明显优于目前的一线治疗措施，且电针疗法安全、无副作用，值得临床推广应用。

第五部分　研究结论、成果及优势评价

一、诊疗方案优势分析及评价

1. 疗效优势

本试验结果表明，电针治疗中风急迫性尿失禁（病程1个月以上）4周后，可以显著减少患者的尿失禁量和失禁次数，改善尿失禁相关症状，其疗效可持续6个月至1年，明显优于目前的一线治疗措施。

2. 诊疗方案规范、操作简便、安全及患者耐受性好

电针治疗中风后急迫性尿失禁已形成一套规范化的治疗方案。针灸医生经短期培训后即可掌握，操作简便，安全无副作用，患者耐受性好。目前，西医常用的骶神经根电刺激、盆底电刺激、肛门电极电刺激、阴道电极电刺激、神经阻滞、选择性骶神经根切断术、膀胱扩张术等较有效，但是操作复杂，患者痛苦大，并有一定副作用且医疗费用昂贵，患者不易接受。电针诊疗方案亦适用于脑、脊髓损伤后尿失禁和尿潴留，疗效确切。

二、技术、方法的创新分析

本研究首次进行针灸治疗膀胱活动过度症（急迫性尿失禁）系统评价，并在系统评价和前期临床研究的基础上进行临床规范化再评价，研究设计及质量控制均按照国际最新规范执行，对照组治疗且为国际认可的一线药物和膀胱训练方法，首次以24小时尿垫测重为指标进行评价针灸治疗尿失禁临床疗效。

三、人才培养情况

研究期间培养硕士研究生2人，曾开展"针刺治疗神经源性膀胱"专题讲座2次，在宣武社区医师培训中心进行专题讲座，培训进修医师20人，促进了本疗法在基层中的普及。

四、论文、专著情况

1. 刘志顺，彭唯娜，马晓晶. 电针治疗神经源性急迫性尿失禁5年随访观察. 辽宁中医杂志，2006，33（1）：96－97.

2. 陈靖怡，刘志顺，王漪. 电针治疗中风后尿失禁32例. 环球中医药，2008，4：31.

3. 刘志顺，杜仪. 电针治疗中风后尿失禁疗效观察. 上海针灸杂志，2007，26（10）：13.

4. 刘志顺，王扬，徐海蓉，等．电针治疗中风后急迫性尿失禁的疗效评价．新中医，2010，42（2）：73－75.

参考文献

［1］黄茂盛，洪震，曾军，等．上海城市居民5年脑卒中发病率、死亡率及其危险因素动态分析．中华流行病学杂志，2001，22（3）：198－201.

［2］John A, Tudor H, George F,. et al. Urinary incontinence after stroke: a prospective study. Age and Aging, 1986, 15: 177.

［3］李小军．头穴滞提法治疗脑中风后尿失禁的疗效观察．江西中医药，2004，35（1）：59.

［4］王中铎，赵秀丽．头针治疗中风伴尿失禁21例．中国中医急症，2002，11（5）：372.

［5］王雷．针刺治疗中风后尿失禁23例．黑龙江中医药，1997，4：45.

［6］乔文辉.15例难治性中风后尿失禁的针灸治疗观察．陕西中医学院学报，1996，19（1）：18.

［7］吴笛．眼针配头针加电治疗脑血管意外后尿失禁40例．针灸临床杂志，1999，15（9）：33－34.

［8］王束瑾，王银山．针灸治疗卒中后尿失禁临床观察．中国实用神经疾病杂志，2007，10（6）：121.

［9］何本鸿，龚艳丽．中西医结合治疗中风后尿失禁的体会．医学新知杂志，2007，17（2）：118.

［10］蔡虹．治疗中风后尿失禁36例．实用中医内科杂志，2007，21（2）：111.

［11］张庆丰．针刺气海穴治疗中风后尿失禁30例．中国中医急症，2007，16（4）：489.

［12］郑小青．针刺治疗脑卒中患者膀胱过度活动症的临床观察．临床和实验医学杂志，2006，5（11）：1830.

［13］吕祺美．上下配穴治疗中风后尿失禁56例．上海针灸杂志，2006，9（25）：36.

［14］吴奇方．醒脑开窍法治疗中风后二便失禁32例．针灸临床杂志，1997，13（4－5）：32.

［15］刘志顺，杜仪．电针治疗中风后尿失禁的疗效评价．上海针灸杂志，2007，26（10）：13.

［16］赵建安，苏同生，刘敏．俞募穴位电针治疗脑卒中尿失禁56例．陕西中医，2007，28（10）：1383－1384.

［17］杨绫艳，高维滨．电针治疗脑卒中后尿失禁的临床观察．针灸临床杂志，2006，22（6）：33－34.

［18］李晓宁，姚素媛，李晓伟，等．电针治疗无抑制性神经源性膀胱120例临床研究．针灸临床杂志，2005，21（5）：40－41.

［19］赵淑芹，李晓宁，藤秀英，等．电针治疗卒中后无抑制性神经源性膀胱观察15例．针灸临床杂志，2004，20（5）：40－41.

［20］哈力甫，陈跃来．骶穴电针疗法治疗急迫性尿失禁临床疗效评价．中西医结合学报，2004，2（3）：219－221.

［21］赵晓洁，孙黎娟．针灸配合按摩治疗脑梗塞所致尿失禁．针灸临床杂志，1998，14（7）：9.

［22］虞文恭．针刺治疗中枢性尿失禁15例．针刺研究，1997，22（3）：204.

［23］王耀民，李同彬．七星针、体针治疗中风后大小便失禁110例．河北中医药学报，1998，13（3）：33.

［24］杨泉鱼，孙建峰．醒脑调便散神阙穴贴敷治疗中风后二便失禁98例．河北中医，2006，28（10）：752.

［25］孙毓，洪志刚，赵东杰．灸气海关元穴治疗中风后尿失禁临床观察．针灸临床杂志，2005，21（2）：51.

［26］刘慧林，王麟鹏．隔姜隔盐灸治疗中风后排尿功能障碍对照研究．中国针灸，2006，26（9）：621－624.

［27］Hashim H, Abrams P. Overactive bladder: an update. Curr Opin Urol, 2007, 17（4）：231－236.

［28］金锡御，宋波，杨勇，等．膀胱过度活动症临床指导原则．中华泌尿外科杂志，2002，23（5）：311.

［29］Steers WP. Physiology and pharmacology of the bladder and urethra. Walsh PC, Retik AB, Vaughan ED, et al. Campbell's urology. Philadelphia: Saunders, 1998, 870－915.

［30］谢克基，姜少军，汤平，等．髓神经调节治疗慢性排尿功能障碍二例报告．中华泌尿外科杂志，2004，25（9）：606－608.

［31］李龙坤，宋波，金锡御，等．骶神经根电刺激对鼠神经源性膀胱储尿功能的影响．中国临床康复，2004，8（8）：1568－1569.

［32］高雅贤，王翠玉．电针配合中药治疗膀胱过度活动症的体会．四川中医，2007，25（2）：108－109.

［33］李桂香．电针刺激八髎穴治疗女性膀胱过度活动症的临床观察．福建中医学院，中西医结合临床硕士学位论文，2008.

［34］廖小七，唐华，肖鹏．电针中髎穴为主治疗膀胱过度活动症35例．针灸临床杂志，2007，23（1）：35－36.

［35］潘振亮，王亚非．针刺治疗膀胱过度活动症30例报告．山东医药，2008，48（24）：84.

［36］郑小青. 针刺治疗脑卒中患者膀胱过度活动症的临床观察. 临床和实验医学杂志，2006，5（11）：1830－1831.

［37］宋立公，苏秀贞. 针灸并用治疗脑梗死后膀胱过度活动症80例. 中医研究，2007，20（9）：54－55.

［38］Emmons SL，Otto L. Acupuncture for overactive bladder：a randomized controlled trial. Obstet Gynecol，2005，Jul，106（1）：138－143.

［39］陈佐龙，韩春，王广武. 电针治疗膀胱过度活动症24例. JCAM，2009，25，（8）：22.

［40］Valerie C. Crooks，John F. Schnelle，Joseph P. Ouslander，et al. Use of the Minimum data set to rate incontinence severity. JAGS，1995，43：1363－1369.

［41］Jens T. Anderson，Jerry G，Blairas. Linda Cardoao，et al. Seventh report on the standardization of terminology of lower urinary tract function：Lower urinary tract rehabilitation techniques. Scand J Urol Nephrol，1992，26：99－106.

［42］Magus Fall. Does electrostimulation cure urinary incontinence. The Journal of Urology，1984，131（4）：664－667.

［43］谢群. 不稳定膀胱的研究进展. 国外医学泌尿系统分册，1987，5：4－6.

［44］Magnus Fall，Sivert Lindstrom. Electrical stimulation-A physiologic approach to the treatment of urinary incontinence. Urology Clinics of North America，1991，18（2）：393－407.

［45］陈跃来，钟蕾，刘光雯. 针刺调节膀胱功能的神经机制研究进展. 上海中医药大学学报，2002，16（1）：63－65.

［46］武晓红，黄晓卿. 针刺的膀胱机能效应及其机制的研究进展. 福建中医学院学报，2007，17（2）：68－70.

［47］Sakakibara R，Hattori T，Yasuda K，et al. Micturitional disturbance after acute hemispheric stroke：analysis of the lesion site by CT and MRI. J Neurol Sci，1996，Apr，137（1）：47－56.

附　电针治疗中风急迫性尿失禁规范化诊疗方案

适应证：①伴有强烈尿意的不自主性漏尿，表现为尿频、尿急、尿失禁，患者虽知尿意，但难于控制排尿；②由于中风所致。病程不限，急性期、恢复期和后遗症期均可。

禁忌证：严重心脏疾病，埋植起搏器，孕妇，对疼痛过于敏感者，凝血功能障碍、局部皮肤感染和溃疡及金属过敏者。女性经期慎用。

病机：膀胱气化失司。

治则：调理膀胱气机，以助气化。

取穴：次髎、中髎、会阳，均取双侧。

定位及操作要点：以髂后上棘与督脉垂直连线为边长，向下作一等边三角形，此等边三角形的顶点即为第3骶后孔（中髎穴）。在中髎穴外上方第2骶后孔处为次髎穴。用4～5寸毫针向下斜刺次髎、中髎穴3～4寸，双侧通电后可见会阴浅表肌收缩，腿内旋、足跖曲，此为操作正确标志。尾骨尖旁开0.5寸为会阳穴。用3寸毫针直刺会阳2.5寸，局部出现酸胀感。得气后，分别连结HANS－ACUTENS电极于双侧次髎、中髎、会阳，频率2/15HZ，渐增大电流至不能耐受为度，持续电针40分钟。电针治疗每天1次，周六、日休息，连续治疗2～4周。

常规使用控制中风、高血压病和糖尿病等指南推荐的西药，常规针灸和康复偏瘫、失语和认知障碍等主证。

使用注意事项：次髎、中髎取穴要准确，若患者过于怕疼，可单取中髎和会阳，电针同上。有认知障碍者，应配合电针取双侧太阳、百会、风府以改善认知功能。

改良"合刺"针法治疗癫痫临床诊疗规范

第一部分 基本信息

项目名称：改良合刺针法治疗癫痫临床诊疗规范

项目编号：CACMS05Y0034

项目性质：中医诊疗方法

项目负责人：陈枫

项目组长单位：中国中医科学院望京医院

协作完成单位：中国中医科学院针灸医院
中国中医科学院广安门医院

联合方负责人：杨金生 刘志顺

项目完成人：陈　枫　袁　盈　刘东霞　封一平　蔡向红　熊　云　沈红强
虹　娜　陈江华　胡　洁　郭楠楠　杜　鹃　陈静瑶　刘金花

项目起止时间：2005 年 11 月至 2009 年 8 月

第二部分 摘 要

本研究应用多中心随机对照临床研究，对 176 例癫痫患者进行临床疗效及安全性评价，建立了改良"合刺"针法治疗癫痫病的临床标准操作规范和疗效评价指标，评价了改良"合刺"针法治疗癫痫病的临床疗效。研究结果显示：研究病例应用不同方法治疗 3 个疗程后，改良"合刺"针法治疗组在临床有效率评价和生活质量改善评价（采用"美国成年癫痫患者评定量表 -31"进行评价）中均显示优势。改良"合刺"针法治疗癫痫病临床疗效显著，并可以大大改善患者生活质量，且因其复发率低、副作用少、依从性好，值得推广应用。该技术操作规范，安全可重复，易于掌握，具有推广意义。

第三部分　文献研究

一、文献研究

1. 资料与方法

选用中国期刊全文数据库（CNKI）、中文科技期刊全文数据库（VIP）、中国中医药文献数据库、中国优秀硕博士学位论文全文数据库、中国医用信息系统（维普）等数据库，分别以"癫痫"、"针灸"、"合刺"为关键词，检索1994年至2007年7月的文献。

2. 结果

（1）毫针

① 体针疗法：杨宝贤取心俞、间使、丰隆、脾俞、腰奇、肝俞、鸠尾、神门、申脉、照海等穴治疗癫痫33例，痊愈24例，好转7例，无效2例。金镜等取承浆、神庭、丰隆配穴申脉治疗癫痫75例，总有效率为89.3%。谷世喆等采用以大椎为主穴，辨证配穴，共治疗癫痫27例，总有效率为81.5%。王天才针刺经外奇穴哑门穴、腰奇穴治疗各型癫痫139例，病例随访6个月至3年，总有效率达96.4%。袁琳取穴风府、风池、大椎、腰奇、人中穴，再结合脑电图确定大脑异常放电区随症取穴，治疗癫痫有效率达90%，并且指出病程3个月到2年之内有效率较高。

针刺治疗值得强调的是针刺手法，张智龙用意气行针法针刺丝竹空，配合平补平泻法针刺三阴交、太冲、阴陵泉、阳陵泉、丰隆、内关，治疗癫痫35例，总有效率为97.14%。杨子雨针刺大椎时向上斜刺约35°，患者有电麻感时立即出针；针刺腰奇时向上斜刺约15°，进针1.5寸后酸胀感沿脊柱上下扩散，留针30分钟，隔日1次，7次为1个疗程，应用此法共治疗癫痫108例，取得较好临床疗效。王进才采用"背三针"（大椎、神道、腰奇）为主穴，治疗癫痫120例，总有效率达98.3%。另外，阴阳互刺法、通督镇痫法、通督健脑法、醒脑开窍针法，在治疗癫痫过程中均取得满意疗效。

② 头针：李效芳等取额中带、额顶带后1/3、顶枕带中1/3治疗癫痫40例，临床治愈20例，好转16例。苏尔亮等取顶颞前中线、顶颞后斜线治疗癫痫98例，有效率为89.8%。邝忠荣取颞三针配合痫三针，以高频捻转、长时留针、泻法为主治疗癫痫，取得良好临床疗效。

③ 电针：在辨证取穴的基础上加用电针治疗是近年来应用较多的方法。电针疗法着重于头穴的选用和通电波形及频率的选择，头体针结合可以有效控制癫痫发作。张锦华采用6805型电针仪疏密波，高频交替刺激头部、上腹部、上肢、下肢四组穴位中的两组，治疗癫痫间歇期患者，取得良好临床疗效。郑祖艳采用DJ-6805B型电针治疗仪，连续波、疏密波各10分钟，取穴双侧颞旁1线、额中线与四神聪交替使用治疗癫痫42例，疗效显著。曹晓来采用G6850型脉冲电针仪，4500次/分钟连续波，以耐受为度，通电20分钟，针刺制癫区、顶中线、额中线、额旁1线（双）、四神聪，可以较好控制癫痫发作。

④ 耳针：潘氏常规选取耳穴神门、心、肾、皮质下、缘中、枕、胃，不发作时用压丸或指针刺激2~3次，发作时采用山莨菪碱（654-2）进行耳穴注射，治疗癫痫246例，总有效率达92.68%。

⑤ 挑针：戴海玉等以鸠尾、神阙、大椎、长强为主穴，用挑针法治疗癫痫32例，痊愈18例，有效12例，无效2例，总有效率93.75%。

（2）针药结合

詹成标单取涌泉穴进行针刺，配合中药荜拨500g，研末装入胶囊连续50天吞服，治疗癫痫50例，总有效率达98%。马融等以人中、百会、风池、内关、太冲、足三里等穴针刺配合用息风胶囊治疗小儿癫痫强直-阵挛性发作26例，总有效率达92.3%。尚秀葵以体针加头针配合自拟白金桃核承气汤共治疗癫痫

22 例，总有效率为 86.4%。另外，定痫汤、痫症丸及愈痫丸、大黄丹参汤配合针刺，孙曙霞采用针刺配合茱萸末填肚脐，临床疗效也较显著。

（3）穴位埋线治疗

穴位埋线法是通过将羊肠线埋入穴位皮下组织作为异体蛋白持续刺激，激发经络之气发挥药效，许多研究认为该法治疗癫痫疗效显著。林军等选用厥阴俞透心俞、肝俞透胆俞、脾俞透胃俞、腰奇、癫痫为主穴，埋线治疗癫痫 160 例，总有效率为 89.38%。陈瑞采用双侧"镇痫穴"埋线治疗癫痫 600 例，总有效率为 98.0%，并指出对原发性癫痫的疗效优于继发性。陶俊艳以督脉穴为主采用埋线治疗癫痫 85 例，李红等以头穴为主埋植药线治疗癫痫 112 例，均取得显著疗效。庄礼兴等用小剂量西药配合穴位埋线治疗癫痫，也取得良好临床疗效。

（4）其他疗法

丁习益采用皮内针穴位埋置法治疗癫痫 36 例。第 1 组取厥阴俞（双）、膏肓俞（双）、督俞（双）、肝俞（双）；第 2 组取灵台、心俞（双）、譩譆（双）、脾俞（双），总有效率达 75%。旷秋和采用时令灯火灸，取穴：神庭、头维、太阳、耳尖、耳背沟三穴、督脉（从风府至长强）、尺泽、委中，治疗癫痫 50 例，总有效率达 92%。许永迅采用芒针取穴大椎透灵台、至阳透筋缩、脊中透命门、腰奇透长强、神庭透囟会、百会透后顶、璇玑透膻中、鸠尾透中脘、内关（双）、丰隆、太冲、以及双侧顶颞前斜线，治疗癫痫 102 例，显效 54 例，有效 25 例。赵鉴秋采用豁痰化瘀、息风定痫治法，运用脏腑点穴推拿腹部及背部穴位，治疗小儿癫痫 17 例，临床疗效显著。况琼等用皮试针头抽取牛黄醒脑注射液，分别注射于大椎、风池、内关、足三里并配合服用中药散剂，总有效率为 97.5%。孙仁平等采用小针刀、拔罐加埋线，取穴身柱、至阳、脊中、腰阳关、长强，临床控制癫痫发作 695 例，总有效率为 88.4%。

从各个相关文献的研究过程中我们发现，针刺治疗的周期及随访时长不一，该类研究大都采用每日或隔日针治 1 次，每次留针 30 分钟，中间行针 1~3 次不等，针刺 6~10 次为 1 个疗程，疗程间隔 5~7 天，2~5 个疗程为 1 个周期，共计治疗 4~12 个周期；随访 6 个月~3 年不等。由于针刺治疗是一种双向调节疗法，治疗周期过短会影响针效的发挥，而治疗时间过长又给研究带来困难，设立治疗周期为 2 个月，可保证针灸疗效的正常发挥。根据《中医病证诊断疗效标准（中华人民共和国中医药行业标准）》，近期治愈的时间概念为 1 年，大多数研究的疗效评价标准是依据此文件的，所以规范随访时长为 1 年是比较合适的。

3. 讨论与结论

近年来，针刺法治疗癫痫已取得较大进展，针刺法能够疏通经脉，调理气血，醒脑开窍，息风定惊，从而达到治疗目的，是临床治疗癫痫一病有效而简便易行的方法。但现有研究还存在一些问题，主要表现在临床观察病例随机分组及对照观察较少，入选标准有待完善，患者纳入前药物治疗的影响没有均衡，治疗周期及随访时长纷繁多变，治疗结果、疗效评定缺乏客观标准，治疗方法的辨证施治标准也存在很大差异；另外，临床研究及基础研究脱节，治疗机理尚不完全清楚。因此，今后针刺法治疗癫痫临床应遵照循证医学的原则，采取大样本随机对照试验，避免人为因素、排除实验误差等的影响，保证研究结果的科学性、真实性；通过广泛的研究筛选出针刺治疗癫痫的最优方案，建立治疗周期及随访时长的标准方案，以便增加结论的可信性及可重复性，并且有利于针刺法治疗癫痫的临床推广。

二、专家组对研究病种的论证概述

改良"合刺"针法治疗癫痫病是我院的医疗特色，疗效显著，并已经做了大量临床观察及科研工作，为本课题研究奠定了科研基础，所提供资料真实可靠。课题组成员学风严谨，思维活跃，并对本课题进行了周密、细致的设计，提出切实、可行的实施方案。本课题已达到国内先进水平，具有较高的实用价值。

三、初步诊疗方案研究

1. 诊断标准

（1）详细和精确的病史。

（2）至少发作 2 次以上。

（3）自发性和症状性。

（4）脑电图检查阳性表现：痫性放电波形，如棘波、尖波、棘（尖）慢综合波及各种节律暴发性活动。

（5）有条件可做 CT、磁共振检查。

2. 治疗方案

（1）选穴

百会、风池（双）、完骨、神门。以上穴位选穴均采用解剖定位。

百会穴：两耳尖直上连线中点处。

完骨穴：耳后，乳突后下方凹陷处。

风池穴：胸锁乳突肌与斜方肌上端之间的凹陷中，平风府穴。

神门穴：前臂内侧，尺侧腕横端。

（2）针具

32 号 2 寸不锈钢毫针。

（3）操作

改良"合刺"针法即为向穴位前后左右四个方向斜刺，每一个方向各留一支针，一穴四针，留针行气。使用 32 号 2 寸毫针，百会穴采用改良"合刺"法，操作如上，进针 1 寸，一穴四针，留针行气。完骨进针 1 寸，针尖向鼻尖；风池进针 1.2 寸，针尖向对侧目睛。各穴均采用捻转手法，平补平泻，以 120 次/分捻转 2 分钟。神门穴进针 0.3 寸，刺中即止，留针候气。以上穴位操作后均留针 30 分钟。

（4）配穴及其使用

痰火扰神辅以丰隆、公孙；血虚风动辅以血海、足三里；风痰闭窍加人中、大椎；瘀阻脑络辅以关元、气海；心脾两虚辅以阴陵泉、太溪；肝肾阴虚辅以涌泉、丘墟。太溪、三阴交均用补法，其余配穴均用平补平泻法。上述穴位施用手法后，均留针 30 分钟，配合百会等穴位使用。

3. 治疗周期

隔日针灸，1 周 3 次，6 次为 1 个疗程，共计 2 周时间。1 个疗程后休息 1 周为间隔，以 3 个疗程为周期，共计 8 周时间（2 个月），根据疗效决定是否重复周期治疗。

4. 疗效评价方法

研究按《中医病证诊断疗效标准（中华人民共和国中医药行业标准）》（国家中医药管理局 1995）疗效评价标准评价。结合"美国成年癫痫患者评定量"表 – 31 对癫痫患者生活质量改善进行评价。治疗结束后，对两组病例进行两次随访，即于治疗开始后第 6 个月、12 个月复测上述指标，统计两组 1 年内病情发展情况并加以对比。

第四部分　临床研究

一、资料与方法

1. 研究资料的一般情况

选择符合本研究入选标准的患者 197 例，均为 2005 年 11 月至 2009 年 1 月自中国中医科学院望京医院、中国中医科学院针灸所、中国中医科学院广安门医院门诊和住院患者，2 例患者年龄不符；6 例患者记录信息项目缺失予以剔除；13 例患者因未能坚持治疗脱落；共计 21 例病例脱落剔除，脱落剔除率为 10.66%。最终用于统计病例 176 例。其中，针灸治疗组 84 例，西药对照组 92 例。（见表 1）

表1　　　　　　　　两组一般情况平均值

分布范围/平均值	性别	年龄（岁）	病程（周）	治疗前积分
针灸治疗组	男 50/女 34	17 ~ 75/47.89	1 ~ 1924/260.04	14 ~ 60/30.44
西药对照组	男 57/女 35	16 ~ 75/43.72	3 ~ 2392/362.37	13 ~ 40/28.92

2. 病例选择

（1）诊断标准

中医诊断：根据《中医病证诊断疗效标准（中华人民共和国中医药行业标准）》国家中医药管理局，1995 年。

主证：以猝然昏仆，强直抽搐，移时自醒，醒后如常人为特征的发作性疾病。

① 全面性发作时可见突然昏倒，项背强直，四肢抽搐，或仅两目瞪视，呼之不应，或头部下垂，肢软无力。

② 部分性发作时可见多种形式，如口、眼、手等局部抽搐而无突然昏倒，或无意识的动作等。

③ 起病急骤，醒后如常人，反复发作。

④ 多有家族史，每因惊恐、劳累、情志过极等诱发。

⑤ 发作前常有眩晕、胸闷等先兆。

⑥ 脑电图检查呈阳性表现，有条件可做CT、磁共振检查。

西医诊断：参考"国际抗癫痫联盟（IL-AE）（1985）标准"。

① 详细和精确的病史。

② 至少发作 2 次以上。

③ 自发性和症状性。

④ 脑电图检查呈阳性表现：痫性放电波形，如棘波、尖波、棘（尖）慢综合波及各种节律暴发性活动。

⑤ 有条件可做 CT、磁共振检查。

（2）纳入标准

① 年龄在 75 岁以下，15 岁以上。

② 符合以上诊断标准。

③ 癫痫患者生活质量评价，采用"美国成年癫痫患者评定量表-31（Quality of life in epilepsy-31，简称 QOLIE-31）"评分筛选，以 80 分以下患者为研究对象。

④ 已签署知情同意书。

（3）排除标准

① 不符合上述诊断标准和纳入标准者。

② 癫痫持续状态，即频繁发作，其间无意识清醒期者。

③ 根据 QOLIE-31 评分筛选，90 分以上者。

④ 已接受其他有关治疗，可能影响本研究的效应指标观测者。

⑤ 合并有心脑血管、肝、肾和造血系统等严重危及生命的原发性疾病以及精神病患者。

（4）纳入病例洗脱期的设置

① 癫痫患者发病时具有特定的临床表现，就诊后应用西药控制发作是其第一选择。

② 入选患者大都经历过一种或几种西医治疗，对纳入病例设置临床药物洗脱期是保证研究可信度的重要条件。

③ 但是，基于所选研究疾病本身的限制，洗脱期中完全脱离医学治疗会加重病情，甚至出现意外事件。

④ 本研究中不设置专门洗脱期，但是为防止针灸治疗组疗效结果的混杂性，本研究对治疗组中应用西药治疗者设置过渡方案。

（5）病例的剔除和脱落标准

① 纳入后发现不符合纳入标准，或未按本方案操作规范实施针灸，或随机分组后无任何数据的病例，需予剔除。资料统计前，由统计员及主要研究者讨论判断病例是否剔除。

② 纳入病例病情加重，出现癫痫持续状态，或期间因症状发作使用药物应急处理，或因晕针不能继续针灸治疗者，以及自行退出或未完成整个疗程而影响疗效或安全性判断的病例等均应视为脱落。

（6）中止观察标准

① 病例病情加重，出现癫痫持续状态；

② 或期间因症状发作而使用药物应急处理者；

③ 或因晕针不能继续针灸治疗者。

（7）纳入病例中正在服用西药控制的患者的过渡治疗方案

① 设立过渡期指导思路

a. 保证该实验研究的信度。

b. 癫痫患者突然停药，可诱发癫痫持续发作，必须逐渐减量停药。

② 过渡期时间控制

1986 年，Schmidt 对难治性癫痫提出六级评价标准。对难治的原因和程度作了界定，较为实用。（见表 2）

表2　难治性癫痫的评级标准

难治指数	药物治疗
0 级	未用首选药，未考虑到剂量
1 级	用首选药，用量低于推荐剂量
2 级	用首选药，已用推荐剂量
3 级	用首选药，血药浓度已达治疗范围
4 级	用首选药，并已用最大耐受剂量
5 级	用最大耐受剂量的抗癫痫药1种以上

结合此分级方法和以往临床经验总结，过渡期时间控制为0、1、2级患者可直接停药，即过渡期时间为0天；3级患者，接受过渡期针灸治疗方案实施针灸后，即可用药递减，过渡期时间为5天；4、5级患者，接受过渡期针灸治疗方案实施针灸后，即可用药递减，过渡期时间为9天。

③过渡期针灸治疗方案

a. 取穴：风池、内关、中脘、足三里。

b. 操作：风池进针1.2寸，针尖向对侧目睛；内关直刺1寸；中脘直刺1.5寸；足三里直刺1寸。以上各穴均采用平补平泻，留针30分钟。隔日针灸。3级患者共计3次；4、5级患者共计5次。

④过渡期减停药物方法

3级患者第1次针灸后，药物改为原服剂量的一半，第3次针灸后停药；4、5级患者第1次针灸后减服原剂量的1/3，第3次针灸后，在已减药物剂量的基础上，减服1/2；第5次针灸后停药。

过渡期停药诱发癫痫持续发作者，不再纳入。

3. 研究方法

采用随机数字表随机分组法将入选病例随机分为AB两组，随机数字表由SAS软件产生。治疗组采用改良"合刺"针法，对照组采用口服西药苯妥英钠0.2g，每日2次，连续服用，与针灸治疗组同期观察。

（1）针刺治疗组治疗方法

①选穴

百会，风池（双）、完骨、神门穴。以上穴位选穴均采用解剖定位。百会穴位于两耳尖直上连线中点处；完骨穴位于耳后，乳突后下方凹陷处；风池穴位于胸锁乳突肌与斜方肌上端之间的凹陷中，平风府穴；神门穴位于前臂内侧，尺侧腕横端。

②针具

选用32号2寸不锈钢毫针。

③操作

早在《内经·灵枢经》中就已提出鸡足法。后世称为"合谷刺"或"合刺"。即选穴进针后，退至浅层又依次再向两旁斜刺，形成如鸡爪的分叉。改良"合刺"针法即为向穴位前后左右四个方向斜刺，每一个方向各留一支针，一穴四针，留针行气。使用32号2寸毫针，百会穴采用改良"合刺"法，操作如上，进针1寸，一穴四针，留针行气。完骨进针1寸，针尖向鼻尖；风池进针1.2寸，针尖向对侧目睛。各穴均采用捻转手法，平补平泻，以120次/分捻转2分钟。神门穴进针0.3寸，刺中即止，留针候气。以上穴位操作后均留针30分钟。

④穴义

百会属督脉，是督脉与诸阳经交会穴。督脉总督人体一身之阳，百会穴为一身阳气所聚，有重镇安神之效。风池穴、完骨穴为胆经穴位，有潜阳息风之功。神门穴为心经输穴和原穴，取义在于调神。

⑤配穴及其使用

痰火扰神辅以丰隆、公孙；血虚风动辅以血海、足三里；风痰闭窍加人中、大椎；瘀阻脑络辅以关元、气海；心脾两虚辅以阴陵泉、太溪；肝肾阴虚辅以涌泉、丘墟。太溪、三阴交均用补法，其余配穴均用平补平泻法。上述穴位施用手法后，均留针30分钟，配合百会等穴位使用。

⑥治疗周期

治疗周期为2个月，即隔日针灸，每周3次，6次为1个疗程，共计2周时间。1个疗程后休息1周为间隔，以3个疗程为周期，共计8周时间（两个月），进行观察研究。

⑦操作中意外情况的预防

a. 患者因素：消除患者紧张情绪，避免大饥、大劳、大汗后等进行针灸。

b. 术者因素：A：术前严格检查针具；B：术中严格按照操作规范选穴施术；C：操作中出现意外时严格按照处理原则处理。

⑧操作中意外情况的处理

a. 晕针：立即停止针刺，已刺针全部起出。嘱患者平卧，按压人中、内关。

b. 滞针：变换体位，或按揉施针穴位周围皮肤肌肉，或在临近部位加刺一针。

c. 断针：嘱患者保持原体位，如折断处针身部分暴露，可用镊子取出；若残端陷入肌层请外科处理。

⑨癫痫发作

所取治疗穴位加大刺激力度，如不能很好控制，辅以人中穴、内关穴强刺激。若转入癫痫持续状态应使用西药，且病例作脱落处理。

（2）观察指标

① 症状观察：本研究按《中医病证诊断疗效标准（中华人民共和国中医药行业标准）》（国家中医药管理局1995）疗效评价标准评价。

② 试验观察（参考指标）：脑电图等指标改善。

③ 生活质量评价：根据 QOLIE – 31 对癫痫患者生活质量改善进行评价。

（3）随访

根据《中医病证诊断疗效标准（中华人民共和国中医药行业标准）》（国家中医药管理局1995）疗效评价标准评价，近期治愈的时间概念为1年，本研究中设置随访期限为52周（1年）。疗程结束后；对两组病例进行两次随访，即于治疗开始后第6个月、12个月复测上述指标，即按《中医病证诊断疗效标准（中华人民共和国中医药行业标准）》（国家中医药管理局1995）疗效评价标准评价，以及 QOLIE – 31 对癫痫患者生活质量改善进行评价。统计两组1年内病情发展情况并加以对比。每例患者共记录6次，即治疗过程中第2周、第4周、第6周、第8周，及随访的第24周、第52周。

二、结果

1. 两组治疗前 QOLIE – 31 积分比较

经随机分组后，入选各组病例治疗前积分无明显统计学意义。患者生活质量改善评价，治疗前两组 QOLIE – 31 得分均值分别为 30.44 ± 7.418 和 28.92 ± 6.186，分组积分无明显差异（P = 0.134）。（见图1）

Chi-Square Tests

	Value	df	Asymp. Sig. (2-sided)
Pearson Chi-Square	35.194ᵃ	27	0.134
Likelihood Ratio	40.785	27	0.043
N of Valid Cases	176		

注：a. 45 cells（80.4%）have expected count less than 5. The minimum expected count is.48.

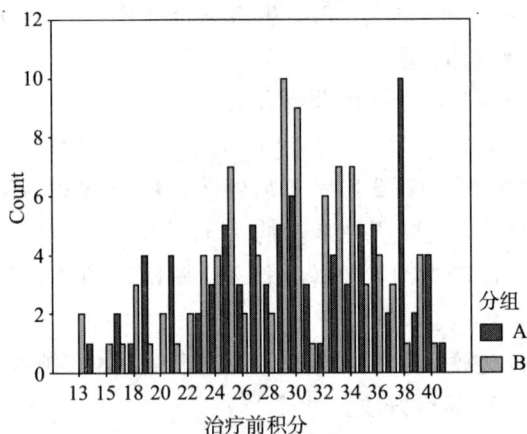

图1 两组治疗前 QOLE – 31 积分比较卡方检验结果及其分布图

2. 两组治疗后 QOLIE – 31 积分比较

经针灸或西药治疗后大多数病例症状均可得到控制，仅有2例病例经治疗疗效不明显，治疗前后 QOLIE – 31 积分相等，余174例病例最后就诊积分均小于治疗前积分。而治疗3个疗程后二者分别降低为 17.02 ± 8.091 和 14.75 ± 7.405，两组比较亦无统计学意义，P = 0.879。（见表3，图2）

表3 两组治疗后 QOLIE – 31 积分比较

分布范围/平均值	治疗前积分	治疗后积分
针灸治疗组	14 ~ 60 30.44	1 ~ 39 17.02
西药对照组	13 ~ 40 28.92	0 ~ 31 14.75

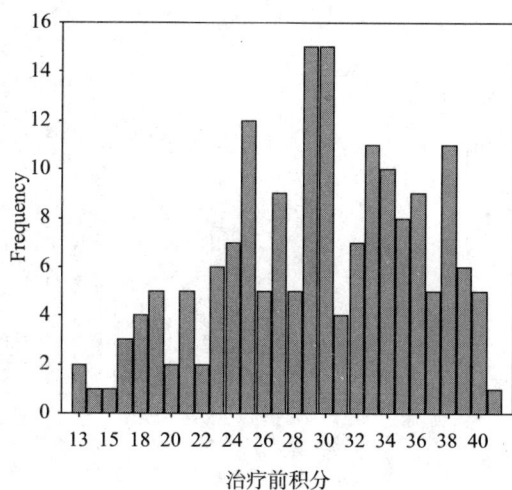

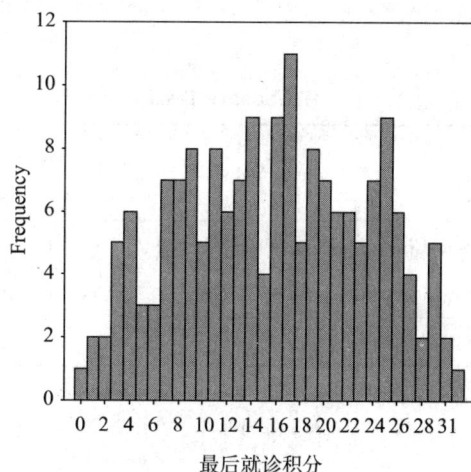

图2　入选 176 例病例治疗前 QOLIE – 31 积分及最后就诊积分情况分布图

经统计分析，两组最后就诊 QOLE – 31 积分比较无明显统计学意义。（见图3）

Chi-Square Tests

	Value	df	Asymp. Sig. (2-sided)
Pearson Chi-Square	22. 124[a]	31	. 879
Likelihood Ratio	26. 165	31	. 713
N of Valid Cases	176		

注：a. 62 cells（96.9%）have expected count less than 5.
The minimum expected count is. 48.

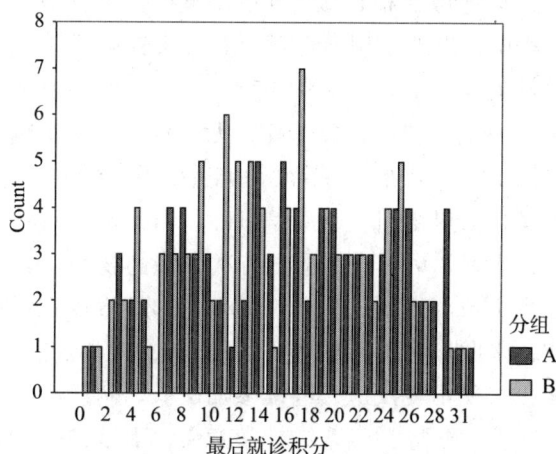

图3　两组最后就诊 QOLE – 31 积分比较卡方检验结果及其分布图

3. 两组疗效判断结果

（1）针灸治疗组

临床控制 0 例，临床治愈 0 例，痊愈 2 例（2.4%），无效 27 例（32.1%），显效 12 例（14.3%），有效 43 例（45.7%）。

（2）西药对照组

临床控制 1 例（1.1%），临床治愈 1 例（1.1%），痊愈 3 例（3.3%），无效 19 例（20.7%），显效 17 例（18.5%），有效 51 例（54.3%）。（见表4）

本研究可以看出针灸治疗组对癫痫轻中度患者的总有效率为 67.9%，而西药对照组总有效率为 79.3%。两组比较亦无统计学意义（P = 0.443）。经针灸或西药治疗后大多数病例症状均可得到控制，仅有 2 例病例经治疗疗效不明显，治疗前后 QOLIE – 31 积分相等，余 174 例病例最后就诊积分均小于治疗前积分。（见图4）

表4　分组疗效判断结果

组别	N（例）	临床控制	临床治愈	痊愈	显效	有效	无效	总有效率（%）
治疗组	84	0	0	2	12	43	27	67.9
对照组	92	1	1	3	17	51	19	79.3
总计	176	1	1	5	29	94	46	73.9

Chi-Square Tests

	Value	df	Asymp. Sig. (2-sided)
Pearson Chi-Square	79.047[a]	73	0.294
Likelihood Ratio	103.891	73	0.010
N of Valid Cases	176		

注：a. 45 cells（80.4%）have expected count less than 5. The minimum expected count is. 48.

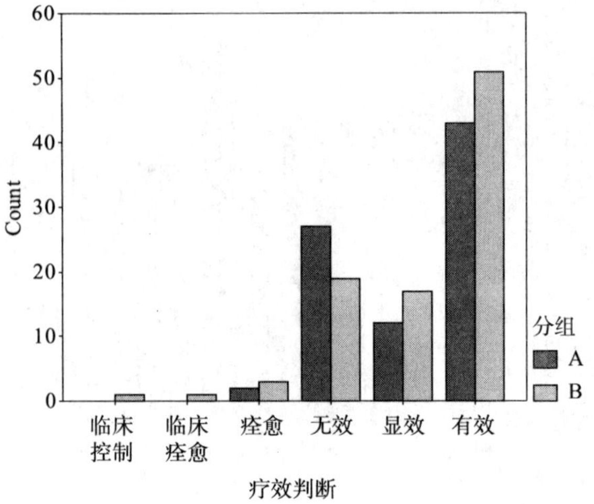

图4　两组治疗前与最后就诊 QOLE－31 积分比较卡方检验结果及组疗效判断结果分布图

4. 两组治疗过程中安全性观察结果

本研究中未出现严重不良事件，针灸治疗过程中，出现 3 例不良反应。首次针刺后 1 例出现头晕、汗出、心跳加速，起针后症状消失，30 分钟后，再次针灸治疗，无不良反应，继续参加试验。另外 2 例首次针灸后出现头晕症状，患者自动退出研究，病例剔除。西药治疗过程中，出现 2 例不良反应，首次服用药物后 1 例出现头晕沉不适，1 例为恶心，休息后症状缓解，未做其他任何处理，第 2 日继续服用药物，未再出现不良反应，继续参加试验。两组副反应比较，差异无显著统计学意义，提示两组治疗方法安全性均较好。

5. 随访结果

经随访 1 年后，治疗组复发病例为 1 例，复发率为 1.190%；对照组复发病例为 2 例，复发率为 2.173%。

三、讨论

癫痫在中医学中属"痫证"范畴，《内经》中称为"癫疾"，亦称"巅疾"，内容包括精神异常的"癫狂"。至隋、唐以后，"癫"、"狂"、"痫"逐渐明确为三个不同的病证。而癫痫这个病名，见《备急千金要方》卷十四。中医经典中对癫痫病的病因阐释可简单概括为"风"、"痰"、"惊"、"食"、"瘀"、"虚"，尤以痰作祟最为重要。《丹溪心法》中指出"痫症无非痰涎壅塞，迷闭孔窍"，指出癫痫的发生是痰涎瘀结心膈所致。中医治疗此病，根据不同的病因，主要以定痫息风、豁痰开窍、清心泻火、活血化瘀、育阴潜阳、扶正固本等选取不同的治则。

现代西医治疗此病，主要选取苯妥英钠、卡马西平、苯巴比妥等，但这些药物的副作用为越来越多的临床医生所重视。本研究采用穴位组方改良"合刺"针法，是申请者经长期临床实践筛选、优化形成的，并经过了大量临床实践证明，具有较好的临床疗效，大大减轻了病患痛苦。

早在《灵枢经》时，即提出鸡足法，后世又称此法为"合谷刺"或"合刺"。即选穴进针后，退至浅层又依次再向两旁斜刺，形如鸡爪的分叉，故此为名。改良"合刺"针法是我科工作人员在长期临床摸索中总结而成，根据传统"合刺"针法的意旨改良而成。其具体含义即为向穴位前后左右四个方向斜刺，每一个方向各留一支针，一穴四针，留针行气。该法操作时，关键是进针深度及行针手法。对百会穴操作时，进针 1 寸，一穴四针，留针行气；完骨进针 1 寸，针尖向鼻尖；风池进针 1.2 寸，针尖向对侧目睛；均采用捻转手法，平补平泻，以 120 次/分捻转 2 分钟。神门穴进针 0.3 寸，刺中即止，留针候气。以上穴位操作后均留针 30 分钟。改良"合刺"针法主要取穴为百会、风池、完骨、神门四穴。百会属督脉，是督脉与诸阳经交会穴。督脉总督人体一身之阳，百会穴为一身阳气所聚，有重镇安神之效。风池穴、完骨穴为胆经穴位，有潜阳息风之功。神门穴为心经输穴和原穴，取义在于调神。

本研究运用生活质量评价量表辅以神经电

生理检查评价癫痫治疗效果使本研究结果得以量化，通过对改良"合刺"针法治疗癫痫的临床随机对照研究，可以得出结论：改良"合刺"针法治疗癫痫临床疗效较好，与西药相比同样具有较好的临床疗效，可以很好地控制该病的发作。并且与常规西药苯妥英钠治疗相比具有显著优势，其复发率低，副作用小，依从性好；远期疗效优于西药，为临床治疗癫痫提供简便、有效的治疗方案。

本研究最后结论为阴性结果，分析其原因及继续深入研究的设计重点如下：

追访时间不够。因本病特殊性，追访期较长，使追访工作略显滞后；追访时间短，疗效不显著；所以，在课题设计之初拟定了半年随访时间。但是在研究过程中发现，半年随访期仍觉太短，有些患者在随访期内未见癫痫复发，但随访期满后可能再次出现癫痫发作，使得结论存在偏移。

患者依从性差。极个别患者因担心针灸疗效，没有按医生指导停服西药，导致脱落病例较多。

期前有西医治疗者不纳入观察病例会使有效病例数大大减少，在本研究中虽未专设洗脱期，但是为防止针灸治疗组疗效结果的混杂性，本研究对治疗组中应用西药治疗者设置了过渡方案，但是在过渡方案实施过程中存在较多依从性差的情况，使得许多病例遗失。以后的研究需要对病患加强癫痫及针灸治疗的普及教育。

因本病的复杂性和难度都较大，导致本课题得出阴性结论，如果将研究病例控制在只针对某一型或某一类癫痫症，研究压力会减少一些，更容易得出阳性结论，可能具有更强的临床指导性。

第五部分　研究结论、成果及优势评价

一、中医优势分析及评价

癫痫是由多种病因引起的慢性脑功能障碍综合征。是神经系统疾病中仅次于脑卒中的第二大常见疾病。癫痫目前的西医治疗方法主要为药物治疗，如卡马西平、苯妥英钠、丙戊酸钠等。应用西药治疗癫痫服药是长期的，且其副作用较多。药物的选择主要取决于痫性发作的类型，也要考虑药物的毒性。口服药量均自低限开始，如不能控制再逐渐增加。有些药物初服时反应较大，更需先试小量，增量无效则撤换或加给第二种药物。撤换时，不可突然停止，否则容易引起癫痫持续状态；须在 3～5 日内递减，同时递增第二种药物。在效果不够满意时或单一用药副作用太大时，可以合并使用第二种药物。各种药物都有多项毒副作用。

经方、验方、自拟方治疗癫痫有不少临床报道其有效性，但是临床设计不够严谨，结论可信性差，且中药汤剂服药时间长，煎药繁杂，依从性差。本研究是目前唯一一个应用单纯中医方法对癫痫进行临床治疗的研究。改良"合刺"针法治疗癫痫是课题申请者经长期的临床筛选、优化组合而成，相对于目前西医疗法，疗效更加显著，同时避免了西药的毒副作用。通过研究显示，单纯的针刺治疗，对于轻中度癫痫可以起到良好的控制作用，其临床疗效与西药治疗相当，且其无毒副作用，花费小，简便易行，可操作性强，患者容易接受，可以作为一种优于西药的治疗手段予以推广应用。本研究通过严格的随机对照前瞻性研究，得出结论，为针刺治疗癫痫提供现代科学依据，为这一世界性多发病、疑难病提供有效、方便、低廉的治疗方案，形成优势病种。

二、技术、方法的创新分析

本研究应用研究者多年临床经验总结出来的"改良合刺针法"治疗癫痫，临床验证其有效性。

本研究运用生活质量评价量表辅以神经电生理检查评价癫痫治疗效果使本研究结果得以量化，使得研究结果具有客观性，及临床可重复性、操作性。

本研究完全按照 WHO（1995）的《针灸临床研究规范》操作，有利于与国际接轨。

三、人才培养情况

培养研究生 5 名。

四、论文、专著情况（数量与水平）

于世界中医药杂志发表论文 1 篇。

陈枫，袁盈，蔡向红．改良合刺针法治疗癫痫 100 例临床疗效观察．世界中医药，2008，3（4）：231 - 232．

五、存在的问题与解决办法

追访时间不够：因本病特殊性，追访期较长，使追访工作略显滞后；追访时间短，疗效不显著；所以在课题设计之初拟定了半年随访时间。但是在研究过程中发现，半年随访期仍觉太短，有些患者在随访期内未见癫痫复发，但随访期满后可能再次出现癫痫发作，使得结论存在偏移。

患者依从性差：极个别患者因担心针灸疗效，没有按医生指导停服西药，导致脱落病例较多。

期前有西医治疗者不纳入观察病例会使有效病例数大大减少，在本研究中虽未专设洗脱期，但是为防止针灸治疗组疗效结果的混杂性，本研究对治疗组中应用西药治疗者设置了过渡方案，但是在过渡方案实施过程中存在较多依从性差的情况，使得许多病例遗失。以后的研究需要对病患加强癫痫及针灸治疗的普及教育。

因本病的复杂性和难度都较大，导致本课题得出阴性结论，如果将研究病例控制在只针对某一型或某一类癫痫症，研究压力会减少一些，更容易得出阳性结论，可能具有更强的临床指导性。

参考文献

［1］杨宝贤．针刺治疗癫痫 33 例．实用中西医结合杂志，1996，9（24）：1425．

［2］金镜，孙金，岳丹．针刺治疗癫痫 75 例．中国针刺，1996，16（11）：42．

［3］谷世喆，夏勇，张洪林．针刺治疗癫痫 27 例．北京中医药大学学报，1998，21（4）：66 - 67．

［4］王天才．针刺哑门、腰奇穴治疗癫痫 139 例．中国针刺，1999，19（9）：543 - 544．

［5］袁琳．针刺治疗癫痫疗效观察．浙江中西医结合杂志，2000，10（8）：503．

［6］张智龙．意气行针法治疗癫痫 35 例临床观察．天津中医，1990，（1）：30 - 31．

［7］杨子雨．针刺大椎、腰奇穴治疗癫痫 108 例．针刺临床杂志，2000，12（7）：84．

［8］王进才．背三针治疗癫痫 120 例．上海针刺杂志，2001，20（2）：20．

［9］周友龙．阴阳互刺法治疗癫痫的临床研究．针刺研究，2000，25（3）：227．

［10］李舜卿，李伟．通督镇痫法治疗癫痫的临床研究．北京中医，1998，（6）：36 - 37．

［11］邵素菊．通督健脑针刺法治疗癫痫 121 例．山东中医杂志 2005，24（2）：96 - 97．

［12］翟文生，王建明．醒脑开窍法治疗癫痫 60 例．浙江中医杂志，1992，27（10）：445 - 446．

［13］李效芳，马志刚．头皮针治疗癫痫 40 例．中国针刺，2000，20（8）：475．

［14］苏尔亮，苏琳．头针疗法临床应用体会．辽宁中医学院学报，2000，2（2）：136 - 138．

［15］邝忠荣．靳三针法治疗儿童痫证的临床研究．新中医，1996，（9）：35．

［16］任永霞．针刺治疗运动性癫痫 98 例临床观察．山西中医，2005，21（2）：35．

［17］张锦华．针刺加电治疗痫症 22 例．中国针刺，2003，23（9）：517．

［18］郑祖艳．头穴电针治疗癫痫 42 例疗效观察．中医药信息，2000，17（1）：53 - 54．

［19］曹晓来．头针配合电针治疗癫痫的临床观察．安徽中医临床杂志，1996，8（1）：45 - 46．

［20］潘静，赵瑞芹，马建宏，等．耳穴治疗小儿癫痫疗效观察．河北医药，2004，26（4）：322．

［21］戴海玉，卫海英，沈丽．挑针治疗癫痫 32 例临床观察．河北中医，2000，22（9）：661．

［22］詹成标．针刺配合中药治疗癫痫 50 例．中国针刺，1998，18（7）：224．

［23］马融，张喜莲，刘玉珍，等．针刺加息风胶囊治疗小儿癫痫强直 - 阵挛发作的临床观察．中医杂志，2001，（5）：276 - 278．

［24］尚秀葵，潘兴芳，刘公望．针药结合治疗癫痫临床观察．辽宁中医杂志，2002，29（10）：618．

［25］孙启红，吴少玲．针药结合治疗癫痫 370 例疗效观察．中国中医药科技，2003，10（4）：251．

［26］程玩梅，程九广，张广锋．针刺配合痫症丸治疗癫痫．新中医，1994，26（1）：38 - 40．

［27］李英才．自拟大黄丹参汤配合针刺治疗癫痫 103

例．浙江中医杂志，1994，29（12）：533 – 534.

［28］孙曙霞．针刺配合药物贴脐治疗癫痫48例．上海针刺杂志，1997，16（1）：13 – 14.

［29］杨会金．穴位埋线治疗癫痫85例临床观察．中国针刺，1996，16（11）：42.

［30］任桂华．穴位埋线治疗癫痫50例．中医函授通讯，1998，17（4）：37 – 38.

［31］李建山．新法穴位埋线术配合经络导向法治疗癫痫病518例临床观察．针刺临床杂志．1996，12（9）：31 – 32.

［32］王瑞恒，张改梅．穴位植线治疗原发性癫痫80例．山西中医，1994，10（6）：36 – 37.

［33］虎发彩．穴位埋线合中药内服治疗痫症223例．光明中医，1996，11（2）：51 – 52.

［34］徐非．督脉穴埋线治疗癫痫60例临床观察．国医论坛，1999，14（2）：34 – 35.

［35］张仁．中医治疗现代难病集成．上海：文汇出版社，1998.

［36］闫万魁．穴位埋线治疗癫痫100例临床观察．中国针刺，1998，18（6）：377 – 378.

［37］林军，邓倩萍，张家维．穴位药线埋植治疗癫痫疗效观察．广西中医药，2001，24（6）：42 – 43.

［38］陈瑞．镇癫穴埋线治疗癫痫600例．中国针刺，2004，24（7）：473 – 474.

［39］陶俊艳，刘玉伟．中医埋线治疗癫痫85例疗效观察．内蒙古中医药，2004，22（4）：22.

［40］李红，张家维．头穴为主埋植药线治疗癫痫112例疗效观察．针刺临床杂志，2004，20（6）：46 – 48.

［41］庄礼兴，丁晓虹，陈文华．穴位埋药线法为主治疗癫痫22例疗效观察．新中医，2004，36（1）：46 – 47.

［42］邓元江，王净净，林亚平，等．穴位埋线加小剂量抗痫西药治疗癫痫全身强直 – 阵挛发作临床观察．中国针刺，2001，21（5）：271 – 273.

［43］丁习益．皮内针穴位埋置治疗癫痫36例．上海针刺杂志，1999，18（2）：18 – 19.

［44］旷秋和．时令灯火灸治疗癫痫50例疗效观察．针刺临床杂志，2003，19（7）：54.

［45］许永迅．长针和头针为主治疗运动性癫痫．上海针刺杂志，1991，10（3）：16 – 17.

［46］赵鉴秋．脏腑点穴治疗小儿癫痫的体会．中国临床医生，2000，28（12）：38 – 39.

［47］况琼，邹德霖，喻晓梨，等．针药治疗癫痫40例临床观察．江西中医药，1996，27（6）：74.

［48］孙仁平，吴峰，邱凤翔，等．小针刀拔罐加埋线治疗癫痫病1000例体会．中国针刺，1999，19（9）：547 – 548.

中西医结合治疗拇外翻诊疗规范化研究

项目名称：中西医结合治疗拇外翻诊疗规范化研究

项目编号：CACMS05Y0028

项目性质：中医诊疗技术

项目负责人：温建民

项目组长单位：中国中医科学院望京医院

协作完成单位：中国中医科学院广安门医院

华北电网北京电力总医院

冶金医院（北京中医药大学第三附属医院）

联合方负责人：谢利民 刘建伟 王正义

项目完成人：温建民 孙卫东 徐颖鹏 谢利民 刘建伟 王正义 林顺福

程程 胡海威 蒋科卫 孙永生 林新晓 梁朝 戴鹤玲

吴夏勃 桑志成 陈兆军 洪军

项目起止时间：2005 年 11 月至 2009 年 8 月

第二部分 摘 要

在总结国内外治疗拇趾外翻经验的基础上，在中医"筋束骨"、"筋出槽、骨错缝"理论指导下，结合中医整复骨折畸形手法、小夹板纸压垫原理及中药治疗骨折的经验，创立了中西医结合治疗拇趾外翻新方法，多次获得省、部、国家级奖项，并在全国各地推广，治愈拇趾外翻患者达 2 万余人。但是，该技术在推广过程中存在一些认识和操作上的误区，以致影响手术疗效。为提高拇趾外翻的中西医结合治疗水平，进一步推广该技术，本课题组制定了规范化的临床诊断标准、分型标准、操作流程、术后康复及疗效评价体系。

本课题首先对中西医结合治疗拇外翻进行病例回顾分析，总结既往推广过程中存在的问题，据此确立了中西医结合治疗拇外翻规范化诊疗方案，经解剖验证了该方案手术、手法的安全性，并通过自身前后对照研究，证实了该方案的科学性、有效性和可行性。在此基础上首次采用多中心、非随机同期对照的方法，对该方案进行了前瞻性研究。对 4 个分中心 404 足（215 例）拇趾外翻临床疗效进行比较。其内容主要包括五大部分：①中西医结合治疗拇趾外翻病例分析研究；②中西医结合治疗拇趾外翻手法手术安全性分析；③中西医结合治疗拇趾外翻诊疗规范化研究；④中西医结合治疗拇趾外翻诊疗规范化多中心研究；⑤中西医结合治疗拇趾外翻诊疗规范化方案与传统大切口技术对照研究。结果表明：该方案在多中心临床应用疗效确切，安全可靠，方法简便，易于推广，优良率分别达 97.6%、97.3% 和 97.1%。与传统西医大切口手术比较，疗效相当，但在患者依从性、人力资源及卫生经济学指标方面具有明显优势。

第三部分　中西医结合治疗拇外翻病例分析研究

收集和整理我院诊治的拇外翻病例资料进行回顾性分析，目的在于进一步评价中西医结合治疗拇外翻的疗效，寻找不足。本课题根据研究内容设计观察症状、体征、X 线等 15 个观察项，采用我们以往疗效评价标准并结合美国足与踝关节协会拇趾 - 跖趾 - 趾间关节功能评分，对疗效进行评价。

一、材料与方法

1. 一般材料

1996 年 5 月至 1999 年 5 月，来自中国中医科学院望京医院 134 足（69 例）及中国中医科学院骨伤科研究所 16 足（10 例），中西医结合治疗拇外翻的患者 150 足（79 例）资料完整的病例。年龄：13～75 岁。术后平均随访周期 7 年 5 个月。

2. 研究方法

分别将拇外翻患者术前与术后复查各项观察指标进行对比，评价该治疗方法的有效性。

3. 观察项目

（1）X 线测量

HAV 角、IM 角、TSP（胫侧籽骨位置）、第 1、2 跖骨头间距、第 1、2 跖骨头长度差及第 1 跖骨头宽度、第 1 跖趾关节关系。

（2）评价指标

包括 AOFAS 评分，第 1 跖趾关节跖屈背伸角度、拇趾位置、拇趾旋转、第 2、3 跖骨头下胼胝体（胼胝痛）情况、压痛指数、VAS。

4. 相关项目的测量方法

（1）采用专业图像分析软件 ipp6.0 测量 HAV 角、IM 角、第 1、2 跖骨头间距（cm）、第 1、2 跖骨头长度差（cm）、第 1 跖骨头宽度（cm）。

（2）TSP（胫侧籽骨位置）评分（见图 1）

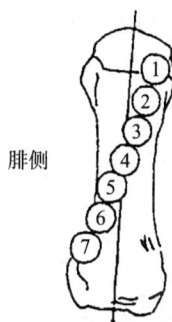

图 1　胫侧籽骨位置图

（3）第 1 跖趾关节跖屈背伸角度（主动跖屈 + 背伸）（见图 2）

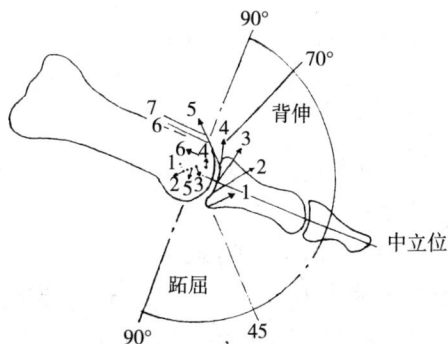

图 2　第 1 跖趾关节跖屈背伸角度测量图

5. 疗效评价标准

按照目前国际上足踝外科通用的美国足与踝关节协会（AOFAS）拇趾－跖趾－趾间关节评分系统结合温氏（2001）评价标准对疗效进行评判。

6. 统计学方法

应用 SPSS 统计软件进行统计学处理。所有计量资料均采用参数检验，两组之间比较采用 t 检验，以均数 ± 标准差（$\bar{x} \pm s$）表示。$P < 0.05$ 被认为所检验的差别有统计学意义。

二、结果

1. 150 足（79 例）拇外翻足手术前后影像学及功能评价相关指标比较（见表1）

表1　　　　150 足（79 例）拇外翻足手术前后影像学及功能评价相关指标比较

观察指标	N	术前	术后	t	P
		Mean ± SD	Mean ± SD		
HAV 角	150	33.28 ± 9.59	12.31 ± 4.64	− 10.63	< 0.01 *
IM 角	150	11.75 ± 2.89	6.80 ± 1.95	− 10.46	< 0.01 *
间距	150	1.14 ± 0.26	0.96 ± 0.25	− 8.81	< 0.01 *
长度差	150	0.39 ± 0.26	0.59 ± 0.26	− 8.46	< 0.01 *
宽度	150	2.11 ± 0.29	1.60 ± 0.30	20.27（z）	< 0.01 *
跖屈＋背伸	150	70.20 ± 12.82	69.53 ± 12.03	− 2.66	0.0078 *
TSP	150	4.29 ± 1.06	3.07 ± 0.95	− 8.76	< 0.01 *
AOFAS	150	56.65 ± 11.82	84.20 ± 4.32	− 5.22（z）	< 0.01 *

2. 各项观察指标手术前后情况

（1）疗效评价

优 56 足，占 37.3%；良 88 足，占 58.7%；差 6 足，占 4.0%；总优良率为 96.0%。（见图3）

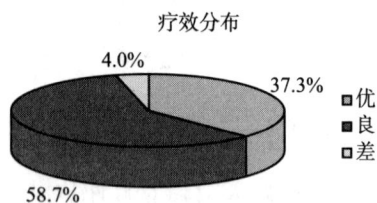

图3　150 足拇外翻术后疗效分布图

（2）拇趾位置（见图4）

术前：中立位：0 足，占 0%；外翻：150 足，占 100%。

术后：中立位：142 足，占 94.7%；轻度外翻：8 足占 5.34%。

（3）拇趾旋转（见图5）

术前：中立位：54 足，占 36%；旋前：96 足，占 64%；旋后：0 足，占 0%。

术后：中立位：150 足，占 100%；矫正患足：96 足，占 100%。

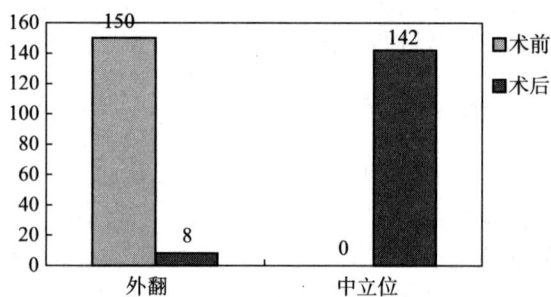

图4　150 足拇外翻术前术后拇趾位置比较图

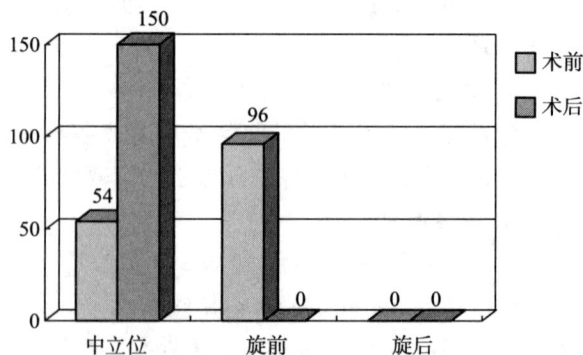

图5　150 足拇外翻术前术后拇趾旋转情况图

（4）第 1 跖趾关节关系（见图6）

术前：正常 38 足 25.3%；半脱位：103 足，占 68.7%；全脱位（超过关节面 2/3 以上）：9 足，占 6%。

术后：半脱位：8 足，占 5.34%；正常 142 足 94.7%。

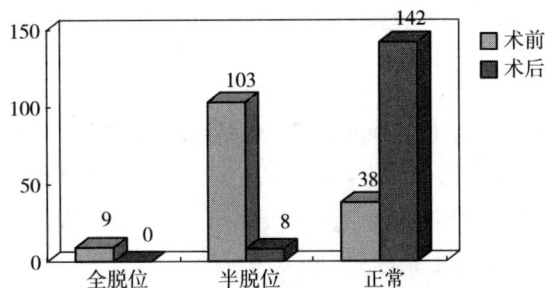

图6 150足第一跖趾关节关系图

（5）术后第2、3跖骨头下胼胝体疼痛情况（见图7）

无：53 足，占 35.3%；消失：35 足，占 23.3%；

改善：54 足，占 36.0%；无改善（或加重）：8 足，占 5.3%。

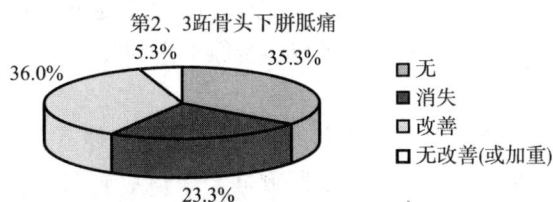

图7 术后第2、3跖骨头下胼胝体疼痛情况图

（6）拇外翻合并其他手术

第2跖骨头抬高术：4 足，占 2.7%；小趾内翻截骨矫形术：3 足，占 2%；第5跖骨头外侧骨赘削磨术：3 足，占 2%。

3. 术后无骨髓炎、感染、第1跖骨头下胼胝体及胼胝痛、第1跖骨头缺血性坏死、足趾缺血坏死、不愈合及延迟愈合等并发症发生。足趾术区部分区域麻木4足，占 2.7%。

三、讨论

1. 中西医结合治疗拇外翻疗效肯定

微创技术治疗拇外翻足手术前后各项指标比较，HAV 角、IM 角、TSP、第1、2 跖骨头间距（cm）、第1、2 跖骨头长度差（cm）及第1跖骨头宽度（cm）、第1跖趾关节功能（跖屈＋背伸）均有显著统计学意义（P＜0.01）。

2. 中西医结合治疗拇外翻规范化的迫切性

（1）中西医结合治疗拇外翻回顾性研究中发现的不足

①术后残留轻度拇外翻，本组 8 足（占 5.34%），但拇外翻程度均比术前有所减轻。

②术后拇趾术区麻木 2 例 4 足（占 2.7%），拇趾内侧有腓浅神经分支在皮下走行，术中有可能伤及。

③术后第 2、3 跖骨头下胼胝体（胼胝痛）无改善（或加重）8 足，占术前总胼胝体（胼胝痛）的 8.2%。

（2）中西医结合治疗拇外翻在基层推广过程中出现的问题

①反复截骨导致第 1 跖骨缩短过大，引起转移性跖骨头下胼胝痛的发生。

②第 1 跖趾关节内侧骨赘去除过多致跖趾关节和谐度差。

③截骨方向及截骨角度不适宜致畸形矫枉过正或矫正不彻底。

④正骨手法掌握不正确，导致畸形矫正不理想。

⑤功能锻炼不足，第 1 跖趾关节活动受限或部分受限。

⑥早期下地活动过多，骨折端延迟愈合。

⑦手术损伤血管致足趾组织坏死；损伤皮神经致足趾内侧皮肤麻木。

⑧高速削磨钻与皮缘摩擦致皮缘灼伤，致切口皮缘愈合不良、延迟愈合。

（3）为了解决以上存在的问题，有必要制定一套中西医结合治疗拇外翻的规范化标准。

四、结论

该疗法式简便，矫形满意，畸形少见复发，术后少痛，不做内固定，术后能下地活动，恢复快，并发症少，是目前治疗拇外翻最佳方法。尽管取得了较为满意的疗效，但是术后随访仍出现一些问题，为了提高拇外翻的中西医结合治疗水平，进一步推广此项新技术，造福广大拇外翻患者，制定中西医结合诊治拇外翻的规范化研究是当务之急。

一、中西医结合治疗拇外翻诊疗规范化研究

为提高中西医结合治疗拇外翻的疗效，以利于该技术的推广和应用，制定了规范化的临床诊断标准、分型标准、规范化的操作流程、规范化的术后康复及疗效评价体系。采用自身前后对照的研究方法对144足（77例）拇外翻临床疗效进行评价。

1. 材料与方法

（1）样本量的估计

按照流行病学样本数的估算，流行病学样本数＝观察项×5或×10。本课题根据研究内容设计观察症状、体征、X线等15个观察项，确定样本量150足。

（2）一般材料

①研究对象：均来自2006年7月至2008年9月中国中医科学院望京医院，采用规范化的中西医结合诊疗方案系统治疗的拇外翻患者77例144足（纳入病例150足，脱落病例6足）。术后随访周期12个月。

②病例纳入、排除标准（详见诊疗方案）

③病例的分度标准（详见诊疗方案）

按制订的规范化流程，治疗三组拇外翻患者，采用自身前后对照的研究方法，比较其术前、术后影像学及功能评价指标。

（3）中西医结合治疗拇外翻手术方法（详见诊疗方案）

（4）观察项目

①影像学指标：HAV角、IM角、TSP、第1、2跖骨头间距、第1、2跖骨头长度差及第1跖骨头宽度（足负重正位片）

②功能评价：包括AOFAS、压痛指数、VAS及第1跖趾关节主动活动角度（跖屈＋背伸）、第2、3跖骨头下胼胝体（胼胝痛）情况、拇趾位置、拇趾旋转及第1跖趾关系。

（5）负重位摄片方法

受试者站于X线片盒上，膝关节伸直，小腿垂至地面，X线投照方向与人体纵轴成15°，球管距片盒1米。如果单足摄片，则中心光束对准足舟骨外侧部；如果双足摄片，则中心光束对准两舟骨之间位置。摄片条件为50KV，6mAs2。（见图8）

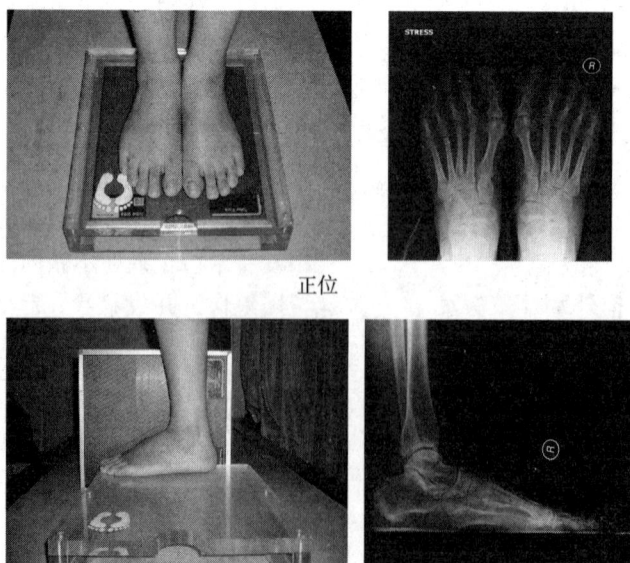

正位

图8 负重位摄片方法图

（6）相关指标测定

①采用专业图像分析软件 ipp6.0 测量 HAV、IM、TSP、第1、2 跖骨头间距（cm）、第1、2 跖骨头长度差（cm）、第1跖骨头宽度（cm）。（图9）

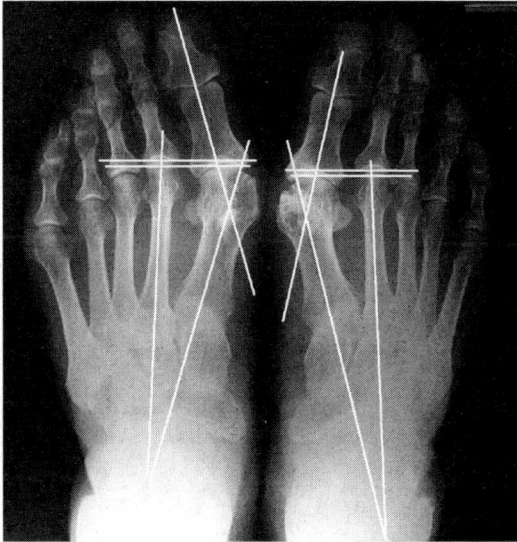

图9　拇外翻相关测量图

②疼痛（VAS）评分。

③压痛指数评分。

④AOFAS 评分：AOFAS（美国足与踝关节协会）拇趾 – 跖趾 – 趾间关节功能评分（100分为满分）。

⑤胫侧籽骨位置（TSP）评分：同回顾性研究。

⑥第1跖趾关节位置（拇跖、趾关节面相对关系）。

⑦第1跖趾关节主动活动角度：同回顾性研究。

（7）疗效评价标准

按照目前国际上足踝外科通用的拇趾 – 跖趾 – 趾间关节评分系统结合温氏（2001）评价标准进行评判。

（8）统计方法

应用 SPSS 统计软件进行统计学处理。所有计量资料均采用参数检验，两组之间比较采用 t 检验，以均数 ± 标准差（$\bar{x} \pm s$）表示，不同组间差异采用单因素方差分析，多组间两两比较用 LSD 检验法，方差不齐时采用非参数检验。P 值小于或等于 0.05 被认为所检验的差别有统计意义。

2. 结果

（1）中、重度组中只有第1跖趾关节功能（跖屈 + 背伸）手术前后比较，P > 0.05，其余观察指标手术前后比较，均 P < 0.01；轻度组及总组所有观察指标手术前后比较，均 P < 0.01。（见表2）

表2　　　　　　　　　三组拇外翻足手术前后影像学及功能评价相关指标比较

观察指标	分组	N	术前 Mean ± SD	术后 Mean ± SD	t	P
HAV 角	轻度组	48	23.64 ± 4.85	7.59 ± 4.36	15.68	< 0.01*
	中度组	52	31.68 ± 2.27	10.89 ± 5.94	24.28	< 0.01*
	重度组	44	40.27 ± 6.92	14.29 ± 6.61	22.78	< 0.01*
	总组	144	32.01 ± 8.29	10.98 ± 6.29	30.54	< 0.01*
IM 角	轻度组	48	9.07 ± 2.08	6.68 ± 2.32	4.86	< 0.01*
	中度组	52	11.48 ± 2.14	7.17 ± 3.31	6.98	< 0.01*
	重度组	44	14.07 ± 2.56	6.81 ± 3.81	10.23	< 0.01*
	总组	144	11.59 ± 3.01	6.90 ± 3.20	11.69	< 0.01*
间距	轻度组	48	0.62 ± 0.20	0.41 ± 0.19	5.99	< 0.01*
	中度组	52	0.70 ± 0.25	0.40 ± 0.19	7.75	< 0.01*
	重度组	44	0.86 ± 0.27	0.47 ± 0.29	10.42	< 0.01*
	总组	144	0.73 ± 0.26	0.42 ± 0.23	13.44	< 0.01*

观察指标	分组	N	术前 Mean ± SD	术后 Mean ± SD	t	P
长度差	轻度组	48	0.23 ± 0.16	0.73 ± 0.28	−10.80	<0.01*
	中度组	52	0.18 ± 0.16	0.79 ± 0.26	−14.50	<0.01*
	重度组	44	0.32 ± 0.22	0.96 ± 0.48	−9.51	<0.01*
	总组	144	0.24 ± 0.19	0.83 ± 0.36	−19.09	<0.01*
宽度	轻度组	48	1.85 ± 0.22	1.25 ± 0.23	−5.09 (z)	<0.01*
	中度组	52	1.92 ± 0.28	1.26 ± 0.24	18.10	<0.01*
	重度组	44	1.95 ± 0.31	1.19 ± 0.27	15.69	<0.01*
	总组	144	1.91 ± 0.27	1.23 ± 0.24	26.76	<0.01*
AOFAS	轻度组	48	59.97 ± 14.77	90.59 ± 4.04	−5.10 (z)	<0.01*
	中度组	52	56.70 ± 14.82	87.88 ± 4.37	−5.52 (z)	<0.01*
	重度组	44	54.75 ± 16.73	87.50 ± 4.39	−5.22 (z)	<0.01*
	总组	144	57.07 ± 15.46	88.59 ± 4.45	−9.10 (z)	<0.01*
跖屈 + 背伸	轻度组	48	65.74 ± 16.29	57.09 ± 8.43	3.33	0.0021*
	中度组	52	54.63 ± 16.35	51.78 ± 7.91	1.15	0.2578
	重度组	44	57.50 ± 16.37	52.83 ± 6.93	1.84	0.0744
	总组	144	59.00 ± 16.85	53.76 ± 8.03	−3.17 (z)	0.0015*
TSP	轻度组	48	5.24 ± 0.92	2.76 ± 0.55	−5.16 (z)	<0.01*
	中度组	52	5.83 ± 0.93	3.13 ± 0.79	−5.51 (z)	<0.01*
	重度组	44	6.28 ± 0.82	3.22 ± 0.83	−5.30 (z)	<0.01*
	总组	144	5.79 ± 0.98	3.05 ± 0.76	−9.18 (z)	<0.01*
VAS	轻度组	48	4.03 ± 2.47	0.00 ± 0.00	−4.73 (z)	<0.01*
	中度组	52	3.90 ± 2.22	0.00 ± 0.00	−5.13 (z)	<0.01*
	重度组	44	3.97 ± 2.32	0.00 ± 0.00	−4.74 (z)	<0.01*
	总组	144	3.96 ± 2.31	0.00 ± 0.00	−8.36 (z)	<0.01*
压痛指数	轻度组	48	1.56 ± 1.08	0.00 ± 0.00	−4.81 (z)	<0.01*
	中度组	52	1.48. ± 0.93	0.00 ± 0.00	−5.18 (z)	<0.01*
	重度组	44	1.78 ± 1.12	0.00 ± 0.00	−4.78 (z)	<0.01*
	总组	144	1.87 ± 3.17	0.00 ± 0.00	−8.45 (z)	<0.01*

（2）其他各项观察指标手术前后比较

①手术前后足底胼胝体变化情况（见表3，图10）

表3　　　　　　　　　　　手术前后足底胼胝体变化情况

		术前胼胝体（足）		术后胼胝体（足）	
		有	无	有	无
胼胝痛	有	93	0	10	0
	无	0	51	25	99
合计		93	51	35	99

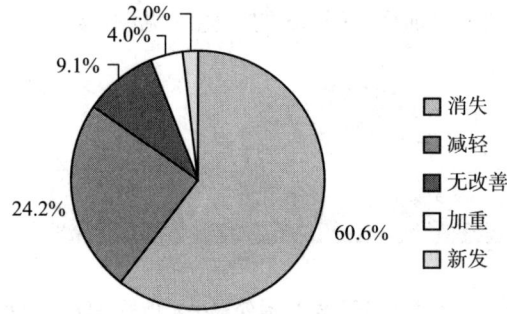

图 10　144 足（77 例）拇外翻术后足底胼胝体情况图

②拇趾位置（见图 11）

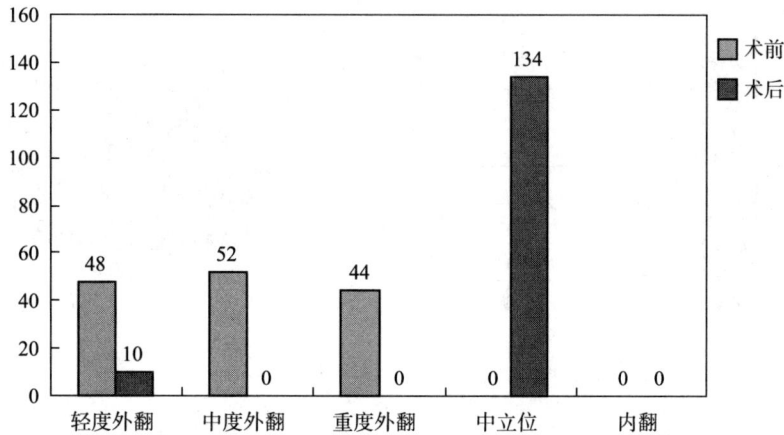

图 11　144 足（77 例）拇外翻术前术后拇趾位置比较图

③拇趾旋转（图 12）

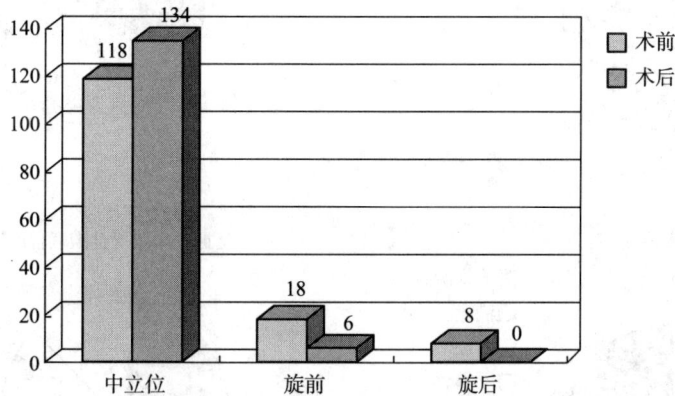

图 12　144 足（77 例）拇外翻术前术后拇趾旋转情况图

④第 1 跖趾关节关系

a. 术前：半脱位 139 足，占 96.5%；全脱位（超过关节面 2/3 以上）5 足，占 3.5%。

b. 术后：脱位纠正 142 足，占 98.6%；半脱位 2 足，占 1.4%。

⑤144 足（77 例）拇外翻胫侧籽骨移位情况 TSP（七分位法）（见图 13）

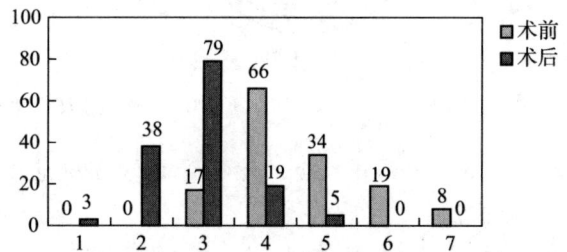

图 13　144 足（77 例）拇外翻胫侧籽骨移位情况图

⑥144 足（77 例）拇外翻手术前后 AOFAS 的变化（见图 14）

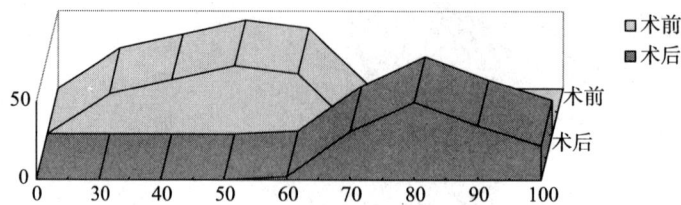

图 14　144 足（77 例）拇外翻手术前后 AOFAS 变化

⑦术后满意度调查（见图 15）

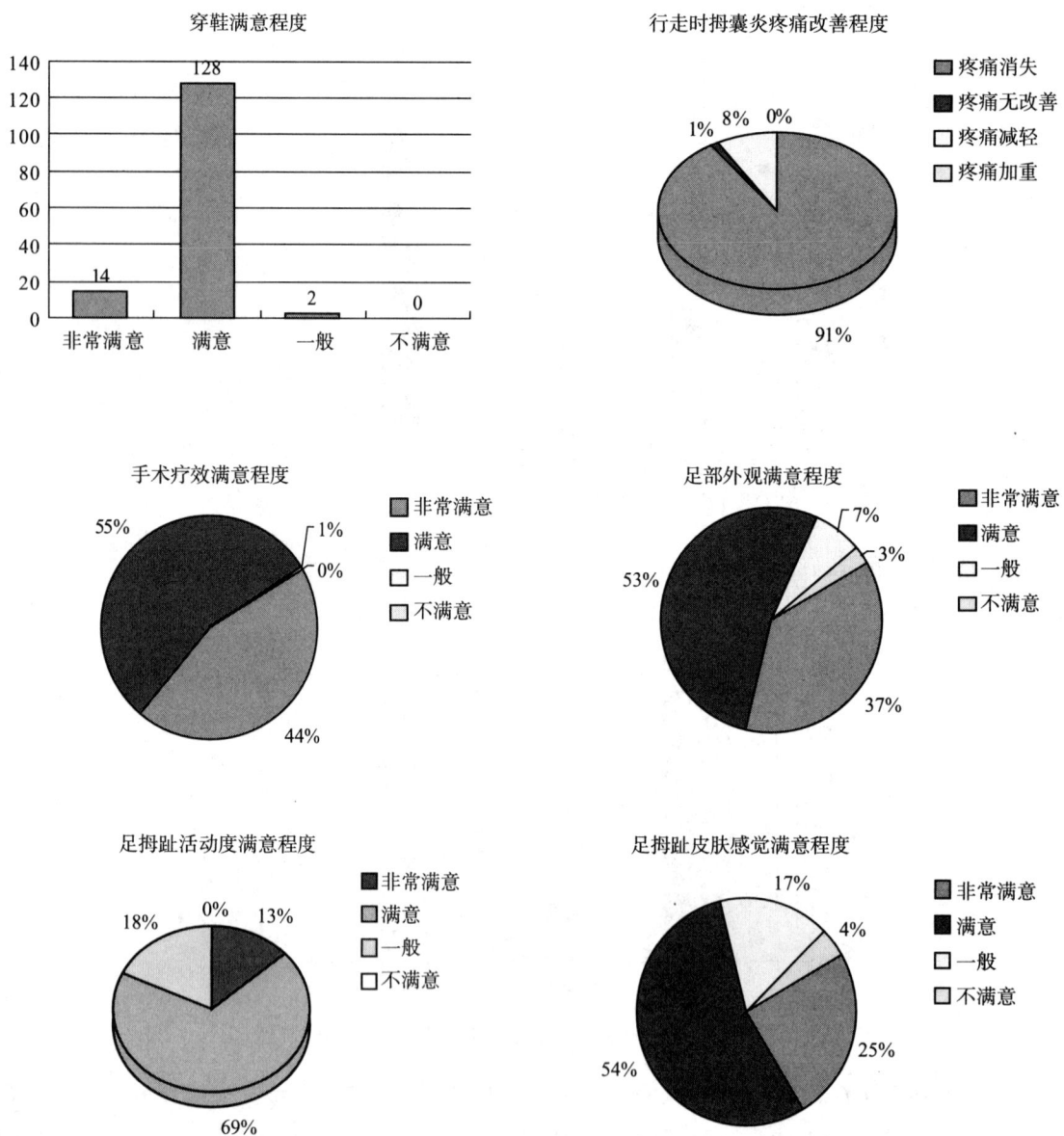

穿鞋满意程度

行走时拇囊炎疼痛改善程度

手术疗效满意程度

足部外观满意程度

足拇趾活动度满意程度

足拇趾皮肤感觉满意程度

图 15　术后满意度调查图

（3）中西医结合治疗拇外翻诊疗规范化疗效评定

经规范化疗效评定，优（73/144）占 50.7%；良（70/144）占 48.6%；差（1/144）占 0.7%，优良率达 99.3%（其中轻度组优良率达 100%；中度组优良率达 100%；重度组优良率达 97.72%）。

（4）其他方面情况

术后无骨髓炎、切口感染及第一跖骨头缺血性坏死。术区麻木6足（占4.2%）；平均截骨临床愈合时间6周，未发现截骨不愈合情况。术后足部肿胀时间平均为2.91个月；术后恢复工作时间平均为7.13周。

3. 讨论

中西医结合治疗拇外翻诊疗规范经临床验证效果显著，优良率达99.3%，与既往疗效相比有明显提高。

温建民等2002年报道535例（986足）随访结果优良率达98.5%，与国内外传统术式相比，优良率提高了4.5%（国外）～14.5%（国内）。本组规范化的诊疗体系治疗拇外翻优良率达99.3%。

本组病例矫正HAV角平均为21.03°；矫正IM角平均为4.69°。即该微创技术治疗拇外翻足可以很好地纠正各种程度拇外翻足的HAV角、IM角，术后疗效好，患者满意度高（96.4%）。

4. 结论

规范化的中西医结合治疗拇外翻诊疗方案，通过术后随访观察，证明可以很好地纠正HAV角、IM角、TSP、AOFAS、VAS、压痛指数及第1跖趾关节面相对关系，证明了该方案的有效性、科学性。术后优良率为99.3%，患者满意度高。

二、中西医结合治疗拇外翻诊疗规范化多中心研究

采用多中心、同期自身前后对照的研究方法对中国中医科学院望京医院、中国中医科学院广安门医院、华北电网有限公司北京电力总医院三个分中心116足（62例）拇外翻进行研究。意在验证规范化的中西医结合治疗拇外翻诊疗系统的科学性、有效性及该规范化体系在基层推广的一致性和可行性。

1. 材料与方法

（1）一般材料

①研究对象：自2006年1月～2008年9月望京医院、电力医院及广安门医院三个分中心均采用规范化的中西医结合治疗拇外翻诊疗方案共治疗116足（62例），其中望京医院拇外翻患者42足，年龄：34～76岁；广安门医院拇外翻患者38足，年龄：37～66岁；电力医院拇外翻患者36足，年龄：31～75岁。术后随访周期12个月。

②病例纳入、排除及分型标准（详见第二部分中西医结合治疗拇外翻诊疗规范化研究）。

（2）研究方法

①按已制订的规范化流程，治疗三型拇外翻足，采用多中心、自身前后对照的研究方法，比较其术前、术后影像学及功能评价指标，从而验证该规范化的诊疗系统的有效性、科学性。

②比较三个分中心拇外翻足的手术前后功能指标及X线观察指标变化情况。意在验证该规范化体系在三个分中心推广过程中的一致性及可行性。

（3）观察指标（同第二部分中西医结合治疗拇外翻诊疗规范化研究）

（4）疗效评价标准（详见第二部分中西医结合治疗拇外翻诊疗规范化研究）

（4）统计学方法（同第二部分中西医结合治疗拇外翻诊疗规范化研究）

2. 结果

（1）三个分中心的观察病例基线分析

三个分中心的观察病例从年龄、AOFAS评分及拇外翻畸形严重程度（HAV角、IM角大小）几个方面进行基线分析，通过方差分析，$P > 0.05$，三个分中心在入组时基线齐，具有可比性。

①年龄：在不同的统计时间点上年龄是无差异的，即三个分中心在年龄的数值上具有可比性。（见表3）

表3　　　　　　　　　　　三个分中心年龄比较

	N	Mean ± SD	F	p
望京医院	42	56.83 ± 11.18	0.683	0.549
电力医院	36	56.63 ± 11.38		
广安门医院	38	54.03 ± 8.20		

②年龄构成（见表4，图16）

表4　　　　　　　　　　　　　　　三个分中心年龄构成

	轻度组	中度组	重度组
望京医院	52	57	59
电力医院	51	54	64
广安门医院	50	55	57

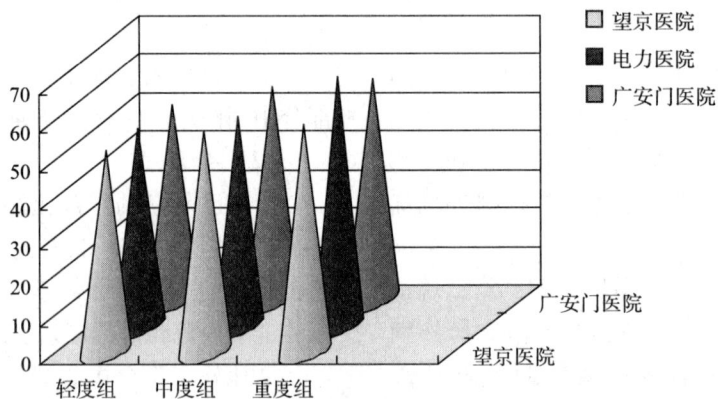

图16　三个分中心年龄构成图

③性别

望京医院及广安门医院均为女性，电力医院女性34足，男性2足。可见在不同的统计时间点上性别是无差异的，即三个分中心在性别的数值上具有可比性。

④样本量构成（见表5，图17）

表5　　　　　　　　　　　　　　　三个分中心样本量构成

	轻度组	中度组	重度组	合计
望京医院	12	18	12	42
电力医院	15	11	10	36
广安门医院	14	14	10	38

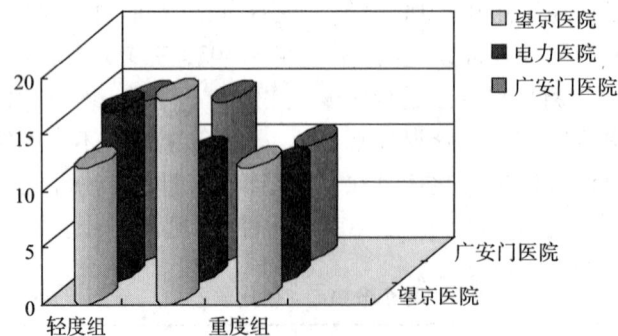

图17　三个分中心样本量构成图

⑤入组分数（AOFAS）（见表6）

经方差分析，均 $P > 0.05$，可见三个分中心在入组分数上具有可比性。

表6 三个分中心入组分数（AOFAS）比较

分组	N	Mean ± SD	F	P
望京医院	42	55.87 ± 10.54	0.96	0.396
电力医院	36	56.83 ± 19.37		
广安门医院	38	51.77 ± 13.81		

⑥平片分数（HAV 角及 IM 角）（见表7）
经方差分析，均 P > 0.05，可见三个分中心在平片分数上具有可比性。

表7 三个分中心 HAV 角及 IM 角比较

观察指标	分组	N	Mean ± SD	F	P
HAV 角	望京医院	42	33.38 ± 7.41	1.97	0.150
	电力医院	36	37.30 ± 6.87		
	广安门医院	38	34.20 ± 9.64		
IM 角	望京医院	42	11.57 ± 2.58	0.85	0.425
	电力医院	36	11.81 ± 3.25		
	广安门医院	38	12.51 ± 2.88		

综上分析，三个分中心在入组时基线齐，数据具有可比性。

（2）三个分中心拇外翻手术前后影像学及功能评价比较

除了望京医院 42 足第 1 跖趾关节功能（跖屈 + 背伸）手术前后比较，P > 0.05，其余指标及其他分中心各项观察指标手术前后比较，均 P < 0.01，差异有显著性。（见表8）

表8 三个分中心拇外翻手术前后影像学及功能评价比较

观察指标	分 组	N	术前 Mean ± SD	术后 Mean ± SD	t	P
HAV 角	电力医院	36	37.30 ± 6.87	8.90 ± 8.59	19.89	< 0.01*
	广安门医院	38	34.20 ± 9.64	15.65 ± 8.83	11.57	< 0.01*
	望京医院	42	32.10 ± 6.38	12.28 ± 6.93	14.25	< 0.01*
IM 角	电力医院	36	11.81 ± 3.25	6.79 ± 3.48	5.14	< 0.01*
	广安门医院	38	12.51 ± 2.88	6.58 ± 3.26	7.94	< 0.01*
	望京医院	42	10.25 ± 2.68	5.87 ± 3.73	5.1	< 0.01*
间距	电力医院	36	0.66 ± 0.35	0.27 ± 0.17	4.76	< 0.01*
	广安门医院	38	0.58 ± 0.18	0.32 ± 0.19	6.78	< 0.01*
	望京医院	42	0.79 ± 0.28	0.42 ± 0.28	6.64	< 0.01*
长度差	电力医院	36	0.20 ± 0.14	0.70 ± 0.27	−9.31	< 0.01*
	广安门医院	38	0.24 ± 0.15	0.49 ± 0.30	−4.2	0.0002*
	望京医院	42	0.28 ± 0.20	0.99 ± 0.29	−11.92	< 0.01*
宽度	电力医院	36	2.02 ± 0.33	1.26 ± 0.24	12.5	< 0.01*
	广安门医院	38	1.88 ± 0.37	1.39 ± 0.25	8.99	< 0.01*
	望京医院	42	1.87 ± 0.24	1.32 ± 0.22	10.67	< 0.01*

中国中医科学院中医优势病种研究（一）

观察指标	分 组	N	术前 Mean ± SD	术后 Mean ± SD	t	P
AOFAS	电力医院	36	56.83 ± 19.37	87.33 ± 4.50	−4.77（z）	<0.01*
	广安门医院	38	51.77 ± 13.81	88.67 ± 3.46	−4.80（z）	<0.01*
	望京医院	42	54.97 ± 12.87	89.33 ± 4.50	−4.79（z）	<0.01*
跖屈 + 背伸	电力医院	36	88.70 ± 21.64	41.17 ± 4.32	11.90	<0.01*
	广安门医院	38	91.53 ± 23.70	41.00 ± 3.93	−4.75（z）	<0.01*
	望京医院	42	55.17 ± 17.54	53.10 ± 6.99	0.67	0.5075
TSP	电力医院	36	5.00 ± 1.26	2.27 ± 0.45	−4.74（z）	<0.01*
	广安门医院	38	5.33 ± 1.09	2.93 ± 0.91	−4.65（z）	<0.01*
	望京医院	42	5.10 ± 1.00	2.63 ± 0.81	−4.85（z）	<0.01*
VAS	电力医院	36	5.73 ± 1.26	0.00 ± 0.00	−4.83（z）	<0.01*
	广安门医院	38	5.73 ± 1.26	0.00 ± 0.00	−4.83（z）	<0.01*
	望京医院	42	4.20 ± 2.47	0.00 ± 0.00	−4.31（z）	<0.01*
压痛指数	电力医院	36	1.67 ± 0.48	0.00 ± 0.00	−4.98（z）	<0.01*
	广安门医院	38	1.67 ± 0.48	0.00 ± 0.00	−4.98（z）	<0.01*
	望京医院	42	1.53 ± 1.07	0.00 ± 0.00	−4.34（z）	<0.01*

（3）三个分中心手术前后各项观察指标差值比较

HAV 角、IM 角、TSP、AOFAS、第 1、2 跖骨头间距及第 1 跖趾关节内侧 VAS、压痛指数差值均 P > 0.05；其余各项观察指标差值均 P < 0.01，差异有显著性。（见表 9）

表 9　　　　三个分中心拇外翻足影像学及功能评价相关指标手术前后差值比较

观察指标	分组	N	Mean ± SD	F	P
HAV 角	电力医院	36	18.40 ± 7.82	13.17	0.7101
	广安门医院	38	18.55 ± 8.78		
	望京医院	42	19.82 ± 7.62		
IM 角	电力医院	36	5.02 ± 5.35	0.81	0.7274
	广安门医院	38	5.93 ± 4.09		
	望京医院	42	4.38 ± 4.70		
间距	电力医院	36	0.40 ± 0.46	1.26	0.1590
	广安门医院	38	0.26 ± 0.21		
	望京医院	42	0.37 ± 0.31		
长度差	电力医院	36	−0.50 ± 0.30	16.33	<0.01*
	广安门医院	38	−0.24 ± 0.32		
	望京医院	42	−0.70 ± 0.32		
宽度	电力医院	36	0.76 ± 0.33	6.46	0.0067*
	广安门医院	38	0.49 ± 0.30		
	望京医院	42	0.55 ± 0.28		

观察指标	分组	N	Mean ± SD	F	P
TSP	电力医院	36	2.73 ± 1.31	0.62	0.5833
	广安门医院	38	2.40 ± 1.40		
	望京医院	42	2.47 ± 0.90		
AOFAS	电力医院	36	−30.50 ± 17.71	1.31	0.1208
	广安门医院	38	−36.90 ± 14.12		
	望京医院	42	−34.37 ± 14.09		
VAS	电力医院	36	5.73 ± 1.26	7.62	0.0574
	广安门医院	38	5.73 ± 1.26		
	望京医院	42	5.20 ± 2.47		
压痛指数	电力医院	36	1.67 ± 0.48	0.33	0.8022
	广安门医院	38	1.67 ± 0.48		
	望京医院	42	1.53 ± 1.07		
跖屈 + 背伸	电力医院	36	47.53 ± 21.87	50.24	< 0.01 *
	广安门医院	38	50.53 ± 23.63		
	望京医院	42	2.07 ± 16.87		

（4）三个分中心术后情况

三个分中心术后均无骨髓炎、第 1 跖骨头坏死、足趾缺血坏死、不愈合及延迟愈合等并发症发生。（见图 18）

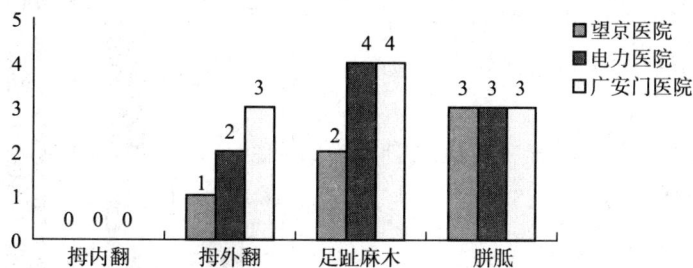

图 18 三个分中心 116 足拇外翻术后情况图

3. 讨论

规范化的中西医结合治疗拇外翻诊疗方案在三个分中心推广应用，经临床验证，疗效肯定。优良率分别为 97.6%（望京医院），97.3%（电力医院）和 97.1%（广安门医院）。

该规范化体系治疗拇外翻足，除了望京医院第一跖趾关节功能（跖屈 + 背伸）变化不大外（P > 0.05），其余各项观察指标手术前后比较均有质的改变，即差异有显著性（P < 0.01），术后疗效好。该规范化方案治疗拇外翻足在三个分中心推广应用，疗效肯定（优良率分别为望京医院 97.6%，电力医院 97.3%、广安门医院 97.1%）。

规范化方案在三个分中心推广应用，疗效肯定、可靠，易于推广三个分中心采用规范化诊疗方案治疗拇外翻，手术前后 HAV 角、IM 角、TSP、AOFAS、第 1、2 跖骨头间距、第一跖趾关节内侧 VAS 及压痛指数差值三个分中心比较，均 P > 0.05，其余各项观察指标差值比较均 P < 0.01，差异有显著性。

4. 结论

望京医院、广安门医院及电力医院三个分中心均采用规范化的中西医结合治疗拇外翻诊疗系统，术后均获得了较为满意的结果，患者满意度高。证明了该规范化体系在三个医院推广应用的疗效肯定，易于推广应用。

三、中西医结合治疗拇外翻规范化方案与传统大切口技术对照研究

采用中西医结合治疗拇外翻的规范化方案与传统大切口技术相对照的研究方法对78足（41例）拇外翻进行研究，意在验证规范化的中西医结合治疗拇外翻诊疗方案的有效性、科学性。

1. 材料与方法

（1）一般材料

①研究对象：自2006年7月至2008年9月中国中医科学院望京医院采用规范化中西医结合治疗拇外翻方案治疗42足（22例），年龄：34～76岁。北京冶金医院传统大切口技术治疗拇外翻患者36足（19例，Austin24足，Mitchel12足），年龄：31～74岁。术后随访周期12个月。

②病例纳入、排除及分型标准（详见第二部分中西医结合治疗拇外翻诊疗规范化研究）。

（2）手术方法

①Austin（1963）：a. 第1跖骨头、颈V型截骨术；b. 第1跖骨头向外侧移位；c. 螺钉固定。

②Mitchel（1958）：a. 从跖骨颈上切除梯形骨质，同时保留头端折块的外侧部分；b. 肠线、克式针固定。

③规范化方案（详见第二部分中西医结合治疗拇外翻诊疗规范化研究）。

（3）研究方法

①分别将两个分中心的拇外翻患者术前与术后各项观测指标进行对比，观测二种治疗方法的疗效。

②比较两个分中心拇外翻足的手术前后功能指标及X线观察指标变化情况，意在验证该规范化方案的科学性。

③观察指标同第二部分中西医结合治疗拇外翻诊疗规范化研究。

④疗效评价标准详见第二部分中西医结合治疗拇外翻诊疗规范化研究。

⑤统计学方法同第二部分中西医结合治疗拇外翻诊疗规范化研究。

2. 结果

（1）两个分中心观察病例基线分析

两个分中心观察病例从年龄、AOFAS评分及拇外翻畸形严重程度（HAV角、IM角大小）几个方面进行基线分析，通过独立样本t检验，P＞0.05，两个分中心在入组时基线齐，具有可比性。

①年龄

在不同的统计时间点上年龄是无差异的，即两个分中心在年龄的数值上具有可比性。（见表10）

表10　　　两个分中心年龄比较

	N	Mean ± SD	t	P
望京医院	42	56.83 ± 11.18	1.11	0.2733
冶金医院	36	55.12 ± 7.20		

②年龄构成（见表11，图19）

表11　　　两个分中心年龄构成

	轻度组	中度组	重度组
望京医院	52	57	59
冶金医院	51	58	60

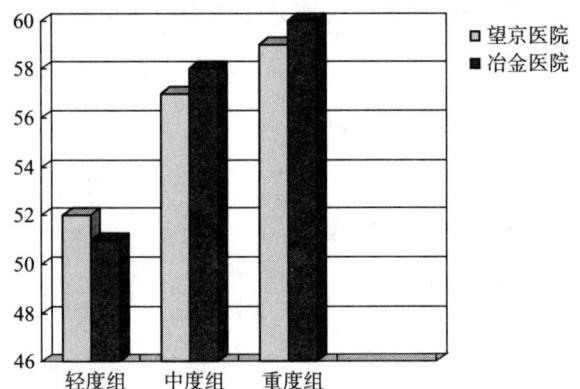

图19　两个分中心年龄构成图

③性别

望京医院及冶金医院的患者均为女性。可见在不同的统计时间点上性别是无差异的，即两个分中心在性别的数值上具有可比性。

④样本量构成（见表12，图20）

表12　　　两个分中心样本量构成

	轻度组	中度组	重度组	合计
望京医院	12	18	12	42
冶金医院	13	13	10	36

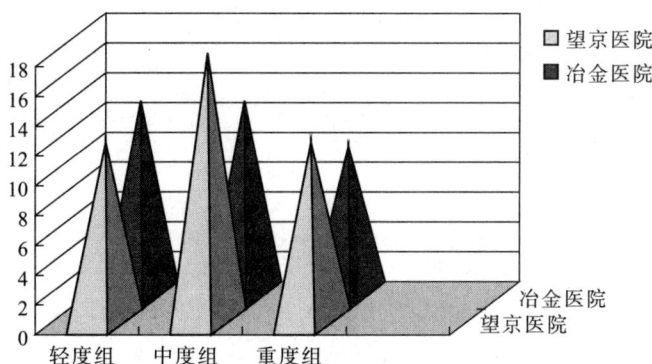

图20　两个分中心样本量构成图

⑤入组分数（AOFAS）（见表13）

表13　　　　　　　　　　两个分中心 AOFAS 比较

分组	N	Mean ± SD	F	P
望京医院	42	55.87 ± 10.54	1.29	0.2013
冶金医院	36	50.72 ± 13.01		

⑥平片分数（HAV 角及 IM 角）（见表14）

表14　　　　　　　　　　两个分中心 HAV 及 IM 比较

观察指标	分组	N	Mean ± SD	t	P
HAV 角	望京医院	42	33.38 ± 7.41	0.61	0.5451
	冶金医院	36	32.16 ± 8.06		
IM 角	望京医院	42	11.57 ± 2.58	0.63	0.5311
	冶金医院	36	11.06 ± 3.52		

综上分析，两个分中心在入组时基线齐，数据具有可比性。

（2）两个分中心拇外翻足手术前后影像学及功能评价比较

除了望京医院42足第1跖趾关节功能（跖屈＋背伸）手术前后差值比较，P＞0.05，其余观察指标均 P＜0.01，差异有显著性。（见表15）

表15　　　　　　　两个分中心拇外翻足手术前后影像学及功能评价比较

观察指标	分　组	N	术前 Mean ± SD	术后 Mean ± SD	t	P
HAV 角	望京医院	42	32.10 ± 6.38	12.28 ± 6.93	14.25	<0.01*
	冶金医院	36	32.16 ± 8.06	10.67 ± 4.97	13.02	<0.01*
IM 角	望京医院	42	10.25 ± 2.68	5.87 ± 3.73	5.1	<0.01*
	冶金医院	36	11.06 ± 3.52	4.48 ± 3.30	7.74	<0.01*
间距	望京医院	42	0.79 ± 0.28	0.42 ± 0.28	6.64	<0.01*
	冶金医院	36	0.75 ± 0.25	0.36 ± 0.26	5.45	<0.01*
长度差	望京医院	42	0.28 ± 0.20	0.99 ± 0.29	−11.92	<0.01*
	冶金医院	36	0.24 ± 0.14	0.39 ± 0.32	−2.41	0.0227#
宽度	望京医院	42	1.87 ± 0.24	1.32 ± 0.22	10.67	<0.01*
	冶金医院	36	2.37 ± 0.31	2.01 ± 0.31	8.84	<0.01*

续表

观察指标	分　组	N	术前 Mean ± SD	术后 Mean ± SD	t	P
AOFAS	望京医院	42	54.97 ± 12.87	89.33 ± 4.50	-4.79（z）	<0.01*
	冶金医院	36	51.77 ± 13.81	85.33 ± 4.22	-4.79（z）	<0.01*
跖屈＋背伸	望京医院	42	55.17 ± 17.54	53.10 ± 6.99	0.67	0.5075
	冶金医院	36	85.27 ± 18.84	30.27 ± 4.44	15.75	<0.01*
TSP	望京医院	42	5.10 ± 1.00	2.63 ± 0.81	-4.85（z）	<0.01*
	冶金医院	36	4.60 ± 1.52	2.17 ± 0.87	-4.75（z）	<0.01*
VAS	望京医院	42	4.20 ± 2.47	0.00 ± 0.00	-4.31（z）	<0.01*
	冶金医院	36	5.67 ± 1.30	0.00 ± 0.00	-4.81（z）	<0.01*
压痛指数	望京医院	42	1.53 ± 1.07	0.00 ± 0.00	-4.34（z）	<0.01*
	冶金医院	36	1.63 ± 0.49	0.00 ± 0.00	-4.96（z）	<0.01*

（3）两个分中心各项观察指标手术前后差值比较

HAV 角、IM 角、AOFAS、TSP、第 1、2 跖骨头间距、第 1 跖趾关节内侧 VAS 及压痛指数均 P > 0.05；其余各项观察指标手术前后差值比较，均 P < 0.01，差异有显著性。（见表 16）

表 16　　　　两个分中心拇外翻足影像学及功能评价相关指标手术前后差值比较

观察指标	望京医院 Mean ± SD	冶金医院 Mean ± SD	t	P
HAV 角	19.82 ± 7.62	21.49 ± 9.04	-0.77	0.4426
IM 角	4.38 ± 4.70	6.59 ± 4.66	-1.83	0.0725
间距	0.37 ± 0.31	0.39 ± 0.39	-0.23	0.8207
长度差	-0.70 ± 0.32	-0.16 ± 0.36	-6.18	<0.01*
宽度	0.55 ± 0.28	0.36 ± 0.22	2.85	0.0061*
AOFAS	-34.37 ± 14.09	-33.57 ± 13.40	-0.23	0.8225
跖屈＋背伸	2.07 ± 16.87	55.00 ± 19.12	-11.37	<0.01*
TSP	2.47 ± 0.90	2.43 ± 1.74	-0.97（z）	0.3337
VAS	4.20 ± 2.47	5.67 ± 1.30	-2.10（z）	0.0555
压痛指数	1.53 ± 1.07	1.63 ± 0.49	-0.42（z）	0.6744

（4）两个分中心术后情况

两个分中心术后均无骨髓炎、第 1 跖骨头坏死、足趾缺血坏死、不愈合及延迟愈合等并发症发生。

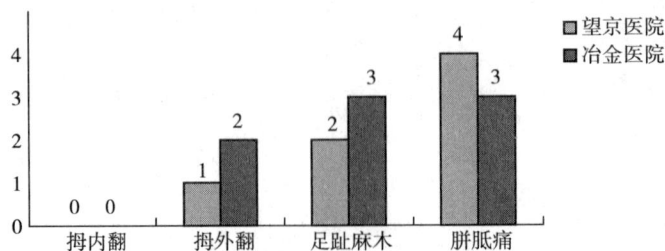

图 21　两个分中心 78 足拇外翻术后情况图

3. 讨论

（1）两个分中心采用两种方法治疗拇外翻，经临床证实，疗效确定

两个分中心均能很好地纠正大多数观察指标（HAV 角、IM 角、AOFAS、VAS、TSP、第 1 跖趾关节内侧压痛指数、第 1、2 跖骨头间距），疗效肯定，优良率望京医院为 97.6%、冶金医院为 96.7%。

（2）两种方法的经济学评价

①手术时间及参加手术人数

中西医结合治疗拇外翻单足手术时间只需 5~10 分钟，参加手术人数 2 人（视手术人员技术熟练程度而决定）。传统大切口手术治疗拇外翻单足至少需要 30 分钟时间，参加手术人数 3~4 人。这相当于微创技术治疗 5~6 只足所用的人时数。

②住院费用

因拇外翻为属于北京市医保单病种收费项目，各医院为了经济效益，住院费用一般会尽量用到最高限额（大约 6000 元人民币左右）。尽管经济学评价不能准确地从住院费用方面得出，但仍能看出微创技术与大切口手术治疗拇外翻在患者负担总费用上的显著统计学意义。

③患者的依从性

因传统大切口术式切口长约 7~10cm，腰麻，需缝合，需要内固定或外固定、止血带、二次手术，术后下地时间长等，患者依从性极差，患者难以接受。而中西医结合微创技术切口小于 1cm，局麻，无需缝合、内固定、止血带及二次手术，术后即可下地走路，患者依从性好。

4. 结论

望京医院与冶金医院两个分中心分别采用规范化的中西医结合诊疗方案及传统大切口治疗拇外翻，疗效肯定。优良率望京医院为 97.6%，冶金医院为 96.7%。

中西医结合治疗拇外翻诊疗规范化方案因其独有的优势将成为今后医患共同追求的目标。

四、中西医结合治疗拇外翻手术安全性解剖研究

为了解中西医结合治疗拇外翻微创技术对足部解剖结构的影响，明确手术关键操作与周围血管、神经的位置关系，完善中西医结合治疗拇外翻的微创操作技术，寻找第 1 跖骨远端截骨及外侧关节囊松解的安全区域，通过解剖足 6 只，观察切口及截骨与这些组织的位置及相互关系，通过分析判断切口与截骨对这些组织造成损伤的可能性，对该技术的安全性做出确切评估。

1. 材料与方法

福尔马林浸泡正常足 4 只，拇外翻足 2 只。

拇趾相关结构解剖如下：①解剖拇趾下动静脉、皮神经及深层动静脉及趾神经；②解剖拇长、短伸肌腱和拇长、短屈肌腱及其籽骨，分清其关系；③解剖拇囊、第 1 跖骨头骨赘及第 1 跖趾关节。暴露拇收肌横、斜头和止点。

2. 结果

（1）第 1 跖趾关节及其周围组织的解剖（见图 22~图 26）

外侧结构松解，不会损伤拇趾腓侧跖背动脉及跖底动脉，不会损伤拇内收肌在近节趾骨基底的止点，不会损伤腓深神经。

第 1 跖骨头颈截骨，不会损伤拇长、短伸、屈肌腱及拇展肌肌腱，可能伤及足背内侧皮神经的分支及大隐静脉在拇趾背内侧的分支，因足部有丰富的静脉网代偿，故而截骨是安全的。

通过截骨远端外移，初步恢复了第 1 跖籽系统与第 1 跖骨头的正常解剖关系。

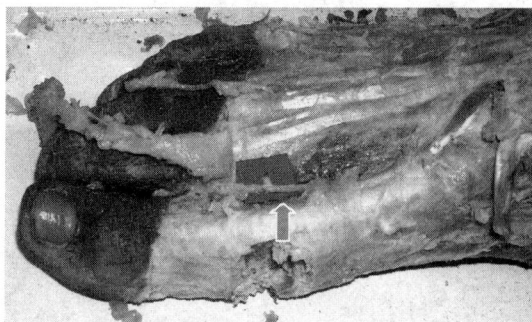

图 22　拇趾腓侧跖背动脉图

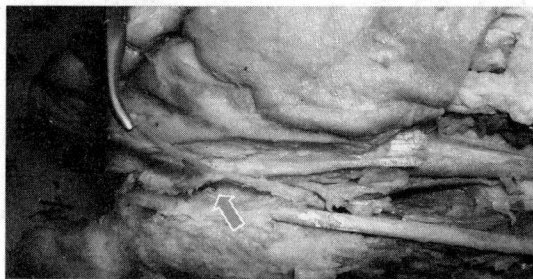

图 23　跖底动脉图

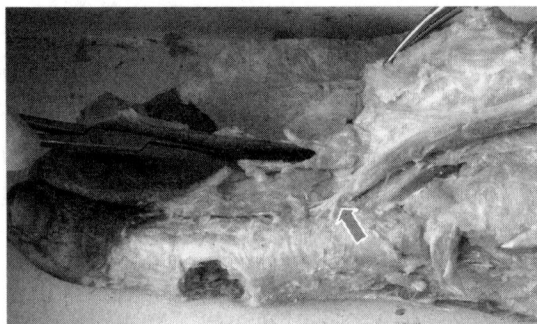

图 24　足背内侧皮神经图

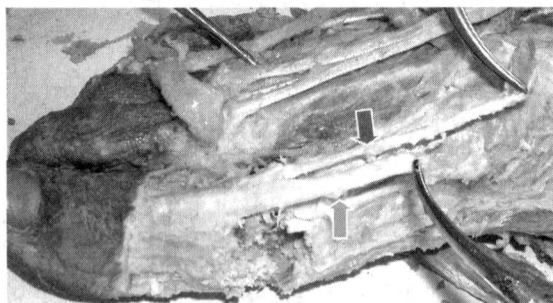

图 25　拇长、短伸肌腱图

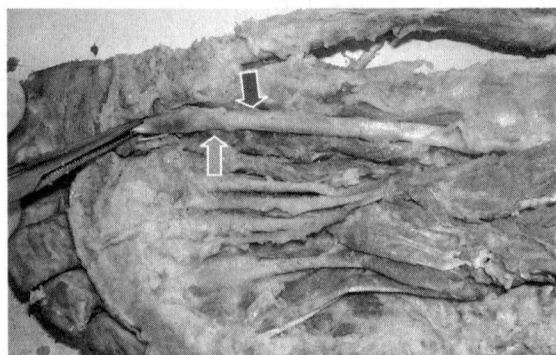

图 26　拇长、短屈肌腱图

（2）跖籽系统的构造（见图 27）

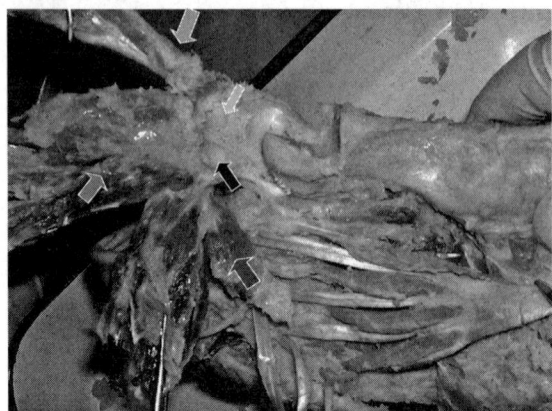

图 27　拇展肌、拇短屈肌、拇内收肌的横头与斜头、胫侧与腓侧籽骨图

第 1 跖趾关节周围肌腱均附着在近节趾骨基底，跖骨头无肌腱附着，这种结构形似吊篮，跖骨头易在外力作用下发生移位。拇外翻籽骨半脱位实际上是相对于第 1 跖骨内翻而言的半脱位。因而，跖籽系统解剖学复位对于纠正拇外翻极为重要。

（3）手术截骨及外侧松解安全区解剖（见图 28）

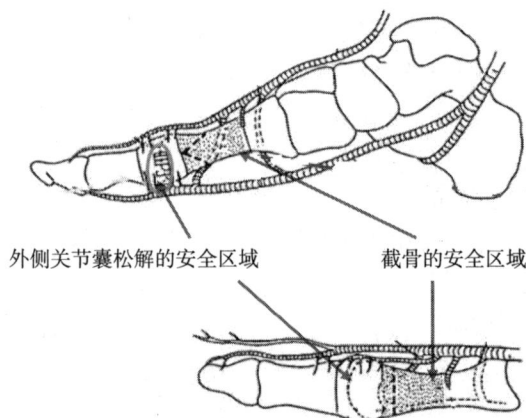

外侧关节囊松解的安全区域　　　　截骨的安全区域

图 28　手术截骨及外侧松解安全区解剖图

3. 讨论

（1）拇趾内侧麻木原因探讨

解剖发现拇背侧皮神经和隐神经终支在两切口处均有分支。在剥离拇囊或用截骨钻削磨骨赘截骨时，有可能伤及上述神经分支，造成跖趾关节附近皮肤感觉障碍，引起麻木。

（2）肿胀

解剖发现拇背侧静脉网丰富。跖底主要是趾静脉，静脉血回流较为充分。除非趾静脉和拇背较大静脉损伤，才可能造成拇趾肿胀。

（3）跖趾关节伸屈障碍

第 1 跖骨头骨赘削磨、拇囊切除，可损伤第 1 跖趾关节内侧关节囊，可造成跖趾关节粘连，伸屈障碍。另外，在跖骨头颈斜行截骨，若钻头损伤拇屈、伸肌腱腱膜，亦可造成拇趾长、短伸肌腱粘连，导致跖趾关节伸屈功能障碍。

（4）拇趾背、跖侧组织坏死

根据解剖与拇趾相关的血管有：①趾背静脉；②跖背静脉；③足背静脉弓；④第 1 跖背动脉；⑤足底内侧动脉；⑥拇趾内侧皮静脉。术中有可能被伤及，如果不是完全损伤，则极少引起组织的缺血坏死。

（5）拇外翻术后复发

手术后未完全复位的籽骨系统是导致术后复发的一个相当重要的动力因素。因此，肌力下降导致拇趾内外侧动力性结构难以重新建立平衡。

4. 结论

中西医结合微创技术不会损伤足部重要的神经、血管、肌腱，不会破坏第1跖趾关节的构造。中西医结合微创技术治疗拇外翻是安全的、可行的。

第五部分　研究结论、成果及优势评价

一、项目优势分析及评价

中西医结合治疗拇外翻技术在已有的科研成果中采用的是回顾性研究方法，无系统前瞻性研究，本课题在病例回顾性分析的基础上，采用多中心、自身前后对照研究方法，多中心同时设立了中西医结合微创技术与微创技术、微创技术与传统大切口技术对照，在该领域首次进行了较系统的前瞻性研究，取得了中西医结合治疗拇外翻更加可靠的疗效数据，建立健全、规范化的中西医结合治疗拇外翻诊疗体系。

确立一套完整的中西医结合治疗拇外翻技术操作规范，形成中西医结合治疗拇外翻疗效的临床评价体系，为该技术的全面推广奠定基础，促进中西医结合治疗拇外翻技术科学化、系统化、标准化，发挥优势病种效应，在中医特色发挥、中医人才培养、中医疗效提高、较低医疗成本及中医特色诊疗技术的发掘和发扬等方面发挥示范作用。

本技术充分体现中西医结合微创治疗特色，减少或避免不必要的传统手术创伤，将给广大拇外翻患者带来福音，提高患者的生活质量，对突出中医特色、提高中医疗效具有深远的意义。本技术在其原有的验、简、易、廉的优势基础上，进一步科学化、规范化，方便基层医务工作者更易于掌握该技术要点和操作规范，特别适合在基层大范围推广，充分利用现有医疗、人才资源，优化资源，降低成本。通过举办学习班、进修、带教等一套推广模式帮助基层培养一批技术骨干，在基层医疗机构和社区卫生服务机构中开展该项技术。

本技术贯穿中医理论，突出以人为本，与传统术式相比具有痛苦小或无痛苦、费用少的优势。治疗一个周期费用大约6000元左右，较之西医院同类手术节省大约3000~5000元。在全国推广将给几千万患者带来福音，减少医疗开支，产生上亿元的经济效益。

本研究中的方剂可开发成治疗拇外翻的新药，手术器械可研发为新器械并进一步产业化。

二、技术、方法的创新分析

本课题在病例回顾性分析的基础上，采用多中心、自身前后对照研究方法，多中心同时设立了中西医结合微创技术与微创技术、微创技术与传统大切口技术对照，在该领域首次进行了较系统的前瞻性研究。在原有的评价标准基础上引入AOFAS评分系统，将两者结合起来综合评判，较以前标准更具体、更全面。

本课题在实施过程中，同时开发了一套中西医结合治疗拇外翻诊疗规范化数据库系统，极大地方便了临床病例资料及数据的采集和管理，提高了工作效率，为后期的数据录入分析以及病例的查询带来了极大的方便。目前该系统处于使用阶段，随着其功能的不断开发和完善必将为科研工作提供有力的工具。

三、人才培养情况

已举办6期学习班，培养学员约30人次，培养博士2名，硕士4名。

四、论文、专著情况（数量与水平）

发表论文9篇，专著1部。

1. 孙卫东，温建民，胡海威，等．微创截骨治疗拇外翻的远期疗效分析．中华骨科杂志，2010，30（11）：1133 - 1137.

2. Sun Weidong, Wen Jianmin, Hu Haiwei, et al. Long term efficacy of minimal incision osteotomy for hallux abducto valgus. Orthopaedic Surgery, 2010, 2（3）：223 - 228.

3. 孙卫东，温建民，胡海威，等. 康复疗法在中西医结合治疗拇外翻术后应用. 现代中西医结合杂志，2010，19（22）：2731 - 2733.

4. 温建民，孙卫东. "骨离缝、筋出槽" 对拇外翻诊疗的指导意义. 中医杂志，2007，48（10）：877 - 878.

5. 温建民，孙卫东，陈思，等. 微创截骨治疗小趾囊炎. 中国矫形外科杂志. 2008，16（23）：1784 - 1786.

6. 戴鹤玲，温建民，孙天胜，等. 中西医结合微创技术治疗拇趾外翻的多中心研究. 中国骨与关节损伤杂志，2010，25（2）：111 - 113.

7. 戴鹤玲，温建民，胡海威，等. 拇外翻微创术跖骨远端位移内侧纵弓顶角与胼胝痛的关系. 中国骨与关节损伤杂志，2008，23（7）：549 - 551.

8. 荀淑英，余志勇，吕卫新，等. 中西医结合微创技术治疗拇外翻整体护理临床对照研究. 中国矫形外科杂志，2011，19（3）：251 - 252.

9. 余志勇，温建民，王林侠，等. 拇外翻患者术后门诊随访的依从性分析及应对策略. 现代中西医结合杂志，2011，20（3）：263 - 264.

10. 温建民. 中西医结合微创技术治疗拇外翻. 北京：人民卫生出版社，2010.

五、存在的问题与解决办法

本课题由于是临床手术疗效研究，基于医学伦理学原则，很难进行随机和盲法进行对照研究，病例资料无法随机分组，治疗措施无法实现盲法。

本课题采用了同期非随机临床对照研究的方法，按照有效率分类变量的计算方法，由于两组资料的有效率相差不大，所需样本量较大，鉴于课题经费的实际情况，课题组采用了小样本比较的方法，算是为以后进一步科研工作做了一个预实验。

在资料分析阶段，由于课题经费及人员所限，未能采用盲法第三者评价临床疗效，不能将信息偏倚降到最小，这也是不足的方面。

中医正骨手法讲究手摸心会，该技术关键的部分之一是手法整复矫正拇外翻畸形，诊疗规范理论能说明手法要领，但实际上可能需术者亲自体会方能理解掌握。我们虽然通过面授、模型演练和实际操作等技术培训来保证手法的一致性，但这仍然是质量控制的一个难点。

附 中西医结合治疗拇外翻诊疗规范化方案

1. 拇外翻诊断标准

外观上可见拇趾外展外翻畸形，可有拇囊处红肿、疼痛，穿鞋行走受限。伴或不伴有足底胼胝体、锤状趾等相关病症。X 线示（负重位）：拇外翻角（HAV）> 15°，第 1、2 跖骨间角（IM）> 9°。

2. 病例纳入标准

凡符合诊断标准、要求微创治疗的患者均为纳入之列，并根据 X 线检查分三型：

（1）轻度：HAV 角 < 30° 或 IM 角 < 13°，跖趾关节对合欠佳。

（2）中度：HAV 角 30° ~ 35° 之间，或 IM 角 14° ~ 15° 之间。跖趾关节半脱位，可伴有跖骨头下疼痛、锤状趾畸形等。

（3）重度：HAV 角 >35°，或 IM 角 >16°。跖趾关节半脱位，可伴有跖骨头下疼痛、锤状趾畸形等。

3. 病例排除标准

严重糖尿病患者；重度类风湿足及其他结缔组织病者；合并其他严重脊柱、髋关节、膝关节、踝关节疾病患者；急性感染性疾病患者；自恋癖；严重的神经损伤者；拇僵硬等。

4. 治疗措施

（1）不同程度拇外翻术式规范

①轻度拇外翻

一般采用标准术式；拇囊炎疼痛症状较重，畸形不明显者，可行单纯骨赘磨削术。

②中度拇外翻

主要根据第一跖趾关节外侧结构的紧张度，外侧结构紧张的在标准术式的基础上加外侧结构松解。

③重度拇外翻

常规在标准术式的基础上加外侧结构松解；合并其他跖骨头下疼痛者，行跖骨头颈截骨；合并固定性锤状趾者，行趾间关节成型术。

（2）术前准备

术前进行体格检查，抽血化验检查，心电图、X 线检查，填手术知情同意书，填术前拇外翻病例报告表，数码相机拍摄双足外观像，术前指导踝关节伸屈锻炼、跖趾关节、趾间关节跖屈背伸锻炼，若患者患有其他基础疾病，如糖尿病、重度高血压、重度心脏病等，需先纠正原发性疾病至接近正常，方可手术。

中药泡脚（足外洗 1 号，每天 2 次，每次 30 分钟，泡足 2～3 天，若有足癣，可适当延长泡脚时间）。

立法：清热解毒。

组方：生大黄、黄连、黄柏、苦参、蛇床子、川牛膝、蒲公英、地丁、生甘草等。

术前常规消毒，备皮。

（3）手术治疗方案及手术流程

①基本术式

消毒：常规消毒。

铺单：常规铺单。

麻醉：采用 1% 利多卡因局部浸润麻醉。

②手术器械

高速磨钻，小骨膜起子、小骨锉、钻头。

③手术步骤

a. 松解外侧关节囊：如关节囊外侧紧张或外侧拇收肌挛缩，可在拇趾背外侧作一 1cm 切口，松解外侧关节囊及跖籽联合结构、拇内收肌斜头在第一跖骨止点。

b. 入路及削磨骨赘：用 15 号小圆刀在拇趾近节趾骨近端内侧切开皮肤、皮下组织直达趾骨，切口约 1.0cm。用足外科小骨膜剥离器从远端向近端在关节囊和内侧跖骨头之间分离关节囊；用削磨钻磨去内侧跖骨头骨赘（宽不超过跖骨干内侧缘连线，不累及髁部），可磨成粉状或成骨片取出。用小骨锉锉平跖骨头内侧，不使其有棱角。

c. 截骨：在第 1 跖骨头颈内侧切开皮肤直达骨膜，切口约 1cm，用削磨钻做一斜形截骨。冠状面：截骨线从远端内侧至近端外侧，呈 10°～30°；矢状面：截骨线从远端背侧至近端跖侧，呈 10°～15°。

d. 截骨完毕冲洗切口：由近端向远端冲洗，冲洗要彻底，避免骨渣遗留在关节腔内。

e. 手法整复：手法纠正畸形及跖趾关节半脱位。

f. 整复标准：用手法将远端跖骨头由内向外推开约一骨皮质（在跖骨头内侧手感可触及小凹陷），并使截骨远端不向背侧移位（背侧截骨处无台阶），拇趾置于内翻位 5°～10°。

g. 包扎固定：用 4 列绷带卷成直径约 2cm 的圆形夹垫，放于 1、2 趾蹼之间，将绷带从第 1、2 趾蹼夹垫间通过踝关节作 "8" 字形包扎，（因个体差异不同，夹垫大小有异）将拇指固定在内翻位约 5°～10°，然后用粘膏从足背内侧通过第 1、2 趾蹼间，绕过足跖内侧到足背做 "8" 字形，加强拇趾的内翻位固定。

固定完毕，用手提式 X 光机透视，如位置不满意，可用手法整复，直至位置满意为止。

行术后 X 线正侧位片：术后穿硬底、前开口的矫形鞋，步行走出手术室，轮椅推至放射线科摄像（双足正侧位）。

h. 个体化手术治疗方法：根据患者拇外翻畸形程度与合并畸形情况，在常规标准术式的基础上可酌情采用以下术式。

④第 1 跖趾关节外侧结构松解术

a. 检查外侧结构松紧度：术前检查拇趾近

节趾骨，如果拇趾较易扳到正常位置，则表明外侧结构不紧张，无需处理；如果很难达到正常位置，则需松解外侧结构。

b. 切口位置：在第1跖趾关节外侧做一0.5cm纵行切口，紧贴外侧关节囊，小圆刀纵行切开外侧关节囊。重新检查外侧结构松紧度。如果仍然紧张，则用小骨膜剥离器做进一步松解。

⑤锤状趾行趾间关节成形术

以1%利多卡因趾间关节周围及关节间隙进行局部浸润麻醉。用小圆刀在趾间关节外侧作约0.5cm纵行切口，直达趾间关节间隙；用骨膜剥离器从趾间关节外侧进入关节间隙，以确定进钻位置。用削磨钻分别磨削趾间关节的近端及远端关节面，使其光滑没有棱角。术毕冲洗切口，酌情将外侧关节囊及切口全层缝合，并与邻趾包扎固定。三天后拆开包扎换药；7~10天后拆除缝线。

⑥跖骨头下痛性胼胝行跖骨头颈截骨术

以1%利多卡因于跖骨颈周围进行局部浸润麻醉。用小圆刀在跖骨颈背侧作一约0.5cm切口，直达跖骨颈。用骨膜剥离器剥离跖骨颈周围附着组织并确定进钻位置。

用削磨钻行跖骨头颈横行截骨。术毕冲洗切口，全层缝合，跖骨头下垫纱布垫约0.3cm厚，保持跖骨头抬高。患者可下地行走，自我调节跖骨头的高低度。3天后拆开包扎换药，7~10天后拆除缝线。

⑦拇外翻的截骨角度的规范

轻中度：冠状面截骨角度10°~15°，矢状面截骨角度5°~10°。

重度：冠状面截骨角度15°~30°，矢状面截骨角度10°~15°。

⑧手法整复的规范

轻中度：截骨后将远截骨端向外推约一骨皮质，向跖侧推约一骨皮质或平行截骨线。

重度：截骨后将远截骨端向外推约一骨皮质，向跖侧推约一骨皮质或成角5~15°，或平行截骨线（冠状面截骨远端可超过截骨面的1/2）。

（4）术后处理及康复

①术后24小时内

患足可行冰袋冷敷，抬高患肢，术后穿前开口矫形鞋可下地行走，行走时应注意足部放平，

足趾尽量跖屈抓地行走。但要避免过多下地，以减少截骨端出血。若发现截骨端对线对位不良，可再次进行手法整复、调整外固定加以纠正。

②术后功能锻炼

手术当日即可行踝摆动练习，行踝关节伸屈活动，以活动踝关节及牵拉小腿肌肉，每天4~5次，每次2~3分钟。足趾背伸跖屈练习：足趾主动背伸、跖屈，活动跖趾及趾间关节，重点以第1跖趾关节为主，每天4~5次，每次2~3分钟。患肢肌肉等长收缩训练：每日至少3次，每次时间以不引起肌肉过度疲劳为宜，一般需5~10分钟或更长。

第1跖趾关节的主动和被动活动锻炼术后满2周嘱患者进行第1跖趾关节的主、被动活动，在加强主动活动的基础上，辅以被动屈伸第1跖趾关节，方法为：患者一手握紧截骨端，维持截骨端位置不动，另一手握住第1跖趾关节远端，做关节的屈伸活动，每天2~3次，每次2~3分钟。注意应循序渐进，逐渐增加活动量，以免影响截骨断端的稳定，并辅以踝关节、膝关节的主动屈曲、背伸运动。

③术后中药的应用

a. 愈骨1号：用于术后1~2周，每日1剂，水煎分早晚2次内服。

立法：活血化瘀、消肿止痛。

组方：桃仁、红花、当归、赤芍、川芎、防风、黄柏、枳壳、乳香、生地黄、川萆薢、生甘草等，或选用截骨七厘片口服，每次4片，每日2次。

b. 愈骨2号：用于术后3~8周，每日1剂，水煎分早晚2次内服。

立法：补肾壮骨、调补气血。

组方：当归、赤芍、枳壳、续断、骨碎补、煅自然铜、生黄芪、熟地黄、山萸肉、淮山药、茯苓、泽泻、狗脊、炙甘草等，或选用仙灵骨葆口服，每次5粒，每日3次。

c. 足外洗2号：水煎外洗足部，用于术后6周后，根据患者术肢肿胀程度及功能康复情况确定使用时间。

立法：活血消肿、舒筋活络。

组方：桃仁、红花、当归、川芎、生大黄、木通、川萆薢、枳壳、赤芍、桂枝、鸡血藤、生甘草、川牛膝等。

④术后中医手法的运用

第1跖趾关节的理筋手法1：患者一手握紧截骨端，维持截骨端位置不动，另一手握住第1跖趾关节远端，尽力松解跖屈关节，此时可听到粘连撕裂的声音，表明关节粘连已松解。手法后嘱患者每日主动和被动活动第1跖趾关节，每日各2次，每次各10分钟，以维持关节活动范围。此法一般在术后4周和6周各施行1次，此后根据患者复查时的关节活动情况，再酌情使用。

第1跖趾关节的理筋手法2：患者取仰卧位，患肢屈膝，术者面向患者站立，上方手放在跖骨上，拇指在足底，食指放在足背，下方手放在相应的趾骨近端，拇指在足底，食指在足背，上方手固定，下方手将趾骨上下推动，使之松动。此法一般在术后6周开始进行，可指导患者自行操作。

（5）疗效评价标准

按照目前国际上足踝外科通用的拇趾－跖趾－趾间关节评分系统（AOFAS）结合温氏（2001）评价标准进行评判。

优：AOFAS积分≥90分。拇外翻畸形纠正，拇囊炎症状消失；轻中度拇外翻HAV角≤15°，和/或IM角≤9°，重度拇外翻HAV角≤20°，和/或IM角≤11°；拇趾关节活动正常，趾力及行走正常，患者对手术完全满意。

良：AOFAS积分达≥70分，<90分。拇外翻畸形纠正，拇囊炎症状消失；拇趾内背侧麻木，轻、中度拇外翻HAV角≤20°，和/或IM角≤11°；重度拇外翻HAV角在≤30°，和/或IM角≤13°；拇趾关节活动近于正常，有轻度的跖骨头下痛，患者对手术基本满意。

差：AOFAS积分<70分。拇外翻畸形有所纠正，或拇内翻，轻度拇囊炎疼痛或跖骨头下疼痛比术前加重；轻、中度拇外翻HAV角≤25°，和/或IM角≤13°；重度拇外翻HAV角>30°，和/或IM角>13°，患者不满意。

具有推广意义的旋转手法治疗椎动脉型颈椎病疗效评价的临床研究

第一部分　基本信息

项目名称：旋提手法治疗椎动脉型颈椎病的临床研究

项目编号：CACMS05Y-1033

项目性质：中医诊疗技术

项目负责人：高景华

项目组长单位：中国中医科学院望京医院

协作完成单位：中国中医科学院广安门医院

　　　　　　　北京电力医院

联合方负责人：谢立民　李俊杰

项目完成人：高景华　朱立国　张　清　孙树椿　李金学　刘秀芹　李俊杰

　　　　　　谢立民　杨克新　王尚全　罗　杰　张　威　吴　飚　乔　欣

　　　　　　张　跃　叶向宇　蔡　军　金哲峰　王　乾　冯敏山　魏　戌

　　　　　　甄鹏超　金秀均　陈　玉　王金红

项目起止时间：2005年11月至2009年8月

第二部分　摘　要

目的：探讨旋提手法治疗椎动脉型颈椎病的临床疗效。

方法：选用多中心、随机对照研究方法治疗椎动脉型颈椎病177例，随机分为旋提手法治疗组87例，颈椎牵引治疗组90例；男性43例，女性134例；年龄35~55岁，平均年龄47.2岁；病程最长为5年，最短为1个月；疗程为14天，旋提手法治疗组隔日一次，共7次，颈椎牵引组每日一次，共14次。通过观察治疗前后头晕、颈椎活动度、头痛等指标的变化，经统计学分析进行疗效评定，并对两种方法的疗效进行比较。

结果：治疗 2 周后的总体疗效，手法组总有效率为 98.8%，牵引组总有效率为 84.09%，手法组优于牵引组，旋提手法组对改善眩晕症状、颈椎活动度、头痛症状的效果优于牵引组。

结论：旋提手法治疗椎动脉型颈椎病是一种值得选择的治疗方法。

第三部分　文献研究与回顾性研究

一、文献研究

1. 资料与方法

选用 CNKI（中国全文期刊数据库）及参考相关出版物，文献纳入标准：

（1）2004 年 1 月至 2008 年 12 月公开发表的国内文献；

（2）评价手法治疗椎动脉型颈椎病的疗效；

（3）前瞻性随机临床对照研究（Randomized Controlled Trial，RCT）。

对 2004～2008 年之间发表的相关文献进行了回顾分析。

2. 结果

（1）诊断标准

椎动脉型颈椎病的诊断标准，从文献报道上来看，主要选取的是以下三种参考标准：

①《中医病证诊断疗效标准》中椎动脉型颈椎病诊断标准。

②1993 年，全国第二届颈椎病专题座谈会制定的椎动脉型颈椎病诊断标准。

③《当代颈椎外科学》提出的椎动脉型颈椎病诊断标准。

（2）治疗方法

①西药治疗椎动脉型颈椎病的现状

目前还没有治疗椎动脉型颈椎病的特效西药，临床上针对眩晕症状常用的药物有"西比灵"和"眩晕停"及"尼莫地平"，其疗效分别为：西比灵有效率为 74.29%～85%；眩晕停有效率为 51.8%～75%；尼莫地平有效率为 83.3%～88.8%，但是三种药物均有不同的副作用。

a. 西比灵的副作用

最常见的不良反应：瞌睡和疲惫，某些患者还可出现体重增加或伴有食欲增加，这些反应常属一过性的。长期用药时，偶见下列严重的不良反应：抑郁症，具有抑郁病史的女性患者尤其易发生此反应；锥体外系统症状，如运动徐缓、强直、静坐不能、口颌运动障碍、震颤等，老年人较易发生。

少见的不良反应包括胃肠道反应（胃灼热、恶心、胃痛），中枢神经系统（失眠、焦虑），其他如乳溢、口干、肌肉疼痛及皮疹。

b. 眩晕停的副作用

可见口干、过度兴奋、失眠、胃不适、耳鸣、药疹、复视、视力模糊、轻度黄疸、手足冷感、面部发热、厌食、轻度血压下降等。严重肾功能损害患者忌用；青光眼患者慎用。孕妇和哺乳期妇女不宜用。

c. 尼莫地平的副作用

血压下降的程度与药物剂量有关，肝炎，皮肤刺痛，胃肠道出血，血小板减少，偶见一过性头晕、头痛、面色潮红、呕吐、胃肠不适等。此外，口服尼莫地平以后，个别患者可发生碱性磷酸酶（ALP）、乳酸脱氢酶（LDH）、AKP 的升高，血糖升高以及个别患者的血小板数可见升高。

②中医辨证分型论治椎动脉型颈椎病

治疗的总有效率在 92% 左右，疗程多为 1 个月以上。各医家辨证分型各有千秋，目前尚没有统一的分型，临床应用则较困难，不易掌握。另外，这些疗效大多数为临床总结所得，缺乏临床对照研究。

③经方、验方、自拟方治疗椎动脉型颈椎病

总有效率在 90% 左右，疗程多为 1 个月以上。但是，临床评价量表及对照组的设置不够严谨，特别是缺少多中心研究及第三方评价。

④口服中成药治疗椎动脉型颈椎病

已经上市的中成药治疗该病以口服颈复康

颗粒为主，疗效达 68.5% ~ 90%，疗程多为 1 个月以上。此药可见消化道刺激征，如胃痛、恶心、食欲减退等症状。另外，肝肾功能异常者服用此药受限制。

⑤手法治疗椎动脉型颈椎病

软组织放松手法、颈椎定点旋转手法、颈椎不定点旋转手法、拔伸手法、微调手法等治疗椎动脉型颈椎病的有效率均在 90% 以上，疗程 2 ~ 4 周不一，大多数设立了对照组，对照组以牵引疗法为多。但是，以上大多数手法缺乏规范化研究基础，随机方案不明确，特别是临床评价量表不规范以及缺少多中心研究及第三方评价。

综合疗法（手法、牵引、药物、理疗的相互结合）的有效率为 94.4% ~ 98.4%，疗程 2 ~ 4 周不等，大多数设立了对照组，对照组以单一疗法为多。但是随机方案不明确，特别是临床评价量表不规范以及缺少多中心研究及第三方评价。

（3）讨论与结论

①临床研究缺乏严谨性

对检索到的 139 篇文献整理筛选的过程中，手法治疗椎动脉型颈椎病的研究多以临床观察为主，科研设计方面缺乏严谨性，诊断标准与疗效标准不相符合，缺乏实验室诊断，多采取非对照实验，没有设立相应对照组，因而无法准确判断其疗效，严重影响了文献质量。

归纳所纳入的近 40 篇文献，存在的主要问题如下：

a. 观测指标、评价指标的选取未说明，无纳入标准。

b. 随机分组方法、随机方案隐藏，统计方法较合理但无所用软件说明。

c. 对照组设置目的不清，部分文献仅为单一作者。

d. 治疗方案依从性未报告，不良反应未提及，存在偏倚的可能性高，结论过于肯定，方案及结果的可信性较差。

②今后研究思路

关于手法治疗椎动脉型颈椎病的研究，国内主要集中于疗效观察与血液流变学等研究，但设计严谨的试验少之又少，在既往研究的基础上，从临床疗效评价、手法力学探讨、实验

室指标影响等方面进一步挖掘研究方法：

进行多中心、大样本量随机对照研究，选取敏感性高的评价指标，对同一种手法进行疗效评价的同时，形成规范化的手法；

手法是中医治疗椎动脉型颈椎病的优势，但考虑单一方法治疗效果有时不能令人满意，这就需要采用手法治疗时适当选择中药、功能锻炼、针灸等方法，形成中医综合疗法，用以增强疗效，可以与西医常用的综合疗法进行对比；

手法的作用机理是国内外研究的热点，临床上颈椎病手法操作比较混乱，种类繁多，缺乏统一的衡量标准。故手法的力学量化研究是迫切需要解决的问题，用力学基础试验研究来指导临床；

手法治疗椎动脉型颈椎病等方面的实验室研究尚有待于进一步深化，如对血流动力学、血液生化指标的深入探讨，应进行严谨的临床实验设计，提高方案的科学性。

二、回顾性研究（病例等临床研究及基础研究）

1. 资（材）料与方法

自 2002 年 6 月至 2006 年 1 月，我们采用旋提手法治疗此病，疗效明显，操作简单，易于掌握。现报道如下：

（1）一般资料

本组 120 例患者中，男 68 例，女 52 例；年龄最小者 33 岁，最大者 55 岁，平均年龄 47.8 岁。病程最短者 3 天，最长者 2 年。

（2）诊断标准

参照 1993 年全国第二届颈椎病专题座谈会颈椎病的诊断标准。

①有慢性劳损病史，以长期伏案或低头工作者多见。

②有眩晕、恶心、头痛等症状，曾有猝倒发作，头颈部位置改变时上述症状加重，伴有不同程度的记忆力减退。

③颈部酸痛不适，颈肌紧张，有结节及条索样改变，按之压痛，以颈部中上段为甚。

④颈部活动受限，旋颈试验阳性。

⑤X 线片检查颈椎曲度变直、反张成角，节段性不稳或钩椎关节骨质增生等改变。

⑥多伴有交感神经刺激症状或神经根刺激症状。

（3）治疗方法

①患者坐位，颈部自然放松，医者采用按法、揉法等手法放松颈部软组织，持续 3～5 分钟。

②让患者的头部水平旋转至极限角度，达到有固定感。

③医生一手托患者后枕部，一手托患者下颌，轻轻向上牵引 3～5 秒。

④嘱患者放松肌肉，医生双手用力快速向上提拉。

⑤操作成功即可以听到一声或多声弹响。

上述治疗方法持续治疗 2 周，隔日一次，共 7 次。并追踪随访 6 个月。

（4）疗效评定标准

按照国家中医药管理局颁布的颈椎病疗效评定标准分为：

痊愈：症状体征完全消失，恢复正常生活与工作，随访半年以上无复发；

好转：劳累后颈部及上肢有不适感，症状体征部分消失或减轻；

未愈：症状体征稍有改善或无改变或加重，则改用其他方法治疗。

2. 结果

120 例患者，痊愈 96 例，占 80%；好转 16 例，占 13.3%；无效 8 例，占 6.6%；总有效率为 93.3%。

3. 讨论与结论

椎动脉型颈椎病属中医"眩晕"的范畴。颈椎间盘退变是椎动脉型颈椎病发生和发展的根本原因，而颈椎生物力学失衡是颈椎退变的主要机制。颈部肌肉软组织系统长期反复持久的劳损与刺激，导致颈肌减弱，动力系统失衡，最终导致整个颈椎系统生物力学功能的紊乱，从而使颈椎出现一系列病理变化致使椎动脉遭受刺激或压迫，出现血管狭窄、折曲、痉挛等病变造成椎－基底动脉供血不足，而出现以"头晕、头痛"为主要临床症状的表现。

旋提手法是朱立国主任在多年的临床实践，并结合我院老专家的手法经验的基础上，提出的又一种新的手法。此手法强调患者主动的颈椎旋转，施术者只是给予一个向上的提拉力，

而无旋转力，使现在临床上常用的旋转手法简单化，且更容易掌握，并提高了手法的安全性。因为给患者施术前首先让患者主动旋转颈椎到最大幅度，这种情况下患者的颈部的自我保护机制已经形成，所以这种旋提手法就不容易对患者造成损伤。120 例患者在治疗过程中无 1 例发生并发症。

本手法的疗效机制从临床的疗效结果推测可能与伸展关节的韧带及滑囊，解除可能的粘连现象，分离发炎的关节面及扩大椎间孔，减少压迫面，调整脊柱的内外平衡有关。

三、专家组对研究病种的论证概述

通过专家反复论证，对课题的顶层设计、治疗方案、结果评价、质量控制、伦理管理、人员结构等方面进行综合分析，使本项目的课题设置具有较强的科学性和合理性。

1. 设计方案

明确本课题的研究目的；对目标人群的选择有标准，在筛选比例入组前必须明确诊断标准、纳入标准、剔除标准；对设计方案、研究方法、有效性、安全性、指标体系等项目进行规范；制定以主证为核心的疗效判定标准，设立科学的年龄范围；对选定的疗效指标量化、标准化，以保证数据的准确。对可能产生的偏倚混杂和依从性进行分析，制定相关的避免措施。

2. 治疗方案

治疗方案是关键环节。本课题治疗方法为手法，关于手法操作的一致性是保证课题质量的重要环节。为保证旋提手法操作的一致性，所有研究人员集中培训 2 周，使所有人员均能熟练规范地操作。同时对课题运行步骤、病例采集、CRF 表填写、仪器使用、X 线片测量等进行规范。

3. 治疗结果

从有效性、安全性进行评价，评价标准依据文献且得到专家的共识。

4. 质量控制

严格规范研究人员对质量控制、研究过程的控制，对研究人员的培训，制定标准操作规程；制定监察制度及数据管理计划等。

5. 伦理管理

通过中国中医科学院望京医院伦理委员会

鉴定，伦理委员会专家一致认为本课题设计符合医学伦理规范，顺利通过伦理委员会鉴定。同时，在设计中明确了如果出现不良事件时的处理方法，以更好地保护患者的健康和利益。

6. 人员结构

人员结构合理既有骨科领域的专业人员，也有统计学专业人员、科研管理人员。年龄层次实现老中青结合，学历及职称结构比例合理。

第四部分　临床研究

一、资料与方法

旋提手法治疗神经根型颈椎病经国家十五科技攻关项目研究证实疗效确切，然而我们应用此手法治疗椎动脉型颈椎病经临床总结疗效也很满意，但缺乏多中心、随机对照研究的证据。由中国中医科学院望京医院、广安门医院及北京电力医院共同参加，采用中央随机、旋提手法与颈椎牵引相对照的研究方法对 177 例椎动脉型颈椎病患者的疗效及安全性进行了评价，现将结果报告如下：

1. 资料与方法

（1）一般资料

采用中央随机方法有 177 例患者均符合椎动脉型颈椎病的诊断标准及纳入标准，手法组 87 例，男 16 例，女 71 例，年龄 35～55 岁，平均 47.0 岁，病程 1～36 个月，平均 11.0 个月；牵引组 90 例，男 27 例，女 63 例，年龄 35～55 岁，平均 46.4 岁，病程 1～60 个月，平均 11.0 个月。

（2）观察指标的评定及入组

采用魏毅、梁伟雄、蔡业峰制定的椎动脉型颈椎病功能评定量表对患者的头晕症状及功能进行评定，共 11 个项目，每个项目最高值为 2 分，11 个项目满分为 22 分。

头晕程度的评定标准：头晕量表 1～7 分且不影响工作和生活者为轻度；头晕量表 8～14 分且影响工作但不影响生活者为中度；头晕量表 15～21 分影响工作及生活者为重度；头晕量表 22 分，头晕剧烈无法忍受者为极重度。

头晕程度各等级病例数，手法组：轻度 5 例，中度 44 例，重度 30 例，极重度 8 例；牵引组：轻度 7 例，中度 36 例，重度 42 例，极重度 5 例。

颈椎活动度测量评分以颈椎活动受限最显著者为评定标准，颈侧屈、前屈、后伸 30°～40°，侧旋 60°～75°为 2 分；侧屈、前屈、后伸 20°～29°，侧旋 45°～59°为 4 分；侧屈、前屈、后伸 10°～19°，侧旋 30°～44°为 6 分；侧屈、前屈、后伸 <10°，侧旋 <30°为 8 分。

颈椎活动度各个等级病例数，手法组：2 分 16 例，4 分 36 例，6 分 32 例，8 分 3 例；牵引组：2 分 18 例，4 分 47 例，6 分 19 例，8 分 6 例。

头痛程度的判断标准：疼痛视觉模拟标尺 1～3cm 不影响生活和工作者为轻度；疼痛视觉模拟标尺 4～6cm 影响工作不影响生活者为中度；疼痛视觉模拟标尺 7～9cm 影响工作及生活者为重度；疼痛视觉模拟标尺 10cm 疼痛剧烈无法忍受者为极重度。

头痛程度各个等级病例数，手法组：轻度 16 例，中度 19 例，重度 11 例，极重度 3 例；牵引组：轻度 20 例，中度 21 例，重度 8 例，极重度 1 例。

以上观察指标两组间经统计学分析具有一致性。

颈椎 X 线平片检查显示均有不同程度、不同部位的椎间隙变窄、骨质增生及钩突关节变性等。

2. 治疗方法

（1）旋提手法的操作

患者端坐，颈部自然放松，医者采用按法、揉法等手法放松颈部软组织，持续 3～5 分钟；然后让患者的头部水平旋转至极限角度，最大屈曲，接着医生一手托患者后枕部，另一上肢的肘部托患者下颌，嘱其放松肌肉，肘部和手用力快速向上提拉，此时可听到一声或多声弹响。

（2）颈椎牵引操作（出自杨克勤主编《脊柱疾患的临床与研究》）

患者取坐位，戴枕颌布兜牵引带，头部向前微屈约 $10°\sim15°$，牵引重量从 3kg 开始，按 0.5kg 标准逐渐增加重量，最大重量不超过 6kg，每次牵引 30 分钟。

（3）疗程

手法组和牵引组的疗程均为 2 周。手法组隔日一次，共治疗 7 次，治疗过程中症状消失后可以停止治疗。牵引组每日牵引 1 次，共治疗 14 次，症状消失后可以停止治疗。

（4）疗效评定标准

应用头晕量表及其他指标评价量表对两组病例均于治疗后第 1、3、5、7、9、11、13 天的时间点进行观察，记录观察指标。依据国家中医药管理局发布的《中医病症诊断疗效标准》进行临床疗效综合评估。

临床控制：症状体征消失或基本消失，疗效指数 ≥90%。显效：症状体征明显改善，疗效指数 ≥70%，＜90%；有效：症状体征均有好转，疗效指数达 ≥30%，＜70%；无效：症状体征无明显改善，疗效指数 ＜30%。

疗效指数 ＝（治疗前积分 － 治疗后积分）/治疗前积分×100%

（5）统计学分析

应用 SAS913 分析软件进行数据分析，两组病例性别、年龄、病程分布，经 t 检验 P＞0.05；两组病例生命体征，经 t 检验 P＞0.05。治疗前两组病例头晕程度各个等级病例数经统计学分析，Z ＝ －1.05，P ＝ 0.2929（P＞0.05）；治疗前两组病例颈椎活动度各个等级病例数经统计学分析，Z ＝ 1.16，P ＝ 0.2465（P＞0.05）；治疗前两组病例头痛程度各个等级比例数经统计学分析，Z ＝ 0.58，P ＝ 0.5605（P＞0.05），治疗前两组旋颈试验经统计学分析 X^2 ＝ 0.90，P ＝ 0.3422。所有统计检验均采用双侧检验，P≥0.05 将被认为所检验的差别无统计学意义；P≤0.05 将被认为所检验的差别存在统计学意义。不同治疗组每次就诊的计量资料将采用均数 ± 标准差进行统计描述。两组病例治疗前后的变化采用方差分析（ANOVA）和 Wilcoxon 秩和检验进行比较。不同治疗组每次就诊的计数资料采用频数（构成比）进行统计描述。两组病例治疗前后的变化采用 X^2 检验或非参数检验。有效性分析采用非参数方法评估有效性指标；安全性分析采用 X^2 检验比较两组病例不良事件发生率。

二、结果

两组患者在治疗过程中未发生不良反应。治疗两周后手法组的总有效率为 98.85%，牵引组的总有效率为 83.33%。两组间疗效比较 Z ＝ －5.54，P＜0.0001（见表1），两组疗效总分的比较 Z ＝6.36，P＜0.0001（见表2），总分差值比较 t ＝4.53，P＜0.0001（见表3）。以上研究表明，在总体治疗上手法组疗效明显优于牵引组疗效。

表 4 显示治疗前后两组头晕程度各个等级病例数发生了明显的变化，说明两种治疗方法均能改善头晕症状，治疗 2 周后两组间头晕程度经统计学分析，两组间有极显著的统计学意义（Z ＝ －4.42，P ＝ 0.000），说明手法组对于头晕程度的改善优于牵引组（见表4）。表5显示治疗前后两组的颈椎活动程度均有改善，治疗 2 周后两组间颈椎活动度经统计学分析，两组间有统计学意义（Z ＝ －3.89，P＜0.001），说明在改善颈椎活动度指标上手法组优于牵引组（见表5）。表6显示治疗前后两组的头痛程度均有改善，治疗 2 周后两组间头痛程度经统计学分析，两组间有统计学意义（Z ＝ －2.92，P ＝ 0.0034），说明手法组对于头痛程度的改善较牵引组治疗更有效（见表6）。

表1 治疗 2 周后两组综合疗效

组别	临床控制（%）	显效（%）	有效（%）	无效（%）	组间比较（秩和）	
					Z	P
手法组	8（9.20）	45（51.72）	33（37.93）	1（1.15）	－5.54	＜0.0001
牵引组	2（2.22）	19（21.11）	54（60.00）	15（16.67）		

表2 治疗2周后两组疗效总分的比较

组别	N	Mean ± SD	Max	Min	组间比较（秩和）	
					Z	P
手法组	87	0.72 ± 0.16	0.96	0.10	6.36	< 0.0001
牵引组	90	0.52 ± 0.21	1.00	0.00		

表3 治疗2周后两组总分差值比较

组别	N	Mean ± SD	Max	Min	组间比较（秩和）	
					Z	P
手法组	87	0.72 ± 0.16	0.96	0.10	6.36	< 0.0001
牵引组	90	0.52 ± 0.21	1.00	0.00		

表4 治疗前后头晕程度等级病例数的比较

程度 \ 组别、例数、占比（%）	手法组		牵引组	
	治疗前	治疗后	治疗前	治疗后
无	0 (0.00)	36 (41.38)	0 (0.00)	19 (21.11)
轻度	5 (5.75)	36 (41.38)	7 (7.78)	25 (27.78)
中度	44 (50.57)	9 (10.34)	36 (40.00)	27 (30.00)
重度	30 (34.48)	5 (5.75)	42 (46.67)	13 (14.44)
极重度	8 (9.20)	1 (1.15)	5 (5.56)	6 (6.67)

注：治疗后两组间 Z = −4.42，P = 0.000，P < 0.001。

表5 治疗前后颈椎活动程度的比较

程度 \ 组别、例数、占比（%）	手法组		牵引组	
	治疗前	治疗后	治疗前	治疗后
不受限	0 (0.00)	12 (13.79)	0 (0.00)	3 (3.33)
轻度受限	16 (18.39)	68 (78.16)	18 (20.00)	63 (70.00)
中度受限	36 (41.38)	7 (8.05)	47 (52.22)	20 (22.22)
重度受限	32 (36.78)	0 (0.00)	19 (21.11)	4 (4.44)
极重度受限	3 (3.45)	0 (0.00)	6 (6.67)	0 (0.00)

注：治疗后两组间比较 Z = −3.89，P < 0.001。

表6 治疗前后头痛程度的比较

程度 \ 组别、例数、占比（%）	手法组		牵引组	
	治疗前	治疗后	治疗前	治疗后
无	38 (43.68)	71 (81.61)	40 (44.44)	56 (62.22)
轻度	16 (18.39)	15 (17.24)	20 (22.22)	29 (32.22)
中度	19 (21.84)	1 (1.15)	21 (23.33)	5 (5.55)
重度	11 (12.64)	0 (0.00)	8 (8.89)	0 (0.00)
极重度	3 (3.45)	0 (0.00)	1 (1.11)	0 (0.00)

注：治疗后两组间比较 Z = −2.92，P = 0.0034，P < 0.01。

三、讨论

1. 椎动脉型颈椎病发病机制的探讨

椎动脉型颈椎病的主要临床表现是眩晕，而椎 – 基底动脉缺血是引起眩晕的主要发病机制。国内外学者对于 CSA 发病机制的探讨，一直是备受争议的问题。目前，比较公认的发病机制主要有：

（1）机械压迫学说

认为椎动脉穿行于横突孔，并且距离钩椎关节及关节突关节附近，因此横突孔的直接与间接的狭窄均可造成对椎动脉的压迫。本研究的所有病例从颈椎 X 光检查中发现大部分患者存在颈椎的钩椎关节增生及关节突关节增生等退行性病变，似乎也符合此发病机制，但这并不足以解释所有病例的发病机制。

（2）交感神经刺激学说

临床上交感神经刺激学说似乎更能解释椎动脉型颈椎病的发病机理，认为颈椎节段不稳，或骨质增生是始动因素，椎动脉周围的神经丛受压引起椎动脉的扭曲痉挛是椎动脉型颈椎病发病的关键。从椎动脉的神经结构来看，椎动脉Ⅱ段接受来自椎神经、椎中节发出的交感神经刺激。于腾波等通过荧光显微镜观察，进一步发现椎动脉壁上存在大量的交感神经纤维，呈互相交织的立体网状结构，这种结构使椎动脉极易受颈椎骨赘及颈部软组织的刺激。本研究中的多数病例 TCD 表现为异常的升高，这可能是由于颈椎的退行性改变，刺激交感神经导致椎动脉痉挛引起的血管收缩，为了满足椎 – 基底动脉的血供而引起代偿性的血流速度增快。交感神经刺激可能是造成椎 – 基底动脉缺血的主要发病机制之一。

（3）颈部软组织病变学说

近年来，对 CSA 发病的认识出现了一些新的观点，如颈后软组织原发性病变，特别是颈后三角软组织的痉挛和无菌性炎症对椎动脉产生影响的观点。余家阔等用家兔进行实验性颈椎应力应变分布改变对颈椎组织结构影响的研究后，认为颈部软组织的异常在颈椎病发病中的影响与颈椎骨质和颈椎间盘病变一样不容忽视。武兴杰等对成人尸体进行了身体解剖和病理观察发现椎动脉周围有纤维粘连带存在，造成对椎动脉的机械性牵拉或压迫，故认为粘连形成可能是由于颈椎反复受到急、慢性损伤，椎间软组织发生无菌性炎症，引起增生反应而形成瘢痕组织。本研究中试验组病例均采用旋提手法进行治疗，在进行放松手法的过程中能明显缓解颈后三角软组织的痉挛，与这一学说较吻合；而在旋提手法的操作过程中，颈椎椎体间压力明显减轻，椎间关节间存在明显的横向与纵向位移改变，据此，旋提手法的操作过程中可能对椎动脉周围有纤维粘连带具有明显的松解作用。而在进行牵引治疗中，患者不能得到颈后三角软组织的直接作用而达到缓解，也没有像旋提手法中椎体间横向位移的改变。这可能也是旋提手法疗效优于牵引疗法的主要原因所在。

（4）微循环学说

有人认为，术中误伤椎动脉结扎后，患者并未出现椎基底供血不足的症状；相反，一些体液因子将在 CSA 中起作用。1957 年，德国 Auton 等提出椎动脉在枢椎横突孔至枕骨大孔有 4 个弯曲；倪文才报告，国人椎动脉在这一段有 6 ~ 7 弯曲，经测量发现颅内远侧椎动脉支配桥脑、延脑等的动脉支管径很细小。如桥脑支管径为 0.1 ~ 0.5mm，内听动脉的管径平均为 0.2mm，由此可见椎动脉走行的多数弯曲和支配脑干的细小营养血管导致椎动脉系统血流缓慢，容易造成脑干相应部位供血不足。陈果祥对 36 例 CSA 患者和 3 例正常人的甲襞微循环。通过检测微循环血管管襻清晰度、形态、管襻周围状况、血流速度和管径，证实 CSA 患者微循环存在明显障碍。孙宏文通过 40 例颈椎病患者的血液流变学指标观察，认为血液黏滞度增高可能会引发颈椎病和加重颈椎病病情。本研究中的 TCD 指标观察椎动脉及基底动脉的血液流速均有明显异常，可以肯定的是椎动脉型颈椎病的发生与血液循环障碍密切相关。

（5）血管性因素

血管闭塞性疾病是导致椎 – 基底动脉缺血最常见的血管因素，其中颅外椎动脉占 30.05%，颅内椎动脉占 28.72%，基底动脉占 28.99%，大脑后动脉占 10.37%，锁骨下动脉占 1.33%，无名动脉占 0.53%。从上诉研究结果中发现，椎动脉和基底动脉的异常是引起椎-基底动脉缺血的主要因素。本研究也正是采用 TCD 检查用来观察椎动脉和基底动脉的血流情况。

引起血管闭塞的主要原因为动脉粥样硬化，斑块物质包括脂肪沉积、纤维斑块、钙化病变及其并发的损害（出血、溃疡和血栓）。斑块形成常开始于锁骨下动脉或椎动脉起始处，而后呈卷发状向椎动脉远端扩展，包绕于椎动脉下段。椎动脉Ⅱ段纤维斑块呈梯状排列，血栓形成位于颅外椎动脉内，通常发生在狭窄部位，较少顺行或逆行扩展，但颅内椎动脉血栓形成常扩展到近端基底动脉。本研究中患者的入组年龄在 35～55 岁，此年龄组患者血管不易出现血栓、纤维斑块及钙化等导致血管闭塞的因素，而大部分由于血管外因素所致，这些在研究初始便有明确限定，并在病例排除标准中明确。因此，本研究中涉及此学说的可能性较小。

虽然关于 CSA 的发病机制还存在较大的争议，但是比较公认的是 CSA 患者主要以颈椎的退行性改变为基础，出现以椎-基底动脉缺血为病理变化的眩晕为主要症状的疾病。通过临床症状、体征、X 光及 TCD 等检查即可初步诊断。但是，CSA 的发病机制并非是单一的，常常是多种发病机制的叠加效应，这样就更加为临床诊断带来诸多障碍。特别是老年人，椎-基底动脉供血障碍往往是由于其血管本身病理改变的影响。因此，在本研究中严格控制纳入标准，特别是入组年龄应限定在 35～55 岁。

2. 中医对椎动脉型颈椎病的认识

椎动脉型颈椎病（CSA）是颈椎病中常见的一种类型。其主要临床表现为眩晕、颈痛、颈部活动受限，常伴有头痛、头晕、耳鸣、视力异常、听力减退等一系列临床症状。眩晕的发作往往与颈部体位改变有关，部分患者可出现猝倒。根据本病的病因、病机及临床表现，中医学将其归为"眩晕"、"痹证"范畴。中医学有关眩晕的论述始于《内经》，后世医家在此基础上有所发挥，眩晕多从风、火、痰、虚论治，认为"诸风掉眩，皆属于肝"、"髓海不足，则脑转耳鸣"、"肾精亏耗，不能生髓"。

脑为髓海，髓海不足则发生眩晕；或者肾阳亏虚、肝失所养、肝阳上亢则发生眩晕，认识到本病属本虚标实证，结合椎动脉型颈椎病的临床表现亦符合本虚标实证。肝藏血，脾统血，肾藏精。肝为风木之脏，主升主动，体阴而用阳；脾为后天之本，主运化，为生痰之源；肾为先天之本，气之根，故其病变脏腑主要为肝脾肾。

关于眩晕的病因的探讨，主要包括以下几个方面：首先，气虚致瘀导致的椎动脉型颈椎病多见于中老年人，此时脏器渐衰，阳气亏虚。气为血之帅，气行则血行，气虚则无力鼓动血脉，血行不畅，停为瘀血。其次，阴血亏虚成瘀导致的本病多有肝肾不足，肝不足则为血虚，肾不足常有阴精亏虚，阴血不足不能濡润脉道，经血不畅，日久经血易凝瘀脉络之中。再次，外邪致瘀导致的椎动脉型颈椎病归属于"痹证"范畴，《内经·痹论篇》曰："风寒湿三气杂至，合而为痹也。"《灵枢·周痹》曰："此各在其处，更发更止，更居更起，以右应左，以左应右……更发更休也。"说明风寒湿侵入血脉中，随血脉流窜，阻碍津液气血运行，经脉瘀阻气血运行，经脉瘀阻。叶桂在《临证指南医案》中指出"风寒湿三气合而为痹，经年累月，外邪留著，气血俱伤，其化为败瘀凝痰，混处经络，经用虫类搜剔，以动药使血无凝著，气可宣通"。最后，痰浊致瘀致气血亏虚，不能运化津液，则湿浊内生，聚而成痰，痰浊阻滞脉道，则造成瘀血之证。何梦瑶认为，痰"积久聚多，随脾胃之气以四讫，则流溢于肠胃之外、躯壳之中，经络为之壅塞，皮肉为之麻木"。

由于上述原因导致经络受阻，血脉不通，髓海失聪而引起眩晕、头痛等证。眩晕的病机正如《素问·四时刺逆从论》所云："涩则病积，善病巅疾。"巅疾，头痛眩晕之意。又如《灵枢·大惑论》云："邪中于项，因逢其身之虚，其入深，则随眼系以入于脑，入于脑则脑转，脑转则引目系急，目系急则目眩以转矣。"

第五部分　研究结论、成果及优势评价（也包括卫生经济学评价）

一、中医（或中西医结合）优势分析及评价

研究期间，国内外同领域类似研究的进展情况见本文第三部分"文献研究及回顾性研究中的西药治疗椎动脉型颈椎病的现状及中医治疗椎动脉型颈椎病的现状"。

旋提手法治疗椎动脉型颈椎病的研究结果显示，旋提手法治疗椎动脉型颈椎病，操作简便，易于掌握，起效快，疗程短，有效率为98.85%，牵引组有效率为83.33%。经统计学分析，手法组疗效明显优于牵引组。本课题研究过程中未发生1例不良事件。与同领域类似研究结果相比，本研究具有明显的优势性。

二、技术、方法的创新分析

1. 建立旋提手法治疗椎动脉型颈椎病的技术操作规范

在临床实践过程中，采用手法治疗椎动脉型颈椎病，有时效果明显，有时收效甚微，有时无效甚至加重，一方面说明椎动脉型颈椎病复杂多变，另一方面主要由于缺乏循证医学方面的证据，始终未找到一种公认的、安全的手法治疗模式，导致手法治疗的不规范化，严重影响了手法治疗椎动脉型颈椎病在临床中的应用和推广。本项目通过对旋提手法治疗椎动脉型颈椎病进行技术操作规范，多中心中央随机对照观察研究，结果显示，该技术操作疗效显著，操作简便，安全可重复，见效快，易被掌握，具有推广意义。

2. 量化旋提手法治疗椎动脉型颈椎病的主要效应指标

（1）头晕症状的量化及程度分级

采用魏毅等制定的椎动脉型颈椎病功能评定量表对患者的眩晕症状及功能进行评估（共11项，最高积分22分），再根据国家中医药管理局分级评定标准，每级相差30%设定为5级（无0分；轻度1~7分；中度8~14分；重度

15~21分；极重度22分）。在应用过程中患者易于理解，回答肯定，观察者填写方便，保证了头晕症状量化数据的准确性。

（2）头痛症状的量化

采用疼痛程度标尺法，将头痛分为5级（无0分；轻度1~3分；中度4~6分；重度7~9分；极重度10分）。在应用过程中，患者易于理解，保证了在标尺上标注的准确性，同时也保证了量化数据的准确性。

（3）颈椎活动度的测量

颈椎活动受限是颈椎病患者常见体征，运动是颈椎的基本功能之一，颈椎活动度的正确测量对于颈椎基本功能的评价和手法治疗效果的评价，都是十分有意义的。我们采用朱立国主任发明的、已获专利的颈椎活动测量仪进行测量，这种测量仪操作简便，具有很强的灵活性，不受场合地点的限制，能准确测量出颈椎的活动度。此仪器使用简便，易于掌握，保证了测量数据的准确性。

采用多中心随机对照的研究方法进行了规范研究，验证了旋提手法的有效性及安全性。

三、人才培养情况

在课题实施过程中，培养了1名硕士研究生，并获得了中国中医科学院研究生论文优秀奖。2名七年制硕士研究生也参与了此课题的研究，了解了课题的设计过程、研究方法及注意事项，并获得了硕士学位，为以后科研设计打下了基础。

四、论文、专著情况（数量与水平）

1. 高景华，朱立国，张清. 旋提手法治疗椎动脉型颈椎病120例疗效总结. 中国中医骨伤科杂志，2007，15（3）：34.

2. 金哲峰，曹宏梅，高景华. 旋提手法治疗椎动脉型颈椎病的回顾性研究. 新医学导刊，2008，7（3）：29.

3. 高景华，朱立国，金哲峰，等. 旋提手

法治疗椎动脉型颈椎病对头痛改善的疗
效评价．中国中医骨伤科杂志，2010，
18（6）：10－12．

4. 高景华，朱立国，魏戌，等．中医手法
治疗椎动脉型颈椎病研究概况．中国中
医药信息杂志，2010，17（7）：107－
110．

五、存在的问题与解决办法

未能按任务书计划要求完成的主要原因
包括：

1. 本课题研究的疾病可能存在季节性
因素。

2. 本课题制定严格的纳入标准，特别是对
年龄的标准制定得较为严格。

3. 有些患者对于治疗方法带有明显的倾
向性。

4. 有些患者因居住地因素而致其依从
性差。

5. 奥运会影响了就诊患者。

在今后的课题设计过程中应将以上因素考
虑进来。

参考文献

［1］范梓航．椎动脉型颈椎病研究进展．伤残医学杂
志，2005，13（2）：57－59．

［2］Kalavakonda C，Sekhar LN，Jones RV，et al. Inter-
mittent vertebral artery compression caused by C1-root
schwannoma：case report. Neurological research，2000，
22（7）：679－684．

［3］陈国治．神经递质生理学．北京：人民卫生出版
社，1984．

［4］于腾波．颅外段椎动脉壁交感神经分布特点及其临床
意义．青岛医学院学报，1999，35（4）：244－246．

［5］于腾波，夏玉军，周秉文．交感神经因素对椎－
基底动脉血流影响的实验研究．中国脊柱脊髓杂
志，2000，10（3）：157－159．

［6］Argenson C. The vertebral arteries（segments V1 and
V2）. Anat Clin，1980，2：29．

［7］余家阔，吴毅文．实验性颈椎应力应变分布改变
对颈椎组织结构的影响．中华外科杂志，1993，31
（8）：456．

［8］武兴杰，蔡锡类，尹青山．成人尸体椎动脉造影
及病理观察．中华放射学杂志，1991，25
（6）：345．

［9］宣蛰人．软组织外科理论与实践．北京：人民军
医出版社，1994．

［10］Kang JD，Stefanovic-Racic M，McIntyre LA，et al.
Toward a biochemical understanding of human interver-
tebral discde generation and herniation. Spine，1997，
22（10）：1065－1073．

［11］冯世庆，杨明杰，孔晓红，等．椎动脉型颈椎病
血浆内皮素变化．中华骨科杂志，1997，17
（6）：387－389．

［12］倪文才．颈椎综合征．北京：人民卫生出版
社，1990．

［13］陈果祥．36例椎动脉型颈椎病甲襞微循环观察．
中国康复，1993，9（1）：22－23．

［14］孙宏文．颈椎病与血液流变学关系．中医正骨，
1993，5（3）：7－8．

［15］张大同．椎动脉试验对椎动脉型颈椎病的诊断价
值．中国康复医学杂志，1993，3（6）：249－
251．

［16］冯世庆．椎动脉动脉法数字减影血管造影研究．
西安医科大学学报，1997，8（2）：1－2．

［17］Vaccaro AR，Klein GR，Flanders AE，et al. Long-
term evalution of vertebral artery injuries following
spine trauma using magneticresonance angiography.
Spine，1998，23：789－794．

［18］Hukuda S，Chables B，Wilson. Experimentalcervical
myelopathy effects of compression and ischemia on
the canine cervical cord. J Neuraurg，1972，37
（12）：631－652．

［19］Chen X，Sun B，Zhong SZ. Nerves accompanying
the vertebral artery and their clinical relevance.
Spine，1988，13（12）：1360－1364．

［20］董天华．谈谈颈椎病的诊断问题．江苏医药，
1984，10（7）：46－48．

［21］刘植栅．椎动脉减压术治疗椎动脉型颈椎病．中
华外科杂志，1984，22（12）：711－713．

［22］刘成，卡索，章义成．椎动脉型颈椎病发病机制及
诊断进展．人民军医，2003，46（6）：326－328．

［23］杨克勤．脊柱疾患的临床与研究．北京：北京出
版社，1993．

［24］韩伟，欧阳甲，刘克．动脉型颈椎病 MRA 分型
及临床意义．中国脊柱脊髓杂志，2001，11
（1）：19－21．

［25］张兆岩，韩明沼，于台飞，等．椎动脉型颈椎病
的 MRA 型探讨．医学影像学杂志，2005，15
（5）：364－366．

［26］国家中医药管理局．中医病证诊断疗效标准．南
京：南京大学出版社，1994．

［27］孙宇，陈琪．第二届全国颈椎病专题座谈会纪
要．中华外科杂志，1993，31（8）：472－476.

［28］李家顺，贾连顺．当代颈椎外科学．上海：上海
科学技术文献出版社，1997.

［29］颈椎病专题座谈会纪要．中华外科杂志，1984，
22（12）：719－722.

［30］曾胜明．112例无颈椎病症状老年人的颈椎X线
片分析．四川医学，1991，12（1）：32－33.

［31］代成甫，段贤斌，杨大志，等．椎动脉型颈椎病
影像改变对康复治疗的指导意义．中华物理医学
与康复杂志，2004，26（7）：415－417.

［32］李俊杰，卢克俭，赵宝力．椎间失稳在椎动脉型
颈椎病的诊疗意义．世界中医骨科杂志，2004，
6（1）：130－134.

［33］徐亮，刘洪涛，刘芳．椎动脉型颈椎病X线片的
特征与临床意义．咸宁学院学报：医学版，
2005，19（2）：92－94.

［34］孙树椿，张清．椎动脉型颈椎病的X线观察与诊
断．中国中医骨伤科杂志，2000，8（1）：28－
30.

［35］韩伟，刘克，郑钦洪，等．椎动脉缺血型颈椎病
诊断方法进展．汕头大学医学院学报，2000，13
（3）：73－75.

［36］钱新如．颈椎病临床分型与病变部位的X线和
CT研究．武汉医学杂志，1993，17（1）：7－8.

［37］Magarelli N，Scarabino T，Simeone AL，et al. Ca-
rotid stenosis：a comparision between MR and spinal
CT angiography. Neuroradiology，1998，40（6）：
367－373.

［38］王文章．三维CT血管成像诊断椎动脉型颈椎病－
附18例报告．中国医学研究与临床，2004，2
（21）：23－24.

［39］Farres MT，Grabenwoger F，Magometschning H，et
al. Spiral CT angiography：study of stenoses and cal-
cificationat the origin of the vertebral artery. Neurora-
diology，1996，38（8）：738－743.

［40］茹选良，葛焕祥，赵大正，等．螺旋CT血管成
像（SCTA）诊断椎动脉型颈椎病．颈腰痛杂志，
2001，22（1）：5－7.

［41］茹选良，陈天国，郝毅，等．椎动脉三维CT血
管成像的应用及临床意义．中国脊柱脊髓杂志，
2003，13（4）：224－226.

［42］Seemann MD，Englmeier K，Schuhmann DR，et al.
Evaluation of the carotid and vertebral arteries：com-
parison of 3D SCTA and IADSA-work in progress. Eur
Radiol，1999，9（1）：105－112.

［43］冯世庆，杨敏杰，陈君长，等．椎动脉动脉法数
字减影血管造影研究．西安医科大学学报，

1997，18（2）：232－236.

［44］武新英，杨小庆．椎动脉型颈椎病的磁共振成像研
究．中国医学影像学杂志，2004，12（1）：23－25.

［45］徐德永，栾红梅．椎动脉型颈椎病的MRI应用.
实用放射学杂志，1997，14（4）：224.

［46］常时新，孔祥泉，肖学宏，等．MR相应速度图对
椎动脉的血流动力学研究．放射学实践，2002，
15（1）：17－19.

［47］陈彦，徐家兴．颈椎病椎动脉血流的MR测量研究.
中华放射学杂志，1997，31（6）：426－427.

［48］张兆岩，韩明沼，于台飞，等．椎动脉型颈椎病
的MRA型探讨．医学影像学杂志，2005，15
（5）：364－366.

［49］周殿阁，刘海鹰，高健，等．MRA与DSA在椎动
脉型颈椎病诊断中的应用比较．中华骨科杂志，
2005，35（10）：587－590.

［50］张建宏，蒋彬，范建中，等．经颅多普勒超声在老
年人椎动脉型颈椎病的诊断及治疗中的价值．中华
物理医学与康复杂志，2001，23（2）：99－101.

［51］孙梅．经颅多普勒及其转颈试验对椎动脉型颈椎
病的研究．齐齐哈尔医学院学报，2005，26
（2）：136－137.

［52］乙芳，龚新环，杜宁，等．彩色多普勒对椎动脉
型颈椎病的诊断价值．中国超声医学杂志，
1998，14（11）：47－50.

［53］乙芳，龚新环，杜宁，等．椎动脉型颈椎病单侧
狭窄患者血流动力学研究．中国超声医学杂志，
1999，15（12）：918－920.

［54］于爱莉，马冬涛，崔利军，等．颈部旋转在超声
诊断椎动脉型颈椎病中的价值．中国医学影像学
杂志，2003，11（1）：32－33.

［55］潘之清．实用脊柱病学．济南：山东科学技术出
版社，1996.

［56］顾华美，张翼麟．30例椎动脉型颈椎病脑电地形
图分析．云南医药，1997，18（4）：289.

［57］汤宏．半夏白术天麻汤加味治疗椎动脉型颈椎病175
例．安徽中医临床杂志，2003，l5（5）：417.

［58］方晓明．辨证分型治疗椎动脉型颈椎病128例.
时珍国医国药，2001，12（10）：933.

［59］吴彀，高翔，施杞，等．辨证治疗椎动脉型颈椎
病．中医文献杂志，2004，（2）：53－54.

［60］张文柱．补肾活血法治疗椎动脉型颈椎病30例
临床观察．吉林中医药，2004，25（1）：26.

［61］倪红联，罗志军．椎动脉型颈椎病的选择性牵引
治疗．浙江临床医学，2000，9（2）：623.

［62］肖达生．补阳还五汤加减治疗椎动脉型颈椎病69
例．实用中医内科杂志，2004，18（2）：137.

［63］李学爽，李响，向建武．补阳还五汤加味治疗椎

动脉型颈椎病 120 例．中国康复，2004，（3）：152.

[64] 樊松龄．醒脑开窍法治疗颈源性眩晕 58．上海针灸杂志，1999，18（4）：12.

[65] 张胜，张六通．补阳还五汤治疗椎动脉型颈椎病 65 例．中华现代中西医杂志，2004，2（9）：816 - 817.

[66] 章福宝．补中益气汤合葛根素注射液治疗椎动脉型颈椎病 37 例．福建中医药，2003，34（2）：26 - 27.

[67] 张鹏程．当归枸杞汤治疗椎动脉型颈椎病 94 例体会．甘肃中医，2000，（6）：36.

[68] 王贯民，成秀娟，闫淑艳．齐刺后颈穴治疗椎动脉型颈椎病 40 例临床观察．天津中医，2000，17（1）：32.

[69] 胡纪原，韩咏竹，任明山．水针百劳穴治疗椎动脉型颈椎病 32 例．安徽中医学院学报，1998，17（1）：38.

[70] 定眩冲剂治疗椎动脉型颈椎病的临床观察．中国误诊学杂志，2003，3（2）：218 - 219.

[71] 唐静．定眩汤治疗椎动脉型颈椎病 40 例．实用中医内科杂志，2002，16（2）：74 - 76.

[72] 潘连印．定眩汤治疗椎动脉型颈椎病 48 例．江苏中医药，2003，24（9）：27.

[73] 王法祥，聂斌，章念伟，等．定眩汤治疗椎动脉型颈椎病 52 例．中医药学刊，2002，20（1）：59.

[74] 杜伟文．分型辨治椎动脉型颈椎病 187 例疗效分析．安徽中医临床杂志，2003，15（1）：27 - 28.

[75] 蒋世华，刘赴北．氟桂利嗪治疗椎动脉型颈椎病 40 例临床观察．现代医药卫生，2001，17（9）：730.

[76] 周丕琪，沈霖，杨艳萍，等．复方川脊片治疗椎动脉型颈椎病患者的临床观察．中国中医骨伤科杂志，2004，12（2）：12 - 14.

[77] 余维豪，金来贵，李萍．整体脉冲治疗仪治疗椎动脉型颈椎病 114 例疗效观察．中国针灸，1995，6：21.

[78] 陶琪彬，卢翠飞．骨筋丸合手法治疗椎动脉型颈椎病 50 例．中国民族民间医药杂志，2005，（72）：27 - 28.

[79] 李乙根．桂枝加葛根汤治疗椎动脉型颈椎病 60 例．新中医，2002，34（2）：56.

[80] 张向阳．桂枝汤治疗椎动脉型颈椎病 186 例观察．实用中医药杂志，2004，20（9）：491.

[81] 黄年斌，龙允杰，邱联群．化痰祛淤颗粒剂治疗椎动脉型颈椎病临床分析．实用中医药杂志，2005，21（5）：264 - 265.

[82] 黄年斌，龙允杰，邱联群．化痰祛淤颗粒剂治疗椎动脉型颈椎病临床分析．实用中医药杂志，2005，21（5）：264.

[83] 张运国，陈书新，杨树，等．活血化瘀治疗椎动脉型颈椎病 120 例．山西中医，2004，20（4）：25 - 26.

[84] 王清华．川芎酊离子导入综合治疗椎动脉型颈椎病 90 例对比．现代康复，1999，3（2）：191.

[85] 罗新民，郭鲜贞．加味通窍活血汤配合针刺治疗椎动脉型颈椎病 96 例报道．中国中医骨伤科杂志，2002，10（3）：40 - 41.

[86] 李柏冬，聂红梅，王雏凤，等．健脾祛痰化瘀法治疗颈型猝型 54 例．长春中医学院学报，2002，18（4）：19.

[87] 刘志杰，张春玲，方典美．颈复康治疗椎动脉型颈椎病 60 例．中国临床康复，2004，8（2）：267.

[88] 周焕凤，王译，孔丽娅，等．颈康灵治疗椎动脉型颈椎病临床观察．浙江中医学院学报，2001，25（4）：26 - 27.

[89] 刘卫平，邢之华，谭海彦．颈康汤治疗椎动脉型颈椎病的临床观察．中西医结合学报，2004，2（3）：181 - 182.

[90] 冯世庆，杨敏杰，陈君长．椎动脉外膜剥离术的基础和临床研究．中国脊柱脊髓杂志，1998，8（1）：6 - 8.

[91] 李跃华，周文泉，周鸿，等．颈舒颗粒治疗椎动脉型颈椎病的临床研究．中国中医药杂志，2004，2（1）：9 - 11.

[92] 辛本忠，卿茂盛，李昂．颈通汤治疗椎动脉型颈椎病的临床观察．中医正骨，2004，16（5）：14 - 15.

[93] 滕书文，水瑞英．颈晕定治疗椎动脉型颈椎病 52 例 - 附尼莫地平胶囊治疗 48 例对照观察．浙江中医杂志，2000，35（6）：247.

[94] 杨光明．颈晕灵治疗椎动脉型颈椎病 80 例．河南中医，2004，24（5）：38 - 39.

[95] 杨万波，冯毅．颈晕汤治疗椎动脉型颈椎病．湖北中医杂志，2001，23（7）：36.

[96] 李军，卫建民，毛玉清．颈晕汤治疗椎动脉型颈椎病的临床研究．现代中医药，2002，（4）：15 - 16.

[97] 陈进义，费志超．颈椎 2 号方治疗椎动脉型颈椎病 638 例 - 附颈复康治疗 512 例对照观察．浙江中医杂志，2001，（9）：385.

[98] 乔若愚，欧阳甲，李廷泰．颈前路钩椎关节切除治疗颈椎病．中华外科杂志，1979，17（6）：424 - 436.

[99] 高大运，程晓东，吕静．清眩饮治疗椎动脉型颈椎病的临床观察．中华实用中西医杂志，2005，

18（3）：385 – 386.

[100] Hukubo A. Trans-unco-discol approach a combined amterior and lateral approach to cervical disc. J Neurosurg, 1976, 38（2）：285.

[101] 朱雪琼. 桃红四物汤加减治疗椎动脉型颈椎病 40 例. 辽宁中医学院学报, 2002, 4（4）：285.

[102] 李杰, 赵雄龙, 郑虹. 天葛龙牛汤治疗椎动脉型颈椎病的临床观察. 中医正骨, 2003, 15（2）：15 – 16.

[103] 魏孟玲, 史美娟. 天菊四物汤加味治疗椎型颈椎病疗效观察. 山西中医学院学报, 2003, 4（1）：1 – 2.

[104] 刘满, 刘芳. 天麻钩藤冲剂临证六则应用浅探. 实用中医内科杂志, 2004, 18（5）：425.

[105] 刘植姗, 杨瑞和, 陈永裕. 椎动脉减压治疗椎动脉型颈椎病. 中华外科杂志, 1979, 17（6）：424 – 436.

[106] 段俊华, 管文英. 通心络胶囊治疗椎动脉型颈椎病 80 例. 中华临床医药杂志, 2003,（67）：11185 – 11186.

[107] 魏永南. 血府逐瘀胶囊治疗椎动脉型颈椎病 78 例临床观察. 北京中医, 2004, 23（5）：275.

[108] 王哲, 连继生. 血栓通辅助治疗椎动脉颈椎病的临床观察. 黑龙江医学, 2002, 26（6）：441 – 442.

[109] 田巧萍. 益脑通督法治疗椎动脉型颈椎病 36 例. 中华临床医学研究杂志, 2003,（80）：13245 – 13246.

[110] 周惠清. 益气化瘀利水方结合手法和牵引治疗椎动脉型颈椎病. 颈腰痛杂志, 2000, 21（4）：331 – 332.

[111] 周惠清. 益气化瘀利水方为主治疗椎动脉型颈椎病的临床研究. 中国中医骨伤科杂志, 2000, 8（4）：40 – 42.

[112] 周惠清. 益气化瘀利水方为主治疗椎动脉型颈椎病疗效观察. 中医正骨, 2001, 13（3）：15 – 16.

[113] 王敏, 邓素玲. 益气活血冲剂治疗椎动脉型颈椎病的临床观察. 中医正骨, 2005, 17（8）：62.

[114] 殳跃飞, 孙凌波. 益气活血汤为主治疗椎动脉型颈椎病 96 例. 浙江中医杂志, 2003, 38（2）：61.

[115] 夏惠明. 益气健脑合剂加推拿治疗椎动脉型颈椎病. 云南中医学院学报, 2000, 23（3）：47 – 48.

[116] 王勇. 益气升提汤治疗椎动脉型颈椎病临床观察. 山西中医, 2002, 18（5）：21.

早中期非创伤性股骨头坏死中医治疗的临床研究

第一部分　基本信息

项目名称： 早中期非创伤性股骨头坏死中医治疗的临床研究

项目编号： CACMS05Y0029

项目性质： 中医特色疗法

项目负责人： 陈卫衡

项目组长单位： 中国中医科学院望京医院

协作完成单位： 卫生部中日友好医院

联合方负责人： 李子荣

项目完成人： 陈卫衡　李子荣　刘道兵　孙　伟　肖春生　康书鹏　孙　钢
　　　　　　　赵铁军　顾力军　尹　天　谢　斌　周　宇　何海军

项目起止时间： 2005 年 9 月至 2008 年 9 月

第二部分　摘　要

股骨头坏死（Osteonecrosis of the Femoral Head，ONFH）是由于某些原因导致股骨头无菌性炎症、坏死的一种病理变化。临床以疼痛、跛行、功能障碍为特征，该病多见于 30～50 岁的青壮年，病情呈进行性加重，约有半数患者存在累及对侧股骨头，致残率极高，疗效差，严重影响劳动力。近年来，该病发病率逐步上升，被认为是世界医学界骨科攻关疑难病症之一。

本研究通过对早中期股骨头坏死患者的回顾性和前瞻性研究发现，无论采用中医或西医治疗，均有良好的疗效和保髋的必要性。中医的保髋治疗与西医疗效相当，同时因具有创伤小、痛苦少、副作用小、费用低等优势而使患者更易于接受；中医治疗股骨头坏死在改善患者的功能方面更具优势，特别是对于中晚期患者的功能改善；对于部分影像加重的患者，其关节功能同样可以取得不同程度的改善。

第三部分　回顾性研究

一、资料与方法

1. 病例来源

筛选在中国中医科学院望京医院经中医治疗及在卫生部中日友好医院骨坏死与关节保留重建中心经西医治疗，且随访达到 2 年以上的股骨头坏死患者合格病历各 100 例。按照配对原则进行 50 对病例的配对。以中国中医科学院望京医院的 50 例为中医治疗组，卫生部中日友好医院骨坏死与关节保留重建中心的 50 例为西医对照组。

2. 治疗方法

（1）中医治疗组治疗方案

中药血管介入，根据临床分型标准及治则方药按照中医辨证论治予口服中药，患者治疗均为两个疗程，每疗程 3 个月；辅以非负重状态功能锻炼，同时拄拐保护半年。

（2）西医对照组治疗方案

经股骨头颈交界开窗灯泡状病灶清除打压植骨术，并口服用药。患者治疗均为两个疗程，每疗程 3 个月；辅以非负重状态功能锻炼，同时拄拐保护半年。

3. 评价方法

将已配对成功的病例继续随访并收集相关材料，临床疗效评价包括影像表现评估，Harris 髋关节评分表评估髋关节功能。

二、结果

1. 基线情况

中医治疗组 47 例，脱失 3 例，其中男性 32 例，女性 15 例。西医对照组 48 例，脱失 2 例，其中男性 32 例，女性 16 例。中医治疗组与西医对照组在男、女性别构成比方面，经统计学处理无显著统计学意义（$P > 0.05$），具有可比性。中医治疗组 47 例，平均年龄 36.77 ± 9.06 岁，其中最小年龄 20 岁，最大年龄 54 岁。西医对照组 48 例，平均年龄 34.25 ± 9.20 岁，其中最小年龄 20 岁，最大年龄 52 岁（$P > 0.05$），具有可比性。

2. 总体结果

治疗后总体 Harris 评分为 83.47 ± 22.89；按 Harris 评分评估标准，治疗后临床痊愈 64 例，临床痊愈率为 67.37%，有效 19 例，有效率为 20%，无效 12 例，无效率为 12.63%。中医治疗组与西医对照组病例共 95 例，按影像学评价，治疗后稳定 71 例，稳定率为 74.74%，加重 24 例，加重率为 25.26%。

3. 讨论与结论

对于早中期股骨头坏死患者，无论采用中医或西医治疗，均有良好的疗效和保髋的必要性。中医的保髋治疗与西医疗效相当，同时因具有创伤小、痛苦少、副作用小、费用低等优势而使患者更易于接受；中医治疗股骨头坏死在改善患者的功能方面更具优势，特别是对于中晚期患者治疗的功能改善；对于部分影像加重的患者，其关节功能同样可以取得不同程度的改善。

三、专家组对研究病种的论证概述

股骨头坏死是骨伤科的一种疑难病，目前在国内外尚无疗效确切、满意的治疗方法。

本研究分为回顾和前瞻两部分，采用配对对照的方法，在卫生部中日友好医院骨坏死与关节保留重建中心设立西医治疗对照组，分别对通过中医治疗和西医治疗的早中期股骨头坏死病例进行了疗效比较研究。

结果显示，中医的保髋治疗与西医疗效相当，在改善患者的功能方面更具优势，同时因具有创伤小、痛苦少、副作用小、费用低等优势而使患者更易于接受。

本项目设计合理，并按计划书较好地完成了课题。使用配对对照的方法具有一定的创新性，在三甲西医院的骨坏死中心设立对照组，增加了结果的可信性，为中医治疗股骨头坏死提供了一套疗效较好、可重复、并能得到同行公认的治疗方法，值得进一步推广验证。

四、初步诊疗方案研究

1. 诊断

股骨头坏死的诊断标准参照 Mont 等提出的国际诊断标准：包括特异性标准和非特异性标准。

中医辨证分型标准：参照国家中医药管理局制定发布的《中医病证诊断疗效标准》及《股骨头坏死的三期四型辨证思路》的辨证标准分别对治疗组进行辨证。分为：①痰瘀阻络证②经脉痹阻证③肝肾亏虚证。

2. 治疗方案

（1）中医组治疗方案

超选择性旋股内外动脉中药血管介入。

口服中药汤剂：临床分型标准及治则方药。

①痰瘀阻络证

治则：健脾化痰，活血通络。

方药：苓桂术甘汤和桃红四物汤加减。

②经脉痹阻证

治则：补气活血，疏经通痹。

方药：补阳还五汤加减。

③肝肾亏虚证

治则：补益肝肾，强筋壮骨。

方药：独活寄生汤加减。

患者治疗均为 2 个疗程，每疗程 3 个月，同时统一使用牵引、功能锻炼等辅助治疗手段，室外活动应扶拐保护。

（2）西医组治疗方案

经股骨头颈交界开窗灯泡状病灶清除打压植骨术。口服用药为福善美 140mg/盒，每次 70mg 每周 1 次，连续使用半年。

3. 疗效评价方法

临床评估包括计算疼痛评分、Harris 髋关节评分和患者生存质量评估。分别在治疗后 3 个月、6 个月、12 个月及 24 个月时拍摄 X 线片。治疗后 12 个月及 24 个月时分别行一次 MRI 检查。每次随访均由接诊医生详细填写 CRF 表。

4. 技术路线与方法

筛选在中国中医科学院望京医院经中医治疗及在卫生部中日友好医院骨坏死与关节保留重建中心经西医治疗，且随访达到 2 年以上的股骨头坏死患者合格病历各 100 例。按照配对原则进行 50 对病例的配对。以中国中医科学院望京医院的 50 例为中医治疗组，卫生部中日友好医院骨坏死与关节保留重建中心的 50 例为西医对照组。做好临床病例观察，通过统计分析等进行临床疗效评价。

第四部分　临床研究

一、资料与方法

1. CRF 表的设计

在回顾性研究的基础上，临床调查表按 DME 要求设计为统一标准的股骨头坏死 CRF 表，并参照《中药新药临床研究指导原则》制定了"股骨头坏死中医证候量化表"以及 X 线、CT、MRI 等影像学检查结果以确定 NONFH 分期。

定性记分症状：有：计 1 分；无：计 0 分；定量评分根据轻重程度评 0，1，2，3 分。

2. 病例来源与选择

采用规范的诊断标准、纳入标准、排除标准选取病例对象，分别按中医治疗组治疗方案和西医组治疗方案进行分组治疗。

3. 随访

计划分别在治疗后 3、6、12、24 及 36 个月分别进行随访。并填写 Harris 髋关节评分表、股骨头坏死中医证候量化表、拍摄双髋正侧位 X 线片，检查血、尿、便常规化验及心、肝、肾功能。

4. 临床疗效评价

根据股骨头坏死的证候特点，结合国际股骨头坏死的观察指标标准，从以下两方面制定相关疗效评价指标，包括 Harris 髋关节功能指标及评分标准。与影像学指标，并在治疗前后分别进行统计。

二、结果

1. 基线情况

中医治疗组60髋（50例），脱失0例，其中男性47髋（41例），女性13髋（9例）。西医对照组55髋（46例），脱失5髋（4例），其中男性44髋（38例），女性11髋（8例）。中医治疗组与西医对照组在男、女性别构成比方面，经统计学处理无显著统计学意义（P > 0.05）。中医治疗组60髋（50例），平均年龄36.86 ± 8.42岁，其中最小年龄23岁，最大年龄55岁。西医对照组55髋（46例），平均年龄37.48 ± 8.69岁，其中最小年龄20岁，最大年龄55岁（P > 0.05），具有可比性。中医治疗组60髋（50例）治疗前的Harris髋关节功能评分，平均70.77 ± 12.58分，其中最低评分45分，最高评分100分；西医对照组55髋（46例）治疗前的Harris髋关节功能评分，平均72.87 ± 15.15分，其中最低评分46分，最高评分100分。

中医治疗组60髋治疗前的ARCO分期情况：Ⅱb：4髋，Ⅱc：27髋，Ⅲa：24髋，Ⅲb：1髋，Ⅲc：4髋；西医对照组55髋治疗前的ARCO分期情况，Ⅱb：3髋，Ⅱc：24髋，Ⅲa：23髋，Ⅲb：1髋，Ⅲc：4髋（P > 0.05）。

2. 总体结果

（1）总体治疗前后Harris髋关节功能评分评估分析

按照Harris髋关节功能评分标准，中医治疗组与西医对照组病例治疗后，经平均随访19.8个月评定：115髋中，临床痊愈61髋，临床痊愈率为53%；显效18髋，显效率为15.65%，有效11髋，有效率为9.57%；无效25髋，无效率为21.74%。

（2）总体治疗前后Harris髋关节功能评分比较

总体治疗前后Harris髋关节功能评分分别是71.77 ± 13.85和85.83 ± 12.88，平均比治疗前提高14.15 ± 17.61分；配对t检验结果：t = -8.580，P < 0.01。治疗前后髋关节Harris功能评分中，疼痛、功能、畸形及活动度的评分分别为：28.94 ± 7.97和37.70 ± 5.76；34.67 ± 8.07和39.75 ± 7.92；3.68 ± 0.47和3.83 ± 0.42；4.42 ± 0.70和4.67 ± 0.70。经配对t检验，均有统计学意义。（见表1）

表1　两组治疗前后 Harris 髋关节功能评分比较

项　目	疼痛	能力	畸形	活动范围	总评分
治疗前	28.94 ± 7.97	34.67 ± 8.07	3.68 ± 0.47	4.42 ± 0.70	71.77 ± 13.85
治疗后	37.70 ± 5.76**	39.75 ± 7.92**	3.83 ± 0.42**	4.67 ± 0.70**	85.83 ± 12.88**

注：与治疗前比较，＊＊表示 P < 0.01。

（3）总体不同分期治疗后Harris评分评估比较

总体Ⅱ期病例58髋中，治疗后临床痊愈36髋，临床痊愈率为62.07%；显效3髋，显效率为5.17%；有效7髋，有效率为12.07%；无效12髋，无效率为20.69%；总有效46髋，总有效率79.31%。总体Ⅲ期病例57髋中，临床痊愈25髋，临床痊愈率为43.86%；显效6髋，显效率为10.53%；有效10髋，有效率为17.54%；无效16髋，无效率为28.07%；总有效41髋，总有效率71.93%。（见表2）

表2　总体不同分期治疗后 Harris 评分评估比较

组别	髋数	临床痊愈	显效	有效	无效	总有效率
Ⅱ期	58	36（62.07%）	3（5.17%）	7（12.07%）	12（20.69%）	46（79.31%）△
Ⅲ期	57	25（43.86%）	6（10.53%）	10（17.54%）	16（28.07%）	41（71.93%）

注：与Ⅲ期比较，△表示 P > 0.05。

（4）总体不同分期治疗前后Harris评分比较

总体115髋中，58髋Ⅱ期病例治疗前后Harris评分分别为76.16 ± 14.10和88.24 ± 11.58，配对t检验结果，t = -4.888，P =

0.000，其提高值为 12.26 ± 18.92；57 髋Ⅲ期治疗前后 Harris 评分分别为 67.32 ± 12.16 和 83.39 ± 13.76，配对 t 检验结果，t = − 7.531，P = 0.000，提高值为 16.07 ± 16.11。Ⅱ期和Ⅲ期病例秩和检验结果，Z = − 0.797，P = 0.425。（见表3）

表3   **总体Ⅱ期和Ⅲ期病例治疗前后 Harris 评分比较**

组 别	髋数	治疗前 Harris 评分	治疗后 Harris 评分	提高值
Ⅱ期	58	76.16 ± 14.10	88.24 ± 11.58***	12.26 ± 18.92△
Ⅲ期	57	67.32 ± 12.16	83.39 ± 13.76***	16.07 ± 16.11

注：与治疗前比较，＊＊＊表示 P < 0.01；与Ⅲ期比较，△表示 P > 0.05。

总体Ⅱ期和Ⅲ期病例治疗前后不同方面 Harris 评分差值比较：与治疗前相比，Ⅱ期和Ⅲ期病例在疼痛方面的差值分别为 6.79 ± 10.27 和 10.70 ± 8.16，秩和检验结果，Z = − 1.914，P = 0.056；在生活和行走能力方面的提高值分别为 5.05 ± 10.88 和 5.11 ± 11.48，秩和检验结果，Z = − 0.143，P = 0.886；在畸形方面的提高值分别为 0.10 ± 0.52 和 0.18 ± 0.60，秩和检验结果，Z = − 0.901，P = 0.368；在活动范围方面的提高值分别为 0.22 ± 0.82 和 0.32 ± 0.76，秩和检验结果，Z = − 0.882，P = 0.378。（见表4）

表4   **总体Ⅱ期和Ⅲ期病例治疗前后不同方面 Harris 评分差值比较**

组别	髋数	疼痛	能力	畸形	活动度
Ⅱ期	58	6.79 ± 10.27△	5.05 ± 10.88△	0.10 ± 0.52△	0.22 ± 0.82△
Ⅲ期	57	10.70 ± 8.16	5.11 ± 11.48	0.18 ± 0.60	0.32 ± 0.76

注：与Ⅲ期治疗前后差值比较，△表示 P > 0.05，在疼痛方面比较，虽然无统计学意义（P = 0.056），但Ⅲ期在疼痛改善方面仍具有一定优势。

（5）总体治疗前后影像评估结果

总体病例115髋中，治疗后稳定81髋，稳定率为 70.44%，加重34髋，加重率为29.56%。

（6）总体不同分期治疗后影像评估结果

两组115髋中，Ⅱ期58髋，其中稳定48髋，稳定率82.76%，加重10髋，加重率17.24%。Ⅲ期57髋，其中稳定33髋，稳定率57.89%，加重24髋，加重率42.11%。卡方检验结果：$X^2 = 8.534$，P = 0.003。（见表5）

表5   **总体不同分期治疗后影像学评估比较**

组别	髋数	稳定	加重
Ⅱ期	58	48（82.76%）**	10（17.24%）
Ⅲ期	57	33（57.89%）	24（42.11%）

注：与Ⅲ期患者比较，＊＊表示 P < 0.05。

上表提示，股骨头坏死Ⅱ期患者，经保髋治疗后影像稳定率明显高于Ⅲ期患者。

3. 组间结果

（1）中医治疗组和西医对照组治疗后 Harris 评分评估比较

中医治疗组60髋中，治疗后 Harris 评分评估结果临床痊愈35髋，临床痊愈率为58.33%；显效12髋，显效率为20%；有效5髋，有效率为 8.34%，无效8髋，无效率为13.33%。西医对照组55髋中，治疗后 Harris 评分评估结果临床痊愈26髋，临床痊愈率为47.27%；显效6髋；显效率为10.91%；有效6髋，有效率为10.91%；无效17髋，无效率为30.91%。经卡方检验，结果显示 $X^2 = 6.454$，P = 0.092。（见表6）

表6　　　　　　　中医治疗组和西医对照组治疗后 Harris 评分评估比较

组　别	髋数	临床痊愈	显效	有效	无效	总有效率
中医治疗组	60	35（58.33%）△	12（20%）	5（8.34%）	8（13.33%）	52（86.67%）
西医对照组	55	26（47.27%）	6（10.91%）	6（10.91%）	17（30.91%）	38（69.19%）

注：与西医对照组比较，P=0.092。

（2）中医治疗组和西医对照组治疗后 Harris 评分比较

中医治疗组和西医对照组治疗后 Harris 评分分别为 88.10±12.28 和 83.36±13.18，t 检验结果，t=1.995，P=0.048；中医治疗组和西医对照组治疗后 Harris 评分提高值分别为 17.50±15.73 和 10.49±18.93，秩和检验结果，Z=-2.047，P=0.041。（见表7）

表7　　　　　　　中医治疗组和西医对照组治疗后 Harris 评分比较

组　别	髋数	治疗后 Harris 评分	提高值
中医治疗组	60	88.10±12.28*	17.50±15.73*
西医对照组	55	83.36±13.18	10.49±18.93

注：与西医对照组比较，*表示 P<0.05。

在髋关节 Harris 功能评分中，中医组和西医组在疼痛方面的提高值分别为 8.30±8.19 和 9.20±10.71，秩和检验结果，Z=-0.644，P=0.519；在生活和行走能力方面的提高值分别为 8.38±11.09 和 1.47±10.09，秩和检验结果，Z=-3.326，P=0.001；在畸形方面的提高值分别为 0.10±0.30 和 0.18±0.75，秩和检验结果，Z=-1.332，P=0.183；在活动度方面的提高值分别为 0.35±0.55 和 0.18±0.98，秩和检验结果，Z=-0.260，P=0.795。（见表8）

表8　　　　　　　中医治疗组和西医对照组治疗后 Harris 评分各方面提高值比较

组　别	髋数	疼痛	能力	畸形	活动度
中医治疗组	60	8.30±8.19△	8.38±11.09**	0.10±0.30△	0.35±0.55△
西医对照组	55	9.20±10.71	1.47±10.09	0.18±0.75	0.18±0.98

注：与西医对照组比较，**表示 P<0.01，△表示 P>0.05。说明中医治疗组在改善患者生活及行走能力方面更有优势。

（3）中医治疗组和西医对照组治疗后影像评估比较

中医治疗组 60 髋中，治疗后稳定 43 髋，稳定率为 71.67%；加重 17 例，加重率为 28.33%。西医对照组 55 髋中，稳定 38 髋，稳定率为 69.09%；加重 17 例，加重率为 30.91%。卡方检验结果，$X^2=0.091$，P=0.762。（见表9）

表9　　　　　　　中医治疗组和西医对照组治疗后影像评估

组　别	髋数	稳定	加重
中医治疗组	60	43（71.67%）△	17（28.33%）
西医对照组	55	38（69.09%）	17（30.91%）

注：与对照组比较，△P>0.05。

（4）中医治疗组和西医对照组不同分期病例治疗前后 Harris 评分评估比较

①中医治疗组和西医对照组Ⅱ期病例治疗前后 Harris 评分评估比较

中医治疗组Ⅱ期病例 31 髋中，治疗后 Harris 评分评估结果，临床痊愈 21 髋，临床痊愈率为 67.74%，显效 1 髋，显效率为 3.23%，有效 4 髋，有效率为 12.9%；无效 5 髋，无效率为 16.13%。西医对照组Ⅱ期病例 27 髋中，治疗后 Harris 评分评估结果临床痊愈 15 髋，临床痊愈率为 55.56%；显效 2 髋，显效率为

7.41%；有效 3 髋，有效率为 11.11%，无效 7 髋，无效率为 25.93%。卡方检验结果，$X^2 = 1.541$，$P = 0.673$。（见表 10）

表 10　　中医治疗组Ⅱ期病例和西医对照组Ⅱ期病例治疗后 Harris 评分评估比较

组　别	髋数	临床痊愈	显效	有效	无效
中医治疗组	31 髋	21（67.74%）$^\triangle$	1（3.23%）	4（12.9%）	5（16.13%）
西医对照组	27 髋	15（55.56%）	2（7.41%）	3（11.11%）	7（25.93%）

注：与西医对照组比较，△表示 P＞0.05。

②中医治疗组和西医对照组Ⅲ期病例治疗前后 Harris 评分评估比较

中医治疗组Ⅲ期病例 29 髋中，治疗后 Harris 评分评估结果：临床痊愈 14 例，临床痊愈率为 48.28%；显效 4 髋，显效率为 13.79%；有效 7 髋，有效率为 24.14%；无效 4 髋，无效

率 13.79%。西医对照组Ⅲ期病例 28 髋中，治疗后 Harris 评分评估结果，临床痊愈 11 髋，临床痊愈率为 39.29%；显效 2 髋，显效率为 7.14%；有效 3 髋，有效率为 10.71%，无效 12 髋，无效率为 42.86%。卡方检验结果，$X^2 = 6.611$，$P = 0.085$。（见表 11）

表 11　　中医治疗组Ⅲ期病例和西医对照组Ⅲ期病例治疗后 Harris 评分评估比较

组　别	髋数	临床痊愈	显效	有效	无效
中医治疗组	29 髋	14（48.28%）$^\triangle$	4（13.79%）	7（24.14%）	4（13.79%）
西医对照组	28 髋	11（39.29%）	2（7.14%）	3（10.71%）	12（42.86%）

注：与西医对照组比较，△表示 P＞0.05。

中医治疗组和西医对照组Ⅲ期病例治疗后 Harris 评分评估比较虽没有统计学意义（P = 0.085），但与对照组比较，仍具有一定的优势。

5. 中医治疗组和西医对照组不同分期治疗前后 Harris 评分比较

①中医治疗组和西医对照组Ⅱ期治疗前后 Harris 评分比较

中医治疗组Ⅱ期治疗前后 Harris 评分分别

为 75.23 ± 11.65 和 90.29 ± 11.14，提高值为 15.39 ± 16.81；西医对照组Ⅱ期治疗前后 Harris 评分分别为 77.22 ± 16.65 和 85.89 ± 11.83，提高值为 8.67 ± 20.83。中医组治疗前后配对 t 检验结果，t = − 5.029，P = 0.000；西医组治疗前后配对 t 检验结果，t = − 2.162，P = 0.04。与西医对照组提高值比较，秩和检验结果，Z = − 1.333，P = 0.182。（见表 12）

表 12　　中医治疗组和西医对照组病例Ⅱ期治疗前后 Harris 评分比较

组　别	髋数	治疗前 Harris 评分	治疗后 Harris 评分	提高值
中医治疗组	31	75.23 ± 11.65	90.29 ± 11.14**	15.39 ± 16.81$^\triangle$
西医对照组	27	77.22 ± 16.65	85.89 ± 11.83*	8.67 ± 20.83

注：与治疗前比较，＊＊表示 P＜0.01，＊表示 P＜0.05，与西医对照组提高值比较△表示 P＞0.05。

中医组和西医组Ⅱ期病例治疗前后髋关节功能不同方面 Harris 评分差值比较，与治疗前相比，中医组和西医组在疼痛方面的提高值分别为 5.93 ± 8.17 和 7.78 ± 12.33，秩和检验结果：Z = − 0.697，P = 0.486；在生活和行走能力方面的提高值分别为 8.58 ± 10.69 和 1.00 ±

9.79，秩和检验结果，Z = − 2.857，P = 0.004；在畸形方面的提高值分别为 0.06 ± 0.25 和 0.15 ± 0.72，秩和检验结果，Z = − 0.796，P = 0.426；在活动范围方面的提高值分别为 0.35 ± 0.61 和 0.07 ± 1.00，秩和检验结果：Z = − 0.741，P = 0.459。（见表 13）

表13　　　　　　中医组和西医组Ⅱ期病例治疗前后不同方面 Harris 评分差值比较

组　别	髋数	疼痛	能力	畸形	活动度
中医治疗组	31	5.93 ± 8.17$^{\triangle}$	8.58 ± 10.69 **	0.06 ± 0.25$^{\triangle}$	0.35 ± 0.61$^{\triangle}$
西医对照组	27	7.78 ± 12.33	1.00 ± 9.79	0.15 ± 0.72	0.07 ± 1.00

注：与西医对照组治疗前后差值比较，＊＊表示 $P < 0.01$，△表示 $P > 0.05$。

②中医治疗组和西医对照组Ⅲ期治疗前后 Harris 评分比较

中医治疗组Ⅲ期治疗前后 Harris 评分分别为 66.00 ± 11.95 和 85.76 ± 13.19，提高值为 19.76 ± 14.44；西医对照组Ⅲ期治疗前后 Harris 评分分别为 68.68 ± 12.44 和 80.93 ± 14.14，提高值为 10.71 ± 15.46。中医组治疗前后配对 t 检验结果，t = -7.368，P = 0.000；西医组治疗前后配对 t 检验结果，t = -3.791，P = 0.001。与西医对照组提高值比较，秩和检验结果，Z = -2.208，P = 0.043。（见表14）

表14　　　　　　中医治疗组和西医对照组病例Ⅲ期治疗前后 Harris 评分比较

组　别	髋数	治疗前 Harris 评分	治疗后 Harris 评分	提高值
中医治疗组	29	66.00 ± 11.95	85.76 ± 13.19 **	19.76 ± 14.44 *
西医对照组	28	68.68 ± 12.44	80.93 ± 14.14 **	10.71 ± 15.46

注：与治疗前比较，＊＊表示 $P < 0.01$；提高值与西医对照组比较，＊表示 $P < 0.05$。

中医组和西医组Ⅲ期病例治疗前后不同方面 Harris 评分差值比较，与治疗前相比，中医组和西医组在疼痛方面的提高值分别为 10.83 ± 7.55 和 10.57 ± 8.89，秩和检验结果，Z = -0.068，P = 0.946；在生活和行走能力方面的提高值分别为 8.17 ± 11.69 和 1.93 ± 10.53，秩和检验结果，Z = -1.909，P = 0.056；在畸形方面的提高值分别为 0.14 ± 0.35 和 0.21 ± 0.79，秩和检验结果，Z = -1.031，P = 0.302；在活动范围方面的提高值分别为 0.34 ± 0.48 和 0.29 ± 0.98，秩和检验结果，Z = -0.362，P = 0.717。（见表15）

表15　　　　　　中医组和西医组Ⅲ期病例治疗前后不同方面 Harris 评分差值比较

组　别	髋数	疼痛	能力	畸形	活动度
中医治疗组	29	10.83 ± 7.55$^{\triangle}$	8.17 ± 11.69$^{\triangle}$	0.14 ± 0.35$^{\triangle}$	0.34 ± 0.48$^{\triangle}$
西医对照组	28	10.57 ± 8.89	1.93 ± 10.53	0.21 ± 0.79	0.29 ± 0.98

注：与西医对照组治疗前后差值比较，△表示 $P > 0.05$，能力方面较对照组具有一定优势（$P = 0.056$）。

（6）中医治疗组和西医对照组不同分期治疗前后影像评估比较

①中医治疗组和西医对照组Ⅱ期治疗前后影像评估比较

中医治疗组Ⅱ期病例 31 髋中，稳定 27 髋，稳定率为 87.10%；加重 4 髋，加重率为 12.90%。西医对照组Ⅱ期病例 27 髋中，稳定 21 例，稳定率为 77.78%；加重 6 例，加重率为 22.23%。卡方检验结果，$X^2 = 0.878$，P = 0.349。（见表16）

表16　　　　　　中医治疗组和西医对照组Ⅱ期病例治疗后影像评估比较

组　别	髋数	稳定（率）	加重（率）
中医治疗组	31	27（87.10%）$^{\triangle}$	4（12.90%）
西医对照组	27	21（77.78%）	6（22.23%）

注：与西医对照组比较，△表示 $P > 0.05$。

②中医治疗组和西医对照组Ⅲ期治疗前后影像评估比较

中医治疗组Ⅲ期病例29髋中，稳定16髋，稳定率为55.17%；加重13髋，加重率为44.83%。西医对照组Ⅲ期病例28髋中，稳定17髋，稳定率为60.71%；加重11髋，加重率为39.29%。卡方检验结果，$X^2 = 0.179$，$P = 0.672$。（见表17）

表17　　中医治疗组和西医对照组Ⅲ期病例治疗后影像评估比较

组　别	髋数	稳定（率）	加重（率）
中医治疗组	29	16（55.17%）△	13（44.83%）
西医对照组	28	17（60.71%）	11（39.29%）

注：与西医对照组比较，△表示 P > 0.05。

（7）中医治疗组和西医对照组影像稳定病例治疗前后 Harris 评分比较

81髋影像稳定的患者，其中中医治疗组为43髋，其治疗前后 Harris 髋关节功能评分分别为 71.33 ± 12.55 和 90.47 ± 9.98，配对 t 检验结果，t = -7.683，P = 0.000；西医对照组38髋，治疗前后 Harris 髋关节功能评分分别为 74.05 ± 14.70 和 86.34 ± 12.04，配对 t 检验结果，t = -4.186，P = 0.000。与治疗前比较，中医组和西医组提高值分别为 19.14 ± 16.34 和 12.29 ± 18.10，秩和检验结果，Z = -1.718，P = 0.086。（见表18）

表18　　中医治疗组和西医对照组影像稳定患者治疗前后 Harris 评分比较

组　别	髋数	治疗前 Harris 评分	治疗后 Harris 评分	提高值
中医治疗组	43	71.33 ± 12.55	90.47 ± 9.98 ***	19.14 ± 16.34 △
西医对照组	38	74.05 ± 14.70	86.34 ± 12.04 ***	12.29 ± 18.10

注：与治疗前比较，＊＊＊表示 P < 0.001，与西医对照组提高值比较，△表示 P > 0.05。

由上表提示，与西医对照组比较，中医治疗组治疗后影像稳定的患者的髋关节功能 Harris 评分存在提高的趋势（P = 0.086）。

中医组和西医组影像稳定患者治疗前后不同方面 Harris 评分差值比较，中医组和西医组在疼痛方面的提高值分别为 8.60 ± 8.33 和 10.05 ± 10.45，秩和检验结果，Z = -0.936，P = 0.349；在生活和行走能力方面的提高值分别为 9.72 ± 11.27 和 2.58 ± 9.71；秩和检验结果，Z = -2.965，P = 0.003；在畸形方面的提高值分别为 0.09 ± 0.29 和 0.37 ± 0.59，秩和检验结果，Z = -2.801，P = 0.005；在活动范围方面的提高值分别为 0.40 ± 0.54 和 0.42 ± 0.76，秩和检验结果，Z = -0.382，P = 0.702。（见表19）

表19　　中医组和西医组影像稳定患者治疗前后不同方面 Harris 评分提高值比较

组　别	髋数	疼痛	能力	畸形	活动度
中医治疗组	43	8.60 ± 8.33 △	9.72 ± 11.27 **	0.09 ± 0.29 **	0.40 ± 0.54 △
西医对照组	38	10.05 ± 10.45	2.58 ± 9.71	0.37 ± 0.59	0.42 ± 0.76

注：与西医对照组治疗前后差值比较，＊＊表示 P < 0.01，△表示 P > 0.05。

（8）中医治疗组和西医对照组影像加重病例治疗前后 Harris 评分比较

34髋影像加重的患者，中医治疗组为17髋，其治疗前后 Harris 髋关节功能评分分别为 69.35 ± 12.95 和 82.12 ± 15.54，配对 t 检验结果，t = -3.972，P = 0.001，具有极显著统计学意义。西医对照组为17髋，其治疗前后 Harris 髋关节功能评分分别为 70.24 ± 16.23 和 76.71 ± 13.52，配对 t 检验结果，t = -1.291，P = 0.215，无统计学意义。与治疗前比较，中医组和西医组提高值分别为 13.35 ± 13.67 和 6.47 ± 20.67，秩和检验结果，Z = -1.154，P = 0.248。（见表20）

表 20　　中医治疗组和西医对照组影像加重患者治疗前后 Harris 评分比较

组　别	髋数	治疗前 Harris 评分	治疗后 Harris 评分	提高值
中医治疗组	17	69.35 ± 12.95	82.12 ± 15.54 **	13.35 ± 13.67△
西医对照组	17	70.24 ± 16.23	76.71 ± 13.52△	6.47 ± 20.67

注：与治疗前比较，＊＊表示 P < 0.01，与西医对照组提高值比较，△表示 P > 0.05。

中医组和西医组影像加重患者治疗前后不同方面 Harris 评分差值比较，与治疗前相比，中医组和西医组在疼痛方面的提高值分别为 7.53 ± 8.02 和 7.29 ± 11.36，秩和检验结果，Z = -0.198，P = 0.843；在生活和行走能力方面的提高值分别为 5.00 ± 10.17 和 -1.00 ± 10.77，秩和检验结果，Z = -1.535，P = 0.125；在畸形方面的提高值分别为 0.12 ± 0.33 和 -0.24 ± 0.90，秩和检验结果，Z = -1.408，P = 0.159；在活动范围方面的提高值分别为 0.24 ± 0.56 和 -0.35 ± 1.22，秩和检验结果，Z = -1.069，P = 0.285。（见表21）

表 21　　中医组和西医组影像加重患者治疗前后不同方面 Harris 评分提高值比较

组　别	髋数	疼痛	能力	畸形	活动度
中医治疗组	17	8.60 ± 8.33△	9.72 ± 11.27△	0.09 ± 0.29△	0.40 ± 0.54△
西医对照组	17	10.05 ± 10.45	2.58 ± 9.71	0.37 ± 0.59	0.42 ± 0.76

注：与西医对照组治疗前后差值比较，△表示 P > 0.05。

三、讨论

1. 股骨头坏死治疗的研究现状

（1）现代医学对股骨头坏死的治疗现状

股骨头坏死是一种常见病，其发病原因包括创伤、激素、酗酒等，我国的发病者数已达 700 多万人。由于交通创伤的不断增加，很多疾病仍必须使用激素，我国饮酒量之大，堪称世界之最。因此，股骨头坏死的发病率逐年上升，在日本每年有 2500～3000 例发病，美国则可达到 1.5 万～2 万新患者，而我国每年的新增病例却达到 10 万～20 万。

但是，由于股骨头坏死是一种世界性的疑难病，多发于 20～50 岁，往往双侧发病，如未加及时治疗，病情呈进行性加重，70%～80% 患者髋关节 X 线片及临床表现呈进行性加重，可出现渐进性股骨头塌陷、继发退行性骨关节炎，大部分患者都在出现髋关节疼痛的同时，逐渐丧失关节活动及行走能力，从而丧失劳动与生活能力，导致终身残疾。因此，本病又被称为"不死的癌症"，严重影响国民的身体健康素质。

现代医学对于股骨头坏死强调应早期发现，早期诊断，早期治疗。治疗方法可分为非手术治疗及手术治疗，但到目前为止仍然没有一种确切的、行之有效的治疗方法。在现有的非手术治疗方法中，卧床休息、对症止痛、制动患肢、限制承重、高压氧疗法、电刺激疗法等被陆续采用，但 Jones 报道经保守疗法治疗的 819 例随访 20 个月至 10 年的结果，仅 182 例（22%）临床疗效满意。然而，Steinberg 等发现，无论采取什么非手术治疗措施，92% 的病例病情得不到有效控制。随着介入治疗的不断成熟，因其手术创伤小，操作简便，具有快捷、明显的效果，患者较愿意接受，其价值正逐渐被人们所认识。手术的方法虽然很多，但没有一种单一的姑息性手术能完全逆转股骨头坏死的病变过程。如单纯髓芯减压术可增加股骨头塌陷几率；植骨术可因骨道内血运恢复不良而致股骨头机械支撑力下降；截骨术中几种术式因破坏了髋关节的正常结构，若最终做全髋关节置换术，可能会受到影响。而近几年来，多孔钽棒植入手术的开展为治疗早期股骨头坏死提供了一个新选择，但因其费用昂贵，适应证较窄，而且开展时间较短，缺乏对照研究报道，其临床疗效有待于进一步研究。髓芯减压并骨移植被认为较有临床价值，又因合并细胞因子的治疗可能对股骨头坏死具有事半功倍的疗效。

Mont 等经股骨头颈开窗灯泡状减压，脱钙骨基质、异体碎骨及骨替代材料打压植骨，21 髋平均随访 4 年，优良率达 86%。此类手术方法简便，且创伤小，对 Ⅱ 期和关节面塌陷小于 2mm 的 Ⅲ 期中青年股骨头坏死患者适用。常炳营等应用髓芯减压植骨＋BMP 治疗的 15 例（17 髋）股骨头坏死的患者进行回顾性分析，平均随访时间 53 个月，优良率达 82.4%。但由于缺乏大样本、多中心以及前瞻性的研究，可行性和可重复性较差，临床疗效的真实性也有待于进一步研究。绝大多数患者因股骨头塌陷、关节功能丧失而不得不选择人工关节置换。由于股骨头坏死患者大多数为青壮年，且人工关节 10～20 年的使用年限使患者可能需要进行多次手术，从而给他们的生活和工作带来了无尽的痛苦，也将给国家和个人造成沉重的经济负担。因此，对它的研究不但非常必要、迫切，也必将是长期的和多方位的。

（2）中医对股骨头坏死的治疗现状

目前，中医治疗股骨头坏死显示出良好的前景。近年来，许多中医学者根据各自的临床经验对股骨头坏死进行中医辨证治疗，均取得了较好疗效。马在山通过不同辨证分型对 2133 例股骨头坏死患者进行辨证治疗，优良率达到 85%，总有效率达到 97.4%；石关桐等以益气活血、补肾壮骨之再生丸治疗股骨头缺血性坏死患者 54 例，优良率为 48.2%，有效率为 88.9%；周虎林等以活血化瘀、补肾壮骨之复骨汤加减治疗股骨头坏死患者 62 例，治愈率为 82.2%；李振平等采用活骨丸和复骨丸治疗股骨头坏死患者 226 例进行疗效观察，按照《中医病症诊断疗效标准》进行疗效判定，总有效率达到 98.2%；高辉采用补蚀散外敷法治疗股骨头坏死病例 156 髋，进行为期半年的疗效观察，应用成人股骨头缺血性坏死疗效评价法进行疗效评价，优良率达到 92.3%；

从文献报道看，中医治疗股骨头坏死的有效率均在 80% 以上。但由于各地医家辨证分型不同、疗效评价标准不统一，随访时间较短，缺乏严谨合理的设计和严格的质量控制标准，使其治疗方法缺乏可比性和可重复性，也造成中医药治疗股骨头坏死的疗效难以得到广泛的认可。

2. 保髋方法治疗早中期股骨头坏死的重要性和有效性

由于该病好发于 30～50 岁的青壮年，如早期不能得到及时有效的治疗，就会导致股骨头塌陷，关节间隙变窄，甚至髋关节脱位，肢体短缩，严重影响患者的生活和劳动能力，绝大多数患者最终都需要接受人工全髋关节置换。由于人工关节有一定的使用年限，一旦进行关节置换，常需多次行翻修手术，给患者及家属身心造成很大痛苦及沉重的经济负担。因此，在病程的早期阶段应采取积极的保留髋关节的疗法以缓解或稳定疾病，最终达到保留患者股骨头或延缓行人工关节置换的时间，具有重要的意义。因此，许多学者对于早中期股骨头坏死仍致力于探索保髋的治疗方法，并取得了一定进展。

本研究对中医治疗病例以及西医治疗病例进行回顾性配对对照研究，中医治疗组的影像稳定率达到了 74.47%，与西医治疗组 75% 的稳定率相当。在症状改善方面，尤其是疼痛程度、关节畸形及活动度、生活能力、行走能力等方面的总有效率达到 95.74%，显示了中医治疗股骨头坏死的有效性。

本课题对于早中期股骨头坏死的前瞻性配对对照临床研究中，通过平均 19.8 个月的临床随访观察。按照 Harris 髋关节功能评分标准，中医治疗组与西医对照组 115 髋中，临床痊愈 61 髋，临床痊愈率为 53%；显效 18 髋，显效率为 15.65%，有效 11 髋，有效率为 9.57%；无效 25 髋，无效率为 21.74%，总有效率为 78.26%。影像学评价为中医治疗组与西医对照组 115 髋中，稳定 81 髋，稳定率为 70.44%；加重 34 髋，加重率为 29.56%。

由于本研究对中医和西医治疗病例进行回顾性和前瞻性配对对照研究，并严格采用公认的标准在盲态下对治疗结果进行评价，因此，结果具有可靠性。通过以上研究结果分析，充分显示了保髋治疗早中期股骨头坏死的有效性。

3. 中医治疗股骨头坏死的优势

对于股骨头坏死临床疗效的判断，因患者和医生往往对疗效的好坏所关注的侧重点是不同的，患者对自身的感受是主观的，也是患者关注疗效好坏的主要内容；而医生对于疗效的好坏则主要是通过客观的影像学结果去衡量和判断，可能会忽略患者的主观感受。所以对患者来说，自身感受和功能的改善则显得更加重要。

本课题前瞻性研究结果显示，中医组治疗前后 Harris 髋关节功能评分差值和西医对照组比较，具有统计学意义（P < 0.05）；在生活和行走能力方面的提高值分别为 8.38 ± 11.09 和 1.47 ± 10.09，与对照组比较，具有统计学意义（P < 0.01）。

本研究Ⅱ期病例中，在生活和行走能力方面的差值比较中，中医组和西医组的差异具有显著性统计学意义（P < 0.01）。Ⅲ期病例中，与西医对照组髋关节功能 Harris 评分的提高值比较，具有统计学意义（P < 0.05）。说明中医组在改善患者的功能方面，尤其是生活和行走能力方面，中医治疗组更具优势。

本研究还发现，中医治疗组 17 髋影像加重的患者，其治疗后 Harris 髋关节功能评分平均为 82.12 ± 15.54，与治疗前比较具有显著统计学意义（P < 0.01）。与西医组对照，虽然检验结果差异无统计学意义（P > 0.05），但中医治疗组功能评分仍占优势。

上述研究结果提示，中医治疗股骨头坏死对于自身功能的改善具有一定的优势。

研究中还发现：总体结果中，Ⅱ期和Ⅲ期患者治疗前后髋关节 Harris 功能评分提高值分别为 12.26 ± 18.92 和 16.07 ± 16.11，差异无显著性统计学意义（P > 0.05）。但Ⅲ期患者的提高值明显高于Ⅱ期患者，而且在疼痛方面的差异具有统计学意义（P < 0.05），说明中晚期患者经有效的保髋治疗其功能改善反而优于早期患者，提示我们对于股骨头坏死的治疗，不能把影像学分期作为治疗方法的唯一依据。而关节功能的好坏可能会为患者提供一个更加人性化治疗方法的选择依据，对于关节功能较好的中晚期股骨头坏死的患者，仍可以采取保守或者保髋治疗，特别是对于中青年患者，可以避免换髋或者延缓换髋时间，以避免二次翻修手术而增加患者的心理及经济负担。

中医治疗股骨头坏死的优势可能与下列几种情况有关。

局部灌注高浓度的中药可使供应股骨头、髋关节及其周围软组织的小动脉及毛细血管扩张，并通过 VEGF 等细胞因子的分泌刺激血管内皮的增殖分化，促进血管的生长和血管内膜修复，加速坏死区的再生血管化，重建股骨头局部的微循环，增加股骨头的血流量，促进坏死修复，终止甚至逆转股骨头缺血坏死的病理过程，促进骨的再生，防止股骨头塌陷，从而达到保留股骨头的目的。

全身整体辨证用药则有效阻止了股骨头坏死的可能病理机制。骨内压增高、血管内凝血和脂质代谢紊乱成为股骨头坏死的病理基础，国内外学者已达成共识。研究证实：当归、赤芍、丹参、川芎均有改善局部微循环、抗血小板、抗凝、增强纤维蛋白溶解活性、防止血栓形成的作用。根据现代药理实验研究发现：赤芍、丹参在体内有抗高脂肪和高胆固醇引起的血小板聚集和血栓形成的作用，还有降低骨内压的作用，从而对骨内压升高诱发股骨头坏死具有很强的针对性。

由此可见，中医疗法在注重患者局部病位的同时，更注重全身状态的调理，促进生理和心理的健康，可以明显提高患者的生活质量，特别对于患者的生活和行走能力方面具有明显的改善作用。

此外，中医选择以口服中药汤剂辅以纯中药介入微创治疗本病，具有住院治疗时间短、治疗后恢复快、治疗风险相对较低、药物的毒副作用小且价格低廉等方面的优势。因此，中医治疗因以上几方面的优势使患者更易于选择和接受。

本病在中医辨证论治方面虽然取得了一定的疗效，但是由于股骨头坏死的发展速度较快，往往单纯中药汤剂的治疗作用较慢，具有一定的局限性。通过采用介入技术的基本原理将中药制剂直接灌注至供应股骨头的旋股内外动脉血管内，促进有效循环血量，从而改善坏死的股骨头的血运，创造新骨生成修复的微环境。这种多途径用药特点明显提高了临床疗效。

现代医学表明，非创伤性股骨头坏死是全身病变在股骨头局部病理表现。因此，本研究采用中医的辨证论治结合现代医学的微创技术进行治疗，做到局部与整体相结合，同时也体现了中医"标本同治"的基本观点。首先，将纯中药制剂通过超选择性动脉插管介入至供应股骨头的旋股内外动脉血管内，来改善患者的局部症状，为"治其标"；然后，按照"三期四型"的辨证论治方法口服中药汤剂进行全身整体治疗，为"治其本"。这种局部与整体相结合的治疗方法亦体现了中医从整体观出发对ONFH的认识和临床诊疗水平。

由于中药汤剂选择的药物均为常用的草药，而血管内灌注的药物为临床较常用的丹参和血塞通注射液。经多年临床观察，未见不良反应。且术后1天即可拄拐下床活动，进行非负重功能锻炼，具有住院治疗时间短、痛苦少、治疗风险相对较低、药物的毒副作用小及价格低廉等优势。因此，中医治疗股骨头坏死因以上几方面的优点而使患者更易于选择和接受。

第五部分　研究结论、成果及优势评价（也包括卫生经济学评价）

一、中医（或中西医结合）优势分析及评价

本课题选择运用中医治疗与西医治疗，且对随访时间达到2年以上的股骨头坏死病例进行系统的研究，得出如下结论：

1. 对于早中期股骨头坏死患者，无论采用中医或西医治疗，均有良好的疗效和保髋的必要性。

2. 中医的保髋治疗与西医疗效相当，同时因具有创伤小、痛苦少、副作用小、费用低等优势而使患者更易于接受。

3. 中医治疗股骨头坏死在改善患者的功能方面更具优势，特别是对于中晚期患者治疗的功能改善。

4. 对于部分影像加重的患者，其关节功能同样可以取得不同程度的改善。

二、技术、方法的创新分析

1. 理论创新

中医认为股骨头坏死属"痹症"范围，治疗以活血化瘀，通络止痛为基本治则。我们前期研究表明股骨头坏死早期病机表现为脾虚生痰、由痰致瘀，因此根据病机提出对早期股骨头坏死以"痰瘀同治"为基本治疗原则。

2. 思路创新

利用随机、对照设计，根据股骨头坏死证候研究少、自然病史长的特征，系统研究证候表现动态变化规律和远期疗效。

3. 方法创新

将现代介入技术与中医辨证论治相结合，开拓了中医药发展的新思路，利用中医整体观和现代循证医学的学术思想，设计了以证候为依据，以患者为中心，具有中医特色，并结合现代医学理论和方法的股骨头坏死疗效性指标体系。

三、人才培养情况

培养研究生两名。

1. 中国中医科学院2005届硕士研究生，周宇．早中期非创伤性股骨头坏死中医治疗的临床回顾对照研究．

2. 中国中医科学院2006届硕士研究生，何海军．早中期非创伤性股骨头坏死中医治疗的前瞻性临床研究．

四、论文、专著情况（数量与水平）

1. 谢文光，陈卫衡．非创伤性股骨头坏死塌陷预测的研究进展．中国矫形外科杂志，2008，16（9）：678-681.

2. 金智勇，陈卫衡，王琪．髋关节骨髓水肿及其相关研究进展．中国矫形外科杂志，2008，16（10）：753-755.

3. 王琪，金智勇，陈卫衡．髋关节镜技术的临床应用现状．中国骨与关节损伤杂志，2008，10（23）：877-879.

4. 何海军，陈卫衡．早期股骨头坏死疗效随访及评价现状．医学综述，2008，10

（22）：3425 – 3428.

5. 陈卫衡，金智勇，周宇，等．髋关节骨髓水肿与股骨头坏死的相关性研究．中国矫形外科杂志，2009，2（3）：187 – 189.

6. 何海军，陈卫衡．将生存质量引入中医药治疗股骨头坏死疗效评价体系的思考．中国中医骨伤科杂志，2009，4（4）：62 – 63.

参考文献

[1] 董天华．成人股骨头缺血性坏死的现代新概念．苏州医学院学报，2000，20（12）：1079 – 1081.

[2] 李子荣．科学诊断和治疗股骨头坏死．中国修复重建外科杂志，2005，19（9）：685 – 686.

[3] 陈卫衡，刘道兵，张洪美，等．股骨头坏死的三期四型辨证思路．中国中医基础医学杂志，2003，9（12）：51 – 52.

[4] 陈卫衡，刘道兵，周卫，等．论证候学在循证中医药学中的作用．中医药学刊，2005，23（5）：446 – 447.

[5] 陈卫衡，林娜，郭效东，等．非创伤性股骨头坏死与血浆脂蛋白的相关性研究．中国骨伤，2003，16（2）：69 – 70.

[6] 汪晓燕，陈卫衡，宋剑南，等．非创伤性股骨头坏死及其证候与血脂代谢的关系．中国中医基础医学杂志，2007，13（5）：368 – 369.

[7] 汪晓燕，牛晓红，陈卫衡，等．载脂蛋白 A1、B 基因多态性对非创伤性股骨头坏死发生的影响．中国骨伤，2008，21（2）：99 – 102.

[8] 陈卫衡，刘道兵，张强．从中医"治未病"的理论探讨继发性股骨头坏死的防治．中医杂志，2004，45（4）：317.

[9] 刘道兵，陈卫衡．药物防治激素性股骨头坏死的研究进展．中国矫形外科杂志，2005，13（3）：218 – 219.

[10] 陈卫衡，张强，周卫，等．SARS 后股骨头坏死证候及治疗方案优化研究．中医正骨，2005，17（增刊）：38 – 45.

[11] 陈卫衡，刘道兵，张强，等．SARS 后股骨头坏死的证候特点及治疗方案优化研究（上）．中国中医药现代远程教育，2006，4（10）：55 – 56.

[12] 陈卫衡，刘道兵，张强，等．SARS 后股骨头坏死的证候特点及治疗方案优化研究（下）．中国中医药现代远程教育，2006，4（11）：54 – 57.

[13] 陈卫衡，张强，周卫，等．SARS 后骨坏死早期中医证候规律初探．中国中医基础医学杂志，2006，12（2）：140 – 142.

[14] 陈卫衡，张强，刘道兵，等．SARS 并发股骨头坏死的发病特点分析及临床意义．中国骨伤，2004，17（7）：388 – 390.

[15] 张强，刘道兵，陈卫衡．股骨头坏死证候学的研究概况．中医正骨，2005，17（12）：60 – 62.

[16] Harris WH. Traumatic arthritis of the hip after dislocation and acetabular fracture：treatment by mold arthroplasty：an end result study using a new melthod of result evaluation. Bone joint surgon，1969，51（4）：737 – 755.

[17] 陈卫衡，刘道兵，张强，等．SARS 后股骨头坏死的证候特点及治疗方案优化研究（下）．中国中医药现代远程教育，2006，4（11）：54 – 57.

[18] 国家中医药管理局．中医病证诊断疗效标准．南京：南京大学出版社，1994.

[19] 北京市中医药管理局．北京地区中医常见病证诊疗常规（二）．北京：中国中医药出版社，2007.

[20] 李子荣．科学诊断和治疗股骨头坏死．中国修复重建外科杂志，2005，19（9）：685 – 686.

[21] Jones JP Jr. Intravascular coagulation and osteonecrosis. Clin Orthop，1992，277：41.

[22] Steinberg ME，HayHen GD，et al. The " conservative" management of avascular necrosis of the femoral head. Bone Circulation. In：Arlet J，Ficat RP，Hunferford DS，eds，Baltimore：Williams&Wilkins，1984：334 – 337.

[23] Mont MA，Etienne G，Ragland PS. Outcome of non-vascularized bone grafting for osteonencrosis of the femoral head. Clin Orthop，2003，417：74 – 83.

[24] 常炳营，刘亚，田云虎，等．髓芯减压植骨 + BMP 治疗早期股骨头坏死．中国现代医学杂志，2006，16（9）：1393 – 1395.

[25] 马在山．马氏中医治疗股骨头坏死．北京：人民卫生出版社，1994.

[26] 石关桐，肖翔，石印玉．再生丸治疗股骨头缺血性坏死 50 例临床观察．中医正骨，1999，11（8）：15.

[27] 周虎林．复骨汤治疗股骨头骨骺坏死症 60 例报告．中医正骨，1997，9（2）：29.

[28] 李振平，闫银生，李廷俊，等．中医药治疗股骨头缺血性坏死 226 例疗效观察．中华中医药杂志，2007，22（7）：495 – 496.

[29] 高辉．补蚀散治疗股骨头缺血性坏死临床研究．中医正骨，2001，13（10）：10 – 11.

[30] Lavernia CJ，Grieco FR. Osteonecrosis of the femoral

head. J AM Acad Or-thhop Surg, 1999, 7: 250 - 261.

[31] Ashby E, Grocott MP, Haddad FS. Outcome measures for orthopaedic inter-venetions on the hip. J Bone Joint Surg Br. , 2008, 90 (5): 545 - 549.

[32] 黄相杰. 复方丹参缓释系统植入治疗股骨头缺血性坏死的实验研究. 中国矫形外科杂志, 2007, 15 (5): 384 - 386.

[33] 陈卫衡. 股骨头坏死痰瘀共治的理论基础. 江苏中医药, 2008, 40 (5): 3 - 4.

附图

1. 坏死区（囊变区）骨密度改善或缩小（见图1、2）

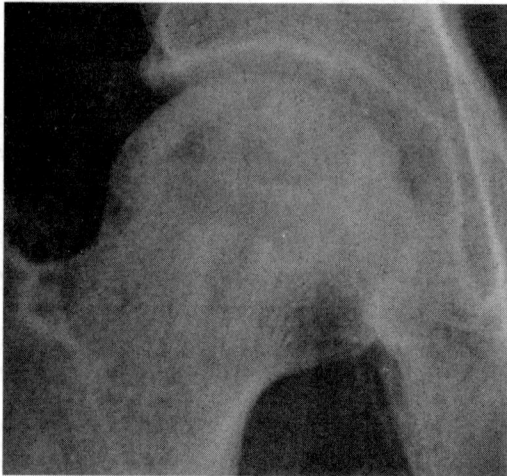

图1所示

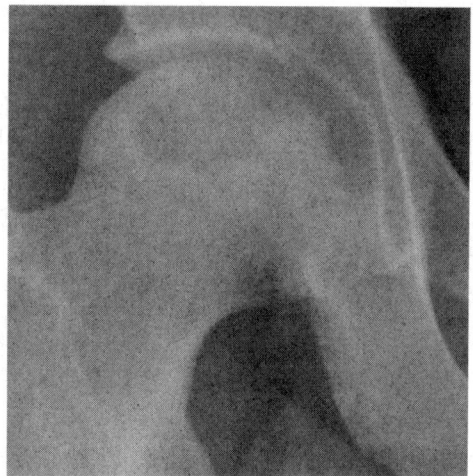

图2所示

2. 硬化带模糊（见图3、4）

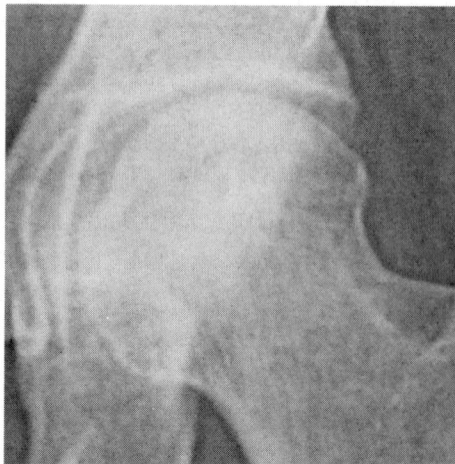

图3所示

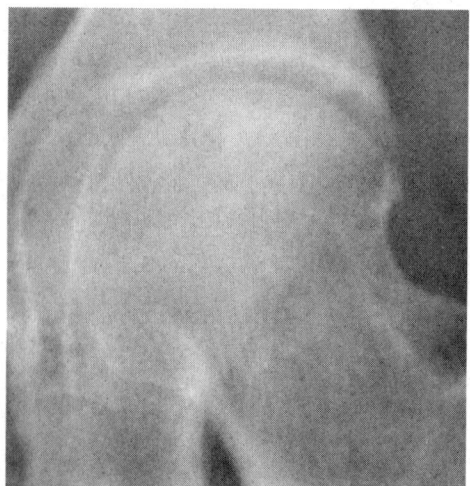

图4所示

3. 治疗前后 X 线表现大致相同，处于稳定阶段（见图 5、6）

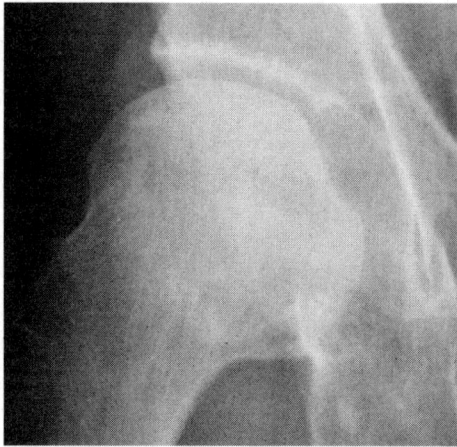

图 5 所示

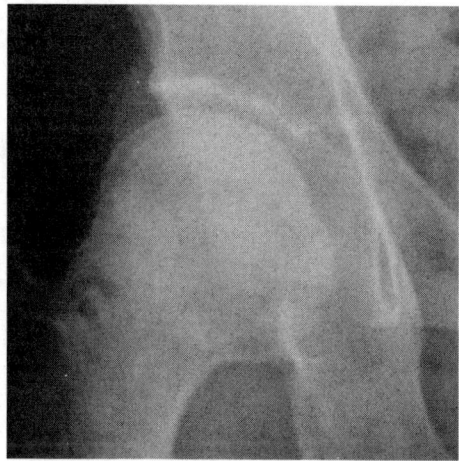

图 6 所示

4. 分期等级改善 ARCO 分期由 Ⅱ 期转化为 Ⅰ，或由各期的 C 转化为 B 或 A。（见图 7、8）

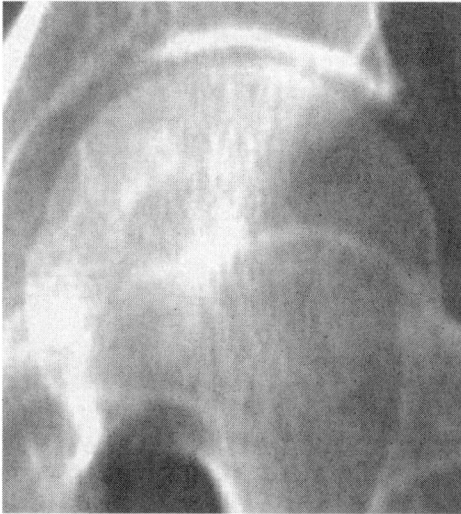

图 7 所示

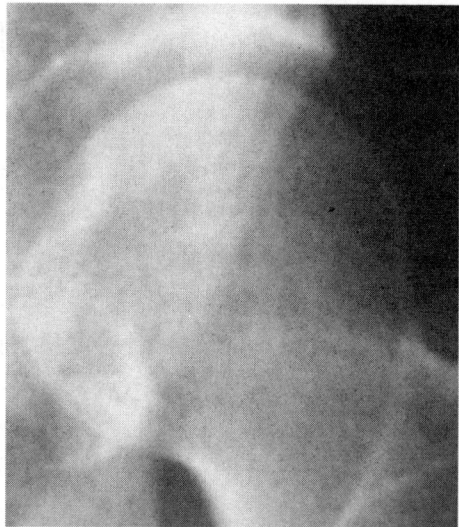

图 8 所示

中医正骨多维外固定器治疗桡骨远端不稳定骨折的临床研究

第一部分 基本信息

项目名称：中医正骨多维外固定器治疗桡骨远端不稳定骨折的临床研究

项目编号：CACMS05Y0027

项目性质：中医特色疗法

项目负责人：赵勇

项目组长单位：中国中医科学院望京医院

项目完成人：赵　勇　桑志成　张兴平　温建民　关继超　李茂林　崔秀仁
成永忠　王　雷　闫　安　张　宽　张崇辉　孟北江

项目起止日期：2005 年 11 月至 2009 年 8 月

第二部分 摘　要

本研究通过对桡骨远端骨折相关大量文献进行文献研究和回顾性研究，分析桡骨远端骨折的基础研究以及临床治疗的进展研究，探讨桡骨远端骨折目前治疗存在的问题，并论述复位外固定器治疗桡骨远端不稳定骨折的理论基础。通过采用自身前后对照和非随机同期对照方案与切开复位钢板螺钉内固定相比较，进行中医正骨多维外固定器治疗桡骨远端不稳定骨折的疗效评价和本疗法的安全性评价等，并充分体现中医特色、临床效果和卫生经济学等多方面的价值。

第三部分　文献研究与回顾性研究

一、文献研究

1. 资料与方法

选用文献采用计算机和手工相结合的工作方法进行检索。

（1）选用 MEDLINE、美国国立医学图书馆（U. S. National Library of Medicine and the National Institutes of Health）、National Guidline Clearinghouse 等，以"Distal Radius Fracture"、"Colle's Fracture"、"Barton's Fracture"和"Smith Fracture"为检索词进行检索，检索 1997 年至 2007 年 7 月的文献。

（2）选用中国期刊全文数据库（CNKI）、中文科技期刊全文数据库（VIP）、中国中医药文献数据库、中国优秀硕博士学位论文全文数据库、中国医用信息系统（维普）等数据库，分别以"桡骨远端骨折"、"Colle's 骨折"、"Barton 骨折"、"Smith 骨折"为关键词，检索 1997 年至 2007 年 7 月的文献。

（3）参考古代中医文献。对所检索到的全部中英文文献，采用刘建平教授提出的关于传统医学证据分级的建议进行文献的评价分级，总共文献有 602 篇，其中 Ⅱa 级 79 篇，Ⅱb 级 115 篇，Ⅲa 级 139 篇，Ⅲb 级 257 篇，Ⅳ 级 11 篇，Ⅴ 级 1 篇。从对以往桡骨远端骨折治疗的相关文献评级来看，没有评出 Ⅰ 级文献，Ⅱ 级和 Ⅲ 级的文献比较多，说明桡骨远端骨折治疗的相关文献多数是以自身前后对照、非随机对照，或者是经验报道为主。

文献研究主要包括基础研究和临床的治疗研究。基础研究中分别作了古代文献研究和现代关于桡骨远端骨折认识的研究。

古代文献研究搜集了古代介绍病因病机的专著《诸病源候论》、唐代医家蔺道人骨伤科专著《仙授理伤续断秘方》、元代危亦林《世医得效方》、明代《普济方·折伤门》及清代吴谦《医宗金鉴正骨心法要旨》等中医古代文献中的关于相关的桡骨远端骨折的论述，对所涉及到的文献原文进行了总结归纳，按记载分为骨折分型、病因病机、正骨手法与固定、药物治疗和预后方面进行整理，取其精华，从中吸取对现代治疗骨折具有指导意义的相关文献。古代对桡骨远端骨折的分型较简单，多分为出内者和出外者；古代有多种巧妙的复位手法，古代医生已经熟练运用拔伸牵引和端提按捺等手法进行复位；古代对于骨折治疗多内外结合，在手法复位固定后多采用活血化瘀、补气养血的中药辅助治疗，并有多种药方的记载，这些内治法可以很好地减轻局部肿胀疼痛和促进骨折的愈合。

从文献及现代的骨科著作中归纳桡骨远端骨折的基础研究，从桡骨远端骨折局部的解剖知识、不稳定特点、生物力学、骨折生物力学、骨折病理力学等方面进行文献资料的整理、分类、记录和概括总结。这些方面从不同的角度分析了现代所认识的桡骨远端骨折的特点。认识桡骨远端骨折并不仅仅通过影像资料来体现，桡骨远端特殊的解剖结构包括骨质、肌肉、韧带、关节盘等决定了此处骨折的复杂和治疗措施的多样性。现代对桡骨远端骨折的基础研究更加全面地了解此种骨折的创伤机制、创伤解剖、愈合以及预后情况。

另外，从文献中筛选关于临床治疗的 66 篇具有价值的文献，根据桡骨远端骨折的分型、治疗理念的发展和现状以及治疗进展方面进行分类研究。其中，治疗进展研究按闭合复位外固定、经皮穿针固定、切开复位内固定、外固定支架、骨缺损植骨和近年提倡的微创腕关节镜辅助下复位固定六方面进行总结现代对桡骨远端骨折的不同治疗措施。桡骨远端骨折的分型多达 12 种，这些分型各有侧重点和临床应用价值，以 AO 分型是最为临床实用和运用较多的一种。骨折治疗的理念从 AO 的安全有效的切开复位、骨折内固定及辅以早期功能锻炼发展到现在的 AO 理念，以及同时发展的 CO 学派即弹性固定理念，这些骨折治疗理念为我们的治疗提供了良好的指导和原则。现在临床中所使用的6种治疗措施（闭合复位外固定、经皮穿针固定、外固定支架、切开复位外固定、腕关节镜下复位固定、骨缺损植骨）各有千秋，各有其良好的适应证但也有其弊端，研究这些现在的治疗方法为我们对骨折的治疗提供更广阔的思路，也为我们创新使用其他的治疗方法提供了理论和实践基础，从中了解各自利弊，在面对治疗时权衡利与弊，患者提供最有利的治疗方案。

近年来，疗效评价越来越受到大多数医疗科研工作者的重视。通过疗效评价，我们可以确认患者的功能状态、可以判定治疗的有效性、可以比较治疗方案的优劣、可以确定新手术或新技术的手术适应证以及可以进行预后评估等。现代文献关于桡骨远端骨折的疗效评价有14种评分方法。综合这些疗效评价，其中Gartland和Werley腕关节评分是最经典的，多数学者在进行功能评价时常以此作为评判依据。影像学评价可以参考Jakim和Batra的评分标准。PRWE评分是以患者执行评估的方式进行疗效评估，是目前较有信度的评判标准。

2. 结果

关于桡骨远端骨折的文献研究共查阅602篇，从这些桡骨远端骨折治疗的相关文献评级来看，没有评出Ⅰ级文献，Ⅱ级和Ⅲ级的文献比较多，其中Ⅱa级79篇，Ⅱb级115篇，Ⅲa级139篇，Ⅲb级257篇，Ⅳ级11篇，Ⅴ级1篇。说明桡骨远端骨折治疗的相关文献多数是以自身前后对照、非随机对照，或者是经验报道为主。查阅文献过程中，增加对文献的评级分析，将使本研究更加完善。对这些文献的复习，为中医临床优势病种的前瞻性科研设计也提供了文献史料。

通过对古代文献的研究，总结古代医家对桡骨远端骨折的认识。限于当时的技术条件，古代骨科医师多将桡骨远端骨折分为内出者和外出者，对骨折的手法整复存有很多的记载，主要包括拔伸牵引、端提挤按等手法，对于骨折多采用活血化瘀和续筋接骨药物的治疗，这些记载是我们现在手法的基础和现代一些理论的雏形。

现代关于桡骨远端骨折的基础研究包括桡骨局部的解剖知识和力学特点，桡骨远端骨折不稳定的特点，生物力学和病理力学的研究，总结桡骨远端骨折所具有的独特骨折创伤机制和创伤解剖，了解桡骨远端不稳定骨折的机制进而针对性的使用复位外固定器解决这些矛盾问题。

目前，桡骨远端骨折的临床治疗文献主要从骨折分型、治疗的理念发展、治疗措施（闭合复位外固定，经皮穿针固定，外固定支架，切开复位外固定，腕关节镜下复位固定，骨缺损植骨）和治疗的疗效评价这些方面进行总结和研究。目前，针对桡骨远端骨折的临床治疗存在诸多的措施，对各自的适应证具有很好的临床疗效，但在某些方面也存在本身的弊端。从这些研究中可以发现，中医正骨复位外固定器是闭合复位、持续牵引复位与固定的合理结合，可以有效解决某些方法导致的后期短缩、移位等问题，为临床治疗又提供了一种新的方法和选择。

3. 讨论与结论

古代的文献研究在分型方面为近代尚天裕先生提出的中西医结合分型提供了理论基础，在手法整复及外固定等方面也为近代骨科发展提供了可靠依据。但古代骨科医师对解剖知识认识不准确，存在分型不确切，治疗不完善等不利因素，加之古代科技不甚发达，没有X线透视等设备，也没有近代的无菌术，无法手术治疗骨折。大多数医家复位骨折时多采用手摸心会，骨折复位后亦凭经验固定和治疗，有些粉碎性的骨折难免复位不良和治疗失妥，但是古代医家传承的正骨经验我们应该好好领悟发挥，为中医正骨更好的发展，做出我们的努力。现代的基础研究和临床研究全面整理了桡骨远端骨折的相关知识，为中医正骨复位外固定器的合理性、安全性提供支持的证据。从文献研究过程中，我们可以提出治疗桡骨远端不稳定性骨折，应该首选多维复位固定器疗法。换句话说，多维复位固定器的最佳适应证是桡骨远端不稳定性骨折。

二、回顾性研究

1. 资料与方法

回顾性研究病例是用骨折复位固定器治疗的桡骨远端陈旧骨折的患者，共54例。其中男性24例，女性30例，左侧31例，右侧23例，年龄最小 18 岁，最大 72 岁，平均 48.3 + 4.1 岁。本组 54 例患者全部为闭合性骨折，经传统外固定方法（石膏或小夹板外固定）治疗失败发生再度移位或愈合的病例，其中以石膏外固定者为 27 例，小夹板外固定失败者为 22 例，另有 5 例先后用石膏及小夹板外固定均失败。本组患者均采用前臂骨折复位固定器治疗。

（1）新鲜骨折的治疗

其操作步骤应遵循手法—器械—手法—器械的程序进行，包括骨折整复和穿针与固定及正确使用前臂骨折复位固定器。术后管理用三角巾悬吊前臂，待麻醉恢复后可鼓励患者进行手指屈、伸活动及肘、肩关节活动。定期复查 X 线平片和调整外固定器及压板位置，并定期更换针孔敷料，保持针道皮肤清洁、干燥，如针孔有渗出或感染应及时换药，必要时可适当应用抗生素治疗，一般能很快控制。本组新鲜骨折 32 例用骨折复位固定器的固定时间为 35 至 55 天，平均为 43.4 + 1.9 天，一般固定 6 至 7 周。

（2）陈旧骨折的治疗

陈旧骨折在 5 周内畸形愈合但不甚坚强者，闭合折骨，再按新鲜骨折用复位固定器矫正畸形和维持固定，直至骨折愈合。陈旧骨折在 6 周以上畸形愈合坚强者，则采取手术截骨，然后正确安装复位固定器，分层缝合伤口。本组手术截骨、复位固定器外固定的病例共 9 例，固定时间 69 ~ 104 天，平均为 78.2 + 9.6 天。

对本组病例进行随访，疗效评定根据 X 线解剖学评定按附图 1 分别测定桡骨短缩程度、尺倾角、掌倾角及关节面骨折块移位程度。功能评分按桡骨远端骨折 Gartland-Werley 功能评分表进行评定。握力用北京拖拉机公司第六机械厂生产的 WL – Ⅱ型握力计进行握力测定。通过以上几种方式对复位外固定器治疗桡骨远端骨折进行疗效评价。

2. 结果

从本组病倒的临床结果来看，骨折复位固定器疗法治疗桡骨远端不稳定骨折，全部达到解剖或近解剖复位，经随访 4 个月至 5 年，Garland-Werley 功能评分优良率为 90.3%，并发症仅占 7.4%。因此，我们认为本疗法具有复位准确、固定牢固、功能恢复好、能较好地恢复腕关节的

正常解剖关系及并发症少等优点，是治疗桡骨远端不稳定骨折的一种简便而有效的新方法。

3. 讨论与结论

复位外固定器治疗桡骨远端骨折克服了传统外固定因缺少纵向牵引力易导致不稳定桡骨远端骨折再移位的缺点。且本疗法穿针部位无重要血管神经，穿针安全，可调节性强，采用半环固定梁形式，稳定可靠，可早期活动掌指关节、指间关节及肘关节，有利于手部功能尽早恢复（见附图 5）。另外，需要指出的是本组有 Barton 氏骨折 9 例，全部为掌侧缘骨折伴腕关节脱位，骨折块移位 7 ~ 9mm，经石膏或夹板固定后再度移位（移位 5 ~ 7mm），用骨折复位固定器治疗后骨折全部解剖复位，其中 4 例进行了随访，Gartland-Werley 功能评分均属优级。由于克服了轴向压力对骨折块的不良影响，采用骨折复位固定器疗法使 Barton 氏骨折的治疗变得简单而可靠。本组病例中还有 9 例为桡骨远端骨折畸形愈合患者，桡骨短缩 7.5 ~ 10.5mm，伴尺桡关节脱位，前臂旋转活动受限。我们采用桡骨远端横形或斜形截骨，骨折复位固定器固定，1 次或分次进行骨延长的方法治疗，固定时间平均为 78 天，术后桡骨均达到了正常长度，恢复了腕关节的解剖关系，随访腕关节功能恢复满意。我们认为，用本疗法治疗桡骨远端骨折畸形愈合，具有操作简便、疗效确切并发症少等优点，是一种有效而实用的新方法。

三、专家组对研究病种的论证概述

桡骨远端骨折作为国家中医药管理局公布的 11 个中医药治疗具有优势、诊疗方案明确、疾病治疗各阶段结果可控的病种之一，将第一批制定中医临床路径的病种。本课题的研究在总结桡骨远端骨折中医临床治疗经验，提炼形成最佳诊疗模式，发挥中医药治疗疾病的特色优势，提高临床疗效，降低医疗费用等方面将具有重要临床价值和实际意义。

桡骨远端骨折的治疗根据骨折断端稳定程度，可以进行中医正骨手法闭合复位、小夹板石膏外固定或微创穿针外固定器固定，还有切开复位钢板内固定。对于稳定性骨折，中医小夹板有其明显的优势，而不稳定性骨折采用复位外固定器治疗取得了和钢板内固定同等的疗

效。所以在临床疗效、中医特色优势方面得到患者以及骨伤科学术上的认可。

望京医院作为国家中医药管理局中医骨伤重点学科建设单位和北京市中医骨伤诊疗中心，进行桡骨远端不稳定性骨折的复位外固定器治疗，并得到协作单位广泛认同，已将其写入北京地区中医常见病症诊疗常规。

中医诊疗技术的价格问题，一直阻碍该项目特色优势的发挥，建议把中医正骨技术、外固定技术作为诊疗技术精品提高一个价格档次，实现中医临床路径的畅通。

四、老专家经验的挖掘、整理、继承概述

本疗法负责人赵勇教授师承于中国中西医结合治疗骨折创始人尚天裕，充分继承了尚老的学术思想和治疗骨折理念，并完整整理和学习了尚老留下的珍贵的学术思想的记载材料。在此基础上，针对桡骨远端不稳定骨折提出采用复位外固定器这一方法来治疗，这一治疗措施充分体现了我国中西医结合治疗骨折创始人尚天裕等人经过40年的临床和生物力学的研究总结出的中国接骨学理论体系，体现了"动静结合、筋骨并重、内外兼治、医患合作"的治疗原则，也是对传统中医正骨的活血化瘀、去瘀生新，动静结合、筋骨并重，骨肉相连、筋可束骨等思想的合理运用。

五、初步诊疗方案研究

1. 诊断

（1）有外伤史。

（2）多见于青壮年及老年人，20岁以前的患者则多为桡骨远端骨骺分离。

（3）伤后腕关节上方有明显肿胀、疼痛，桡骨下端处压痛明显有纵向叩击痛，腕关节功能部分或完全丧失，手指做握拳动作时加重，移位骨折常见典型畸形，伸直型骨折从侧面看呈"枪刺状"畸形；屈曲型骨折从侧面看呈"锅铲状"；劈裂型骨折严重移位时，腕掌背侧径增大并有枪刺状畸形。

（4）腕关节X线片，可明确骨折类型和移位方向，并可了解是否尺骨茎突骨折，下桡尺关节脱位。

（5）无移位骨折或不完全骨折时肿胀多不明显，仅觉得局部疼痛，并有环行压痛和纵向叩击痛，腕和指运动不便，握力减弱，但又区别于腕关节扭伤。

2. 治疗方案

患者入手术室，麻醉成功后，取仰卧位，行桡骨远端骨折闭合复位。常规消毒铺巾，在尺骨鹰嘴下方约3cm处以一枚Φ2.5mm克氏针经尺骨横行穿针，在桡骨茎突上方约10cm处以一枚Φ2.5mm克氏针经桡骨横行穿针，在第2掌骨中点处以一枚Φ2mm克氏针经掌骨横行穿针。安装外固定器，行桡骨远端不稳定骨折断端精确闭合复位，以无菌敷料封闭各针孔。术后注意针孔消毒换药及手指的功能锻炼，定期复查。

3. 疗效评价方法

解剖评分采用Stewart评分标准，功能评分采用Dienst腕关节评分标准。并结合患者主观满意度以及经济学指标，最终做出术式评价。

4. 技术路线与方法

采用自身前后对照和非同期随机对照方案，从我院创伤一科和创伤二科2005年8月至2009年5月期间的住院患者，按照规范的诊断标准、纳入标准和排除标准等确定对象资料，分别使用钢板螺丝钉及复位外固定器治疗的桡骨远端不稳定骨折患者中资料完整并获得随访的患者各50例。做好临床病例观察，通过统计分析等进行临床疗效评价。

第四部分 临床研究

一、资料与方法

临床研究采用自身前后对照和非随机同期对照方案。100例患者分为两组，试验组为复位外固定器外固定治疗组，对照组为钢板螺丝钉内固定治疗组，并进行随访，以获得临床观

察数据。对象资料来源于我院创伤一科和创伤二科自 2005 年 8 月至 2009 年 5 月期间的住院患者，分别使用钢板螺丝钉及复位外固定器治疗的桡骨远端不稳定骨折患者中资料完整并获得随访的患者各 50 例。其中男 23 例，女 77 例，年龄 18~85 岁，平均 61.18 岁；左侧 54 例，右侧 46 例。所有骨折患者均为自行摔倒后，手撑地所致，均为闭合性骨折。按 AO 分型，其中 A3 型 38 例，B2 型 5 例，B3 型 2 例，C1 型 31 例，C2 型 11 例，C3 型 13 例。采用规范的诊断标准、纳入标准及排除标准选取病例对象。其中，外固定组采用外固定复位器治疗，内固定组采用钢板螺丝钉内固定治疗，并各自做好两组正确的术后护理。临床评价标准采用功能评价方面和解剖评价方面进行实验组和对照组的疗效评价。

功能评价方面具体指标：术前术后腕关节活动度，包括掌屈、背伸及握力。

解剖评价方面具体指标：术前术后 X 线掌倾角、尺偏角及桡骨短缩，包括桡骨短缩测量方法，掌倾角测量方法和尺偏角测量方法（见附图 1）。

二、结果

临床研究结果的评价解剖评分采用 Stewart 评分标准，功能评分采用 Dienst 腕关节评分标准。组内试验组和对照组根据各自评分标准分别自身前后对照；组间采用非随机同期对照，结合患者主观满意度以及经济学指标，最终做出术式评价。

（1）解剖评估 Stewart 评分标准，疗效评价采用 Dienst 评分标准

外固定组 Stewart 评分，优 30 例，良 16 例，可 1 例，差 3 例；Dienst 功能评分，优 35 例，良 11 例，可 4 例。内固定组 Stewart 评分，优 35 例，良 14 例，可 1 例；Dienst 功能评分，优 32 例，良 15 例，可 3 例。其中，外固定组有 2 例发生针道无菌性炎症反应。

（2）术前术后影像学比较

复位外固定器组术前术后影像学比较采用 t 检验。各项测量指标的 P 值均小于 0.01，差异具有统计学意义，说明经复位外固定器治疗后，3 项术后指标均优于术前指标。（见表 1）

表 1　　　　　　　　　　　复位外固定器组术前术后影像学方面比较

测量类型	N	$\bar{x} \pm s$	t	P
桡骨短缩	50	4.73 ± 2.32	14.41	< 0.01
掌倾角	50	13.37 ± 9.21	10.26	< 0.01
尺偏角	50	6.83 ± 4.04	11.96	< 0.01

对钢板内固定组术前术后影像学比较亦采用 t 检验。各项测量指标的 P 值均小于 0.01，

具有统计学意义，说明经钢板内固定治疗后，3 项术后指标均优于术前指标。（见表 2）

表 2　　　　　　　　　　　钢板内固定组前后影像学方面比较

测量类型	N	$\bar{x} \pm s$	t	P
桡骨短缩	50	4.59 ± 1.51	21.48	< 0.01
掌倾角	50	12.81 ± 5.10	17.75	< 0.01
尺偏角	50	6.05 ± 2.54	16.86	< 0.01

（3）两组影像学比较

组间术前术后影像学比较采用 t 检验。Group1 为外固定组，Group2 为内固定组。两组

比较 P 值大于 0.05，无统计学意义，说明内固定组和外固定组比较，结果没有明显差异。（见表 3）

表3 内固定组与外固定组影像学方面比较

测量类型	group	N	x̄±s	t	P
桡骨短缩	1	50	13.37±9.21	0.98	0.33
	2	50	12.81±5.10		
掌倾角	1	50	6.83±4.04	0.13	0.90
	2	50	6.05±2.54		
尺偏角	1	50	4.73±2.32	1.66	0.10
	2	50	4.59±1.51		

（4）内固定组与外固定组功能方面比较

组间腕关节功能比较采用t检验。Group1为外固定组，Group2为内固定组，P值大于0.05，无统计学意义，说明内固定组和外固定组比较，结果无明显差异。（见表4）

表4 内固定组与外固定组功能方面比较

测量类型	group	N	x̄±s	t	P
腕关节背伸	1	50	58.90±2.09	0.008	0.19
	2	50	59.40±1.64		
腕关节掌屈	1	50	67.80±8.82	0.001	0.41
	2	50	69±5.15		

（5）方法学比较

复位外固定器治疗桡骨远端不稳定骨折较钢板内固定具有很大优势，外固定架穿针方便，创伤小，可减轻患者的手术创伤。闭合性骨折穿克氏针外固定，几乎没有出血，老弱病残者多能承受此类手术。因不剥离骨膜，保护了骨折端的血供，且属于弹性固定，允许骨折断端间的微动，有利于骨折愈合。可通过固定针对关节施加牵伸撑开力，增大关节间隙，减轻关节面压力，以利于关节面塌陷骨折的复位和愈合，且可保证关节的早期磨合，有利于关节面骨折线骨痂的早期模造，促进关节面恢复平整，预防创伤性关节炎的发生。骨折愈合后无需任何麻醉，即可很容易取出固定针，无需二次手术。

（6）经济学评价

桡骨远端骨折经复位外固定架治疗的材料费约380元，手术费用约500元（包括手术室麻醉费、输液费等），合计约880元。经钢板螺丝钉治疗的材料费约13800～14900元，手术费用约1249元（包括手术室麻醉费、输液费等），合计约15050～16150元。因此，我们可以清晰看出复位外固定器的收费水平明显低于切开复位内固定所需的费用。

三、讨论

通过上述结果分析可知，经过复位外固定器治疗的桡骨远端不稳定骨折患者，无论是在解剖方面的恢复还是在功能方面的恢复，都取得了良好的效果，可见复位外固定器在桡骨远端不稳定骨折的治疗中起到重要作用。加之手术费用少，避免二次手术等优点，得到了患者的认可。

切开复位内固定的优势在于可以尽可能的解剖复位，闭合复位外固定的优势在于恢复桡骨长度，恢复尺偏角，加之外固定器的三维调整，纠正背倾角。所以，在解剖评价方面，两组间影像学指标经统计分析比较时未见明显差异。可见二者在治疗桡骨远端不稳定骨折固定骨折复位方面具有相近的疗效。

切开复位内固定的另一优势在于骨折固定后可以早期进行功能锻炼，这就最大程度地减少了腕关节及指间关节的僵硬。复位外固定器固定骨折后只能早期锻炼指间关节，4～5周弃架后才能锻炼腕关节功能，但远期功能如6个月后已能接近正常。可见二者在治疗桡骨远端不稳定骨折时具有相近的疗效。

由此可见，在切开复位内固定和闭合复位外固定治疗桡骨远端不稳定骨折具有相近疗效

的同时，积极发挥复位外固定器的优势，进一步大范围开展复位外固定微创手术，既符合骨折微创治疗的趋势，也符合患者的利益。

第五部分　研究结论、成果及优势评价

一、中医（或中西医结合）优势分析及评价

中医正骨手法强调"欲合先离"，进而达到"离而复合"。研制的三维带轴复位固定器，兼具复位与固定双重作用，在中医正骨手法基础上突出了器械复位的功能。

内固定组与外固定组在解剖学和功能方面比较，无统计学意义，说明二者结果没有明显差异。中医正骨、外固定器疗法取得了手术钢板内固定同等疗效。

内固定治疗桡骨远端不稳定骨折较复位外固定器治疗手术创伤大，且需二次手术取出内固定物。复位外固定器微创治疗，创伤小，无需二次手术，深受广大患者欢迎，依从性好。

桡骨远端不稳定骨折中医正骨复位外固定器疗法，具有明显的医疗费用优势，符合当前医改的政策。

外固定器穿针解剖安全分析（见附图2-附图4），为该疗法提供了医疗安全保障。

该疗法是中医"筋束骨"、"制器以正之"理论的具体体现。

桡骨远端不稳定性骨折应该首选多维复位外固定器疗法，换句话说，中医正骨多维复位外固定器的最佳适应证是桡骨远端不稳定性骨折。

二、技术、方法的创新分析

文献研究过程中，对查阅的文献首先进行了评级分析，使得本研究更加完善。对这些文献的复习，为中医临床优势病种的前瞻性科研设计提供了文献史料。在临床研究之前采用回顾性研究对本项目的实施起到一定的帮助作用，避免了很多弯路，在回顾的同时，也提出了桡骨远端不稳定性骨折的最佳治疗手段是复位外固定器疗法。

中医正骨多维外固定器在骨折固定的基础上，增加了三维空间的复位机制。复位外固定器整体结构可根据骨折部位、肌群牵拉应力和骨折的力学特点进行相应的空间三维调整，使骨折复位并固定牢固。其结构简单、安装调节方便，可轴向牵压、旋转、平移、前后成角等多个自由度调节，能使骨折部位准确复位和固定。（见附图5）

本疗法的关键技术在于中医手法正骨和器械复位固定的完美结合，把手法的瞬间牵引和器械的持续牵引相互配合，解决了桡骨骨折断端因粉碎失去支撑而容易短缩的问题。内固定治疗桡骨远端不稳定骨折较之复位外固定器治疗手术创伤大，且需二次手术取出内固定物。复位外固定器微创治疗，创伤小，无需二次手术，深受广大患者欢迎，依从性好。

三、人才培养情况

本课题培养科学学位硕士研究生1名，同时培养北京中医药大学七年制骨伤专业硕士研究生3名。均已完成毕业论文并通过硕士论文答辩。本项目多次在我院进修生培训中介绍过此项技术。

四、论文、专著情况（数量与水平）

1. 赵勇，钟红刚，何冀川，等．三维复位外固定器的结构特点与复位机制分析．北京中医药大学学报，2009，（7）：484.
2. 崔秀仁，赵勇，张兴平，等．持续牵引在纠正桡骨远端不稳定骨折中桡骨短缩的作用机制探讨．中国骨伤，2009（5）：376.
3. 崔秀仁，赵勇，关继超，等．学习古代

有关桡骨远端骨折文献的体会．北京中医药，2009，（5）：271.

4. 赵勇，崔秀仁，王雷，等．桡骨远端骨折分型研究概述．中国骨伤，2008，（10）：800.

五、存在的问题与解决办法

本次外固定器组入组的患者中，有2例发生针道反应，患者针道口肿胀，有渗液，未涉及深部软组织和骨组织，经反复细菌培养，结果均为阴性。考虑为针道无菌性炎性反应。后经对症治疗，无菌性炎症消失。

另外，由于患者经外固定器治疗期间，只能锻炼指间关节，不能运动腕关节。所以，拆除外固定架后，易出现腕关节僵硬，腕关节肌肉萎缩和腕关节周围骨质疏松现象。骨折后，骨质已不能再承受肌肉的牵拉压力，尽管有外固定的支持，但骨质差，骨生长缓慢，破骨细胞活跃，造成骨量丢失，X线影像出现骨小梁变细，灰度降低及骨的构筑改变等表现。

上述问题中，针道无菌性炎性反应发生的几率较低，50例中仅2例发生，可见只要严格无菌换药，针道炎性反应可以避免。骨质疏松一方面是由于老年女性，雌激素水平下降；另一方面由于骨折外固定后前端骨骼长期无应力刺激，造成骨量丢失。所以，患者在接受复位外固定器治疗桡骨远端不稳定骨折的同时给予补肾健骨中药，会收到良好效果。

参考文献

[1] 危亦林．世医得效方．北京：中国中医药出版社，1996.

[2] 蔺道人．理伤续断方．南宁：广西民族出版社，1989.

[3] 危亦林．世医得效方．北京：中国中医药出版社，1996.

[4] 朱棣．普济方．北京：人民卫生出版社，1959.

[5] Roy Cardoso, MD, Robert M. Szabo, MD, MPH. Wrist Anatomy and Surgical Approaches. Orthop Clin N Am, 2007, 38：127 – 148.

[6]（瑞士）T. P. Ruedi，（英）W. M. Murphy. 骨折治疗的AO原则．北京：华夏出版社，2003.

[7] James R. Doyle. hand and wrist. Philadelphia：Lippincott Williams And Wilkins, 2006, 98 – 116.

[8] 郭世绂．骨科临床解剖学．山东：山东科学技术出版社，2001.

[9] 王亦璁．骨与关节损伤．北京：人民卫生出版社，2007.

[10] 胥少汀，葛宝丰，徐印坎．实用骨科学．北京：人民军医出版社，2005.

[11] Trumble TE, Culp R, Hanel DP, et al. Instructional Course Lectures, The AITllerican Academy of orthopaedic Surgeons-Intra-Articular Fractures of the Distal Aspect of the Radius. Bone Joint Surg（Am），1998, 80：582.

[12] Hanel DP, Jones MD, Trumble TE. reatment of Complex Fractures, Wrist fractures. Orthopedic Clilnics of North hlxlerica, 2002, 33（1）：35.

[13] 王以进．骨科生物力学．北京：人民军医出版社，1989.

[14] 谭宗奎．桡骨远端骨折的力学特点及治疗方式的选择．中国矫形外科杂志，1998, 5（2）：165 – 166.

[15] 程方荣，王学昌，王健智．桡骨远端骨折的生物力学分析．中医正骨，2001, 13（2）：43 – 44.

[16] 李松山，翟光玫．人体力学基础．开封：河南大学出版社，1990.

[17] Baratz ME, DesJardins JD, Anderson DD. Displaced intra-articular fractures of the distal radius：the effect of fracture displacement on contact stress-ses in a cadaver model. J Hand Surg（Am），1996, 21（2）：183 – 188.

[18] S. pechlaner, A. kathrein, M. gabl. distal radius fra-ctures and concomitant injuries：experimental studies concerning.

[19] 尚天裕．骨折论治．创伤杂志，1988, 4（2）：65 – 67.

[20] 郭传友．桡骨远端骨折的治疗进展．中国矫形外科杂志，2002, 9（2）：190 – 193.

[21] Furia JP, Alioto RJ, Marquardt JD. The efficacy and safety of the hematoma block for fracture reduction in closed isolated fractures. Orthopedics, 1997, 20（5）：423 – 426.

[22] Sarminento A, Pratt GW, Berry NC, et al. Colles´ fractures：Functional bracing in supination. J Bone Joint Surg（Br），1975, 57：311 – 317.

[23] Gupta A. The treatment of colles'fractures：Immobilization with the wrist dorsiflexed. J Bone Joint Surg（Br），1991, 73：312 – 315.

[24] 秦焕玉，张国梁，王丛玉．扣挤手法整复小夹板固定治疗桡骨远端粉碎骨折．中医正骨，2002, 14（3）：46.

［25］ 蔡桦，卢耀明，李钊．动力性外固定支架和小夹板外固定治疗桡骨远端不稳定性骨折疗效比较．中医正骨，2004，16（12）：6－8.

［26］ Hanel DP, Jones MD, Trumble TE. Treatment of complex fractures, wrist fractures. Orthopedic Clinics of North America, 2002, 33（1）：35.

［27］ 杨志伟，张弛，何洪阳．桡骨远端骨折的治疗进展．实用手外科杂志，2005，19（4）：224－227.

［28］ 蒋宜伟，宋敏，邓强．经皮克氏针固定治疗桡骨远端不稳定性骨折30例．甘肃中医学院学报，2003，20（4）：26－27.

［29］ 雷鸣，杨述华．桡骨远端不稳定骨折治疗进展．国际骨科学杂志，2006，27（6）：367－369.

［30］ 刘国平．实用骨科外固定学．北京：科学出版社，1999.

［31］ 王秋根，张秋林．现代外固定支架治疗学．北京：人民军医出版社，2006.

［32］ K. Huch, M. Hunerbein, P. J. Meeder. External fixation of intra-articular fracture of the distal radius in young and old adults. Arch Orthop Trauma Surg, 1995, 115：38－42.

［33］ Charles Lin, Jui Sheng Sun, ShengMou Hou. External fixation with or withoutsupplementary intramedullary Kirschner wires in the treatment of distal radial fractures. Can J Surg, 2004, 47（6）：431－437.

［34］ J. H. Hegeman, J. Oskam, P. A. M. Vierhout. External fixation for unstable intra-articular distal radial fractures in women older than 55 years Acceptable functional end results in the majority of the patients despite significant secondary displacement. Injury, Int. J. Care Injured, 2005, 36：339－344.

［35］ Baratz ME, DesJardins JD, Anderson DD. Displaced intra-articular fractu-res of the distal radius：the effect of fracture displacement on contact stressses in a cadaver model. J Hand Surg（Am），1996, 21（2）：183－188.

［36］ 姜保国，龙奎元，张殿英．桡骨远端骨折的治疗策略．中华创伤骨科杂志，2004，6（10）：1118－1121.

［37］ Lipton HA, Wollstein R. Operative treatment of intra-articular distal r-adial fractures. Clin Orthop, 1996, 327：110－124.

［38］ 郭传友．桡骨远端骨折的治疗进展．中国矫形外科杂志，2002，9（2）：190－193.

［39］ 况高华．桡骨远端骨折治疗的进展．江西中医药，2006，37：63－64.

［40］ Hidaka N, Yamano Y, Kadoya Y, et al. Calcium phosphate bone element for treatment of distal radius fractures：a preliminary report. J Orthop, 2002, Sep. 7：182.

［41］ Trumble TE, Culp R, Hanel DP, et al. Instructional Course Lectures, The AITIlerican Academy of orthopaedic Surgeons-Intra-Articular Fractures of the Distal Aspect of the Radius. J Bone Joint Surg（Am），1998, 80：582.

［42］ Hidaka N, Yamano Y, Kadoya Y, et al. Calcium phosphate bone element for treatment of distal radius fractures：a preliminary report. J Orthop, 2002, Sep, 7：182.

［43］ Hanel DP, Jones MD, Trumble TE. Treatment of Complex Fractures, Wrist fractures. Orthopedic Clilnics of North hlxlerica, 2002, 33（1）：35.

［44］ Jorge L Orbay, Diego L Fernandez. Volar fixation for dorsally displaced fractures of the distal radius：A preliminary report. Hand Surg（Am），2002, 27：205.

［45］ 刘国平．实用骨科外固定学．北京：科学出版社，1999.

［46］ P H Abrahams, R T Hutchings, Abrahams R T. 麦克明彩色人体解剖图谱（第4版）．北京：人民卫生出版社，1999.

［47］ 孟和．中国骨折复位固定器疗法．北京：北京医科大学中国协和医科大学联合出版牡，1993.

附图

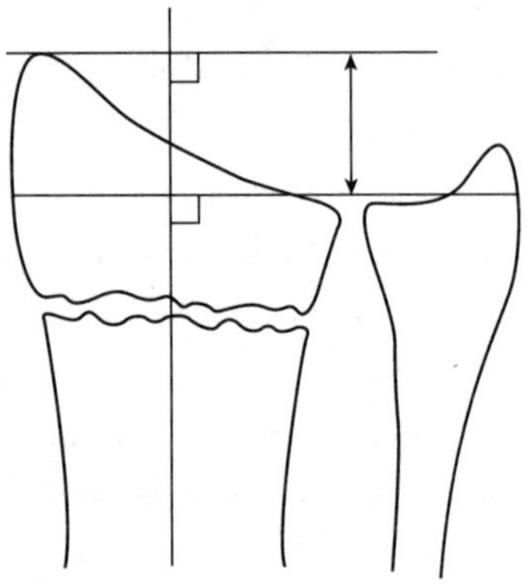

桡骨短缩测量方法（1）

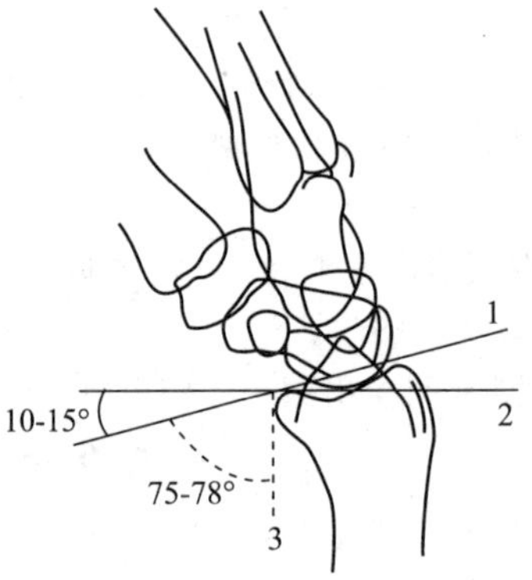
1
2
3
10-15°
75-78°

掌倾角测量方法（2）

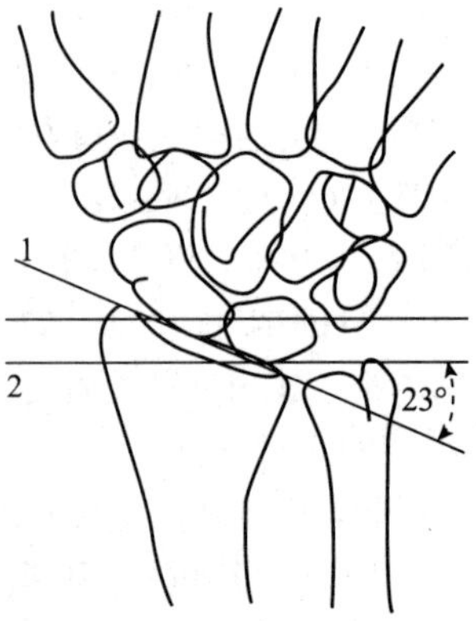
1
2
23°

掌倾角测量方法（2）

附图 1

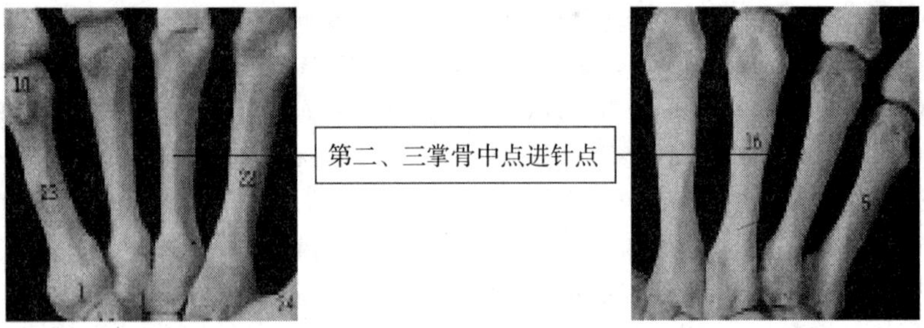

第二、三掌骨中点进针点

a.第二、三掌骨掌面观　　b. 第二、三掌骨背面观

附图 2　掌骨穿针处

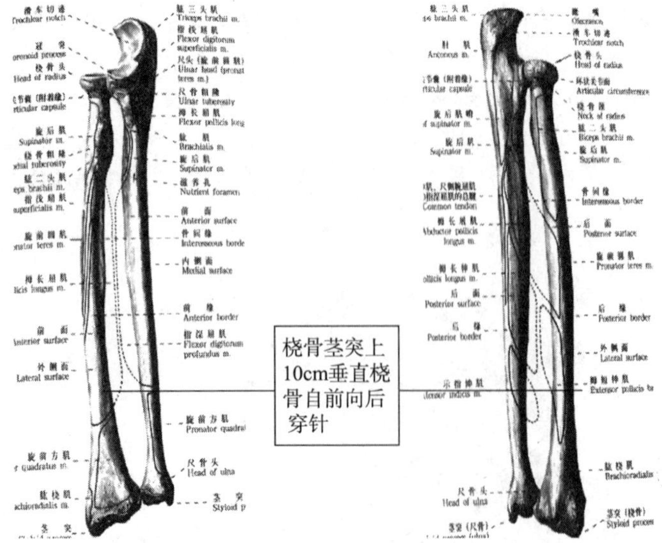
桡骨茎突上
10cm垂直桡
骨自前向后
穿针

附图 3　桡骨穿针处

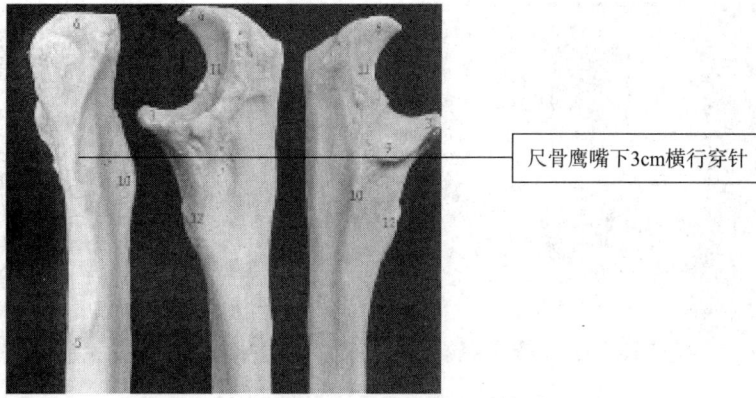

附图4　尺骨鹰嘴穿针处

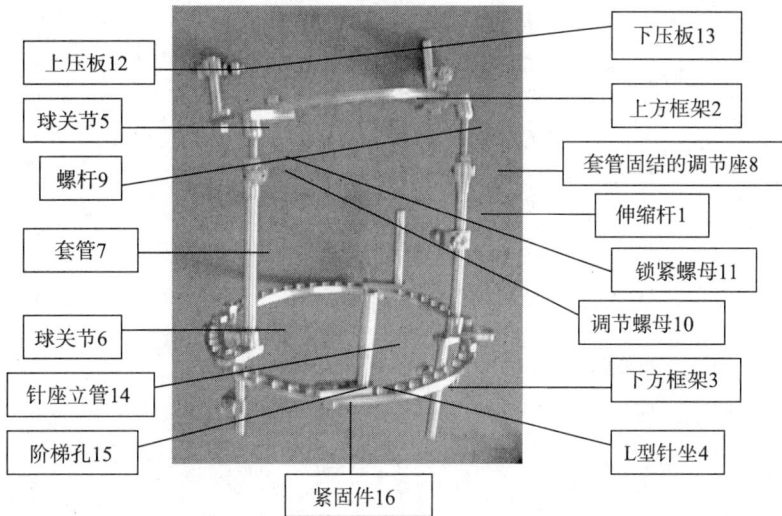

附图5　复位外固定器构造

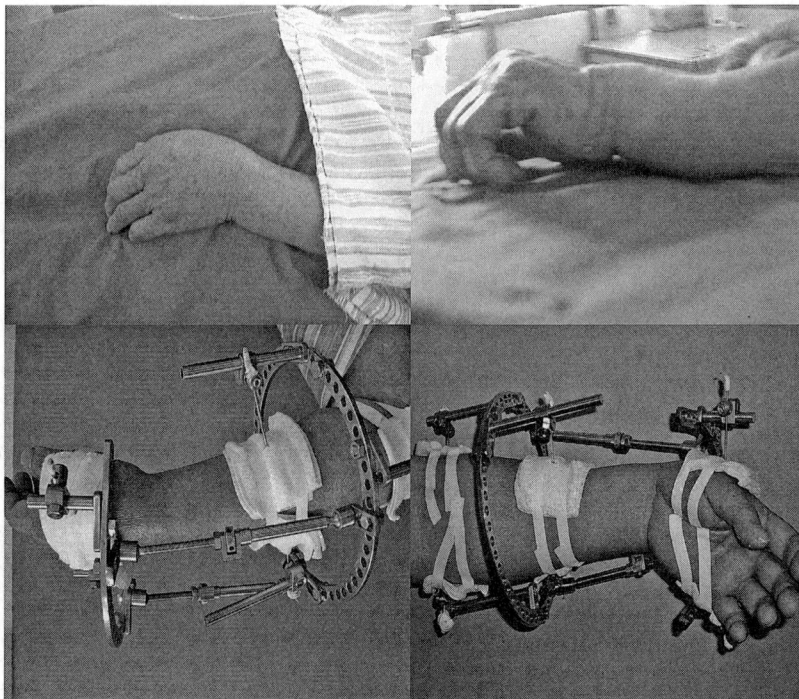

附图6　桡骨远端不稳定骨折术前、术后外观像

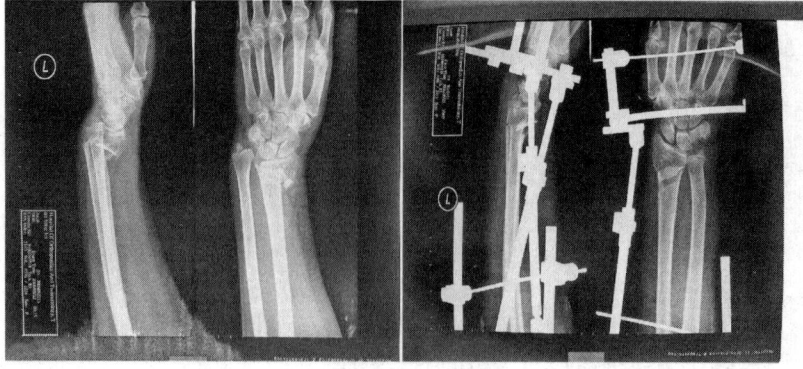

附图 7　桡骨远端不稳定骨折术前、术后 X 线影像

早期膝骨性关节炎的中医诊疗规范化研究

第一部分　基本信息

项目名称：早期膝骨性关节炎的中医诊疗规范化研究

项目编号：CACMS05Y0030

项目性质：中医诊疗方法

项目负责人：张洪美

项目组长单位：中国中医科学院望京医院

项目完成人：张洪美　荆　琳　何明江　孙　钢　顾力军　赵铁军
　　　　　　　张　淳　尹　天　葛国梁　陈　玲　孙卫红

项目起止时间：2005 年 11 月至 2008 年 10 月

第二部分　摘　要

本研究选择早期膝骨关节炎 290 例，按照 Kellgren‒LawranceX 线分级方法，分为 0 级、Ⅰ级、Ⅱ级三大组，然后采用 Doll's 抽样方法，将上述三大组病例分别分为中医实验组和西医对照组，并将中医实验组再按中医辨证分型分 3 个小组。按 DME 要求设计 CRF 表，以及中医证候量化表。中医治疗组采用中药口服、中药熏洗和推拿的综合治疗方法，1 个月为 1 个疗程，共 3 个疗程。西医治疗组采用口服葡立胶囊和外用扶他林乳胶剂的治疗方法，1 个月为 1 个疗程，共 3 个疗程。分别于治疗前和随访后，进行中医证候评分、膝功能 HSS 评分、检测关节滑液中蛋白多糖（PG），拍摄 CR‒X 线片，必要时行 MR 检查，并进行有效性、安全性和卫生经济学的评价。研究结果显示：本课题所采用的中药口服、中药熏洗配合推拿的综合治疗方法治疗早期膝骨关节炎具有显著的临床疗效，在改善中医证候、降低关节液蛋白多糖水平及卫生经济学评价等方面对比所采用西医的治疗方法具有一定的优势。

第三部分 文献研究与回顾性研究

一、文献与回顾

膝骨关节炎是骨科常见病、多发病，主要临床表现为膝关节疼痛、功能受限，X线拍片提示膝关节骨刺形成为其临床特征，是中老年常见的退行性疾病、骨关节疾病。膝骨关节炎是以膝部关节软骨出现原发性或继发性退行改变并伴有软骨下骨质增生为主要的病理特征。中医对该病的病因病机和临床表现的认识历史悠久，早在《黄帝内经》中就有对此类疾病较详细的描述，后世医家不断加以深化发展。

1. 中医病因病机研究

中医学认为骨性关节炎的病因病机为"本虚标痹"。《素问·痹论》对本病的病因、病机、证候分类、预后等方面均有较系统的论述，奠定了中医对痹证认识的基础。《素问·上古天真论》曰："五八肾气衰，发堕齿槁……七八肝气衰，筋不能动，天癸竭，精少，肾脏衰惫，形体皆极。"精辟地论述了老年人关节病变的内在因素。《素问·痹论》又曰："风寒湿三气杂至，合而为痹也。"《张氏医通》曰："膝痛无有不因肝肾虚者，虚则风寒湿气袭之。"明确提出老年人久患腰膝疼痛，是肝肾亏虚、邪袭致痹的表现。故本病以肝肾亏虚为本，感受风、寒、湿邪气而致痹证为标。现今大多数学者，如李同生、沈霖、吴泳听等均认为本病病因病机为肝肾亏虚、气血不足致筋脉失养拘急或慢性劳损，风、寒、湿邪内侵致筋脉不通，气血瘀滞为痛。强调肝肾亏虚为本，感受风、寒、湿外邪，气血瘀滞为标。吕同杰认为正虚是本病发生的内在因素，邪实则常为发病后的主要病机。石印玉认为本病是本痿标痹之证，其临床表现是痿痹并存，先痿后痹。

2. 中医药治疗

中医治疗膝骨关节炎方法多种多样。内服中药多以滋补肝肾，祛除风湿，活血化瘀为治疗原则。陈远林等应用补肾活血中药治疗膝骨关节炎49例，共治疗30天，总有效率为93.9%，疗效优于对照组。潘氏应用补肾壮筋汤为主随证加减，治疗本病126例，总有效率达96%。王炜等应用加味阳和汤治疗膝骨关节炎91例，总有效率达93.4%。中药外治法主要分为中药熏洗、熏蒸和膏药外敷，多用祛风除湿散寒、活血通络止痛之剂。曹氏采用祛痛膏（院内制剂，符合《中国药典》1995年版一部附录软膏剂项有关规定）治疗本病87例，总有效率为87.36%。刘金文等对40例膝骨关节炎患者应用金桂外洗方治疗膝骨关节炎，分生理、心理、社会关系及总体4个方面评价患者生存质量的变化，结果患者4个方面均有所提高。中药关节内注射多采用活血药治疗，王氏等采用川芎嗪于关节内注入合损伤洗剂外洗，是关节内外兼治的方法，共治疗60例膝骨关节炎，治愈25例，显效17例，有效15例，无效3例，总有效率为95%。近年来，在本病治疗中也使用了中药离子透入法，如张秀华等治疗36例，36例中治愈18例，好转16例，无效2例，有效率为94.4%。黄氏等将赤芍、当归、羌活等多味中药的有效成分提取物制成的干燥药膜以离子导入病变部位组织，以达活血化瘀、消肿止痛的目的。治疗54例，总有效率为86.2%，推拿治疗本病多以活血通络止痛为目的。王学荣等用疏通气血、化瘀通络手法推拿治疗膝骨关节炎100例，有效93例，无效7例。藤蔚然等手法治疗膝骨关节炎患者52例8膝，经治疗前后统计学分析，手法对膝骨关节炎患者功能改善明显（P < 0.01）。针灸治疗本病报道较多，各家方法迥异。孙学东采取膝周穴位围刺配合艾灸的方法，治疗86例膝骨关节炎，基本治愈14例，显效44例，有效23例，无效5例，总有效率为94.1%。李学敏等采用电针法治疗膝骨关节炎165例，其中临床痊愈10例，显效95例，好转55例，无效5例，总有效率为96.9%。

综上所述，中医药治疗膝骨关节炎的研究有了较大发展，治疗方法也很多。但仍存在一些问题，如中医辨证分型名目繁多，难以作有效比较；临床科研设计不尽合理，治疗用药多种多样，大方复方多，难以找到有效的中药组方等。为进一步研究本病，应制定统一的中医辨证分型标准，应用循证医学的方法进行合理的科研设计，是提高文献科学性、可靠性的前提条件。对于治疗，除了采取辨证论治外，还应注意辨病专方论治，把辨证与辨病二者有机地结合起来，取长补短。这既可为中医药治疗骨性关节炎提供新思路，还可为将来研制精炼组方、重复性好的中药新药打下了基础，为中医药的研究及开发新药提供了有力的依据。

二、专家组对研究病种的论证概述

骨关节炎（Osteoarthritis OA）是一种以关节软骨退变和关节周围形成骨质增生为病理特征的慢性进行性骨性关节炎，是最常见的一种慢性、进展性关节疾病。中医药在防治膝骨关节炎方面具有疗效确切、副作用小且价格低廉等优点，中医药治疗膝骨关节炎的临床疗效观察及疗效机理研究已经成为目前的热门课题。本课题的研究在总结膝骨关节炎中医临床治疗经验，提炼形成最佳诊疗模式，发挥中医药治疗疾病的特色优势，提高临床疗效，降低医疗费用等方面将具有重要临床价值和实际意义。

三、老专家经验的挖掘、整理、继承概述

我们治疗膝骨关节炎的手法主要源于我院著名老中医，享受国务院特殊津贴专家葛国樑。在保留其基本原则和主要手法的同时，运用现代解剖生理学和病理生理学知识进行了规范整理，在保持疗效的基础上，简化手法，便于学习掌握和推广应用。

四、初步诊疗方案研究

1. 入选标准

（1）诊断标准

① 西医诊断标准：采用美国风湿病学会（ACR）膝骨性关节炎的诊断标准

a. 1 个月里大多数日子膝痛。

b. 关节活动时有响声。

c. 晨僵 <30 分钟。

d. 年龄 >38 岁。

e. 膝关节骨性肿胀伴弹响。

f. 膝关节骨性肿胀不伴弹响。

最少存在 a～d 或 a，b，c，e 或 a 和 f 即可诊断。

② 中医诊断标准：参照郑筱萸主编《中药新药临床研究指导原则》

a. 肝肾不足、筋脉瘀滞证

主证：关节疼痛，胫软膝酸。

次证：活动不利，运作牵强，畏寒，舌质偏红，苔薄或薄白，脉滑或弦。

b. 脾肾两虚、湿注骨节证

主证：关节疼痛，肿胀积液。

次证：活动受限，便溏，舌质偏红，或舌胖质淡，苔薄或薄腻，脉滑或弦。

c. 肝肾亏虚、痰瘀交阻证

主证：关节疼痛，肿胀肥厚感，痿弱少力。

次证：骨节肥大，活动受限，经少或色暗，舌质偏红，或舌胖质淡，苔薄或薄腻，脉滑或弦细。

③ 病情分级：Kellgren – LawranceX 线分级（分 5 级）

0 级：正常。

1 级：可疑关节间隙狭窄和可能唇样增生。

2 级：肯定骨赘和可能关节间隙狭窄。

3 级：中度多发性骨赘，肯定关节间隙狭窄、硬化和可能骨端变形。

4 级：大骨赘，明显关节间隙狭窄，严重硬化和肯定骨端变形。

（2）纳入标准

① 符合前述西医或中医诊断标准。

② 符合所研究诊疗技术适应证的要求。

③ 年龄在 38 岁以上。

④ 符合 Kellgren – LawranceX 线分级 0～Ⅱ级。

⑤ 签署知情同意书。

（3）排除标准

① 不符合上述诊断标准和纳入标准者。

② 已接受其他有关治疗，可能影响本研究的效应指标观测者。

③ 合并有心脑血管、肝、肾和造血系统等严重危及生命的原发性疾病以及精神病患者。

④ 年龄在 38 岁以下的患者。

⑤ 排除研究疾病：

a. 风湿类疾病：类风湿性关节炎、强直性脊柱炎等。

b. 感染性关节炎：关节结核、化脓性关节炎等。

c. 反应性关节炎：过敏性关节炎、血小板减少性紫癜性关节炎、皮肤病性关节炎等。

e. 代谢性关节病：大骨节病、痛风等。

f. 关节内肿瘤。

g. 其他特异性关节病。

⑥ 排除 Kellgren‐Lawrance X 线分级 Ⅲ、Ⅳ 级患者。

2. 治疗方法

（1）中医试验组

① 中药口服

a. 肝肾不足、筋脉瘀滞证

治则：补益肝肾，活血通络止痛。

方药：膝 OA Ⅰ 号（熟地 25g，淮山药 12g，茯苓 10g，泽泻 10g，山萸肉 12g，丹皮 10g）。

b. 脾肾两虚、湿注骨节证

治则：补肾健脾利水，燥湿通络宣痹。

方药：除湿通痹汤（威灵仙 12g，鸡血藤 12g，薏仁 12g，炒苍术 9g，白术 12g，防己 12g，黄柏 9g，木瓜 9g，茯苓 9g，牛膝 9g，生姜皮 6g，生甘草 4g）。

c. 肝肾亏虚、痰瘀交阻证

治则：补益肝肾，化痰祛瘀。

方药：左归汤（熟地 20g，淮山药 10g，山萸肉 10g，枸杞子 10g，菟丝子 10g，鹿角胶 10g，龟板 10g，川牛膝 10g）。

② 中药外洗

治则：活血化淤，消肿止痛。

方药：采用《医宗金鉴》载海桐皮汤加减方。

膝 OA 0 号（海桐皮 15g、透骨草 12g、乳香 10g、没药 10g、当归 12g、川芎 12g、川椒 10g、红花 10g、千年健 12g、牛膝 12g）。

③ 手法推拿

作用：活血通络，消肿止痛。

技术培训：由此推拿疗法的创始人‐享受国务院特殊津贴的葛国梁主任医师，对所有课题组人员进行统一培训 2 周，规范推拿手法，达到熟练运用的程度，然后由葛国梁主任医师分别进行考核。

推拿方法：a. 揉按、提拿股四头肌远端，双手搓、挤压膝关节内外侧；b. 屈膝 90° 下拔伸膝关节 1 ~ 2 分钟；c. 点按梁丘、血海、膝眼、足三里；d. 研磨、推移髌骨，增加髌骨活动范围；e. 提拿髌骨，以指尖拿住髌骨，并向上提升 5 ~ 10 次；f. 伸屈膝关节，达到最大限度时停留片刻，加做膝关节内外翻活动，增加膝关节间隙；g. 提拿、揉按下肢后侧肌肉；h. 手法结束后嘱患者勾脚伸膝 10 次，每次 3 秒，每周 3 次，每次 15 ~ 20 分钟。

（2）西医对照组

① 西药口服

口服葡立胶囊，每次 480mg，每日 3 次，以刺激软骨细胞产生有正常多聚体结构的蛋白多糖，抑制损伤软骨的酶如胶原酶和磷脂酶 A2，并可防止损伤细胞的超氧化自由基的产生，从而可延缓骨性关节炎的病理过程和疾病的进展，改善关节活动，缓解疼痛。

② 外用药

外用扶他林乳剂，每日 3 次，具有消炎止痛的作用。

3. 观察指标

（1）基础指标

① 一般项目：性别、年龄、体重、病程等。

② 实验室项目：血、尿、便常规，以及肝、肾指标检查。

（2）中医证候指标

在前期研究的基础上，根据预选的结果，参考国家药品监督管理局 2002 年发布的《中药新药临床研究指导原则》，设计《辨证因子评分细则表》，症状定性记分有计 1 分，无计 0 分；症状定量评分根据轻重程度评 0，1，2，3 分。（见表 1、2）

表1 症状定性记分

序号	证候	无（0分）	轻（1分）	中（2分）	重（3分）
1	关节疼痛	无关节疼痛	偶尔发生，半小时内可自行缓解	每天疼痛时间少于2小时，按之疼痛，口服一般药物可缓解	持续疼痛，拒按，需口服止痛药
2	关节沉重	无沉重感	上楼时感觉下肢沉重	步履平地时下肢沉重	举步抬腿时下肢沉重
3	关节作冷	无畏寒感	仅关节恶风寒，触之不凉。	关节恶风寒，触之凉，喜温。	关节恶风寒明显，常加衣保护
4	下肢酸楚	无酸楚	偶尔发生	时重时轻	显著
5	下肢浮肿	无浮肿	按之微陷	按之凹陷	按之没指
6	行走时疼痛或不适	无疼痛或不适	行走（超过500米）出现	行走（少于500米）出现	行走即出现，行走后加剧

表2 症状定量评分

序号	证候	无（0分）	轻（1分）	中（2分）	重（3分）
1	食少纳呆	纳可	无食欲，但保持原饭量。	无食欲，饭量比病前减少	饭量减少2/3以上
2	脘痞不舒	无腹胀	脘腹作胀轻微，半小时内减轻或消失，不影响生活，不需口服对症药物。	腹胀不适在半小时至1小时内较甚，较影响日常生活，或需口服对症药物。	腹胀更甚，2小时以内仍不能好转，生活受影响，或口服对症药物效果不佳
3	便溏	大便正常	大便不成形，一日一行	大便不成形，一日数行	大便稀薄
4	潮热盗汗	无	手足心发热	手足欲露衣被外	手足欲握冷物则舒
5	五心烦热	无	偶尔头部潮热汗出	胸背潮热，反复出现	周身潮热汗出如水洗
6	自汗	无	皮肤微潮	皮肤潮湿	汗出

舌体：_____ 舌质：_____ 舌苔：_____
脉象：弦滑涩细沉 其他脉象：_____

4. HSS膝关节功能评分标准

满分为100分，疼痛计30分，功能计22分，活动度计18分，肌力计10分，畸形计10分，稳定性计10分（见表2。）总分>85分为优，70~84分为良，60~69分为一般，<60分为差。（见表3）

表3 HSS膝关节功能评分标准

疼痛（30分）		肌力（10分）	
任何时候均无疼痛	30	优：完全能对抗阻力	10
行走时无疼痛	15	良：部分对抗阻力	8
轻微疼痛	10	中：能带动关节活动	4
中度疼痛	5	差：不带动关节活动	0
严重疼痛	0	屈曲畸形（10分）	
休息时无疼痛	15	无畸形	10

续表

疼痛（30分）		肌力（10分）	
轻微疼痛	10	<5°	8
中度疼痛	5	5°~10°	5
重度疼痛	0	>10°	0
功能（22分）		稳定性（10分）	
行走、站立无限制	22	正常	10
行走5~10街区（2500~5000m）	10	轻微不稳0°~5°	8
行走1~5街区（500~2500m）	8	中度不稳5°~15°	5
行走少于1街区（500m）	4	严重不稳>15°	0
不能行走	0	减分项目	
能上楼梯	5	单手杖	-1
能上楼梯，但需支具	2	单拐杖	-2
屋内行走，无需支具	5	双拐杖	-3
屋内行走，需要支具	2	伸直滞缺5°	-2
活动度（18分）		伸直滞缺10°	-3
每活动8度得1分，最高18分		伸直滞缺15°	-5
		每5°外翻扣1分	-1

5. 关节液蛋白多糖（PG）的检测

软骨组织由软骨细胞和基质组成，软骨细胞合成和分泌基质，基质主要由Ⅱ型胶原和蛋白多糖（PG）组成。PG占基质干重的25%~35%，是基质中主要的功能成分。滑液中PG的水平是反映软骨代谢的特异性指标，可作为软骨病变早期诊断指标及判断软骨病变治疗效果和预后的指标。

6. 安全性评价

（1）不良事件或不良反应的观察

不良反应包括副作用、毒性反应、过敏反应、致癌作用、依赖性及后遗反应等。

对不良反应的观察虽不能防止不良反应的发生，却能通过采取及时的相应措施来减少不良反应的影响。

在研究方案中，明确常规的安全性指标检测。在实验期间出现的任何异常症状、体征、实验室指标都应该随访。

对实验期间出现的不良事件，应将其种类、程度、出现时间、持续时间、处理措施、处理经过等记录于病例报告表，并且在综合考虑并发症、合并用药的基础上，尽可能分析出现的不良反应与诊疗方案之间的因果关系，一般判断为肯定、很可能、可能、可疑和不可能五类，评价其与实验药物的相关性，并由医师详细记录。

发现不良事件时，观察医师可根据病情决定是否中止观察。对因不良事件而停药的病例应进行追踪调查，详细记录结果。若治疗过程中、治疗后出现安全性检测指标（血、尿常规、心电图、肝功能、肾功能）的异常，应及时填写不良事件表，并在适当时间内进行复查，并对受试者发病、治疗等进行综合分析，以确定是否与实验药物有关。

发生在实验过程中的任何严重不良事件（包括临床实验过程中发生需住院治疗、延长住院时间、伤残、影响工作能力、危及生命或死亡、导致后天畸形等事件），研究者除立即对受试者采取紧急的处理措施外，还必须立即报告本单位和主要研究单位，并在24小时内报告国家药品监督管理局安监司。

（2）受试者终止、退出实验的标准及步骤

研究者决定的受试者实验是指已经入选的受试者在实验过程中出现了不宜继续进行实验的情况下，研究者决定该病例退出其实验。

①实验中，受试者发生了某些并发症或特殊生理变化，不适宜继续接受实验。

②实验中，受试者依从性差，使用药物达不到规定量的80%或超过规定量的120%。

③实验中，发生了严重的不良事件，不适

宜继续接受实验的病例。

受试者自行退出实验，根据知情同意书的规定，受试者有权中途退出实验，或受试者虽未明确提出退出实验，但不接受用药。不接受用药及检测而失访，也属于"退出"（或称"脱落"）。应尽可能了解其退出的原因，并加以记录，如自觉疗效不佳；对某些不良反应感到难以耐受；有事不能继续接受临床研究；经济因素；或未说明原因而失访。

（3）终止实验的条件

①实验中，发生严重安全性问题，应及时终止实验。

②实验中，发现临床实验方案有重大失误，难以评价临床疗效。

③申请者要求中止（如经费原因、管理原因等）。

④行政主管部门撤销实验等。

7. 疗效评价方法

（1）中医证候疗效判定标准

"尼莫地平评分计算公式"为治疗前后积分差/治疗前积分×100%，以百分数表示。临床控制：≥95%；显效：≥70%，<95%；有效：≥30%，<70%；无效：<30%。

（2）膝功能 HSS 评分

满分为 100 分，疼痛计 30 分，功能计 22 分，活动度计 18 分，肌力计 10 分，畸形计 10 分，稳定性计 10 分。总分 >85 分为优，70~84 分为良，60~69 分为一般，<60 分为差。

（3）PG 含量检测

观察治疗前后 PG 水平下降程度的对比是否有显著统计学意义。

（4）综合临床疗效评定指标

①显效：中医证候积分、HSS 评分、生化指标均有效；

②有效：中医证候积分、HSS 评分、生化指标至少一项有效；

③无效：中医证候积分、HSS 评分、生化指标均无效。

8. 技术路线（见图1）

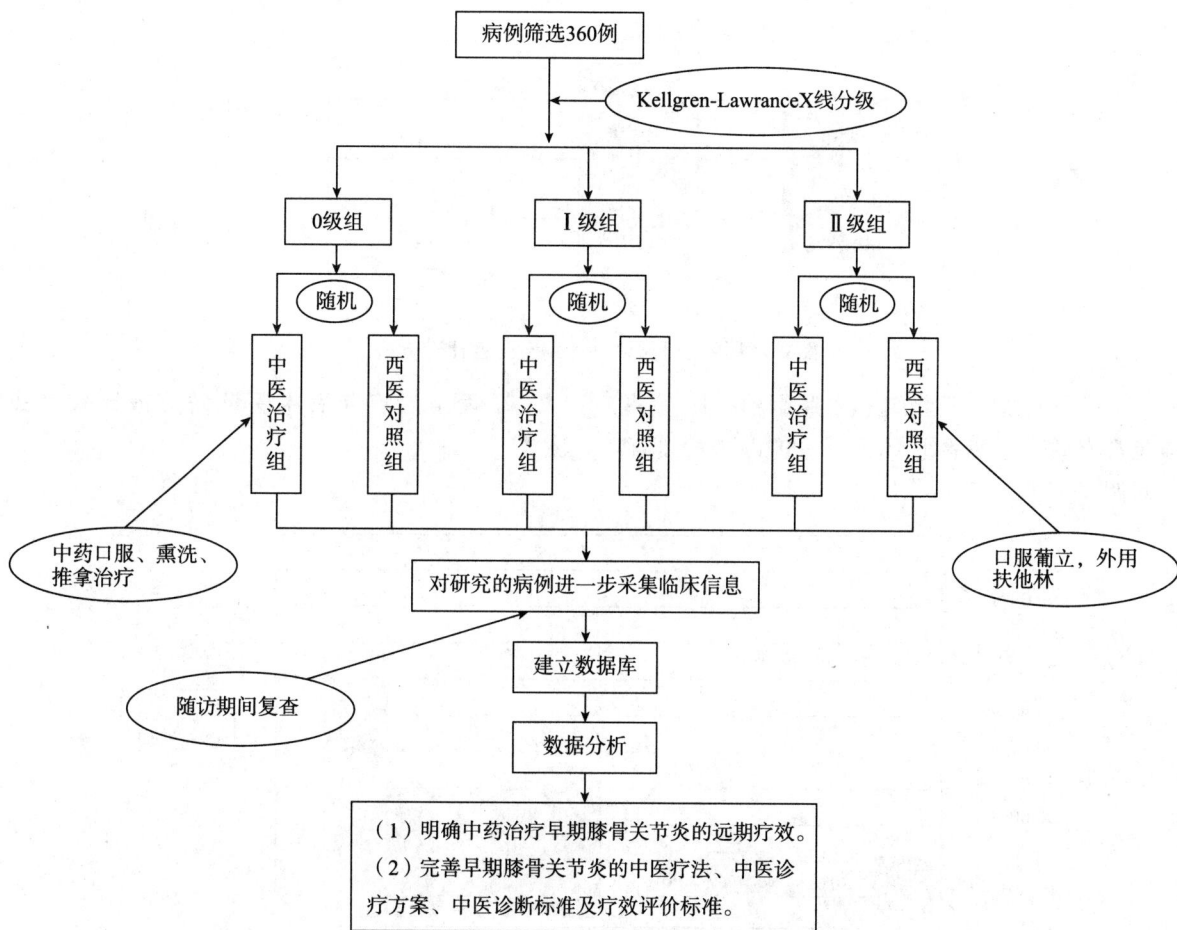

图1 技术路线图

注：每级组里中医治疗组根据辨证分为三型进行治疗，且每一级组里面的中医和西医治疗方法分别一致。

一、研究资料与方法

1. 研究对象

本研究符合入选标准的 360 例病例均来自 2005 年 11 月至 2008 年 5 月中国中医科学院望京医院骨科门诊和住院的早期膝骨关节炎患者，根据 Doll's 随机数字表分为试验组和对照组，因患者未能坚持服药或对熏洗药物过敏等原因共剔除病例 70 例，有效病例 290 例，脱落率为 19.4%，其中男性 62 例，女性 228 例；年龄最大者 85 岁，最小者 38 岁，平均年龄 59.7 岁；病程最长为 10 年，最短为 1 个月。

2. 研究方法

（1）实验的随机分组

采用 Doll's 随机抽样方法，将 360 例病例随机分为中医试验组和西医对照组，并将中医试验组再按中医辨证分型分为 3 个小组，其中有效病例 290 例，中医试验组（152 例）和西医对照组（138 例）。其中，中医试验组中肝肾不足、筋脉瘀滞组 52 例，脾肾两虚、湿注骨节组 53 例，肝肾亏虚、痰瘀交阻 47 例。

（2）治疗方法

试验组采用中药口服、中药熏洗配合推拿手法综合治疗，1 个月为 1 个疗程，共 3 个疗程。对照组采用口服葡立胶囊，外用扶他林乳胶剂，1 个月为 1 个疗程，共 3 个疗程。

二、研究结果

1. 两组治疗前及随访结束后 HSS 积分分值比较（见图 2）

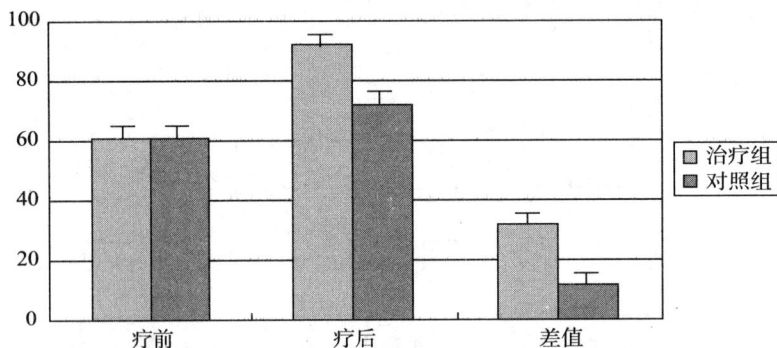

图 2　两组治疗前后 HSS 积分分值比较分析

从上图可看出实验组和对照组治疗膝骨关节炎都有效，且实验组 HSS 积分的改善程度优于对照组。

2. 两组治疗前后中医证候疗效比较（见图 3）

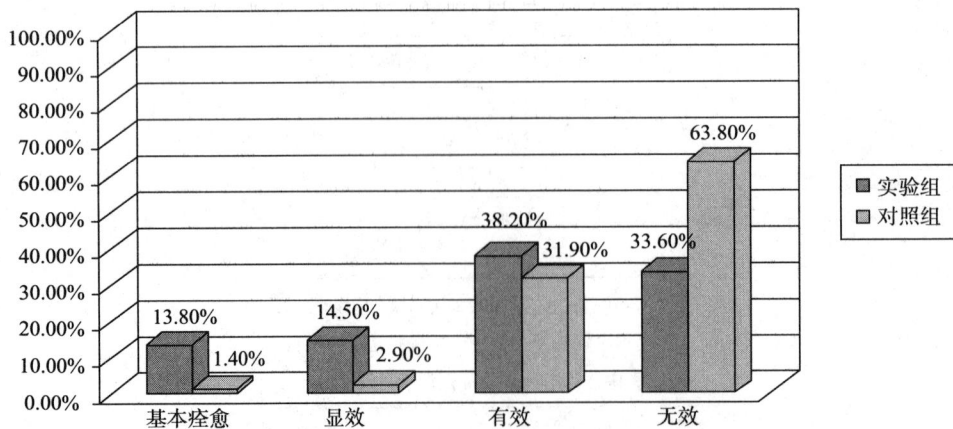

图 3　两组治疗前后中医证候疗效比较分析图

从上图分析可看出两组患者中医证候疗效比较有极显著统计学意义，实验组疗效优于对照组。

3. 两组治疗前后关节液蛋白多糖（PG）比较（见表4）

表4 两组治疗前后关节液蛋白多糖（PG）比较

组别	N	治疗前	治疗后	差值	自身比较		组间比较	
		$\bar{x} \pm s$	$\bar{x} \pm s$	$\bar{x} \pm s$	t	P	t	P
实验组	158	157.87 ± 56.24	46.83 ± 18.45	111.03 ± 55.81	24.528	0.000	20.284	0.000
对照组	132	139.81 ± 53.18	57.78 ± 9.00	82.03 ± 53.59	20.175	0.000		

两组治疗前后自身比较及两组组间比较均有统计学意义。

4. 两组综合疗效比较（见表5）

表5 两组综合疗效比较

组别	N	显效	有效	无效
		N（%）	N（%）	N（%）
实验组	152	25（19.1%）	127（39.7%）	0（0%）
对照组	138	4（3.4%）	133（51.7%）	1（0.7%）

经秩和检验，P = 0.000 < 0.01，两组综合疗效比较有统计学意义。

5. 两组治疗费用比较（见表6）

表6 两组治疗费用比较

指标项	C组	T组		
		1组	2组	3组
每天费用	18.32	16.17	15.16	18.08
90天费用合计	1648.8	1455.30	1364.40	1627.20

可以看出，两组在经济学比较中，实验组优于对照组。

6. 不良反应

实验组有37例在熏洗过程中膝关节局部出现瘙痒，有3例出现轻度胃肠道反应，均能坚持服药。对照组有42例出现轻度胃肠道反应，但能坚持服药。

7. 剔除病例分析

在剔除的病例中，实验组13例出现比较严重的膝关节局部瘙痒，被迫停药；15例在实验期间服用其他药物或者进行了其他治疗，影响观察；11例因行关节镜或者关节置换手术，故被剔除。对照组有17例因出现较严重的胃肠道反应，被迫停药；9例进行了其他治疗；5例行手术，均被迫剔除。

三、讨论

膝关节是人体中结构较复杂的关节。关节的结构，除骨之外还有筋，膝部周围有众多韧带，如内外侧副韧带、前后交叉韧带、半月板及关节软骨等，均属"筋"的范围。肝藏血主筋，肾藏精主骨，故膝关节与肝、肾关系密切。因此，我们将膝关节看成一个完整的有机联系整体，且与肝肾密切相关。

膝骨关节炎病因繁杂，常为多种致病因素综合而致，其病位在骨，并影响筋，与肾、肝的关系最为密切。我们认为，膝骨关节炎的病理机制是肝肾不足为本，瘀血阻络为标，本虚标实是本病的病机特点。

在治疗膝骨关节炎的临床实践中，我们将膝骨关节炎本虚标实之证进一步明确为本证即筋痿、骨痿，痹痿并存。治病求本，治以补益肝肾，活血通络，散寒除湿，内外兼顾，筋骨并重，临床采用中药口服及外用并配合通络柔膝手法综合治疗膝骨关节炎，在临床应用过程中取得了良好的效果。

1. 试验组方药组成及组方特点

（1）口服中药方剂的组成、组方特点及现代药理研究

①口服中药方剂的组成及组方特点

如"膝 OA Ⅰ号"组成以六味地黄丸为基础方，进行加减，主要方药为熟地25g，淮山药12g，茯苓10g，泽泻10g，山萸肉12g，丹皮10g，骨碎补15g，淫羊霍12g，牛膝10g。方中重用熟地黄，滋阴补肾，填精益髓；山萸肉补养肝肾，并能涩精，山药补益脾阴，亦能固精，二者共为臣药；配伍泽泻利湿泄浊，并防熟地黄之滋腻恋邪；丹皮清泄相火，并制山萸肉之温涩；茯苓淡渗脾湿，并助山药之健运；加入骨碎补、淫羊霍加强补肾壮骨之力；牛膝为引经药，并加强活血化瘀之力，这是本方的组方特点。

②口服药物治疗 OA 的现代医学机理探讨

现代生物学研究表明，酶、细胞因子、自身免疫、骨内高压、遗传因素及自由基等都与骨性关节炎的发生、发展具有密切的关系。各种因素不断形成网络，互相影响，共同直接或间接地参与了关节的破坏。各种原因引起的骨性关节炎均是从关节软骨退变开始，继而发生骨质和滑膜的改变。软骨的退变包括软骨细胞和基质的改变。目前认为，IL-I 是炎症反应的重要调节剂，是调节炎症的始动因素。根据我们动物实验研究发现，我们的三组方剂对 OA 中 IL-1 有明显的抑制作用。近年来发现，OA 关节软骨细胞外基质合成与降解失调是造成软骨变性的重要原因之一，其中基质金属蛋白酶（MMPs）可能起决定性作用。以前的动物实验证明，三组方药在抑制 OA 时 MMP-1、MMP-3 作用亦较突出。因此，我们认为三组方剂对 OA 防治机制可能是通过抑制 IL-1 的产生，减轻关节软骨和滑膜的炎性反应，减轻软骨细胞正常结构和功能的破坏、基质的降解，减轻骨的吸收以及关节软骨周围骨赘的形成；通过抑制 MMP-1、MMP-3 的产生，抑制细胞外基质中的Ⅱ型胶原和蛋白聚糖的降解，抑制软骨基质的破坏，从而减轻关节软骨的降解与破坏。提示三组方剂能够抑制 IL-1β、MMP-1、MMP-3 的产生，能够有效地减轻关节软骨的降解与破坏，同时对软骨有修复作用。

（2）外洗中药"膝 OA 0 号"方的组成及组方特点

中药熏洗法是一种物理疗法，它以中医药基本理论为指导，通过湿热熏洗对局部或全身皮肤的刺激，促使血管扩张，促进血液循环，改善局部或全身的组织营养、代谢，调节局部或全身神经、肌肉、器官的功能；其次，通过局部或全身皮肤对药物的吸收，使药物直接对局部皮肤和全身器官发挥作用。中药熏洗可以使药物通过皮肤表层吸收，经角质层渗透和真皮层转运进入血液循环而发挥药效。

"膝 OA 0 号"以《医宗金鉴》海桐皮汤为基本组方，进行加减。"膝 OA 0 号"组成用药为海桐皮15g、透骨草12g、乳香10g、没药10g、当归12g、川芎12g、川椒10g、红花10g、千年健12g、牛膝12g。方中海桐皮、透骨草舒筋活络，通痹止痛；乳香、没药、当归、红花活血化瘀，消肿止痛；千年健、牛膝祛风湿，补益肝肾。诸药共奏气血通畅，经络舒展，肿胀消退之功效。

2. 推拿手法的作用及机理

推拿手法就是针对膝关节的"力平衡失调"这一病变本质而施治的，此法不仅具有松解组织粘连，缓解肌肉痉挛，改善和恢复肌腱、韧带的弹性，增加髌骨的活动度，松动关节，矫正微小骨错缝，调整力学平衡的作用；而且具有舒筋通络、调和气血，改善关节血流速度及微循环，减轻关节压力，促进关节软骨的合成，加快关节软骨损伤的修复功能。

理论认为，正常的关节软骨由软骨基质和软骨细胞构成。软骨基质使软骨具有一定的外形和弹性以抵抗外力作用；而软骨细胞既负责清除坏死退变的基质，又不断合成新的基质，保持关节软骨合成和降解的平衡，维持其正常功能。而关节内微环境包括生物力学及营养代谢等因素的改变都可引起关节软骨的退变，对于被动运动和手法防治关节损伤，较早即有认识。早期持续被动运动可促进软骨的再生和修复，认为关节的反复屈伸运动可刺激软骨组织

中未分化的间质细胞向软骨细胞转化，加快软骨组织的修复。张昊等通过实验从扫描电镜的观察中，客观地证实了手法治疗能减轻膝骨关节炎关节软骨的退变，为手法治疗膝 OA 又提供了事实依据。

我们认为手法治疗具体有以下几方面的作用。

(1) 改善局部血液循环，增加肌肉神经的营养供给

《灵枢·本藏》曰："经脉者，所以行血气而营阴阳，濡筋骨，利关节者也。是故血和则经脉流行，营覆阴阳，筋骨劲强，关节清利矣。"经筋是受经络气血的濡养，通络柔膝手法主要作用于足太阳、足阳明及足太阴三经，通过疏通经脉，使经筋得到气血荣养，并且能通经活络，活血化瘀，消肿解挛。另外，它能激发经脉气血运行，经脉气血强盛，经筋运动功能加强。

现代解剖学研究表明，膝关节的血液供应依靠环绕膝关节的动脉网，此网由股深动脉发出的旋股外侧动脉降支，股动脉发出的膝最上动脉，腘动脉发出的膝上、膝中、膝下动脉，以及胫前动脉上端发出的胫前返动脉所组成。浅组静脉居于皮下，深组与动脉伴行。膝周皮下静脉形成围绕髌骨的静脉网，汇入行膝内后方的大隐静脉；膝后部分的静脉则入小隐静脉。深组腘静脉由胫前及胫后静脉汇成。针对膝骨关节炎的骨内静脉瘀滞、骨内高压是其主要矛盾，通过通络柔膝的手法，重视点揉按摩局部穴位以促进局部组织的血液循环，消除局部骨内静脉瘀滞，降低骨内高压，并促进局部炎性组织的吸收。同时又重视对患肢的整体循经按摩推拿，促进患肢整体的血液循环，从而消除患肢整体的静脉瘀滞，更加有效地改善骨内静脉瘀滞及骨内高压状态，阻断骨关节病发生发展的病理性恶性循环，达到消除病因，缓解症状，恢复关节功能的目的。

(2) 加强软骨组织自身的泵作用，延缓进一步老化

点揉髌周痛点，推挤、提拿髌骨等手法可改善局部血液循环，增加髌骨活动度，从而减少髌骨关节的压力及促进关节软骨新陈代谢，有利于关节软骨损伤的修复。关节软骨没有血管和淋巴管，软骨的物质代谢依靠关节内滑液。当运动压力解除后，关节内滑液水分迅速进入基质空隙之中，充满空隙的营养物质也随之进入，而当关节软骨承受压力时，空隙变窄，水分又被大部分压到关节滑液之中，软骨细胞的代谢产物也随之带出。此过程虽然还受化学作用等影响，但最关键的还是关节的运动，因为没有运动，软骨基质空隙的压缩及恢复就不存在，软骨基质水分与滑液水分的来回流动就十分缓慢，软骨对营养物质的摄取和废物的排泄也就随之缓慢。因此，该手法具有增强软骨组织自身的泵作用，通过促进滑液向关节软骨浸透和扩散，同时改善关节部位的血液循环，从而改善关节软骨的营养和代谢，促进软骨的再生修复。另一方面，也通过缓解关节周围肌肉紧张，松解关节囊粘连及挛缩，增加关节活动度，牵伸关节周围肌肉－肌腱复合体，以减轻关节负荷，恢复关节应力平衡，增加关节周围肌肉的效能。

(3) 缓解肌肉痉挛，消炎镇痛

我们知道十二经筋各起于四肢末端，结聚于关节和骨骼部。《素问·痿论》曰："束骨而利机关。"古人对经筋的认识与现代医学的运动力线对肌肉和韧带的总结是一致的。肌肉借肌腱跨越关节，附着于远端骨骼上，当肌肉收缩时，可牵拉骨骼，沿关节运动轴运动就产生了肢体运动。膝关节周围的大部分穴位及痛点即是结筋病灶点，它们是由于反复过度劳累，不协调运动，不正确的劳动和休息体位，使经筋处于劳损状态而产生，劳损的肌肉又常出现保护性痉挛，痉挛又常加重经筋的损伤。因此，通过点按梁丘、血海、膝眼、足三里等穴及弹拨腘绳肌和腓肠肌，屈伸膝关节于最大限度停留片刻，动静结合，就可以舒筋通络，滑利关节，缓解肌肉痉挛，使得膝关节局部血液循环加速，组织代谢增加，以改善局部的贫血症状，促进关节炎症的吸收，具有良好的镇痛作用。

(4) 促进膝关节力学平衡，改善稳定性

膝关节的动力学稳定性取决于股四头肌和腘绳肌适宜肌力比，通络柔膝手法通过点穴舒筋，可以恢复股四头肌及腘绳肌肌力，改善膝关节的稳定性及功能状态。通过旋转回绕、屈伸膝关节，可使膝关节在不负重状态下连续交替产生屈伸和小腿的内收、外旋、外展、内旋等被动运动，患者不易产生对抗性肌紧张，关节的内侧间隙和外侧间隙交替开合，关节的交锁状态则容易解除，同时关节内部结构和周围软组织受到多方位的牵拉，可使其异常的解剖关系得到校正，促进膝关节恢复或重建新的力学平衡，有利于损伤组织的修复，柔筋正骨，可明显提高疗效。

第五部分　研究成果优势评价

一、研究结论

膝骨关节炎为中老年人的常见病、多发病，通过对其病因、病机、临床表现的综合分析，结合现代医学研究，认为膝骨关节炎发病主要在于"肝肾亏虚、气滞血瘀"，依据中医基础理论提出了补益肝肾、活血通络法，并在此治法的指导下创制了治疗膝骨关节炎的基本方和推拿手法。经临床观察，1年随访后试验组在临床疗效（HSS）及中医证候的改善方面均优于对照组，而且无毒副反应发生。

通过以上分析可说明，临床采用中药口服、中药熏洗配合通络柔膝的手法综合治疗膝骨关节炎，内外兼顾，筋骨并重，通过补益肝肾、活血通络，能有效地治疗膝骨关节炎。而试验组的年龄、病程及中医病情分级与疗效（HSS）关系不大，说明中药口服、中药熏洗配合通络柔膝的手法治疗早期膝骨关节炎，对不同年龄、病程及病情的患者均具有普遍意义，可作为一种规范化治疗在临床中推广应用。

膝骨关节炎是以软骨退行性改变为中心，累及骨质、骨膜、关节囊及其他结构的慢性炎症，是中老年人的常见病、多发病之一。其发病机制目前尚不十分明确，诊断本病并不困难，通过治疗暂时控制症状亦非难事。而要完全阻断病变的进程，达到根治的目的，防止复发，则是困难的。从1年随访的疗效来看，试验组与对照组均治疗有效，且试验组疗效明显高于对照组，但远期疗效尚待进一步追踪研究。因本病仍存在复发的可能，故一定要提高预防意识，重视防护，忌长时间行走，避免感受风寒，加强膝关节功能锻炼。

二、中医（或中西医结合）优势分析及评价

中医药在防治膝骨关节炎方面具有疗效确切、副作用小且价格低廉等优点，而中医药综合治疗相对中医单一治疗而言，在疗效上具有更大的优势，结合中医的整体观念，辨证论治，从膝关节局部用药和全身整体出发，充分发挥中医药的优势进行综合治疗，是膝骨关节炎治疗的重要方向。本项目研究结果显示，中医综合疗法在治疗膝骨关节炎方面具有显著疗效，与西医组对比，在改善中医证候、降低关节液蛋白多糖方面及卫生经济学评价上体现出一定的优势，证实中医治疗早期膝骨关节炎具有一定的优势，形成了一套合理、有效、实用、经济的中医临床治疗方法，荣获了中国中医科学院2009年科技进步二等奖。

三、技术、方法的创新分析

循证医学将治疗研究证据按研究质量及可靠程度分级，其中随机对照实验和随机对照试验的系统评价结果是证明某种疗法有效性和安全性最可靠的依据。查阅骨关节炎中药治疗现状相关文献，回顾性总结较多，相对缺少按照循证医学要求进行的前瞻设计的随机、对照临床试验，大多数文献报道为自拟诊疗标准，缺乏统一公认的疗效评价标准；或者临床观察样本数过少或缺乏对照组，难以从统计学角度说明问题。

本课题根据回顾性研究的结果，针对现有研究的不足，设计严格规范的前瞻性临床试验，借鉴循证医学的原理和方法，收集、整理临床研究资料，以西医疗法作为对照，强调从临床有效性、安全性、卫生经济学、伦理学等方面综合评价，证实中医治疗早期膝骨关节炎的优

势和特色。

四、人才培养情况

培养硕士研究生 4 名。

五、论文、专著情况

1. 张洪美，张志强．膝骨关节炎关节液蛋白多糖的变化与中医辨证施治影响：随机分组对照．中国组织工程研究与临床康复，2008，12（20）：3962 - 3965.

2. 张洪美，闵重函．中医辨证施治对早期膝骨关节炎疗效及关节软骨 MRI 影响的临床对照实验．中国骨伤，2008，21（9）：651 - 653.

六、存在的问题与解决办法

因本实验进行的时间较短，收集的病例量不是很大，加之临床患者的治疗需要，所以在课题设计时试验组采用中药口服、中药熏洗配合通络柔膝的手法综合治疗膝骨关节炎。如时间允许，今后在临床工作中可进行正交实验设计，通过对中药、手法它们各自的疗效及综合作用的比较，或加以运动康复疗法，寻找最佳的试验组合，此工作对提高临床疗效、减少治疗费用具有积极意义。

参考文献

［1］李同生．补肾健骨汤治疗骨性关节病的临床研究．中国中医骨伤科，2004，1（1）：18.

［2］沈霖．补肾健骨汤对膝关节骨性关节病患者氧自由基代谢的影响．中国骨伤，1996，9（4）：8.

［3］吴泳昕，肖涨，吴生元．补中桂枝汤治疗退行性骨关节病 83 例．四川中医，2005，20（2）：63 - 64.

［4］吕同杰．略谈增生性关节炎的中医药治疗．山东中医杂志，2006，（1）：1.

［5］石印玉．养血软坚方治疗膝关节炎的临床报告．中国中医骨伤科，2005，2（4）：33.

［6］陈远林，邱仁斌，沈瑞子，等．补肾活血法治疗膝骨关节炎 49 例临床观察．国际医药卫生导报，2005，11（14）：114 - 115.

［7］潘永生．补肾壮筋汤为主治疗退行性骨关节病 126 例．河北医学，2001，7（11）：1045.

［8］王炜，郑廷，许鸿照．加味阳和汤治疗膝骨关节 91 例临床观察．实用中西医结合临床，2005，5（1）：45.

［9］曹王禹．祛痛膏治疗退行性膝关节病的临床观察．辽宁中医杂志，2002，29（8）：474 - 475.

［10］刘金文，冯立科，许少健．金桂外洗方对膝骨关节炎患者生存质量的改善作用．中医药临床杂志，2004，16（1）：47.

［11］赵承健．中药离子到如治疗骨性关节炎 800 例临床报告．河南中医，2004，12（6）：279.

［12］张秀华，曲红伟，孙玉凤．中药离子透入治疗膝骨关节炎 36 例．黑龙江中医药，1998，8（3）：41.

［13］黄孟兰．理疗治疗退行性关节炎 54 例．湖南中医杂志，1999，10（1）：32 - 33.

［14］王学荣．推拿治疗膝骨关节炎 100 例．浙江中医杂志，2006，18（6）：31.

［15］藤蔚然，杜宁，史炜镇．手法治疗膝骨关节病对膝关节功能改善的研究．中国中医骨伤科杂志，2000，8（5）：46 - 48.

［16］孙学东．"围刺"治疗膝关节增生性骨关节炎 86 例．北京中医，2006，17（2）：

［17］李兰敏，张立夫，杨会道．电针治疗中老年骨性关节炎 165 例．针灸临床杂志，1997，13（10）：27 - 28.

［18］卫晓恩．骨关节炎的遗传学因素．中国临床康复，2002，2（1）：8 - 9.

［19］邱贵兴．骨关节炎流行病学和病因学进展．骨科学，2004，19（12）：22.

［20］陈游，孙才江，方建珍，等．不同程度膝骨关节炎患者滑液中几种细胞因子水平变化．中国临床康复，2002，6（10）：1426 - 1427.

［21］李红燕．细胞因子与骨关节炎．广州体育学院学报（医学版），2004，24（1）：27 - 30.

［22］Ghivizzani SC, Kang R, Geornescu HI, et al. Constitutive intra-articular expression of human IL - 1 beta following gene transfer to rabbit synovium produces all major patholonies of human rheumatoid arthritis. J Immunol, 1997, 159（7）：3604 - 3612.

［23］李文顺．膝骨性关节炎的病因病理研究．贵阳中医学院学报，2005，24（4）：8.

［24］Westacott CI, Sharif M. Cytokines in osteoarthritis：mediators or markers of joint destruction. Semin Arthritis Rheum, 1996, 25：254 - 272.

［25］李志．骨性关节炎与细胞因子相关性研究．甘肃中医学院学报，2005，22（4）：53 - 55.

［26］姚俊岩，安靓，王岩，等．骨关节炎患者血清中基质金属蛋白酶 - 2、- 9 的明胶酶谱分析．生物技术通讯，2006，14（3）：188 - 190.

[27] 倪凌．手法治疗膝骨关节病58例．中国骨伤，2006，7（2）：27.

[28] 谢培均．手法治疗膝关节骨性关节炎28例．甘肃中医学院学报，2006，2（22）：35－37.

[29] 张昊，王玲．推拿手法治疗兔膝骨关节炎的研究．中国临床康复，2005，6（9）：459－461.

腰椎间盘突出症慢性阶段中医疗法的疗效评价和规范化研究

第一部分 基本信息

项目名称：腰椎间盘突出症慢性阶段中医疗法的疗效评价和规范化研究

项目编号：CACMS05Y0031

项目性质：中医特色疗法

项目负责人：李 星

项目组长单位：中国中医科学院望京医院

协作完成单位：北京电力医院

北京中医医院

中国中医科学院中医临床基础医学研究所

联合方负责人：雷仲民 李俊杰

项目完成人：李 星 张世民 张禄堂 章永东 吴冠男 雷仲民 李俊杰

白 罡 黎作旭 张兆杰 马 明 刘昱彰 张 宇

项目起止时间：2006 年 11 月至 2009 年 5 月

第二部分 摘 要

腰椎间盘突出症是临床常见的一种疾病，严重影响患者的生活质量与工作能力。中医骨伤手法是治疗腰椎间盘突出症的有效方法之一，已得到整个医学界普遍认可。中医骨伤手法的流派很多，但缺乏系统性、规范性，且疗效稳定性差，临床应用不规范的情况也很严重，医源性损伤的报道也屡见不鲜，这也是现代医学置疑手法治疗疗效的主要原因。我院自 20 世纪 70 年代创立以来，通过整理民间传统推拿治疗手法，总结出一整套以推拿手法为主的治疗腰椎间盘突出症的治疗方案，并制作出版了手法操作规范化录像带。本课题采用多中心、中央区组、电话随机并由第三方进行临床资料数据管理及统计分析的研究方法，研究中医治疗方法"中医手法＋中药导入"与西医经典的保守治疗方法"牵引＋理疗"之间的疗效分析，证实中医保守治疗疗效优于西医保守治疗疗效，且简便易行，易于推广，为腰椎间盘突出症慢性阶段的非手术治疗方法提供了优化的诊疗体系。

第三部分　回顾性研究

一、回顾性研究

腰椎间盘突出症是骨伤科临床最常见的一种多发病，发病年龄多在 20～50 岁，严重影响人们的生活和工作。现代医学对该病的认识约 70 年，其主要治疗方法为早期卧床休息，并应用镇痛药、脱水药及物理治疗。如果疗效不理想，则需手术治疗。但手术治疗可能引起腰椎失稳、瘢痕粘连、神经损伤和间盘再突出等并发症，多数患者对此颇有顾虑。

古代文献对本病早有认识，如《素问·刺腰痛篇》曰："肉里之脉，令人腰痛，不可以咳，咳则筋缩急。"《医学心悟》提到"腰痛拘急，牵引腿足"，并将此病归属腰腿痛，积累了丰富的临证治疗经验。我院自 20 世纪 70 年代创立以来，一直是以治疗腰腿痛疾病为主要工作之一。30 多年来，我们以中医综合治疗方法治疗了大量的腰突症患者，绝大多数患者均获得满意效果，重返工作岗位。这些方法操作简便，效果满意，深受患者喜欢，并在此临床工作基础上，做了大量的临床和实验研究，包括①以中医整体观和辨证施治原则为依据，提出椎间盘源性腰腿痛的概念；②根据椎间盘各组织部分及其相关组织慢性阶段的生理病理变化，从椎间盘到小关节、青少年到中青年的病情变化发展过程，提出了互为因果关系的分型诊断及相应治疗原则；③对腰椎间盘神经支配进行了显微解剖观察及银染法研究；④用 P 物质免疫组织化学法研究人体腰椎间盘的感觉神经纤维及其末梢，以进一步认识腰椎间盘突出症所致椎管内软组织无菌性炎症致病学说的病理学基础；⑤在药物研究方面，开展活血化瘀中药（腰痛 I 号方）治疗模拟神经根炎的研究；⑥腰痛 I 号方对模拟神经根炎血液流变学及血清 NO 浓度的影响；⑦腰痛 I 号方对大鼠棉球肉芽肿的抑制作用；⑧腰痛 I 号方的镇痛作用研究；⑨将腰痛 I 号方运用于临床，开展"重症椎间盘源性腰腿痛的分型和辨证施治的临床研究"课题，该课题获 1985 年卫生部科技成果乙等奖；⑩临床研究方面，我们对腰椎软骨板破裂症发病机制的生物力学因素进行系统研究，在手法治疗腰突症的机理上，我们用新鲜尸体标本做模拟旋转复位手法时，测定椎间盘内压变化、小关节内压力变化、小关节位移变化的生物力学变化；⑪运用斜扳手法，观察椎间孔的形态变化，腰椎伸屈时，观察椎间孔与神经根的变化等实验。这些工作为我们在临床中较好地运用中医基本理论治疗腰椎间盘突出症打下了良好基础，并发表 19 篇论文，获得 4 项成果奖。

在多年的临床工作中，我们充分认识到，由于腰椎间盘突出症在不同阶段产生症状的病理变化不尽相同，在治疗上很难以某一种方法进行治疗，所以需要科学地运用辨证的观点分清主次矛盾，进行针对性治疗才能达到满意效果。中医非手术治疗方法在这方面具有其独特优势，大多数患者通过口服中药及手法治疗均能获得满意效果，而且避免使用化学药品，符合当前 WHO 所倡导的"自然疗法"，即尽量减少使用化学药品，从而减少其毒副作用，减少环境污染。

在目前的临床实践中，由于各种非手术治疗方法选择不一和适应证选择不当，导致疗效参差不齐，安全性不佳，甚至产生严重并发症，既造成患者身心痛苦，又增加了经济负担。本研究拟在依据我院以往大量临床实践和科研的基础上，严格按照临床试验标

法法在侧边栏

中国中医科学院中医优势病种研究（一）

准，针对腰椎间盘突出症病情发展的慢性阶段，选用适当的治疗措施，进行治疗和观察，并进行系统、完整、科学的评价，并分析腰椎间盘突出的形态、位置与疗效的相关性，制定出对腰椎间盘突出症慢性阶段中医治法的最佳方案，使腰突症的中医疗法更趋科学、安全、高效和规范。

二、专家组对研究病种的论证概述

该课题是通过运用我院总结民间传统推拿手法，并在大量的临床基础研究及长期临床工作实践中所整理出的一整套以手法治疗为主的治疗体系与西医经典的以牵引为主的治疗方案治疗腰椎间盘突出症慢性阶段来进行多中心、中央区组、电话随机并由第三方进行临床资料数据管理及统计分析，以此来研究中医在治疗该病的优势所在及建立优化的诊疗体系的研究课题。该课题设计目标明确、思路清晰，研究计划制定缜密，技术路线设计合理，数据真实可靠，为腰椎间盘突出症慢性阶段的非手术治疗的优化诊疗体系打下了良好的基础，并建立了较好的腰椎间盘突出症疗效观察体系，对临床治疗有较好的指导意义。

三、技术路线与方法（见图1）

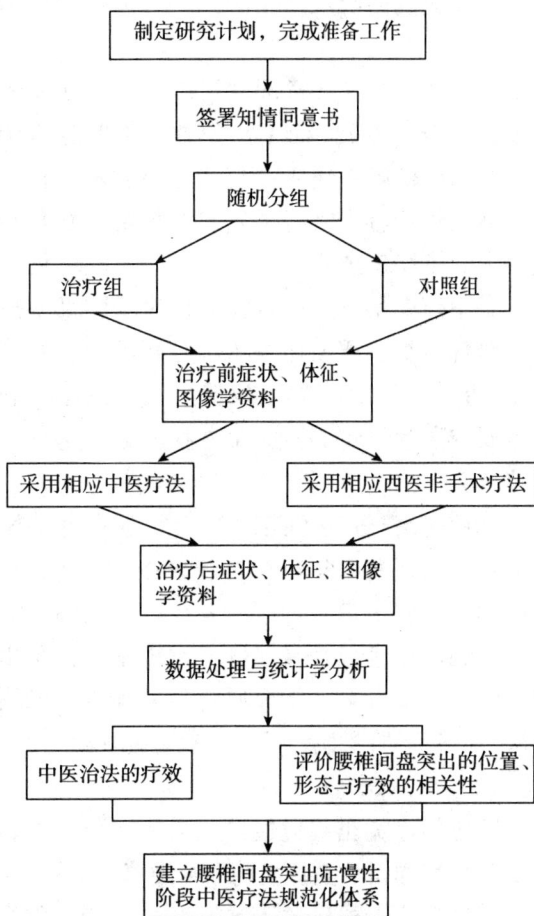

图1　技术路线与方法图

第四部分　临床研究

一、资料与方法

1. 病例选择

（1）诊断标准

主要根据《中华人民共和国中医药行业标准·中医病证诊断疗效标准》（国家中医药管理局1994年发布）和胡有谷主编《腰椎间盘突出症》（人民卫生出版社）等制定。

（2）纳入标准

符合腰椎间盘突出症诊断标准者。年龄为18~55岁，能坚持治疗3周。签署知情同意书，自愿作为受试对象。能接受试验方法治疗，保证完成疗程者。既往有其他治疗，经过5天

洗脱期者。

（3）排除病例标准

不符合纳入标准及诊断标准者，有马尾神经损伤或胫前肌瘫痪者，有出血倾向的血液病患者，有骨关节结核、骨髓炎及老年性骨质疏松等骨科病患者，严重的心、肺、脑疾病患者，手法治疗部位有严重皮肤损伤或皮肤病者，不愿意接受研究者。

2. 样本含量及随机方案

选择200例腰椎间盘突出症慢性阶段患者。选择中央区组、电话随机方法，设计临床随机方案，根据SAS软件随机程序，分为对照组及治疗组。

3. 治疗方法

（1）治疗组

腰突症慢性阶段以手法治疗为主的中医治疗方法。

①手法治疗：腰背部软组织松解手法＋牵抖及斜扳或定点旋转复位。其中，青壮年以腰背部软组织松解手法＋牵抖及定点旋转复位为主，体弱年长者以腰背部软组织松解手法加斜扳为主。每周3次。

②中药离子导入：骨友灵喷涂于腰部及患肢疼痛部位后，再使用导入治疗仪治疗。每周3次，每次半小时（导入仪器采用北京华医新技术研究所生产的HY-D型电脑中频药物导入治疗仪）。

③中药治疗：慢性期中医辨证属风寒湿困或肝肾亏损，每日1剂，早晚分服。其中，风寒湿困型以祛风散寒利湿、温经通络止痛为治则，予独活寄生汤加减。肝肾亏损型中偏阳虚者，治以温肾壮阳，予金匮肾气丸加减；偏阴虚者，治以补肾滋阴，予六味地黄丸加减。

（2）对照组

腰椎间盘突出症慢性阶段采用牵引、电磁疗法、口服非甾体类抗炎药和神经营养药物。

①牵引：根据患者体重的30%～50%作为牵引重量，为26～30KG，每日1次，每次20分钟。腰部牵引带的安装是将上肢吊带从患者的后背部经两腋下向上分别挂钩在床头的T字架上，将腰部牵引带自患者的后腰部向前捆绑，并根据患者的腰围，调整腰部牵引带间的距离，然后扣紧即可（仪器采用日本欧技科研公司制造的三捷牌OL－2000型电脑牵引床）。

②腰部电磁疗法：腰部及患肢进行电磁疗法及神灯照射，每日各1次，每次20分钟（仪器采用重庆华伦医疗器械有限公司生产的特定电磁波治疗仪CQJ－23型）。

4. 治疗周期

对照组和治疗组的治疗周期均为3周，然后进行统计学处理，评定疗效结果。疗程结束后2周，进行临床随访。主要随访患者的症状、体征变化情况，以了解患者的治愈率、缓解率及复发率。

5. 疗效标准

参照国家中医药管理局1994年发布的"关于腰椎间盘突出症中医病症诊断疗效标准"及结合临床实际制定。

（1）优：腰椎间盘突出症症状与体征的评分改善率为75%～100%。

（2）良：腰椎间盘突出症症状与体征的评分改善率为50%～74%。

（3）可：腰椎间盘突出症症状与体征的评分改善率为25%～45%。

（4）差：腰椎间盘突出症症状与体征的评分改善率<25%。

腰椎间盘突出症症状与体征的评分改善率＝（治疗后评分－治疗前评分）÷（正常评分－治疗前评分）×100%。

6. 资料分析与统计方法

计量资料应用t检验、重复测量、方差分析，计数资料采用X^2检验和秩和检验。数据以 表示，$\alpha = 0.05$，$P > 0.05$为差异无统计学意义，$P < 0.05$为差异具有统计学意义，$P < 0.01$为差异极具统计学意义。统计软件采用SAS 8.1。

7. 观测指标和数据采集

（1）症状体征

腰臀部疼痛，下肢疼痛，直腿抬高试验，直腿抬高加强试验，腰部压痛，腰部活动，下肢肌力，感觉障碍，肌腱反射及下肢麻木。

（2）X线平片

椎间隙高度变化，椎体骨质增生情况，腰椎侧弯，脊柱失稳情况及腰椎生理曲度。

（3）CT检查

椎管前后径，椎间盘突出的形态、位置、与硬膜囊和神经根的关系，后纵韧带病变，黄韧带病变及腰椎间盘突出症的区域定位。

（4）安全性检查

血常规，尿常规，便常规，肝功能，肾功能及心电图。

（5）纪录不良事件

二、结果

1. 受试人群分析

腰椎间盘突出症慢性阶段中医疗法的疗效评价和规范化研究为随机、对照、多中心实验，选择2006年11月28日至2009年5月7日在望京医院、北京中医医院及北京电力医院就诊的腰椎间盘突出症患者 200 名，治疗组、对照组各入组 100 例。其中治疗组脱落 0 例，合格率 100%；对照组脱落 5 例，合格率 95%。试验完成情况达到规定病例数，可以进行统计学分析。

（1）两组病例完成情况（见表 1）

表 1　　　　　　　　　　　　　　两组病例完成情况

组　别	入组	剔除	脱落	合格	合格率（%）
治疗组	100	0	0	100	100
对照组	100	0	5	95	95
合　计	200	0	5	195	97.5

（2）各中心病例完成情况（见表 2）

表 2　　　　　　　　　　　　　　各中心病例完成情况

中　心	组别	入组	剔除	脱落	合格	合格率（%）
望京医院	治疗组	36	0	0	36	100
	对照组	36	0	1	35	97.22
北京中医医院	治疗组	32	0	0	32	100
	对照组	32	0	1	31	96.88
北京电力医院	治疗组	32	0	0	32	100
	对照组	32	0	3	29	90.63

（3）各中心脱落情况（见表 3）

表 3　　　　　　　　　　　　　　各中心脱落情况

中心	随机号	组别	脱落原因
望京医院	1	对照组	受试者自动退出
北京中医医院	113	对照组	失访
北京电力医院	145	对照组	受试者自动退出
	168	对照组	失访
	189	对照组	失访

（4）剔除情况：无。

2. 基线分析

（1）年龄

经独立样本 t 检验，$t = 0.84$，$P > 0.20$，说明治疗组和对照组的年龄数值的比较无统计学意义。（见表 4）

表 4　　　　　　　　　　　　　　两组年龄比较

组别	N（Missing）	Mean（SD）	Minimum	Maximum	t	P
治疗组	100（0）	43.43（9.18）	18	59	0.84	0.4025
对照组	95（0）	42.29（9.78）	18	63		

（2）年龄段

经秩和检验，$Z = 1.0137$，$P > 0.20$，说明治疗组和对照组的年龄段比较无统计学意义。（见表 5，图 2）

表5　　　　　　　　　　　　　　　两组年龄段比较

组别	18～25 岁	26～35 岁	36～45 岁	46～55 岁	55～66 岁	Z	P
治疗组	5	17	39	37	2		
对照组	4	16	30	41	4	1.0137	0.3101
合计	9	33	69	78	6		

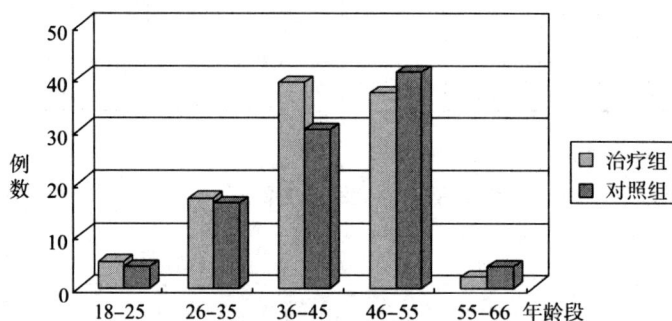

图2　年龄段分布图

（3）性别

经 X^2 检验，$X^2 = 0.4982$，$P > 0.20$，说明治疗组和对照组在性别上比较无统计学意义。（见表6，图3）

表6　　　　　　　　　　　　　　两组性别分布比较

性别	N	治疗组例数（%）	对照组例数（%）	X^2	P
男	83	45（45%）	38（40%）		
女	112	55（55%）	57（60%）	0.4982	0.4803
合计	195	100	95		

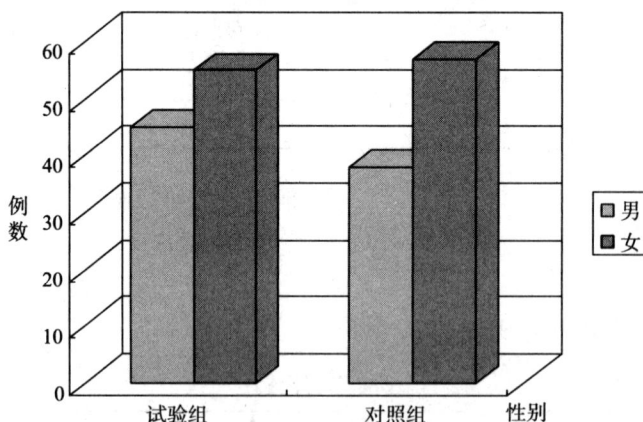

图3　性别分布图

（4）病程

经秩和检验，$Z = 0.2433$，$P > 0.20$，说明治疗组和对照组在病程上比较无统计学意义。（见表7）

表7 　　　　　　　　　　　　　　　　两组病程比较

组　别	N（Missing）	Mean（SD）	Minimum	Maximum	Z	P
治疗组	100（0）	13.630（30.099）	1	151	0.2433	0.8068
对照组	95（0）	13.630（27.3775）	1	200		

（5）入组分数

经独立样本 t 检验，t = -0.52，P > 0.20，

说明治疗组和对照组在入组分数上比较无统计学意义。（见表8）

表8 　　　　　　　　　　　　　　　　两组入组分数（x̄±s）

组　别	N（Missing）	Mean（SD）	Minimum	Maximum	t	P
治疗组	100（0）	23.14（5.0872）	12	38	-0.52	0.6004
对照组	95（0）	22.779（4.4844）	10	34		

（6）突出节段

经秩和检验，治疗组和对照组在突出节段

的比较无统计学意义。（见表9，图4）

表9 　　　　　　　　　　　　　　　　突出节段情况

组别	L3、4	L4、5	L5S1
治疗组	10	65	62
对照组	8	68	66

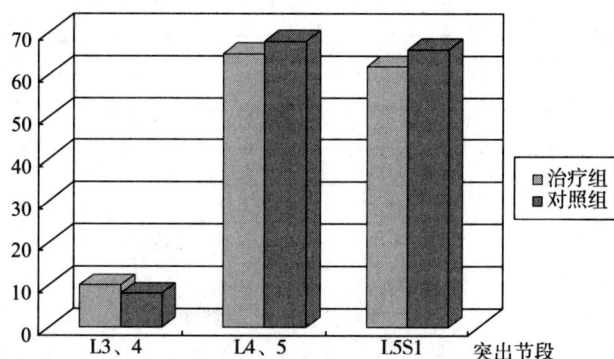

图4　突出节段情况图

（7）主要临床症状和体征（见表10）

表10 　　　　　　　　　　　　　　　　主要临床症状和体征分布

症状体征	例数	百分比（%）
腰臀部疼痛	193	98.97
下肢疼痛	190	97.44
直腿抬高试验阳性	194	99.49
直腿抬高加强试验	188	96.41
腰部压痛	194	99.49
腰部活动	191	97.95
肌力减退	55	28.21

症状体征	例数	百分比（%）
感觉障碍	112	57.44
肌腱反射	109	55.90
下肢麻木	156	80.00

经统计学检验，治疗组和对照组的10个测量指标比较无统计学意义，可见腰痛、下肢根性痛、腰部压痛、直腿抬高试验阳性、感觉障碍、下肢麻木等是腰椎间盘突出症患者常见症状和体征。

综上所述，治疗组和对照组在入组时基线齐，不具有可比性。

3. 疗效分析

（1）疗效分数分析（见表11，图5）

表11   疗效分数（x̄）

组别	第一周治疗后	第二周治疗后	第三周治疗后	随访
治疗组	0.2209	0.4574	0.6836	0.7714
对照组	0.1701	0.3593	0.5636	0.6582

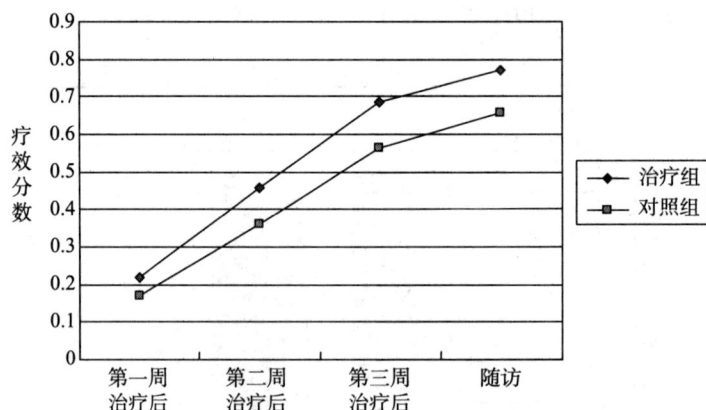

图5 疗效分数变化趋势图

图5显示随治疗时点的变化，治疗组和对照组疗效分数逐渐上升。两组患者在接受治疗后，其疗效分数有上升趋势，采用重复测量的方差分析方法，分析两组在不同治疗时间点的差别，以明确手法治疗腰突症的时间变化特点。（见表12）

表12   疗效分数的方差分析结果

变异来源	自由度	离均差平方和	均方	F	P	校正概率 G-G法	校正概率 H-F法
组别	1	1.7794	1.7794	17.31	<0.0001		
时间	3	31.5087	10.5029	792.51	<0.0001	<0.0001	<0.0001
组别*时间	3	0.1420	0.0473	3.57	0.0139	0.0196	0.0189
误差（时间）	579	7.6733	0.0132				

经 G-Gε̄、H-Fε̄ 方法校正，疗效分数的方差分析概率均为 P<0.0001，说明通过手法

治疗后两组症状改善，在不同时间点的总体均值具有显著统计学意义。

（2）疗效分析

经过秩和检验，治疗组和对照组在各纪录

时间点上均具有统计学意义。（见表13~16）

表13　　　　　　　　第一周治疗后疗效分析

组别	优	良	可	差	Z	P
治疗组	0	7	40	53	−2.267	0.023
对照组	0	3	27	65		

表14　　　　　　　　第2周治疗后疗效分析

组别	优	良	可	差	Z	P
治疗组	4	41	46	9	−3.568	0.0003
对照组	1	26	39	29		

表15　　　　　　　　第3周治疗后疗效分析

组别	优	良	可	差	Z	P
治疗组	36	32	27	5	−1.99	0.047
对照组	21	39	20	15		

表16　　　　　　　　随访疗效分析

组别	优	良	可	差	Z	P
治疗组	39	32	26	3	−1.975	0.048
对照组	24	37	25	9		

（3）两组各时间点优秀率

经过 X^2 检验，在治疗结束和随访时治疗组

和对照组的优秀率具有统计学意义。（见表17）

表17　　　　　　　　两组各时间点优秀率

组别	N	第1周	第2周	第3周	随访
治疗组	100	0（0）	4（4%）	36（36%）	39（39%）
对照组	95	0（0）	1（1.05%）	21（22.10%）	24（25.26%）

（4）两组各时间点优良率

经过 X^2 检验，在治疗后第2周、第3周及

随访治疗组和对照组比较无统计学意义。（见表18）

表18　　　　　　　　两组各时间点优良率

组别	N	第1周	第2周	第3周	随访
治疗组	100	7（7%）	45（45%）	68（68%）	71（71%）
对照组	95	3（3.16%）	27（28.42%）	60（63.15%）	64（67.37%）

可见随着治疗的进行，对照组和治疗组的优良率都呈上升趋势，虽然两组在治疗后和随访时的比较无统计学意义，但治疗组在数值上大于对照组。

4. 十大观察指标分析

（1）腰臀部疼痛

经秩和检验，腰臀部疼痛在治疗结束和随访时，治疗组和对照组各自与入组时自身疼痛症状治疗前后比较具有统计学意义，说明两种治疗手段均能缓解腰臀部疼痛，两组在腰臀部疼痛方面具有统计学意义。由于治疗组均秩小于对照组均秩，说明在治疗结束和随访时，治疗组改善腰臀部疼痛优于对照组。（见表19）

表19　　　　　　　　　　　　　　　　　　　腰臀部疼痛

时间点	组别	疼痛程度				自身前后比较		组间比较	
		0	2	4	6	Z	P	Z	P
入组	治疗组	1	6	71	22			-0.8287	0.4063
	对照组	1	5	74	15				
第3周	治疗组	29	69	2	0	2328	<0.0001	3.6101	0.0003
	对照组	12	71	12	0	1763.5	<0.0001		
随访	治疗组	48	48	2	2	2280	<0.0001	3.4115	0.0006
	对照组	22	68	5	0	1887	<0.0001		

（2）下肢疼痛

经秩和检验，下肢疼痛在治疗结束和随访时，治疗组和对照组各自与入组时自身前后比较具有统计学意义，说明两种治疗手段均能缓解下肢疼痛，两组在下肢疼痛方面具有统计学意义。由于治疗组均秩小于对照组均秩，说明在治疗结束和随访时，治疗组治疗下肢疼痛优于对照组。（见表20）

表20　　　　　　　　　　　　　　　　　　　下肢疼痛

时间点	组别	疼痛程度				自身前后比较		组间比较	
		0	2	4	6	Z	P	Z	P
入组	治疗组	2	19	61	18			-0.6397	0.5214
	对照组	3	16	65	11				
第3周	治疗组	59	38	2	1	2185.5	<0.0001	2.2747	0.0228
	对照组	41	48	6	0	1719	<0.0001		
随访	治疗组	61	37	1	1	2232.5	<0.0001	2.3772	0.0174
	对照组	42	49	4	0	1870.5	<0.0001		

（3）直腿抬高试验

经秩和检验，直腿抬高试验在治疗结束和随访时，治疗组和对照组各自与入组时自身前后比较具有统计学意义，说明两种治疗手段均能降低直腿抬高试验的阳性率，两组在直腿抬高试验阳性的改善方面具有统计学意义。由于治疗组均秩小于对照组均秩，说明在治疗结束和随访时，治疗组降低直腿抬高试验阳性率优于对照组。（见表21）

表 21 直腿抬高试验

时间点	组别	疼痛程度			自身前后比较		组间比较	
		0	2	4	Z	P	Z	P
入组	治疗组	0	87	13			0.3644	0.7140
	对照组	1	79	15				
第3周	治疗组	68	32	0	1463	<0.0001	3.0517	0.0023
	对照组	44	51	0	689	<0.0001		
随访	治疗组	75	24	1	1620	<0.0001	2.6031	0.0092
	对照组	54	41	0	885	<0.0001		

（4）直腿抬高试验加强试验

经 X^2 检验，直腿抬高试验加强试验阳性在治疗后及随访时，治疗组和对照组在直腿抬高试验加强试验阳性无统计学意义。但与入组时比较，两组均具有统计学意义，说明通过治疗两组的直腿抬高试验加强试验阳性率均明显降低。（见表22）

表 22 直腿抬高试验加强试验

时间点	组别	阴性0分	阳性2分	X^2	P
入组	治疗组	3	97	0.0048	0.9449
	对照组	4	91		
第三周	治疗组	77	23	3.2784	0.0702
	对照组	62	33		
随访	治疗组	83	17	1.1546	0.2826
	对照组	73	22		

（5）腰部压痛

经秩和检验，腰部压痛在治疗结束和随访时，治疗组和对照组各自与入组时比较具有统计学意义，说明两种治疗手段均能改善腰部压痛，两组在腰部压痛的改善方面具有统计学意义。由于治疗组均秩小于对照组均秩，说明在治疗结束和随访时，治疗组改善腰部压痛优于对照组。（见表23）

表 23 腰部压痛

时间点	组别	0	2	4	Z	P
入组	治疗组	0	19	81	-1.0828	0.2781
	对照组	1	23	71		
第三周	治疗组	26	72	2	2.3346	0.0195
	对照组	12	80	3		
随访	治疗组	49	49	2	2.9280	0.0034
	对照组	26	68	1		

（6）腰部活动

经秩和检验，腰部活动在治疗结束和随访时，治疗组和对照组各自与入组时比较具有统计学意义，说明两种治疗手段均能改善腰部活动，两组在腰部活动的改善方面无统计学意义，说明在治疗结束和随访时，两组对于改善腰部活动无明显差别。（见表24）

表24 腰部活动

时间点	组别	0	2	4	Z	P
入组	治疗组	2	74	24	0.6539	0.5122
	对照组	2	66	27		
第三周	治疗组	70	30	0	1.7986	0.0718
	对照组	55	39	1		
随访	治疗组	84	16	0	2.7307	0.0063
	对照组	64	30	1		

（7）下肢肌力

经秩和检验，下肢肌力在治疗结束和随访时，治疗组和对照组各自与入组时比较无统计学意义，说明两种治疗手段均不能明显改善下肢肌力，两组在下肢肌力的改善方面无统计学意义，说明在治疗结束和随访时，两组对于改善下肢肌力无明显差别。（见表25）

表25 下肢肌力

时间点	组别	0	2	4	Z	P
入组	治疗组	72	27	1	0.1104	0.9108
	对照组	68	25	2		
第三周	治疗组	87	13	0	0.3480	0.7263
	对照组	81	14	0		
随访	治疗组	90	10	0	0.1184	0.9039
	对照组	85	10	0		

（8）感觉障碍

经 X^2 检验，感觉障碍治疗结束和随访时，治疗组和对照组各自与入组时比较具有统计学意义，说明两种治疗手段均能改善感觉障碍，两组在感觉障碍的改善方面无统计学意义，说明在治疗结束和随访时，两组对于改善感觉障碍无明显差别。（见表26）

表26 感觉障碍

时间点	组别	阴性0分	阳性2分	X^2	P
入组	治疗组	42	58	0.0267	0.8702
	对照组	41	54		
第三周	治疗组	82	18	0.0454	0.8313
	对照组	79	16		
随访	治疗组	90	10	0.0147	0.9036
	对照组	85	10		

（9）肌腱反射

经秩和检验，肌腱反射在治疗结束和随访时，治疗组和对照组各自与入组时比较无统计学意义，说明两种治疗手段均改善肌腱反射不明显，两组在肌腱反射的改善方面无统计学意义，说明在治疗结束和随访时，两组对于改善肌腱反射无明显差别。（见表27）

表 27 肌腱反射

时间点	组别	0	2	4	Z	P
入组	治疗组	45	52	3	0.0977	0.9210
	对照组	41	53	1		
第三周	治疗组	64	36	0	1.0179	0.3080
	对照组	54	41	0		
随访	治疗组	85	15	0	1.2731	0.2023
	对照组	74	21	0		

（10）下肢麻木

经秩和检验，下肢麻木在治疗结束和随访时，治疗组和对照组各自与入组时比较具有统计学意义，说明两种治疗手段均能改善下肢麻木，两组在下肢麻木的改善方面无统计学意义，说明在治疗结束和随访时，两组对于改善下肢麻木无明显差别。（见表 28）

表 28 下肢麻木

		0	2	4	Z	P
第一周	治疗组	20	70	10	−0.4493	0.6521
	对照组	19	70	6		
第三周	治疗组	72	28	0	1.4655	0.1424
	对照组	59	36	0		
随访	治疗组	75	25	0	0.3735	0.7075
	对照组	69	26	0		

5. 不良事件：无。

6. 依从性

由表 29 可知，治疗组的依从性为 100%，对照组为 95%，说明两组依从性均良好。

表 29 依从性

依从性	治疗组	对照组
好	100（100%）	95（95%）
差	0（0%）	5（5%）

三、讨论

1. 腰椎间盘突出症的发病机理

在某种致病因素下，髓核挤破纤维环，压迫神经根，但由于神经根不具备周围神经那样的结缔组织保护鞘，所以对椎管内病变所致的机械压迫较敏感，神经根被压迫之后的一个重要病理生理机制是静脉瘀血所致的毛细血管逆流，压迫神经根引起的炎症反应，导致神经根内毛细血管通透性的改变，继而发生水肿，影响微循环，导致神经根营养障碍。同时，压迫导致神经传导功能障碍，临床表现为感觉和运动的功能受损，产生麻木或肌肉无力等症状，但单独急性压迫常导致不同程度的感觉运动障碍和肌腱反射异常，而不是导致疼痛的直接原因。由于神经根的炎症反应，各种化学媒质能诱使血管对蛋白质的通透性增高，组织胺大量释出。在神经外膜和内膜及神经囊膜存在大量载有组织胺的肥大细胞，导致神经根和窦椎神经中渗出大量炎性蛋白。此改变增加了神经内压力，引起局部缺血和电解质紊乱，刺激神经根和窦椎神经，引起神经支配区的疼痛。

椎间盘突出易导致小关节滑膜嵌顿，脊柱小关节关节囊外层纤维受脊神经背支支配，对机械牵拉刺激敏感，关节囊内的滑膜皱襞上具有丰富的感觉神经纤维，滑膜皱襞受压可直接产生疼痛，或反射性肌痉挛，椎旁肌肉疾病、不良刺激引起的肌痉挛，可使脊柱平衡失调产生一系列的症状。黄德裕认为单纯神经根受压并不一定引起严重的腰腿痛，而在椎旁软组织存在炎症的基础上就会出现典型的放射痛。这些炎症介质包括缓激肽、组织胺、乙酰胆碱、前列腺素 E1 和 E2、白三烯等多种由非神经组织所释放的非神经源性疼痛介质。由于椎间盘内的髓核组织是体内最大的无血管组织，未脱出之前与免疫系统无接触的机会。因此，脱出后极有可能成为不被自身免疫系统正确识别的"异己"成分，一旦暴露于免疫系统，即可导致免疫应答形成，在髓核周围引发自身免疫反应。从破裂纤维环中释放出的髓核液所包含的糖蛋白和 β 蛋白等对神经根也可产生强烈的化学刺激。腰椎间盘向前突出并不引起腰椎间盘突出症的典型症状体征。因此，腰椎间盘突出症是腰椎间盘向后突出，压迫神经根，导致炎症反应，腰椎间盘的突出又影响腰椎的稳定性，二者相互影响产生的一系列病理生理过程。

2. 手法治疗机理分析

传统的点、揉、弹拨椎旁肌及其附着点等手法，可使肌肉痉挛松解，促进局部新陈代谢，消除炎症，使脊柱两侧肌肉维持较好弹性和韧性，加强脊柱的稳定性，有利于损伤纤维环的修复。斜扳、旋转等手法使关节突关节张开，整个过程中关节间隙能达到 3~4mm，可调整小关节间隙和关节囊的位置，利于被嵌顿滑膜及错位的关节复位。生物力学研究发现，腰椎后部结构在斜扳时发生三维六自由度的运动学变化。观察新鲜尸体上模拟手法时 L4、N5 及 L5/S1 椎间盘后外缘的应力变化，腰椎小关节突的形态变化，发现前屈侧弯旋转（坐姿旋转）手法对腰椎小关节的活动幅度影响最大。正确的治疗可以有效地解除突出髓核对神经根的压迫，使其恢复到无压迫状态。旋转、斜扳等手法，又可导致后纵韧带和纤维环不一致的紧张，产生的推压力也不同，可使突出髓核改变原来的形态及位置，或通过手法使髓核挤破后的侧纤维环进入椎管或椎体，使椎间盘减压，以解除神经根压迫。

手法治疗作用于循环系统，可以消除代谢产物，促进损伤组织愈合，按摩和压迫水肿的肢体以增加淋巴回流和减轻水肿。临床采用血流图观察微循环，证明按摩后下肢血流量及微循环均有所改善，可以增加淋巴循环回流减轻水肿。血液流变学测定的研究证明，推拿后除

血沉、纤维蛋白原呈轻微上升外，红细胞压积、全血比黏度、全血还原黏度等均呈下降趋势，有利于血液循环的改善，促进致痛物质的排泄、吸收，增加止痛物质的分泌，以达到止痛的目的。

3. 试验结果分析

入组时，治疗组与对照组在性别、年龄、年龄段、入组分数、平片分数、CT 分数及 CT 的定位上均无统计学意义（P > 0.05）。治疗前，治疗组和对照组的基线是一致的，治疗结果具有可比性。经过 3 周治疗后，治疗组的疗效分数明显优于对照组（P < 0.01），在优秀率（36%）上也和对照组（22.10%）有明显差异（P < 0.05），但在优良率（68%）上与对照组（63.15%）无差异（P > 0.05）。停止治疗 2 周后，随访时治疗组优秀率（39%）和对照组（25.26%）有明显差异（P < 0.05），治疗组优良率（71%）与对照组（67.37%）仍然无明显差异（P > 0.05）。

从整体来看，治疗组的疗效分数在各统计时间点依次为 0.22、0.46、0.68 到随访的 0.77；对照组的疗效分数在各统计时间点依次为 0.22、0.36、0.56 到随访的 0.66，呈递增趋势，在各统计时间点上具有统计学意义（P < 0.01）；由此说明随着治疗时间的延长，无论对照组还是治疗组，其疗效也越来越好，并且治疗组优于对照组。

10 个观测指标在入组时均无差异，治疗后只有下肢肌力与治疗前无明显差异；治疗后及随访时，治疗组和对照组在腰臀部疼痛、下肢疼痛、直腿抬高试验阳性及腰部压痛有差异；治疗后治疗组和对照组在腰部活动上没有差异，但在随访时则表现出差异；其余的观测指标（直腿抬高试验加强试验阳性、感觉障碍、肌腱反射异常、下肢麻木）则治疗组与对照组在治疗后无明显差异，但与治疗前均有差异。

4. 结论

以手法为主的综合保守治疗和以牵引为主的综合保守治疗均对腰椎间盘突出症慢性阶段的治疗有效且安全性较好。在治疗和随访期内，保守治疗随着时间的延长疗效越来越好，以手法为主的综合保守治疗疗效及依从性优于以牵引为主的综合保守治疗。以手法为主的综合保

守治疗对于改善腰臀部疼痛、下肢疼痛、直腿抬高试验阳性和加强试验阳性优于以牵引为主的综合保守治疗，两种治疗方法对下肢肌力的

改善效果均不明显。中医保守治疗方案可操作性强，易于临床推广。

第五部分　成果及优势

一、中医（或中西医结合）优势分析及评价

本课题运用的治疗方法是我院总结民间传统推拿手法并在大量的临床基础研究及长期的临床工作实践中所整理出的一整套以手法为主的治疗体系。腰椎间盘突出症符合中医"筋出槽，骨错缝"的范畴。《医宗金鉴·正骨心法要旨》认为"骨缝开错，气血郁滞，为肿为痛"，故腰椎间盘突出时，腰后小关节错乱，会出现"夹脊"穴周围的疼痛和压痛。由于气血郁滞，不通则痛。关于治疗方面，《伤科汇纂·上髎歌诀》认为"将筋按捺归原处，筋若宽舒病体轻"，故中医强调使用手法整复错缝、调正骨缝，使症状得以缓解或消除。

二、创新

1. 根据各种中医疗法的不同特点，明确提出中医对腰椎间盘突出症慢性阶段的治疗方法。

2. 整合中医非手术疗法，充分利用各种治疗方法的特点，使其在不同时期分别作用在椎间关节、周围软组织、全身循环等不同部位，以达到减少副作用并发挥其最大疗效的效果。

3. 使用不同疗法，使其达到提高疗效和减轻经济负担的双重效果。

三、人才培养情况

培养两名硕士研究生，一名已毕业，一名在读。

四、论文、专著情况（数量与水平）

于核心期刊待发表论文两篇。

五、存在的问题与解决办法

本课题旨在研究中医及西医保守治疗腰椎

间盘突出症慢性阶段的疗效评价，研究中没有考虑中西医结合治疗的疗效，也就无法对中医及西医保守治疗的相互作用进行分析。同样，本研究的中医保守治疗是包含了手法、中药离子导入、中药等综合治疗，这3种治疗之间的相互作用也无从体现。此外，本研究未能考虑不同突出节段（L3/4，L4/5，L5/S1）对试验的影响，以及腰椎间盘突出大小（突出物占椎管容积比）对治疗疗效的影响。这些问题是我们进一步研究的方向。原计划拟按照胡有谷《腰椎间盘突出症》区域定位的划分，对腰椎间盘突出症治疗后的疗效进行分层分区的统计分析。由于各分层分区的排列组合造成需要进行统计分析的组别过于庞大，本课题的200例病例无法达到统计分析的要求，故未完成。我们拟在后续的研究工作中研究腰椎间盘突出物占椎管面积比与疗效的关系，以探讨两者之间的相互关系。

参考文献

[1] Hoyland JA, Freemond AJ, Jayson MI. Intervertebral foramen verous obstruction. A cause of periradicular fibrosis. Spine, 1989Jun, 14 (6): 558–568.

[2] Rydevik B, Brown MD, Lundborg G. Pathoanatomy and pathophysiology of nerve root compression. Spine, 1984Jan–Feb, 9 (1): 7–15.

[3] 蒋位庄. 脊源性腰腿痛. 北京：人民卫生出版社, 2002.

[4] 李义凯, 谢秋屏, 钟世镇. 欧美脊柱推拿基础研究进展. 按摩与导引, 1998, (4): 1.

[5] Smimonds M, Kumar S. The basis of low back pain. Neuro-orthopedics, 1992, 13: 1.

[6] 黄德裕. 椎旁软组织在手法治疗腰椎间盘突出症中的作用和意义. 中国康复医学杂志, 1991, 6 (3): 137.

[7] Olmarker K, Rydevik B. Pathophysiology of sciatica.

Spine, 1991Apr, 22（2）: 223 - 234.

[8] Weistein JN. Neurogenic and nonneuragenic pain and inflammatory mediators. Orthop Clin Nor（Am）, 1991, 22: 235.

[9] 宣蛰人. 椎管外软组织松解术治疗腰椎间盘切除术失败病例的临床报告. 中华骨科杂志, 1981, 1（2）: 87 - 91.

[10] 崔全起, 施杞. 椎间盘突出症自身免疫学说的研究进展. 中国中医骨伤科杂志, 1998, 6（2）: 56.

[11] 张红炜, 李文银. 推拿牵引治疗腰椎间盘突出症前后腰椎平片对比分析. 按摩与导引, 1998, （1）: 13 - 15.

[12] 张显崧, 章莹, 汪青春, 等. 腰椎旋转手法治疗腰椎间盘突出症的机理. 中医正骨, 1993, 5（3）: 5.

[13] 侯筱魁, 董凡, 戴克戎, 等. 斜扳时腰椎后部结构的动态观察和生物力学分析. 中华骨科杂志, 1993, 13（1）: 57.

[14] 马达, 蒋位庄. 脊柱旋转手法治疗腰椎间盘突出症的实验研究. 中国骨伤, 1994, 7（5）: 7.

[15] 冯宇, 杨殊杰, 高燕. 手法治疗腰椎间盘突出症

疗效以及解除神经根受压的 MRM 分析. 中国骨伤, 2005, 18（8）: 456 - 458.

[16] 王志泉, 严隽陶. 脊柱正骨手法的生物力学研究进展. 按摩与导引, 1998, （1）: 45.

[17] 姜宏, 施杞, 王拥军. 腰椎间盘突出后的自然吸收与非手术疗法的探讨. 颈腰痛杂志, 1999, 20（4）: 315.

[18] 李金学, 蒋位庄. 国外手法治疗腰痛及其机理研究概况. 中国骨伤, 1996, 9（1）: 57.

[19] 汤艺, 邹光宗, 王桂君, 等. 按摩治疗的生物力学效应及血液动力学改变. 颈腰痛杂志, 1997, 18（4）: 223.

[20] 龚正丰, 姜宏, 陈益群, 等. 镇痛牵引下脊柱推拿手法对腰椎间盘突出症血液流变学的影响. 中医正骨, 1997, 9（3）: 15.

[21] Vernon H. Manipulation and beta-endorphin levels in normal males. Journal of Manipulative and Physiologicl Therapeutics, 1986, 92: 115.

[22] 张建华, 孙安达. 推拿牵引治疗腰椎间盘突出症疗效观察及血单胺类物质含量变化分析. 中国骨伤, 1999, 12（5）: 47.

附　治疗方法操作细则

一、手法治疗的操作方法介绍

1. 软组织松解手法

患者取俯卧位，术者一手放在患者腰骶部，另一手沿骶棘肌自上到下舒筋、理筋，双手有节奏地左右摆动患者腰部。在晃腰的同时，双手拇指沿足太阳膀胱经循行路线边点穴（腰阳关、命门、肾俞、志室、居髎、环跳、承扶、委中等穴），并在肌肉、韧带、筋膜的附着点、皮神经或坐骨神经循行处进行点拨、提拿、按拨、滚法。一般此手法进行 10 分钟。

2. 俯卧牵抖法

患者取俯卧位，双手扶住床头。术者抓住患者双踝，做持续对抗牵引。牵引过程中，术者可晃动双踝，以带动腰部左右晃动。5 秒钟

后，术者双手提起双踝，用力向上向后牵引，使腰部腾空抖动，快速撤力使腰部复原，此手法可反复 3~5 次。

3. 侧卧旋转斜扳法

患者取侧卧位，术者面对患者，分别夹住患者的肩前部及臀部，以相反方向缓缓用力扳动，使腰部扭转，当扭转到具有阻力时，再增大扳动的力量和幅度，此时常可听到"喀喀"响声。进行斜扳法时，要根据病变部位的高低来调节上下扭转的幅度，若病变在下腰部，则上半身扭转幅度大于下半身。

4. 坐姿旋转扳法

患者取坐位，嘱其腰部放松，助手站在患者一侧，一手固定住该患者的下肢，一手扶住患者的肩部。术者一手顶住患者病变处棘突，

另一手从患者一侧的腋下穿过，按住对侧肩部或按住颈部，分三步完成这个动作。先令患者慢慢做脊柱前屈，当前屈至拇指感到棘突间隙张开时，即稳住此幅度，再嘱患者向此方向做最大幅度的脊柱旋转，最后术者将按住肩部的手屈曲旋转患者腰部。助手在固定患者骨盆的同时，可协助术者做旋转患者腰部的动作，使受累腰椎做最大幅度的旋转，此时常能听到"喀喀"的声响。以上手法操作，隔日1次。

二、中药治疗

腰椎间盘突出症慢性期中医辨证属风寒湿困或肝肾亏损，口服中药汤剂每日1剂，早晚分服。

风寒湿困证：治以祛风散寒利湿，温经通络止痛，独活寄生汤加减。

肝肾亏损证：偏阳虚者，治以温肾壮阳，金匮肾气丸加减；偏阴虚者，治以补肾滋阴，六味地黄丸加减。

三、中药离子导入

骨友灵喷涂于腰部及患肢疼痛部位后，再用导入治疗仪贴于喷药处治疗，每日1次，每次半小时（导入仪器采用北京华医新技术研究所生产的 HY-D 型电脑中频药物导入治疗仪）。

四、腰椎牵引方法

腰部牵引带的安装将上肢吊带从患者的背部经两腋向上分别挂钩在床头的T字架上。将腰部牵引带自患者的后腰部向前捆绑，并根据患者的腰围，调整腰部牵引带两片间的距离，然后扣紧（仪器采用日本欧技科研公司制造的三捷牌 OL-2000 型电脑牵引床）。根据患者体重的不同，其牵引重量为 26~30kg，每日1次，每次20分钟。

五、腰部电磁疗法

腰部及患肢进行电磁疗法及神灯照射，每日各1次，每次20分钟（仪器采用重庆华伦医疗器械有限公司生产的特定电磁波治疗仪 CQJ-23 型）。

六、药物治疗

静脉点滴25%的甘露醇250ml，每日2次，连用3天。口服非甾体类抗炎药氨糖美辛中，每次0.1g，每日2次。

中医药治疗湿性老年性黄斑变性的临床研究

第一部分 基本信息

项目名称： 中医药治疗湿性老年性黄斑变性临床研究

项目编号： CACMS05Y0037

项目性质： 中医特色疗法

项目负责人： 唐由之

项目组长单位： 中国中医科学院眼科医院

项目完成人： 唐由之　冯　俊　巢国俊　张　励　王慧娟　秦　虹　李学晶

周尚昆　张津京　任燕如　于　静　王　影

项目起止时间： 2005 年 11 月至 2009 年 6 月

第二部分 摘 要

目的：观察中医药治疗湿性老年黄斑变性（age - related macular degeneration，AMD）的临床疗效，寻找中医药治疗优势。

方法：分为文献研究、回顾性临床研究及前瞻性临床研究三部分。

1. 文献研究：通过检索文献掌握国内外治疗老年性黄斑变性的最新进展。

2. 回顾性临床研究：对 2005 年以前到中国中医科学院眼科医院就诊，服用中药治疗的 AMD 患者进行回顾性分析。依据中华医学会眼科学会眼底病学组 1986 年制定的"湿性老年性黄斑变性临床诊断标准"将所有患者进行分期。根据用药情况进行分型，分析患者证候要素、主证、次证、证候演变以及治疗方药、观察治疗前后视力、眼底及全身情况，评估不同治疗方法及对症治疗的疗效，总结湿性老年性黄斑变性的常见证型及特点，分析中医证型与眼底、西医分期等因素的关系，为前瞻性研究提供依据。

3. 在回顾性研究的基础上进行前瞻性研究：

对符合湿性老年黄斑变性早中期的患者，根据眼底表现并结合全身情况进行辨证分型，以西医分期为依据和 PDT 治疗组进行配对研究，每组观察 30 眼，共观察 90 眼，对于中医治疗的晚期患者进行治疗前后对照，观察 30 眼。观察各组患者视力、眼底、眼底数字照相、眼底荧光素钠血管造影、眼底断层扫描等指标。统计方法采用 SPSS17.0 统计分析软件对其进行统计学分析，计量资料用 t 检验、方差分析，计数资料用卡方检验，等级资料用秩和检验。

结果：选择 2005 年 11 月至 2009 年 3 月在中国中医科学院眼科医院及北京医院就诊的湿性老年黄斑变性患者，共 124 眼。其中，早中期湿性老年黄斑变性患者 90 眼，中医治疗组阴虚火旺和瘀血内阻组以及 PDT 治疗组各 30 眼；晚期湿性老年黄斑变性患者 34 眼。

早、中期三组患者平均年龄、治疗前视力等基线水平一致（$P > 0.05$）。视力疗效方面显示三组均能很好地稳定患者视力，$X^2 = 1.502$，$P = 0.472$（$P > 0.05$）。三组患者视力大于 2 行的显效患者比较，$X^2 = 7.422$，$P = 0.024$，说明三组之间有差异；两两比较，中医治疗组（瘀血内阻组和阴虚火旺组）与 PDT 组比较，统计量分别为 4.812、7.200，P 值分别为 0.028、0.007，均小于 0.05。中医两组之间比较 $X^2 = 0.287$，$P = 0.592$。在显效方面，中医治疗组和 PDT 组比较具有统计学意义，中医治疗组优于 PDT 组。眼底疗效方面显示，三组在改善眼底症状比较，$X^2 = 1.388$，$P = 0.500$（$P > 0.05$），说明在改善眼底疗效方面三组之间没有差异。各组治疗前后视力比较无统计学意义（$P > 0.05$）。治疗前后眼底出血、渗出及吸收情况比较，治疗前后中医治疗组两两比较具有差异，$t = 2.229$，$P = 0.030$（$P < 0.05$），从均数上看治疗前较治疗后面积大；PDT 组治疗前后无统计学意义（$P > 0.05$）。治疗前后视网膜厚度比

较，各组之间无差异（$P > 0.05$）。复发率方面显示，阴虚火旺组复发 3 眼，瘀血内阻组复发 2 眼，中医治疗组复发率为 8.33%；PDT 治疗组复发 9 眼，PDT 治疗 1 次后复发 6 眼，治疗 3 次后复发 1 眼，改为玻璃体腔注射 Lucentise 的 2 眼，复发率为 30.00%，经卡方检验 $P = 0.012$（$P < 0.05$），说明复发率方面两组之间有显著统计学意义，中医治疗组复发率低于 PDT 治疗组。临床花费方面显示，阴虚火旺组平均支出 2920.00 ± 1467.63 元，瘀血内阻组平均支出 3136.67 ± 1960.34 元，PDT 组平均支出 19376.67 ± 7948.79 元，经方差分析三组间花费相比 $F = 115.859$，$P = 0.000$（$P < 0.05$），说明三组医疗花费有差异。阴虚火旺组与瘀血内阻组相比，$P = 0.862$（$P < 0.05$）；两组与 PDT 组相比概率 P 均为 0.000（$P < 0.05$）。按 $a = 0.05$ 水准，可以认为中医治疗组在临床治疗费用方面没有差别，和 PDT 治疗组相比有差异，从均数上看中医治疗组费用较少。

晚期患者治疗前后视力疗效方面显示，显效 10 眼，占 29.41%；有效 17 眼，占 50.00%；无效 7 眼，占 20.59%。视力稳定并提高的患者占 79.41%。眼底疗效方面显示，显效 3 眼，有效 2 眼，无效 29 眼，和 PDT 组相比较，经秩和检验 $Z = 1.678$，$P = 0.102$，以 $a = 0.05$ 水准，两组在眼底改善方面无差异。用药安全性方面显示各组均未出现明显并发症。

结论：中医药治疗湿性老年黄斑变性能较好地稳定患者视力，改善眼部症状，和光动力疗法相比复发率较低，费用少，安全性高。对于晚期眼底已经有瘢痕形成的患者仍有一定的疗效。因此，运用中医药治疗湿性 AMD 也是一种较好的选择。

第三部分　文献研究与回顾研究

一、文献研究

年龄相关性黄斑变性（age - related macular degeneration，AMD）是在发达国家中引起严重的、不可逆性视力损伤的主要原因。常多发于

中老年人，60 岁以上发病率为 6.04% ~ 11.9%，并且随着年龄的增长其患病率、发病率、病情进展程度会随之增加。临床上 AMD 按病程发展可分为早、中、晚期，根据病理可分为非新生血管型和新生血管型两种类型。其中，

90%视力严重丧失的患者属于新生血管型AMD，发病及形成机制不明。目前，大量的、从各个角度治疗AMD的临床研究正在积极开展中，我课题通过检索CNKI中国期刊全文数据库、万方数据库、中国医学文献数据库CBM、VIP维普中文科技期刊数据库及美国医学索引Medline、荷兰医学文摘EM、EBM循证医学数据库、Cochrane数据库，对目前治疗AMD的方法进行了归纳总结。

1. 西医文献研究

目前，西医治疗主要有激光光凝治疗、光动力治疗（PDT）、经瞳孔温热疗法（TTT）、血管生成抑制剂疗法、药物及手术方法等，研究热点为球内注射抗血管内皮生长因子药物来控制脉络膜新生血管（CNV）的生成。但各种方法因其局限性，对CNV疗效尚待评价中，尤其对早期CNV的产生，尚无有效预防及控制方法。

2. 中医文献研究

中医学博大精深，对眼底病的治疗积累了丰厚的经验，现代医家和研究者也开展了众多的研究和实验。我课题组通过检索1990~2006年CNKI、维普、万方等数据库，将现代医家运用中医药治疗湿性老年性黄斑变性的治则、治法进行统计，结合眼科古籍对湿性黄斑变性治疗的观点，进行了文献总结。此次检索共收录医家文献56篇，结果显示，治法中含有健脾益气法的文献有43篇，占总数的76.8%；治法中含有补益肝肾法的文献有44篇，占总数的78.6%；治法中含有清热利湿法的文献有15篇，占总数的26.8%；治法中含有化痰散结法的文献有19篇，占总数的33.9%；治法中含有活血化瘀法的文献有53篇，占总数的94.6%；治法中含有清热凉血法的文献有23篇，占总数的41.1%。（见图1）

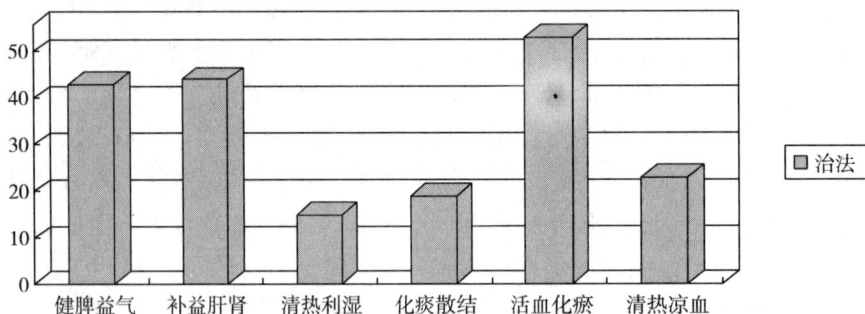

图1 各种治法在中医文献中所占比例图

综合各家观点来看，现代医家基本上一致认为AMD为脉络膜新生血管型眼底病。从本质上来讲，属于本虚标实之证。其新生血管产生的初期，患者多为虚证（脾虚、肝肾虚），而当晚期出现临床上常见的典型脉络膜新生血管及其出血时，预示病情有转实的倾向，患者多属于实证（痰湿、血瘀、肝郁）。

据此可以推断湿性老年性黄斑变性的治则，不论是外伤、炎症、变性、衰老，还是阴阳失调、脏腑不和、气血痰湿瘀滞等，均需考虑凉血止血、活血止血为常用治法。如凉血止血药物包括生地、玄参、大小蓟、槐花、藕节、茅根、地榆、仙鹤草、珍珠母、紫草、紫珠、地锦草；活血止血药物包括丹参、丹皮、茜草、三七、蒲黄、益母草、五灵脂、王不留行、血竭、景天等。从本质上讲，防止复发是治疗难题。治疗宜平衡阴阳，调和气血，以防复发。

阴阳偏盛是复发的常见原因，其中阴虚者十之八九，治宜益阴填精为主，壮水则火不上炎，滋阴则阳不上亢，药物常用生地、熟地、麦冬、女贞子、知母、黄柏、石决明、决明子、生龙骨、生牡蛎等。《血证论》指出："血之所以不安者，皆由气之不安故也，宁气即是宁血。"肝气横逆者当平肝降逆，药物常用白芍、赭石、生牡蛎、法半夏、枳壳、怀牛膝等。心脾气虚统摄无力者，当补益心脾、养血止血，方用归脾汤，或滋养止血药物如阿胶、荷叶、荸荠、白芨、骨碎补、旱莲草等。气滞血瘀是引起新生血管出血的原因之一，行气活血不仅对已经出血的瘀血有效，且对此引起的水肿、渗出及有机物均有治疗作用，用药如香附、丹参、三七、生蒲黄、茜草等化瘀止血药。或用软坚散结之鳖甲、牡蛎、昆布、海藻、夏枯草、玄参等，既化瘀又不易引起新的出血。

总之，从文献上看湿性老年性黄斑变性的中医治则要把握急则治其标，缓则治其本的原则。出血期间当以止血为主，出血停止则可选用活血化瘀、滋养明目、淡渗敛收的药物，以促进病灶的吸收和视功能的恢复。对于脉络膜新生血管引起的慢性出血，要从本治疗分为一是针对病因，消除病因；二是对从急转缓的情况要调补善后。眼底新生血管引起的出血不易吸收，对视功能影响甚大，临证时当严密观察出血情况，尽快止血及防止并发症的产生。

二、回顾性研究

1. 资料与方法

（1）临床资料

回顾性地分析了 2005 年 11 月以前到中国中医科学院眼科医院就诊的由唐由之研究员治疗的湿性老年黄斑变性 90 例（90 眼）。其中，男 37 例（37 眼），女 53 例（53 眼），年龄最大为 91 岁，最小为 49 岁，平均为 63 ± 12 岁。

（2）方法

将符合湿性老年性黄斑变性诊断标准的患者依据中华医学会眼科学会眼底病学组 1986 年制定的"湿性老年性黄斑变性临床诊断标准"进行分期，根据首诊用药情况进行分型，根据患者就诊时采集的眼底照相分析患者证候特点、演变规律以及治疗方药，总结湿性老年性黄斑变性的常见证型及特点，分析中医证型与眼底、西医分期等因素的关系。

2. 结果

（1）各组视力疗效比较（见表1）

表1　　　　　　　　　　各组视力疗效比较

中医分型	显效	有效	无效
瘀血内阻组	9	8	11
阴虚火旺组	10	13	14
痰瘀互结组	10	5	10

经秩和检验，统计量为 0.211，$P = 0.900$（$P > 0.05$），说明三组在视力疗效方面无差异。

（2）各组眼底疗效比较（见表2）

表2　　　　　　　　　　各组眼底疗效比较

中医分型	显效	有效	无效
瘀血内阻组	9	6	22
阴虚火旺组	4	2	22
痰瘀互结组	0	0	25

经秩和检验，三组在眼底改善方面，统计量为 7.597，概率值 $P = 0.023$（$P < 0.05$），说明在眼底改善方面具有差异。两两比较，瘀血内阻组与阴虚火旺组相比，秩次分别为，15.00、6.00；$Z = -2.023$，$P = 0.043$。瘀血内阻组和阴虚火旺组与痰瘀互结组相比，统计量分别为 -3.594、-2.431，概率 P 分别为 0.000、0.015；从秩次上看，阴虚火旺组优于瘀血内阻组，瘀血内阻组优于痰瘀互结组。

（3）各组治疗前后视力比较（见表3）

表3　　　　　　　　　　各组治疗前后视力比较

中医分型	治疗前	治疗后	t	P
瘀血内阻组	0.169 ± 0.229	0.186 ± 0.252	-0.321	0.751
阴虚火旺组	0.239 ± 0.229	0.262 ± 0.282	-0.416	0.680
痰瘀互结组	0.247 ± 0.327	0.245 ± 0.048	-0.029	0.977

经统计学分析，三组治疗前后比较，统计量概率值均大于 0.05，说明三组患者治疗前后视力无明显差异，均能很好地稳定患者视力。

（4）各证型眼底主证特点。（见图2）

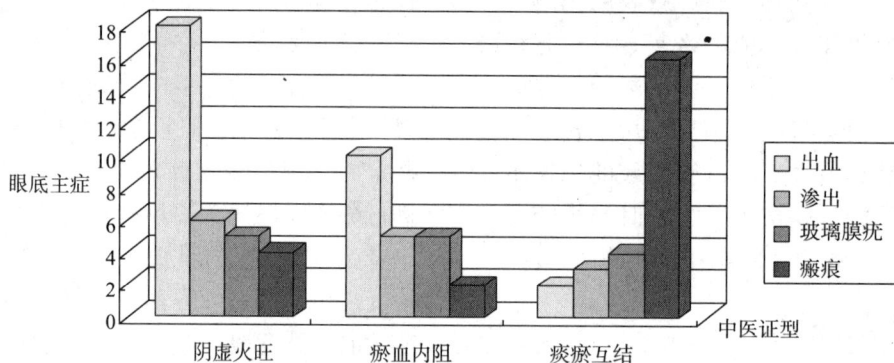

图2　各证型患者眼底主证示意图

由图2可以看出阴虚火旺型眼底以大片新鲜出血为主，瘀血内阻型眼底有出血、渗出或玻璃膜疣为主，痰瘀互结型以瘢痕为主。

附：

典型照片1

阴虚火旺型照片：患者 xx，男，76 岁，病历号：022234。

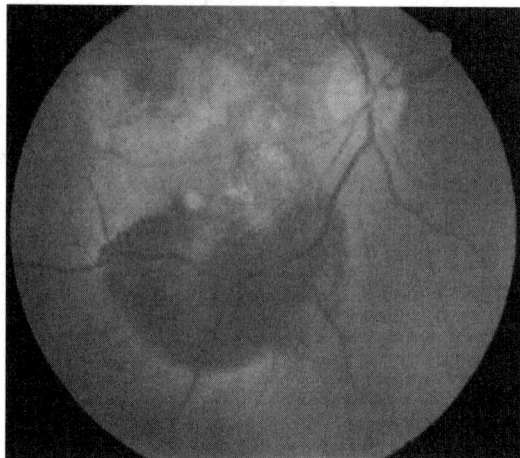

照片1

典型照片2

瘀血内阻型照片：患者 xx，女，79 岁，病历号：031802。

典型照片3

痰瘀互结型照片：患者胡 xx，男，74 岁，病历号：027162。

（5）中医证型相关因素分析

分别将眼底主证如出血、渗出、玻璃膜疣、瘢痕和西医分期作为自变量 x1，x2，x3，x4，

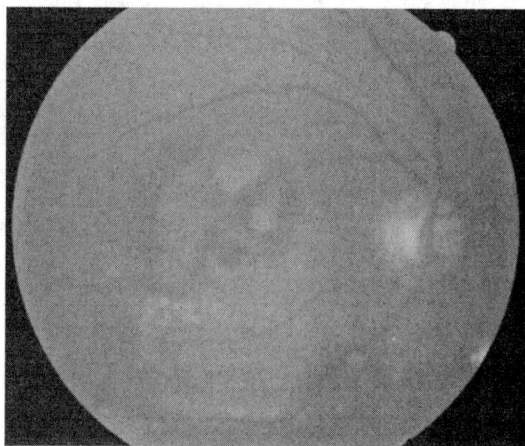

照片2

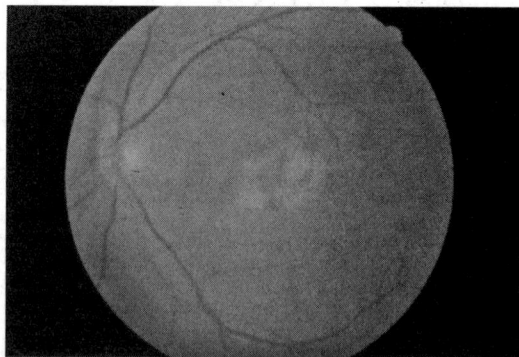

照片3

x5。经 logistic 回归分析，进入方程的自变量是 x5，卡方检验 $X^2 = 48.781$，P = 0.000（P < 0.05），logistic 回归方程具有统计学意义，说明 90 例患者中医分型和西医分期关系密切。（见图3）

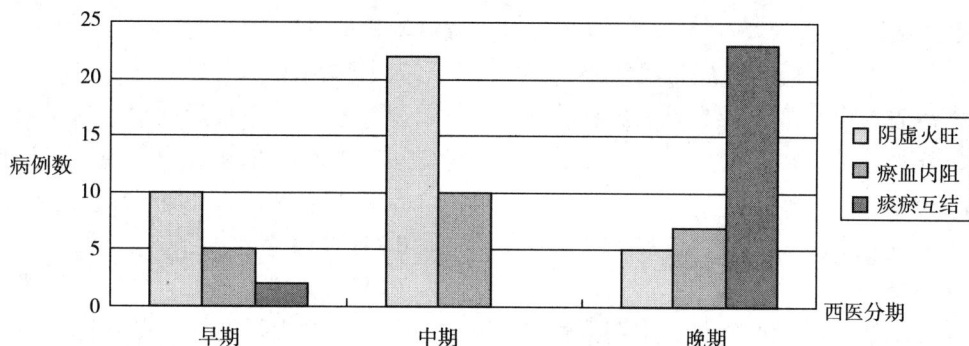

图3 中医证型和西医分期关系图

由图3可以看出，早、中期患者以阴虚火旺型与瘀血内阻型为主，晚期患者则以痰瘀互结型为主。

（6）方药特点

采用专方专用、随证加减的方法，以唐由之研究员的经验方为主方进行随证加减。阴虚火旺型加生地、黄芩、连翘、槐花；瘀血内阻型加桃仁、红花等活血化瘀之品；痰瘀互结型加半夏、浙贝母、昆布、海藻。

3. 结论

湿性老年黄斑变性可分为阴虚火旺型、瘀血内阻型、痰瘀互结型三型。阴虚火旺型眼底主要症状以大片出血为主，瘀血内阻型主要症状常见出血伴有渗出或玻璃膜疣，痰瘀互结型以瘢痕为主。

在视力疗效方面，三型之间无明显差别，均能稳定患者视力。从均数上看阴虚火旺组和瘀血内阻组治疗后视力较治疗前稍有改善，痰瘀互结组和治疗前相比无变化。

在眼底症状改善方面，阴虚火旺型优于瘀血内阻型，优于痰瘀互结型。

中医证型和西医分期有关，早、中期以阴虚火旺型和淤血内阻型两型为主，晚期以痰瘀互结型为主。由于当前PDT疗法主要是针对早中期湿性老年性黄斑变性治疗，故前瞻性研究可以将阴虚火旺型与瘀血内阻型的患者与PDT组进行配对研究。

第四部分 临床研究

一、资料与方法

1. 临床资料

选择2005年11月至2009年3月在中国中医科学院眼科医院就诊的湿性老年黄斑变性患者，共观察124眼。其中，早中期湿性老年黄斑变性患者90眼，阴虚火旺组、瘀血内阻组以及PDT治疗组各30眼。观察晚期湿性老年黄斑变性患者34眼。

2. 诊断标准

（1）西医诊断标准

依据中华医学会眼科学会眼底病学组1986年制定的老年性黄斑变性临床诊断标准制定。

早期：黄斑区色素脱失和增殖，中心凹反射不清或消失，玻璃疣常有融合。

中期：黄斑区出现浆液性或出血性盘状脱离，重者视网膜内出血，玻璃体出血。

晚期：瘢痕形成。

（2）中医诊断标准

视瞻昏渺：以视力下降、视物昏蒙不清而外眼无异为主要表现的内障类疾病。

（3）中医证候诊断标准

①阴虚火旺证

视力突然下降。眼底可见黄斑部大片新鲜出血。口干欲饮，舌质红、苔少，脉弦。

②瘀血内阻证

视直如曲，暗影遮挡，中心视力下降。眼底可见黄斑部有陈旧出血、灰白色渗出灶、水肿等。病程反复，全身症见唇暗心悸，舌质暗红、苔薄，脉弦涩。

③痰瘀互结证

病程日久，视力下降。眼底可见瘢痕形成及大片色素沉着。全身症见倦怠乏力，纳食呆顿，舌淡、苔薄白腻，脉弦滑。

3. 纳入标准

（1）签写同意书。

（2）年龄≥50岁，≤90岁。

（3）符合上述诊断标准的早、中期湿性老年性黄斑变性病例。

（4）受试者能够理解和愿意按试验方案接受治疗和复查。

4. 排除标准

（1）不符合上述诊断标准的病例。

（2）合并高度近视、青光眼、糖尿病视网膜病变、视网膜动静脉阻塞等眼底病。

（3）合并严重的心脑血管、肝、肾和造血系统疾病及精神病患者。

5. 配对方案

以眼底表现为依据，将同期就诊、年龄相当的患者结成对子，进行临床配对研究。将中医治疗组中阴虚火旺型及瘀血内阻型患者和 PDT 治疗组结成对子，进行 1∶1∶1 配对研究。

6. 治疗方法

（1）中医治疗组

①阴虚火旺证

治法：治以滋阴降火，凉血止血。药用生地、丹皮、败酱草、侧柏叶、大小蓟、生黄芪等。

②瘀血内阻证

治法：治以活血化瘀，利水明目，药用生蒲黄、姜黄、车前子、地肤子、丹参等。

（2）PDT 组

根据患者的体表面积静脉注入 $6mg/m^2$ 的光敏剂—维替泊芬，10 分钟内注射完毕。开始注射药物后 15 分钟，用光照度 $600mW/cm^2$、能量强度 $50J/cm^2$ 的 689nm 半导体激光覆盖全部病灶 83s。光斑直径为 CNV 范围最大直径再

加 1000μm。

7. 观察指标

观察治疗 3 个月后两组患者的视力、视网膜改变（如眼底出血渗出、视网膜厚度）及治疗 1 年后两组患者的平均医疗费用及随访情况。

8. 疗效评价

（1）视力疗效标准

显效：视力提高 2 行或以上。

有效：视力提高 1 行或没有变化。

无效：视力下降。

对于视力小于的 0.1 者，依据世界卫生组织（1973 年）制定的盲和视力损伤标准，将视力小于 0.1、大于或等于 0.05 者定为 2 级，视力小于 0.05、大于或等于 0.02 者定为 3 级，视力小于 0.02、大于或等于光感者定为 4 级。视力每上升一个等级为 1 行。

（2）眼底疗效标准

显效：眼底出血的渗出面积较治疗前减少 75%。

有效：眼底出血的渗出面积较治疗前减少 50% ~25%。

无效：眼底出血的渗出面积较治疗前减少小于 25%，甚至较治疗前增大。

病灶面积由 Image - pro Plus 6.0 软件计算得出。

9. 统计方法

计数资料有序者采用秩和检验，无序者采用卡方检验，计量资料两独立样本比较采用 t 检验，治疗前后比较采用自身配对 t 检验；以 P 小于 0.05 为具有统计学意义。

二、结果

1. 人口学基线资料比较

各组平均年龄分别为 68.17 ± 9.49 岁、69.80 ±9.10 岁、71.27 ±8.12 岁，经方差分析 F = 0.906，P = 0.408，按 a = 0.05 水准，三组之间年龄无差别。

表 4　　　　治疗前各组视力分布情况

组别	眼数（只）					
	视力 <0.01	0.01 ~0.05	0.06 ~0.1	0.12 ~0.3	0.4 ~0.6	0.7 -
瘀血内阻组	1	7	7	8	6	1
阴虚火旺组	1	6	8	6	7	2
PDT 治疗组	2	3	5	10	8	1

经秩和检验，瘀血内阻组、阴虚火旺及PDT治疗组的平均秩次分别为42.03、44.55、48.53，Chi - Square统计值为0.997，P = 0.607；按a = 0.05水准，可以认为三组患者治疗前视力分布无差别。（见表4）

2. 疗效

（1）治疗后三组患者视力疗效比较（见表5）

表5　治疗后三组患者视力疗效比较

组　别	疗效		眼数（只）
	显效	有效	无效
瘀血内阻组	10	8	12
阴虚火旺组	12	8	10
PDT治疗组	3	18	9

经秩和检验，瘀血内阻组、阴虚火旺组及PDT组的平均秩次分别为45.33、49.47、41.71，Chi - Squre统计量为1.502，P = 0.472；按a = 0.05水准，可以认为三组患者在视力疗效上无差别。三组患者视力大于两行的显效患者比较，X^2 = 7.422，P = 0.024，说明三组之间有差别；两两比较，瘀血内阻组和阴虚火旺组分别与PDT组比较，统计量分别为4.812、7.200，P值分别为0.028、0.007，且均小于0.05；中医两组之间比较X^2 = 0.287，P = 0.592，在显效方面，中医治疗组和PDT组在统计学上有差别，中医治疗组优于PDT组。

（2）治疗后三组患者眼底疗效比较（见表6）

表6　治疗后三组患者眼底疗效比较

组　别	疗效		眼数（只）
	显效	有效	无效
阴虚火旺组	10	1	19
瘀血内阻组	10	3	17
PDT治疗组	4	6	20

经秩和检验，阴虚火旺组、瘀血内阻组及PDT治疗组三组的平均秩次为46.27、48.47、41.77，统计量X^2 = 1.388，概率P = 0.500，说明在眼底疗效方面三组之间无差别。出血渗出吸收面积大于等于75%的显效患者相比，三组之间统计量X^2 = 4.091，概率P = 0.129，说明在显效患者方面三组之间亦无差别。

3. 眼部症状改善情况

（1）中医治疗组治疗前后视力情况

中医治疗组共60眼，治疗前视力为0.245 ± 0.249，治疗后视力为0.281 ± 0.278，经配对t检验，统计量t = - 0.621，概率P = 0.537；按a = 0.05水准，可认为中医治疗组治疗前后视力没有差别，说明运用中药治疗湿性老年黄斑变性能够稳定患者视力，从治疗前后的均数来看治疗后视力和治疗前相比具有一定改善。

（2）各治疗组治疗前后视力比较（见表7）

表7　各治疗组治疗前后视力比较

组　别	视力（x ± s）		t	P
	治疗前	治疗后		
瘀血内阻组	0.223 ± 0.224	0.266 ± 0.290	- 0.576	0.569
阴虚火旺组	0.269 ± 0.271	0.291 ± 0.266	- 0.291	0.773
PDT治疗组	0.272 ± 0.218	0.273 ± 0.227	- 0.045	0.965

经统计学分析，三组治疗前后视力比较经配对 t 检验，统计量分别为 −0.576、−0.291、−0.045；概率 P 分别为 0.569、0.773、0.965；按 a = 0.05 水准，三组患者治疗前后视力比较没有差别。从均数上看，瘀血内阻组和阴虚火旺组治疗前后视力稍有提高，PDT 治疗组视力基本保持不变。

（3）眼底改善情况

中医治疗组治疗前后眼底出血渗出面积平均为 1.83 ± 4.86（pd），治疗后平均为 0.65 ± 1.66（pd），经自身配对 t 检验，t = 2.229，P = 0.030（P < 0.05），说明治疗前后眼底出血渗出面积有差别，治疗前较治疗后面积大。

PDT 组治疗前后眼底出血渗出面积平均为 1.30 ± 2.58（pd），治疗后为 0.97 ± 1.81（pd），经自身配对 t 检验，t = 1.391，P = 0.174（P < 0.05），说明治疗前后眼底出血渗出面积无差别。

（4）OCT 检测视网膜厚度情况

中医治疗组治疗前后平均视网膜厚度分别为 217.00 ± 26.96um、214.29 ± 13.30um，经配对 t 检验 t = 0.292，P = 0.780（P < 0.05），说明治疗后视网膜厚度在统计学上没有差别，从均数上看治疗后较治疗前稍微有所改善。

PDT 组治疗前后平均视网膜厚度分别为 286.30 ± 95.25um、297.50 ± 134.37um，经配对 t 检验 t = −0.278，P = 0.772（P < 0.05），说明治疗后视网膜厚度在统计学上没有差别，从均数上看治疗后较治疗前视网膜厚度稍有增加。

4. 复发情况

随访 3 到 38 个月，阴虚火旺组复发 3 眼，瘀血内阻组复发 2 眼，中医治疗组复发率为 8.33%；PDT 治疗组复发 9 眼，PDT 治疗 2 次复发 6 眼，治疗 3 次复发 1 眼，改为玻璃体腔注射 Lucentise 复发 2 眼，复发率为 30.00%。经卡方检验 P = 0.012（P < 0.05），说明复发率方面两组之间有显著性差别，中医治疗组复发率低于 PDT 治疗组。

5. 各组治疗组费用比较

阴虚火旺组患者平均支出 2920.00 ± 1467.63 元，瘀血内阻组患者平均支出 3136.67 ± 1960.34 元，PDT 组患者平均支出 19376.67 ± 7948.79 元。经方差分析三组间费用相比 F = 115.859，P = 0.000，说明三组医疗费用有差别。阴虚火旺组与瘀血内阻组相比，P = 0.862；两组与 PDT 组相比，概率 P 均为 0.000。按 a = 0.05 水准，可以认为阴虚火旺组和瘀血内阻组在临床治疗费用方面没有差别，和 PDT 组相比有差别，从均数上看中医治疗组费用较少。

6. 中医组视力提高两行患者眼底症状分析

中医治疗组显效患者眼底症状中出血占 37%，渗出占 27%，玻璃膜疣占 22%，瘢痕占 14%。

7. 晚期患者临床疗效

（1）视力疗效

共观察晚期患者 34 眼。其中，显效 10 眼，占 29.41%；有效 17 眼，占 50.00%；无效 7 眼，占 20.59%；视力稳定并提高的患者占 79.41%。

（2）眼底疗效

显效患者 3 眼，有效 2 眼，无效 29 眼；与 PDT 组相比较，经秩和检验 Z = 1.678，P = 0.102，以 a = 0.05 水准，两组在眼底改善方面没有差别。

8. 安全性评价

中医治疗组有 2 例在服药过程中出现腹泻症状，1 例出现恶心、厌食症状，调整用药后症状消失。

PDT 组有 3 例在注射药物后出现背痛。

三、结论

1. 中医药和 PDT 治疗湿性老年黄斑变性相比均能很好地稳定患者视力。

2. 中医治疗组在改善患者眼底症状方面优于 PDT 组。

3. 中医治疗组复发率较低，优于 PDT 组。

4. 对于早中期患者，眼底有明显出血渗出症状者运用中医药治疗效果较好，视力提高大于 2 行的眼数多于 PDT 组。

5. 对于晚期患者，虽然在改善眼底方面没有明显疗效，但视力提高 2 行占 29.41%，视力稳定占 50%，和现代医学放弃治疗相比，中医药治疗晚期患者疗效较好，正是其优势所在。中医药治疗临床安全性较高。

附：典型病例

（1）照片 4 所示：xx，病历号：033866。治疗前视力 0.5，黄斑部有约 2pd 出血；治疗 1 个月后出血基本吸收，视力达 0.8；治疗 4 个月时出血完全吸收，视力达 0.8。（见照片 4）

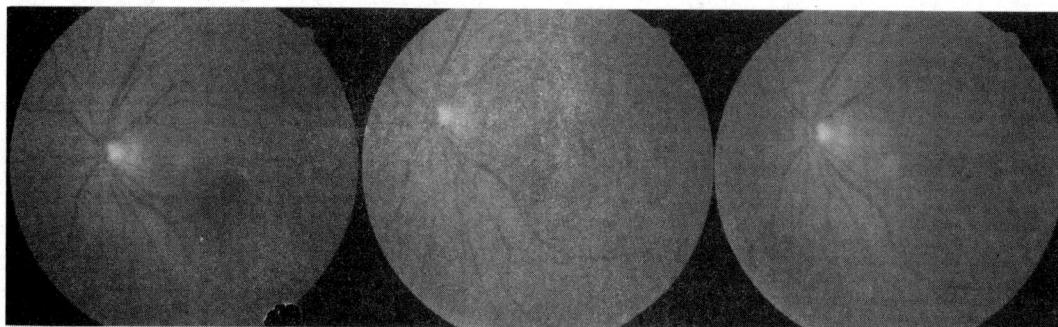

照片 4

（2）照片 5 所示：xx，病历号：031499。治疗前眼底隐约可见玻璃体积血，视力达 0.01；治疗 1 个月后，出血有所吸收，黄斑部隐约可见出血及视网膜血管，视力达 0.04；治疗 3 个月时照片眼底清晰可见，黄斑部有大片出血渗出；治疗半年后出血吸收，黄斑部瘢痕形成，视力达 0.1。（见照片 5）

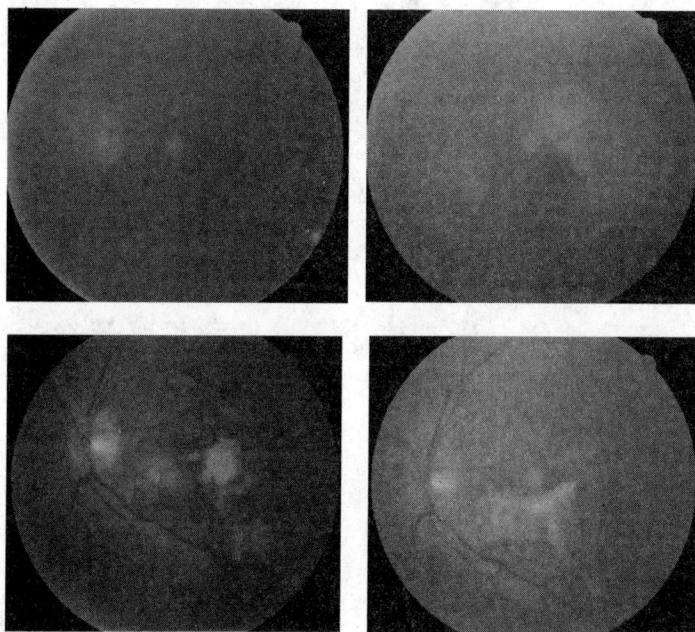

照片 5

（3）照片 6 所示：xx，男，72 岁，病历号：025320。治疗前眼底出血渗出，治疗 1 个月后眼底出血吸收，治疗 7 个月后眼底出血完全吸收，渗出大部分吸收。（见照片 6）

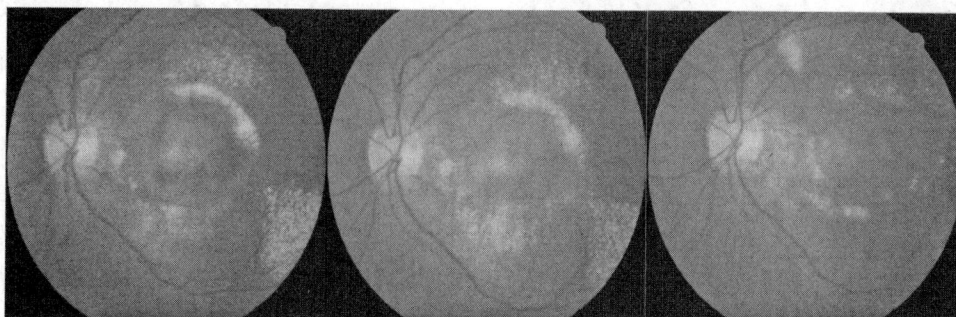

照片 6

373

（4）照片7所示：xx，女，73岁，病历号：034815。治疗前眼底有大块瘢痕，伴有少量出血，黄斑部水肿，视网膜下积液较多，视力达0.1，治疗3个月后眼底出血有所吸收，黄斑部水肿减轻，视力达0.15。（见照片7）

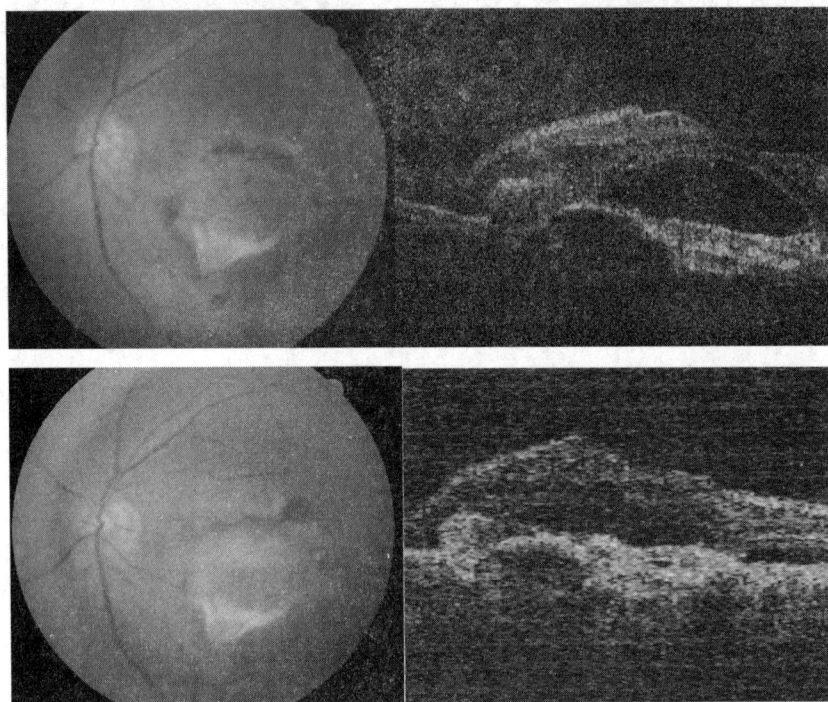

照片7

第五部分　研究结论、成果及优势评介

一、中医优势分析及评介

通过本项目的研究，我们发现中医治疗组和PDT组相比均能很好地稳定患者视力，但在复发率方面中医治疗组明显低于PDT组（P = 0.012）。在医疗花费上，中医治疗组花费较小，阴虚火旺组平均支出 2920.00 ± 1467.63 元，瘀血内阻组平均支出 3136.67 ± 1960.34 元，PDT组患者平均支出 19376.67 ± 7948.79 元。阴虚火旺、瘀血内阻两组分别与PDT组相比，均有显著统计学意义（P = 0.000）。对于早中期患者，眼底有明显出血、渗出者采用中医药治疗效果较好，视力大于两行的眼数多于PDT组。对于晚期患者，虽然在改善眼底症状方面疗效不太显著，但经中医药治疗后视力提高2行的眼数占29.41%，视力提高1行或保持原状占50%，视力稳定并提高的患者占79.41%。与现代医学放弃治疗相比，中医药治疗晚期患者疗效较好正是其优势所在。

二、技术、方法的创新分析

本研究对中医药治疗湿性老年黄斑变性的临床疗效进行了观察，对该病的常见证型及常用方药进行了总结。临床上，由于大多数眼科患者缺乏明显的全身症状，给中医的辨证分型带来了困难。因此，本研究对各中医证型和眼科主证的关系进行了探讨，在数理统计的基础上归纳出常见中医证型的眼底主证，从微观上进行辨证，提高了辨证分型的准确率。

本研究还对中医显效病例进行了分析，充分挖掘出中医药治疗该病的优势所在，大大提高了临床疗效。目前，中医关于湿性老年黄斑变性的研究很多，但尚缺少一个统一的具有中医特色的、规范的湿性老年黄斑变性诊疗标准，给进一步交流造成了障碍。本研究参照国内外较为成熟的经验对该病的诊疗标准进行了有益的探索，制订了一套规范的诊断及疗效评价方案，并在此基础上受世界卫生组织委托编写了"中医药治疗湿性老年黄斑变性临床实践指南"，有利于本学科的临床实践及学术交流，为进一步研究奠定了基础。同时，由于明确了中医药治疗该病的优势所在，也为创建中医特色科室打下了基础，有利于该项成果的临床推广。

本课题的创新在于观察指标和国际接轨采用眼底数字照相、眼底断层扫描等先进客观的检查方法，全面系统地评价中医药治疗 AMD 的临床疗效。首次与 PDT 治疗的湿性老年性黄斑变性患者进行对照研究，并对所收集的数据进行统计学分析，为中医药防治该病提供了较为客观的循证依据；在国际上，首次对该病的治疗费用进行了比较，为卫生政策的制定提供了参考，为发挥中医药优势治疗 AMD 提供科学的观察方法和证据，对 AMD 防治方案的确立具有深远意义及独创性。

三、人才培养情况

通过本课题的研究我们组建了一支以中青年为主的科研团队，锻炼了新人，为中医药科研的传承打下了坚实的基础。培养全国第三届名老中医带徒 1 人，博士研究生 6 人。

王影，2004～2007 年就读于中国中医科学院。研究方向：中西医结合治疗眼底病。毕业论文：中医睫状体平坦部滤过术的实验及临床研究。毕业后在中国中医科学院眼科医院工作，继续参加本课题的研究。

王慧娟，2006～2009 年就读于广州中医药大学。研究方向：中西医结合治疗眼底病。毕业论文：凉血化瘀方对湿性年龄相关性黄斑变性的治疗观察及实验研究。

李学晶，2006～2009 年就读于中国中医科学院。研究方向：中西医结合治疗眼底病。毕业论文：凉血化瘀方对中心性渗出性视网膜病变的治疗观察及实验研究。

任燕如，2007～2010 年就读于中国中医科学院。研究方向：中西医结合治疗眼底病。毕

业论文：中医睫状体平坦部滤过术治疗慢性兔高眼压模型的实验研究。

周尚昆，2008 年至今就读于广州中医药大学。研究方向：中西医结合治疗眼底病。毕业论文：明睛颗粒治疗湿性老年性黄斑变性临床及机理的研究。

于静，2008 年至今就读于中国中医科学院。研究方向：中西医结合治疗眼底病。毕业论文：中医睫状体平坦部滤过术安全性评价及其降眼压是神经保护机理初探。

四、论文、专著情况

本课题的研究促进了中医药治疗湿性老年黄斑变性学术的发展。课题组共发表论文 7 篇。参加全国性眼科会议交流并发言的文章 3 篇。

课题组发表文章

1. 张励，唐由之．年龄相关性黄斑变性的研究进展．中国中医眼科杂志，2005，15（3）：177－179.

2. 张励，唐由之，冯俊．渗出性老年黄斑变性荧光素眼底血管造影和吲哚青绿血管造影的表现．中国中医眼科杂志，2006，16（4）：194－195.

3. 李学晶，唐由之．年龄相关性黄斑变性的中医认识．中国中医眼科杂志，2008，18（4）：240－242.

4. 王慧娟，唐由之．凉血化瘀方治疗湿性老年黄斑变性临床观察，中国中医眼科杂志，2008，18（6）：322－324.

5. 李学晶，杨薇，唐由之，等．中医药治疗年龄相关性黄斑变性文献的方法学质量评价．中国中医眼科杂志，2009，2（19）：83－86.

6. 唐由之，周尚昆，冯俊，等．中药治疗湿性晚期老年黄斑变性临床观察．中国中医眼科杂志，2009，6（19）：340.

7. 周尚昆．唐由之治疗老年黄斑变性思路．中国中医药报，2010－4－23.

课题组会议交流文章

1. 王慧娟，唐由之．凉血化瘀方治疗湿性老年黄斑变性临床研究．2007 年第 12 届中华眼科年会上交流（发言）.

2. 周尚昆，唐由之，冯俊，等．中药治疗

湿性老年黄斑变性临床研究．2009 年第 14 届中华眼科年会上交流（发言）．

3. 周尚昆．唐由之研究员之研究员治疗老年黄斑变性经验．2010 年第 9 届全国中医、中西医眼科年会上交流（发言）．

五、存在的问题与解决办法

虽然中医药治疗湿性老年黄斑变性取得了一定的效果，但是仍有许多问题，如何时终止治疗，新生血管是否能被完全抑制等，故中医药治疗湿性老年黄斑变性的机理尚需进一步探讨。

参考文献

［1］ Everklioglu C, Er H, Doganay S, et al. Serumoxidative and antioxidant parameters in a group of Italian patients with age-related macular degeneration. Docophthalmo, 2005, 10: 1074 – 1081.

［2］ 何守志，李晓陵，王玮，等．光动力疗法治疗老年黄斑变性初步观察．眼科研究，2002，22（1）：35 – 37.

［3］ 金陈进，葛坚，周少博，等．光动力疗法治疗湿性老年黄斑变性临床观察．广东医学，2004，25（5）：496 – 497.

［4］ 张美霞，陆方，严密，等．光动力疗法治疗渗出型老年性黄斑变性四年临床观察总结．中华眼底病杂志，2004，20（5）：275 – 279.

［5］ Treatment of Age-related Macular Degeneration with Photodynamic Therapy (TAP) Study Group. Photodynamic therapy of subfoveal choroidal neovascularization in age-related macular degeneration with verteporfin: one-year results of 2 randomized clinical trials-TAP report 1. Arch Ophthalmol, 1999, 117: 1329 – 1345.

［6］ Treatment of Age-related Macular Degeneration with Photodynamic Therapy (TAP) Study Group. Photodynamic therapy of subfoveal choroidal neovascularization in age-related macular degeneration with verteporfin: two-year results of 2 randomized clinical trials-TAP report 2. Arch Ophthalmol, 2001, 119: 198 – 207.

［7］ 张承芬，李志清，董方田，等．经瞳孔温热疗法治疗老年黄斑变性合并中心凹下脉络膜新生血管．中华眼底病杂志，2004，20（5）：280 – 284.

［8］ Hurwitz H, Fehrenbacher L, Novotny W, et al. Be-vacizumab plus irinotecan, fluorouracil, and leucovorin for metastatic colorectal cancer. N Engl J Med, 2004, 23 (350): 2335 – 2342.

［9］ 张潇，李莹．Bevacizumab 玻璃体内注射治疗新生血管性年龄相关性黄斑变性．国际眼科纵横，2007，31（2）：73 – 77.

［10］ 吴乐正，林顺潮．临床眼黄斑病学．北京：北京科学技术出版社，2007.

［11］ 王康孙．眼激光基础与临床．北京：上海科技教育出版社，2008.

［12］ Fujii GY, De JJ, Zarbin MA, et al. Unintentional transplantation of autologous retinal pigment epithelium during limited macular translocation. Retina, 2001, 21 (4): 380 – 382.

［13］ Van MJC, Ter AE, Hofland LJ, et al. Autologous peripheral retinal pigment epithelium translocationin patients with subfoveal neovascular membranes. Br J Ophthalmol, 2004, 88 (1): 110 – 113.

［14］ 雷淑红．辨证治疗眼黄斑病 100 例．陕西中医，2003，3（24）：222 – 224.

［15］ 朱惠安，张明亮，喻京生，等．辨证治疗眼底黄斑病变 61 例．湖南中医杂志，2000，16（1）：38.

［16］ 周丽群．中西医结合治疗老年性黄斑盘状变性．中西医结合眼科杂志，1992，10（4）：219 – 220.

［17］ 李传课，彭清华，曾明葵，等．中医眼科学．北京：人民卫生出版社，1999.

［18］ 姚大莉，王明芳．用内眼辨证治疗老年性黄斑变性．四川中医，2002，7：80 – 82.

［19］ 詹宇坚，关国华，黄仲委，等．中医治疗老年性黄斑变性临床分析．中国中医眼科杂志，1991，1（1）：16 – 17.

［20］ 徐学东，陈祖欣．益气化瘀法治疗老年性黄斑变性 78 例．实用中医药杂志，1999，15（10）：142.

［21］ 李波，张波涛，李传科．滋阴明目丸治疗湿性老年黄斑变性的临床研究．中国中医眼科杂志，2007，17（6）：311 – 314.

［22］ 宋威，孙敬和．疏肝理脾法治疗渗出型老年性黄斑变性 35 例疗效观察．新中医，2008，40（8）：40 – 41.

［23］ 吴大力，彭清华，张明亮，等．疏肝明目丸治疗肝郁肾虚型年龄相关性黄斑变性（干性）的临床研究．湖南中医药大学学报，2008，28（2）：57 – 59.

［24］ 吕海江，冯磊，李元．活络散结汤治疗湿性痰瘀互结型黄斑变性 27 例观察．中国现代药物应用，2008，2（23）：80 – 81.

［25］刘勇．益气养阴明目汤治疗老年性黄斑变性的临床观察．山东中医药大学学报，2007，31（1）：26－27.

［26］张兆来．补肾活血方治疗老年黄斑变性．四川中医，2006，24（10）：84－85.

［27］于红权．明目宽中颗粒的制备及临床应用．时珍国医国药，2007，18（3）：659.

［28］曾庆华，张玲，王春晖，等．黄斑康治疗39例年龄相关性黄斑变性视力变化的分析．四川中医，2004，7（22）：88－89.

［29］魏建淼．中药治疗萎缩型老年性黄斑变性疗效观察．黑龙江中医药，2002，（4）：29－30.

［30］芦伟，王洪刚．中西医结合治疗老年黄斑变性临床观察．中国老年保健学杂志，2008，6（1）：55－56.

［31］刘安，金威尔，徐朝阳，等．中药联合经瞳孔温热疗法治疗渗出期老年黄斑变性的疗效观察，2007，17（3）：135－138.

［32］杨莅．中西医结合治疗老年性黄斑变性临床观察．浙江中西医结合杂志，2004，2（14）：89－90.

［33］王圣祥．中西医结合治疗年龄相关性黄斑变性29例．现代中西医结合杂志，2003，12（15）：164.

［34］袁军，周尚昆，王骞．益气复明汤治疗渗出性老年性黄斑变性疗效观察．河南中医学院学报，2005，20（3）：51－52.

［35］吕海江，吴学志，周尚昆．健脾益气活血法治疗年龄相关性黄斑变性临床分析，江西中医药，

2007，28（7）：53－54.

［36］崔红培，周尚昆，毛海燕．益气复明汤治疗湿性脾气虚弱型老年黄斑变性37例观察．四川中医，2006，24（2）：94－95.

［37］周尚昆，崔红培，毛海燕．吕海江教授治疗老年黄斑变性经验．河南中医学院学报，2007，27（4）：19.

［38］李学晶，唐由之．年龄相关性黄斑变性的中医认识．中国中医眼科杂志，2008，18（4）：240－242.

［39］张励，唐由之．年龄相关性黄斑变性的研究进展．中国中医眼科杂志，2005，15（3）：177－179.

［40］李学晶．杨薇．唐由之，等．中医药治疗年龄相关性黄斑变性文献的方法学质量评价．中国中医眼科杂，2009，2（19）：83－86.

［41］王慧娟，唐由之．凉血化瘀方治疗湿性老年黄斑变性临床观察，中国中医眼科杂志，2008，18（6）：322－324.

［42］唐由之，周尚昆，冯俊，等．中药治疗湿性晚期老年黄斑变性临床观察．中国中医眼科杂志，2009，6（19）：340.

［43］周尚昆．唐由之治疗老年黄斑变性思路．中国中医药报，2010－4－23.

［44］张励，唐由之．年龄相关性黄斑变性的研究进展．中国中医眼科杂志，2005，15（3）：177－179.

中西医结合治疗早期糖尿病视网膜病变的临床研究

第一部分　基本信息

项目名称：中西医结合治疗早期糖尿病视网膜病变的临床研究

项目编号：CACMS05Y0038

项目性质：中医诊疗方法

项目负责人：高健生

项目组长单位：中国中医科学院眼科医院

项目完成人：高健生　接传红　宋剑涛　严　京　郭欣璐　吴正正　陈子燕
　　　　　　　袁敏立　赵丹丹

项目起止时间：2005 年 11 月至 2008 年 12 月

第二部分　摘　要

糖尿病视网膜病变（DR）的主要病理过程是在高糖状态下，视网膜缺血缺氧导致微循环障碍使毛细血管闭塞，形成无血管灌注区，继之产生新生血管，引发反复出血，导致视力下降，最终导致盲目。

高健生研究员在中医理论指导下，将中医治疗眼前部赤脉的密蒙花用于防治眼底新生血管的发生，创新地提出了"心肾论治"防治DR 的观点，并以此组成复方密蒙花方，治疗糖尿病视网膜病变，用于临床观察治疗早期 DR已取得较好的疗效，得到同行认可。

第三部分　文献研究与回顾性分析

一、文献研究

检索各数据库包括中国医院数字图书馆（CNKI/CHKD，1994～2007年）、中国生物医学文献数据库（CBM，1979～2008年）、万方数据库（1983～2008年）、中医防治糖尿病数据库及Pubmed数据库等及电子版中华医典。

糖尿病（DM）隶属中医"消渴"范畴。早在《黄帝内经》中就有对消渴的记载。如《素问·阴阳别论》篇说："二阳结谓之消"，"三消一症，虽有上中下之分，其实不越阴亏阳亢，津涸热淫而已。"消渴的病因，认为主要由于素体阴虚，饮食不节，情志失调，劳欲过度所致。病机特点是阴虚为本，燥热为标；气阴两伤，阴阳俱虚；变证百出；常夹血瘀。

中医古籍中没有DR明确的专病描述，属于"云雾移睛、视瞻昏渺、血灌瞳神、暴盲、青盲等"范畴。金元时期，刘河间对消渴的并发症已有精辟论述，《河间六书·宣明论方·消渴总论》云消渴"可变为雀目或内障。"《三消论》云："夫消渴者，多变聋盲、疮癣、痤痹之类。"明代戴思恭《秘传证治要诀·大小腑门·三消》中云："三消久之，精血既亏，或目无所见，或手足偏废如风疾，非风也。"其中的"雀目"、"内障"、"盲"、"目无所见"即类似糖尿病白内障和DR等影响视功能的DM眼部并发症。

中医对DR的病机，一般认为血中高糖日久耗气伤津，导致血管狭窄或闭塞，气阴两虚，目失濡养，视物不清。久则虚热内生，煎熬津液，致血行不畅，瘀血内生，血不循经，失其常度，反复出血而导致失明。

近年来，将有关中医药防治DR的文献证型进行统计，共计24种，频次由高及低依次为气阴两虚、阴虚火旺、阴阳两虚、血瘀、气阴两虚夹瘀、血瘀气滞、阴虚夹瘀、血虚血瘀、脾肾两虚、湿邪困脾、肝肾阴虚、肝肾不足、阴虚夹瘀夹痰、气血两虚、肾虚夹瘀、心脾亏损夹瘀、肺胃阴虚、脾虚络阻、气虚伴阳虚、肝气郁结、肝火旺盛、胃火、热入营血、肝郁气滞。最普遍的认识是DR证候逐渐由阴虚向气阴两虚再向阴阳两虚演变，全身多兼血瘀证，且此过程与现代医学认为的DR由单纯期转向增殖期的病理发展过程相符，单纯期和增殖前期病变中多为气阴两虚证，增殖期则多为阴阳两虚证和气滞血瘀证。

在DR辨证施治中，临床常用方药为六味地黄丸、驻景丸加减方。补气药常用黄芪、太子参及活血化瘀药、凉血止血药、除湿化痰药及行气药等，根据临床报告在改善DR患者视力方面已取得了一定疗效，而在客观检查指标方面，报道内容相对较少及缺乏对照组，这些经验具有一定的局限性，很难判断优劣与否，难于推广。

二、回顾性研究

1. 动物实验

（1）资料与方法

链脲佐菌素（streptozocin，STZ）诱导的DM大鼠作为研究对象，以西药羟苯磺酸钙胶囊作为阳性对照药，将密蒙花方煎剂分为低、中、高三种不同浓度，在STZ性DM大鼠造模成功后即开始分别以上述药物干预治疗，灌胃4个月后，进行研究。

（2）结果

①STZ诱导的DM大鼠是一种相对简单易行、可靠的模型制备方法。

②密蒙花方能够改善STZ性DM大鼠的一般状况，在一定程度上降低血糖、血脂、血液流变学水平，延缓白内障的发生。

③密蒙花方中剂量能在一定程度上减轻STZ性DM大鼠视网膜及视网膜毛细血管的病理改变。

④密蒙花方改善大鼠视网膜及视网膜毛细血管病理改变的作用与减少视网膜ICAM-1、E-selection表达有关。

⑤密蒙花方改善大鼠视网膜功能的作用可能与减少视网膜 NF-κB 及上调 TGF-β2 表达有关。

⑥密蒙花方改善大鼠视网膜及视网膜毛细血管病理改变的作用与下调视网膜内 VEGF、Flk-1/KDR mRNA 及蛋白磷酸化水平，上调视网膜内 Flt-1 mRNA 及蛋白磷酸化水平，干预 VEGF-VEGFR 信号转导通路有关。

⑦密蒙花方改善大鼠视网膜功能的作用可能与上调 TGF-β2、Smad2、p-Smad2 基因或蛋白表达，干预 TGF-β/Smad 信号转导通路有关。

2. 体外细胞培养

（1）资料与方法

采用人脐静脉血管内皮细胞（HUVEC）进行体外培养，采用密蒙花方水提液和中药血清作用于细胞进行研究。

（2）结果

①密蒙花及其复方可使 HUVEC 的细胞活性降低，随着剂量增大，抑制作用减弱，说明密蒙花可以抑制 HUVEC 的增殖。密蒙花可使生长因子诱导的 HUVEC 细胞周期中 G2-M 期细胞比例减少，S 期细胞相对增加，说明密蒙花可阻滞经 VEGF 刺激的 HUVEC 细胞由 S 期进入 G2-M 期，从而降低其有丝分裂能力，诱导 HUVEC 凋亡。

②川芎可使高糖中的 HUVEC 的活性明显提高，说明含川芎血清可促进高糖条件下的 HUVEC 的增殖。川芎可使高糖条件下的 HUVEC 的凋亡率明显降低。说明川芎可以阻止高糖诱导的 HUVEC 的凋亡。

③川芎含药血清刺激 HUVEC 后，Bcl-2 的基因和蛋白表达量明显升高，细胞中凋亡抑制因子 Bcl-2 含量增加。通过上述实验结果，我们可以推测，川芎可能是通过干预 Bcl-2 基因和蛋白的表达，调节 HUVEC 的细胞凋亡途径，促进 HUVEC 的增殖，来达到治疗效果的。

④含川芎血清可以显著提高 Bcl-2 和 Caspase-3 基因的表达，可能是通过调节 Bcl-2 和 Caspase-3 基因的表达，影响 Caspase 凋亡信号传导系统，抑制血管内皮细胞的凋亡，达到治疗的作用，这可能是川芎抑制血管内皮细胞凋亡的分子机制之一。

⑤密蒙花方可有效抑制缺氧状态下 HUVEC 增殖。

⑥密蒙花方抑制 HUVEC 增殖的作用与阻滞细胞由 G1 期进入 S 期，促进细胞凋亡有关。

⑦密蒙花方抑制 HUVEC 增殖与降低细胞核内 PCNA 蛋白表达，使 DNA 合成受阻有关。

⑧下调细胞内 VEGF、Flk-1/KDR mRNA 及蛋白磷酸化水平，上调细胞内 Flt-1 mRNA 及蛋白磷酸化水平，干预细胞内 VEGF-VEGFR 信号转导通路，是密蒙花方抑制缺氧状态下 HUVEC 增殖的作用机制之一。

⑨密蒙花方可通过减少 HUVEC 细胞间质 ICAM-1、E-selectin、vWF 表达以减少细胞损伤，改善细胞功能。

3. 病例回顾

我院对 253 例糖尿病视网膜病变病例，应用益气养阴、活血散结中药治疗，通过观察视力、眼底、视网膜功能及全身症状，进行治疗前后比较，I-IV 期总有效率达 52.6%。口服中药汤剂，对玻璃体切割手术后 40 例患者进行治疗，并对治疗前后的视力进行观察比较，结果总有效率达 77.5%。应用密蒙花方治疗非增殖期糖尿病视网膜病变 25 例为治疗组，对照组 16 例，观察中药对眼部和全身症状及血液学的影响，共治疗 3 个月。结果显示，治疗前后治疗组视力显著提高，视野平均光敏感度和全身症状明显改善。

第四部分　临床研究

一、资料与方法

1. 研究目的

评价密蒙花方治疗非增殖期 DR 的有效性和安全性，探讨益气养阴、交通心肾及活血明目中药治疗 DR 的作用机制。

2. 试验设计

采取 1:1 随机、平行、对照方法，试验组应用密蒙花方，每日1剂，分2次口服；对照组应用昊畅胶囊，口服每次500mg，每日2次，3个月为1个疗程。

3. 指标

（1）安全性指标：全身不适（随时记录），生化检查。

（2）诊断指标：空腹血糖、HbA1C（%），视力、眼底镜、眼底照相等眼科常规检查，眼底荧光血管造影（FFA）及视野检查及中医临床证候评分。

（3）其他指标：血液流变学，视觉电生理——闪光视网膜电图震荡电位Ops。

二、结果

本试验总观察病例数66例，其中试验组33例，对照组33例，全部病例选择门诊和住院患者，严格控制可变因素。

对患者基本情况进行统计，入组前对照组与试验组被观察对象在性别、年龄、DR分期、血糖、糖化血红蛋白、视力方面无明显差异。通过视力、眼底、荧光血管造影、视野、电生理及中医症状指标对密蒙花方治疗DR进行评估。

对照组可以提高远视力，试验组可以提高远、近视力，且远视力的提高明显高于对照组（$P < 0.01$）。

试验组可以改善DR眼底病变，与对照组比较眼底变化有统计学意义。

试验组与对照组治疗前后对FFA均有十分明显作用，密蒙花方改善FFA的作用与对照组相比有统计学意义。

试验组与对照组均可提高患者视野平均敏感度，试验组疗效优于对照组。

试验组治疗前后中医症状有统计学意义（$P < 0.01$），对照组对中医症状无影响。

试验组可缩短Ops P1潜伏期，在一定程度上可改善DR患者视网膜循环状况。

试验组治疗前后红细胞切变率30/S降低（$P < 0.05$），说明对改善血液流变性有一定作用。

硬性渗出程度与血清总胆固醇（$P < 0.05$）呈正相关，与运动情况（$P < 0.05$）、视力（$P < 0.01$）变化呈负相关。

视野平均敏感度变化与分期（$P < 0.05$）、近视力（$P < 0.01$）和眼底荧光血管造影（$P < 0.05$）呈负相关，与远视力变化呈正相关（$P < 0.05$）。

第五部分　研究结论、成果及优势评价

一、中医优势

密蒙花方对早期非增殖性糖尿病视网膜病变具有促进视网膜血液循环，改善视功能，提高视力的作用，同时还可改善腰膝酸软、疲乏无力、自汗出、夜尿频等全身症状表现，由此可见密蒙花方能够延缓或防治非增殖期糖尿病视网膜病变的进程。密蒙花方的基本方包括七味中药，合计人民币4.15元，并以此为基础制成中成药便于服用，充分体现了中医药廉、效、便、验的优势。该方已获得国家专利，目前正在进行新药研究开发。

二、理论创新

中医认为视网膜新生血管属于"赤脉"、"赤膜"或"血翳"的范围。在临床治疗中观察到密蒙花对外眼病确有退赤脉的作用，对于一些反复出血性眼底病变亦有促进出血吸收的协同作用。同时，根据以往长期治疗DR的经验，创新性地提出了"交通心肾，从心肾论治DR"的观点，并以此组成复方密蒙花方，在临床治疗早期DR应用中已取得较好的疗效。

三、人才培养

已培养博士研究生6人，硕士研究生10人，名老中医师带徒2人。

四、论文专著

在国家级核心期刊发表糖尿病眼病相关文章22篇，尚待发表文章10余篇。

获奖情况

国家自然科学基金课题获 2006 年中国中医科学院科技进步二等奖。

2007 年中华中医药学会科学技术三等奖。

2008 年中国中医科学院优秀博士论文奖。

专利号：ZL2006 1 00875401.3，相关科研课题有科技部课题 1 项，自然科学基金课题 2 项，中国中医科学院优势病种课题 1 项，眼科医院院内课题 2 项。

发表文章

1. 接传红，高健生．中药密蒙花抗血管内皮细胞增生作用的研究．眼科，2004，13（6）：348 – 350.

2. 接传红，高健生，李卫红．川芎抗血管内皮细胞凋亡作用的研究．中国中医眼科杂志，2005，15（4）：205 – 207.

3. 高健生．眼科临床总结和中药新药研究中应注意的问题．中国中医眼科杂志，2002，12（1）：42 – 43.

4. 接传红，高健生．中药血清对体外培养脐静脉内皮细胞增殖的影响．中国中医眼科杂志，2004，14（4）：214 – 216.

5. 接传红，高健生．眼底血证辨证论治思路探讨．山东中医药大学学报，2002，26（4）：258 – 259.

6. 罗旭昇，高健生，朱旭华．交泰丸防治糖尿病视网膜病变的思路探讨．中国中医眼科杂志，2005，15（2）：103 – 105.

7. 接传红，王奇．糖尿病性视网膜病变中西医结合治疗进展．中国中西医结合杂志，1998，18（8）：509 – 511.

8. 接传红，高健生．An study on proliferation of vascular endothelial cells by traditional Chinese medicine butterflybush flower，2004 年 3 月在摩纳哥及蒙特卡罗召开第五届国际眼科药理学与治疗学会议，大会宣读。

9. 接传红，高健生，柴立民．川芎对血管内皮细胞 Bcl – 2、Caspase – 3 基因表达的影响．中国中医眼科杂志，2007，17（2）：90 – 92.

10. 吴正正，高健生，接传红，等．密蒙花方对缺氧状态下人血管内皮细胞的作用及机理研究．中国中医眼科杂志，2008，18（3）：138 – 140.

11. 陈晨，张迎秋，高健生．糖目宁治疗早期糖尿病视网膜病变疗效观察．中国中医眼科杂志，2009，19（2）：79 – 82.

12. 吴正正，高健生，接传红，等．密蒙花方对缺氧状态下人血管内皮细胞的作用及机理研究．中国中医眼科杂志，2008，18（3）：138 – 141.

13. 严京，高健生，接传红，等．密蒙花方改善早期糖尿病视网膜病变中医症状及其用药安全性的研究．北京中医药大学学报，2010，33（11）：773 – 776.

五、存在的问题与解决办法

1. 临床治疗中如何控制糖尿病视网膜病变眼底新生血管和黄斑水肿的发生、发展有待解决。

2. 密蒙花方有待进行深入研究，确定有效药物成分、作用机制和作用靶点。

3. 通过新药研发尽快将本方广泛应用于临床。

中医药治疗原发性视网膜色素变性的临床研究

第一部分 基本信息

项目名称：中医药治疗视网膜色素变性的临床观察

项目编号：CACMS05Y0035

项目性质：中医特色疗法

项目负责人：庄曾渊

项目组长单位：中国中医科学院眼科医院

协助完成单位：哈尔滨医科大学第一附属医院眼科

联合方负责人：崔 浩

项目完成人：庄曾渊 巢国俊 杨永升 陈伟丽 张 红 崔红培

项目起止时间：2005 年 11 月至 2009 年 8 月

第二部分 摘 要

视网膜色素变性（RP）是遗传性视觉损害和盲目的最常见原因之一，关于其临床防治一直是眼科界长期面临的巨大难题。本项目首先通过回顾性研究总结早、中期 RP100 例患者的证候要素、证候类型和不同中医治法的临床疗效。制定新的中医治疗方案，进而以此治疗方案为基准，制定 RP 的诊疗常规，观察中医综合治疗早、中期 RP70 例的临床疗效（以维生素 A 治疗早、中期 RP30 例为对照组）。在上述研究成果的基础上，结合近两年中西医治疗 RP 的新信息和我院研究中药抗感光细胞凋亡的成果，检讨研究思路，调整技术路线，修订完善治疗方案，形成不断深化、不断提高的机制，研究有效延缓和控制 RP 进展，改善临床症状的中医药治疗方法。

第三部分　文献研究

一、文献研究

1. 资料与方法

（1）古代医籍整理

隋唐《诸病源候论》、《备急千金要方》、《外台秘要》。

宋《太平圣惠方》、《圣济总录》、《太平圣惠合剂局方》、《脾胃论》。

元《银海精微》。

明《原机启微》、《普济方》、《秘传眼科龙木论》、《医方类聚》、《证治准绳》、《审视瑶函》、《秘传眼科全书》。

清《目经大成》、《银海指南》、《医宗金鉴》、《一草亭目科全书》、《眼科金镜》。

（2）对古文献中治疗夜盲方剂进行总结研究

对《秘传眼科纂要》、《圣济总录》、《普济方》、《银海精微》、《目科正宗》、《目经大成》等22本方剂古籍及眼科学古籍进行复习研究，在分析夜盲发生的病因、病机及临床症状的基础上，就高风内障和肝虚雀目进行鉴别，进而分析两者的方剂特点。

（3）近代文献分析

检索数据库包括中文数据库（中国学术文献网络出版总库、维普学术数据库、万方科技数据库），外文数据库（美国国立图书馆Pubmed）。

检索年限：1998年至2008年。

2. 结果

（1）病因病机

邪气犯肝，阴血涩滞；阳弱不能抗阴；肝肾虚损，精血不足；先天禀赋，父母遗传。

（2）证候要素

病位：瞳神、目系、肝、肾、脾胃

病性：肝血虚、肾精虚、阴血涩滞、阳气下陷。

（3）常见方药

①清肝明目、益气补肾：高风补肝散（《医宗金鉴》）。

②清肝明目、益气化瘀：还睛丸（《秘传眼科龙木论》）。

③镇阴升阳：决明夜灵散（《原机启微》）。

④益气升阳：人参补胃汤（《东垣试效方》）。

⑤补益肝肾：转光丸、明目地黄丸（《审视瑶函》）。

⑥补肝肾、益脾胃：石斛散（《圣济总录》）。

（4）近代文献研究结果

主要证型：元阳不足证、肝肾阴虚证、脾胃虚弱证、气血不足证、脉络瘀阻证等，应用对应方药治疗。

专方专药：湖南中医学院应用眼明灵丸，中国中医科学院应用补肾明目冲剂，河南眼科研究所应用20%灵芝草注射液。

3. 讨论和结论

古文献中所表述的"阳弱不能抗阴"主要指气血循运障碍，主要是说"人体卫气日行于阳，夜行于阴，气血滞涩至暮则甚，故遇夜目精昏，不能睹物"，所以治疗以益气养血活血为主。

二、回顾性研究

1. 资料与方法

回顾分析1997年1月至2004年12月间总计445例在中国中医科学院眼科医院住院患者中，取治疗较完整的48例（96只眼），按疗效方法不同分为3组。以治疗前后视力、视野改变为判定依据，总结不同疗法对原发性视网膜色素变性患者视功能的影响，为制定新的治疗方案提供证据。采用方法为①维生素A＋葛根素静脉注射＋中药；②维生素A＋葛根素静脉注射＋中药＋针灸；③维生素A＋葛根素静脉注射。主要治法是益气养血，补充肾气不足。

2. 结果

从视力改善方面，3组均无明显疗效。但

从视野平均敏感度方面，前两组治疗前后有明显差异，第3组部分患者有差异。

3. 讨论和结论

由于目前国外有研究发现维生素 A 对 RP 并无明显疗效，同时和维生素 E 合用疗效更差，另根据我们临床观察维生素 A 并无明显效果，服用有蓄积性，过量服用可以引起维生素 A 中毒，因此在以后的治疗 RP 中去除维生素 A。

葛根素静脉治疗多用于活血化瘀通络，在眼科多用于视网膜动静脉阻塞、缺血性视神经病变等。近年来，研究发现银杏叶制剂（舒血宁和金纳多）活血化瘀作用并不强，但是对视网膜神经细胞和视网膜节细胞有防止凋亡作用，并能促进细胞发育生长，故我们在治疗方案中

改用银杏叶制剂。为加强益气养血的效果，增用生脉注射液，门诊用生脉胶囊。

针灸治疗有一定作用，故方案中保留针灸治疗，穴位主要在眼部，如睛明、瞳子髎、关元、气海、足三里，球后、攒竹、脾俞、肾俞、风池，其他随证选穴，如合谷、内关、光明、三阴交等。针刺手法：平补平泻，每次留针 20 分钟，中间捻转一次。高风雀目以精气不足，脉络失养，血不畅为主要病机，局部取穴疏通络脉，取肾俞、脾俞、关元、气海等充养肾精。

联合中医药综合治疗对 RP 患者的视野改善有一定作用。

三、初步诊疗方案（见图1）

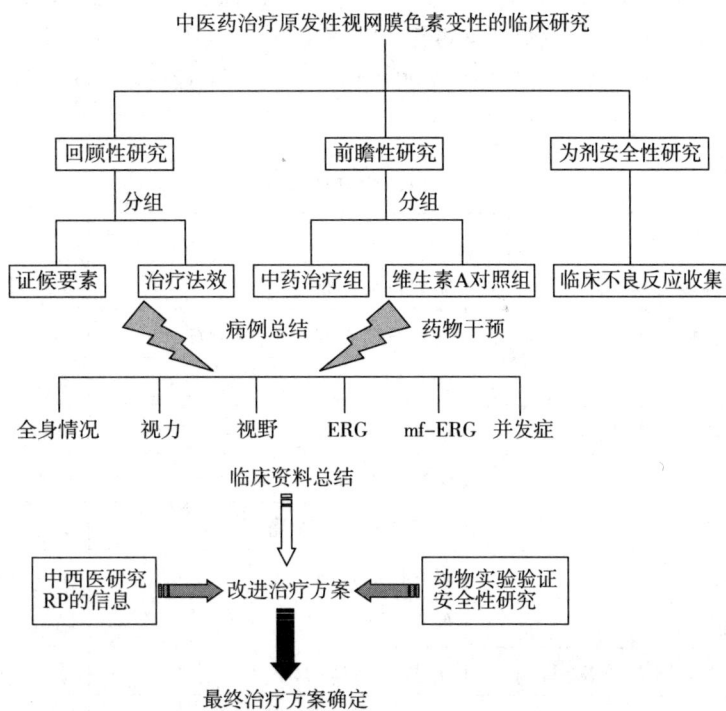

图1　初步诊疗方案图

第四部分　临床研究

一、资料和方法

1. 试验目的

通过临床研究制定证候诊断、基本方药、针灸治疗、疗效判定和远期随访等相关标准形

成 RP 的诊疗规范，并以此为基础，深入研究有效延缓或控制 RP 进展的中医药治疗方法。

2. 诊断标准

（1）西医诊断标准（参照《中华眼科全书》）

①双眼受累。

②周边部视野丧失。

③杆体功能障碍，暗适应杆体终阈值升高及（或）ERG 杆体反应振幅降低，峰时延长或反应不能记录。

④进行性感光细胞功能丧失。

典型的 RP 眼底改变：视网膜色素沉着，视网膜血管狭窄及视盘呈蜡黄色。早期视网膜内细小点状色素沉着，视网膜脱色素呈虫蚀状或椒盐状，进展中视盘色变淡，视网膜赤道部出现各种形态的色素沉着并逐渐向周边和中心扩展，视网膜动脉狭窄，黄斑色素紊乱，色素上皮脱色素。

晚期典型的 RP 眼底改变：视网膜色素沉着，视网膜血管狭窄及视盘呈蜡黄色，并伴有黄斑损害和脉络膜萎缩，大血管暴露。

（2）中医诊断标准（参照《中医眼科全书》）

①先天遗传：《沈氏尊生书》曰："生成如此并有父母遗传。"

②夜盲：《诸病源候论》曰："人有昼而晴明致暝则不见物，世谓之雀目。"

③视野缩小：《目经大成》曰："大道行不去，可知世界窄。"

④高风雀目：《秘传眼科龙木论》曰："高风雀目内障，此眼初患之时。肝有积热冲。肾脏虚劳。亦兼患后风冲，肝气不足，致患此疾，与前状不同，见物有别，惟见顶上之物，然后为青盲……"

⑤精血亏虚，络脉失养。

⑥先天禀赋不足，自幼患病。

⑦目昏暗，初起入暮或暗处视物不清，夜晚视野缩小，逐渐仅见中央眼前物体，不能见到周围空间，最终中央亦看不清而致失明。

⑧眼底：视盘色淡，血管变细，视网膜色素沉着。

（3）中医症状半定量计分标准（见表1）

表1　　　　　　　　　　　　中医症状半定量计分标准

中医症状	0	1	2	3
夜盲	无	黑暗环境行动不便	暗处行动困难	黄昏时行动困难
视力疲劳	无	视物易疲劳	视物持续时间小于30分钟	眼睑欲闭不能视物
眼干涩	无	偶有干涩不爽	常干涩	干涩难忍
眉棱骨病	无	隐隐作痛劳累视物	经常痛按压减轻	疼痛难忍
畏光羞明	无	畏强光、日光	室内亦羞明	见光睁不开眼
腰膝酸软	无	腰膝酸软较轻隐作	腰膝酸软时而作痛	腰膝酸软经常作痛
畏寒肢冷	无	轻冷畏寒	畏寒四肢发冷	全身畏寒得温不解
性欲减退	无	性欲降低	偶有性要求	阳痿不孕不育
大便溏薄	无	软便不成形2~3次/日	溏便4~5次/日	稀便1~2次/日
食少纳呆	无	无食欲但保持原饭量	无食欲饭量减少1/3	饭量减少2/3
神疲乏力	无	精神不振	疲倦勉强坚持日常工作	委顿不能坚持日常工作
头晕耳鸣	无	偶发	常发	经常发生不能缓解
心悸	无	偶发	时有发生	经常发生
失眠	无	睡眠不实早醒，不影响工作	每晚小于4小时，但还能坚持工作	彻夜难眠影响正常工作
五心烦热	无	手足心发热	手足热欲露衣被外	手足发烧欲握冷物
遗精早泄	无	每周遗精1~2次，短时而泄	每周遗精3~4次，一触即泄	每日遗精1次以上情思即泄
经少闭经	无	量少色红延期	量少色红数月一次	闭经
肢体麻木	无	偶有自行缓解	常发不能缓解	肢体麻木或有偏瘫
舌脉粗张	无	紫红色扩张	紫暗扩张	紫暗粗张伴舌麻斑

3. 试验病例纳入和排除标准

（1）纳入标准

①符合前述 RP 诊断标准。

②15～50 岁视网膜色素变性患者，初诊时属早期、进行期阶段（根据视力、视野、ERG 划分）。

（2）排除标准

①不符合前述 RP 诊断标准。

②未中止其他有关治疗，可能影响本研究的治疗效应指标观察。

③合并有其他眼病（本病的并发症不在其内）。

④合并有心脑血管、肝、肾和造血系统等严重危及生命的原发性疾病及精神病患者。

4. 观察指标

（1）安全性观测

①肝功能：谷丙转氨酶、谷草转氨酶。

②肾功能：尿素氮、肌苷。

（2）疗效性观测

①视力：采用标准对数视力表检查远近视力及矫正视力。

②视野：瑞士 Octopus－101，85 度和中央

30 度的 4 个象限的视敏度（MSN）。

③ERG：采用丹麦的丹迪公司生产的 KEY-POINT－1.62，检查项目包括暗适应检查、明适应检查、振荡电位、30HZ 闪烁光。

④中医症状：对相关 19 个中医症状进行半定量判断计分。

5. 临床试验方法

（1）试验方法

前瞻性队列研究，非随机双盲对照研究。

（2）试验例数

中医治疗组：70 例。

对照组：30 例。

（3）临床研究用药（见表 2）

中医治疗组：益精明目汤。

生黄芪 20g　当归 10g　杞子 15g　　川芎 10g

石斛 10g　　苍术 6g　　补骨脂 10g　菟丝子 10g

熟地 15g　　红参 6g　　山楂 20g

加减：形寒肢冷，小便清长者，加巴戟天、肉苁蓉；头晕耳鸣，心烦失眠，口干潮热者，加生石决、知母、地骨皮；神疲乏力，视力疲劳，常欲闭目者，加升麻、蔓荆子；黄斑水肿者，加桂枝、茯苓。

表 2　　　　　　　　　　　　　　　临床研究用药

治疗方法	住院期间（1.5 个月）	出院治疗（1.5 个月）	观察期间（3 个月）
中药汤剂	益气养血明目汤，每日一付，bid	每日一付，bid	改用原方丸药
输液	舒血宁（2 周）＋生脉（2 周）＋舒血宁／金纳多（2 周）	停用	停用
针灸	每周 3 次，取穴 1 和 2 每周交替	停用	停用
口服药物	银杏叶片 19.2mg tid po 生脉颗粒 10g tid po	银杏叶片 19.2mg tid po 生脉颗粒 10g tid po	银杏叶片 19.2mg tid po 生脉颗粒 10g tid po

对照组：每日服用 15000 IU 软脂酸维生素 A，分 3 次口服。低于 18 岁者，根据体重情况减量，连续服用 3 个月。

（4）疗程

2 周为 1 个疗程，住院治疗共 3 个疗程，随访 3 个月。

（5）合并用药

治疗组：舒血宁注射液、生脉注射液、针灸治疗、银杏叶片、生脉颗粒。

对照组：无。

（6）不良事件的观察

观察中医药综合治疗方案对人体的不良反应，应注意不良反应的发生例数，各自发生的时间，表现特点，反应程度，是否需停药及处理措施。

记录所有观察的和用以下问句"自上次检查后，您有何不同感觉？"直接询问得出的不良事件。

（7）剔除病例标准

①不符合纳入病例标准者。

②非因痊愈、疗效不佳及不良反应而中途

停止治疗者。

③疗程中加用其他治疗药物及方法者。

④资料不全无法判定疗效者。

（8）病例脱失标准

6. 临床试验的质量控制

（1）课题管理

由课题负责人全面负责，各研究成员积极配合，课题从临床研究、眼科检查、数据库建立和维护、数据录入、统计分析、质控管理、随访等均由专人负责进行。

（2）临床试验记录要求

制定专病病历，由课题组成员填写，填写内容严格遵照研究方案，不得漏项，并要保证病历资料真实可靠，课题组委派临床监督员，负责质控。

（3）专科检查规范

建立并严格按照眼科检查操作规范（SOP）执行。

①视力检查 SOP

a. 准备带照明的 ETDRS 视力表，该视力表为一套两张，测试左、右眼视力时各用一张。

b. 使受试者佩戴最佳的矫正眼镜。

c. 仅遮盖受试者左眼，指示其以右眼注视 2m 远的视力表。

d. 检查者指示受试者由上至下逐步识别视力表上的字母，计算患者所能看到的字母数。

e. 如果视力≥20 个字母，则在看见的字母数加 15，即为最终的视力。

f. 如果视力 <20 个字母，则按实际看到的字母数作为最终的视力，记录右眼视力。

g. 更换视力表，仅遮盖受试者右眼，同法检查并记录其左眼视力。

②视野检查 SOP

a. 仪器：瑞士 Octopus – 101。

b. 矫正视力测量，所佩戴眼镜尽量为患者自己眼镜，无眼镜时可佩戴我院金属边镜架箱眼镜进行矫正。

c. 检查时为按照国际惯例 30 度范围、3 号光标中心视野为主。

d. 检测指标：中央 30 度和 85 度的 4 个象限的视敏度（MSN）。

③ERG 检查 SOP

a. 仪器：日本 Topcon 公司 TRC – 50IX 型。

b. 操作程序：除外严重高血压、肝肾功能损害等全身疾病患者。

c. 向患者解释造影后出现的面部发黄、小便发黄等表现，消除患者紧张情绪。签署眼底荧光血管造影同意书。

d. 行皮肤过敏试验，于前臂内侧皮肤上置 1 滴 10% 荧光素钠，用无菌针头于该处划痕（十字交叉长约 2cm），5 分钟后观察皮肤反应。若皮试部位有红肿、瘙痒感时，为对该药过敏，则取消该项检查。

e. 造影剂为 20% 荧光素钠注射液 3ml，加入生理盐水 10ml，静脉推注。

f. 皮试 20 分钟后，行荧光素造影，将造影剂 5 秒钟内推完，在推造影剂同时开始计时，并同时开始拍摄。

g. 连续拍摄 30 秒，每秒 1~2 张至 30 秒后可每 5 秒拍 1 张至 1 分钟，然后于 2、5、10、20 分钟各拍一张。造影过程中尽可能穿插拍摄另一眼。角度为后极部。随后进行选择颞上、上方、鼻上、鼻、鼻下、下、颞侧顺时针拍摄，拍摄角度为 45°~50°。荧光素造影为连拍 20~30 分钟。

（4）实验室检查

建立并严格按照检验操作规范（SOP）执行。

①生化指标：由本院检验科专人负责，质量控制符合卫生部北京检验中心的检测要求和标准。

②影像检查：由本科视野室、电生理室专人负责，治疗前后检查应为同一仪器，同等检测条件，强调正确、规范和可比性。

③中药产地、剂量、煎药、服用方法统一规范，静点针剂生产厂用制剂规格统一规范。

（5）质控员的质控记录

每 2 周进行 1 次质控抽查，并书写质控记录报告，定期向课题负责人汇报试验存在的问题并及时讨论解决。

（6）培训记录

对临床研究者进行研究者手册、CRF 表填写、研究流程及相关注意事项的培训 1 次。

对眼科检查、实验室检查进行 SOP 培训 1 次。

对数据录入人员进行数据录入培训 1 次。

7. 疗效判定

（1）西医疗效判定

显效：平均视敏度提高 2dB 及以上，视力提高 2 行（含）以上，或有 ERG 波幅及潜时改善。

有效：平均视敏度提高 1dB 及以上，视力提高 1 行（含）以上。

无效：观察指标无任何提高或恶化。

（2）中医证候疗效判定

对相关的 19 个中医症状进行分析，包括夜盲、眼干涩、视疲劳、畏光羞明等。以上各症状分为正常、轻度、中度、和重度四个级别，分别评分为 0、1、2、3 分，最后汇总及判断治疗前后评分变化。

（3）中医证候疗效评定标准

显效：中医临床症状明显改善，积分减少 ≥70%。

有效：中医临床症状有好转，积分减少 ≥30%，<70%。

无效：中医临床症状无明显改善，甚至加重，积分减少 <30%。

8. 数据管理和统计分析

（1）数据库

采用 Microsoft Access 数据库软件设计并录入数据，对纳入数据进行汇总筛选分析。（见图2）

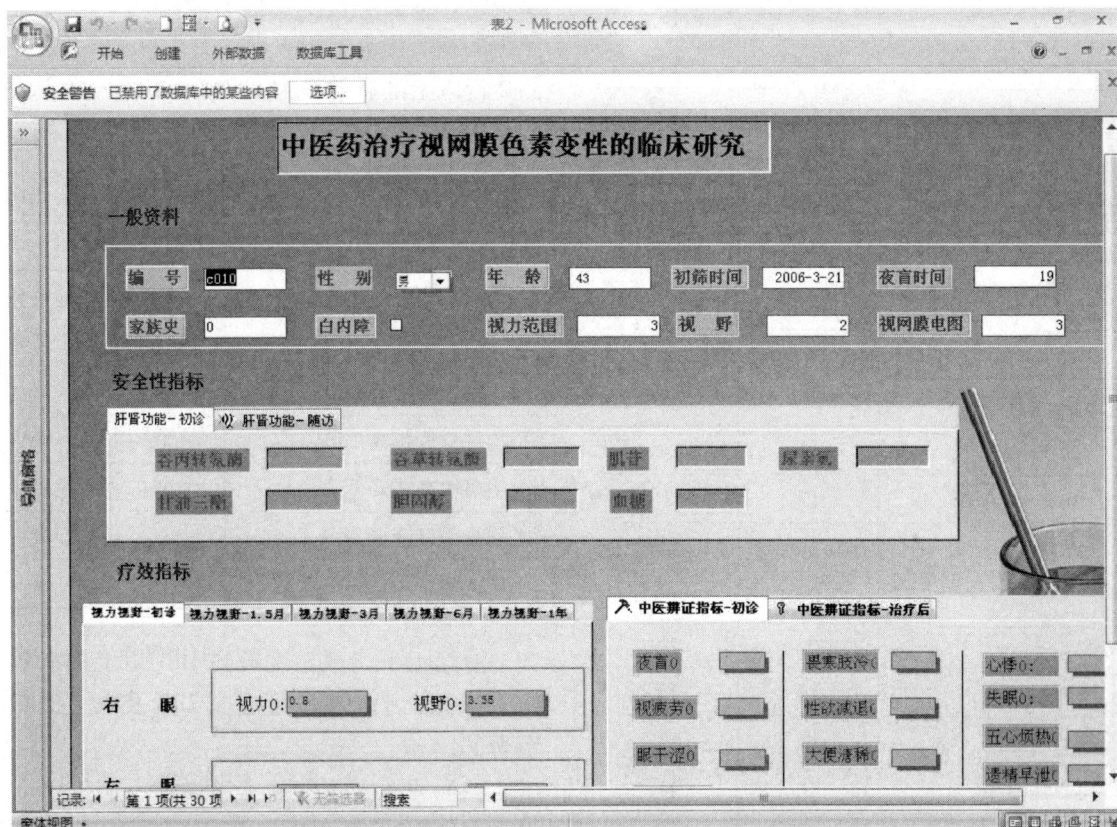

图2 Microsoft Access 数据库软件设计、录入数据图

（2）统计分析方法

用 SPSS 13.0 统计分析软件进行分析，计量资料用 student T 检验，计数资料用卡方检验，P <0.05 为统计学显著性。

二、结果

1. 两组一般资料分析

视网膜色素变性（RP）为一组常见的、进行性遗传异质性的视网膜变性类疾病，发病率约 1：3500，全世界有 200 万人受累。我国估计有 30 万～40 万患者。RP 开始主要影响患者周边部视网膜，以后逐渐影响到全视网膜，患者有夜盲和进行性视野丧失，大约 30% 患者最终失明，其余大多数患者视力视野也严重下降。（见表3）

表3　　两组一般资料比较

项　目	对照组（例）	治疗组（例）
性别		
男	15	33
女	15	37
年龄		·
<20	0	19
20~29	2	11
30~39	17	14
>40	11	25
夜盲时间		
≤5	6	18
>5~≤10	7	24
>10~≤20	15	16
>20	2	12
白内障	1	17
家族史	0	4
视力范围		
≥1.0	0	2
1.0~0.3	0	28
<0.3~≥0.1	13	24
<0.1~≥0.05	17	2
≤0.05	0	14
视野		
0	1	0
缺失	16	12
环状暗点	13	14
向心性缩小	0	44
ERG		
非熄灭型	22	48
熄灭型	8	22
肝功能		
正常	30	70
异常	0	0
肾功能		
正常	30	70
异常	0	0

2. 研究结果

（1）两组视力变化（见表4）

表4　　两组视力变化

	对照组（60眼）	治疗组（140眼）
视力提高2行及以上	1	33
视力提高1行	3	49
无明显提高或降低	56	54
视力降低1行	0	3
视力降低2行及以上	0	1

治疗组视力提高1行以上的有效率为58.5%，提高2行以上的有效率为23.5%。对照组的视力提高1行以上的有效率为7.1%，提高2行以上的有效率为1.7%。行统计学卡方检验，$P < 0.01$，有统计学意义。

（2）两组视野变化（见表5）

表5　　两组视野变化

	对照组（60眼）	治疗组（140眼）
平均视敏度提高2dB及以上	0	16
平均视敏度提高1dB	0	15
无明显提高或降低	60	93
平均视敏度降低1dB	0	9
平均视敏度降低2dB及以上	0	7

治疗组平均视敏度提高1dB以上的有效率为22.1%，平均视敏度提高2dB及以上的有效率为11.4%。

（3）中医辨证分级量化指标

在研究的19个指标中，夜盲症状发生率为100%，其次为眼干涩53/70（76%），视疲劳48/70（69%），畏光羞明36/70（51%），头痛耳鸣27/70（39%），畏寒肢冷24/70（34%），食少纳呆22/70（31%），腰膝酸软18/70（26%）。其他症状发生较少，如性欲低下、大便溏稀、心悸、失眠、五心烦热、遗精早泄、肢体麻木及舌脉粗张等。

经过中医药综合治疗后，有11%患者夜盲症状减轻，其他症状消失率分别为畏光羞明75%，畏寒肢冷66%，视疲劳60%，食少纳呆

59%，头痛耳鸣 41%，眼干涩 40% 及腰膝酸软 39%。

（4）中医症状分级量化分析

有效（积分减少≥70%）：6/70（8.7%）。

显效（积分减少≥30%，<70%）：有 49/70（70%）。

无效（无明显改善，甚至加重，积分减少 <30%）：有 15/70（21.3%）。

（5）安全性指标

对照组：未出现肝肾功能异常及其他不良反应及不良事件

治疗组：有 3 例出现一过性肝功能轻度增高，1 周后复查已降到正常范围内。临床试验期间未发生其他不良反应及不良事件。

3. 典型病例

（1）治疗后电生理有明显改善

束××，女，43 岁，病历号：034529。

双眼视力下降伴夜盲 8 年，否认糖尿病、高血压、冠心病等慢性病史。舌淡红，苔薄白，脉弦细。

右眼：视力：0.2，矫正：0.25。左眼：视力：0.3，小孔矫正：0.6～1。双眼底视盘色淡红，边界清，视网膜血管较细，网膜污秽，散在骨细胞样色素沉着。黄斑部可见金箔样反光，黄斑中心凹反光未见。

电生理回报：熄灭型。

治疗 1.5 个月后，右眼视力：0.2，矫正：0.4，左眼视力：0.2，矫正：0.7，眼底：同前。

电生理回报：双眼视神经传导功能降低，双眼视网膜功能降低，双眼视网膜血循环功能降低。

视野变化明显（见图 3）

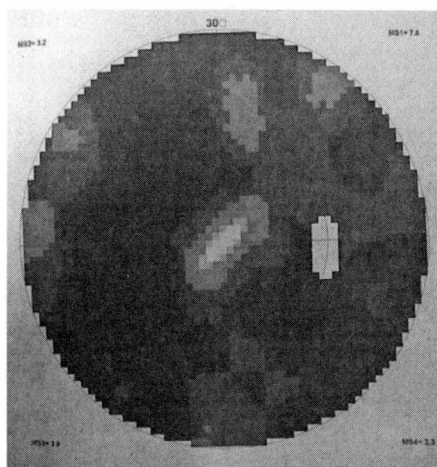

右眼治疗前（30°）

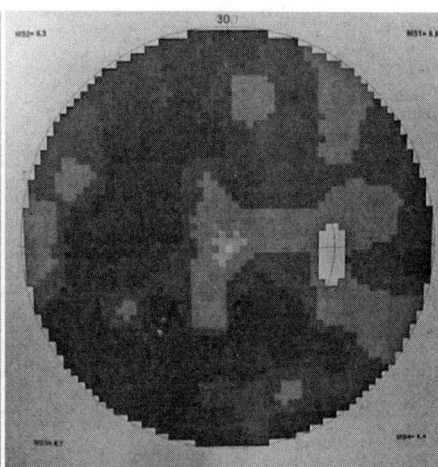

右眼治疗后（30°）

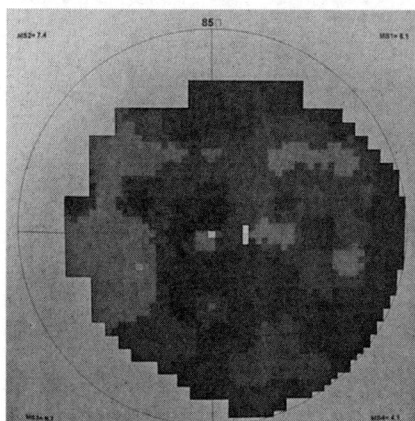

右眼治疗前（85°）

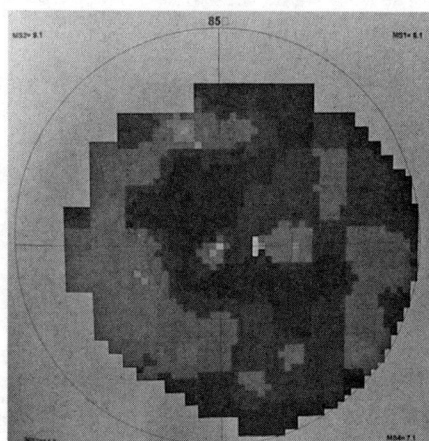

右眼治疗后（85°）

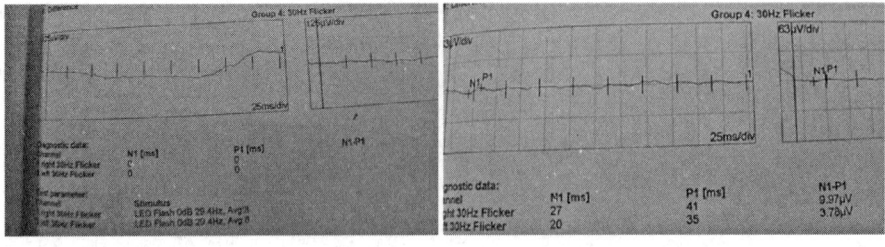

治疗前ERG为熄灭型　　　　　　　治疗后ERG（30HZ）出现低小波

图3　右眼治疗前后视野变化图

（2）治疗后视野改善明显

杨××，男，15岁，病例号：027464。

双眼视野缩小4年，夜盲2年。

右眼：视力：0.4，矫正−1.00DS→0.6，视盘色淡红，边界清，后极部周围视网膜污秽，散见色素沉着，黄斑中心凹反光弥散。左眼：视力：0.5，矫正−1.25DS→0.6+2，视盘色淡红，边界清，后极部周围视网膜污秽，散见色素沉着，黄斑中心凹反光弥散。舌淡红，苔薄白，脉弦细。

双眼视野：管状视野。

眼电生理：双眼图形视觉诱发电位潜伏期延迟，振幅正常。双眼明视、暗视视网膜电图未引出波形。

治疗后查视力：右眼0.6，矫正−0.50DS−1.00DC×180°→1.2~2。左眼0.6，矫正−0.50DS−0.50DC×150°→1.2~1。

双眼视力提高，复查视野左眼较前明显扩大。复查眼电生理为双眼图形视觉诱发电位潜伏期延迟，振幅未见异常，较上次潜伏期缩短，振幅增加。双眼视网膜电图及30Hz闪烁光未引出波形。（见图4）

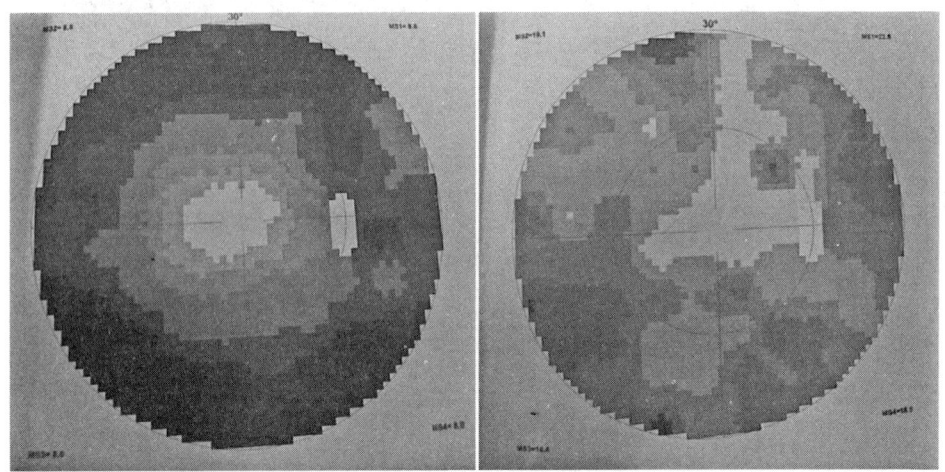

治疗前右眼视野（30°）　　　　　　治疗后右眼视野（30°）

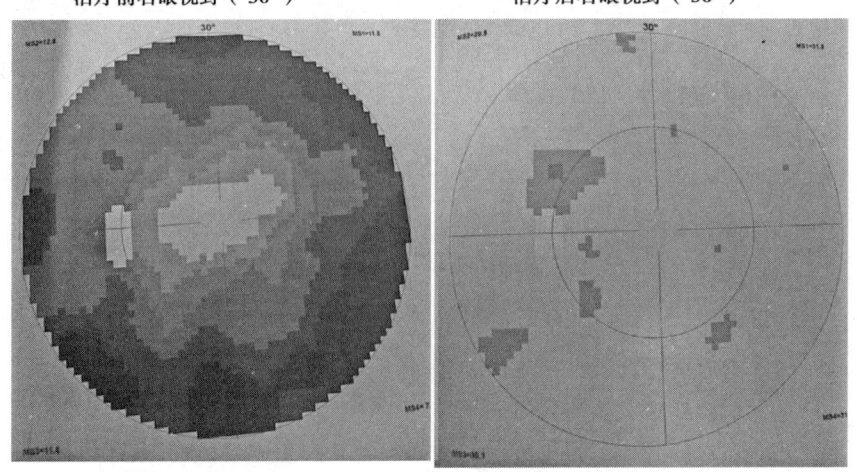

治疗前右眼视野（30°）　　　　　　治疗前右眼视野（30°）

图4　右眼治疗前后视野变化图

沙××，女，29 岁 病例号：032027。

双眼夜盲伴视物不清 16 年入院。舌淡红，苔薄白，脉细。

右眼：视力：0.6，矫正不提高。左眼：视力：0.8，矫正不提高。双眼底视盘界清、色可，C/D≈0.3，视网膜血管细，走行尚可，A：V≈2：3，中心凹反光未见，周边部大量骨细胞样色素沉着。

电生理回报：双眼视神经传导功能降低，双眼暗视功能降低，双眼混合反应降低，双眼视网膜循环功能降低，双眼明视功能降低，双眼锥体功能降低。视野回报：双眼周边视野缺损。

治疗后：视力，眼底同前。

视野变化：双眼周边视野缺损，暗区范围较前略有缩小。（见图5）

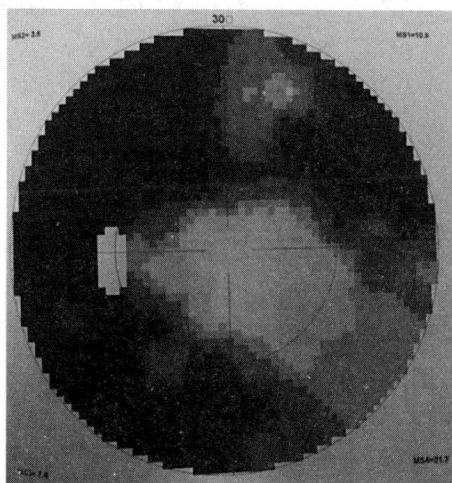

治疗前视野（30°）　　　　治疗后视野（30°）

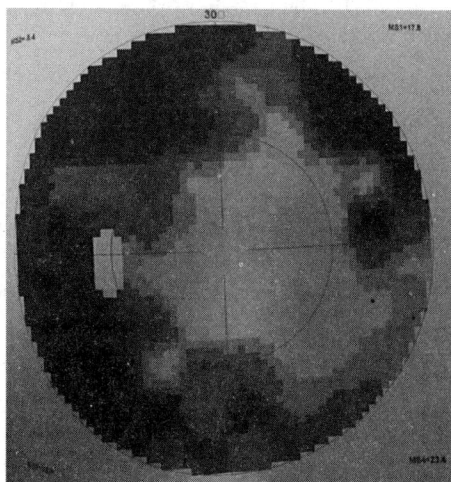

图 5　治疗前后视野变化图

（3）治疗后视力变化明显

a. 黄××，女，38 岁　病案号：035225。

双眼渐进性视力下降、夜盲两年入院。舌淡，苔白，脉细。

右眼：视力：0.2～2，矫正不应。左眼：视力：0.3，矫正不应。双眼底视盘边欠清色蜡黄样，C/D≈0.3，视网膜动脉较细，A：V≈1：2，后极部散在色素沉着和结晶样小点，周边视网膜色调较红。

治疗后右眼：视力：0.5＋2，左眼：0.5，矫正均不提高。眼底：视盘边欠清色蜡黄样，C/D≈0.3，视网膜动脉较细，A：V≈1：2，后极部散在色素沉着和结晶样小点，周边视网膜色调较红。

b. 鲍××，女，37 岁　病案号：033680。

双眼夜盲伴视力下降 22 年。舌淡红，苔薄白，脉弦细。

右眼：视力：0.25，矫正不提高。左眼：视力：0.1，矫正不提高。双眼底视盘色淡红，边界清，视网膜血管较细，呈斑驳样改变，散在色素斑块，黄斑区反光增强。

治疗后右眼：0.4，矫正不提高，左眼：0.3，矫正不提高，眼底大致同前。

c. 郑××，女，29 岁　病案号：033649。

双眼夜盲 20 余年，视力下降 1 月余。舌淡红，苔薄白，脉弦细。

右眼：视力：0.6，矫正不提高。左眼：视力：0.8，眼底视盘色淡红，边界清，视网膜血管较细，后极部散在不规则色素沉着，黄斑中心凹反光未见。

治疗后视力：右眼：1.0，左眼：1.0＋1，眼底大致同前。

三、讨论

视网膜色素变性（Retinitis Pigmentosa，RP）为一组常见的、进行性遗传异质性的视网膜变性类疾病，发病率约 1：3500，全世界约有 200 万人受累。RP 开始主要影响患者周边部视网膜，以后逐渐影响到全视网膜，患者有夜盲和进行性视野丧失，大约 30% 患者最终失明，其余大多数患者视力视野也严重下降。眼科检查一般有视网膜动脉变细，视盘蜡黄色，有特征性骨细胞样色素沉着，同时电生理检查有反应降低或引不出波形。

人们探索了许多治疗途径，包括基因治疗（基因替代和导入治疗因子如核酶）、营养物质治疗、RPE细胞或感光细胞移植和所谓的"生物工程眼"。这些治疗方法虽然有众多有效的尝试和报道，但由于均未能达到有效的临床治疗效果，且其中许多方法仍然存在一系列问题未能很好解决，因此在目前临床治疗上尚无真正有效的治疗方法，大多数患者就诊于西医眼科，几乎无办法可治。

中医学对此病早有认识，归属为中医"高风雀目"范畴，早在《诸病源候论》中就有"高风雀目"的病名，历代医家认为"高风雀目"系真元气弱、元阳不足或肾脏虚劳，肝气不和。在正邪关系方面以正虚为本，并始终贯穿疾病的始终。正虚主要为元阳不足，脾肾阳虚、脾虚气弱、阳气不升、肝肾不足等表现。通过对患者进行辨证分型对症治疗，多取得良好效果，其中一些患者出现视力视野改善的情况。

我院视网膜色素变性研究组自1987年已开始进行中医治疗视网膜色素变性的课题研究，病例累计1000多例，作过3次临床总结，观察了多个方剂的治疗效果，并作过相应的临床疗效机制的研究，积累了丰富的临床研究经验，发表了"原发性视网膜色素变性的近期疗效观察"，"中医药治疗视网膜色素变性的振荡电位研究"等数篇文章，课题"中西医结合治疗视网膜色素变性"获国家中医药管理局1996年科技进步三等奖。"视网膜色素变性基因型与临床证候的相关性研究"课题获2000年国家自然科学基金委资助。对视网膜色素变性的基础研究也积累了较丰富的经验，已发表"中药对新生小牛视网膜组织细胞的增殖作用研究"、"视网膜色素变性证候研究进展"、"常染色体显性遗传性视网膜变性基因型－表型研究进展"、"中药复方对rds小鼠感光细胞凋亡的干预作用"等数篇文章。中医药治疗视网膜色素变性的临床观察已获得中国中医科学院优势病种课题资助。目前已发表RP相关文章10余篇。

通过此次优势病种临床研究，我们发现：

1. 与对照组比较，中医治疗组在短期内有一定改善和稳定病情作用，在一定程度上能缓解病情的进展。

2. 远期疗效尚不稳定，停药后部分患者有病情进展情况发生。

第五部分　研究结论、成果及优势评价

一、中医（或中西医结合）优势分析和评价

视网膜色素变性目前尚无根治办法，且大多数患者病情会逐渐加重，直至失明，因此找到防治的办法至关重要。本研究以中医药治疗为主，同时配合针灸治疗，充分体现了中医药治疗的多样性，能够充分反映中医药治疗效果。以延缓患者病情进展，注重提高患者的生活质量和自理能力。现正在申报北京市院内制剂（益气养血明目颗粒）。

二、技术、方法的创新分析

以前瞻性临床研究为主要方法，严格筛选和缜密设计，尽量排除各种混杂因素的影响，利用现代的高分辨率眼科检查仪器进行检查，采用临床资料数据库管理分析系统，较客观地反映了中医药综合治疗RP的疗效，为今后临床治疗提供了良好的依据。

三、人才培养情况

形成了一支老中青三代RP临床研究的科研队伍。

培养博士研究生1名。

四、论文、专著情况

发表论文5篇

1. 魏忠燕，胡世兴．三种疗法对原发性视

网膜色素变性患者视功能改善的影响．中医杂志，2005，46（10）：770.

2. 杨永升，庄曾渊，王影，等．对古文献中关于治疗夜盲方剂的研究．中国中医眼科杂志，2007，17（1）：54－56.

3. 陈伟丽，庄曾渊，杨永升，等．中医药治疗原发性视网膜色素变性的临床观察．中国中医眼科杂志，2008，18（4）：187－189.

4. 梁丽娜，庄曾渊．视网膜色素变性证候研究的现状和展望．中国中医眼科杂志．2003，13（1）：56－58.

5. 中医药治疗视网膜色素变性的随机对照临床试验质量评价．上海：2007年全国中西医结合眼科学术交流会，2007.

五、存在的问题和解决办法

由于本病发病率较低，大多数患者属于贫困人群，缺乏医疗保险，因此给病例收集和随访造成很大困难，对长期疗效的观察也造成一定影响，以后需加大临床研究经费投入，才可解决这些问题。

参考文献

［1］唐由之，肖国士．中医眼科学全书．北京：人民卫生出版，2000.

［2］王永炎，庄曾渊．今日中医眼科．北京：人民卫生出版社，2000.

［3］徐又芳．中医五官科名著集成．北京：华夏出版社，1997.

［4］杨维周．中华眼科方剂全书．北京：科学技术文献出版社，2000.

［5］彭怀仁．中医方剂大辞典．北京：人民卫生出版，2002.

［6］黄立，黎小妮．温肾壮阳法治疗高风雀目初探．新中医，1995，12：6－7.

［7］陈玮，黄涛．中医药治疗视网膜色素变性概况．甘肃中医，2002，15（4）：93－94.

［8］王继华，颜昭松．浅议视网膜色素变性的病因病机及治疗．山东中医杂志，1994，13（10）：437－438.

［9］汪东生，李建军，张铁民．视网膜色素变性研究概况及基因治疗展望．中国实用眼科杂志，1998，16：322.

［10］Sancho-P J，Arango-G B，Kustermann S，et al. Photoreceptor cell death mechanisms in inherited retinal degeneration. Mol Neurobiol，2008，38（3）：253－269.

［11］Ohguro H. New drug therapy for retinal degeneration. Nippon Ganka Gakkai Zasshi，2008，112（1）：7－21.

［12］Grzesk M，Malukiewicz Wisniewska G. Retinal pigmentary degeneration clinical features，diagnostics and possibilities of treatment. Klin Oczna，2007，109（4－6）：230－234.

［13］梁凤鸣，张梅芳，涂良钰．"雀目"古医籍论述．中国中医眼科杂志，2001，11（3）：172－174.

中医药治疗视神经萎缩的临床研究

第一部分　基本信息

项目名称：中医药治疗视神经萎缩的临床研究

项目编号：CACMS05Y0036

项目性质：中医特色疗法

项目负责人：庄曾渊

项目组长单位：中国中医科学院眼科医院

项目完成人：庄曾渊　王　影　童　绎　胡怀彬　邓晓辉

项目起止时间：2005 年 11 月至 2009 年 8 月

第二部分　摘　要

视神经萎缩是由多种病因所致，是临床最常见的不可逆致盲眼病之一，目前尚无有效治疗措施，严重影响患者身心健康。长期以来，我院应用中医（针灸和中药）或中西医结合（针灸、中药、血管扩张剂和生物制剂等）疗法对视神经萎缩患者进行了临床研究探讨，获得显著疗效，有效率可达 40%。但尚缺乏系统的规范化治疗方案，且疗效的原理不清楚。本课题结合医院既往老专家及临床治疗经验，采用中西医结合疗法对视神经萎缩进行治疗，结果采用分层分析方法，对视神经萎缩疾病本身及评价指标等疗效的干扰因素进行分解分析，从而获得进一步确切中西医结合疗效结果。本课题的结果，对提高临床疗效，指导本病疗效评价方法具有重大意义。

第三部分　文献研究与回顾性研究

视神经萎缩是临床常见疑难眼病，由于其为多种原因所致视神经病变的后期结果，而导致其具有高发病率、疗效差的特点，受到广大临床医生的重视。为了解目前国内外对该病治疗现状，对近十年临床文献进行回顾性分析，现报告如下。

一、资料与方法

1. 纳入标准

研究类型：视神经萎缩临床治疗方法评价性研究。

研究设计：临床观察采用对照性设计。

研究时间：1998 年 1 月 1 日至 2008 年 12 月 28 日。

2. 排除标准

以动物实验观察视神经萎缩治疗效果的研究及重复发表的文献。

3. 检索方法

检索词包括"视神经萎缩"或"Optic Atrophy"的中、英文关键词。

检索年限：1998 年 1 月 1 日至 2008 年 12 月 30 日。

数据库：CNKI 数据库、万方数据库、Pubmed 数据库。

二、结果

1. 治疗类别情况

经检索"中医治疗、西医治疗、中西医结合治疗及其他治疗"四大项文献，合计 210 篇文献，进行对照研究的文献 26 篇，遵循随机对照实验设计的文献 16 篇，单纯对照未进行随机设计文献的 10 篇。

2. 随机方法的记录

表示进行随机的 16 篇文献中，仅 1 篇记录了随机方法为"抽取信封法"，其余 15 篇文献未记录具体随机方法。

3. 盲法设计

进行对照设计的 26 篇文献中，仅 1 篇使用盲法，盲法实施方法未进行描述。

4. 治疗组方案分析

在对照实验的 26 篇文献中，治疗组采用中药者 5 篇，针灸者 1 篇，中药加针灸者 2 篇，西医疗法者 9 篇，中西医结合者 9 篇。

5. 对照组方案分析

针对治疗方案，对照组选择为中药者 1 篇，西医者 17 篇，中西医结合者 8 篇。

6. 疗效衡量指标分析

在对照实验的 26 篇文献中，单纯以视力疗效衡量指标者 12 篇，视力加视野者 6 篇，视力加视野加电生理者 4 篇，视力、视野、电生理加 FFA 和色觉者 1 篇，视力加视野加色觉者 1 篇。未明确说明者 1 篇。

7. 样本例数分析

在对照实验的 26 篇文献中，治疗组例数最多 160 例，最少 13 例，平均 58.5 ± 44.158 例。对照组例数最多 121 例，最少 12 例，平均 43.81 ± 33.082 例。

8. 评价方法分析

采用视力作为临床疗效评价者 16 篇，视力加视野联合改善作为评价标准者 5 篇。对视力、视野、VEP 分别采用 t 检验记录者 1 篇，视力、视野、电生理及眼底造影治疗前后眼别数目进行疗效比较（X^2 检验）者 1 篇。

9. 疗效分析

（1）治疗组有效率分析

在对照实验的 26 篇文献中，治疗组疗效最高为 98.5%，最低为 61.42%，平均 81.86% ± 11.10%。对照组疗效最高为 87.5%，最低为 15.79%，平均 55.57% ± 24.90%。

其中，中药组 5 篇文献中，有效率最高为 89.47%，最低为 70%，平均 84.75% ± 8.28%。针灸组 1 篇文献有效率为 61.42%。中药加针灸 2 篇文献中，有效率最高为 85%，最低为 75.76%，平均 80.38% ± 6.53%。西医组 9 篇文献中，有效率最高为 94.7%，最低为 62%，平均 81.43% ± 11.67%。中西医结合组

6 篇文献中，有效率最高为 98.5%，最低为 65%，平均 84.02% ±12.72%。（见表 1）

表 1　治疗组有效率分析数据表

治疗组	N	Minimum	Maximum	Mean	Std. Deviation
中药	5	0.7000	0.8947	0.847540	0.0828445
针灸	1	0.6142	0.6142	0.614200	0.
中药加针灸	2	0.7576	0.8500	0.803800	0.0653367
西医	9	0.6200	0.9470	0.814367	0.1167410
中西医结合	6	0.6500	0.9850	0.840183	0.1271967

（2）对照组有效率分析

对照组中，中药组 1 篇文献，有效率为 60%。西医组 14 篇文献，有效率最高为 86.3%，最低为 15.79%，平均 53.15% ±25.47%。中西医结合 8 篇文献，有效率最高为 87.50%，最低为 24.4%，平均 59.25% ±26.73%。（见表 2）

表 2　对照组有效率分析数据表

对照组	N	Minimum	Maximum	Mean	Std. Deviation
中药	1	0.6000	0.6000	0.600000	0
西医	14	0.1579	0.8630	0.531493	0.2547057
中西医结合	8	0.2440	0.8750	0.592525	0.2673051

10. 证型分类

这 17 篇中医文献中，共涉及证型 11 种，即肝经风热、肝气郁结、气滞血瘀、肝肾阴虚、气血不足、脾虚湿泛、脾肾阳虚、肝郁血虚、阴虚阳亢、心营亏损、肝郁脾虚。其中，出现几率最高的前四种分别为：肝肾阴虚、肝气郁结、气血不足和气滞血瘀。

11. 随访情况

在 26 篇文献中，均未提及远期疗效。

三、结论

综上所述，视神经萎缩疾病临床报道以个案及单纯性观察居多，未见规范大样本多中心随机对照性研究。已有报道的对照性研究结果显示，治疗以中西医结合（中药、针灸＋西药）及单纯中药治疗方法报道居多，两者有效率最高均可达 90% 以上。但 26 篇文献疗效对比差异较大，未见重复对照研究及远期随访结果，有效率结果可信度差。根据我院临床经验，中西医结合治疗效果较好。在观察指标方面，视力、视野作为视功能的主要观察指标。在实验结果评价中应用最多，单纯以视力为观察指标较多，占 88.5%。电生理作为可以反应视神经传导功能的常见临床检查，作为观察指标仅约 23.1%。根据我院临床经验，视觉电生理作为疾病诊断指标是可行的，由于误差及观察费用较高，不适宜作为实验疗效评定指标。

第四部分　临床研究

一、资料与方法

1. 临床资料

2005 年 8 月至 2008 年 12 月收集我院住院患者 100 例（179 只眼），其中男 68 例，女 32 例；年龄最小 6 岁，最大 85 岁，平均 35.17 ± 18.985 岁；治疗时间最短 10 天，最长 185 天，平均 51.09 ±33.953 天；患病时间最短 1 个月，最长 35 年，平均 37.66±60.274 个月。

2. 诊断标准

（1）由青光眼、炎症、外伤、缺血、遗传、中毒、肿瘤、不明原因等原因所引起。

（2）单眼或双眼视力障碍。

（3）视野为周边部或与生理盲点相连的相对、绝对性暗点。

（4）VEP 波形的振幅降低，峰时延长或无诱发波形。

（5）视神经萎缩的眼底改变：视神经乳头颜色变淡或苍白，同时伴有相应病因所致的眼底表现。（注：青光眼患者需经青光眼科医生予药物或手术控制眼压低于 21mmHg，持续 3 个月后方可入组，以防止眼压降低视力恢复对本实验结果的影响。）

3. 纳入标准

（1）符合前述视神经萎缩诊断标准。

（2）5～70 岁视神经萎缩患者，初诊时属早中期阶段（根据原发疾病发生时间）。

（3）同意且已签署知情同意书者。

4. 排除标准

（1）不符合前述视神经萎缩诊断标准。

（2）原发病因病情尚未稳定。

（3）未中止。其他有关治疗，可能影响本研究的治疗效应指标观察。

（4）合并有心脑血管、肝、肾和造血系统等严重危及生命的原发性疾病及精神病患者。

（5）妊娠或哺乳期患者。

5. 治疗方法

（1）中医辨证论治

①肝经郁热证

主证：视物昏花、目睛干涩、腰膝酸软，口干咽燥，大便干结，尿少色黄。舌淡红少苔，脉弦细。

治则：清肝泻火。

方药：丹栀逍遥散：丹皮 10g、栀子 10g、当归 10g、柴胡 6g、白芍 10g、茯苓 10g、白术 10g、甘草 10g、薄荷 10g、生姜 10g（《内科摘要》）。

②气血不足证

主证：视物昏花、倦怠乏力、气短懒言，失眠健忘；舌淡红，苔薄，脉细弱。

治则：补益气血。

方药：十全大补汤：熟地 10g、白芍 10g、

当归 10g、人参 10g、白术 10g、茯苓 10g、川芎 10g、甘草 10g、生姜 10g、大枣 10g、黄芪 15g、肉桂 9g（《和剂局方》）。

③肝肾阴虚证

主证：视物昏花、眼内干涩、头晕耳鸣、腰膝酸软，失眠多梦，口干；舌红，少苔，脉细数。

治则：补益肝肾。

方药：杞菊地黄汤：枸杞子 10g、菊花 10g、生地 20g、山药 12g、山萸肉 12g、丹皮 9g、泽泻 9g、茯苓 9g（《医级》）。

④兼证

a. 气滞

临床表现：急躁易怒或两肋胀痛。

中药：陈皮 10g、香附 10g。

b. 血瘀

临床表现：舌质有瘀斑瘀点或明确诊断为缺血性视神经病变者。

中药：丹参 10g、红花 10g、地龙 10g、僵蚕 6g。

c. 阳气偏虚

临床表现：平素肢寒体冷或恶寒喜暖或小便清冷或遗精早泄或月经量少、色淡、痛经喜暖。

中药：车前子 10g、紫河车 12g、鹿角胶 10g、肉苁蓉 10g。

d. 血虚

临床表现：心悸、心慌、面色苍白兼舌淡白或月经量少质稀。

中药：首乌 10g、阿胶 10g、黄精 10g。

（2）针灸治疗

近端取穴：睛明、攒竹、球后、太阳、风池、翳脉。

远端取穴：曲池、合谷、光明、足三里、三阴交、行间、阳陵泉、阴陵泉、肝俞、肾俞。

每次选近穴 1 对，远穴 3 对，用平补平泻法治疗，留针 30 分钟，中间行针 5 分钟，隔日 1 次，4 周为 1 个疗程。

（3）穴位注射

以远端穴位为主，每次 1 对，隔日 1 次。选用药物为复方樟柳碱 2ml，注射肝腧、肾腧、太阳穴（各半），每周 3 次。

（4）静脉用药

选用葛根素注射液、灯盏花素注射液、生脉

注射液静脉点滴治疗等改善视神经血液循环。

选用乙酰谷酰胺注射液、单唾液四己糖神经节甘酯钠注射液等静脉点滴治疗营养神经。

6. 疗效评定指标

目前，国内对于眼科疾病尚无详细的疗效评定方法，我课题组参照"中医虚证辨证参考标准"（中西医结合虚证与老年病研究专业委员会）、《中医临床诊疗术语》（国家技术监督局发布 GB/T16751－1997），对疗效评定方案进行细化，以明确疗效的确切针对性，将视力、视野两个视功能指标进行分开评价。视力（国际标准视力表），视野（动态视野：视野缺损的范围和大小；静态视野：视野缺损的深度和特定视网膜区域的光敏感度）。

7. 治疗疗程

上述方法连续治疗 1~3 个月，最短 1 个月，最长 3 个月。

8. 疗效评定标准

根据《中药新药临床研究指导原则》。

9. 统计学处理

采用SPSS11.5统计软件，自身前后对照统计分析。计量资料采用 t 检验，计数资料采用 X^2 检验。

二、结果

1. 视力好转情况

不同病因的视力好转情况，外伤 10 只眼，痊愈 1 只眼，显效 2 只眼，好转 2 只眼，同前 5 只眼，总有效率 50%。缺血性视神经病变 18 只眼，痊愈 1 只眼，显效 5 只眼，好转 5 只眼，同前 6 只眼，退步 1 只眼，总有效率 61.11%。炎症者 33 只眼，痊愈 1 只眼，显效 7 只眼，好转 11 只眼，同前 13 只眼，退步 1 只眼，总有效率 57.57%。遗传性视神经病变 39 只眼，显效 11 只眼，好转 12 只眼，同前 15 只眼，退步 1 只眼，总有效率 58.97%。压迫性视神经病变 21 只眼，显效 5 只眼，好转 2 只眼，同前 13 只眼，退步 1 只眼，总有效率 33.33%。青光眼 28 只眼，痊愈 1 只眼，显效 3 只眼，好转 1 只眼，同前 22 只眼，退步 1 只眼，总有效率 18.52%。不明原因 33 只眼，痊愈 1 只眼，显效 5 只眼，好转 9 只眼，同前 18 只眼，总有效率 45.45%。（见表 3）

表3 治疗后视力好转情况表

病因	痊愈	显效	好转	同前	退步	总有效率
外伤	1	2	2	5	0	50.00%
缺血	1	5	5	6	1	61.11%
炎症	1	7	11	13	1	57.57%
遗传	0	11	12	15	1	58.97%
压迫	0	5	2	13	1	33.33%
青光眼	1	3	1	22	1	18.52%
不明原因	1	5	9	18	0	45.45%

2. 视野好转情况

视野好转情况，外伤 10 只眼，好转 1 只眼，同前 6 只眼，退步 3 只眼，有效率 10.00%。缺血 16 只眼，好转 3 只眼，同前 8 只眼，退步 5 只眼，有效率 18.8%。炎症 26 只眼，好转 10 只眼，同前 11 只眼，退步 5 只眼，有效率 38.5%。遗传性 28 只眼，好转 3 只眼，同前 3 只眼，退步 22 只眼，有效率 10.7%。占位性病变 15 只眼，好转 1 只眼，同前 8 只眼，退步 6 只眼，有效率 6.7%。青光眼 22 只眼，好转 8 只眼，同前 6 只眼，退步 8 只眼，有效率 36.4%。不明原因 22 只眼，好转 8 只眼，同前 6 只眼，退步 8 只眼，有效率 36.4%。（见表 4）

表4 治疗后视野好转情况表

病因	好转	同前	退步	总有效率
外伤	1	6	3	10.0%
缺血	3	8	5	18.8%

续表

病因	好转	同前	退步	总有效率
炎症	10	11	5	38.5%
遗传	3	3	22	10.7%
压迫	1	8	6	6.7%
青光眼	8	6	8	36.4%
不明原因	8	6	8	36.4%

3. 视力视野好转程度情况

不同病因的视力、视野好转程度具有不同步的趋势，尤其外伤与遗传所导致的视神经萎缩，视力、视野好转情况不同步的趋势较明显（见图1），但由于样本例数较少未能进行统计学计算。

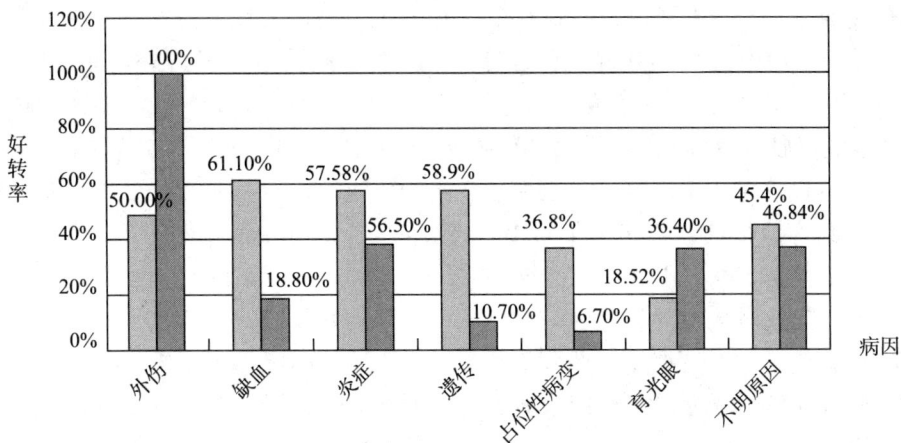

图1　视力视野好转情况对比图

4. 疗程与疗效相关性分析

未进行病因分类时，疗程与疗效无相关性（$P > 0.05$）。进行病因分类后，炎症、占位性病变、不明原因的视神经萎缩治疗时间越长视力恢复越好（$P_{炎症} = 0.016$，$P_{占位} = 0.021$，$P_{不明原因} = 0.044$；$P < 0.05$），其他原因两者无相关性（$P > 0.05$）。

5. 病史与疗效相关性分析

经相关性检验，患者发病时间长短（病史）与疗效比较无统计学意义（$P > 0.05$）。

6. 安全性评价

治疗期间，1例患者静脉注射肌苷氯化钠后出现面色苍白、冷汗、白细胞下降症状，当时给予地塞米松治疗，病情好转后转院治疗。其他患者无严重药物不良反应，无重大药物不良反应。针灸后出现眼部淤血3例，1周后淤血完全吸收，无视力、视野影响。无断针、滞针、晕针等不良反应。

三、讨论

视神经萎缩的病因十分复杂，是许多临床常见疾病后期的病变表现。临床上常将该病分为原发性和继发性视神经萎缩两大类。原发性视神经萎缩也称下行性萎缩，是指从眼球向后到外侧膝状体之间的区域（包括视神经、视交叉及视束）受到诸如炎症、血肿或肿瘤等损害6~8周后，视网膜节细胞变性消失而引起的视神经萎缩病变。根据病因及眼底表现又可分为单纯性视神经萎缩，如外伤性、脊髓痨、烟酒中毒等和轴性视神经萎缩，如球后视神经炎、垂体附近肿瘤、眼眶内占位及副鼻窦占位病变等。继发性视神经萎缩也称上行性萎缩，是指由视网膜本身（网膜神经节细胞、神经纤维层）和视乳头部的病变引起的视神经萎缩。如原发病在网膜的视网膜色素变性、青光眼、网膜中央动脉闭塞及中毒等，又如原发病在乳头的视神经乳头炎及乳头水肿等。朱学敏曾总结分析了本病 225 例患者的病因，结果以中枢视神经系统病患为最多，其次因梅毒感冒、外伤、中毒等等。谢立科总结本病 76 例患者，病因依次是球后视神经炎 28 只眼，视神经乳头炎 13 只眼，颅脑眼外伤 9 只眼，视神经视网膜炎 7 只眼，其他病因有青光眼、视网膜中央动脉阻塞、多发性硬化及中毒等。詹宇坚等报道本病 44 例患者，病因以视神经炎及外伤者居多，分别为 47.7% 及 22.7%。

中西医结合疗法在临床上应用较多，如赵小东等采用中医辨证分型结合穴位注射硝酸士的宁、维生素 B_{12}、静脉注射丹参注射液及口服维生素，治疗视神经萎缩 18 例视力提高率达 90.3%。孙丽平等采用中医辨证分型结合静脉注射丹参注射液、黄芪注射液或参麦注射液，配合复方光明胶囊口服，治疗视神经萎缩 30 例有效率达 73%。赵悦等应用中医辨证分型结合静点能量合剂、血管扩张剂，肌注维生素 B_1、B_{12}，治疗本病有效率达 80%。目前，关于视神经萎缩疾病报道，疗效对比差异较大，与临床该病发生发展机制欠符，未见重复对照及远期随访结果。戴晓秦等采用复方胞肌治疗视神经萎缩，结果有效率达 26.7%，而对照组（胞二磷胆碱）疗效仅 13.3%。本课题选用综合性疗法治疗，从中医疏通经络、辨证施治治疗配合营养神经促进神经修复、改善局部及全身血液循环协助营养神经方面对该病进行治疗，取得了一定疗效。

由于该病致病原因复杂，不同病因的视神经萎缩具有其各自的发病及病程病变程度的特点，治疗方法与疗效上亦可能存在明显差异。因此，本课题在治疗方案统一条件下，对不同病因视神经萎缩进行观察，以明确不同病因的

视神经萎缩的预后情况。根据本研究显示，不同病因下视力好转率存在不同，如缺血性视神经病变患者有效率最高，这与韦企平等报道的循环障碍所致视神经萎缩有效率相近，其有效率均在 60% 以上，而本实验青光眼患者视力好转仅为 18.52%，视野好转率在 36.4%，其治疗有效率均低于韦企平等报道的。另外，在视野恢复方面，炎症、外伤、缺血所致的视神经萎缩，恢复较好，具有一定疗效。而青光眼所导致的视神经萎缩治疗后视力、视野恢复均较困难。这可能与青光眼患病时间长，视神经及视网膜损害较重有关，因此恢复几率下降。而且视野与视力恢复的程度亦有不同，如家族遗传性视神经萎缩视力好转率可达 58.97%，而视野好转率仅 17.65%，约 4/5 的患者视野改善轻微，而炎症、外伤的视野好转程度则高于视力的情况，但是否视力、视野恢复确实具有不同步性，仍有待于进一步研究。

另外，在治疗时间上，治疗时间越长取得有效的几率越高。本实验中炎症、占位性病变及不明原因视神经萎缩有效率与治疗时间均具有相关性，证实较长的治疗时间是患者获得较好疗效的因素之一，但视神经萎缩获得有效的具体需要多长时间治疗则有待于进一步的研究。在患病时间上，无论哪种原因的视神经萎缩均与疗效无关，提示即使患病时间较长的患者亦有一定治疗价值，不可轻言放弃。

本实验提示，在不同实验观察过程中，即使是相同疾病，选择观察群体、观察指标的不同可明显影响实验结果。因此，临床应当尽可能进行大样本、多中心、严格限定纳入对象的实验设计，以获得可重复的、科学的实验结果。

第五部分　研究结论、成果及优势评价（也包括卫生经济学评价）

一、中医（或中西医结合）优势分析及评价

中西医结合治疗视神经萎缩疗效确切，安全性好，具有临床推广价值。

在进行第 2、3 个月治疗后，视力、视野仍会继续改善，尤其炎症、占位性病变、不明原因视神经萎缩疗程越长视力恢复越好。因此，足够的治疗时间（根据目前研究结果，疗程不应少于 3 个月），有利于患者视力功能的进一步

提高。

病因、中医证型对视神经萎缩疗效有明显影响，其中炎症、外伤、缺血临床疗效较好，气虚血瘀证疗效优于气滞血瘀型者，视神经炎的肝经郁热证者视力预后较好。

视力、视野在疾病恢复过程中并非完全同步，尤其是遗传性 OA，视力虽好转，但视野改善较少。占位性病变导致的 OA，视力好转者少，视野改善者多，在临床疗效评价中视力、视野应当分类评估。

二、技术、方法的创新分析

本课题在课题研究过程中利用相关软件，建立了临床观察及文献分析数据库，为未来文献分析总结及临床资料的积累分析奠定基础。

本课题在数据结果分析中，国内首次将疗效评定指标详细标准化，从而使数据分析准确性及客观性提高，为临床诊疗方案的重复实验分析奠定基础。并为其他眼科相关实验研究疗效评价提供思路。

本课题在疗效分析过程中，针对视神经萎缩疾病病因及临床表现体征的复杂性，将疾病的相关因素进行分解，探索各相关因素对疾病发生发展的影响，从而进一步分析该病诊疗与愈后的关系，为临床治疗提供指导。

本课题设计基于病证结合，采用中西医结合的综合治疗方案，实施的方案与我院目前临床方法相一致，能真实反映临床实际诊疗方案对于该病的治疗效果。目前，我院是国内唯一一家中医眼科专科医院，客观的疗效评价与临床实际应用方法更有利于进行各基层医院的推广，能为大规模的临床观察、最佳方案的筛选奠定基础。

三、人才培养情况

课题培养硕士研究生 1 名。
已完成硕士毕业论文 1 篇。

本课题组对研究人员进行了专项培训，课题实施过程中研究人员水平不断提高，已初步建成了老专家带队 - 中年研究骨干 - 青年后备力量的梯队建设，为未来课题研究、临床技能的提高奠定基础。

四、论文、专著情况（数量与水平）

专业论著 2 部

1. 谢立科，童绎，唐由之. 视神经萎缩的诊断与治疗. 北京：中国军医出版社，2007.
2. 童绎. 视路疾病的基础与临床进展. 北京：人民卫生出版社，2010.

期刊

1. Jia Qu，Ying Wang，Yi Tong，et al. Leber′s hereditary optic neuropathy affects only female matrilineal relatives in two Chinese families. IOVS，Aug，2010.
2. 王影，童绎，胡世兴. Leber 氏遗传性视神经萎缩的病理机制与临床. 国际遗传学杂志，2006，29（6）：463 - 468.
3. 李成武，庄曾渊，张守康，等. 五子衍宗汤对 Leber 遗传性视神经病变患者线粒体膜电位的影响. 中国中医眼科杂志，2009，19（1）：12 - 15.
4. 童绎，王影，张守康. 中药五子衍宗丸治疗 Leber 遗传性视神经萎缩临床观察. 中国中医眼科杂志，2008，18（3）：154 - 156.
5. 张守康，王影，庄曾渊. 中西医结合疗法治疗视神经萎缩 100 例临床疗效观察. 中国中医眼科杂志，2010，（4）.
6. 张守康，李成武，庄曾渊，等. 五子衍宗汤对 Leber 遗传性视神经病变患者线粒体基因突变比率的影响. 中国中医眼科杂志，2009，（4）.

会议论文

1. Leber′s 遗传性视神经病变线粒体易感突变位点 11778、14484 及 3460 快速检测方法的建立. 第 3 届全球华人眼科学术大会暨中华医学会第 11 届全国眼科学术大会，2006，北京.
2. 继发位点对 Leber′s 遗传性视神经萎缩作用机制的研究. 中华医学会第 12 届全国眼科学术大会，2007，郑州.
3. Leber′s 遗传性视神经萎缩基因突变比率研究. 中华医学会第 12 届全国眼科学术大会，2007，郑州.

4. Leber 氏遗传性视神经萎缩. 首届中医药发展国际论坛、首届中医药防治艾滋病国际研讨会和全国中医药科研院所长联谊会, 2005, 天津.

5. 中西医结合疗法治疗视神经萎缩 100 例临床疗效观察. 中华医学会第 14 届全国眼科学术大会, 2009, 成都.

6. Leber's 遗传性视神经萎缩基因突变比率与临床表现关系的研究. 中华医学会第 13 届全国眼科学术大会, 2008, 香港.

7. 中药五子衍宗汤治疗 Leber 氏遗传性视神经萎缩临床观察. 中华医学会第 13 届全国眼科学术大会, 2008, 香港.

五、存在的问题与解决办法

本课题在设计上未进行单纯某一种或某一类治疗方法进行评估, 因为, 既往临床各实施方法疗效的不确切性和临床文献大多无法进行统计学试验检测, 而阻碍了进行临床最佳方法筛选的方案设计, 即未能进行双盲双模拟大样本多中心的对照性研究, 从而导致本课题在循证医学的理论下的可信度及水平受到限制。但本课题在设计上是完全基于临床实际应用方法的一个研究。本研究的进行, 为将来筛选最佳治疗方法及该病的诊治方向和转归方面均奠定了基础。

参考文献

[1] 钟新娜, 秦士英. 辨证治疗视神经萎缩 38 例观察——附西药治疗 38 例对照. 浙江中医杂志, 2001 (10): 446.

[2] 李绍遽, 江晓芬, 冯飞跃. 明目增视丸治疗 RP 性视神经萎缩及其血中环核苷酸含量测定. 中药材, 2004, (10): 87 - 88.

[3] 李巧凤. 疏柔明目汤为主治疗视神经萎缩 76 例. 四川中医, 2004, 22 (10): 88.

[4] 李峰, 王锡夫, 孙洪然, 等. 通光复明丸治疗原发性视神经萎缩 36 例. 中国中医药科技, 2001, (6): 59.

[5] 李华, 赵井志. 增视汤治疗视神经萎缩的临床观察. 中华实用中西医结合杂, 2004, 4 (17): 25 - 35.

[6] 白鹏, 徐先伟, 王影, 等. 针刺与中西医结合疗法治疗视神经萎缩疗效对比分析. 针灸临床杂志,

2004, 5: 30 - 31.

[7] 罗秀梅, 李红珏, 车月玖, 等. 归脾汤辨证治疗视神经萎缩临床研究. 河北中医, 2004, 26 (7): 541.

[8] 谭清, 王丽英, 王建平. 针刺加中药对视神经萎缩患者视功能的影响. 中国针灸, 2006, (11): 23 - 25.

[9] 沈伟, 丁洁. 胞二磷胆碱治疗视神经萎缩的临床探讨. 中国实用眼科杂志, 2004, 22 (7): 63 - 64.

[10] 宋志燕. 复方樟柳碱穴位注射治疗视神经萎缩. 浙江中西医结合杂志, 2005, 15 (8): 518 - 519.

[11] 王东明, 刘翠娥, 陈安鲁, 等. 碱性成纤维细胞生长因子治疗视神经萎缩对视力和 VEP 的作用. 临床脑电学杂志, 1999, 8 (1): 11 - 12.

[12] 杨忠彬, 王晓慧, 张晓燕. 球后注射维脑路通及肌苷液治疗视神经萎缩临床分析. 现代医药卫生, 2004, 20 (20): 2129 - 2130.

[13] 田立君. 球后注射英迪特对外伤性视神经萎缩的疗效分析. 中国冶金工业医学杂志, 2005, 22 (3): 306.

[14] 李洪荣, 李明石, 张金峰, 等. 维肌注射液球后用药治疗视神经萎缩的临床研究. 实用新医学, 2000, 2 (11): 981 - 983.

[15] 戴晓秦, 戴晓滨, 贾鹏, 等. 注射用复方胞肌与胞二磷胆碱治疗视神经萎缩的比较. 中国现代应用药学杂志, 2000, 17 (3): 238 - 241.

[16] 田永远. 中西医结合治疗视神经萎缩 32 例. 河南中医, 2007, (7): 58.

[17] 王海琴, 方春庭. 中西医结合治疗视神经萎缩的疗效观察. 吉林中医药, 2004, (10): 37.

[18] 张铭连, 王崇山, 常永业, 等. 视康颗粒治疗视神经萎缩的临床观察. 中国中医眼科杂志, 2003, (1): 31 - 33.

[19] 李文俊, 余良智, 张梅. 中药疏肝明目丸治疗视神经萎缩 129 例. 国际眼科杂志, 2004, 1: 194 - 195.

[20] 李征, 张丽敏. 颞浅静脉注射复方樟柳碱治疗视神经萎缩的临床研究. 长春中医药大学学报, 2006, 22 (3): 27.

[21] 赵甫成, 王健. 中西医结合治疗外伤性视神经萎缩的疗效探讨. 中华实用中西医杂志, 2007, 20 (1): 1448 - 1449.

[22] 王淑玲. 针药并施配合注射脑活素治疗视神经萎缩疗效观察. 天津中医, 2002, 19 (5): 32 - 33.

[23] 杨光, 张海翔, 徐莉, 等. 中西医结合先通后补

法治疗顽固性视神经萎缩的临床研究．天津中医，2002，（6）：18－21.

［24］孙丽平，马力，董玉．中西医结合治疗视神经萎缩的临床疗效研究．云南中医中药杂志，2002，23（5）：8.

［25］马传民，王丽英，公玉琴，等．中西医结合治疗视神经萎缩的临床探讨．牡丹江医学院学报，2005，（6）：40－41.

［26］王兴刚．综合疗法治疗视神经萎缩疗效观察．牡丹江医学院学报，2006，27（1）：35－36.

［27］郑筱萸．中药新药临床研究指导原则．北京：中国医药出版社，2002.

［28］朱学敏．视神经萎缩的病因及输血疗法．中华眼科杂志，1957，（6）：568－573.

［29］谢立科．辨证论治视神经萎缩76例．中国中医眼科杂志，1994，4（1）：12－14.

［30］詹宇坚，谢红，王幼生．中医治疗视神经萎缩临床观察．广州中医学院学报，1990，7（2）：65－68.

［31］赵小东，沈德惠．中西医结合治疗视神经萎缩临床分析．中国中医眼科杂志，1994，4（3）：164－165.

［32］孙丽平，马力，董玉．中西医结合治疗视神经萎缩临床疗效分析．云南中医中药杂志，2002，23（5）：8.

［33］赵悦，杜冲．中西医结合治疗视神经萎缩20例．山东中医杂志，1994，13（1）：33.

［34］戴晓秦，戴晓滨，贾鹏，等．注射用复方胞肌与胞二磷胆碱治疗视神经萎缩的比较．中国现代应用药学杂志，2000，17（3）：238－241.

［35］韦企平，庄曾渊，高健生，等．成人视神经萎缩的病因和疗效分析．中国中医眼科杂，2000，10（3）：153－156.

形成单纯疱疹病毒性角膜炎中医诊疗规范和对规范化疗效评定的研究

第一部分 基本信息

项目名称： 形成单纯疱疹病毒性角膜炎中医诊疗规范和对规范化疗效评定的研究

项目编号： CACMS05Y0032

项目性质： 中医诊疗方法

项目负责人： 刘 静

项目组长单位： 中国中医科学院望京医院

协作完成单位： 中国中医科学院广安门医院
中国中医科学院西苑医院
首都医科大学附属同仁医院
中国中医科学院临床基础研究所

联合方负责人： 吴烈 李越虹 支楠 谢雁鸣

项目完成人： 刘 静 吴 烈 李越虹 支 楠 谢雁鸣 何丽云 文天才 王 颖
胡爱华 苏 航 姚德金 张国亮 赵 峪 武丹蕾 周婉瑜 韦 东
马小丽 廉海红 刘培玉 白文静 李春华 霍 焰

项目起止时间： 2006 年 10 月至 2009 年 10 月

第二部分 摘 要

目的：观察中药复方对单纯疱疹病毒性角膜炎的治疗作用。

方法：采用多中心、中央随机、双盲双模拟试验方法将符合要求的 369 例单纯疱疹病毒性角膜炎患者辨证分为 2 型，然后分为中药治疗组、西药对照组和中西医结合对照组，疗程 30 天，随访 1 年。观察治疗前后患者眼部症状、体征及复发情况。

结果：本研究完成 338 例，脱落 31 例，总脱落率 8.4%，其中有 14 例失访，17 例不良事件。入组时治疗组与对照组在性别、年龄、眼别上没有统计学意义，治疗后治疗组与对照组总体疗效没有明显差异。中药治疗组在提高视物模糊上优于西药对照组，有统计学意义（P<0.05）。停药后随访1年观察，复发率中药治疗组优于西药对照组。治疗组与对照组的畏光、睫状充血、角膜病变大小、眼痛、流泪、角膜荧光素染色等指标在统计学上没有差异，视物模糊指标治疗组优于对照组。

结论：采用中药治疗单纯疱疹病毒性角膜炎有效且安全性较好。将中药汤剂安慰剂研究和双盲双模拟的研究方法首次应用到眼科中医药临床研究领域里，按照流行病学中大样本量、多中心、随机对照试验设计，在质量控制方面应用了中央随机系统和数据库管理，实现了双人双录和数据核查的过程，是运用现代信息计算机技术，遵照GCP原则开展规范的中医临床研究的一次实践。本研究治疗方案上保留了中医辨证分型的特色，体现了中医辨证论治的优势，发挥了中药治疗该病抑制病毒、减少复发的特色优势。中药治疗单纯疱疹病毒性角膜炎在减少和控制复发率上已初见成效，基本形成了治疗单纯疱疹病毒性角膜炎不同时期症状进行中医眼科辨证分型的诊疗方案。

第三部分　文献研究与回顾性研究

一、文献研究

1. 资料与方法

所用文献采用计算机和手工相结合的工作方法进行检索，选用 MEDLINE 数据库（1965～2009 年）、U. S. PATENT DATABASE（1979～2009 年）、国外医学系列（1984～2009 年）等，以"Medicine"、"Chinese Traditional OR Drugs"和"Chinese Herbal"为检索词，检索文献。选用中国中医药期刊文献数据库（1984～2008 年）、中国专利数据库（1985～2009 年）、中医药新闻数据库（1984～2009 年）、中国生物医学文献数据库 CBMdisc（1978～2009 年）、国家科技成果数据库（www. nast. org. cn）、CHKD 期刊全文数据库（1994～2009 年）、万方数据资源系统，分别以"角膜炎"、（中医药疗法或明目或退翳或抗病毒）"明目退翳"（苦参、百部、板蓝根、当归、木贼）为关键词，检索文献。参考古代中医文献。文献总共收录568篇，MEDLINE 数据库未查到与本项目相关的报道。国内文献中查到明目退翳汤治疗白内障及明目退翳散为主治疗单疱性角膜炎的临床报道，但其组方与本项目不同，查到中药复方（清开灵、退翳片等）治疗病毒性角膜炎观察患者复发率、对模型小鼠免疫力、抗病毒能力及角膜病变恢复影响的

报道。查到相关成果"解毒明目口服液治疗单纯疱疹病毒性角膜炎的临床研究"1项。未查到与本项目明目退翳方组成相同的中药复方治疗病毒性角膜炎的临床治疗和探讨其机理的报道。

文献研究主要包括基础研究和临床治疗研究。基础研究中分别作了古代文献研究和现代关于单纯疱疹病毒性角膜炎认识的研究。古代文献研究搜集了古代介绍病因病机的专著从唐代《诸病源候论》、《秘传眼科龙木论》，宋代《太平圣惠方》、《银海精微》到明代《原机启微》，明清时代《审视瑶函》、《眼科阐微》等中医古代文献中的关于相关的单纯疱疹病毒性角膜炎的论述，对所涉及到的文献原文进行了总结归纳，按记载的证型、病因病机、治则治法和预后方面进行整理，取其精华，从中吸取对我们现代治疗单纯疱疹病毒性角膜炎具有指导意义的部分。古代对单纯疱疹病毒性角膜炎的分型较简单，认为本病多因外感风热或风寒，上犯于目；外邪入里化热，或肝经伏火，火热上炎；或素食煎炒五辛，致脾胃湿热蕴积，蒸灼黑睛；或素体阴虚或患热病后灼伤津液，致阴津缺乏，虚火上炎，再兼风邪而发病。

在现代文献眼科著作中，归纳单纯疱疹病毒性角膜炎的基础研究，从解剖知识、细胞免

疫、病理学等方面进行文献资料的整理、分类、记录和概括总结。这些方面从不同的角度分析了现代所认识的单纯疱疹病毒性角膜炎的特点。单纯疱疹病毒性角膜炎是由 HSV－1 感染引起，该病毒广泛寄生于人体口腔、肠道及呼吸道内，但无症状，原发感染多见于对病毒无免疫力的儿童，尤其 6 个月～2 岁的婴幼儿，表现为水疱及溃疡性口腔炎，如发生在眼部，则为急性结角膜炎，但临床较为少见，只有 1％ 患者出现明显临床症状，90％ 以上患者继续携带病毒，而不出现任何症状，从血清中发现中性抗体可以证明，15 岁以上的居民 90％ 以上已有过原发感染，由于原发感染产生抗体。免疫力低下时，如发热、月经失调、胃肠功能紊乱、机械性外伤、情绪激动、使用激素药物、阳光刺激及接触过敏性食物等诱因，则可产生复发，引起继发感染。

近年来，疗效评价越来越受到大多数医疗科研工作者的重视。通过疗效评价，我们可以确认患者的功能状态，可以判定治疗的有效性，可以比较治疗方案的优劣，可以确定新手术或新技术的手术适应证以及可以进行预后评估等。现代文献关于单纯疱疹病毒性角膜炎的疗效评价方法不一。因此，需要制定出一个规范的临床疗效评价常规，以便于更加科学、合理地反映临床疗效情况。

2. 结果

查阅文献过程中，增加对文献的分析，将使得本研究更加完善。对这些文献的复习，为中医临床优势病种的前瞻性科研设计也提供了文献史料。

通过对古代文献研究，总结出古代医家对单纯疱疹病毒性角膜炎的认识。古代眼科医师多将单纯疱疹病毒性角膜炎归属聚星障，角膜属风轮，内应于肝胆，肝和脾有相生相克之理，这些记载是我们现代基础理论的雏形。

现代关于单纯疱疹病毒性角膜炎的基础研究包括眼局部的解剖知识和力学特点，单纯疱疹病毒性角膜炎的特点、生物力学、病理力学和细胞免疫学的研究，总结了单纯疱疹病毒性角膜炎发病机理，了解单纯疱疹病毒性角膜炎发病机制进而有针对性的应用中医药辨证解决这些问题。

目前，单纯疱疹病毒性角膜炎的临床治疗文献主要从中医辨证分型及治疗的理念发展，治疗措施和疗效评价这些方面进行了总结和研究。目前，针对单纯疱疹病毒性角膜炎的临床治疗存在诸多的措施，对各自的适应证有很好的临床疗效，但在某些方面也存在本身的弊端。从这些研究中可以发现中医眼科整体和局部相结合，因人而异，辨证诊治的原则，可以有效解决现代医学解决不了的复发率高、瘢痕残留等问题，为临床的治疗又提供了新的方法和选择。

二、回顾性研究

1. 资料与方法

回顾性研究病例是我们以中医的辨证分型方法治疗的患者，共 58 例。其中，运用中医辨证分型方法治疗大量的病毒性角膜炎患者，是我院眼科临床治疗特色，疗效肯定。经治疗的患者角膜荧光素染色多数为阳转阴性，提高视力，可减轻该病复发率，已显示其疗效高、无毒副作用及安全可靠，绝大多数患者均获得满意疗效，重返工作岗位。在多年的临床工作中，我们充分认识到，单纯疱疹病毒性角膜炎临床治疗甚为棘手，需要科学地运用辨证的观点分清主次矛盾，有针对性进行治疗方能达到满意效果。中医非手术治疗在这方面有较大的优势，优于现代医学疗法，大多数患者通过中医不同辨证治疗均能获得满意效果，而且避免使用化学药品，符合当前 WHO 所倡导的"自然疗法"精神，即尽量减少使用化学药品，从而减少其毒副作用，减少环境污染。

2. 结果

从治疗病例的临床结果来看，在该病早期以实证为主，以肝经风热为多见，尤其多见于浅层病变，以疏风清热解毒为主要治疗原则，药用防风、白芷、木贼、菊花、荆芥、蝉蜕、板蓝根、紫草、苦参、百部等。中医认为以风邪为主有 3 个特点，一是发病突然，二是起病即有眼痛症状，三是角膜翳的出现，治疗时必须祛风可以止痛、退翳，一举两得。至于到后期或反复发作的病例，则多为正虚邪留，以扶正祛邪为主要治则，药用黄芪、当归、木贼、密蒙花、白蒺藜等。两型中，都需辨以退翳明目治法,药用蝉蜕、青葙子、木贼、鱼腥草等加强视力的提高,改善视物模糊的症状,减少角膜瘢痕的形成。

三、初步诊疗方案研究

1. 诊断

(1) 黑睛星点翳障,或聚或散,或连缀成片,形如树枝状或地图状,抱轮红赤。

(2) 干涩畏光,刺痛流泪,视物模糊。

(3) 黑睛荧光素染色阳性。

(4) 病变区黑睛知觉减退。

(5) 常有外感风热或眼部外伤等诱因。

(6) 肝经风热型:黑睛猝起星点散翳,色灰白,抱轮红赤,羞明隐涩,畏光流泪,胞肿疼痛,伴有鼻塞,头痛、咽痛,舌红,苔薄黄,脉浮数或弦数。

(7) 正虚邪留型:黑睛星翳疏散,胞轮微赤,干涩羞明,视物模糊,病情日久,迁延不愈,神疲乏力,舌淡,苔薄,脉细。

符合上述1至5诊断标准,通过辨证分型,自愿参加(签订知情同意书)患者即可纳入研究对象。

2. 治疗方案

根据中医辨证施治原则,清热解毒,扶正祛邪,退翳明目为基本大法。

临床分为三型:

(1) 肝经风热型

治则:疏风清热,退翳明目。

方药:板蓝根,百部,当归,木贼,苦参,密蒙花,蝉蜕,野菊花,紫草,白蒺藜,荆芥,双花,川芎,每日1剂,早晚分服。

(2) 肝胆火旺型

治则:清热解毒,退翳明目。

方药:上方减荆芥,双花,川芎,加茺蔚子,吴萸,鹤虱,丹皮,每日1剂,早晚分服。

(3) 正虚邪留型

治则:扶正祛邪,退翳明目。

方药:当归量加大,白芍,珍珠粉,地骨皮,每日1剂,早晚分服。

四、疗效评价方法

参照国家中医药管理局1994年发布的"关于单纯疱疹病毒性角膜炎中医病症诊断疗效标准"结合临床实际制定。

治愈:黑睛星翳消失,荧光素染色阴性,临床症状消失。症状与体征的评分改善率为75% ~ 100%。

好转:黑睛星翳减少或缩小,荧光素染色阳性,畏光刺痛,红赤流泪等症状减轻。症状与体征的评分改善率为50% ~ 74%。

未愈:黑睛星翳无变化,荧光素染色阳性,临床症状无改善。症状与体征的评分改善率为25% ~ 45%。

加重:黑睛星翳加重,荧光素染色阳性,临床症状和体征加重。单纯疱疹病毒性角膜炎症状与体征的评分改善率小于25%。

五、技术路线与方法

采用自身治疗前后对照和非同期随机阿昔洛韦眼药水对照方案选择我院眼科门诊和住院患者,按照规范的诊断标准、纳入标准和排除标准等确定对象资料,分别给药随访的患者58例。做好临床病例观察,通过统计分析等进行临床疗效评价。

第四部分 临床研究

一、资料与方法

1. 研究内容

本研究拟按照临床流行病学标准,严格设计方案,对病毒性角膜炎采用中医辨证分型应用中药内服方法诊治。采集369例病例进行疗效评价规范化的研究,目的是通过对疗效结果进行统计学分析,进行系统、完整、客观的评价,分析单纯疱疹病毒性角膜炎位置、形态与疗效的相关性,制定出对单纯疱疹病毒性角膜炎的中医疗法更趋科学、安全、高效和规范化,从而解决国内外难以解决的高复发率的问题。

2. 研究方法与实施过程

在研究中，我们采用的是多中心、中央区组、电话随机及双盲双模拟方式，由中国中医科学院中医临床基础医学研究所为第三方，将所有研究病例按中医理论辨证分型分为治疗1组、治疗2组和对照组，编盲后按分中心随机编号，再进行临床试验治疗，最后由第三方进行临床资料数据库管理及统计分析、揭盲，得出结论的科研实施过程，以保证研究结果的公正性、合理性和科学性。

3. 多种心参与

多中心包括中国中医科学院望京医院、广安门医院、西苑医院和首都医科大学附属北京同仁医院，四家分中心分别位于北京的东南、市中心、西部和北部，使得课题所收治的患者从地理位置上可代表北京市病毒性角膜炎患者的地理分布。其中北京同仁医院是全国著名眼科西医医院，从收治患者的标准上，可以代表全国各地来京的病毒性角膜炎患者。

4. 课题样本量

依据流行病学的标准严格设计，根据公式算得课题样本含量为300例，按20%的脱落率将样本含量定为360例，将360例病毒性角膜炎患者按中央区组、电话随机方式由中国中医科学院中医临床基础医学研究所为第三方，将所有研究病例编盲，分为治疗组和对照组，以保证研究的合理性，其中望京医院90例，广安门医院90例，西苑医院90例，同仁医院90例。

5. 病例选择

诊断标准、纳入标准、排除标准、剔除标准。详见课题总结报告。

6. 角膜炎的临床分型

在多年的临床工作中，我们充分认识到病毒性角膜炎归属聚星障范畴。根据中医辨证论治的理论，在临床上分为肝经风、肝胆火炽、湿热蕴伏、正虚邪留四个证型，以肝经风热和正虚邪留为多见，我们选用了上述两个辨证分型，即以疏风清热解毒和扶正祛邪解毒的治则。

7. 治疗方法

（1）西医对照组：阿昔洛韦滴眼液、中药安慰剂。

（2）中医治疗1组：生理盐水滴眼液、中药汤剂。

（3）中医治疗2组：阿昔洛韦滴眼液、中药汤剂。

8. 治疗周期

对照组和治疗组治疗周期均为4周，停药后进行临床随访12个月。

9. 数据管理与统计分析

将临床实践中所采集的患者治疗前后各项临床资料数据上传给中国中医科学院中医临床基础医学研究所数据库，并由该所对临床治疗后3、7、14、28天及随访后的相关数据进行统计分析。

二、结果

形成单纯疱疹病毒性角膜炎中医诊疗规范和对规范化疗效评定的研究为中央随机对照、多中心、双盲双模拟实验，研究周期从2006年10月至2009年10月。治疗组1、治疗组2及对照组各按中医辨证分型分为肝经风热型和正虚邪留型共计六组，每组50例，共入组300例，按照脱落20%设计为360例。实际收入组369例，完成338例，脱落31例，总脱落率8.4%，实验完成情况达到规定病例数，可以进行统计分析。研究结果提示，入组时治疗组与对照组在性别、年龄、眼别上没有统计学意义，治疗前治疗组与对照组的基线是一致的。经过4周治疗后，治疗组与对照组总体疗效没有明显差异，证明中医治疗单纯疱疹病毒性角膜炎疗效肯定，中医治疗组在提高视物模糊上优于西医对照组，统计学有明显差异（P＜0.05）。停药后随访1年观察，结果显示在减少该病复发率方面，中医治疗组略优于西医对照组。

通过对单纯疱疹病毒性角膜炎治疗前后8项症状、体征的观察指标变化进行统计学分析，结果发现：

以中医和中西医结合组对控制和减少病毒性角膜炎复发率略优于西药对照组。

以中医和中西医结合治疗组对病毒性角膜炎引起视物模糊有控制症状的改变明显，以退翳明目中药为主，治疗后能提高视力，优于西医对照组。

以中医和中西医结合治疗组对病毒性角膜

炎引起的睫状充血，在用药 28 天和停药后 7 天时改善明显，优于西医对照组。

以中医和中西医结合治疗组对病毒性角膜炎引起的角膜病变大小、眼痛和角膜荧光素染色有明显的差异，优于西医对照组。

三、统计结果

1. 视物模糊症状（ITT 疗效分析数据表，见表 1、图 1）

视物模糊症状第 3 天相对基线的变化存在组间差异（P < 0.05），A/C 组较 B 组变化大，A 组和 C 组间比较无显著统计学意义。

表 1　　　　　视物模糊症状第 3 天相对基线疗效改善情况（ITT 疗效分析数据）

	组别	−3	−2	−1	0	1	2	合计
第 3 天相对基线	A	0 (0.00)	3 (2.42)	23 (18.55)	96 (77.42)	2 (1.61)	0 (0.00)	124
	B	0 (0.00)	0 (0.00)	17 (13.93)	98 (80.33)	7 (5.74)	0 (0.00)	122
	C	2 (1.63)	4 (3.25)	23 (18.70)	93 (75.61)	1 (0.81)	0 (0.00)	123

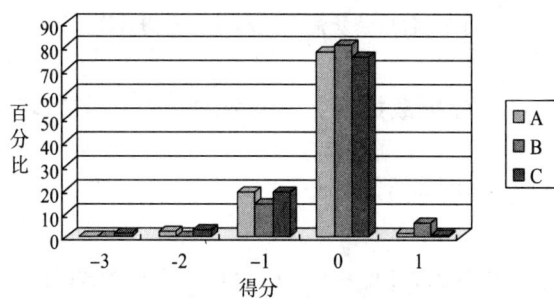

图 1　各组第 3 天相对基线视物模糊（ITT 疗效分析数据）得分情况图

2. 睫状充血症状（ITT 疗效分析数据表，见表 2、3，图 2、3）

睫状充血症状在第 28 天和终止后第 7 天 2 个时点上，B 组和 A/C 组存在差异，症状较轻。

表 2　　　　　睫状充血症状在第 28 天（ITT 疗效分析数据）的情况

时点	组别	0	1	2	3	合计
第 28 天	A	89 (71.77)	28 (22.58)	6 (4.84)	1 (0.81)	124
	B	105 (86.07)	12 (9.84)	4 (3.28)	1 (0.82)	122
	C	90 (73.17)	25 (20.33)	6 (4.88)	2 (1.63)	123

注：秩和 = 8.0825，P = 0.0176。

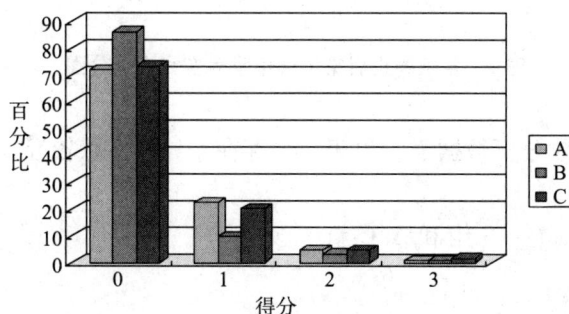

图 2　各组第 28 天睫状充血（ITT 疗效分析数据）得分情况图

表3　　　　　　　　　睫状充血症状在终止后第7天（ITT疗效分析数据）的情况

时点	组别	0	1	2	3	合计
终止后7天	A	92（74.19）	25（20.16）	5（4.03）	2（1.61）	124
	B	107（87.70）	11（9.02）	3（2.46）	1（0.82）	122
	C	99（80.49）	16（13.01）	6（4.88）	2（1.63）	123

注：秩和=6.9281，P=0.0313。

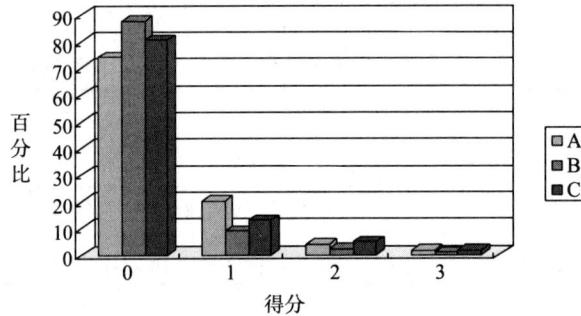

图3　各组终止后7天睫状充血得分图

3. 角膜病变大小（ITT疗效分析数据表，　　存在差异，症状较轻。
见表4，图4）

在终止后第7天的时点上，B组和A/C组

表4　　　　　　　　角膜病变大小症状在终止后第7天（ITT疗效分析数据）的情况

时点	组别	0	1	2	3	合计
终止后7天	A	82（66.13）	25（20.16）	15（12.10）	2（1.61）	124
	B	99（81.15）	17（13.93）	4（3.28）	2（1.64）	122
	C	87（70.73）	26（21.14）	10（8.13）	0（0.00）	123

注：秩和=7.8859，P=0.0194。

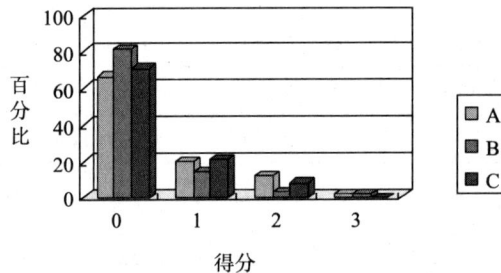

图4　各组终止后第7天角膜病变大小得分图

4. 眼痛症状（ITT疗效分析数据表，见表　　存在差异，症状较轻。
5，图5）

在终止后第7天的时点上，B组和A/C组

表5   眼痛症状在终止后第7天（ITT疗效分析数据）的情况

时点	组别	0	1	2	3	合计
终止后7天	A	95（76.61）	22（17.74）	5（4.03）	2（1.61）	124
	B	110（90.16）	7（5.74）	4（3.28）	1（0.82）	122
	C	103（83.74）	16（13.01）	3（2.44）	1（0.81）	123

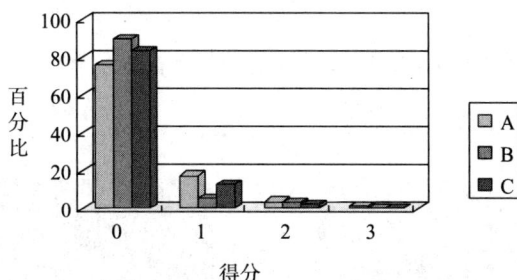

图5   各组终止后第7天眼痛得分

5. 角膜荧光素染色检查（ITT疗效分析数据表，见表6，图6）

在终止后第7天的时点上，B组和A/C组存在差异，症状较轻。

表6   角膜荧光素染色在终止后第7天（ITT疗效分析数据）的情况

时点	组别	0	1	2	3	合计
终止后7天	A	82（66.13）	27（21.77）	12（9.68）	3（2.42）	124
	B	104（85.25）	14（11.48）	4（3.28）	0（0.00）	122
	C	87（70.73）	30（24.39）	5（4.07）	1（0.81）	123

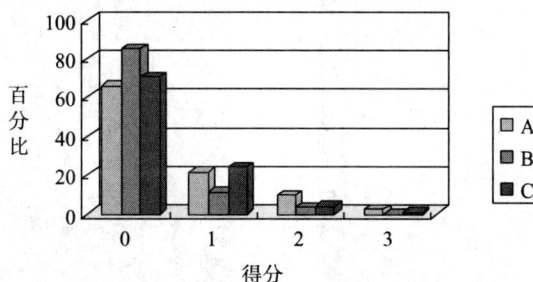

图6   各组终止后第7天角膜荧光素染色得分

6. 角膜荧光素染色检查（PP疗效分析数据表，见表7，图7）

角膜荧光素染色在终止后第7天的时点上，B组和A/C组存在差异，症状较轻。

表7   角膜荧光素染色在终止后第7天（PP疗效分析数据）的情况

时点	组别	0	1	2	3	合计
终止后7天	A	82（75.23）	23（21.10）	4（3.67）	0（0.00）	109
	B	102（88.70）	10（8.70）	3（2.61）	0（0.00）	115
	C	86（75.44）	26（22.81）	1（0.88）	1（0.88）	114

注：秩和 = 7.9585，P = 0.0187。

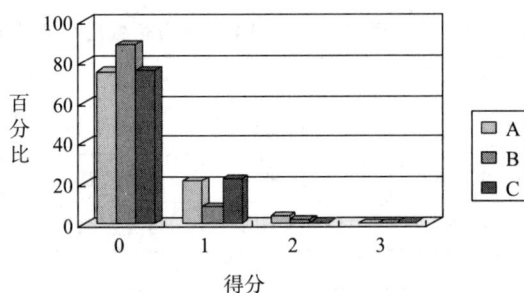

图7　角膜荧光素染色在终止后第7天（PP疗效分析数据）的情况

病例1：患者黄X，女，28岁，左眼病毒性角膜炎。

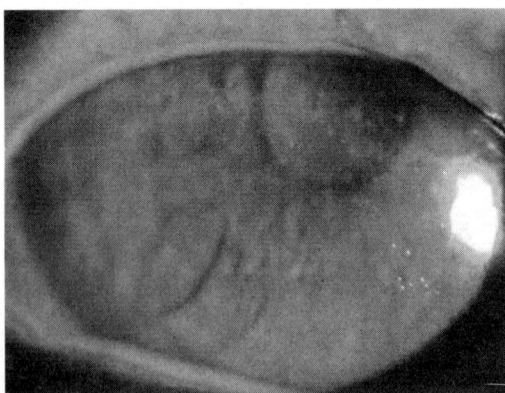

图8.1　治疗前角膜荧光素染色

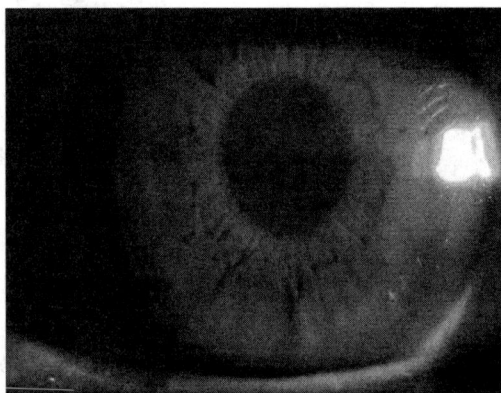

图8.2　治疗后角膜荧光素染色

病例2：患者戚X，女，62岁，右眼病毒性角膜炎。

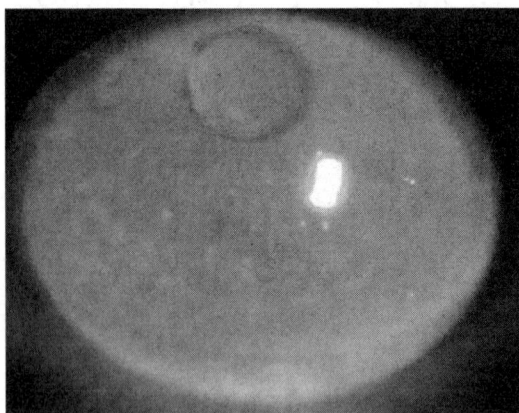

图8.3　治疗前角膜荧光素染色

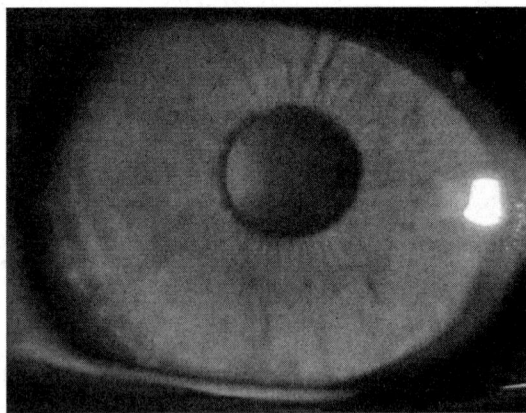

图8.4　治疗后角膜荧光素染色

图8　治疗前后角膜荧光素染色变化图

三、讨论

1. 单纯疱疹病毒性角膜炎的发病机理

单纯疱疹病毒性角膜炎是由单纯疱疹病毒感染所致的眼科常见病之一，有原发和继发两种，单疱病毒在外界极易死亡，广泛寄生于健康人体口腔、肠道及呼吸道内，但无症状，原发感染多见于对病毒无免疫力的儿童，尤其6个月~2岁的婴幼儿，多表现为水疱及溃疡性口腔炎，如发生在眼部，则为急性结角膜炎，但临床较为少见，只有1%出现明显临床症状，90%以上患者继续带有病毒，而不出现任何症状，从血清出现中性抗体可以证明，15岁以上居民90%以上已有过原发感染，由于原发感染产生抗体。在遇有免疫力低下时，如发热、月经失调、胃肠功能紊乱、机械性外伤、情绪激动、使用激素药物、阳光刺激、接触过敏性食物等诱因时，则可产生复发，引起继发感染。

HSK人群中有80%感染过，55%~94%发生疾病，病毒可以在三叉神经节和角膜基质内潜伏。疾病初发时可出现散在的浅层点状角膜浸润，角膜荧光素染色着色，其特征为它不是坚实的浸润，而是呈现为上皮内小泡状病灶，但不久这些细点可变为裂纹状或线条状上皮性混浊。其病理变化初期靠近前弹力层的上皮细胞出现核膜肥厚，并出现嗜伊红小体，第二期细胞核出现异常的膨大，核呈泡状变性，上皮细胞可发生广泛变性坏死，晚期部分上皮细胞完全坏死脱落，则由疱疹变为上皮性溃疡，并形成树枝状角膜炎。

HSK类型极多，63%为上皮型，6%为基质型，4%为角膜炎伴虹膜炎型。近年来，抗生素和糖皮质激素的广泛应用，使其发病率有增多趋势。发患者群80%为40岁以上，冬季好复发，复发周期1年1次或几次，越复发间隔时间越短，但对复发机制目前尚不十分明确。其发病率占感染性角膜病的首位，是目前世界上危害最严重的感染性眼病之一。HSK发病特点为复发、迁延、对药物治疗的抵抗耐药，严重损害视力，重症病例增加，无有效控制复发的药物，都使HSK的治疗成为当今眼科界最棘手的问题之一，治疗上的误区也增加了重症病例。眼症初期，病变位于角膜浅层，容易治疗，愈后遗留薄翳或恢复透明，但反复发作，病变侵犯实质深层或治疗不及时，则严重影响视力，甚至失明。

2. 单纯疱疹病毒性角膜炎的临床治疗现状

（1）西药治疗现状

HSK的治疗是复杂而艰难的过程，应该在病程的不同阶段，根据疾病的不同临床类型，采取不同的治疗措施，合理恰当用药，密切观察，调整治疗方案，控制病情发展，提高治愈率。

①抗病毒药物

目前，以选择性抗HSV药物阿昔洛韦滴眼液为首选药物，但根据其临床分型及病变的特殊表现，选择适当的给药方式，调整局部用药频度及用药时间，避免因药物使用不当加重病情。

②免疫增强药物

左旋咪唑（Leamisol，LMS）为一种非特异性免疫调节剂，用于治疗慢性基质型HSK，改善症状，减轻角膜水肿，减少复发。转移因子（transfer factor，TF），作为淋巴细胞调节剂，使机体提高正常细胞免疫机能，以发挥抗病毒的作用。干扰素是一种广谱抗病毒物质，可促进机体抗病毒感染的免疫反应，并防止某些病毒基因整合细胞，多家报道了TF与ACV联合应用具有协同或相加作用。

③糖皮质激素的应用

对于无上皮损害的角膜基质炎、内皮炎、角膜葡萄膜炎等，在抗病毒药物应用的同时小剂量使用糖皮质激素，可获得满意疗效，但应严格控制适应证的选择，掌握用药时机、浓度、频率及用药持续时间，不规范的使用会带来不良预后。

④免疫治疗

目前HSV疫苗研究主要是集中在对具有抗原特异性的HSV-Ⅰ糖蛋白的应用上。主要是研究单克隆抗体的全身及局部滴眼应用。

⑤充分散瞳

在有虹膜睫状体炎或者盘状角膜炎且内皮水肿明显时，宜用1%阿托品滴眼液或眼药膏充分散瞳。

⑥清除病灶

若病情顽固且为浅层型溃疡者，可结合物理或化学疗法如用碘酊或乙醚等烧灼溃疡面，用冷冻法或刮除法清除角膜病灶区坏死组织或活动性病变。

（2）基因工程的治疗

基因工程的抗病毒作用是医学发展的方向，目前以反义寡核苷酸治疗为代表，在动物实验研究上已取得了很好的治疗效果。

（3）手术治疗

增视性穿透性角膜移植是HSK主要复明手术之一，对于重症穿孔的病例，板层或治疗性穿透性角膜移植也为挽救眼球、保留视力争取了机会。但应掌握手术时机、选择适应证及采取合适的手术方式，以获得最理想的治疗效果。

（4）辅助治疗

临床可结合口服维生素A、B₂、C、E等，以取得较好的疗效。

3. 中药治疗机理分析

关于单纯疱疹病毒性角膜炎，中医学早有认识，并将此病归属聚星障范畴，积累了丰富的临床治疗经验。如《原机启微》称之为"风热不制病"。《证治准绳》谓本病"乌珠上有细颗，或白色，或微黄。微黄者急而变重，或联缀，或团聚，或散漫，或一同生起，或先后逐渐一而二、二而三、三而四、四而六七八十数余。如此生起者，初起者易治，生定者迟退。能大者有变，团聚生大而作一块者，有凝脂之变；联缀四散，傍风轮白际而起，变大而接连者，花翳白陷也"。

中医学认为本病多因外感风热或风寒，上犯于目；外邪入里化热，或肝经伏火，火热上炎；或素食煎炒五辛，致脾胃湿热蕴积，蒸灼黑睛；或素体阴虚或患热病后灼伤津液，致阴津缺乏，虚火上炎，再兼风邪为犯而发病。

本病位于角膜，责之于肝，但与脾肾关系密切。新病多属实证，反复发作者常虚实夹杂。病初起，因风邪为犯，故可出现畏光、流泪等症状。若肝火炽盛，角膜受灼，则眼痛、畏光、流泪等症状加重。若湿热上犯，蒙蔽清窍，则眼症缠绵不愈，角膜水肿明显。若眼症反复发作，多为本虚标实的表现，如治疗不当，则严重影响视力，甚至失明。

治疗本病，宜分辨病之新久，邪之轻重。一般病初期及新病，以实证为主，宜祛除邪气为先；病情缠绵，反复发作者，须分辨虚实之孰轻孰重，采用扶正祛邪法耐心调理，方能奏效。

4. 难点与对策

单纯疱疹病毒性角膜炎是一种比较难治的眼病之一。目前大量资料表明，采用中西医结合治疗都能取得很好效果，但临床医师往往在达到临床治愈后则停止治疗，以致复发者不少。因此，如何使本病在治愈后能够不复发或减少复发机会，是我们面对的难点。

（1）难点之一为如何预防复发

中医药治疗单纯疱疹性角膜炎的效果是肯定的。一般疾病初期，病变位于角膜表层，治疗容易，但对迁延不愈或反复发作者，一方面由于病灶位于角膜深层，另一方面由于病毒潜

伏和机体抵抗力下降，在治疗上显得十分困难，以致重症病例增多，对药物治疗产生抵抗，且容易复发等临床特点，已成为当前眼科医师面临的最棘手的问题。一旦确诊为 HSK，在及时治疗防止并发症同时，必须寻找诱因，消除病源，进行预防性治疗。

HSK 发病原因复杂，因人而异。如因外感或上呼吸道感染而发者，必须同时积极治疗以上疾病，加强体育锻炼，增强体质。如因机体免疫功能低下，则应增强体质，并应用免疫增强剂。如因药物引起者尤其激素类，则应慎重应用或不用。

HSK 虽经治疗已达到临床治愈，即患眼已无疼痛，无充血，角膜遗留瘢痕，但由于单疱病毒仍潜伏在体内，可在某种因素的诱发下复发。临床资料报道可及我们的研究证实，在炎症期治愈后，必须继续治疗，如局部采用抗病毒眼药水滴眼，全身应用免疫增强剂如转移因子、聚肌胞等，内服扶正祛邪中药如黄芪、当归、党参、黄精、大青叶、金银花等。

（2）难点之二为中医药的筛选

近年来，应用中医药治疗 HSK 的报道甚多，在辨证、选方、剂型等方面都有很大发展，而且疗效很好，但仍存在较多难点。

目前，对本病的辨证分型已趋统一，但选方繁杂且欠统一，应用不便，必须采用现代科学技术，认真做好疗效对照，从中筛选出疗效较高的处方及主要药物，以达到中医证型与方药一致性，使之能广泛应用于临床。

目前，各地研制了不少治疗本病的中药制剂，如注射液、滴眼液、外涂药等，有些是单味药，有些是复方，据报道都有不同程度的疗效，但多数只是处于临床观察，且缺乏药物之间进行对照、药理研究及药物的毒性试验等，必须利用科研设备和实验室条件，进行此方面的工作，以筛选出高效而简便及优于西药的中药制剂。

通过临床大量资料证实，无论是外感六淫、内伤七情、饮食失调皆可导致本病，但最多见于外邪，尤其风热之邪，角膜属风轮，内应于肝，肝与脾相生相克，肝肾同源，故本病与肝、脾、肾关系密切，在眼病早期以实证为主，以肝经风热为多见，尤其多见于浅层病变，以疏

风清热解毒为主要治疗原则，药用防风、白芷、木贼、菊花、荆芥、蝉蜕、板蓝根、紫草、苦参、百部等。中医认为以风为主有 3 个特点，一是发病突然，二是起病即有眼痛症状，三是角膜翳的出现，治疗时必须祛风以止痛、退翳，一举两得。至于反复发作的病例，则多为正虚邪留，以扶正祛邪为主要治则，药用黄芪、当归、木贼、密蒙花、白蒺藜等。两型中都需辅以退翳明目治法，药用蝉蜕、青葙子、木贼、鱼腥草等加强视力的提高，改善视物模糊的症状。

5. 试验结果分析

本研究中医组治疗方案特点是保留了中医基础辨证分型的特色优势，西医组特点是应用了目前治疗单纯疱疹病毒性角膜炎最有效的药物阿昔洛韦滴眼液，无论是哪种方案，都是目前的最佳治疗方案。本研究实际入组 369 例，完成 338 例，脱落 31 例，总脱落率 8.4%，其中有 14 例失访，17 例不良事件。

研究结果提示，入组时治疗组与对照组在性别、年龄、眼别上没有统计学意义，治疗前治疗组与对照组的基线是一致的。经过 4 周治疗，治疗组与对照组总体疗效没有明显差异。中医组在提高视物模糊上优于西医对照组，有明显统计学意义（P < 0.05）。停药后随访 1 年观察，结果显示在减轻该病复发率方面，中医组略优于西医对照组。在症状体征的改善方面，8 项观测指标在入组时均无差异，治疗后及随访时，治疗组与对照组在畏光、睫状充血、角膜病变大小、眼痛、流泪、角膜荧光素染色等，无显著统计学意义，在视物模糊上治疗组优于对照组。

研究结果还提示，随着治疗时间的延长，无论对照组还是治疗组疗效都是越来越好，而在某些方面治疗组优于对照组。如治疗组在一些症状的环节方面，有优于对照组的方面，证明中药治疗该病具有与西药同等疗效，而且阿昔洛韦滴眼液每天 2 小时滴一次眼药水，不易坚持，中药口服制剂在服用方面，发挥了自身优势。

本研究从整体来看，中药组治疗该病保留了针对患者辨证治疗的基本特点，并将中药双盲双模的盲法设计首次应用到眼科临床研究领域中，在引入临床评价专家参与方案设计、中央随机化和数据管理技术的应用、中药汤剂作为安慰剂研究与应用等方面进行了大胆探索，提高了研究结果的客观性、真实性及科学性。本研究完成的观察病例质量监督控制的比较好，脱落率较少，为临床研究积累了经验和提供了方法。

第五部分　研究结论、成果及优势评价

一、中医优势分析及评价

本研究通过 4 家分中心医院 369 例大样本量观察结果，认为采用中医药治疗单纯疱疹病毒性角膜炎有效且安全性较好，强调并坚持整体与局部症状相结合的治疗理论原则，初步形成了中医辨证因人施治诊疗的常规方案。

在治疗和随访期间，中药治疗随着用药时间的延长，疗效及减少复发率方面显现越来越好。

本研究基本形成了治疗单纯疱疹病毒性角膜炎不同时期症状采用中医眼科辨证分型的常规诊疗方案。单纯疱疹病毒性角膜炎西医治疗上以局部角膜为给药原则，很少考虑全身的伴随症状。本病病变位于角膜，按中医五脏六腑的理论，应责之于肝。强调整体与局部相结合，辨证与辨病相结合。在急性期发作时全身常伴有鼻塞，头痛，咽痛，舌红，苔薄黄，脉浮数或弦数，多为肝经风热证，治疗应以疏风清热解毒为原则，药用防风、白芷、木贼、菊花、荆芥、蝉蜕、板蓝根、紫草、苦参、百部等。而对于反复发作，角膜病症较轻，病情日久，迁延不愈，全身伴有神疲乏力，舌淡，苔薄，脉细，多为正虚邪留，治疗应以扶正祛邪解毒为原则，药用黄芪、当归、木贼、密蒙花、白蒺藜等。

将中药汤剂安慰剂研究和双盲双模拟的研究方法首次应用到眼科中医药临床研究领域里，按照流行病学中大样本量、多中心、随机对照试验设计，在质量控制方面应用了中央随机系统和数据库管理，实现了双人双录和数据核查的过程，是运用现代信息计算机技术，遵照GCP原则开展规范的中医临床研究的一次实践。通过本研究大样本的临床观察，基本形成了治疗单纯疱疹病毒性角膜炎不同时期采用中医辨证分型的诊疗方案。

本研究治疗方案上保留了中医辨证分型的特色，体现了中医辨证论治的优势，发挥了中药治疗该病抑制病毒、减少复发的特色优势。中药治疗单纯疱疹病毒性角膜炎在减少和控制复发率上初见成效，有待进一步延长治疗时间继续研究。

二、技术、方法的创新分析

本研究优势在于：①在中医眼科领域首先应用随机盲法的研究方法；②国内眼科领域，临床应用中药随机盲法治疗疾病，采用临床多中心、中央随机及双盲双模拟，按照临床流行病学严格设计方案，大样本量的研究，中医药临床领域运用现代研究手段和方法；③病毒性角膜炎资料、数据库管理采用双输双核的管理模式；④中药随机化控制，避免了人为的偏倚，保证了研究的真实性、科学性，保留了中医辨证特色，体现了中医辨证论治的优势。

三、人才培养情况

培养了硕士研究生3名。

四、论文、专著情况

该研究成果得到首都科技发展基金资助，相关研究论文正在撰写中。

五、存在的问题与解决办法

本课题旨在形成中医药治疗单纯疱疹病毒性角膜炎感染上皮型疗效评定和最佳诊疗方案。在研究中，由于经费有限，在考虑中药治疗时间上，采用了1个月，而一般中药临床服用3个月疗效发挥的会更好，更会突出特色优势，所以这次研究虽然提示中药疗效肯定，但对中药优势即减轻和控制复发率方面，随访1年时中药组的发病例数比西药少，但在统计学上没有差异。上述问题是我们今后进一步研究的主攻方向。

参考文献

[1] Pavan Langston D. Herps simplex virus ocular infections：current concepts of acute，Latent and reactivated disease. Tr Am Ophthalmol Soc，1990，88：727.

[2] 闫明，夏德昭，范霞，等. 复明Ⅱ号治疗实验性单疱病毒性解膜炎的免疫学分析. 中国实用眼科杂志，1995，13（12）：723.

[3] 姜忠良. 单疱病毒性角膜炎的分子生物学研究进展. 国外医学眼科学分册，1997，21（2）：109.

[4] 冯春茂，杜念祖，陈家祺，等. 3499例角膜病的致盲原因分析. 中华眼科杂志，1990，26（3）：151.

[5] 郑民实. 472种中草药抗单纯疱疹病毒的实验研究. 中西医结合杂志，1990，10（1）：39.

[6] 张梅芳，李云英. 专科专病·眼科与耳鼻喉科专病中医临床诊治. 北京：人民卫生出版社，2000.

[7] 廖品正，陆绵绵，祁宝玉，等. 中医眼科学. 上海：上海科学技术出版社，1986.

[8] 沈潜. 新医科学. 内蒙古：内蒙古人民出版社，1974.

[9] 朱寿彭. 单纯疱疹性角膜炎中医研究的思路与方法. 中国中医眼科杂志，1994，4（1）：53.

[10] 沈德惠，杨钧，唐由之，等. 六种中医眼科外用药（复方）抗单纯疱疹病毒初步实验研究. 中国中医眼科杂志，1992，2（1）：21.

[11] 王克，白桂萍，高培质. 病毒1号滴眼液对实验性单纯疱疹性角膜炎预防作用的观察. 中国中医眼科杂志，1992，2（3）：159.

[12] 任应秋. 中药制剂滴眼液治疗病毒性角膜炎. 中国中医眼科杂志，1995，5（3）：191.

[13] 刘静，崔晓兰. 退翳明目治疗单纯疱疹病毒性角膜炎抗病毒的实验研究. 中国中医基础医学杂志，2004，10（12）：917.

[14] 俞德葆，郭秉宽. 眼科鉴别诊断学. 浙江：浙江科学技术出版社，1987.

[15] 陈佑邦，陈可冀，王永炎，等. 中医病证诊断与疗效标准. 南京：南京大学出版社，1994.

[16] 陈祖基，宋洁贞. 张勇中草药抗单纯疱疹病毒的实验研究. 中医杂志，1980，（2）：73.

[17] 王育良，陆绵绵. 中药抗单纯疱疹病毒的实验研究. 中国中医眼科杂志，1995，5（2）：78.

［18］王育良．消单灵眼液治疗家兔实验性单疱性角膜炎的研究．中国医药学报，1991，6（3）：32.

［19］张菊明，林佩芳，陈良良，等．消星障滴眼液治疗实验性单纯疱疹病毒性角膜炎的疗效．中国中药杂志，1993，8（1）：49.

［20］斟明，夏德昭，范霞，等．复明Ⅱ号治疗实验性单疱病毒性角膜炎的免疫学分析．中国实用眼科杂志，1995，13（12）：723.

［21］曾庆华，于晓林，李翔，等．黄精多糖滴眼液治疗实验性家兔单纯疱疹性角膜炎的研究．中国中医眼科杂志，1998，8（1）：7.

［22］邢美玉，黄树春，张志亭，等．病毒净滴眼液对单纯疱疹病毒性角膜炎疗效研究．中国中医眼科杂志，1992，2（1）：5.

［23］邢美玉．紫丁香叶制剂治疗单疱病毒性角膜炎前后泪液 pH 值变化．中西医结合眼科杂志，1992，10（3）：131.

［24］杨唯唯，邢美玉．紫丁香叶制剂对单疱病毒性角膜炎治疗前后的免疫学测定．实用眼科杂志，1990，8（4）：225.

［25］程春晓．板蓝根滴眼液治疗单纯疱疹性角膜炎．中国中医眼科杂志，1994，4（1）：8.

［26］于晓林，曾庆华，李翔，等．灭毒灵滴眼液治疗单纯疱疹性角膜炎的临床研究．中国中医眼科杂志，1999，9（1）：29

［27］曹建辉．目炎灵眼药水治疗单疱病毒性角膜炎和细菌性结膜炎的临床观察．中医杂志，1986，（2）：44.

［28］蔡华松，张思玉．双冠眼药水治疗单疱病毒性角膜炎的疗效研究．中西医结合眼科杂志，1991，9（4）：201－202.

［29］赖锦端，王燕，詹敏．防毒灵对单纯疱疹性角膜炎的疗效观察．中国中医眼科杂志，1998，8（3）：164.

［30］苏藩，马力，曾光玉，等．中药治疗聚星障临床观察．中国中医眼科杂志，1999，9（2）：83.

［31］秦大军．鱼腥草治疗单纯疱疹性角膜炎．中国中医眼科杂志，1995，5（3）：181.

［32］赵成荣．板蓝根注射液治疗单纯疱疹性角膜炎疗效观察．中国中医眼科杂志，1992，10（1）：27.

［33］赵治河．聚肌胞联合黄芪注射液治疗单纯疱疹性角膜炎．中国中医眼科杂志，1993，3（3）：159.

［34］林应丰．板蓝根球结膜下注射治疗单纯疱疹性角膜炎疗效观察．中国中医眼科杂志，1992，2（3）：168.

［35］刘永祥．银黄注射液治疗单疱性角膜炎疗效观察．眼科新进展，1991，11（4）：36.

［36］吴茂慧，沈汝才，曾平，等．清肝解毒饮与鱼腥草外用治疗单纯疱疹性角膜炎的远期疗效与评价．湖北中医杂志，1992，14（1）：7.

［37］冯年华．膜分离技术及其在中药研究中的应用．中草药，1996，18（2）：47.

中医药治疗变应性鼻炎

项目名称：中医药治疗变应性鼻炎

项目编号：CACMS05Y003

项目性质：中医诊疗技术

项目负责人：白　桦

项目组长单位：中国中医科学院西苑医院

协作完成单位：中国中医科学院广安门医院

北京中医药大学东方医院

联合方负责人：张　予　刘大新

项目完成人：刘　静　李　蕾　徐春英　米　扬　刘慕伦　付　荣

项目起止时间：2005 年 11 月至 2009 年 8 月

　　变应性鼻炎是耳鼻喉科常见病及多发病，且发病率有逐年增加的趋势。中国中医科学院西苑医院经过多年的临床实践，总结出一些治疗方剂和药物，具有益气固表、祛风止痒、清热通窍、止嚏敛涕之功效，取得了显著的临床疗效。本研究是根据国家中医药管理局批准，对中医药治疗变应性鼻炎进行临床研究。研究结果表明，中医药治疗变应性鼻炎具有较高的总有效率，中医综合疗法效果最佳。中医药能够显著地改善变应性鼻炎患者的中医证候，能够显著地改善变应性鼻炎患者的临床症状，尤以中医综合疗法作用显著。中医药治疗变应性鼻炎具有较好的远期疗效，患者的复发率低，且具有很好的安全性，无明显的不良反应。

第三部分　文献研究与回顾性研究

李淑良主任医师经过近 50 年的临床实践，总结出一整套治疗变应性鼻炎的方法和相应的治疗方剂，具有显著的临床治疗效果。我院自制中成药玉蝉卫肺丸也是在李老临床经验的基础上研制成功的，是由生黄芪、白术、白蒺藜、蝉蜕等药物组成，具有健脾益肺、祛风止涕的作用，临床疗效确切。

第四部分　临床研究

一、资料与方法

1. 研究背景

根据国家中医药管理局批准，对中医药治疗变应性鼻炎进行临床研究。中医药治疗变应性鼻炎是中国中医科学院西苑医院多年来的临床经验总结，具有益气固表、祛风止痒、清热通窍、止嚏敛涕之功效，主要用于治疗变应性鼻炎。其治法突出中医辨证、中药、针灸及外治相结合。临床应用多年，具有较好疗效。

2. 研究目的

通过观察治疗前后症状体征的变化情况，评价中医药治疗变应性鼻炎的临床疗效。

3. 研究设计类型、原则与试验步骤

（1）研究设计类型

随机分组对照设计。优势检验设计。

（2）研究设计原则

①随机：采用分层随机、分段随机的方法。借助 SAS6.12 统计分析系统产生 520 例受试者接受处理（试验组：a. 汤药，b. 中医药综合。对照组：贝芬）的随机安排及 150 例受试者接受处理（试验组：玉蝉卫肺丸，对照组：贝芬）的随机安排。列出流水号为 001～520 和流水号为 001～150 所对应的治疗分配。按参加单位的病例分配数及随机比例生成随机数字分组表。该表交主要研究单位及申办方两处妥善保管。由 3 家医院协同完成本试验，包括中国中医科学院西苑医院，中国中医科学院广安门医院，中国中医科学院东方医院。

②对照：根据公认有效、类同可比的原则，采用贝芬（盐酸西替利嗪）西药对照。该药具有抑制过敏反应中嗜酸细胞的活化及趋化，疗效稳定，用于急性和长期慢性皮肤、鼻部等过敏反应。

③重复（病例数）：本次临床试验的试验药与对照药采用汤药及综合组与贝芬对照的试验按 3：1 的比例安排例数。玉蝉卫肺丸与贝芬对照的试验按 2：1 的比例安排例数。

二、病例选择

1. 变应性鼻炎西医诊断标准

（1）常年性变应性鼻炎

① 记分条件：常年性发病，具有打喷嚏（每次连续 3 个以上）、流清涕和鼻黏膜肿胀 3 个主要临床表现，1 年内发病日数累计超过 6 个月，1 日内发病时间累计超过 0.5 小时，病程至少 1 年。

② 记分标准：有明确吸入物致敏原的线索，有个人和/或家族过敏性疾病史，发作期有典型的症状和体征，各计 1 分，共 3 分。特异性 IgE 抗体检测阳性或变应原鼻内激发试验阳性，且与病史符合，各得 2 分，共 4 分。鼻分泌物涂片检查嗜酸性粒细胞阳性和/或鼻黏膜刮片肥大细胞（嗜碱性粒细胞）阳性计 1 分。得 6～8 分诊断为变应性鼻炎，3～5 分为可疑变应性鼻炎，0～2 分可能为非变应性鼻炎。

（2）花粉症

季节性发病，每年发病季节基本一致，且

与致敏花粉传粉期相符合；至少两年在同一季节发病。

发作期有典型的临床症状和体征。

发作期鼻分泌物（和/或结膜刮片）嗜酸性粒细胞阳性，或鼻黏膜刮片肥大细胞（嗜碱性粒细胞）阳性。

花粉变应原皮肤试验呈阳性反应，至少1种为（＋＋）或（＋＋）以上，或变应原鼻激发试验阳性，眼结膜试验阳性。

2. 变应性鼻炎中医辨证标准

（1）肺脾气虚

临床表现：鼻窍奇痒，喷嚏连连，大量清涕，鼻塞鼻胀较重，鼻涕清稀或黏白，鼻甲黏膜肿胀或苍白，患病日久，反复发作，全身倦怠，气短、自汗，面色㿠白，舌质淡红，舌苔薄白，脉虚弱。

（2）脾虚湿困

临床表现：鼻塞鼻胀较重，鼻涕清稀或黏白，鼻甲黏膜肿胀或苍白，常感头昏，四肢困倦，胃纳欠佳，大便或溏，舌质淡或淡胖，舌苔白，脉濡弱。

（3）肺经郁热

临床表现：鼻窍痒，打喷嚏，流黏涕，鼻甲黏膜红或肿胀，咳嗽，咳痰色黄，舌红，苔黄，脉弦。

（4）肺肾阴虚

临床表现：多为长年性，鼻痒不适，喷嚏连连，清涕难敛，早晚较甚，鼻黏膜苍白水肿，形体虚弱，眩晕耳鸣，健忘少寐，五心烦热，舌红少苔，脉细数。

（5）肾阳虚

临床表现：多为长年性，鼻痒不适，喷嚏连连，清涕难敛，早晚较甚，鼻黏膜苍白水肿，平素颇畏风冷，甚则枕后、颈项、肩背觉寒冷，四肢不温，面色淡白，精神不振，腰膝酸软，遗精早泄，小便清长，夜尿多，舌质淡，脉沉细弱。

3. 量化分级标准

（1）症状分级记分标准（见表1）

表1　　　　　　　　　　　　　症状分级记分标准

分级计分	喷嚏（一次连续个数）	流涕（每日擤鼻次数）	鼻塞	鼻痒
1分	3～5	≤4	偶有	间断
2分	6～11	5～9	介于两者之间	蚁行感可忍受
3分	≥11	≥10	几乎全天用口呼吸	蚁行感，难忍

（2）体征分级记分标准

下鼻甲与鼻底、鼻中隔紧靠，见不到中鼻甲，或中鼻甲黏膜息肉样变，息肉形成，记录为3分；下鼻甲与鼻中隔（或鼻底）紧靠，下鼻甲与鼻底（或鼻中隔）之间尚有小缝隙，记录为2分；下鼻甲轻度肿胀，鼻中隔中鼻甲尚可见，记录为1分。

（3）病情严重程度分级标准

①轻度："症状体征分级量化标准"中积分≤5分，和任一项主证为轻度，但未达到中度以上者。

②中度："症状体征分级量化标准"中积分6～10分，和任一项主证为中度，但未达到重度以上者。

③重度："症状体征分级量化标准"中积分＞10分，或任一项主证为重度。

（4）纳入标准

①符合变应性鼻炎诊断标准及中医辨证标准者。

②年龄在18～65岁之间，男女不限。

③病程在1年以上者。

④知情同意，志愿受试。

（5）排除标准

①因上呼吸道感染、嗜酸粒细胞增多症、血管舒缩性鼻炎及鼻息肉者。

②本次发病1周内已用过治疗变应性鼻炎的药物者。

③肺炎、支气管炎及哮喘患者。

④妊娠期及哺乳期妇女。

⑤具有严重的原发性心、肝、肺、肾、血液疾病及糖尿病或影响其生存的严重疾病。

⑥由于智力或行为障碍不能给予充分知情同意者。

⑦怀疑或确有酒精、药物滥用病史者。

⑧根据研究者的判断，具有降低入组可能性或使入组复杂化的其他病变，如工作环境经

常变动等易造成失访的情况。

⑨过敏体质，如对两种或两种以上药物或食物过敏者，或已知对本药成分过敏者。

⑩正在参加其他药物临床试验的患者。

试验病例的终止

①出现严重不良事件者，根据医生判断应该停止该病例临床试验者。

②病程中病情加重，或试验中出现了其他影响试验观察的病证，根据医生判断应该停止临床试验者，作无效病例处理。

③临床试验方案实施中发生了严重偏差，如依从性太差等，难以评价药物效应。

④受试者在临床试验过程中不愿意继续进行临床试验，向主管医生提出退出临床试验要求者。

（2）病例的脱落与处理

①脱落的标准

经知情同意并筛选合格进入随机化试验的受试者，因故未完成本方案所规定的疗程及观察周期，作为脱落病例。未满1个疗程病情痊愈而自行停药者，不作为脱落病例。

②脱落病例的处理

a. 当受试者脱落后，研究者应采取登门、预约随访、电话、信件等方式，尽可能与受试者联系，询问理由、记录最后一次用药时间，完成所能完成的评估项目。

b. 脱落病例均应妥善保存有关试验资料，既作留档。

（3）病例的剔除

①病例选择不符合纳入标准，符合排除标准者。

②未曾使用试验用药者。

③在随机化之后没有任何数据者。

资料统计分析前，由统计人员及主要研究者讨论判断病例是否剔除。

三、治疗方案

1. 试验用药（参照辨证分型用药）

（1）肺脾气虚证

方药：玉蝉卫肺丸。

组成：黄芪、白芷、蒺藜、防风等。

（2）脾虚湿困证

方药：参苓白术散加减。

组成：辛夷、白芷、白术、扁豆、茯苓等。

（3）肺经郁热证

方药：清热通窍止涕汤。

组成：辛夷、白芷、黄芩、败酱草、丹皮、草河车等。

（4）肺肾阴虚证

方药：滋阴润肺，祛风止涕汤加减。

组成：辛夷、白芷、麦冬、百合、蝉衣、丹皮、五味子等。

（5）肾阳虚证

方药：固肾止涕汤加减。

组成：辛夷、白芷、细辛、蒺藜等。

滴鼻剂选用

①辛麻滴鼻液（适用于肺经郁热，鼻窍不通者，为院内制剂）。

组成：辛夷、黄芩等。

②辛细滴鼻液（适用于肺脾气虚，涕清稀量多者，为院内制剂）。

组成：细辛、辛夷等。

2. 对照药品贝芬（盐酸西替利秦）

试验用药随机编码：根据"临床试验随机化方案"对试验用药进行随机编码。试验用药以随机编码顺序用药。

（1）试验组给药方法

①肺脾气虚证

方药：玉蝉卫肺丸。

用药方法：每次1丸，每日2次。

②脾虚湿困证

方药：参苓白术散加减。

用药方法：每次半剂，每日2次。

③肺经郁热证

方药：清热通窍止涕汤。

用药方法：每次1支，每日2次。

④肺肾阴虚证

方药：滋阴润肺，祛风止涕汤加减。

用药方法：每次半剂，每日2次。

⑤肾阳虚证

方药：固肾止涕汤加减。

用药方法：每次半剂，每日2次。

滴鼻剂选用：辛麻滴鼻液（适用于肺经郁热，鼻窍不通者，为院内制剂）。辛细滴鼻液（适用于肺脾气虚，涕清稀量多者，为院内制剂）。

用药方法：两种滴鼻液均每次2滴，每日

3 次。

（2）对照组给药方法

选择贝芬（盐酸西替利秦）口服，每次 10mg，每日 1 次。连续用药 20 天为 1 个疗程。随访 1 个月。

滴鼻剂选用：伯克纳。

用药方法：每次 2 喷，每日 2 次。

（3）合并用药

①除试验用药外，观察期间禁止使用其他治疗变应性鼻炎相关的其他治疗。

②医生应将患者在试验期间服用的治疗其他疾病的所有药物记录在病历中，记录药名（或其他疗法名）、用量、使用次数和时间等，以便总结时加以分析和报告。

四、观察项目

1. 一般记录项目

试验用药编码，医院编码，受试者姓名拼音首字母，门诊或住院，试验开始日期。

2. 观察指标

（1）生物学指标

人口学特征：性别，年龄，身高，体重。

生命体征：体温，静息心率，呼吸，休息 10 分钟后的血压（收缩压、舒张压）。

（2）诊断指标

症状，体征，病程，病情程度，舌质，舌苔，脉象。

（3）疗效指标

主证：喷嚏，鼻塞，流涕，鼻黏膜肿胀。

次证：鼻痒，鼻分泌物涂片。

3. 观测时点

（1）记录初诊首日（第 0 天）、治疗后第 7 天、第 20 天的症状体征。治疗后 1 个月各观察记录 1 次。

（2）实验室检查项目治疗前后及随诊后各作 1 次记录。

五、不良事件的观察

1. 定义

不良事件的术语涵盖了在临床研究观察期间患者出现的并会影响患者健康的任何症状、综合征或疾病，也包括了实验室或其他诊断过程中发现的与临床相关的情况，如需要计划外

诊治措施，或导致从研究中退出，或有临床意义的实验室检查项目异常。

不良事件可能是新的疾病；治疗状态下症状或体征的恶化，或伴随疾病的恶化；对照药物的作用；与参加该试验无关的一个或多个因素的组合。所以，"不良事件"这一术语并不意味着与试验药物有因果关系。

严重不良事件是在研究药物任何剂量下或在观察期间任何时候出现的不良事件，包括：

（1）导致死亡：即刻危及生命，需住院治疗或延长住院时间，导致永久的或严重的残疾。

（2）超剂量而引起的：引起癌症，导致先天畸形。

（3）具有重要的医学意义（指那些不会立即危及生命或导致死亡或需住院的事件，但可能危害患者或需要采取措施来预防上述所定义的一种后果）：需要医学处理来防止永久性的损伤或损害。

2. 不良事件与药物因果关系判断

根据卫生部药品不良反应监察中心制订的标准［参见《中药新药临床研究指导原则（试行）》］，按"肯定、很可能、可能、可疑、不可能"五级分类法对不良事件和试验用药之间可能存在的关联作出评估。

3. 不良事件的处理

（1）观察与记录

研究者应要求患者如实反映用药后的病情变化，避免诱导性提问。

试验期间出现的任何不良事件均应填写"不良事件表"，并追踪调查，详细记录处理经过及结果，直到症状体征消失。追踪随访方式可以根据不良事件的轻重选择住院、门诊、家访、电话及通讯等多种形式。

（2）医疗处理与破盲规定

发现不良事件时，研究者根据病情决定诊治措施，并决定是否中止观察。出现严重不良事件，承担临床研究的单位须立即采取必要处理措施，保护受试者安全。

六、疗效与安全性评定标准

1. 疾病疗效判定标准

根据公式（治疗前总积分－治疗后总积分）/治疗前总积分×100%

显效：用药 20 天内症状、体征明显改善，积分减少≥66%。

有效：用药 20 天内症状、体征积分减少 26%～65%。

无效：用药 20 天内症状、体征无明显改善，或积分减少≤25%。

2. 不良事件轻重程度判断标准

轻度：受试者可忍受，不影响治疗，不需要特别处理，对受试者康复无影响。

中度：受试者难以忍受，需要撤药中止试验或做特殊处理，对受试者康复有直接影响。

重度：危及受试者生命，致死或致残，需立即撤药或做紧急处理。

七、试验的质量控制与保证

1. 临床试验前培训

申办者负责组织专家在临床试验开始前对研究者进行试验方案的培训，对症状体征量化标准进行一致性检验。

2. 提高受试者依从性的措施

（1）研究者应认真执行知情同意，使受试者充分理解试验要求，配合试验。

（2）采用药物计数法，监测受试者用药依从性。依从性 =（实际使用量/应该使用量）×100%。依从性 =80%～120% 为良好。

八、数据管理与统计分析

1. 数据管理

（1）病例报告表（CRF）的填写与移交

完成的病例报告表由临床研究者和监察员审查后，交数据统计单位，进行数据录入与管理工作。所有过程均需方案记录。

（2）数据的录入与修改

数据录入与管理由统计单位数据管理员负责。采用 EpiData2.1 数据库，进行数据录入与管理。为保证数据的准确性，应由两个数据管理员独立进行双份录入并校对。

对病例报告表中存在的疑问，数据管理员将填写疑问解答表（DRO），并通过临床监察员向研究者发出询问，研究者应尽快解答并返回，数据管理员根据研究者的回答进行数据修改，确认与录入，必要时可以再次发出 DRO。

（3）盲态核查与数据库锁定

在盲态审核并确认所建的数据库无误后，

由主要研究者、申办者及统计分析人员对数据库进行锁定。

数据锁定后抽取 10% 的 CRF 进行错误率检查。主要疗效指标错误率要求为 0%，其他指标错误率要求在 0.3% 以下。如果错误率超过该要求，将通知申办单位重新打开数据库，进行修改及寻找错误原因。

（4）揭盲

研究数据全部核查完毕并锁定后，由主要研究者（PI）、统计人员和申办方共同讨论统计计划书，并做揭盲，三方人员在盲底签字。

揭盲后，对数据库的任何修改，需由临床研究负责人、生物统计学家和数据管理员共同达成书面同意方可进行。主要研究者根据统计报告写出临床试验总结报告。

2. 分析数据集

（1）全分析集（FAS）

全分析集是指合格病例和脱落病例的集合，但不包括剔除病例。主要疗效指标缺失时，根据意向性分析（intention to treat，ITT 分析），用前一次结果结转。可比性分析和次要疗效指标的缺失值不作结转（data-carry-forward），根据实际获得的数据分析。

（2）符合方案集（PPS）

符合方案集是指符合纳入标准、不符合排除标准、完成治疗方案的病例集合，即对符合试验方案、依从性好、完成 CRF 规定填写内容的病例进行分析（PP 分析）。

（3）安全数据集（SS）

安全数据集是至少接受一次治疗，且有安全性指标记录的实际数据。安全性缺失值不得结转，纳入可作评价的部分剔除病例，如年龄超过纳入标准的病例，但不包括使用禁用药物导致无法作安全性判断的病例。不良反应的发生率以安全集的病例数作为分母。

3. 统计方法

（1）统计描述

① 是否符合正态分布：不符合正态分布时修改统计方法或进行数据转换；符合正态分布性 W 检验及 P 值。

② 有无离群值：进行统计和专业的分析，决定取舍。

③ 主要疗效指标数据的缺失值处理：当个

别受试者某一主要疗效数据缺失时，从统计和专业角度决定补缺方式。脱落病例缺失者，用前一次测定数据转接；仅一次测量指标，对缺失数据，用全部数据的均数补缺。

④ 未完成试验的病例分析：脱落病例应一一分析原因，剔除病例较多常提示研究者没有严格执行方案，研究质量不高。

⑤ 描述性统计：指出均数、标准差、最大值、最小值、中位数、可信区间及频率（构成比）等。

（2）统计推断方法

① 计量资料：采用 t 检验、配对 t 检验、秩和检验、配对秩和检验及中位数检验等方法。

② 计数资料：采用卡方检验、Fisher 精确检验等；等级资料采用 Ridit 分析及 CMH 法。

③ 全局评价指标及主要疗效指标：同时进行 PP 分析和 ITT 分析；多中心计数资料采用 CMH 法，计量资料用方差分析；对于治疗前难以控制或未加控制的混杂因素，如治疗前组间不均衡，则作为协变量用协方差分析（ANCO-VA）的最小二乘均数（LSMEAN）及其 95% 可信区间或 Logistic 回归来确定组间疗效差异性，消除这些因素对疗效的影响。

④ 差异性分析：对主要疗效指标进行组间的差异性分析。

（3）统计表达

① 报告主要采用表格表示，表格具有自明性，即具有表题，表注，例数。

② 重复测量数据的结果既用表格表示，同时附统计图，以增加可读性。

③ 统计检验均采用双侧检验，P 小于或等于 0.05 者被认为有统计意义。

（4）统计软件

采用 SPSS（12.0）分析。

（5）统计分析内容

① 病例分布：各组不同数据集大小，各中心病例分布，总脱落率比较，终止原因详细列表。

② 可比性分析：比较人口学资料和其他基础值指标，以衡量两组的可比性。

③ 依从性分析：比较两组患者是否按时按量使用试验药物，未用方案中禁用的药物和食物。合并用药等需详细列表。

④ 有效性分析：主要指标和全局性指标采用 PP 和 ITT 分析。由于本研究是多中心临床试验，分析时应考虑中心效应对疗效指标的影响。对全局性疗效指标，试验药和对照阳性药进行差异性分析。

⑤ 影响疗效因素分析：如年龄、性别、病型、病情等在用药前两组存在明显差异，或试验过程中存在明显影响疗效的相关因素（如合并用药），则两组药效比较时，这些因素应作为协变量考虑，需作协方差分析或 Logistic 回归分析。

⑥ 安全性分析：首先根据不良反应相关性的要求，列表描述两组的不良事件和不良反应（包括各种不良事件的例数、实验室检测指标在试验前后"正常转异常"或"异常加剧"的例数和转异率），列出其原因和解释。采用卡方检验对不良反应进行统计分析。

九、试验报告总结

根据统计报告书，各试验单位撰写分总结，主要研究单位完成本次临床研究的总结，将对试验药物的疗效和安全性以及风险和受益之间的关系，作出简要概述和讨论。

十、伦理原则

1. 伦理审查

临床试验方案由主要研究者与申办者共同商定，报伦理委员会审批后实施。若本方案在临床试验实施过程中进行了修订，需再次报请伦理委员会批准后实施。如发现涉及试验用药的重要新资料则必须将知情同意书作书面修改送伦理委员会批准后，再次取得受试者同意。

2. 受益与风险

受试者和社会将可能从本项研究中受益。此种受益包括受试者的病情有可能获得改善及本项研究可能帮助开发出一种新治疗方法，以用于患有相似病情的其他患者。受试者将在研究期间获得良好的医疗服务。

3. 受试者的医疗和保护

各试验中心研究者负责受试者的医疗，作出与临床试验相关的医疗决定，保证受试者在试验期间出现不良事件时得到适当的治疗。

4. 受试者隐私的保护

只有参与临床试验的研究人员和监查员才

可能接触到受试者的个人医疗记录，他们将签署"研究者声明"或"保密承诺"中包括的保密内容。

5. 知情同意的过程

筛选合格的受试者，研究者必须说明有关临床试验的详细情况，包括试验目的、试验程序、可能的受益和风险、受试者的权利和义务等，使受试者充分理解并有充分的时间考虑、所提问题均得到满意答复后表示同意，并签署"知情同意书"后方能开始临床试验。每一例受试者签署知情同意书时医生要将自己的联系电话留给受试者，以便受试者在出现病情变化时能够随时找到医生。

十一、总结与资料保存

1. 小结与总结

课题组长单位负责完成临床试验资料的统计工作。各参研单位完成"临床试验的各中心小结表"，盖章后交组长单位存档1份。组长单位负责完成"临床试验总结报告"。

2. 资料保存

研究病历、知情同意书及临床试验用药使用记录表由各参研医院归档保存。

十二、任务分配

西苑医院完成中成药组150例，中药组130例，中医药综合治疗组130例。广安门医院及东方医院各完成中药组130例。

十三、结果

1. 中医汤剂治疗变应性鼻炎的疗效观察

（1）病例一般资料（见表2）

经筛选共入组390例。采用分层随机、分段随机的方法，根据SAS6.12统计分析系统产生受试者所接受处理（试验组：中药汤剂，对照组：盐酸西替利嗪）的随机安排，按照参加单位的病例分配数及随机比例生成随机数字分组表分组。按照相应的诊断标准将患者分为肺经郁热型、肺肾阴虚型、脾虚湿困型和肾阳虚型。

表2　治疗组与对照组患者分组及完成情况

		N	肺经郁热型	肺肾阴虚型	脾虚湿困型	肾阳虚型
	总计	390	82	34	243	31
治疗组	合计	307	69	27	186	25
	完成	300	68	26	181	25
	脱落	7	1	1	5	0
对照组	合计	83	13	7	57	6
	完成	76	12	6	52	6
	脱落	7	1	1	5	0

其中，治疗组与对照组患者之间的性别、年龄、病程及证候总积分等方面基线比较，差异无统计学意义（$P > 0.05$）。

2. 证候综合疗效

（1）治疗组与对照组证候综合疗效比较（见表3）

表3　治疗组与对照组证候综合疗效比较（P = 0.1006）

分组	N	显效	有效	无效	总有效率（%）
治疗组	300	72	187	41	86.33
对照组	76	13	46	17	77.64

治疗后，治疗组显效率24.00%，有效率62.33%，总有效率86.33%；对照组显效率17.11%，有效率60.53%，总有效率77.64%。

治疗后，治疗组显效率及总有效率均略优于对照组，但经统计学比较无显著统计学意义（$P > 0.05$）。

（2）治疗组各证型之间及与对照组之间证候综合疗效比较（见表4）

表4　　　　治疗组中各证型之间及与对照组之间证候综合疗效比较

分型	N	显效	有效	无效	总有效率（%）
肺经郁热型	68	28	32	8	88.24△
肺肾阴虚型	26	7	14	5	80.77
脾虚湿困型	181	34	124	23	87.29△
肾阳虚型	25	3	17	5	80.00
对照组	76	13	46	17	77.64

注：与对照组比较，△ $P < 0.05$。

治疗后，治疗组各证型之间比较无统计学意义（$P > 0.05$），但是从总有效率来看，肺经郁热型和脾虚湿困型明显高于肺肾阴虚型和肾阳虚型。治疗组中各证型分别与对照组比较，肺经郁热型和脾虚湿困型明显高于对照组，有统计学意义（$P < 0.05$）。

（3）治疗前后不同证型间证候总积分疗效比较（见表5）

表5　　　　治疗前后不同证型间证候总积分疗效比较（$\bar{x} \pm s$）

分组		N	治疗前	治疗后（第20天）
治疗组		300	11.68 ± 2.11	5.92 ± 2.64▲▲
治疗组	肺经郁热型	68	12.03 ± 2.14	5.09 ± 2.74▲▲
	肺肾阴虚型	26	11.35 ± 1.94	5.46 ± 2.39▲▲
	脾虚湿困型	181	11.58 ± 2.17	6.17 ± 2.59▲▲
	肾阳虚型	25	11.76 ± 1.67	6.92 ± 2.48▲▲
对照组		76	10.99 ± 1.95	6.25 ± 2.40▲▲

注：与治疗前比较，▲▲表示 $P < 0.01$。

治疗后，治疗组与对照组中医证候总积分均较治疗前明显下降（$P < 0.01$），但是组间比较无显著统计学意义（$P > 0.05$）。治疗组中4个证型治疗后均较治疗前明显下降（$P < 0.01$），但是组间比较及与对照组比较均无显著统计学意义（$P > 0.05$）。

（4）治疗前后不同证型间症状积分疗效比较（见表6）

表6　　　　治疗前后不同证型间症状积分疗效比较（$\bar{x} \pm s$）

分组		N	治疗前	治疗后（第20天）	疗效观察（第50天）
治疗组		300	9.01 ± 1.71	4.44 ± 2.15▲▲	4.61 ± 2.31▲▲
治疗组	肺经郁热型	68	9.15 ± 1.89	3.87 ± 2.36▲▲	4.20 ± 2.58▲▲
	肺肾阴虚型	26	9.12 ± 1.53	4.15 ± 1.93▲▲	4.08 ± 2.04▲▲
	脾虚湿困型	181	8.92 ± 1.69	4.61 ± 2.08▲▲	4.86 ± 2.25▲▲
	肾阳虚型	25	9.12 ± 1.51	5.00 ± 2.04▲▲	5.52 ± 2.12▲▲
对照组		76	8.97 ± 1.67	4.50 ± 1.97▲▲	4.87 ± 2.42▲▲

注：与治疗前比较，▲▲表示 $P < 0.01$。

治疗后，治疗组与对照组症状积分均较治疗前明显下降（$P < 0.01$），但是组间比较无显著统计学意义（$P > 0.05$）。治疗组中4个证型治疗后均较治疗前明显下降（$P < 0.01$），但是组间比较及与对照组比较均无显著统计学意义（$P > 0.05$）。停药后1个月（治疗后第50天），治疗组与对照组症状积分均略有升高，但是与治疗前比较仍有显著统计学意义（P＜0.01），与治疗第20天时比较无显著统计学意义（P＞0.05），组间比较亦无显著统计学意义（P＞0.05）。

（5）安全性观测结果

在本研究中，治疗组与对照组均具有良好的安全性，无明显的不良事件发生。

2. 中医综合疗法治疗变应性鼻炎的疗效观察

（1）病例一般资料（见表7）

经筛选共入组130例。采用分层随机、分段随机的方法，根据 SAS6.12 统计分析系统产生受试者所接受处理（试验组：中药汤剂及针灸、耳针、中药滴鼻等，对照组：盐酸西替利嗪配合丙酸倍氯米松鼻喷雾剂）的随机安排，按照参加单位的病例分配数及随机比例生成随机数字分组表分组。按照相应的诊断标准将患者分为肺经郁热型、肺肾阴虚型、脾虚湿困型和肾阳虚型。

表7　　　　　　　　　　　治疗组与对照组患者分组及完成情况

		N	肺脾气虚型	肺经郁热型	肺肾阴虚型	脾虚湿困型	肾阳虚型
	总计	130	20	36	21	47	6
治疗组	合计	98	14	28	16	37	3
	完成	94	14	27	15	35	3
	脱落	4	0	1	1	2	0
对照组	合计	32	6	8	5	10	3
	完成	32	6	8	5	10	3
	脱落	0	0	0	0	0	0

其中，治疗组与对照组患者之间的性别、年龄、病程及证候总积分等方面基线比较，差异无统计学意义（P＞0.05）。

（2）治疗组与对照组中医证候等级疗效比较（见表8）

表8　　　　　　治疗组与对照组中医证候等级疗效比较（P＝0.5092）

分组	N	显效	有效	无效	总有效率（%）
治疗组	94	39	50	5	94.68
对照组	32	12	17	3	90.62

治疗后，治疗组显效率41.49%，有效率53.19%，总有效率94.68%；对照组显效率37.50%，有效率53.13%，总有效率90.62%。治疗后，治疗组综合疗效显效率及总有效率均略优于对照组，但经统计学比较无显著统计学意义（P＞0.05）。

（3）治疗前后治疗组与对照组证候总积分疗效比较（见表9）

表9　　　　　治疗前后治疗组与对照组证候总积分疗效比较（$\bar{x}\pm s$）

分组	N	治疗前	治疗后（第20天）
治疗组	94	11.86±2.27	4.93±2.72▲▲
对照组	32	11.41±2.18	4.88±2.89▲▲

注：与治疗前比较，▲▲表示 P＜0.01。

治疗后，治疗组与对照组中医证候总积分均较治疗前明显下降（P＜0.01），但是组间比较无显著统计学意义（P＞0.05）。

（4）治疗前后治疗组与对照组症状积分疗效比较（见表10）

表10　　　　治疗前后治疗组与对照组症状积分疗效比较（x̄±s）

分组	N	治疗前	治疗后（第20天）	疗效观察（第50天）
治疗组	94	9.02 ± 1.66	3.93 ± 2.29▲▲	3.49 ± 2.03▲▲*
对照组	32	8.78 ± 1.75	3.31 ± 2.12▲▲	6.23 ± 3.08▲

注：与治疗前比较，▲表示 P < 0.05，▲▲表示 P < 0.01；与对照组比较，*表示 P < 0.05。

治疗后20天治疗组与对照组症状积分均较治疗前明显下降（P < 0.01），但是组间比较无显著统计学意义（P > 0.05）。停药后一个月（治疗后第50天），对照组症状积分明显升高，但与治疗前比较仍有显著统计学意义（P < 0.05），与治疗第20天时比较有显著统计学意义（P < 0.05），组间比较亦有显著统计学意义（P < 0.05）。

（5）鼻腔分泌物结果（见表11）

表11　　　　治疗组与对照组鼻腔分泌物变化比较（P = 0.0147）

分组	N	无变化	降1级	降2级	总有效率（%）
治疗组	81	21	54	6	92.59▲
对照组	24	12	12	0	50.00

注：与治疗前比较，▲表示 P < 0.05。

治疗后，治疗组能够显著减少患者的鼻腔分泌物，与对照组比较有显著统计学意义（P < 0.05）。

（6）安全性观测结果

在本研究中，治疗组与对照组均具有良好的安全性，无明显的不良事件发生。

3. 玉蝉卫肺丸治疗肺脾气虚型变应性鼻炎的研究结果

（1）病例的一般资料

经筛选共入组肺脾气虚型变应性鼻炎患者150例。采用分层随机、分段随机的方法，根据SAS6.12统计分析系统产生受试者所接受处理（试验组：玉蝉卫肺丸，对照组：盐酸西替利嗪）的随机安排，按照参加单位的病例分配数及随机比例生成随机数字分组表分组。（见表12）

表12　治疗组与对照组患者分组及完成情况

		N
	总计	150
治疗组	合计	100
	完成	100
	脱落	0
对照组	合计	50
	完成	49
	脱落	1

（2）治疗组与对照组中医证候等级疗效比较（见表13、14）

表13　　　　治疗组与对照组中医证候等级疗效比较（FAS）（P = 0.0423）

分组	N	显效	有效	无效	总有效率（%）
治疗组	100	29	60	11	89.00
对照组	50	9	30	11	78.00

治疗后，治疗组显效率29.00%，有效率60.00%，总有效率89.00%；对照组显效率18.00%，有效率60.00%，总有效率78.00%。

治疗后，治疗组显效率及总有效率均略优于对照组，经统计学比较有显著统计学意义（P < 0.05）。

表14 治疗组与对照组中医证候等级疗效比较（PPS）（P＝0.0642）

分组	N	显效	有效	无效	总有效率（%）
治疗组	100	29	60	11	89.00
对照组	49	9	30	10	79.59

治疗后，治疗组显效率29.00%，有效率60.00%，总有效率89.00%；对照组显效率18.37%，有效率61.00%，总有效率79.59%。治疗后治疗组显效率及总有效率均略优于对照组，但经统计学比较无显著统计学意义（P＜0.05）。

（3）治疗前后治疗组与对照组证候总积分疗效比较（见表15）

表15 治疗前后治疗组与对照组证候总积分疗效比较（$\bar{x} \pm s$）

分组	N	治疗前	治疗后（第20天）
治疗组	100	11.88 ± 1.92	5.53 ± 2.79 ▲▲*
对照组	49	11.88 ± 1.83	6.59 ± 3.07 ▲▲

注：与治疗前比较，▲▲表示P＜0.01；与对照组比较，*表示P＜0.05。

治疗后，治疗组与对照组中医证候总积分均较治疗前明显下降（P＜0.01），但组间比较无显著统计学意义（P＞0.05），表明治疗组与对照组疗效相当。

（4）治疗前后治疗组与对照组症状积分疗效比较（见表16）

表16 治疗前后治疗组与对照组症状积分疗效比较（$\bar{x} \pm s$）

分组	N	治疗前	治疗后（第20天）	疗效观察（第50天）
治疗组	100	8.98 ± 1.42	4.07 ± 2.09 ▲▲	4.01 ± 1.89 ▲▲*
对照组	49	8.94 ± 1.59	4.94 ± 2.38 ▲▲	6.54 ± 3.10 ▲

注：与治疗前比较，▲表示P＜0.05，▲▲表示P＜0.01；与对照组比较，*表示P＜0.05。

治疗20天后治疗组与对照组症状积分均较治疗前明显下降（P＜0.01），但是组间比较无显著统计学意义（P＞0.05）。停药后1个月（治疗后第50天），对照组症状积分明显升高，但与治疗前比较仍有显著统计学意义（P＜0.05），与治疗第20天时比较有显著统计学意义（P＜0.05），组间比较亦有显著统计学意义（P＜0.05）。

（5）安全性观测结果

在本研究中，治疗组与对照组均具有良好的安全性，无明显的不良事件发生。

4. 全部课题资料疗效比较

本课题共收入患者670例，其中单纯中西医治疗390例，中医综合与西医综合共130例，玉蝉卫肺丸150例，三个子课题数据比较如下。

（1）中医证候等级疗效比较（见表17）

表17 中医证候等级疗效比较

分 组	N	显效	有效	无效	总有效率（%）
单纯中药组	300	72	187	41	86.33
西替利嗪对照组（1）	76	13	46	17	77.64
玉蝉卫肺丸组	100	29	60	11	89.00
西替利嗪对照组（2）	49	9	30	10	79.59
中医综合组	94	39	50	5	94.68
西医综合组	32	12	17	3	90.62

从治疗的总有效率来看，各组均有较高的显效率和有效率，单纯中药和玉蝉卫肺丸组的疗效相当，均略优于西替利嗪对照组。中医综合组的总有效率略高于西医综合组，两者的总有效率均明显高于单纯中药或西替利嗪对照组。

（2）证候总积分疗效比较（见表18）

表18　证候总积分疗效比较（x̄±S）

分　组	N	治疗前	治疗后（第20天）
单纯中药组	300	11.68±2.11	5.92±2.64▲▲
西替利嗪对照组（1）	76	10.99±1.95	6.25±2.40▲▲
玉蝉卫肺丸组	100	11.88±1.92	5.53±2.79▲▲
西替利嗪对照组（2）	49	11.88±1.83	6.59±3.07▲▲
中医综合组	94	11.86±2.27	4.93±2.72▲▲
西医综合组	32	11.41±2.18	4.88±2.89▲▲

注：与治疗前比较，▲表示P<0.05，▲▲表示P<0.01。

从证候总积分的疗效比较来看，各治疗方法均具有明显的治疗效果。单纯中药组与玉蝉卫肺丸组疗效相当，均略优于西替利嗪对照组。中医综合组与西医综合组疗效相当，其疗效均优于单纯中药和西替利嗪对照组治疗的疗效。

（3）症状积分疗效比较。（见表19）

表19　症状积分疗效比较（x̄±S）

分组	N	治疗前	治疗后（第20天）	疗效观察（第50天）
单纯中药组	300	9.01±1.71	4.44±2.15▲▲	4.61±2.31▲▲
西替利嗪对照组（1）	76	8.97±1.67	4.50±1.97▲▲	4.87±2.42▲▲
玉蝉卫肺丸组	100	8.98±1.42	4.07±2.09▲▲	4.01±1.89▲▲▲*
西替利嗪对照组（2）	49	8.94±1.59	4.94±2.38▲▲	6.54±3.10▲
中医综合组	94	9.02±1.66	3.93±2.29▲▲	3.49±2.03▲▲▲*
西医综合组	32	8.78±1.75	3.31±2.12▲▲	6.23±3.08▲

注：与治疗前比较，▲表示P<0.05，▲▲表示P<0.01；与对照组比较，*表示P<0.05。

从症状积分的疗效比较来看，各治疗方法均具有明显的治疗效果。单纯中药组与玉蝉卫肺丸组均略优于西替利嗪对照组，中医综合组与西医综合组疗效相当，其疗效均优于单纯中药和西替利嗪对照治疗的疗效。治疗50天以后疗效观察，西替利嗪对照组与西医综合组均有积分升高，表明患者的症状反弹，而单纯中药组、玉蝉卫肺组、中医综合组症状积分变化不大，无明显复发倾向。

三、讨论

变应性鼻炎又称过敏性鼻炎，是以变应原抗体反应为基础引起的以发作性喷嚏、流清涕、鼻塞、鼻黏膜苍白及肿胀为特征的疾病。近年来，该病的研究和防治虽然有了较大进展，但仍未得到有效控制，且发病率逐年增加。该病不仅表现为鼻部症状，而且部分患者可引发哮喘，严重影响患者的日常生活和工作，因此变应性鼻炎的防治已成为目前较受关注的问题。

中医学认为变应性鼻炎属鼻鼽范畴，其发病机制历代医家认识不完全一致，但大多认为本病的病因多为肺、脾、肾三脏虚损，复感外邪所致。西苑医院李淑良教授和白桦教授经过长期的临床探索，认为本病可分为肺经郁热型、肺肾阴虚型、脾虚湿困型和肾阳虚型4种类型，分别应用清热通窍汤、滋阴润肺汤、参苓白术散加减方和温肾止涕汤进行治疗，取得了较好的临床疗效。本研究是在两位专家临床经验的基础上，采用多中心、随机、对照的研究方法，选取临床常用、疗效肯定的西药盐酸西替利嗪作对照，客观地观察了中医药治疗变应性鼻炎的疗效，取得了满意的成果。

临床上脾虚湿困型的患者比较多，可能与现代社会人们工作压力大、饮食不规律、嗜食生冷油腻以及肥胖等因素有关。由于脾气虚弱，运化失司，无以充养肺气，肺失宣降，津液停聚鼻窍则为鼻鼽。治疗以健脾渗湿、通窍止涕为原则，方用参苓白术散加减方，以太子参、白术、茯苓、白扁豆健脾利湿，以黄芪补益脾肺之气，以高良姜温中散寒，以白芷、辛夷、防风、蝉蜕散风除湿通窍。研究表明，本方对于脾虚湿困型的鼻鼽有很好的疗效。

肺经郁热型鼻鼽在刘河间《素问玄机原病式》有较为明确的记载"嚏，鼻中因痒而气喷作于声也。鼻为肺窍，痒为火化。心火邪热干于阳明，发于鼻而痒则嚏也"。又认为"肺热甚则出涕"、"或言鼽为肺寒者，误也"，阐述了鼻鼽属热的机理。本研究采用清热通窍汤治疗，方中以桑白皮、黄芩、败酱草、草河车、丹皮、薏苡仁清热祛湿解毒，以白芷、辛夷、防风、蝉蜕散风通窍，诸药合用，共奏清热通窍、祛风止涕的功效。研究表明，本方对于肺经郁热型鼻鼽疗效显著。

肺肾阴虚型鼻鼽的病机最早可以追溯到《素问·宣明五气论》，其中记载说："五气所病，肾为欠、为嚏"，又《素问·阴阳应象大论》指出"年六十，阴痿，气大衰，九窍不利，下虚上实，涕泣俱出矣"。对于这一型的治疗，则针对肺肾

阴虚的病机，强调扶正祛邪，用药注意滋肾润肺与祛风止嚏同举，方用滋阴润肺汤。方中以黄精、玉竹、百合、麦冬、五味子滋肺肾之阴，以辛夷、白芷、蝉衣通窍止嚏，由于阴虚易生内热，故加丹皮以清血分之热，诸药合用，共奏滋肾润肺、祛风止涕的功效。研究表明，本方对于肺肾阴虚型鼻鼽疗效显著。

肾阳虚型鼻鼽的病位也在于肾，《医法圆通·卷一·鼻流清涕》指出"肾络通于肺，肾阳衰而阴寒内生，不能收束津液，而清涕亦出"，说明了由于肾阳不足，命门火衰，不能温化固摄水液，寒水上泛，以致清涕下注为鼽的病机。治疗以温肾助阳、祛风止涕为法，采用温肾止涕汤，方用制附片、菟丝子补助肾阳，细辛温阳通窍，加黄精实有阴中求阳的作用，并佐以辛夷、白蒺藜、蝉衣等以祛风通窍，临床疗效卓著。

另外，鼻痒、喷嚏较重者，我们多认为是风邪外侵所致，所以在组方时常辨证加入防风、蝉蜕、辛夷、白芷、细辛等祛风通窍的药物，收到了良好的效果。近代亦有药理学研究认为这些药物具有抗变态反应的作用，从现代医学的角度揭示了其治疗变应性鼻炎的作用机理。

玉蝉卫肺丸是我院的自制中药制剂，是由生黄芪、白术、白蒺藜、蝉蜕等药物组成，具有健脾益肺、祛风止涕的作用，临床应用多年，具有很好的疗效。本研究结果表明，玉蝉卫肺丸对于肺脾气虚型变应性鼻炎具有显著的治疗作用。

第五部分　研究结论、成果及优势评价

一、中医优势分析及评价

本研究表明中医药治疗本病疗效确切，显现出优于或与西替利嗪大致相当的疗效，而且无明显毒副作用，表明中医药治疗本病具有一定的优越性。本研究体现了中医药治疗本病的特色，值得在临床进一步研究和推广应用。

二、人才培养情况

本研究培养博士研究生1名，硕士研究生4名。

三、论文、专著情况（数量与水平）

研究期间发表学术论文5篇。
1. 李蕾，刘静. 反鼻通窍汤治疗变应性鼻炎肺脾气虚证的临床观察体会. 中国中医急症，2009，18（1）：1898－1899.
2. 刘静，李淑良老师. 辨证论治变应性鼻炎经验. 中华中医药杂志耳鼻喉学术年会，2009.
3. 米扬，白桦. 运用运气学说对于临床治

疗鼻衄的心得体会．江西中医药，2010，1，1：54－55.

4. 李淑良．从肾论治变应性鼻炎．江苏中医药，2007，39（2）：4.

5. 李淑良，赵文明，白桦，等．中医辨证论治变应性鼻炎 300 例．中医研究，2010，23（11）：33－35.

四、存在的问题与解决办法

由于研究经费等方面的不足，本研究侧重于对症状体征方面的研究观测，而对于一些比较客观的指标，比如白介素－4、CD－4 以及 SIgE 等的检测方面尚存在一些不足之处，因此未能揭示出中医药治疗变应性鼻炎的机理。将来我们会努力完善这些检测，使研究结果更具说服力，并能够进一步揭示出中医药治疗本病的作用机理。

参考文献

［1］郑筱萸．中药新药临床研究指导原则（试行）．北京：中国医药科技出版社，2002.

［2］中华人民共和国中医药行业标准·中医病证诊断疗效标准．北京：国家中医药管理局，1995.

［3］变应性鼻炎西医诊断标准中华耳鼻咽喉科杂志，1991，26（3）：134.

［4］变应性鼻炎的诊治原则和推荐方案 2004 年兰州会议修订.

［5］中医耳鼻咽喉科学．上海：上海科学技术出版社，1986.

［6］黄选兆，汪吉宝，孔维佳．实用耳鼻咽喉头颈外科学（第 2 版）．北京：人民卫生出版社，2008.

［7］国家中医药管理局．中医病证诊断疗效标准．南京：南京大学出版社，1994.

寻常型银屑病中医诊疗规范研究

第一部分　基本信息

项目名称：寻常型银屑病中医诊疗规范研究

项目编号：CACMS05Y0020

项目性质：中医诊疗方法

项目负责人：刘瓦利

项目组长单位：中国中医科学院广安门医院

项目完成人：刘瓦利　王俊慧　宋　坪　闫雨荷　陈　岩　张玮玮　何　伟

　　　　　　　崔炳南　吴小红　张晓红　沈　冬　丁　旭　华　华

项目起止时间：2005 年 12 月至 2008 年 12 月

第二部分　摘　要

"寻常型银屑病中医诊疗规范研究"项目自 2005 年 12 月开展，并于 2008 年 12 月完成。

项目初期，我们开展了继承、挖掘名老中医诊治银屑病学术思想的工作，进行了大量文献调研，通过病例资料整理、跟师学习、专家座谈等方式，总结了朱仁康、赵炳南、金起凤等专家辨证论治银屑病的规律及经验。同时，结合课题负责人多年临床经验，提出了银屑病"一则三证多兼挟"的辨证治疗体系，初步拟定了广安门医院皮肤科寻常型银屑病的中医诊疗常规。在此基础上，我们开展了广安门医院寻常型银屑病中医诊疗规范的临床验证工作，按照质量控制标准完成了 145 例的临床观察试验。此外，在验证过程中，我们通过国家中医药管理局重点专科建设工作，对本规范进行了进一步梳理和完善。

一、银屑病辨证规律的初步探讨一名老中医经验总结

朱仁康是广安门医院皮肤科的创始人，与赵炳南、金起凤二位医家同是北京地区著名的中医外科专家，对银屑病的辨证论治，见解独到、疗效卓著。我们通过对其临床医案的整理及文献系统回顾分析，对其辨证治疗经验进行总结分析，为广安门医院皮肤科寻常型银屑病诊疗规范的确立与完善奠定基础。

1. 研究目的

探讨朱仁康、赵炳南、金起凤三位医家对于银屑病的辨证分型和用药规律，为本课题临床流行病学调查提供辨证依据，并确定研究中治疗组针对血热证、血燥证、血瘀证三个主要证型所用的方药，为确立寻常型银屑病中医诊疗规范提供一定依据。

2. 研究方法

采用临床病例、文献医籍资料整理，计算机统计分析和临床专家评定相结合的研究方法。在广泛搜集朱仁康、赵炳南、金起凤三位医家辨证治疗银屑病有关专著、论文、医案的基础上，遴选出价值较高的文献，并将搜集到的文献资料录入计算机，对资料进行综合分析，初步得出医家的证治分型、遣方用药规律，再广泛征询同行专家意见，给予指导评定。

3. 研究结果

通过对三位医家较具代表性文献的归纳，将寻常型银屑病分为：血热证、血燥证、血瘀证、血热风燥证、血虚风燥证及湿热证。

其中三位医家共有的分型有血热证、血燥证；二位医家共同有的证治血瘀证；只有一位医家有的辨证分型有血热风燥证、血虚风燥证、湿热证。

由此可知，三老对寻常型银屑病的主要分型较为一致，几乎都将寻常型银屑病分为血热证、血燥证、血瘀证三个主要证型，且对三个主要证型内涵的理解也较为一致。

三老对寻常型银屑病的主要分型包括血热证、血燥证、血瘀证。以下就其对寻常型银屑病三个主要证型的辨证、立法、处方及用药规律进行分析。

（1）辨证分析

通过对相关资料进行综合分析，得出寻常型银屑病相关的证候表现。

① 血热证：皮疹发展迅速，不断有新皮疹出现，皮疹多呈点滴状，色鲜红，银白色鳞屑多，瘙痒重，刮去鳞屑基底部可见明显点状出血，常伴有心烦、口干、大便干、小便黄或短赤。舌质红，舌苔薄黄或黄腻，脉弦滑或数。

② 血燥证：病程较长，新疹很少出现，皮疹呈钱币状或大片融合，多呈淡红色，皮疹浸润，鳞屑较少，舌质淡。舌苔薄白或少苔，脉沉细或弦细。

③ 血瘀证：皮疹颜色暗红，浸润肥厚，经久不退。舌质暗或见瘀点、瘀斑，脉涩或细。

（2）病机、治法分析

① 血热证：内有毒热，郁于血分。治法为凉血解毒，清热活血。

② 血燥证：阴血不足，肌肤失养。治法为养血解毒，滋阴润燥。

③ 血瘀证：经脉阻滞，气血凝结。治法为活血解毒，行气化瘀。

（3）处方用药分析

采用频数分析的方法，对三位医家的常用药资料用计算机进行频数分析，得出银屑病主要证型用药规律。

① 血热证：三位医家均应用的药物有生地（25g、30g、30g）；两位医家应用的药物有生槐花30g、土茯苓30g、赤芍（15g、20g）、紫草15g、白鲜皮（15g、30g）、草河车（15g、30g）；只有一位医家应用的药物有白茅根30g、板蓝根25g、大青叶15g、丹参15g、地丁30g、海桐皮15g、鸡血藤30g、苦参10g~15g、全蝎6g、忍冬藤15g、山豆根9g、生甘草6g、银花

15g～30g、水牛角30g。其中频数≥2的药物有生地、生槐花、土茯苓、白鲜皮、赤芍、紫草、草河车，共奏清热解毒、凉血活血之效。

②血燥证：三位医家均应用的药物有丹参（12g、15g、30g）、生地（30g、15g）；两位医家应用的药物有当归（12g、15g）、麦冬（10g、9g）、天冬（10g、9g）、元参（20g、9g）；只有一位医家应用的药物有白鲜皮20g、赤芍20g、蜂房15g、甘草6g、红花9g、花粉30g、鸡血藤30g、麻仁9g、熟地15g、水牛角片30g、桃仁9g、土茯苓30g、威灵仙12g、乌蛇15g、银花15g、紫草20g。其中频数≥2的药物有丹参、生地、当归、麦冬、天冬、元参。三位医家应用的药物大多具有养血、解毒、滋阴、润燥的功能，符合血燥证辨证和治法。

③血瘀证：三位医家均应用的药物有桃仁（10g、15g）；两位医家均应用的药物有白花蛇舌草（15g、20g）、玄参（10g、20g）、当归（10g、12g）、莪术（12g、15g）、鬼箭羽（15g、30g）、红花（10g、15g）、鸡血藤30g；只有一位医家应用的药物有北豆根10g、陈皮10g、赤芍15g、大青叶10g、虎杖15g、苦参10g、麻仁10g、三棱15g、生地30g、元参10g、紫草15g。其中频数≥2的药物有莪术、鬼箭羽、红花、鸡血藤、桃仁、白花蛇舌草、玄参、当归，临床应用时可酌情加减。通过以上分析，并经过专家讨论，一致认为频数≥2的药物中莪术、鬼箭羽、红花、鸡血藤、桃仁、丹参、当归活血化瘀，白花蛇舌草清热解毒，用药符合血瘀证辨证和治法。

4. 讨论

通过对相关文献及临床资料整理分析，可以发现朱仁康、赵炳南、金起凤三位医家对于银屑病的证治分型各有特色，但三位医家对寻常型银屑病的主要分型较为一致，几乎都将寻常型银屑病分为血热证、血燥证、血瘀证三个主要证型，同时对主要证型内涵的理解也较为一致，辨证核心保持统一性，即从"血"论治银屑病，认为寻常型银屑病之病机关键在于"血"，治疗应从"血"着眼，重在"理血"。

此三型银屑病不论何种病因，其病机都是影响了血之正常功能。血热证银屑病多由七情内伤，气郁不舒，郁久化火，心火亢盛，毒热

内伏于营血；或饮食失节，过食腥发动风之品，导致脾胃不和，气机不畅，日久生湿，湿邪蕴久化热，湿热相搏成毒，而复感风热或风寒之邪，内外合邪而发病。血燥证银屑病多因病久耗伤营血，则导致阴血亏虚，生风化燥，肌肤失却濡养。血瘀证银屑病多因病久毒热之邪煎灼阴血，气血运行不畅，则可导致经脉阻塞，气血郁结而发。其中血热又往往是发病的关键，因热可致瘀，因热也可致虚，血虚亦可致瘀，瘀久又可化热，形成不良循环，导致瘀热互结，经络阻滞，气血失常。

因此，银屑病治疗重在"理血"，在银屑病进行期，中医辨证多属血热内蕴，治疗重在凉血活血，使之既凉血又不至于瘀滞，且对于内有毒热者要加强解毒之力。静止期及消退期，中医辨证多属血燥或血瘀，治宜养血解毒或活血解毒，有血热者可佐以凉血，以消除内蕴之毒热，阻断其瘀热互结之不良循环，如此才可取得满意疗效。

二、广安门医院寻常型银屑病辨证论治规律总结

银屑病是皮肤科常见的疾病。本病一经罹患难于彻底治愈，易于复发，给患者身心造成极大痛苦。因此，皮肤科工作者一直重视对银屑病防治的研究工作，通过各种途径探索和寻找行之有效的防治方法和药物。

1. 研究目的

中国中医科学院广安门医院皮肤科早在1972年就在全国知名中医外科专家朱仁康的带领下开始从事中医药防治银屑病的研究工作，从理论、治则、方药等方面进行了长期的探索研究，取得了较好疗效。本研究系统回顾文献及病例资料，总结广安门医院皮肤科治疗寻常型银屑病的经验及规律，为规范确立银屑病中医诊疗常规提供一定依据。

2. 研究方法

采用文献医籍整理，病案、病例回顾复习，跟师学习及专家座谈等方式，对中国中医科学院广安门医院皮肤科治疗寻常型银屑病的经验进行总结，并从中提炼出辨证论治的规律。

3. 研究结果

中国中医科学院广安门医院皮肤科早在

1972 年即在全国知名中医外科专家朱仁康的带领下开始从事用中医中药防治银屑病的研究工作。在数十年的理论研究与临床实践过程中，广安门医院皮肤科又先后涌现了张作舟、庄国康、许铣等一批著名中医皮肤科专家，几代人共同努力逐步总结和完善了对寻常型银屑病病因病机、辨证分型的认识，形成了独特的学术风格，并研创了多个临床疗效肯定的中药复合方剂，为银屑病的中医药防治工作做出了贡献。

4. 病机方面

广安门医院皮肤科提出从整体观出发认识皮肤病的发病机理，既注意体表局部的病理改变，又重视体内脏腑气血经络功能失调对皮肤病的影响。我们在临床中观察到银屑病患者多为青年人一生机旺盛，血气方刚，阳热偏盛者居多。皮损形态主要为红斑、丘疹和鳞屑，常伴咽痛、口渴、心烦、便干、溲赤、舌红、苔黄、脉数等证象，从而认为"血分有热"是银屑病的主要原因。患者可因外感六淫，或过食辛辣鱼虾酒酪，或心绪烦扰，七情内伤，以及其他因素侵扰，使血热内蕴，郁久化毒，以致血热毒邪外壅肌肤而发病。

初发者常因血热毒邪偏盛，热盛生风，风盛化燥，证属"血热"。若病邪留恋，风燥日久，毒热未尽，而阴血却已耗伤，以致血燥生风，风盛则燥，肌肤失养，证属"血燥"。若病日久，热毒留恋，血热壅滞不退，血受热则煎熬成块，瘀热互结，经络阻隔，则证属"血瘀"。

需要指出的是此三证并不完全独立，在银屑病的整个病程中三者相互转化、相互兼挟，临床表现各有偏重。另外在三证之中还常可见到多种兼挟证候，湿热、热毒、风热、肝郁、阴虚诸证均能有所体现，最终形成银屑病复杂多样的临床表现。

5. 治疗方面

(1)"血热证"治疗原则及方法

证见发病迅速，皮疹以红斑、丘疹为主，部分扩大或融合成斑块，基底鲜红，鳞屑层层，易于剥离，有点状出血，周围绕以红晕。皮损新出者不断，常波及耳孔、乳晕、脐凹、阴部及头面、躯干、四肢伸侧，并可有同形反应。常伴有心烦燥热，咽痛口渴，便秘溲赤，手足

心热，舌红苔黄，脉象弦数或滑数。根据《外感温热病篇》"在卫汗之可也，到气才可清气，入营犹可透热转气，入血只恐耗血动血，直需凉血散血"。采用清热解毒，凉血祛风法，着重清泄气分毒热，气分毒热得以清泄，波及营血之毒热随之消减。治疗采用"克银一方"加减治疗（土茯苓 30g、忍冬藤 15g、草河车 15g、白鲜皮 15g、北豆根 10g、板蓝根 15g、威灵仙 10g、生甘草 6g）。土茯苓甘淡而平，有解毒消肿作用；忍冬藤、草河车、白鲜皮、北豆根、板蓝根均为苦寒之品，为清热解毒之要药；威灵仙性味辛温，辛能走表，温能通络，可以引经达表以清解壅于肌肤之毒热，此外在苦寒药中配以威灵仙一味，以其辛温监制苦寒伐伤之弊；生甘草既能清热解毒，又能调和诸药。八味药配伍，主要具有清热解毒之功；

(2)"血燥证"治疗原则及方法

其临床表现为皮损以斑片状为主，小如钱币，大似地图，皮肤干燥，呈淡红色斑块，鳞屑较薄，干燥疏松，抚之即落，甚则皲裂，招动出血，瘙痒或痛，同时可伴有五心烦热、肢体倦怠、头晕少眠等症状，舌淡苔净。此时毒热未尽，阴血已伤，此时徒清热解毒则有苦寒化燥之弊，反而更伤阴耗血；如仅滋阴养血润燥，恐敛邪使毒热难解，故滋阴养血润燥与清热解毒并用，攻补兼施以治之，采用克银二方加减治疗（生地 30g、丹参 15g、元参 15g、麻仁 10g、大青叶 15g、北豆根 10g、白鲜皮 15g、草河车 15g、连翘 10g）。方中生地甘苦寒，能清热凉血，养阴生津；丹参苦微寒能活血养血；元参甘苦咸寒能清热养阴解毒；麻仁润肠通便，滋养补虚，这四味药相配伍主要取其滋阴养血润燥作用；大青叶、北豆根、白鲜皮、草河车、连翘性味苦寒，主要能清热解毒。以上两组药物，驱邪而不伤正，扶正而不恋邪，故适用于"血燥证"。

(3)"血瘀证"治疗原则及方法

些证病程较长，反复发作，经年不愈，皮损紫黯或色素沉着，鳞屑较厚，有的呈蛎壳状，或伴有关节活动不利，苔薄，舌有瘀斑，脉细涩。本证为毒热相搏，瘀热互结，脉络不通所致，故用清热凉血，活血消斑之法以治之。方用桃红四物汤化裁（生地 15g、丹皮 6g、赤芍

10g、川牛膝 15g、当归尾 12g、丹参 15g、三棱 9g、莪术 9g、虎杖 9g、茜草 10g、桃仁 10g、红花 6g、北豆根 6g）。方中三棱、莪术、桃仁、红花活血化瘀；川牛膝、当归尾、丹参养血活血；生地、丹皮、赤芍、虎杖、茜草、北豆根清热解毒凉血。以上各味相配，共奏清热凉血，活血消斑之功。

纵观三方，可以看出"清热解毒"之法始终贯通在本病的治疗过程中。银屑病发病的根本原因在于各种致病因素导致体内热毒蕴积，故我们认为无论证候如何，在治疗上均应体现"清热解毒"之法。

另外，辨证分型虽各有侧重，也要关注疾病发展的不同时期及不同患者的不同兼证，强调个体化治疗。在血分热毒基础上，兼顾血瘀、湿热、血燥、热毒、风热之证，与之对应，用药在清理血分热毒的同时，分别加以活血、祛湿、养血润燥、祛风之品。如进行期多采用清热解毒祛风之重剂，使热毒从气分而解，配合使用凉血活血药，使血热得平，血瘀得防。如血瘀与风热同时相伴，则宜重用活血化瘀之品，配以清热解毒祛风之剂，因此时血瘀已转为本病的主要病机，而热毒仍留恋不去，以致瘀热互结为患；血虚风燥则宜养血活血为主，佐以清热祛风，使血虚得补，余热得清，则诸证自除。

（4）兼证的治疗原则及方法

根据患者临床表现的侧重点及兼夹证的表现，我科还总结出了一系列辨证加减方法。若皮损色红，周围可见炎性红晕，伴有新出皮疹，为毒热内蕴，重用生地、丹皮、赤芍，加紫草、土茯苓、龙胆草、白花蛇舌草、大青叶以增强清热解毒之力。若皮损鲜红，面积较大，鳞屑较厚者则重用生地，配以丹皮、赤芍、黄芩、大青叶、紫草以加强凉血作用，或加生石膏、知母以增强清解气分热势之力。皮疹泛发全身，融合成大片，渐成红皮病者，为毒热燔灼营血之象，予羚羊角粉冲服，并加生石膏、芦根、白茅根以清热凉血护阴。皮损灼热，加生石膏、知母；皮损坚硬、浸润肥厚者为瘀热结聚之象，予连翘、夏枯草、鸡血藤、元参以清热活血散结。皮损呈暗红斑块状，触之厚硬，或见鳞屑较厚者为血瘀之象，选用三棱、莪术、当归、

虎杖、桃仁、红花、丹参、鸡血藤、赤芍以增强活血化瘀之力；皮损淡红，鳞屑疏松，为血虚之象，加当归、鸡血藤、怀牛膝、干地养血活血。若新皮损多发，切不可用搜风之品，应加强清热凉血之力；若后期皮损浸润已不明显，干燥鳞屑成层，为瘀热伤阴之象，加干生地、北沙参、麻仁以养阴润燥；皮损干裂，鳞屑多而干燥者为阴液亏虚，加北沙参、桃仁、杏仁、麦冬养阴润燥；若皮损稳定，呈斑块状，加乌蛇、全虫以增强搜风通络之力。病程日久，伴有倦怠乏力，气短，胃纳不佳，舌体胖大者，多为气阴两虚之象，加黄芪、党参、太子参、生地、元参以益气扶正；畏寒肢冷，皮疹冬季加重者为阳气亏虚，加黄芪、桂枝、附子、细辛温阳散寒。皮疹瘙痒明显者，为血热或血燥生风，加白芷、白鲜皮、白蒺藜以清热消风。鳞屑黏滞，有少许渗出，舌苔黄腻者为湿热之象，加龙胆草、茵陈、泽泻、车前子。双足或有肿胀，纳差，大便干或稀，口干不欲饮，舌质红，苔厚，脉滑者为脾虚湿困，方用加芩连平胃散，选用黄芩、黄连、厚朴、陈皮、苍术以健脾利湿。痰多者，加全瓜蒌、杏仁理气祛痰；伴有咽喉肿痛，或皮损于咽喉肿痛后加重可配用银翘散，加金银花、连翘、牛蒡子、芦根、桔梗、青果、锦灯笼、射干以清热利咽散结。便干是银屑病患者常见症状，可根据不同病情选用生川军、大青叶、火麻仁、肉苁蓉、当归等药调之。烦躁口渴者，加麦冬、沙参、玄参、天花粉、鲜芦茅根、玉竹等，甚者加生石膏、知母、山栀、竹叶等药；五心烦热者，加知母、地骨皮。舌瘦苔净者，加北沙参、石斛、玉竹。小便黄者，加竹叶、生草梢，清热利湿。

（5）治疗过程中应遵循的原则

广安门医院皮肤科通过对银屑病病因病机的探索及长期的临床实践观察，在治疗过程中还遵循以下原则以提高疗效。

①力求辨证准确：银屑病的诊断不难，确诊后关键是辨证准确，依其皮损特点和舌象脉症，确定主证及兼证以辨证论治。

②守方不移：只要辨证准确，服药 1～3 周即可见效。一般平均坚持服药 7～40 周。

③改变药量：若服药 1～3 周疗效不理想，

可适当增加用量，如土茯苓可用至 40g，草河车、白鲜皮可增用至 30g。

④及时调换方剂：如在治疗过程中血热证经克银一方治疗一段时间后已见效果，再服皮损变化不大；若皮损已由鲜红转变为红褐或淡红，可改用克银二方继续治疗。血燥证用克银二方治疗，若在治疗过程中复感外邪或饮食不当，皮损加重或又有新起皮损，这时可增加克银二方中清热解毒药的用量，或改用克银一方调治。

第四部分　寻常型银屑病中医诊疗规范临床疗效评价及安全性检验

一、研究目的

客观评价寻常型银屑病中医诊疗规范的有效性及用药的安全性，规范银屑病的中医药治疗及评价方法，进一步明确中医药治疗寻常型银屑病的优势所在。

二、临床资料与研究方法

1. 总体设计

本研究采用重复测量的临床试验设计方法，用国际公认的 PASI 评分，详细记录所有入组患者给予治疗前、治疗后 2 周、治疗后 4 周、治疗后 6 周、治疗后 8 周，共计 5 个时点的皮损症状，包括患者红斑、鳞屑、浸润程度及皮损面积大小，对各个时点的皮损状况及疗效进行比较，客观分析寻常型银屑病中医诊疗规范的起效时点以及在各个时点疗效的变化趋势，从中提炼中医药治疗银屑病的优势所在。此外，对治疗方法的安全性进行评价。

2. 样本含量和抽样方法

（1）抽样方法

采用以证为主，病证结合的方式选择观察对象。据中医证型的不同，分为血热证、血燥证、血瘀证三组，依据诊断标准、纳入及排除标准进行样本筛选，符合条件的受试者按就诊的先后次序纳入本实验研究。

（2）样本含量

入组的 145 例患者均来源于 2006 年 10 月至 2008 年 10 月中国中医科学院广安门医院皮肤科门诊，其中血热证 86 例，血瘀证 27 例，血燥证 32 例。

3. 病例选择标准

（1）诊断标准

寻常型银屑病诊断标准，参照《临床皮肤病学》2003 年第 3 版制订。中医证候诊断标准，参照我国 2002 年《中药新药治疗白疕（银屑病）临床研究指导原则》的白疕诊断标准，及血热证、血瘀证、血燥证诊断标准制定。

（2）纳入标准

符合上述中西医诊断标准者；年龄 18～65 岁者；近 1 个月无系统应用或外用糖皮质类固醇激素、免疫抑制剂及维 A 酸药物者；签署知情同意书者。

（3）排除标准

不符合纳入标准者；感染、妊娠、分娩、外伤等应激状态者；合并有严重心、肝、肾疾病及精神疾病患者；关节型、脓疱型、红皮病型银屑病患者；过敏体质，对多种药物过敏者。

（4）疾病评分标准

采用 PASI 评分法，详细记录患者皮损红斑、鳞屑、浸润程度，计算皮肤损害 PASI 分值。

4. 治疗方法

根据朱仁康等老专家临床经验及科室协定方初步拟定。在课题实施过程中，可根据前期名老中医经验，辨证加减，调整用药。

（1）血热证：清热凉血解毒法，以克银一方化裁。

（2）血燥证：清热凉血，养阴消风法，以克银二方化裁。

（3）血瘀证：清热凉血，活血消斑法，以桃红四物汤化裁。

二级证及伴随症状辨证加减，依据广安门医院皮肤科诊疗常规。

5. 观察周期、评价时点及随访

（1）观察周期、评价时点

患者均连续治疗8周，第2、4、6、8周各复诊一次，根据每次就诊时的临床表现进行皮损评分，以皮损痊愈作为最终评价点，皮损未愈者以第8周作为最终评价点。

（2）随访

在2个月内皮损痊愈者，于疗程结束后1个月、3个月、12个月各对其进行随访一次，以判定远期疗效。详细记录患者皮损红斑、鳞屑、浸润程度及皮损面积大小，计算PASI分值。

6. 疗效判定标准

采用国内公认的寻常型银屑病疗效分级判定标准，以总积分计算出疗效率分4级判定。总有效率＝临床痊愈率＋显效率。

临床痊愈：皮损全部消退，PASI评分减少≥90%。

显效：皮损大部分消退，90%＞PASI评分减少≥60%。

有效：皮损部分消退，60%＞PASI评分减少≥30%。

无效：皮损消退不明显，未减轻或反见恶化，PASI评分减少不足30%。

7. 评价指标及不良事件

（1）疗效性评价指标：PASI评分。所有病例把皮损治疗前、后照片对比。

（2）安全性评价指标：血、尿、便常规，心电图（ECG）、肝（ALT）、肾功能（BUN、Cr），不良事件（随时记录）。

试验期间如实填写不良事件记录表，记录不良事件的发生时间、严重程度、持续时间及采取的有效措施和转归。

8. 质量控制

临床试验过程中，将由临床监查员定期进行研究医院现场监查访问，以保证研究方案的所有内容都得到严格遵守，并对原始资料进行检查以确保与CRF上的内容一致。参加临床试验的人员应统一培训。研究者应按病例报告表要求，如实、详细、认真记录表中各项内容，以确保病例报告表内容真实、可靠。

9. 统计学处理

全部病例资料输入SAS数据库，用SAS8.2软件进行统计分析，计算均数、标准差、构成比，计量资料采用t检验、方差分析、重复测量分析，计数资料采用X^2检验，等级资料采用秩和检验。

10. 试验伦理及处理

临床试验将遵循赫尔辛基宣言（1996年版）和中国有关临床试验研究规范、法规进行。

三、研究结果

本试验观察了2006年10月至2008年10月中国中医科学院广安门医院皮肤科门诊符合入组标准的145例寻常型银屑病患者，据中医证型的不同分为血热证、血燥证、血瘀证三组，三组中年龄最大为65岁，最小为18岁，全部完成访视者127例，脱落18例，发生不良事件0例，随机抽取30例患者做治疗前后安全性检验。

1. 人口学特征

（1）入组患者的年龄分布情况

入组145例银屑病患者年龄介于18～65岁，以青壮年人群为主，平均年龄为37.10±10.004岁，各组患者的年龄分布，经方差分析具有显著统计学意义（P＝0.0005）。其中，血热证与血燥证、血瘀证之间年龄分布有较显著的差异，血瘀证与血燥证之间的年龄分布无明显差异。年轻患者血热证居多，年龄偏大患者以血瘀证或血燥证患者居多。

（2）入组患者的性别分布情况

入组患者中男性77例，女性68例，男性患者人数略多于女性。三组寻常型银屑病患者的性别构成比经X^2检验，结果提示无明显差异（$X^2＝0.668$，$P＝0.716$），男女比例相当。

（3）入组患者身高与体重情况

入组患者身高最大值为183cm，最小值为151cm，平均身高为161.577cm。体重最大值为145kg，最小值为43kg，平均体重为66.095kg。经方差分析，三组之间身高体重无明显差异。（P＝0.335，P＝0.394）。

2. 病情特点

（1）辨证分型情况

145例入组患者中血热证83例、血瘀证30例、血燥证32例，其中以血热证为最常见，占 57%。

（2）兼夹证情况

入组 145 例患者中有 19 例（14%）患者存在较明显的兼夹证，其中以风、毒、湿、阴虚、气虚最为常见。

（3）总病程情况

入组患者中病程最长为 504 个月，病程最短为 1 个月。其中，血热证平均病程为 90.43 ± 99.42 个月，血瘀证平均病程为 158.50 ± 142.07 个月，血燥证平均病程为 146.84 ± 162.79 个月。三组患者病程经方差分析，结果具有显著统计学意义（P = 0.017），病程短的患者血热证居多，病程长的患者以血瘀或血燥患者居多。

（4）初复发情况

初发 30 例（21%），复发 115 例（79%），复发例数明显高于初发人数。血热、血燥、血瘀三组患者的初发、复发情况经 X^2 检验，结果不具显著统计学意义（X^2 = 0.615，P = 0.736）。

（5）复发季节规律

复发 115 例患者中，无季节规律者为 44 例（38%），有季节规律者为 71 例（72%），这其中以冬季加重的患者为最多（38 例），占有季节规律者的 52%，夏季最少（4 例），其余患者多于春、秋季加重。

（6）发病与遗传相关性情况

无家族遗传史的患者为 108 例（75%），有家族遗传史的患者为 37 例（25%）。三组患者的遗传规律情况经 X^2 检验，结果不具显著统计学意义（X^2 = 0.123，P = 0.941）。

3. 临床疗效的重复测量分析

选用 SAS8.2 统计软件，用重复测量资料方差分析，检验银屑病 PASI 总评分及红斑、鳞屑、浸润、面积方面积分在不同时间点上的总体均值有无差别，揭示在中医辨证治疗下皮损表现的时间变化特点。

Bonferroni 法是一种适用于多重比较的配对 t 检验，根据 Bonferroni 不等式对 t 分布的临界值进行校正，通过本法可做皮损积分在两两时间点的比较。在本次研究中需做 10 次两平均值的比较（即治疗前、疗后第 2 周、第 4 周、第 6 周、第 8 周皮损积分之间两两比较）。设定总体 I 类错误概率水准 α = 0.05，本次研究中每次两两比较须采用的 I 类错误概率水准 α' = 0.05/10 = 0.005，定义 α' 为名义水准，如统计结果具备统计学意义则概率应为 P < 0.005。

4. 血热证疗效情况

（1）皮损积分的变化情况

血热证患者在接受清热凉血解毒治疗后，皮损表现积分（包括红斑、鳞屑、浸润程度及 PASI 总积分情况）随着治疗时点的变化逐渐降低，采用重复测量的方差分析方法，分析其在不同治疗时点上的差异，以明确清热凉血解毒法治疗血热证银屑病皮损的时间变化特点。（见表 1）

表 1　　　　　　不同时点血热证皮损积分的变化情况

皮损积分	治疗前	治疗第 2 周	治疗第 4 周	治疗第 6 周	治疗第 8 周
红斑总积分	6.402.94	5.622.83	4.602.48	3.802.25	3.302.32
鳞屑总积分	6.172.30	5.462.67	4.512.54	3.892.63	3.212.56
浸润总积分	6.242.93	5.722.92	4.962.63	4.132.74	3.402.69
面积总积分	6.723.43	6.413.31	5.823.06	4.732.80	4.032.62
PASI 总分	25.610.91	23.010.72	20.09.85	16.89.83	14.09.59

（2）协方差矩阵 Mauchly 球性检验

单组重复测量设计可以看做是随机区组设计的极端形式，分析各时间点皮损积分是否存在显著统计学意义，可采用双向方差分析，但要求资料的协方差矩阵必需满足 H 型条件，如不满足 H 型条件时，需要计算校正系数，以对自由度进行校正。因此，在进行重复测量的方差分析之前需要对资料进行协方差矩阵做球性检验。（见表 2）

表 2   皮损积分 Mauchly 球性检验

样本	变量参数	自由度	Mauchly 准数	卡方	P
红斑总积分	正交分量	9	0.2212427	103.2062	P < 0.0001
鳞屑总积分	正交分量	9	0.2825133	86.480696	P < 0.0001
浸润总积分	正交分量	9	0.2330866	99.6383	P < 0.0001
面积总积分	正交分量	9	0.0630385	189.10433	P < 0.0001
PASI 总分	正交分量	9	0.1788386	117.76366	P < 0.0001

由于血热证皮损积分的协方差矩阵的概率均为 P < 0.0001，故不符合球性假设。

（3）皮损积分的方差分析

对于不符合球性检验假设的样本，需要对分子及分母的自由度进行校正，才能进行方差分析。目前通用的校正方法有 Greenhouse-Geisser（$G - G\bar{\varepsilon}$）法及 Huynh-feldt（$F - F\bar{\varepsilon}$）法，而 $F - F\bar{\varepsilon}$ 法是在 $G - G\bar{\varepsilon}$ 法基础上进行的修正，但它对小样本则太过保守，因此但常推荐 $G - G\bar{\varepsilon}$ 法的校正结果，对皮损积分的方差分析同时采用了这两种方法。（见表 3）

表 3   皮损积分方差分析结果

皮损积分	变异来源	离均差平方和	均方	F 值	P	校正概率 Adj	
						G - G 法	H - F 法
红斑积分	时间	452.92	113.08	60.88	< 0.0001	< 0.0001	< 0.0001
	误差	520.07	1.86	校正系数：$G - G\bar{\varepsilon} = 0.5520$　$H - F\bar{\varepsilon} = 0.5707$			
鳞屑积分	时间	401.63	100.41	63.72	< 0.0001	< 0.0001	< 0.0001
	误差	441.177	1.58	校正系数：$G - G\bar{\varepsilon} = 0.5837$　$H - F\bar{\varepsilon} = 0.6051$			
浸润积分	时间	375.53	97.88	62.46	< 0.0001	< 0.0001	< 0.0001
	误差	420.87	1.50	校正系数：$G - G\bar{\varepsilon} = 0.5381$　$H - F\bar{\varepsilon} = 0.558$			
面积积分	时间	366.16	91.54	63.03	< 0.0001	< 0.0001	< 0.0001
	误差	406.64	1.45	校正系数：$G - G\bar{\varepsilon} = 0.4116$　$H - F\bar{\varepsilon} = 0.4202$			
PASI 总分	时间	6321.960563	1580.490141	103.73	< 0.0001	< 0.0001	< 0.0001
	误差	406.64	1.45	校正系数：$G - G\bar{\varepsilon} = 0.5092$　$H - F\bar{\varepsilon} = 0.5246$			

经 $G - G\bar{\varepsilon}$、$H - F\bar{\varepsilon}$ 方法校正，血热证银屑病患者皮损相关积分（包括红斑、鳞屑、浸润程度、面积及 PASI 总分）的方差分析概率均为 P < 0.0001，说明通过清热凉血解毒法治疗后血热证寻常型银屑病患者的皮损表现，在治疗过程中总体均值具有显著统计学意义。

皮损积分以 Bonferroni 法两两比较，其 PASI 积分的检验结果如下。（见表 4）

表 4   PASI 积分 Bonferroni 法配对 t 检验结果

变量	例数	均值	标准误	t 值
疗前 - 疗后第 2 周	71	- 2.35	0.41	- 5.74
疗前 - 疗后第 4 周	71	- 5.65	0.64	- 8.8
疗前 - 疗后第 6 周	71	- 8.8	0.76	- 11.63
疗前 - 疗后第 8 周	71	- 11.68	0.89	- 13.09

变量	例数	均值	标准误	t 值
疗后第 2 - 4 周	71	- 3.29	0.54	- 6.10
疗后第 2 - 6 周	71	- 6.45	0.71	- 9.12
疗后第 2 - 8 周	71	- 9.32	0.84	- 11.05
疗后第 4 - 6 周	71	- 3.15	0.49	- 6.46
疗后第 4 - 8 周	71	- 6.03	0.66	- 9.17
疗后第 6 - 8 周	71	- 2.87	0.41	- 6.99

注：临界 t 值：$t_{0.005(70)} = 2.899$（$P < 0.005$）。

与临界 t 值（$t_{0.005(70)} = 2.899$）相比较，因此 $P < 0.005$。表明治疗前、治疗后第 2 周、第 4 周、第 6 周、第 8 周的 5 个时间点之间，血热证 PASI 积分均具有显著统计学意义（$P < 0.005$）。单项皮损积分亦具有相似规律，治疗过程中 5 个时点，均具有统计学意义（$P < 0.005$）。

5. 血燥证疗效情况

（1）皮损积分的变化情况

血燥证患者在接受滋阴润燥，养血消风治疗后，皮损表现积分（包括红斑、鳞屑、浸润程度、面积积分及 PASI 总积分情况）随着治疗时点的变化逐渐降低。（见表5）。

表5　　　　　　皮损积分的变化情况

积　分	治疗前	疗后第2周	疗后第4周	疗后第6周	疗后第8周
红斑总积分	6.563.07	5.632.57	4.382.24	3.722.48	3.032.06
鳞屑总积分	6.473.02	5.312.84	3.932.53	2.972.75	2.592.64
浸润总积分	6.592.96	5.912.91	4.722.69	3.532.44	2.722.11
面积总积分	6.883.28	6.592.56	5.662.65	4.752.55	3.812.64
PASI 总分	26.29.59	23.39.62	18.88.62	15.18.91	12.58.83

（2）皮损积分 Mauchly 球性检验（见表6）

表6　　　　　　　　皮损积分 Mauchly 球性检验

样本	变量参数	自由度	Mauchly 准数	卡方	P
红斑总积分	正交分量	9	0.365978	29.569103	P = 0.0005
鳞屑总积分	正交分量	9	0.0774508	75.251136	P < 0.0001
浸润总积分	正交分量	9	0.1020123	67.148305	P < 0.0001
面积总积分	正交分量	9	0.0621274	81.736206	P < 0.0001
PASI 总分	正交分量	9	0.0554215	85.096173	P < 0.0001

由于血燥证患者鳞屑、浸润、面积及 PASI 的协方差矩阵的概率均为 $P < 0.0001$，红斑积分的概率为 $P = 0.0005$，故不符合球性假设。

（3）皮损积分的方差分析

对于不符合球性检验假设的样本，需要对分子及分母的自由度进行校正。（见表7）

表7　　　　　　　　　　　　　　　　　皮损积分的方差分析

变异来源		离均差平方和	均方	F 值	P	校正概率 Adj	
						G - G 法	H - F 法
红斑积分	时间	261.46	65.37	42.01	< 0.0001	< 0.0001	< 0.0001
	误差	192.94	1.56	校正系数：G - G$\bar{\varepsilon}$ = 0.6273　H - F$\bar{\varepsilon}$ = 0.6870			
鳞屑积分	时间	337.09	84.27	33.23	< 0.0001	< 0.0001	< 0.0001
	误差	314.51	2.54	校正系数：G - G$\bar{\varepsilon}$ = 0.4243　H - F$\bar{\varepsilon}$ = 0.4463			
浸润积分	时间	330.65	82.66	44.15	< 0.0001	< 0.0001	< 0.0001
	误差	232.15	1.87	校正系数：G - G$\bar{\varepsilon}$ = 0.4401　H - F$\bar{\varepsilon}$ = 0.4646			
面积积分	时间	208.47	52.12	25.45	< 0.0001	< 0.0001	< 0.0001
	误差	253.94	2.04	校正系数：G - G$\bar{\varepsilon}$ = 0.4569　H - F$\bar{\varepsilon}$ = 0.4840			
PASI 总分	时间	4482.79	1020.7	62.64	< 0.0001	< 0.0001	< 0.0001
	误差	2020.41	16.29	校正系数：G - G$\bar{\varepsilon}$ = 0.3918　H - F$\bar{\varepsilon}$ = 0.4090			

经 G - G$\bar{\varepsilon}$、H - F$\bar{\varepsilon}$ 方法校正，血燥证银屑病患者皮损相关积分（包括红斑、鳞屑、浸润程度、面积及 PASI 总分）的方差分析概率均为 P < 0.0001，说明通过滋阴润燥，养血消风治疗后，燥证寻常型银屑病患者的皮损表现，在不同时点上的总体均值具有显著统计学意义。

皮损积分以 Bonferroni 法两两比较，其 PASI 积分的检验结果如下。（见表8）

表8　　　　　　　　　　PASI 积分 Bonferroni 法配对 t 检验结果

变量	例数	均值	标准误	t 值
疗前 - 疗后第2周	71	-2.97	0.64	-4.63
疗前 - 疗后第4周	71	-7.44	0.87	-8.39
疗前 - 疗后第6周	71	-11.12	1.23	-9.04
疗前 - 疗后第8周	71	-13.72	1.43	-9.62
疗后第2 - 4周	71	-4.47	0.78	-5.77
疗后第2 - 6周	71	-8.16	1.19	-6.84
疗后第2 - 8周	71	-10.75	1.42	-7.56
疗后第4 - 6周	71	-3.68	0.64	-5.76
疗后第4 - 8周	71	-6.28	0.84	-7.51
疗后第6 - 8周	71	-2.59	0.53	-4.88

注：临界 t 值：$t_{0.005(31)}$ = 3.022（P < 0.005）。

与临界 t 值（$t_{0.005(31)}$ = 3.022）比较可知，PASI 总积分在治疗前、治疗后第2周、第4周、第6周、第8周的5个时间点之间，均具有显著统计学意义（P < 0.005）。皮损的红斑、浸润积分亦遵循此规律（P < 0.005）；皮损鳞屑积分在治疗6~8周改善不明显（t = -2.17）；面积积分在治疗后2周与治疗前不具备显著统计学意义（t = -1.22）。

6. 血瘀证疗效情况

（1）皮损积分的变化情况

血瘀组皮损积分的变化情况随着治疗时点的变化逐渐降低。（见表9）

表9			皮损积分的变化情况		
积　分	治疗前	疗后第2周	疗后第4周	疗后第6周	疗后第8周
红斑总积分	6.872.92	5.962.61	5.382.71	4.52.54	4.162.30
鳞屑总积分	7.083.30	6.083.13	5.293.03	4.793.06	3.922.52
浸润总积分	6.883.25	6.382.95	5.672.50	5.252.67	4.422.38
面积总积分	7.673.16	7.212.89	6.752.80	6.252.61	5.382.67
PASI总分	28.511.16	25.510.18	23.010.18	20.509.85	17.98.87

（2）皮损积分 Mauchly 球性检验（见表10）

表10			皮损积分 Mauchly 球性检验		
样本	变量参数	自由度	Mauchly 准数	卡方	P
红斑总积分	正交分量	9	0.1005172	49.203219	$P < 0.0001$
鳞屑总积分	正交分量	9	0.4077366	19.213618	$P = 0.0234$
浸润总积分	正交分量	9	0.2857406	26.828045	$P = 0.0015$
面积总积分	正交分量	9	0.1270179	44.191728	$P < 0.0001$
PASI 总分	正交分量	9	0.0780749	54.61348	$P < 0.0001$

血瘀证皮损积分的协方差矩阵的概率均为 $P < 0.05$，故均不符合球性假设。

（3）皮损积分的方差分析

对于不符合球性检验假设的样本，需要对分子及分母的自由度进行校正。（见表11）

表11			皮损积分的方差分析				
皮损积分	变异来源	离均差平方和	均方	F 值	P	校正概率 Adj Pr > F	
						G - G 法	H - F 法
红斑积分	时间	115.58	28.90	19.04	<0.0001	<0.0001	<0.0001
	误差	139.62	1.52	校正系数：G - G$\bar{\varepsilon}$ = 0.5408　H - F$\bar{\varepsilon}$ = 0.5408			
鳞屑积分	时间	337.09	84.27	33.23	<0.0001	<0.0001	<0.0001
	误差	314.51	2.54	校正系数：G - G$\bar{\varepsilon}$ = 0.6725　H - F$\bar{\varepsilon}$ = 0.7700			
浸润积分	时间	88.45	22.11	14.58	<0.0001	<0.0001	<0.0001
	误差	139.55	1.52	校正系数：G - G$\bar{\varepsilon}$ = 0.6173　H - F$\bar{\varepsilon}$ = 0.6792			
面积积分	时间	73.38	18.85	17.51	<0.0001	<0.0001	<0.0001
	误差	99.02	1.08	校正系数：G - G$\bar{\varepsilon}$ = 0.5283　H - F$\bar{\varepsilon}$ = 0.5831			
PASI 积分	时间	1655.45	413.86	28.47	<0.0001	<0.0001	<0.0001
	误差	1337.41	14.54	校正系数：G - G$\bar{\varepsilon}$ = 0.5316　H - F$\bar{\varepsilon}$ = 0.5873			

血瘀证相关的皮损积分经 G - G$\bar{\varepsilon}$、H - F$\bar{\varepsilon}$ 两种方法校正后所得方差分析的概率均为 $P < 0.0001$，说明通过活血化瘀法治疗后血瘀证寻常型银屑病患者皮损在红斑、鳞屑、浸润肥厚程度、面积及 PASI 总积分等方面均有所改善，治疗过程中的总体均值不同。

采用 Bonferroni 法进行不同时间点均值之间的两两比较，其 PASI 积分检验结果如下。（见表12）

表 12　　　　　　　　　　　　**PASI 积分 Bonferroni 法配对 t 检验结果**

变量	例数	均值	标准误	t 值
疗前 – 疗后第 2 周	24	– 2.96	0.9	– 3.28 *
疗前 – 疗后第 4 周	24	– 5.5	1.33	– 4.13 *
疗前 – 疗后第 6 周	24	– 7.96	1.6	– 4.96 *
疗前 – 疗后第 8 周	24	– 10.63	1.40	– 7.57 *
疗后第 2 – 4 周	24	– 2.54	0.57	– 4.45 *
疗后第 2 – 6 周	24	– 5.00	1.04	– 4.81 *
疗后第 2 – 8 周	24	– 7.67	0.91	– 8.44 *
疗后第 4 – 6 周	24	– 2.46	1.09	– 2.27 △
疗后第 4 – 8 周	24	– 5.13	1.05	– 4.88 *
疗后第 6 – 8 周	24	– 2.67	0.69	– 3.88 *

注：临界 t 值：$t_{0.005(23)} = 3.104$，* $P < 0.005$ △ $P > 0.005$。

与临界 t 值（$t_{0.005(23)} = 3.104$）比较可知，PASI 总积分在治疗前后的 5 个时间点具有显著统计学意义。但单项皮损积分在治疗过程中变化趋势较为缓慢，表现为起效时间晚，如红斑、鳞屑积分均在治疗后 4 周才与疗前具有显著统计学意义（t = – 3.33，t = – 3.56），而浸润程度积分直到治疗后 6 周才与疗前具备显著统计学意义（t = – 3.28），治疗过程中下降趋势平缓，其红斑、鳞屑、浸润程度、面积积分治疗后第 2 周与第 4 或第 4 周与第 6 周之间积分下降程度不具备显著统计学意义（$P > 0.005$）。

7. 治疗各组的有效率情况

入组 145 例患者，全部完成访视者 127 例，脱落 18 例。其中，血热证患者 83 例，71 例患者全部完成访视，脱落 12 例；血瘀证患者 30 例，24 例患者全部完成访视，脱落 6 例；血燥组 32 例患者全部完成访视，无脱落。

完成访视的患者中有效 114 例（90%），无效 13 例（10%）。血热证患者痊愈 4 例，显效 15 例，有效 44 例，无效 8 例；痊愈率 6%，显效率 21%，总有效率为 89%。血燥证痊愈 3 例，显效 6 例，有效 21 例，无效 2 例；痊愈率 9%，显效率 19%，总有效率 94%。血瘀证痊愈 1 例，显效 2 例，有效 18 例，无效 3 例；痊愈率 4%，显效率 13%，总有效率 87%。

8. 不良反应情况

145 例入组患者中，在治疗前后未出现腹泻、过敏等不良事件。按照随机原则选入 30 例患者作安全性调查（治疗前及治疗 8 周后，进行实验室检查包括血常规、尿常规、便常规、心电图及肝肾功能检查）。结果表明，所观察 30 例患者中 24 例患者在治疗前后指标正常，有 6 例患者指标异常。其中 2 例患者于治疗前血、尿指标异常，经银屑病治疗后恢复正常水平；2 例患者两次体检正值行经期，均在治疗前后尿中检出大量红细胞；1 例患者治疗前肝功能异常，经银屑病治疗后好转；1 例患者治疗后白细胞增高，考虑和上感有关。

从上述结果可以看出，此治疗规范用药安全可靠，未出现明显不良反应。但由于所抽检患者例数的局限性，可能不足以表明其可靠程度，在今后的调研中还会继续加大样本量，从而更加有力地证明其安全性。

9. 随访情况

治疗 8 周后痊愈的 8 例患者，于疗程结束后 1 个月、3 个月及 6 个月各对其进行随访一次，结果治疗结束后 6 个月，有 2 例患者病情反复，但皮损症状较前次发病轻，经中药再次治疗后病情缓解。

四、讨论

银屑病是一种反复发作的慢性炎症性皮肤疾病。近年来，随着生活节奏的加快、环境污染等多方面因素，其发病率也日益升高。本病不仅顽固难愈，而且严重影响患者的日常生活及社交，成为目前皮肤科领域的研究重点。

银屑病的病因病机复杂，各家论述也侧重不同，但血分失调为大多数医家所认可，且有学者对寻常型银屑病做了证候规律研究，结果表明血热证、血瘀证、血燥证为寻常型银屑病的主要证型，这些都为银屑病的从血论治奠定了理论基础。

广安门医院诊疗常规是根据朱仁康等名老中医的经验并结合科室的临床实践而制定的。经本次临床观察，疗效确切，总有效率为89%，且在治疗过程中未出现明显不良反应。

在本临床研究中，我们采用了重复测量的方法，进行了广安门医院诊疗常规对寻常型银屑病血热证、血瘀证、血燥证患者的疗效及安全性分析。在研究中发现，不同证型在治疗过程中的疗效趋势有所不同，以血热证的临床改善最为平稳，而血瘀证起效最慢。各证型中，虽然PASI积分在治疗过程中的各个时点均具有显著差别，但是在单项皮损积分的比较中，我们发现其红斑、浸润、鳞屑及面积的改善时间并不一致，并且和病情特点相关。这对于进一步进行银屑病相关的机理研究及探索中医药治疗的起效时点，疗效与治疗时间关系等，均具有积极意义。

第五部分　研究结论、成果及优势评价

一、中医（或中西医结合）优势分析及评价

本研究通过重复测量的设计与分析方法，揭示了广安门医院诊疗常规治疗寻常型银屑病过程中病情变化特点，并且通过临床验证，三种常见证型均可在2个月内，使病情得以有效控制，总有效率达到89%。

目前常用治疗寻常型银屑病的西药有维A酸胶囊等，具有较明显的肝肾毒性，不少患者在服药期间出现肝功能损伤、血脂升高及关节损害等。而在本课题临床研究实施过程中，145例患者无1例发生肝肾功能损害，且有1例患者疗前肝功有轻度损伤，经银屑病治疗后恢复正常。

目前西药考虑到内服药物肝肾毒性大的不利因素，开发了一系列外用制剂，如吡硫翁锌喷雾剂、达力士软膏、达力士擦剂等，价格较为昂贵，且不能有效控制复发，部分患者可出现反跳现象。而中医诊疗规范的建立，患者每周负担的医药费用，控制在80元以内，在一定程度上可以减轻患者负担，节约大量医疗费用。

二、技术、方法的创新分析

我科通过前期的临床观察及文献调研，对北京地区名老中医治疗银屑病的经验进行了总结，并提出了"三证一则多兼夹"的辨证治疗体系。

1. 三证

初发者常因血热毒邪偏盛，热盛生风，风盛化燥，证属血热。若病邪留恋，风燥日久，毒热未尽，而阴血却已耗伤，以致血燥生风，风盛则燥，肌肤失养，证属血燥。病程日久，热毒留恋，血热壅滞不退，血受热则煎熬成块，瘀热互结，经络阻滞，证属血瘀。

2. 一则

银屑病辨证为血热、血燥、血瘀证，但是在所有证型中，毒热表现始终存在，所以清热解毒法则贯穿疾病治疗的始终。

3. 多兼夹

研究发现，银屑病的实际临床证候较为复杂，血热、血燥、血瘀三证并不完全独立，在银屑病的整个病程中三者相互转化、相互兼夹，临床表现各有偏重。几个证候可以单一出现，也可以混合存在，更多为复合证候，血热证可以与风热、毒热、湿热、燥、瘀混合致病，表现为许多兼证，最终形成银屑病复杂多样的临床表现。

采用重复测量的设计与方法，观察在治疗过程中，多个时点的皮损变化情况及差异，为分析中医药的疗效趋势及规律，做出了有益探索。

三、人才培养情况及论文、专著情况（数量与水平）

本课题培养了硕士研究生 7 名，且在课题实施过程中，科室中青年医师及进修医师也参与其中，进一步加强了临床水平及科研能力。在课题研究过程中，在国家核心期刊发表"清热凉血解毒法治疗寻常型银屑病血热证的重复测量分析"等相关学术论文 6 篇。

1. 刘瓦利，何伟．银屑病的病因与发病机制．中国临床医生，2009，37（8）：7 - 8．

2. 张晓红．银屑病的临床表现及诊断．中国临床医生，2009，37（8）：8 - 10．

3. 王君伟，刘瓦利．寻常型银屑病的中医外治法．中国临床医生，2009，37（8）：12 - 13．

4. 刘瓦利，王俊慧．银屑病的西医疗法．中国临床医生，2009，37（8）：14 - 15．

5. 王俊慧，刘瓦利．针灸治疗银屑病的研究进展．北京中医药，2008，27（4）：303 - 305．

6. 王俊慧，刘瓦利，闫雨荷，等．清热凉血解毒法治疗寻常型银屑病血热证的重复测量分析．辽宁中医杂志，2011，38（1）：29 - 31．

四、存在的问题与解决办法

在临床试验的实施过程中由于外界因素、人员等多方面原因，影响了数据的收集，出现了不少脱落、失访病例以及由此带来的缺失值问题。因此，在今后的研究中要吸取教训，及时、积极地进行受试者的追踪随访，尽量完整、准确地搜集病例。

本研究由于病例数较少等原因，仅采用了单因素单组的重复测量分析，并未采用随机对照的临床试验方法。因此，在今后的研究中应该进一步完善重复测量设计所涉及的多个时点评测的效益问题等，可能也有必要做进一步探讨。

此外，在本研究中我们发现口服活血化瘀中药对血瘀证银屑病的皮损改善较为缓慢。因此，在今后的研究中，我们要将中药外治、针灸等多种中医特色治疗方法纳入进来，观察其综合疗效。

参考文献

[1] 中国中医科学院广安门医院．朱仁康临床经验集．北京：人民卫生出版社，1978．

[2] 北京中医医院．赵炳南临床经验集．北京：人民卫生出版社，1975．

[3] 朱仁康，邹铭西，李博鑑，等．"克银方"治疗银屑病的临床研究进展 - 附236例疗效观察．中医杂志，1983，24（9）：31 - 33．

[4] 李林，李博鑑．朱仁康老中医治疗银屑病的经验．中医杂志，1985，26（1）：12 - 14．

[5] 金起凤，周德瑛．中医皮肤病学．北京：中国医药科技出版社，2001．

[6] 吕天恒．金起凤教授治疗银屑病经验．国医论坛，1996，11（3）：23．

[7] 史宇广，单书健．当代名医临证精华 - 皮肤科专辑．北京：中医古籍出版社，1992．

[8] 方平，刘瓦利．张作舟教授运用清热除湿法治疗皮肤病．北京中医药大学学报，1993，（5）：21 - 23．

[9] 周淑维，宋坪，刘瓦利．庄国康教授治疗银屑病经验．中国中西医结合皮肤性病学杂志，2004（1）：37 - 38．

[10] Stevens J. Applied multivariate statistics for the social sciences. Mahwah NJ：Lawrence Erlbaum，1996：450．

[11] Neter J，Kutner MH，Nachtsheim Cj，et al. Applied linear statistical model. 4th Ed. Chicago，IL：Irwin，1996：1165．

[12] 余松林，向惠云．重复测量资料分析方法与 SAS 程序．北京：科学出版社，2004．

[13] 宋艳艳，何清波，苏炳华．分类数据的重复测量及其在临床试验中的应用．上海第二医科大学学报，2005，25（3）：297 - 300．

附　广安门医院皮肤科银屑病诊疗规范

银屑病属于中医学"白疕"范畴。目前认为本病是一种有遗传背景下的由 T - 淋巴细胞介导为主的免疫、神经、内分泌相关疾病。临床上分为寻常型、红皮病型、关节型和脓疱型。寻常型银屑病常见并易复发，以红斑上层层白色鳞屑为主要表现。后三型为银屑病的重症型。

一、诊断

本病参照《临床皮肤病学》（赵辨主编，江苏技术出版社）及《中华人民共和国中医药行业标准·中医皮肤科病证诊断疗效标准》进行诊断及分期分型。

二、中医治疗

1. 血热证（进行期）

临床表现：初发或复发，新皮疹不断出现，以丘疹、斑丘疹为主，疹基底皮肤颜色鲜红，刮去鳞屑见点状出血，可有同形反应，可有不同程度瘙痒，心烦口渴或口干，便秘尿黄，舌质红，苔黄，脉数。

治疗原则：此阶段以内服药物治疗为主，辅助外用药物治疗。

（1）内治法

治法：清热凉血解毒。

方药：克银一方。土茯苓 30g、白鲜皮 15g、威灵仙 10g、忍冬藤 15g、北豆根 10g、草河车 15g、板蓝根 15g、生甘草 10g。

加减：皮损红者加白花蛇舌草 15g、大青叶 10g，咽痛者加银花 15g、牛蒡子 10g，大便干结者加生川军 6g。

常用中成药：银屑灵颗粒，每日 2 次，每次 20g。银屑冲剂，每袋 15g，每日 2 次，每次 1 袋。复方青黛胶囊，每日 3 次，每次 3 ~ 5 粒。清开灵注射液，每次 40 ~ 60ml 加入 5% 葡萄糖溶液或 0.9% 生理盐水中静脉点滴，每日 1 次。

院内制剂：扫癣丸：清热凉血，解毒消斑；主治进行期银屑病。每丸 9 克，每日 2 次，每次 1 ~ 2 丸。

（2）外治法

①湿毒膏（我院内部制剂）

治法：清热敛湿，润肤止痒。

使用方法：外涂于皮损处，每日 1 ~ 2 次。

②加味五石膏（我院内部制剂）

治法：清热敛湿，润肤止痒。

使用方法：外涂于皮损处，每日 1 ~ 2 次。

（3）护理调摄

①保暖，避风寒，防止感冒。

②调畅情志，减轻思想负担。

③节制饮食，忌羊肉、海鲜、酒品等腥发之物

④避免皮肤破损。

（4）疗效评价

采用本方案治疗，2 个月内痊愈率约为 30%，治愈显效率可达 50% ~ 70%。

2. 血燥证（静止期）

临床表现：病程迁延日久，皮疹以斑片状为主，皮疹基底皮肤颜色较淡，鳞屑虽多但较薄，可有瘙痒。伴有疲乏无力，舌质淡红，苔薄白，脉细。

治疗原则：此阶段以内服药物配合外用药物治疗。

（1）内治法

治法：清热凉血，养阴消风。

方药：克银二方。生地 30g、元参 15g、丹参 15g、北豆根 10g、大青叶 15g、草河车 15g、白鲜皮 15g、连翘 10g、麻仁 10g。

加减：皮损颜色淡者加当归 15g、鸡血藤 15g，鳞屑多而干燥者加桃杏仁各 10g。

常用中成药：银屑灵颗粒，每日 2 次，每次 20g。银屑冲剂，每袋 15g，每日 2 次，每次 1 袋。复方青黛胶囊，每日 3 次，每次 3 ~ 5

粒。

（2）外治法

①玉黄膏

治法：润肌止痒。

使用方法：外涂于皮损处，每日1~2次。

②玉红膏

治法：润肤生肌。

使用方法：外涂于皮损处，每日1~2次。

③中药浸浴治疗

治法：清热润燥、疏通腠理。

常用药物：当归、侧柏叶、艾叶、透骨草、燕麦等。以草药300~500g，加水煎煮30分钟，倾倒药液于浴桶内，浸浴治疗30分钟。

非药物疗法：窄波UVB皮损部位照射。

（3）护理调摄

①避免皮损处过度搔抓。

②调畅情志，减轻思想负担。

③节制饮食，忌羊肉、海鲜、酒品等腥发之物。

④浸浴治疗后注意保暖，及时涂抹外用药物。

（4）疗效评价

采用本方案治疗，3个月内痊愈率约为30%，治愈显效率可达50%~70%。

3. 血瘀证（静止期）

临床表现：病程较长，皮损肥厚浸润，经久不退，皮疹基底皮肤颜色暗红，鳞屑紧固，可有不同程度瘙痒，全身症状不明显，舌质暗红或有瘀斑、瘀点，脉涩或细涩。

治疗原则：此阶段以内服药物治疗为主，辅助外用药物治疗。

（1）内治法

治法：清热凉血，活血消斑。

方药：桃红四物汤化裁。生地30g、丹皮10g、赤芍10g、川牛膝15g、当归尾12g、丹参15g、三棱6g、莪术6g、虎杖10g、茜草15g、桃仁10g、红花10g、北豆根10g。

加减：皮损肥厚浸润者加夏枯草10g，并加大三棱、莪术用量至9g；皮损瘙痒者加白鲜皮10g、白蒺藜10g；大便干结者加酒军6g。

常用中成药：大黄蛰虫丸，每袋3g，每日2次，每次1~2袋。丹参注射液，每次20~40ml加入5%葡萄糖溶液或0.9%生理盐水中静

点，每日1次。

（2）外治法

①玉黄膏

治法：润肌止痒。

使用方法：外涂于皮损处，每日1~2次。

②玉红膏

治法：润肤生肌。

使用方法：外涂于皮损处，每日1~2次。

③中药浸浴治疗

治法：活血化瘀、疏通腠理。

常用药物：土大黄、侧柏叶、艾叶、透骨草、红花、丹参等。以草药300~500g，加水煎煮30分钟，倾倒药液于浴桶内，浸浴治疗30分钟。

非药物疗法：窄波UVB皮损部位照射。

（3）护理调摄

①避免皮损处过度搔抓。

②调畅情志，减轻思想负担。

③节制饮食，忌羊肉、海鲜、酒品等腥发之物。

④浸浴治疗后注意保暖，及时涂抹外用药物。

（4）疗效评价

采用本方案治疗，3个月内痊愈率约为20%，治愈显效率可达40%。

4. 风湿阻络证（关节病型）

临床表现：周身泛发皮疹，色红或暗，鳞屑层层，并见关节疼痛，轻则红肿灼热，重则畸形弯曲，尤以指趾关节为主，晨起疼痛更甚。苔薄而腻，脉象弦滑。

治疗原则：此阶段以内服药物治疗为主，辅助外用药物治疗。

（1）内治法

治法：通络活血，祛风除湿。

方药：桂枝芍药知母汤（《金匮要略》）化裁。桂枝10g、当归15g、赤芍15g、知母10g、桑寄生15g、防风10g、桑枝10g、秦艽15g、羌活10g、独活10g、细辛3g、薏苡仁30g、甘草10g等。

加减：关节痛显著者加鸡血藤、秦艽；关节红肿者加忍冬藤、络石藤；关节变形者加穿山甲、透骨草；皮损瘙痒，关节疼痛走窜者加全蝎、蜈蚣、蝉衣等；上肢为甚加姜黄、海风

藤；下肢为甚者加防己、怀牛膝。

（2）外治法：同寻常型银屑病各证。

（3）护理调摄

①避免皮损处过度搔抓。

②调畅情志，减轻思想负担。

③节制饮食，忌羊肉、海鲜、酒品等腥发之物。

④浸浴治疗后注意保暖，及时涂抹外用药物。

（4）疗效评价

采用本方案治疗，3个月内治愈显效率可达40%。

5. 湿热化毒证（脓疱型）

临床表现：皮损潮红或暗红，大小不等，境界清楚，边缘整齐，其上密集细小脓疱，其色黄白，可融成脓湖，此起彼伏，轻则仅见掌跖，甲板污浊，重则遍见全身各处。伴有身热面赤，口渴唇燥，心烦易怒，大便秘结，小溲短赤，舌绛苔腻，脉象滑数。

治疗原则：此阶段以内服药物治疗为主，辅助外用药物治疗。

（1）内治法

治法：凉血清热，解毒利湿。

方药：五味消毒饮（《外科正宗》）化裁。土茯苓30g、生地30g、丹皮10g、生槐花20g、银花15g、野菊花15g、公英10g、地丁10g、黄芩15g、黄连6g、苍术15g、白鲜皮30g等。

加减：皮肤肿胀加生薏仁、冬瓜皮；小便不利加六一散、茯苓、萆薢；高热不退加生石膏、知母等。

（2）外治法

以清热解毒及安抚之品外用。

常用药物有：脓多湿烂时以生大黄、黄柏、贯众煎水湿敷；脓少结痂时以四黄膏外涂。

（3）护理调摄

①避免皮损处过度搔抓。

②调畅情志，减轻思想负担。

③节制饮食，忌羊肉、海鲜、酒品等腥发之物。

④浸浴治疗后注意保暖，及时涂抹外用药物。

（4）疗效评价

采用本方案治疗，2个月内痊愈率约为40%，治愈显效率可达70%。

6. 燔营灼血证（红皮病型）

临床表现：周身焮红赤肿，如汤泼火燎，触之灼热，压之褪色，离手复原，鳞屑层层脱落，或伴掌跖皮肤厚硬，爪甲污浊变形，壮热口渴，烦躁谵语，便结溲赤，舌绛苔黄，脉象洪数。

治疗原则：此阶段以内服药物治疗为主，辅助外用药物治疗。

（1）内治法

治法：清营凉血，解毒消斑。

方药：皮炎汤（《朱仁康临床经验集》）化裁。生地30g、丹皮15g、赤芍15g、生石膏30g、知母10g、银花15g、连翘15g、竹叶10g、鲜茅根30g等。

加减：皮肤红肿者加大青叶、紫草；伴有渗出者加冬瓜皮、茯苓；大便秘结者加生川军、芒硝；口渴喜饮者加玄参、麦冬；烦躁不安者加莲子心、栀子。

（2）外治法

适当选用香油、紫草油外涂以保护皮肤，防止干燥皲裂。

（3）护理调摄

①避免皮损处过度搔抓。

②调畅情志，减轻思想负担。

③节制饮食，忌羊肉、海鲜、酒品等腥发之物。

④浸浴治疗后注意保暖，及时涂抹外用药物。

（4）疗效评价

采用本方案治疗，2个月内痊愈率约为40%，治愈显效率可达70%。

中医药治疗慢性前列腺炎临床疗效评价研究

第一部分 基本信息

项目名称: 中医药治疗慢性前列腺炎临床疗效评价研究

项目编号: CACMS05Y0016

项目性质: 中医诊疗技术

项目负责人: 张亚强

项目组长单位: 中国中医科学院广安门医院

协作完成单位: 北京中医药大学东直门医院
中国中医科学院西苑医院
卫生部中日友好医院

联合方负责人: 李海松 高 瞻 王传航

项目完成人: 张亚强 陈国宏 宋竖旗 李海松 高 瞻 王传航 李兰群 刘英山
卢建新 高筱松 刘 兵 庞 然 于慧兰 杨志强 吴玉强 杨俊峰

项目起始时间: 2005 年 11 月至 2008 年 10 月

第二部分 摘 要

目的:评价中医药治疗慢性前列腺炎的临床疗效。

方法:采用多中心随机对照临床试验研究方法,将符合慢性前列腺炎诊断的患者按1.5:1:1的比例随机分为中医组、中西医结合组和西药对照组。中医组辨证治疗,西药对照组口服阿奇霉素治疗,中西医结合组同时使用以上两种方法治疗。疗程 4 周。主要疗效指标为中医证候评分和 NIH - CPSI 评分,次要疗效指标为最大尿流率、前列腺液中白细胞数和卵磷脂小体数。

结果:中医组和中西医结合组治疗后中医证候总评分及各分项评分、NIH - CPSI 评分及各分项评分均显著下降,尿流率升高、前列腺液中白细胞数下降、卵磷脂小体增加，各项指标组内治疗前后差值比较均有统计学意义。三组间疗效比较，中医组和中西医结合组疗效优于西药对照组，差异有统计学意义（P <

0.05）。中医组和中西医结合组疗效比较，差异无统计学意义（P > 0.05）。

结论：中医辨证治疗慢性前列腺炎有较好的疗效。

第三部分　文献研究与回顾性研究

一、文献研究

慢性前列腺炎是成年男性的常见病，病因不明，症状复杂多变，治疗困难，严重影响患者的生活质量。中医学中无前列腺一词，但把包括前列腺在内的男性内生殖系统，统称为"精室"、"精窍"或"精道"。明代张介宾《类经图翼》中记载："（精室）于膀胱之后，小肠之右上，大肠之左上。"前列腺属精窍范畴，其发病虽在生殖系，但亦可波及泌尿系，故其临床表现亦复杂多变，包括了淋证、癃闭、遗精、遗尿、尿血、精浊、尿浊、阳痿及不育等病证范围。

慢性前列腺炎的病因病机和症状表现在中医文献里早有论述。《素问·痿论》云："思想无穷，所愿不得，意淫于外，入房太甚，宗筋弛纵，发为筋痿，乃为白淫。"《素问·六元正纪大论篇》云："脾受积湿之气，小便黄赤，甚则淋。"《灵枢·五癃津液别》谓："阴阳不和，则使液溢而下流于阴，髓液皆减而下，下过度则虚，虚故腰背痛而胫酸。"这些文献中所记载的小便淋沥不尽、滴白及腰背酸痛等，都是慢性前列腺炎的常见症状。

中医认为，"肾藏精"、"肾主水"，"主司二便"，膀胱与肾为表里，"膀胱者州都之官，津液藏焉，气化则能出矣"，肾虚则膀胱气化失司，水道不利，小便不能正常排泄，出现尿频尿急尿痛等症。因此，对于慢性前列腺炎的病因病机和治疗，多责之于肾与膀胱，强调以肾虚为本。隋代巢元方《诸病源候论·淋病诸候》所云："诸淋者，由肾虚而膀胱热故也……肾虚则小便数，膀胱热则水下涩，数而且涩则淋沥不宣，故谓之淋。"《诸病源候论·卷四》、《虚劳小便白浊候》和《虚劳尿精候》中又分别指出："劳伤

于肾，肾气虚冷故也。肾主水而开窍在阴，阴为溲便之道。胞冷肾损，故小便白而浊也。……肾气衰弱故也，肾藏精，其气通于阴，劳伤肾虚，不能藏精，故因小便而精液出也。"

唐宋以来，诸医家多将精浊失摄的病机责之于心肾。如唐代孙思邈《备急千金更方·淋闭第二》指出："凡气淋之为病，溺难涩，常有余沥……劳淋之为病，劳倦即发，痛引气冲下。"宋代陈言《三因极一病证方论·淋证治》谓："诸淋大率由五……皆以气为本，多因淫情交错，内外兼并，清独相干，阴阳不顺，结在下焦，遂为淋闭。"元代朱震亨《丹溪心法·赤白浊四十四》认为："人之五脏六腑，俱各有精，然肾为藏精之府，而听命于心，贵乎水火升降，精气内持。若调摄失宜，思虑不节，嗜欲过度，水火不交，精元失守，由是而为赤白浊之患。"《寿世保元》指出："精之主宰在心，精之藏制在肾，凡人酒色无度，思虑过情，心肾气虚，不能管摄，往往小便频数，便浊之所由生也。"

明清医家将"尿浊"和"精浊"进行了区分。明代王肯堂的《杂病证治准绳·赤白浊》曰："溺与精，所出之道不同。淋病在溺道，故《医学纲目》列之肝胆部。浊病在精道，故《医学纲目》列之肾膀胱部。"清代沈金鳌《医学源流犀烛·五淋二浊源流》也特别强调二者的区别，言："凡人肾有二窍，一出溺，一出精。淋病则由溺窍，浊病则由精窍，二者绝不可以相蒙。"清代林珮琴《类证治裁·淋浊》谓："肾有两窍，一溺窍，一精窍，淋出溺窍，病在肝脾；浊出精窍，病在心肾。"尿浊与精浊的区分，使古代医家对病机的把握更为准确，提高了辨证论治的水平。

明清医家更加重视脾胃在本病发病中的作

用，认为脾胃虚弱，土不制水，湿热下注，是本病的重要病机。明代张介宾《景岳全书·卷二十九淋浊》说："……有脾气下陷、土不制湿，而水道不清者，……当求脾肾而固之举之。"清代林珮琴《类证治哉·淋浊》："劳淋有二，因思虑烦忧，负重远行，劳于脾者，补中汤加车前子、泽泻，专因思虑者归脾汤。"清代陈修园《医学从众录·赤白浊》认为："浊者，浑浊之谓也。方书多责之肾，而余独求之脾，盖以脾主土，土病湿热下注，则为浊病；湿胜于热则为白，热胜于湿则为赤。治之之法，不外导其湿热，湿热去而浊自清矣。"明清医家对本病的认识更加深入，辨证更加细微，治法也更加完善。

纵观历代医家论述可知，慢性前列腺炎由思欲不遂或房事过度，相火妄动，湿热内生下注为病，与肾、心、脾三脏关系密切。其病机为本虚标实，本虚责之于脾肾，标实责之于湿热。

二、回顾性研究

中国中医科学院广安门医院泌尿外科采用中医药治疗慢性前列腺炎有 40 余年的工作基础，并进行了大量的临床与实验研究，取得了丰硕的研究成果。

1. 刘猷枋教授中医药治疗慢性前列腺炎方面的学术思想和成就

我国著名中西医结合泌尿外科专家刘猷枋教授将中医理论与现代医学研究成果相结合，深入探索本病实质，创造性地提出了从血瘀论治慢性前列腺炎的治疗思想，发展了中医学对慢性前列腺炎的理论认识和治则治法，为中医药治疗慢性前列腺炎开辟了广阔的前景。

刘猷枋教授认为，慢性前列腺炎的病理改变为腺泡、腺管、腺叶的炎性梗阻、瘀滞、间质纤维化，临床症状多表现为腰骶、少腹、会阴等部位的疼痛症状，肛诊前列腺体硬结、硬化等，两者均符合血瘀证及病机范畴。根据"血实宜决之"的治疗原则，采用活血化瘀、软坚散结、清热解毒的治疗原则进行治疗。在此基础上，刘老组方前列腺汤治疗本病取得较好疗效，目前该处方作为国家级新药（前列欣胶囊，1995 年）已开发上市，在国内广泛

应用。

临床上刘老认为，本病多由七情内郁，兼受外邪滋扰，致下焦湿热蕴阻，久而脉络不畅，瘀滞不行，气血失和，气机紊乱，损伤脏腑功能所致。初起可有湿热阻于下焦，日久则气血瘀滞，阻遏气机，若未及时治疗则病情可由实转虚，引起脏腑机能失调。其病机特点为本虚标实，虚实夹杂，互为影响。湿热瘀滞留恋可导致脏腑亏虚，脏腑亏虚又可进一步加重湿热瘀阻，形成恶性循环，使疾病缠绵难愈。治疗上刘老将本病分为气滞血瘀型、湿热下注型和肾虚型，并认为本病大多症状复杂，病程较长，临床辨证并非单一证型，多为湿热、瘀滞、肾虚兼而有之，难分界线。治疗中虽然各有侧重，但活血化瘀法贯彻于治疗过程的始终。

刘老结合临床实践拟定了一套完整的理法方药，大大提高了临床疗效。目前，该治法方药已作为中医药治疗慢性前列腺炎的基本治则，在国内各级医院中普遍应用。刘猷枋教授治疗慢性前列腺炎创新的辨证思想、显著的临床疗效及丰硕的科研成果，已于 1978 年获得了全国医药卫生科学大会奖及卫生部科技成果奖。

2. 广安门医院泌尿外科慢性前列腺炎研究成果

40 余年来，我科承担并完成了多个慢性前列腺炎的临床与实验研究工作，主要有国家"七五"攻关课题、国家自然科学基金课题、北京市自然科学基金课题及国家"十一五"科技支撑计划课题等，取得了可喜的成绩，主要研究成果如下：

（1）临床研究

①明确了慢性前列腺炎血瘀证型的诊断依据。

②初步确定了慢性前列腺炎中医证候评分标准。

③初步确定了慢性前列腺炎中医治疗方案。

（2）实验研究

①在国内首先创制了实验性前列腺纤维增生性炎症病理模型。

②率先建立自身免疫性前列腺炎动物模型并获得成功。

③分别从细胞水平、分子水平、基因水平探讨中医药治疗慢性前列腺炎的作用机制。

张亚强教授在国内首先创制了实验性前列腺纤维增生性炎症病理模型。该模型自创立以来，被国内广泛使用，目前仍然是实验研究的主要造模方法。经统计，有国内近10年的文献46篇，约20余家科研单位引用该方法建立动物模型进行实验研究。张亚强教授为慢性前列腺炎的研究做出了重要贡献。

3. 广安门医院泌尿外科有关慢性前列腺炎临床研究与实验研究

丹蒲胶囊（原名前列腺汤）是我国中西医结合泌尿外科专家刘猷枋教授治疗慢性前列腺炎的经验方，由丹参、泽兰、赤芍、桃仁、红花、败酱草、蒲公英、白芷、没药、王不留行、川楝子、石韦组成，具有活血行气止痛、清利湿热。张亚强等用前列腺方汤剂（丹参、泽兰、赤芍、败酱草、穿山甲和枸杞子等）与前列腺胶囊（组成同汤剂）分别治疗慢性前列腺炎血瘀证322例与239例。结果显示，前列腺方汤剂及胶囊治疗慢性前列腺炎血瘀证均有效，且汤剂可明显改善前列腺液 pH 值及锌含量。张亚强等用丹蒲胶囊治疗慢性前列腺炎患者72例，并以前列泰片治疗20例作为对照。结果显示，丹蒲胶囊对慢性前列腺炎患者前列腺液 IL-2、IL-6 水平有显著降低作用。

张亚强等应用本方作用于实验性慢性前列腺炎模型，观察到该方药具有改善微循环，促进血流，明显降低全血黏度、血小板黏附率和体外血栓干重，并可减轻实验性前列腺炎病理模型的炎细胞浸润和纤维组织增生，促进腺细胞分泌作用。张亚强等还采用激光共聚焦扫描显微镜图像系统，观察了丹蒲胶囊对前列腺炎症模型腺组织细胞结构及 DNA 骨架荧光强度的影响。结果表明，丹蒲胶囊能保护前列腺组织细胞结构完整，维持前列腺组织生理形态，使 DNA 荧光物质密集，分布均匀，细胞排列比较紧密，单个细胞三维立体结构完整，与正常对照组无明显区别。王勒渝等研究显示，丹蒲胶囊可明显抑制大鼠慢性前列腺炎组织中的炎细胞浸润和间质纤维组织增生，可显著降低大鼠慢性前列腺炎组织内的 LN 水平，具有明显抗炎、抗纤维化及增强腺细胞的分泌功能。卢建新等研究显示，丹蒲胶囊可明显减轻实验性前列腺炎病理模型的炎细胞浸润及间质纤维组织增生，从而修复前列腺组织。李敏等的研究显示，丹蒲胶囊能显著降低自身免疫性前列腺炎大鼠模型前列腺组织 IL-8、IL-10、TNF-α 及 PGE2 水平，能够明显减轻大鼠模型前列腺炎症反应，调节局部免疫状态。宋竖旗等的研究显示，丹蒲胶囊能够抑制自身免疫性前列腺炎大鼠模型前列腺组织 NF-KB、NGF 的高表达。

三、专家组对研究病种的论证概述

慢性前列腺炎是男性生殖系统常见疾病，中医药治疗本病有明显优势，开展中医药对慢性前列腺炎疗效指标体系的研究具有重要意义。本课题以广安门泌尿外科治疗本病的辨证论治经验为基础，在国家"七五"攻关、国家自然科学基金课题研究基础上，进一步采用多中心随机平行对照的研究方法客观评价中医药治疗慢性前列腺炎的疗效，探讨其优势所在，不但符合临床流行病学的研究方法，并且较好地体现了中医辨证论治的思想。课题设计严谨，技术路线清晰，具有科学性、实用性和可行性。课题组成员有较丰富临床经验，科研素质和业务水平较高，分工明确，计划安排合理，经费预算清楚。如获资助，可以实现预期目标。

第四部分 临床研究

一、研究方法

本课题为多中心随机平行对照研究，临床实施在中国中医科学院广安门医院、中国中医科学院西苑医院、卫生部中日友好医院和北京中医药大学东直门医院4个中心展开。根据计划书要求，应完成病例180例，按20%脱落率计算，设计共纳入病例210例。将合格的受试者按 1.5∶1∶1 的比例分为中医辨证论治治疗组（90 例）、中西医结合治疗组（60 例）、西药阿奇霉素对照组（60 例）。随机编码方案借助 SAS 软件及 Proc Plan 语句产生。

1. 病例选择

就诊于中国中医科学院广安门医院泌尿外科、卫生部中日友好医院中医男科、北京中医药大学东直门医院中医男科、中国中医科学院西苑医院泌尿外科门诊，临床诊断为慢性前列腺炎，同时符合中医辨证分型标准之一的受试者。

（1）西医诊断标准

参考《吴阶平泌尿外科学》（2004 年版）慢性前列腺炎诊断标准，同时参考美国国立卫生研究院（NIH）制定的前列腺炎综合征分类标准（1995）进行分类诊断。

①慢性前列腺炎诊断标准

a. 症状：尿频、尿不尽，会阴、下腹部疼痛不适等；

b. 肛诊：前列腺表面不平或不对称，可触及不规则的炎性硬结，并有压痛；

c. 前列腺液（EPS）检查：白细胞 >10 个/高倍视野，卵磷脂小体减少；

d. 前列腺液细菌培养阳性或阴性；

e. 超声波检查：断面有轻微变形，但多不扩大，被膜凹凸不整，不连续。

具备 a.、c. 项者，即可诊断。

②美国国立卫生研究院（NIH）制定的前列腺炎综合征分类标准（1995）进行分类诊断。

Ⅰ类：急性细菌性前列腺炎—急性前列腺感染。

Ⅱ类：慢性细菌性前列腺炎—复发性前列腺感染。

Ⅲ类：慢性非细菌性前列腺炎/慢性盆腔疼痛综合征（CPPS）—没有感染的证据。

Ⅲa：炎性慢性盆腔疼痛综合征—精液/EPS/VB3 有白细胞。

Ⅲb：非炎性慢性盆腔疼痛综合征—精液/EPS/VB3 无有白细胞。

Ⅳ类：无症状炎性前列腺炎—没有任何症状。

（2）中医辨证分型标准

参照《中药新药治疗慢性前列腺炎（非特异性）临床研究指导原则》并结合我科经验制定。中医辨证分型分为 3 型。

①气滞血瘀型

病程较久，以疼痛症状为主，表现为少腹、会阴、腰骶疼痛或不适，睾丸坠胀疼痛。前列腺体硬韧或缩小、不规则，前列腺液不易取出或镜检脓细胞成堆。舌质红或有瘀点，苔黄，脉弦。

②湿热下注型

病程一般不长，以膀胱及后尿道刺激症状为主，表现为尿频、尿急、尿道灼热，阴囊潮湿、小腹疼痛不适。前列腺体饱满，前列腺液容易取得，卵磷脂小体减少或消失，白细胞增多。舌质淡红，苔白或黄腻，脉滑数。

③肾气虚弱型

多见于中年患者，病久或素体虚弱，腰酸乏力，性功能紊乱如性欲降低、阴茎勃起障碍、早泄等症。前列腺体硬韧萎缩或纤维化，前列腺液不易取得，脓细胞散在或成小堆，卵磷脂小体消失。舌质淡红，苔薄白或白腻，脉细或细数。

（3）纳入标准

①符合慢性前列腺炎诊断标准者。

②年龄 18～50 岁者。

③签署知情同意书者。

（4）排除标准

①合并严重神经官能症、尿道狭窄及前列腺肿瘤者。

②过敏体质及对多种药物过敏者。

③合并严重心 脑血管疾病，肝、肾功能不全、造血系统等严重原发性疾病，精神病患者。

（5）剔除标准

①不符合纳入标准而被纳入者。

②合并精神疾患和急性传染病患者。

③虽符合纳入标准而纳入后未曾服药者。

④发现使用其他非本研究用的具有治疗慢性前列腺炎药物者。

（6）失访与脱落标准

①任何原因在第 4 周预约时间点（±2 天）未能到诊者。

②试验过程中，受试者依从性差，影响有效性和安全性评价者。

③发生严重不良事件、并发症和特殊生理

变化，不宜继续接受试验者。

④试验过程中自行退出者。

⑤因其他各种原因疗程未结束退出试验、失访或死亡的病例。

⑥资料不全，影响有效性和安全性判断者。

2. 治疗方法

（1）中医辨证论治

①气滞血瘀型

治法：活血化瘀、理气解毒。

处方：前列腺汤为主。

方药：丹参、泽兰、赤芍、桃仁、红花、白芷、乳香、没药、小茴香、莪术、蒲公英、败酱草。

随证加减：尿频、尿急加益智仁 15g、乌药 15g，阳痿、早泄加桑螵蛸 15g、金樱子 15g，头晕、耳鸣加菊花 12g、郁金 15g。

②湿热下注型

治法：清热利湿、活血解毒。

处方：自拟经验方。

方药：扁蓄、瞿麦、车前子、白芍、甘草梢、滑石、丹参、赤芍、地丁、红藤、蒲公英、败酱草。

随证加减：会阴、腰骶疼痛重加莪术 9g、杜仲 15g，阳痿早泄加桑螵蛸 15g、金樱子 15g，头晕、耳鸣加菊花 12g、郁金 15g。

③肾虚型

治法：补益肾气、活血解毒。

处方：自拟经验方。

方药：熟地、山药、枸杞子、山萸肉、桑螵蛸、茯苓、竹叶、车前子、丹参、赤芍、蒲公英、败酱草。

随证加减：会阴、腰骶疼痛重加莪术 9g、杜仲 15g，尿频、尿急加益智仁 15g、乌药 15g，头晕、耳鸣加菊花 12g、郁金 15g。

（2）西药阿奇霉素片对照组

阿奇霉素片：每片 0.25g，（山东齐鲁制药厂）口服给药，每次 2 片，每日 1 次。

（3）中西医结合治疗组

在中医辨证论治基础上同时加用阿奇霉素片治疗。

3. 服药方法与疗程

（1）中医辨证论治治疗组

根据辨证分型给予相应处方，水煎两次，共取 400ml，分成 2 袋，早晚各 1 袋服用。

（2）西药阿奇霉素片对照组

予阿奇霉素片 0.25g，口服，每次 2 片，每日 1 次。

（3）中西医结合治疗组

①根据辨证分型给予相应处方，水煎两次，共取 400ml，分成 2 袋，早晚各 1 袋服用。

②予阿奇霉素片 0.25g，口服，每次 2 片，每日 1 次。

（4）疗程：4 周

4. 疗效评价指标

（1）主要疗效指标

①中医证候评分（见附件一）。

②NIH - CPSI 评分（见附件二）。

（2）次要疗效指标

①前列腺液常规检查：白细胞数、卵磷脂小体含量。

②尿流率测定：最大尿流率。

5. 统计分析

采用 SPSS13.5 统计分析系统进行。计数资料用 X^2 检验，计量资料用 F 检验或 t 检验，等级资料用 Ridit 分析或秩和检验。考虑多中心效应时，计数资料或等级资料比较用 CMH X^2 检验。

二、研究结果

1. 病例纳入与基线资料统计

（1）各组纳入病例

本课题最终完成病例数 180 例，包括中医组 77 例（失访 13 例，14.4%），中西医结合组 54 例（失访 6 例，10%），西医组 49 例（失访 11 例，18.3%）。失访率均小于 20%，符合统计学要求。

①西医分型：Ⅱ型 19 例（10.56%），Ⅲa 型 119 例（66.11%），Ⅲb 型 42 例（23.33%）。

②中医辨证分型：气滞血瘀型 74 例（41.11%），湿热下注型 73 例（40.56%），肾虚型 33 例（18.33%）。

（2）基线资料统计分析结果

选择年龄、病程、前列腺液白细胞数、治疗前 NIH - CPSI 评分作为基线资料进行检验，P > 0.05，认为两组均衡。基线资料统计结果显示，各组年龄、病程、前列腺液白细胞数、治疗前 NIH – CPSI 评分比较，差异无统计学意义，表明三组均衡。（见表1）

表1 各组年龄、病程、EPS 白细胞数基线资料比较（x̄±s）

组 别	n	年龄（岁）	病程（月）	EPS 白细胞数	CPSI 评分
西医组	49	31. 20 ± 8. 14	26. 14 ± 26. 76	20. 35 ± 17. 18	20. 57 ± 8. 78
中西医结合组	54	31. 37 ± 7. 41	22. 37 ± 24. 84	26. 37 ± 16. 84	23. 24 ± 6. 19
中医组	77	34. 00 ± 34. 00	31. 14 ± 3. 55	22. 42 ± 14. 17	22. 01 ± 6. 16
P 值		0. 677	0. 253	0. 225	0. 119

2. 各组临床疗效评价研究

（1）各组治疗前后中医证候评分及各分项评分统计结果

Wilcoxon Signed Ranks Test 结果显示，西药对照组治疗前后中医证候总评分比较，差异无统计学意义。中医证候分项中的疼痛症状、性功能症状、神经精神症状评分治疗前后比较，差异无统计学意义。排尿症状评分治疗前后比较，差异有统计学意义。中西医结合组和中医组治疗前后中医证候总评分及各分项评分比较，差异均有统计学意义（P < 0.05）。（见表2）

表2 各组治疗前后中医证候评分及各分项评分统计结果（x̄±s）

组别	n		疼痛	排尿	生活症状	神经精神	总评分
西药对照组	49	治疗前	19. 71 ± 6. 15	7. 96 ± 2. 88	9. 98 ± 4. 37	14. 27 ± 5. 42	51. 92 ± 12. 66
		治疗后	19. 22 ± 5. 42	6. 82 ± 2. 32	9. 73 ± 3. 49	13. 65 ± 4. 36	49. 43 ± 11. 10
		P	0. 641	0. 001	0. 602	0. 145	0. 065
中西医结合组	54	治疗前	20. 00 ± 7. 13	10. 39 ± 3. 39	9. 98 ± 4. 37	12. 96 ± 5. 09	53. 31 ± 12. 96
		治疗后	16. 37 ± 6. 04	8. 17 ± 2. 68	9. 73 ± 3. 49	10. 78 ± 4. 37	43. 24 ± 11. 30
		P	0. 000	0. 000	0. 000	0. 000	0. 000
中医组	77	治疗前	20. 05 ± 6. 06	8. 99 ± 2. 96	9. 53 ± 3. 16	12. 96 ± 4. 48	51. 53 ± 10. 73
		治疗后	16. 31 ± 4. 74	7. 10 ± 2. 19	8. 00 ± 3. 07	11. 14 ± 4. 27	42. 56 ± 10. 28
		P	0. 000	0. 000	0. 000	0. 000	0. 000

（2）各医组治疗前后 NIH – CPSI 评分及各分项评分统计结果

Wilcoxon Signed Ranks Test 结果显示，西药对照组治疗前后 NIH – CPSI 总评分、排尿症状、生活症状影响的评分比较，差异均有统计学意义；而治疗前后疼痛症状评分比较，差异无统计学意义。中西医结合组和中医组治疗前后 NIH – CPSI 总评分及各分项评分比较，差异均有统计学意义（P < 0.05）。（见表3）

表3 各组治疗前后 NIH – CPSI 评分及各分项评分统计结果（x̄±s）

组别	n		疼痛不适症状	排尿障碍	生活质量	总评分
西药对照组	49	治疗前	9. 51 ± 4. 73	3. 98 ± 3. 00	7. 08 ± 2. 87	20. 57 ± 8. 78
		治疗后	8. 53 ± 3. 8	3. 04 ± 2. 21	6. 04 ± 2. 45	17. 61 ± 5. 86
		P	0. 052	0. 005	0. 020	0. 001
中西医结合组	54	治疗前	10. 67 ± 3. 27	5. 24 ± 2. 55	7. 33 ± 2. 66	23. 24 ± 6. 19
		治疗后	7. 54 ± 2. 93	3. 44 ± 2. 08	5. 41 ± 2. 24	16. 39 ± 5. 24
		P	0. 000	0. 000	0. 000	0. 000

组别	n		疼痛不适症状	排尿障碍	生活质量	总评分
中医组	77	治疗前	10.44 ± 3.27	4.56 ± 2.18	7.01 ± 2.60	22.01 ± 6.16
		治疗后	7.34 ± 3.07	3.75 ± 1.88	5.13 ± 2.51	16.22 ± 6.05
		P	0.000	0.001	0.000	0.000

（3）小结

本课题研究显示，抗生素能够较好地改善患者的排尿症状，并有助于缓解患者的精神压力，从而改善患者的生活质量，而对慢性前列腺炎的疼痛症状及所伴有的性功能障碍则无明显的治疗作用。中医辨证治疗和中西医结合治疗则均能够显著改善慢性前列腺炎患者的疼痛症状和性功能障碍。

3. 三组间疗效比较评价研究

（1）三组间主要疗效指标比较的统计结果

①三组间中医证候总评分及各分项评分治疗前后差值比较的统计结果

统计结果显示，三组间中医证候总评分、疼痛症状评分、性功能障碍评分治疗前后差值比较，均有统计学意义。三组间排尿障碍评分和神经精神症状评分治疗前后差值比较无统计学意义。中医组和中西医结合组疗效优于西医组。（见表4）

表4　三组间中医证候总评分及各分项评分治疗前后差值影响的统计结果（$\bar{x} \pm s$）

组别	n	疼痛症状	排尿障碍	性功能症状	神经精神症状	中医证候总评分
西药对照组	49	0.48 ± 4.70[△△△]	1.14 ± 2.10	0.24 ± 3.27[△]	0.61 ± 4.42	2.49 ± 9.21[△△△]
中西医结合组	54	3.63 ± 5.10[**]	2.22 ± 2.85	2.04 ± 3.57[*]	2.19 ± 4.26	10.07 ± 12.76[**]
中医组	77	3.74 ± 4.98[***]	1.88 ± 2.17	1.53 ± 2.44[*]	1.82 ± 2.89	8.97 ± 8.57[***]

注：与西医组比较：[*] $P < 0.05$，[**] $P < 0.01$，[***] $P < 0.001$。

与中医组比较：[△] $P < 0.05$，[△△] $P < 0.01$，[△△△] $P < 0.001$。

②三组间 NIH-CPSI 总评分及各分项评分治疗前后差值比较的统计结果

统计结果显示，三组间 NIH-CPSI 评分、疼痛症状评分治疗前后差值比较，均有统计学意义。三组间排尿障碍评分、生活质量评分治疗前后差值比较无统计学意义。中医组和中西医结合组疗效优于西医组。（见表5）

表5　三组 NIH-CPSI 总评分及分项评分治疗前后差值比较的统计结果（$\bar{x} \pm s$）

组别	n	疼痛不适症状	排尿障碍	生活质量	NIH-CPSI 总评分
西药对照组	49	0.98 ± 3.44[△△]	0.94 ± 2.40	1.04 ± 2.76	2.96 ± 6.13[△]
中西医结合组	54	3.13 ± 4.06[*]	1.80 ± 2.37	1.93 ± 2.94	6.85 ± 7.18[*]
中医组	77	3.10 ± 3.15[**]	0.81 ± 2.32	1.88 ± 2.38	5.79 ± 5.87[*]

注：与西医组比较：[*] $P < 0.05$，[**] $P < 0.01$，[***] $P < 0.001$。

与中医组比较：[△] $P < 0.05$，[△△] $P < 0.01$，[△△△] $P < 0.001$。

（2）三组间次要指标的统计结果

①各组对前列腺液中白细胞数、最大尿流率影响的统计结果

统计结果显示，三组治疗均能降低前列腺液中白细胞数，升高尿流率，组内治疗前后比较均有统计学意义。三组间改善尿流率的疗效比较，差别无统计学意义（$P > 0.05$）。三组对减少前列腺液白细胞计数的疗效比较，中医组和中西医结合组均优于西医组（$P < 0.05$）。（见表6）

表6 各组对前列腺液中白细胞、最大尿流率差值比较的统计结果（x̄±s）

组 别	例数		EPS 白细胞数		最大尿流率	
西药对照组	49	治疗前	20.35 ± 17.18	8.06 ± 11.80 △	21.68 ± 6.91	2.95 ± 7.17
		治疗后	12.29 ± 13.90		24.63 ± 8.43	
		P	0.000		0.006	
中西医结合组	54	治疗前	26.37 ± 16.84	16.22 ± 14.93 ＊＊	19.67 ± 6.59	2.48 ± 6.48
		治疗后	10.33 ± 12.81		22.15 ± 6.46	
		P	0.000		0.007	
中医组	77	治疗前	22.42 ± 14.17	14.40 ± 13.28 ＊	18.62 ± 6.27	1.52 ± 5.54
		治疗后	8.01 ± 10.49		20.21 ± 6.06	
		P	0.000		0.036	

注：与西医组比较：＊P < 0.05，＊＊P < 0.01；与中医组比较：△P < 0.05，△△P < 0.01。

②三组改善前列腺液中卵磷脂小体疗效的统计结果

统计结果显示，卡方值 = 17.645，P = 0.024 < 0.05，差别有统计学意义。三组间两两比较的统计结果显示，西医组与中西医结合组比较，卡方值 = 10.384，P = 0.034 < 0.05；西医组与中医组比较，卡方值 = 15.601，P = 0.004 < 0.05；中西医结合组与中医组比较，卡方值 = 1.027，P = 0.906 > 0.05，差别无统计学意义，两者疗效均优于西医组。（见表7）

表7 三组改善前列腺液中卵磷脂小体疗效比较的统计结果

		等 级					Total
		无效	无变化	有效	显效	恢复正常	
分组	西医组	4	24	10	3	8	49
	中西医结合组	3	14	15	1	21	54
	中医组	2	18	24	2	31	77
Total		9	56	49	6	60	180
卡方值		17.645					
P		0.024					

注：无效：治疗后等级较治疗前下降。

无变化：治疗前后等级无变化。

有效：治疗后等级较治疗前升高1个等级。

显效：治疗后等级较治疗前升高2个等级，但未到4级。

恢复正常：治疗后等级升高到4级。

（3）小结

本研究显示，中医辨证治疗和中西医结合治疗在改善患者的疼痛和性功能障碍上，疗效均优于单纯的西药治疗。抗生素治疗能较好的改善患者的排尿症状，对减轻患者的精神压力有一定的帮助。三组治疗均能降低前列腺液中白细胞数，升高尿流率。中医辨证治疗和中西医结合治疗能够提高前列腺液中卵磷脂小体含量，而西药抗生素治疗对增加前列腺液中卵磷脂小体含量无明显疗效。三组间改善尿流率疗效比较，差异无统计学意义。三组间降低前列腺液白细胞计数和增加卵磷脂小体含量的疗效比较，中医组和中西医结合组均优于西医组。中医整体调理、综合治疗的特色正是其在慢性前列腺炎治疗中的优势所在。

三、结论

本课题研究结果显示，中医药治疗慢性前

列腺炎有较好的临床疗效，并有较大的优势，主要表现在：

中医辨证治疗能够缓解患者的疼痛和排尿症状，改善患者的性功能障碍，减轻患者的精神负担。由于慢性前列腺炎症状复杂多变，西药单一针对某一症状的治疗方法，难以取得满意的临床疗效。中医则从整体出发，辨证论治，能够综合改善患者的各种临床症状，从而提高患者的生活质量，有着较好的临床疗效。

中医辨证治疗能够提高尿流率，降低患者前列腺液中白细胞数，增加卵磷脂小体的含量。

慢性前列腺炎疗程较长，西药毒副作用较大，难以长期服用。而中药由于毒副作用小，且疗效明确，因此能够长期服用以发挥其治疗作用。

本治疗方案抓住了慢性前列腺炎血瘀证的本质，将活血化瘀法贯穿于治疗的始终，因此取得了较好的临床疗效。

本课题初步确定的慢性前列腺炎中医辨证治疗方案，疗效明确，便于基层医生的学习和掌握。该方案不但凝结了我科 40 年来的治疗经验和特色，而且体现了中医治疗慢性前列腺炎的价值和潜力，值得进一步研究和推广。

第五部分　研究结论、成果及优势评价（也包括经济卫生学评价）

一、中医（或中西医结合）优势分析及评价

1. 优势所在

本课题研究显示，中医药治疗慢性前列腺炎的优势主要表现在以下几个方面。

中医治疗慢性前列腺炎疗效明确。中医通过辨证论治和中药复方能够减轻患者的疼痛症状、排尿障碍，改善患者的性功能，减轻患者的神经精神症状，并能降低前列腺液中白细胞数，升高尿流率，增加前列腺液中卵磷脂小体含量。

由于慢性前列腺炎症状复杂多变，西药单一针对某一症状的治疗方法，难以取得满意的临床疗效。中医则从整体出发，辨证论治，能够综合改善患者的各种临床症状，从而减轻患者的精神压力，提高患者的生活质量。

慢性前列腺炎病程长，且反复发作，因此疗程较长。西药因毒副作用较大，难以长期服用。而中药由于毒副作用小，且疗效明确，因此能够长期服用以发挥其治疗作用。

2. 总体研究水平

本课题率先在国内开展慢性前列腺炎中医药诊疗方案研究，客观评价中医药辨证治疗前列腺炎的临床疗效，符合当前慢性前列腺炎研究的发展趋势与中医学发展的共同需要，研究水平居国内外慢性前列腺炎临床研究的前沿，对慢性前列腺炎中医药规范诊疗方案进一步研究，具有指导意义。本课题初步确定的慢性前列腺炎的中医辨证治疗方案简单明了，疗效确定，便于基层医生的掌握，易于推广。该方案不但凝结了我科 40 年来的治疗经验和特色，而且体现了中医治疗慢性前列腺炎的巨大价值，值得进一步研究和大力推广。

3. 经济卫生学评价

慢性前列腺炎治疗困难，发病率高，且多发于 20～50 岁成年男性，在我国约占泌尿外科门诊患者总数的 1/3。虽然本病不会直接威胁患者的生命，但会给患者的精神心理造成极大伤害，严重影响患者的生活质量，导致社会生产力受到严重影响，给个人和国家公共卫生事业造成了巨大的经济负担。本课题治疗方案简明有效，易于推广，可较好的减轻患者的临床症状，提高生活质量，有益于社会稳定和生产力发展。中药本身毒副作用较小，价格便宜，利于患者长期服用，能大大减轻个人和国家的经济负担，因此有显著的经济和社会效益。

二、技术、方法的创新分析

本课题首次在国内采用多中心随机对照的临床流行病学研究方法客观评价中医辨证治疗慢性前列腺炎的临床疗效，探讨中医辨证治疗

的优势所在。

率先在国内开展慢性前列腺炎中医药诊疗方案研究，对规范临床治疗、提高临床疗效有重要意义。

初步确立了慢性前列腺炎中医证候评分标准，为客观评价中医药治疗慢性前列腺炎的临床疗效及进一步研究奠定了基础。

三、人才培养情况

通过本课题的研究，促进了我科医生的临床水平和科研素质的提高，并初步建立起一支知识结构合理、长期稳定的临床科研队伍。本课题培养博士后、博士和硕士各 1 名。

1. 博士后：陈国宏。在站时间：2007 年 11 月至 2009 年 11 月。研究课题：《中医药治疗慢性前列腺炎临床疗效评价研究》。

2. 博士：宋竖旗，2005 年 9 月至 2008 年 6 月就读于我院泌尿外科。主要研究方向：中西医结合泌尿男科疾病。毕业论文：《丹蒲胶囊对自身免疫前列腺炎模型相关细胞因子的调节机制研究及临床观察》。

3. 硕士：杨俊峰，2007 年 9 月至今就读于我院泌尿外科。主要研究方向：慢性前列腺炎的临床与实验研究。

四、论文、专著情况（数量与水平）

本课题于国家级杂志发表论文 4 篇，于人民军医出版社出版论著 1 部。

1. 宋竖旗．张亚强从瘀论治慢性前列腺炎的经验．中国中医基础医学杂志．2007，13（8）：609，615.

2. 张亚强，宋竖旗．慢性前列腺炎、精索静脉曲张与男性不育症．医学新知杂志，2007，17（3）：132－134.

3. 陈国宏，李兰群，王传航，等．慢性前

列腺炎症状评分与前列腺液白细胞及卵磷脂小体数量相关性分析．中国性科学，2009，18（2）：17－24.

4. 陈国宏，宋竖旗，李海松，等．中医辨证治疗慢性前列腺炎的多中心随机对照临床研究．中医杂志，2010，51（5）：419－422.

5. 刘猷枋，张亚强．中西医结合泌尿外科学．北京：人民军医出版社，2007.

参考文献

[1] 张亚强，刘猷枋．前列腺方治疗慢性前列腺炎血瘀证的临床与研究．中国中西医结合杂志，1998，18（9）：534－536.

[2] 张亚强，卢建新，吴志奎，等．丹蒲胶囊对慢性前列腺炎患者前列腺液 IL－2、IL－6 水平的影响．中国中西医结合杂志，2002，22（11）：828－829.

[3] 张亚强，卢建新，高筱松，等．丹蒲胶囊对前列腺炎组织细胞结构和 DNA 荧光强度的影响．中国中医药信息杂志，2003，10（8）：38－39.

[4] 王勒渝，张秀英，毕振春，等．丹蒲胶囊对试验性慢性前列腺炎的病理学和免疫组织化学研究．中国中西医结合外科杂志，2002，8（5）：365－368.

[5] 卢建新，高筱松，孔令青，等．丹蒲胶囊对大鼠细菌性前列腺炎病理模型的影响．中国中西医结合杂志，2003，23（3）：204－206.

[6] 李敏，张亚强，王炎，等．丹蒲胶囊对自身免疫性前列腺炎大鼠模型炎性因子的影响．中国中西医结合杂志，2008，28（11）：1018－1021.

[7] 宋竖旗，刘咏梅，何秀娟，等．丹蒲胶囊对自身免疫性前列腺炎模型 NF－KB 表达的影响．中国中医基础医学杂志，2009，15（7）：512－514.

[8] 宋竖旗，刘咏梅，王文娟，等．丹蒲胶囊对自身免疫性前列腺炎模型 NGF 表达的影响．北京中医药大学学报，2009，32（5）：317－320.

附一　慢性前列腺炎中医证候的临床辨证量表

（中医证候积分）

	问　题	1分	2分	3分	4分	5分
疼痛症状	1. 您有腰痛的感觉吗？	根本没有	很少有	有（一般）	比较明显	很明显
	2. 您有少腹疼痛的感觉吗？	根本没有	很少有	有（一般）	比较明显	很明显
	3. 您有会阴疼痛的感觉吗？	根本没有	很少有	有（一般）	比较明显	很明显
	4. 您有阴囊疼痛的感觉吗？	根本没有	很少有	有（一般）	比较明显	很明显
	5. 您的疼痛，按压或热敷时会减轻吗？	根本没有	很少有	有（一般）	经常有	时时有
	6. 心情不好时，您的疼痛会加重吗？	根本没有	很少有	有（一般）	比较明显	很明显
	7. 安静的时候，您的疼痛会加重吗？	根本没有	很少有	有（一般）	比较明显	很明显
	8. 您的疼痛会遇寒加剧，遇暖缓解吗？	根本没有	很少有	有（一般）	比较明显	很明显
	9. 您的疼痛夜间加重吗？	根本没有	很少有	有（一般）	比较明显	很明显
排尿障碍	10. 您有小便次数增多的感觉吗？	根本不多	有一点	多（一般）	比较多	很多
	11. 您有尿急的感觉吗？	根本不急	有一点	急（一般）	比较急	很急
	12. 您有尿痛的感觉吗？	根本不痛	有一点	痛（一般）	比较痛	很痛
	13. 您有尿白的感觉吗？	根本没有	有一点	尿白（一般）	经常尿白	每次都尿白
性功能障碍	14. 您有性欲减退的感觉吗？	根本没有	很少有	有（一般）	比较明显	很明显
	15. 您性欲亢进的感觉吗？	根本没有	很少有	有（一般）	比较明显	很明显
	16. 您有早泄吗？	根本没有	很少有	有（一般）	比较明显	很明显
	17. 您有阳痿吗？	根本没有	很少有	有（一般）	比较明显	很明显
	18. 您有射精痛吗？	根本没有	很少有	有（一般）	比较明显	很明显
神经精神症状	19. 您的睡眠情况如何？	很好	较好	一般	较差	很差
	20. 您有头晕目眩的感觉吗？	根本没有	很少有	有（一般）	比较明显	很明显
	21. 您有乏力的感觉吗？	根本没有	很少有	有（一般）	比较明显	很明显
	22. 您有腹胀的感觉吗？	根本没有	很少有	有（一般）	比较明显	很明显
	23. 您有焦虑的感觉吗？	根本没有	很少有	有（一般）	比较明显	很明显
	24. 您有烦躁不安的感觉吗？	根本没有	很少有	有（一般）	比较明显	很明显

舌　质	舌淡红□　　舌质红□　　　舌紫暗□　　有瘀点或瘀斑□　　其他□
舌　苔	苔薄白□　　少苔□　　　苔白腻□　苔黄腻□　　　其他□
脉　象	弦□　　　沉细无力□　细数□　　脉沉迟□　　　滑数□　　其他□
辨证分型	气滞瘀血型　　%　　湿热下注型　　%　　肾虚型　　% 注：每位患者可能同时具有几个证型兼夹，请对每一个证型在总证型中所占的百分比给予打分

附二 慢性前列腺炎（NIH – CPSI）评分

问　题		
1. 近一周你经历了下列部位疼痛或不适？	是（1分）	否（0分）
a. 会阴部	□	□
b. 睾丸	□	□
c. 耻骨（或膀胱）、腰部以下	□	□
d. 尿道疼痛（与排尿无关）	□	□
2. 近一周你经历了	是（1分）	否（0分）
a. 排尿时疼痛或不适？	□	□
b. 性高潮时或之后射精疼痛或不适？	□	□
3. 你有多少次有任何部位的疼痛或不适？　□0 从没有　□1 很少　□2 有时　□3 经常　□4 通常　□5 总是		
4. 近 1 周，下列那个数字最能描述你这些日子平均疼痛或不适？　无疼痛 □0 □1 □2 □3 □4 □5 □6 □7 □8 □9 □10　你能想象到的疼痛		

	问题	0	1	2	3	4	5	6
排尿	5. 近一周，在完成排尿后有多少次排尿不尽？	没有	少于1/5	少于一半	大约一半	多于一半	总是	
	6. 近一周，在完成排尿后有多少次在 2 小时内又排尿？	没有	少于1/5	少于一半	大约一半	多于一半	总是	
症状影响	7. 近一周，有多少次你的症状影响你常做的工作？	没有	少于1/5	少于一半	大约一半	多于一半	总是	
	8. 近一周，多少次你想到你的症状？	没有	仅一点	一些	许多			
生活质量	9. 近一周，如果你在度过你业余生活时，你感觉如何？	很高兴	高兴	总是满意	满意和不满意各一半	总是不满意	不高兴	可怕

附三　诊疗方案

本课题确定慢性前列腺炎临床辨证论治方案如下：

1. 气滞血瘀型

临床表现：病程较久，以疼痛症状为主，表现为少腹、会阴、腰骶疼痛或不适，睾丸坠胀疼痛。前列腺体硬韧或缩小、不规则，前列腺液不易取出或镜检脓细胞成堆。舌质红或有瘀点，苔黄，脉弦。

治则：活血化瘀、理气解毒。

处方：前列腺汤为主。

方药：丹参、泽兰、赤芍、桃仁、红花、白芷、乳香、没药、小茴香、莪术、蒲公英、败酱草。

随证加减：尿频、尿急加益智仁、乌药；阳痿、早泄加桑螵蛸、金樱子；头晕、耳鸣加菊花、郁金。

2. 湿热下注型

临床表现：病程一般不长，以膀胱及后尿道刺激症状为主，表现为尿频、尿急、尿道灼热；阴囊潮湿、小腹疼痛不适。前列腺体饱满，前列腺液容易取得，卵磷脂小体减少或消失，白细胞增多。舌质淡红，苔白或黄腻，脉滑数。

治则：清热利湿、活血解毒。

处方：广安门医院经验用方。

方药：扁蓄、瞿麦、车前子、白芍、甘草梢、滑石、丹参、赤芍、地丁、红藤、蒲公英、败酱草。

随证加减：会阴、腰骶疼痛重加莪术、杜仲；阳痿早泄加桑螵蛸、金樱子；头晕、耳鸣加菊花、郁金。

3. 肾气虚弱型

临床表现：多见于中年患者，病久或素体虚弱，腰酸乏力，性功能紊乱如性欲降低，阴茎勃起障碍，早泄等症。前列腺体硬韧萎缩或纤维化，前列腺液不易取得，脓细胞散在或成小堆，卵磷脂小体消失。舌质淡红，苔薄白或白腻，脉细或细数。

治则：补益肾气、活血解毒。

处方：广安门医院经验用方。

方药：熟地、山药、枸杞子、山萸肉、桑螵蛸、茯苓、竹叶、车前子、丹参、赤芍、蒲公英、败酱草。

随证加减：会阴、腰骶疼痛重加莪术、杜仲；尿频、尿急加益智仁、乌药；头晕、耳鸣加菊花、郁金。